执业医师资格考试通关系列

中医执业医师资格考试 通关掌中宝

（医学综合）

吴春虎　主　编

阿虎医考研究组　组织编写

全国百佳图书出版单位

中国中医药出版社

·北京·

图书在版编目(CIP)数据

中医执业医师资格考试通关掌中宝/吴春虎主编.

北京:中国中医药出版社,2025.1.——(执业医师资格

考试通关系列).

ISBN 978-7-5132-9159-0

Ⅰ.R2

中国国家版本馆 CIP 数据核字第 2024A2C015 号

中国中医药出版社出版

北京经济技术开发区科创十三街 31 号院二区 8 号楼

邮政编码　100176

传真　010-64405721

北京盛通印刷股份有限公司印刷

各地新华书店经销

开本 880×1230　1/64　印张 8.25　字数 767 千字

2025 年 1 月第 1 版　2025 年 1 月第 1 次印刷

书号　ISBN 978-7-5132-9159-0

定价　58.00 元

网址　www.cptcm.com

服务热线　010-64405510

购书热线　010-89535836

维权打假　010-64405753

微信服务号　zgzyycbs

微商城网址　https://kdt.im/LIdUGr

官方微博　http://e.weibo.com/cptcm

天猫旗舰店网址　https://zgzyycbs.tmall.com

如有印装质量问题请与本社出版部联系(010-64405510)

使用说明

在医学探索的征途中，执业医师资格考试无疑是一座标志性的里程碑，它不仅是每位医学生必经的成长试炼，更是通往卓越医疗生涯的关键门槛。

中医学的博大精深、中医经典的智慧启迪、中医临床的实战经验、西医综合的广泛知识，以及医学人文的深切关怀，以上繁多的知识使得备考之路充满艰辛；同时，考生还往往面临着时间紧迫、重点难觅的双重挑战。

针对以上难题，一本高质量、针对性强的辅导用书——《通关掌中宝》应运而生。本书由资深考试研究团队编写，是一份高效、便携、省时的学习指南。它不仅能帮助考生巩固专业知识，还能够提供高效的学习策略，精准捕捉考试的精髓。

本书在内容上，严格遵循最新考试大纲，全面覆盖考试重点，将中医的考试要点一网打尽。同时，我们注重知识的易记性，通过巧妙的编排与生动的表述，让考生在轻松愉悦的氛围中掌握知识的重难点。

本书在设计上，小巧便携，无论是在医院、图书馆，还是在家中、旅途中，都能随时翻阅，充分利用碎片化的复习时间，有效提升复习效率。

目　录

中医基础理论

第一单元　中医学理论体系

一、中医学的学科属性

中医学的学科属性是以自然科学知识为主体，与人文社会科学等多学科知识相交融的综合性医学科学知识体系。

二、中医学理论体系的形成与发展

（一）中医学理论的形成与确立

中医学理论体系形成于战国至两汉时期。《黄帝内经》（现存最早的医学巨著）及《难经》《伤寒杂病论》《神农本草经》的成书标志着中医学理论体系的初步形成和确立。

1. 理论框架的构建　《内经》注重整体观念，构建了藏象、经络理论，系统地反映了古代哲学思想的渗透。

《难经》补充了《内经》之不足。

《伤寒杂病论》分为《伤寒论》（外感病）和《金匮要略》（内伤杂病）；前者六经辨伤寒，后者脏腑辨杂病；首提"辨证论治"，首创"六经辨证"，奠定了临床医学发展的基础。

2. 治疗技术的发展　《神农本草经》是现存最早的药学专著，载药365种，其中将药品分为三品（上品无毒，主补养；中品或有毒，或无毒，主治病补虚；下品有毒，主祛邪破积），首提四气五味，七情和合。

3. 中医学理论体系形成的基础　①有利的社会文化背景。②医药知识的积累。③对人体生命现象和自然现象的观察。④中国古代哲学思想的渗透。

4. 中医学理论体系形成的方法　古人对人体生命现象和自然现象的观察有两种不同的观察法：

（1）直接观察法：采用解剖的方法直接观察人体。

（2）整体观察法：把活着的人作为有机整体，结合环境天时，认识人体的生命活动规律。

（二）中医学理论体系的发展

1. 晋代，王叔和《脉经》，第一部脉学专著。皇甫谧《针灸甲乙经》，现存最早的针灸学专著。

2. 隋代，巢元方《诸病源候论》，第一部病因病机证候学专著。

3. 唐代，孙思邈《备急千金要方》《千金翼方》，《备急千金要方》是第一部医学百科全书。

4. 宋代，钱乙《小儿药证直诀》，最早的儿科专著。陈无择《三因极一病证方论》，首将病因分为三类：外因（外感六淫）；内因（七情内伤）；不内外因（饮食、外伤、中毒）。

5. 金元时期，刘完素，寒凉派，《素问病机气宜保命集》《素问玄机原病式》。张从正，攻邪派，《儒门事亲》。李东垣，补土派，《脾胃论》《内外伤辨惑论》。朱丹溪，滋阴派，《格致余论》《丹溪心法》。

6. 明清时期，"命门学说"产生，温热病学形成并发展。吴又可《温疫论》，首创戾气说。叶天士

《温热论》，首创卫气营血辨证。薛雪《湿热条辨》，详细论述湿热病。吴鞠通《温病条辨》，首创三焦辨证。王清任《医林改错》，发展了瘀血理论，提出记忆在脑不在心。

三、中医学理论体系的主要特点

中医学的主要特点是整体观念和辨证论治。

（一）整体观念

整体观念是中医学关于人体自身的完整性，以及人与自然、社会环境的统一性的认识。它认为人体是一个有机整体，构成人体的各部分之间，各脏器、形体、官窍之间，在结构上不可分割，功能上相互协调，在病理上相互影响。人与自然、社会环境之间有着密切联系，即人体各脏腑组织之间，人与自然、社会环境之间存在着统一性。

1. 人体是一个有机整体

（1）生理上的整体性：①五脏一体观：构成人体的各个组成部分在结构与功能上是完整统一的。人体由五脏、六腑、形体、官窍构成，其中以五脏为中心，通过经络系统的联络作用，构成了肝、心、脾、肺、肾五个生理系统。②形神一体观：人的形体与精神是相互依附、不可分割的，即形体与精神的结合与统一。③精气神一体观：是指精可化气，气可化精，精气生神，精气养神，而神则统驭精与气，形成有机整体。

形体，指构成人体的脏腑、经络、组织、官窍及贮藏其中的精、气、血、津液。它们以五脏为中心，通过经络系统的联络作用，形成一个有机整体。

神，有广义和狭义之分。广义之神是指人体生命活动的主宰和总体现。狭义之神是指人的思维、意识、情感、性格等精神活动。

（2）病理上的整体性：①内脏有病，表现于外。②脏腑之间在病机上相互影响。③形与神在病变上相互影响。

着眼整体，重视局部病变引起的整体反应和影响。

（3）诊治上的整体性：诊断上根据脏外在病理表现推断内在脏腑病变；治疗上注重整体调节，三因制宜。

2. 人与自然环境的统一性

自然环境（季节气候、昼夜时辰、地域环境）对人体的生理、病理及诊治有着密切影响，如旦慧、昼安、夕加、夜甚（气的中介作用，使万物得以相互感应）。

3. 人与社会环境的统一性

社会环境对人体的生理、病理及诊治有着密切关系。

（二）辨证论治

辨证论治是运用中医学理论辨析有关疾病的资料以确立证候（辨证，包括辨病因、病位、病性、病势），论证其治则、治法、方药并付诸实施的思维和实践过程（论治）。辨证是论治的前提和依据，论治是辨证的延续，二者是理论和实践相结合的体现，是指导中医临床的基本原则。

1. 病

即疾病，是致病邪气作用于人体，人体正气与之抗衡而引起的机体阴阳失调、脏腑组织损伤、生理机能失常或心理活动障碍的一个完整的异常生命过程。

2. 证

即证候，是疾病过程中某一阶段或某一类型的病理概括，一般由一组相对固定的、有内在联系的、能揭示疾病某一阶段或某一类型病变本质的症状和体征构成。

3. 症

即症状（患者自觉）和体征（医生检查）的总称，是疾病过程中表现出来的个别的、孤立的现象。

一种病可能分为多种证，一种证也可能出现于多种病当中。

4. 同病异治和异病同治

（1）同病异治：指同一种病，分为多种证，因为其病因病机不同，治则治法也就不同。

（2）异病同治：一种证可能出现于多种病当中，几种不同的疾病，其病因病机大致相同，故用大致相同的治则和治法进行治疗。

第二单元　精气学说

一、精气学说的概念

精气学说滥觞于先秦，两汉时被"元气说"同化，即后世所谓"元气一元论"，是研究精气的内涵及运动变化规律，阐述宇宙本源及其发展变化的一种古代哲学。

精气的概念源自"水地说"，气的概念源自"云气说"。精与气都是充塞于宇宙之中无形而运动不息的极细微物质，是宇宙的共同本原。因而精与气的内涵是同一的，汇流于气学，后世发展为"气一元论"，认为宇宙万物均由气构成，两汉时期被同化为"元气一元论"。

二、精气学说的基本内容

精气是宇宙万物的本原，人类亦由精气构成。

精气自身的运动变化推动着宇宙万物的发生、发展及变化。

（一）精气是宇宙万物的本原

精气是构成天地万物包括人类的共同原始物质。精气有"有形"和"无形"之分。

无形：精气处于弥散运动状态，肉眼不可见，是精气的基本存在形式。

有形：精气处于凝聚稳定状态，肉眼可见。

（二）精气的运动与变化

1. 气的运动　气的运动称为气机，其主要运动形式是升、降、聚、散（人体之气的基本运动形式是升、降、出、入，应予以区别）。气的运动具有普遍性，正所谓"升降出入，无器不有"。气机不仅推动新事物产生，而且促进旧事物灭亡，维持着自然界新陈代谢的平衡。

2. 气化　气化是指气的运动所产生的变化。宇宙中一切现象与变化都是气化的结果。气化的形式表现如下：

（1）气与形之间的转化：气生形，形化气。

（2）形与形之间的转化：水与冰的转化。

（3）气与气之间的转化：天气、地气的转化。

（4）有形之体自身的不断更新与变化：植物的生、长、化、收、藏，动物的生、长、壮、老、已。

气化分为两种不同类型：①化：指气的缓和运动促成的，是量变。②变：指气的剧烈运动促成的显著变化，是质变。二者皆取决于气的运动。

气机是气化的前提和条件，气化过程中又寓有各种形式的气机。

（三）精气是天地万物相互联系的中介

1. 精气维系天地万物之间的联系，使之成为一个整体。

2. 精气使万物得以相互感应。感应的机理是"同气相求"。例如磁石相吸、潮汐升降、乐器共鸣、日夜季节变化对人体生理病理的影响（旦慧、昼安、夕加、夜甚）。

（四）天地精气化生为人

古代哲学认为，人由天地精气结合而成。此处精气是指气中的精粹部分，故曰："烦气为虫，精气为人。"

第三单元　阴阳学说

阴阳学说是研究阴阳的内涵及其运动变化规律，阐述宇宙本原及其发展变化的一种古代哲学。

一、阴阳的概念与特征

（一）阴阳的基本概念

阴阳是宇宙中相互关联的事物或现象对立双方属性的概括。阴阳的概念形成于西周，春秋战国时期应用于医学理论之中。

（二）事物的阴阳属性

阴阳既可以表示相互对立的事物或现象，又可以表示同一事物或现象内部对立着的两个方面。自然界中最能反映阴阳属性的物质是水与火。

阴——代表消极、后退、柔弱等特征。凡是静止的、内向的、下降的、寒凉的、有形的、晦暗的、抑制的都属阴。

阳——代表积极、进取、刚强等特征。凡是运动的、外向的、上升的、温热的、无形的、明亮的、兴奋的都属阳。

（三）阴阳的绝对性和相对性

阴阳既有绝对性的一面，又有相对性的一面。

1. 阴阳的绝对性　若事物总体属性或比较对象没有发生变化，即对比是固定的，那么事物的阴阳属性是不可变的。例如，上与下、天与地，其阴阳属性是不可变的，一定意义上是绝对的。

2. 阴阳的相对性　若事物的总体属性发生变化，或者比较层次、比较对象发生了改变，则它的阴阳属性也随之改变。相对性主要表现在以下两方面。

（1）阴阳属性相互转化：事物的阴阳属性可以相互转化，即属阴的事物可以转化为阳，属阳的事物

也可以转化为阴。

（2）阴阳中复有阴阳：事物可以归纳为阴阳两种属性，但任何事物内部又可以分为对立着的两个方面，即阴中有阳、阳中有阴。例如，白昼为阳，黑夜为阴，其中上午为阳中之阳，下午为阴中之阳，前半夜为阴中之阴，后半夜为阴中之阳。

二、阴阳学说的基本内容

（一）阴阳对立制约

阴阳对立制约是指属性相反的阴阳双方在一个统一体中相互斗争、相互制约、相互排斥。如阴可以制约阳，阳也可以制约阴；热可以制约寒，寒也可以制约热。阴阳双方既是对立的，又是统一的，统一是对立的结果。阴阳对立制约维持着阴阳的动态平衡，促进事物的发生、发展和变化。

（二）阴阳互根互用

1. 阴阳互根　一切事物或现象中相互对立着的阴阳两方面，具有相互依存、互为根本的关系。阴阳任意一方都不能脱离另一方而单独存在，每一方都以另一方的存在作为自己存在的前提和条件。如上为阳，下为阴，没有上就无所谓下，没有下也就无所谓上；上存在的前提和条件是有下的存在，同样，下存在的前提和条件是有上的存在。

若阴阳互根的关系被破坏，则造成亡阴亡阳的阴阳离决，有阴无阳谓之"孤阴"，有阳无阴谓之"独阳"，"孤阴不生，独阳不长"，事物发展变化便会停止而死亡。

2. 阴阳互用　阴阳双方具有相互资生、相互促进的关系。阴能促进阳的化生，阳能促进阴的生成，即"无阴则阳无以生，无阳则阴无以化"。若阴阳互用的关系失调，则会造成阴损及阳，阳损及阴；

阳在外，为阴之使也；阴在内，

为阳之守也。这是阴阳互根互用的反映。

(三)阴阳交感互藏

1. 阴阳交感 指阴阳二气在运动中相互感应而交合的过程，即发生相互作用。阴阳交感是宇宙万物赖以生成和变化的根源。阴阳二气的运动是阴阳交感得以实现的基础。

2. 阴阳互藏 指相互对立的阴阳双方中的任意一方都包含着另一方，即阴中有阴，阳中有阳。阴阳互藏有以下三方面作用（与阴阳交感、互根互用、消长、转化有着密切关系）：

（1）阴阳互藏是阴阳双方交感和合的动力根源。天气下降，气流于地，地气上升，气腾于天。所以天气得以下降，地气得以上升，是因为天气虽然在上，但其中含有地之阴气，即所谓的阳中之阴，故而天气有向"亲下"的趋势，因而天气在其所含有的地之阴气的作用下下降于地；同理地气上升。如此动静相召，上下相临，阴阳二气才能交感相错。天地虽远，之间有云雨阴阳之变化，而天地阴阳相互交感，便是阴阳互藏之道。

（2）阴阳互藏又是构建阴阳互根互用的基础和纽带。正因为阴阳互藏，阳中有阴，阳依阴而存在，阴以阳为源而生；同理阳中有阴。即无阴则阳无以生，无阳则阴无以化。

（3）阴阳互藏是阴阳消长与转化的内在根据。因为阴中有阳，阴才有向阳转化的可能，也正因为阴中寓阳，其阴性成分才能转变为阳性成分，即阴消阳长。若阳性事物在其内部的阴阳消长或转化的过程中，阴消阳长，其阴性成分仍占主导，那么该事物仍属阴；若阴性事物在其内部的阴阳消长或转化的过程中，其阳性成分占据

主导，那么该事物的属性则由阴转阳，如寒证转化为热证。同理阳中有阴。

(四)阴阳消长平衡

阴阳不是一成不变的，而是处于不断增长和消减变化之中。阴阳在此消长运动中维持着相对平衡。导致阴阳消长的根本原因是阴阳对立制约和互根互用。阴阳消长的形式如下：

1. 阴阳互为消长 即阴消阴长，阴消阳长，这是阴阳双方彼此对立制约造成的。例如，从秋冬至春夏，气温逐渐升高，这便是阴消阳长；从春夏至秋冬，气温逐渐降低，这便是阳消阴长。由此看来，阴阳之间的平衡是相对的，是动态平衡的。

2. 阴阳皆消皆长 即阴随阳长，阳随阴长，以及阴随阳消，阳随阴消，这是阴阳双方彼此互根互用造成的。例如，从秋冬到春夏，阳气为主，虽然温度逐渐增高，但雨水也相应增多，这是阴随阳长，阴阳皆长；从春夏到秋冬，阳气逐渐收敛，气温降低，但与此同时雨水也逐渐减少，这是阴随阳消，阴阳皆消。注意，此时阴阳皆消皆长的部分是阴阳互藏的阴中之阳和阳中之阴。阴阳互藏是阴阳消长的内在根据。

(五)阴阳相互转化

阴阳双方在一定条件下，可以向各自相反的方向转化。即属阳的事物可以转化为属阴的事物，属阴的事物可以转化为属阳的事物。阴阳тран化是阴阳消长的前提，阴阳消长是量变过程，阴阳转化则是发生在量变积累后的质变。即阴阳消长到一定阶段，其内部阴阳属性发生了颠倒，事物的属性也就随之改变。例如，阴性事物在其内部的阴阳消长过程中，阴消阳长，其阳性成分占据了主导，那么该事物的属性就

由阴转阳。

阴阳转化是有条件的，这个条件是"物极"，即"物极必反"，是阴阳消长达到了极限，量的积累到达了一定程度而发生的质变。如阳证高热的患者耗损正气，突然出现四肢厥冷、脉微欲绝，而转化为寒证。热极生寒，寒极生热，重阴必阳，重阳必阴，其中的"重""极"就是阴阳消长的极限，是发生阴阳转化的必要条件。

渐变——秋冬到春夏，温度逐渐增高。

骤变——炎炎夏日，突然气温骤降，雷雨交加。

（六）阴阳自和

阴阳双方自动维持和恢复其平衡协调状态的能力和趋势，是阴阳的本性。

三、阴阳学说在中医学中的应用

（一）说明人体组织结构

阳	上部	体表	六腑	背	气	络
阴	下部	体内	五脏	腹	血	经

（二）解释人体的生理活动

1. 物质与功能的矛盾运动　阳气（阳）——促进物质的新陈代谢（胃气→气血津液）。阴精（阴）——功能活动的物质基础（气血津液→胃气）。

2. 生命活动的基本形式　升降出入。升、出为阳；降、入为阴。

3. 功能与功能的矛盾运动　兴奋（阳）和抑制（阴）。

（三）说明人体病理变化及治疗

1. 阴阳偏衰（对立制约关系失调）。
2. 阴阳互损（互根互用关系失调）。

另外，寒之而热者取之阴，用治阴虚证。热之而寒者取之阳，用治阳虚证。

（四）指导诊断、用药、治疗及养生

1. 指导诊断

属性	色泽	气息	动静 喜恶	脉象			
				部位	动态	至数	形状
阳	鲜明	语声高亢洪亮、多言躁动	躁动不安、身热恶热	寸	至	至	浮大洪滑清
阴	晦暗	语声低微无力、少言而沉静	蜷卧静默、身寒喜暖	尺	去	迟	沉涩细小

2. 指导用药

属性	四气	五味	升降浮沉
阳	温、热	辛、甘（淡）	升浮
阴	寒、凉	酸、苦、咸（涩）	沉降

3. 指导治疗及养生

（1）阴阳失调导致疾病的发生，因而及时调整阴阳，补其不足，损其有余，使之保持或恢复相对平衡，达到阴平阳秘防治疾病的基本原则。

（2）遵循自然界阴阳的变化规律来调整人体之阴阳，使人体的阴阳与四时阴阳的变化相适应，如以"春夏养阳，秋冬养阴"及"冬病夏治，夏病冬养"之法，调养"能夏不能冬""能冬不能夏"之人。

第四单元　五行学说

五行学说是研究五行的概念、特性、生克制化乘侮规律，阐述宇宙发生发展变化的一种古代哲学。

一、五行的概念、特性及归类

（一）五行的概念

"五"指金、木、水、火、土五种基本物质，"行"指运动变化。五行即金、木、水、火、土五类物

质属性及其运动变化。"五行"一词首见于《尚书》。

（二）五行的特性

五行特性可以概括为：水曰润下，火曰炎上，木曰曲直，金曰从革，土爰稼穑。

1. 木的特性 木曰曲直。曲直为能屈能伸之意。引申为凡具有生长、生发、条达、舒畅等性质或作用的事物和现象，归属于木。

2. 火的特性 火曰炎上。炎上是炎热、光明、上升之意。引申为凡具有温热、升腾、光明等性质或作用的事物和现象，归属于火。

3. 土的特性 土爰稼穑。稼穑泛指人类种植和收获谷物的农事活动。引申为凡具有生化、承载、受纳等性质或作用的事物和现象，归属于土。

4. 金的特性 金曰从革。从革意为顺从变革，指金有刚柔相济之性。引申为凡具有沉降、肃杀、收敛等性质或作用的事物和现象，归属于金。

5. 水的特性 水曰润下。润下是滋润、下行的意思，引申为凡具有寒凉、下行、闭藏、滋润等性质或作用的事物和现象，归属于水。

因此，五行学说的金、木、水、火、土不是指具体物质，而是对一种属性的概括。

（三）事物属性的五行归类

依据五行学说对自然界的各种事物属性进行归类，归类方法主要有两种：

1. 取象比类法 "取象"，即从事物的形象（形态、作用、性质）中找出能反映其本质的特有征象；"比类"，即以五行各自的抽象属性为基准，与某种事物所特有的征象相比较，以确定其五行归属。例如，日出东方，与木的升发特性相符，故东方属木。

2. 推演络绎法 即根据已知的某些事物的五行属性，推演归纳其他相关的事物，从而确定这些事物的五行归属。例如，心属火，与小肠相表里，在体合脉，其华在面，开窍于舌，已知心的五行属性为火，因此可推演络绎与其相关的小肠、脉、面、舌的五行属性为火。

古人依据天人相应的理论，以五行为中心，提出了空间结构上的五方、时间结构上的五季、人体结构上的五脏等基本框架，形成了人与自然相统一、联系人体内外环境的五行结构系统。

二、五行学说的基本内容

（一）五行相生与相克

1. 五行相生，指木、火、土、金、水之间存在着有序的递相资生、助长和促进的关系。

五行相生顺序：木生火，火生土，土生金，金生水，水生木。

在五行相生关系中，任何一行都具有"生我"和"我生"两方面关系。"生我"者为母，"我生"者为子。例如，以木为"我"，水生木，故"生我"者为水，水为木之母；木生火，"我生"者为火，故火为木之子。

2. 五行相克，指木、火、土、金、水之间存在着有序的递相制约、克制的关系。

五行相克顺序：木克土，土克水，水克火，火克金，金克木。

在五行相克关系中，任何一行都具有"克我"和"我克"两方面关系。"克我"者为我"所不胜"；"我克"者为我"所胜"。例如，以木为"我"，金克木，故"克我"者为金，金为木之"所不胜"；木克土，故"我克"者为土，土为木之"所胜"。

（二）五行制化

五行之间既相互资生，又相互制约，维持着平衡协调，共同推动事物间稳定有序的变化与发展。五行相生相克是不可分割的两部分，二者相反相成，共同作用。

五行制化规律：五行中一行亢盛时，必然随之有制约，以防亢而为害；一行相对不及时，必然随之有相生，以维持生生不息。即在相生中有克制，在克制中求发展。例如，木生火，火生土，木又克土，如此生中有克。

（三）五行相乘与相侮

五行生克为生理状态，五行乘侮为病理状态。

1. 五行相乘　指五行中一行对其所胜的过度克制或制约，又称"倍克"。五行相乘的次序与相克相同，即木乘土，土乘水，水乘火，火乘金，金乘木。相乘的出现有两种情况，即太过与不及。

（1）太过导致的相乘：五行中一行太过，对其所胜的过度克制。如木太过，木太过就会过度制约土，这种情况称为"木旺乘土"。

（2）不及所致的相乘：五行中某一行虚弱，难以抵御其所不胜的正常克制，使其本身更显虚弱。如木克土，土虚不能耐受木的正常克制而使自己更加虚弱，即"土虚木乘"。

2. 五行相侮　指五行中一行对其所不胜的反向克制或制约，又称"反克"。相侮的次序与相克相反，即木侮金，金侮火，火侮水，水侮土，土侮木。造成相侮有两种情况，即太过与不及。

（1）太过所致的相侮：五行中的某一行过于强盛，使原来克制它的一行不仅不能克制它，反而受到它的反向制约。如金克木，现因木过于强盛，金不仅不能克制木，反

而被木反克，即"木亢侮金"。

（2）不及所致的相侮：五行中某一行过于虚弱，不能约束其所胜一行，反而被其反克。如木克土，如今木虚弱，不能制约土，反而被土制约，即"木虚土侮"。

《黄帝内经》曰："气有余，则制己所胜而侮所不胜（乘和侮）；其不及，则己所不胜侮而乘之（乘），己所胜轻而侮之（侮）。"

（四）五行的母子相及

1. 母病及子　指五行中的某一行异常，累及其子行，导致母子皆虚。其一般规律是：母行虚弱，累及子行，二者一并虚弱。如木生火，木行虚弱，导致火行一并虚弱。

2. 子病及母　指五行中的某一行异常，累及其母行，导致母子皆病。其一般规律有三种：一是子病犯母，即子行亢盛引起母行一并亢盛；二是子母不足，即子行虚弱引起母行一并虚弱；三是子盗母气，即子行亢盛，损伤母行，以致子盛母衰。

通常情况下子病及母较母病及子严重。

三、五行学说在中医学中的应用

（一）在生理方面的应用

1. 说明五脏的生理特点　心属火，肺属金，肝属木，脾属土，肾属水（详见"藏象"内容）。

2. 说明五脏之间的生理关系

（1）五脏之间相互滋生：肾精养肝，肝血济心，心火温脾，脾化谷充肺，肺肃降助肾。

（2）五脏之间相互制约：肺降防肝气升发太过，肝疏泄治脾土壅滞，脾土运化制肾水泛滥，肾水凉润防心火亢烈，心火上炎防肺降太过。

（二）在病理方面的应用

1. 相生传变　母病及子（轻）：

疾病从母脏传及子脏。子病及母（重）：疾病从子脏传及母脏。

2. 相克传变　相乘，如肝气亢盛，损伤脾土，木旺乘土；或脾虚不耐肝伐，土虚木乘。相侮，如肝火亢盛，反克肺金，木火刑金；或脾虚水侮，土虚水侮。

（三）在疾病诊断方面的应用

1. 确定五脏病变部位　主要依据五行配属五色、情志。

五行	五色（肤色）	情志（异常）	五脏（病位）
木	青	怒	肝
火	赤	喜	心
土	黄	思	脾
金	白	悲	肺
水	黑	恐	肾

2. 推断病情轻重　五行学说根据五色生克关系，结合脉诊，可确定病情顺逆。

（1）主色，即五脏之色；客色，即应时之色。主色胜客色为逆，客色胜主色为顺。例如，肝病色青（主色），时逢秋季色白（客色），客色胜主色为顺。

（2）若色脉合，如肝病色青见弦脉，为顺。若色脉不合，则有两种情况：得生则生，如肝病色青（木）见洪脉（火，生脉）；得克则死，如肝病色青（木）见浮脉（金，克脉）。

（四）在疾病治疗方面的应用

1. 确定治则治法

（1）根据相生规律确立的治则，即虚则补其母，实则泻其子。根据相生规律确立的治法，常用的有：①益火补土法：温肾阳以补脾阳。②滋水涵木法：滋肾阴以养肝阴。③培土生金法：健脾气以补肺气。④金水相生法：滋养肺肾之阴，用于肺阴虚、肾阴虚的治疗。

（2）根据相克规律确立的治则，即抑强、扶弱。根据相克规律

确立的治法，常用的有：①抑木扶土法：疏肝健脾，用平肝和胃，用治肝脾不和，肝气犯胃。②培土制水法：健脾利水以治疗水湿停聚的病证。③佐金平木法：滋肺阴，清肝火，治疗肝火犯肺证。④泻南补北法：泻心火，补肾水，治疗心肾不交证。

2. 指导情志疾病的治疗　依据五行的相生相克，人的情志活动也有相互抑制作用。临床上可以运用不同情志变化的相互抑制关系来达到治疗的目的。如怒伤肝，悲胜怒；思伤脾，怒胜思；忧伤肺，喜胜忧；喜伤心，恐胜喜；恐伤肾，思胜恐。例如，过喜伤心，心神涣散以致疯癫，可通过恐吓的方法治愈。

第五单元　藏象学说

一、藏象的概念

藏象是指藏于体内的内脏及其表现于外的生理病理征象及与自然界的相互作用和关系。

藏，是藏于体内的内脏，包括五脏、六腑和奇恒之腑。藏之所指，实际上是以五脏为中心的五个生理病理系统。

象的含义有二：一是内在以五脏为中心的五个生理病理系统与外在自然环境的事物与现象的比象。二是表现于外的生理病理征象。

二、五脏、六腑、奇恒之腑的生理特点

中医以生理功能特点的不同作为区分五脏与腑的主要依据。

1. 五脏的共同形态及生理特点　形态为实质性，功能是化生和贮藏精气，"藏精气而不泻"。精气宜充满，但不可呆滞，故满而不能实。

2. 六腑的共同形态及生理特点　形态为空腔性，功能是受盛和传化水谷，"传化物而不藏"。六腑内应

有水谷传导，但不能塞满，故实而不能满。

3. 奇恒之腑的共同形态及生理特点 形态为空腔性类似于腑，功能上贮藏精气类似于脏，似脏非脏，似腑非腑，与五脏六腑有明显区别。

第六单元 五脏

五脏即心、肝、脾、肺、肾的合称；一说心包也为一脏，故也有"六脏"之说。其形态为实质性，功能是化生和贮藏精气，生理特点为藏精气而不泻，精气宜充满但不可呆滞，故满而不能实。

一、五脏的生理功能及特性

（一）心的生理功能与特性

心为君主之官，生之本，神之变也，五脏六腑之大主，主血脉，主藏神，在体合脉，其华在面，开窍于舌，在志为喜，在液为汗，与小肠相表里，五行属火，为阳中之阳。

1. 主血脉 指心气推动、调控血液在脉道中运行，发挥濡养作用。包括主血和主脉两部分。

（1）主血：①生血："奉心化赤"，水谷精微在心阳的作用下化为血液。②行血：推动血液运行，布散全身，濡养各器官。

（2）主脉：心气推动和调控心脏搏动和脉管也动，使脉道通利，血流通畅。"壅遏营气，令无所避，是谓脉"，故脉为血之府。

（3）心、脉、血的关系：三者构成一个血液循环系统，血液正常运行以心气充沛、血液充盈、脉道通利为基本条件，其中心脏的正常搏动起主导作用，所以说"心主身之血脉"。

（4）血液正常运行的基本条件：①心气充沛。②血液充盈。③脉道通利。④脾气统摄。⑤心阴协调。⑥邪气不干。

2. 主藏神 指心有主宰全身生命活动和精神活动的作用。

（1）人体之神，有广义和狭义之分。广义之神，是整个人体生命活动的主宰和总体现。狭义之神，指人的意识、思维、情感、性格等精神活动。

（2）心的主血脉与主藏神的关系：心主血脉，血是神志活动的物质基础之一；心主藏神，血液的生成与运行需要神的调控。

3. 生理特性 为阳脏，主通明。心居胸中，五行属火，为阳中之阳。心以阳气为用，推动温通，使机体生生不息，故称阳脏。心主通明，指心脉以通畅为本，心神以清明为要。

4. 与形、窍、志、液、时的关系

（1）在体合脉，其华在面：在体合脉，指全身血脉统属于心，由心主司。其华在面，指心脏精气的盛衰可以从面部色泽表现出来，心气充沛则面色红润。

（2）开窍于舌：指心脏精气盛衰及其机能常变可从舌的变化表现出来。理论依据有：①心与舌体通过脉络相连。②心主血脉，舌体血管丰富，且无皮肤覆盖，最能反映心主血脉的功能。③舌具有感受味觉的功能，依赖于心血充养。④舌与语言声音有关，依赖于心神的调控。

（3）在志为喜：①生理之喜：正常程度的喜可以调畅心神，缓解紧张，使人舒畅；过度的喜可以使心神涣散，注意力不集中，乃至而笑不休。②病理之喜：不及的喜使人精神萎靡，产生悲哀。故曰："心气虚则悲，实则笑不休。"

（4）在液为汗：汗液的生成与排泄与心血、心神关系密切。心主血脉，血液与津液同源互化。血液渗出脉外化为津液，津液为汗液生化之源，汗液排泄太过，津液大伤，必定耗伤心血、心神。此外，汗液排泄受心神主宰和调节。

（5）与夏气相通：夏季气候炎热，阳气旺盛，心为阳脏，同气相求，故心与夏气相应。

（二）肺的生理功能与特性

肺为相辅之官，气之本，魄之处也。主气司呼吸，主行水，朝百脉，主治节，在体合皮，其华在毛，开窍于鼻，在志为悲，在液为涕，与大肠相表里，五行属金，为阳中之阴。

1. 主气司呼吸　包括主呼吸之气和主一身之气两个方面。

（1）肺主呼吸之气：指肺是气体交换的场所。通过肺的呼吸作用吸入自然界清气，不断呼出体内浊气。

（2）肺主一身之气：指肺有主司一身之气的生成和运行的作用。体现在两个方面：①宗气的生成。②对全身气机的调节作用。

2. 主行水　即通调水道。肺气通过宣发肃降，推动和调节全身水液的输布与排泄。

（1）通过肺气的宣发作用向上、向外布散水液到头面、肌表，以起濡养作用，并在卫气作用下化为汗液，排出体外。

（2）通过肺气的肃降作用向下、向内布散水液到脏腑，以起濡养作用，并在膀胱气化作用下化为尿液，排出体外。

因为肺气通过宣发肃降作用参与水液代谢，故称"肺为水之上源"。

3. 朝百脉，主治节

（1）肺朝百脉：指全身血液都通过百脉流经于肺，经肺的呼吸，进行体内外清浊之气的交换，然后再通过肺的宣降作用，将富含清气的血液通过百脉输送到全身。

（2）肺主治节：指肺具有治

理调节呼吸及全身之气、血、水的作用，主要表现在四个方面：①治理调节呼吸运动。②调理全身气机。③治理调节血液运行。④治理调节津液代谢。

4. 生理特性

（1）肺为华盖：肺位置最高，覆盖五脏六腑之上，故称华盖。

（2）肺为娇脏：肺叶娇嫩，不耐诸邪；肺又上通鼻窍，外合皮毛，易受邪气侵害，故称娇脏。

（3）肺气宣发，是肺气向上向外的布散运动，主要体现在三个方面：①呼出体内浊气。②将脾所转输来的津液和部分水谷精微上输头面诸窍，外达于全身皮毛腠理。③宣发卫气，调控腠理的生成与排泄。肺气肃降，是肺气向下向内的布散运动，主要体现在三个方面：①吸入自然界之清气。②将脾转输至肺的津液及部分水谷精微向下向内布散于其他脏腑以濡润之。③肃清异物，将浊液运至膀胱，化生尿液，排出体外。

5. 与形、窍、志、液、时的关系

（1）在体合皮，其华在毛：指皮毛与肺关系密切，人体肌表依赖于肺卫的温养，并能反映肺卫的情况。

1）肺对皮毛的作用：①肺气宣发于皮毛，有"温分肉，充皮肤，肥腠理，司开阖"及抵御外邪的作用。②肺气宣发，散精于皮毛，发挥濡润作用。

2）皮毛对肺的作用：①皮毛宣散肺气，调节呼吸。《内经》中称汗孔为"玄府""气门"。②皮毛受邪，可内合于肺。

（2）开窍于鼻，喉为肺之门户：鼻为呼吸之气出入的通道，与肺相连，故肺开窍于鼻。喉位于肺系上端，为呼吸门户及发音器官，若肺气亏损，可见声音嘶哑，称为

"金破不鸣"；若为外邪壅肺之实证，则出现声音嘶哑，称为"金实不鸣"。

（3）在志为悲（忧）：①生理之悲：悲忧是人体正常的情绪变化和情感反应，由肺精、肺气所化。②病理之悲：过度的悲可以损伤肺精、肺气，影响肺的宣降功能。同样，肺宣降不利，人体也会出现悲伤的情绪。

（4）在液为涕：涕即鼻涕，由肺精所化，通过宣发布散至鼻窍。涕也可以反映肺受邪的性质，如外感风寒，则鼻流清涕；肺热壅盛，则鼻流黄涕。

（5）与秋气相通：秋季肃杀，草木皆败，肺为阳中之阴，同气相求，故肺与秋气相应。

（三）脾的生理功能与特性

脾胃为仓廪之官，营之居也，主运化，主统血，在体合肉，其华在唇，开窍于口，在志为思，在液为涎，与胃相表里，五行属土，为阴中之至阴，被称为孤脏（孤脏为三焦）。

脾居中焦，主运化，是人体对饮食物消化吸收的主要脏器。人体一切脏器都依赖脾所运化的水谷精微充养，故又称脾为"后天之本"。

1. 主运化　指脾具有把饮食水谷转化为水谷精微和津液，并将其吸收、转输到全身各脏腑的生理功能。运即转运输送；化即消化吸收。包括以下两方面内容。

（1）运化水谷（食物）：指脾气具有促进食物的消化吸收并转输其精微的功能。

①消化：帮助胃腐熟水谷，并下送于小肠做进一步消化，分为清浊两部分。

②吸收：脾气激发小肠吸收清的部分（精微物质）。

③转输：脾气通过传输作用，布散于其他四脏。"脾为孤脏，中央土以灌四傍"。

④运化水液：指脾气运化、转输水精，调节水液代谢的功能。

2. 主统血　脾气具有统摄、控制血液在脉道中正常运行，而不逸出脉外的作用。其机理是气的固摄作用。

3. 生理特性

（1）脾气主升：指脾气升腾以上输水谷精微于心肺和维持内脏位置相对稳定的生理特性。包括两方面：①脾主升清：脾将胃肠吸收的精微物质上输至心肺，通过心肺作用化生血液布散全身。②升举内脏：脾气上升可以防止内脏下垂，维持内脏位置的相对稳定。

中气是脾胃二气的合称，是升降协调的冲和之气。

（2）喜燥恶湿：脾为太阴湿土之脏，喜燥恶湿；胃为阳明燥土之腑，喜湿恶燥，二者相对而言。脾气运化精微，必须脾体干燥不被湿邪困阻才能正常发挥脾气运化、脾气主升的作用。因此，脾气下陷的病机主要有：①脾气虚弱，升举无力。②脾被湿困，上升不利。

4. 与形、窍、志、液、时的关系

（1）在体合肉，主四肢：脾气运化功能与肌肉充实及其功能的正常发挥关系密切。人体四肢（又称四末）需要脾胃运化的水谷精微充养才能发挥正常的生理功能，故说脾主四肢。若脾失健运，不能散精于四肢，则会出现四肢痿废不用。

（2）开窍于口，其华在唇：人的食欲、口味与脾气的运化密切有关。通过食欲和口味可以反映脾气、脾精的盛衰状态。

（3）在志为思：思即思虑，属人体的情志活动。思源为脾气，但与心神有关，故有"思出于心，而脾应之"之说。思虑过度或所思不遂，最易妨碍脾气运化，致使脾胃之气结滞，出现不思饮食、脘腹胀闷、头晕目眩等。

（4）在液为涎：涎即唾液中较清稀的部分，由脾精、脾气化生。涎的状态可以反映脾的正常与否。若脾气不摄可以出现涎液过多而自流；若脾气失去推动激发功能则涎液分泌不足，口干舌燥。

（5）与长夏相通：长夏即夏至到处暑，此时气候炎热，雨水增多，酝酿生化，万物华实，合于土生万物之象，而人体的脾主运化，化生精气血津液，以奉生身，类于"土爱稼穑"之理，故脾与长夏同气相求而相适应。

（四）肝的生理功能与特性

肝为将军之官，魂之居也，主疏泄，主藏血，在体合筋，其华在爪，开窍于目，在志为怒，在液为泪，与胆相表里，五行属木，为阳中之阴。

1. 主疏泄　指肝具有疏通、畅达全身气机的作用。主要表现在以下几个方面：

（1）调节气机：肝气疏泄正常，全身气机畅达。若肝的调节气机功能失调，则出现疏泄太过与不及两种病理情况。

①疏泄不及：肝气郁滞，出现胸胁、乳房、少腹胀痛。

②疏泄太过：肝气上逆，出现胸胁、乳房、少腹胀痛，急躁易怒。

（2）调畅情志：人体的精神活动除受心主宰外，还与肝主疏泄的功能有关。肝主疏泄功能失调，则表现为情志抑郁和亢奋。

①抑郁：肝气疏泄不及，气机不畅，则表现为郁郁寡欢、闷闷不乐、善太息。

②亢奋：肝气疏泄太过，气机上逆，表现为性情急躁、烦躁易怒、面红目赤。

（3）促进脾胃运化和胆汁的分

泌排泄：肝气疏泄，调畅气机，有助于脾胃之气的升降，又而促进脾胃之气的功能。另外，胆汁为肝之余气所化生，其分泌和排泄受肝主疏泄功能的影响。

（4）促进血液运行和津液输布：血液运行和津液输布依赖于气机的调畅。肝气疏泄，调畅气机，使全身脏腑经络之气条达。此外，气行则血行，气行则津行，故肝能促进血液、津液运行。

（5）调节生殖功能：肝气疏泄能促进男子排精、女子排卵行经。

2. 主藏血　指肝具有贮藏血液、调节血量和防止出血的作用。肝藏血的生理意义主要表现在以下几个方面：

（1）涵养肝气：肝贮藏的血液可以化生和涵养肝气，防止肝气疏泄太过。

（2）调节血量：肝贮藏大量血液，可以根据需要调各部分的血量分配。

（3）濡养肝及筋目：肝血涵养肝脏，使肝体柔和，并能濡养肝的形体官窍，使其发挥正常生理功能。目受血而能视，筋受血则屈伸柔和自如。

（4）为经血之源：冲脉起于胞中而通于肝，肝藏血充足，冲脉血液充盛，是经血来潮的重要保证。

（5）防止出血：肝可以固摄血液，防止出血；肝主凝血，亦能发挥凝血功能而防止出血。

肝藏血失职引起出血的病机大致有三：①肝气虚弱，收摄无力。②肝阴不足，凝血不利。③肝火旺盛，灼伤脉络，迫血妄行。

肝主疏泄，其用属阳；肝主藏血，其体属阴，固有肝"体阴而用阳"。

3. 生理特性

（1）肝为刚脏：指肝气主升主动，具有刚强躁急的生理特性。肝气性喜条达，而恶抑郁。肝五行属木，木性曲直，肝气具有木的冲和条达、伸展舒畅之能。此外，肝为刚脏，肺为娇脏，肝气主左升，肺气主右降，二者相反相成，刚柔相济。

（2）肝气升发：指肝气向上升动和向外发散以调畅气机的生理特性。

4. 与形、窍、志、液、时的关系

（1）在体合筋，其华在爪：肝血充足，筋得其养，才能运动灵活有力，能耐受疲劳，并能较快地解除疲劳，故称肝为"罢极之本"。爪即指甲，爪为筋之余，能反映肝的生理病理情况。

（2）开窍于目：目之所以能视物辨色，依赖于肝血之濡养和肝气之疏泄的协调。肝之经脉上连目系，肝之血气循此经脉上注于目，使其发挥视觉作用。

（3）在志为怒：怒是人在情绪激动时的一种情志变化，由肝血、肝气所化。但大怒或郁怒不解，对于机体是一种不良的刺激，可引起肝气上逆或肝气郁结的病机变化。

（4）在液为泪：泪由肝精化生，可滋润、保护眼睛，反映肝的功能正常与否。若肝经湿热，则出现迎风流泪；若肝血不足，则泪液分泌不足。

（5）与春气相通：春季为一年之始，阳气始生，自然界生机勃发，万物以荣。而肝主疏泄，其七升发，喜条达而恶抑郁，为阴中之少阳，故与春气同气相求而相通应。

（五）肾的生理功能与特性

肾为作强之官，精之居也，主藏精，主水，主纳气，在体合骨，其华在发，开窍于耳及二阴，在志为恐，在液为唾，与膀胱相表里，五行属水，为阴中之阴。

肾藏先天之精，为人体生命本原，故又称肾为"先天之本"。肾精化肾气，肾气分阴阳，肾阴肾阳为一身阴阳之根本，故又称肾为"五脏阴阳之本"。肾藏精，主蛰，故又称肾为"封藏之本"。

1. 主藏精，主生长发育生殖与脏腑气化

（1）主藏精：指肾具有贮存、封藏精的生理功能。封藏禀受于父母的先天之精，以及从饮食物中摄取的后天之精。

（2）主生长发育生殖：指肾精、肾气促进机体生长发育与生殖机能成熟的作用。人体的生、长、壮、老、已都取决于肾精和肾气的盛衰。肾精充盈到一定程度，可化生天癸。天癸可促进生殖器官的发育和成熟，维持人体的生殖功能。

（3）推动和调控脏腑气化：肾精、肾气及其分化的肾阴、肾阳在推动和调控脏腑机能的过程中起着极其重要的作用。

2. 主水

指肾具有主司和调节全身水液代谢的作用，是通过肾的气化作用实现的。主要表现在以下两个方面：

（1）肾气对参与水液代谢脏腑的促进作用：肾气及肾阴、肾阳对水液代谢过程中各脏腑之气的功能，尤其是脾肺之气的运化和输布水液的功能，具有促进和调节作用。

（2）肾气的主尿和排泄作用：尿的生成和排泄是水液代谢的重要环节。各脏腑形体官窍产生的浊液下输于膀胱，在肾气的蒸化作用下，分为清浊；清者重吸收，浊者化为尿液，在肾与膀胱之气的推动作用下排出体外。

3. 主纳气

指肾具有摄纳肺所吸入的自然界清气，保持吸气的深度，防止呼吸表浅的作用，因而有"肺为气之主，肾为气之根"的说法。若肾精不足，肾气虚衰，摄纳无权，便会出现呼吸表浅，动则气

喘的症状，称为"肾不纳气"。

4. 生理特性

（1）肾主蛰藏：《素问·六节藏象论》说："肾者主蛰……通于冬气。"肾主蛰，以越冬虫类伏藏喻指肾有潜藏、封藏、闭藏精气之生理特性，故又称"肾为封藏之本"。肾的封藏作用，体现在人体的藏精、纳气、固藏冲任、固摄二便等方面。肾气封藏则精气盈满，人体生机旺盛；若肾气封藏失职，则会出现滑精、喘息、遗尿，甚则小便失禁、多汗、大便滑脱不禁及女子带下、崩漏、滑胎等。

（2）肾气上升：肾阳鼓动肾阴，合化为肾气上升以济心，维持人体上下的协调。

与形、窍、志、液、时的关系

（1）在体合骨、生髓，其华在发：肾主骨、生髓实际是指肾精、肾气促进机体生长发育的功能。头发的生长依赖血液充养，故有"发为血之余"，但发的生机根源在于肾，肾精充盛，则头发黑亮；肾精亏虚，则头发干枯苍白。

肾开窍于耳及二阴：听力与肾精的盛衰关系密切。前阴指排尿和生殖器官，后阴指排泄粪便的器官。二阴主司二便与生殖，同肾气的作用密切相关。

（3）在志为恐：恐即恐惧。肾居下位，肾气需通过中、上二焦布散全身，恐使肾气不得上行，反而下走，影响肾气的功能，所以说"恐伤肾""恐则气下"。

（4）在液为唾：唾为唾液中稠厚的部分，出于舌下，由肾精化生。若咽而不吐，可以回滋肾精；若久唾，便会损伤肾精，即"久唾伤肾"。

（5）与冬气相通：冬季霜雪凝，万物闭藏，肾为水脏，有闭藏之功，二者同气相求，故肾与冬气

相通应。

附：命门

命门一词首见于《灵枢·根结》。命门作为内脏提出始于《难经》。

历代医家对命门的理解不同：《灵枢·根结》中指眼睛。《难经》中认为右肾为命门，即"左肾右命门"。元·滑寿首提两肾为命门。明·虞抟在《医学正传》中明确提出"两肾总号为命门"。明·赵献可提出命门位于两肾之间，他认为命门即是真火，主一身阳气。明代张介宾在《类经附翼》中指出命门为子宫、精室，《景岳全书》提出命门是元气之根、水火之宅。

二、五脏之间的关系

1. 心与肺　心主一身之血，肺主一身之气。二者关系主要表现在气血互根互用上。

（1）肺气助心行血，心血载运肺气：血的运行需要气的推动，而气又需要血液作为载体才能输布。

（2）心主血脉，肺朝百脉：心所主血脉皆聚集于肺中，进行气体交换，运载清气。

2. 心与脾　心主血，脾主血。心主行血，脾主统血。二者的关系主要在血液化生与运行上体现。

（1）血液生成：血由脾胃运化的水谷精微所化，脾胃为气血生化之源，脾胃运化的精微在心气的化赤作用下化为血液，二者相互协调，血液才能正常生化。

（2）血液运行：心气推动血液在脉中运行，脾气统摄血液，防止其溢出脉外，心脾功能正常，血液才能在脉中正常运行。

3. 心与肝　心主行血，肝主藏血；心主神明，肝主疏泄。二者关系表现在血液运行与情志调节上。

（1）血液贮藏与运行：心主血脉的功能正常，则肝有所藏，肝藏

血的功能正常，调节血量，才能保证血液充盈，使血液正常运行；同时肝主疏泄，也可助心行血。

（2）调节情志：心藏神，主宰一切精神情志活动，但也依赖肝主疏泄、调畅气机的作用。

4. 心与肾　心与肾在生理上的联系称为心肾相交，主要表现在水火既济、精神互用、君相安位上。

（1）水火既济：心五行属火位居上位，肾五行属水位居下位。心火下温肾水以防肾水过寒，肾水上济心火以防心火过亢。

（2）精神互用：心藏神，肾藏精，精能化气生神，神能控精驭气，故积精可以全神，神清可以控精。

（3）君相安位：心为君火，为一身之主；肾为相火，为肝气之根本，神明之基础。相火秘藏，则心阳充足；心阳充盛，则相火亦旺。君火相火，各安其位，才能上下相交。

心肾之间的水火、阴阳、精神的动态平衡失调，称为心肾不交。

5. 肺与脾　肺主气司呼吸，脾主运化，肺主行水。二者关系表现在气的生成和水液代谢两方面。

（1）气的生成：一身之气包括先天之气和后天之气，后天之气分为肺吸入的自然界清气和脾胃运化的水谷之气，因而脾肺对后天之气的生成有举足轻重的作用。

（2）水液代谢：肺为水之上源，宣发水液，有助于脾气运化水液；脾气上升，运化水液，有助于肺宣降水液。

6. 肺与肝　肺与肝的关系主要体现在人体气机升降的调节方面。肺气主降，肝气主升，升降相因，气血亦随之升降协调。

7. 肺与肾　肾主水，肺主行水；肺主呼吸，肾主纳气。二者金水相生，其关系主要表现在水液代谢、呼吸运动、阴阳互资三个方面。

（1）水液代谢：肺气宣发肃降而行水的功能依赖于肾气的激发和促进。肾气蒸化水液，有赖于肺气肃降作用使之下输膀胱。病理上二者相互影响，可造成水液代谢失调而产生水肿，所以说"其本在肾，其末在肺，皆积水也"。

（2）呼吸运动：肺主呼吸，肾主纳气。呼吸虽为肺所主，但肾具有摄纳肺气，保持呼吸深度，防止呼吸表浅的作用，故有"肺为气之主，肾为气之根"的说法。若肾精不足，肾气虚衰，摄纳无力，便会出现呼吸表浅，动则气喘的症状，称为"肾不纳气"。

（3）阴阳互资：肺肾阴阳，相互滋生。肺阴充足，下输于肾，使肾阴充盈。肾阴充盈，上滋于肺，使肺阴充足。肾阳为诸阳之本，能资助肺阳，推动津液输布，则痰饮不生，咳喘不作。

8. 肝与脾　肝主疏泄，脾主运化；肝藏血，脾统血。二者关系表现在饮食物消化和血液运行上。

（1）饮食物消化：肝主疏泄，调畅气机，可以促进脾胃的运化作用。肝之余气化生胆汁，通过胆排泄到肠道以促进食物消化。

（2）血液运行：肝主藏血，脾主统血，一方面调节人体各部的血液，使血液充盈；另一方面脾气统摄血液，使血液在脉动中正常运行，以免逸出脉外。

9. 肝与肾　肝肾之间有"肝肾同源"或"乙癸同源"之称。其关系主要表现在精血同源、藏泄互用和阴阳互资制三个方面。

（1）精血同源：肝主藏血，肾藏精，精血皆由水谷之精化生和充养，且二者可以互为资生。一方面肾精可以化生肝血，另一方面肝藏之精也需要肝血共同充养。

（2）藏泄互用：肝主疏泄，肾主封藏，肝气疏泄可使肾气封藏有度，肾气封藏又防肝气疏泄太过。疏泄与封藏相反相成，使女子月经和男子排精有度施泄。

（3）阴阳互资互制：肝气分为肝阴、肝阳，肾气分为肾阴、肾阳。肾阴为一身阴气之根本，肾阴滋补肝阴，共同制约肝阳，防止肝阳升发太过。肾水与肝木的这种关系称为"水能涵木"。肾阳也可资助肝阳，温煦肝脉，防止肝脉寒滞。

10. 脾与肾 脾为后天之本，肾为先天之本，二者关系主要表现在先天与后天互促互助和水液代谢方面。

（1）先天后天相互资生：脾为后天之本，肾为先天之本，二者相互资生，相互促进，先天激发资助后天，后天运化充养先天。脾之运化赖肾阳之温煦，肾之藏精依赖脾运化的水谷精微充养。

（2）水液代谢：脾主运化水液，肾主水，二者相互作用，共同完成水液代谢。

第七单元 六腑

六腑，即胆、胃、小肠、大肠、膀胱、三焦六个脏器的总称。其形态为空腔性，功能是受盛和传化水谷，生理特点是传化物而不藏。六腑内应有水谷传导，但不能塞满，故实而不能满。故六腑以通为用，以降为顺。

饮食物在其消化吸收和排泄过程中需经过七道门户，《难经》称为七冲门，即唇为飞门，齿为户门，会厌为吸门，胃为贲门，太仓下口为幽门，大肠小肠会为阑门，下级为魄门。

一、六腑的生理功能

（一）胆

胆居六腑之首，与肝相表里，为中正之官，又属奇恒之腑，故胆的生理功能主要有两个方面。

（1）贮藏和排泄胆汁：肝之余气化生胆汁，贮藏在胆中，并在肝气疏泄作用下排入肠道，参与饮食物的消化吸收。

（2）主决断：指胆具有判断事物，做出决定的作用。胆气虚怯的人会出现胆怯易惊、善恐失眠的症状。

（二）胃

胃与脾相表里，有"太仓""水谷之海"之称。胃又称胃脘，分为上、中、下三部：上部为上脘，包括贲门；下部为下脘，包括幽门；上下脘之间称为中脘，包括胃体。

1. 生理功能

（1）主受纳水谷：指胃具有接受和容纳饮食水谷的作用。

（2）主腐熟水谷：指胃气将饮食物初步消化，并形成食糜的作用。

胃气的受纳腐熟作用必须与脾气运化作用相互配合，纳运协调才能化饮食物为精微。

2. 生理特性

（1）胃气下降：指胃气向下传导水谷和精粕的作用。主要体现在以下过程中：①饮食物入胃，胃容纳而不拒之。②饮食物经胃气腐熟化为食糜，下传于小肠进一步消化吸收。③食物残渣下传大肠，燥化后形成粪便。④粪便有节制地排泄出体外。

（2）喜润恶燥：指胃当保持充足的津液以利腐熟水谷。脾为太阴湿土之脏，喜燥恶湿；胃为阳明燥土之腑，喜凉恶燥，二者相对而言。

3. 胃气的含义 ①推动胃肠的运动以发挥受纳腐熟水谷作用的一类精微物质，是一身之气分布到胃的部分。②脾气与胃气的合称，又称为中气。③指水谷之气，即水谷之精化生的气，简称谷气。④指代一身之气或正气。

（三）小肠

小肠为受盛之官，与心相表里，主要生理功能是受盛化物和泌别清浊。

（1）受盛化物：表现为两方面。①小肠接受由胃腑下传的食糜而盛纳之，即受盛作用。②由脾气对小肠中的食糜进一步消化，化为精微和糟粕两部分，即化物作用。

（2）主泌别清浊：指小肠中食糜在进一步消化的过程中，随之分为清浊两部分。清者，即水谷精微和津液，由小肠吸收；浊者，即糟粕，下输于大肠。

（3）小肠主津：指小肠在吸收谷精的同时还吸收了大量的津液。小肠吸收的津液与谷精成为水谷之精，由脾气转输到全身，其中部分津液经三焦下渗膀胱，成为尿液生成之源。

小肠泌别清浊的功能正常，水液和粪粕才各走其道，二便才能正常。

（四）大肠

大肠为传导之官，与肺相表里，主要生理功能是传化糟粕和主津。

（1）传化糟粕：大肠接受小肠下传的食物残渣，吸收多余水分，形成粪便。大肠传化糟粕实为小肠泌别清浊的承接，并与胃气的通降、肺气的肃降、脾气的运化、肾气的推动和固摄作用相关。

（2）大肠主津：指大肠接受食物残渣，吸收津液，使之形成粪便，即所谓燥化作用。

（五）膀胱

膀胱为州都之官，与肾相表里，主要生理功能是汇聚水液、贮存和排泄尿液。

（1）汇聚水液：胃、小肠、大肠中的部分津液由脾吸收后，经三焦之腑渗入膀胱，成为尿液生成之源，因此，膀胱为水液汇聚之处。

（2）贮存和排泄尿液：膀胱中尿液的贮存和排泄，由肾气及膀胱

之气的激发和固摄作用调节。

（六）三焦

三焦，又称孤腑，为决渎之官，主要生理功能是通行诸气和运行津液。

1. 生理功能

（1）通行诸气：即三焦是一身之气上下运行的通道。诸气运行输布与周身，皆以三焦为通道，故曰："三焦者，原气之别使也。"

（2）运行津液：三焦是全身津液上下输布运行的通道。全身津液的输布和排泄，是在肺、脾、肾脏腑的协同作用下完成的，但必须以三焦为通道。三焦水道不利，则津液代谢作用难以实现，所以把津液代谢的协调平衡状态称作"三焦气化"。

2. 三焦部位的划分及生理特点

（1）上焦如雾：上焦指横膈以上的胸部，包括心、肺。上焦诸气宜发升散，若雾露之溉，实际喻指心肺输布气血的作用。

（2）中焦如沤：中焦指横膈以下、脐以上的部分，包括脾、胃、肝、胆。中焦具有消化吸收、输布精微的作用。中焦如沤实际是对脾胃肝胆运化食物的高度概括。

（3）下焦如渎：下焦指脐以下的部位，包括小肠、大肠、肾、膀胱、女子胞、精室等脏腑。下焦如渎实际喻指肾、膀胱、大肠等脏器生成和排泄二便的功能。

二、脏与腑的关系

1. 心与小肠 二者通过经络相连，心阳温煦和心血濡养的作用有助于小肠化物；小肠化物，泌别清浊，吸收精微，将其中浓稠部分经脾气传于心，化生血液。

2. 肺与大肠 二者通过经络相连，肺气清肃下降，气机调畅，布散津液，促进大肠传导；大肠的正常传导，糟粕下行，亦有利于肺气

肃降。

3. 脾与胃 二者经络相连,表里配属,同属中焦,功能相似。

(1)水谷纳运相得:胃主受纳、腐熟水谷,为脾主运化提供前提;脾主运化,消化食物,传输精微,为胃继续纳食物提供前提和能量。只有二者的生理功能协调正常,才能维持食物正常消化吸收,为人体提供能量。

(2)气机升降相因:脾气主升,胃气主降,为气机升降之枢纽。二者升降相因,既保证了饮食物运化机能的正常运行,又维持着脏腑位置的相对稳定。若此关系失调,则表现为"清气在下,则生飧泄,浊气在上,则生䐜胀"。

(3)阴阳燥湿相济:脾为太阴湿土之脏,喜燥恶湿;胃为阳明燥土之腑,喜湿恶燥,二者相对而言。脾气运化精微,上输于心肺,只有脾体不被湿邪困阻才能正常发挥脾气运化、主升的作用。而胃则当保持充足的津液以腐熟水谷。脾易湿,得阳制约;胃易燥,得脾阴制约。

4. 肝与胆 二者同居胁下,经络相连。肝之余气化胆汁,贮藏在胆中;胆排泄胆汁的作用也受肝气调节。若肝气郁滞,可影响胆汁疏利;胆мат郁热,也能影响肝之疏泄。此外,肝为将军之官,谋虑出焉;胆为中正之官,决断出焉,二者共主勇怯。

5. 肾与膀胱 肾为水脏,膀胱为水腑,二者结构相连,经络相通,互为表里。膀胱贮存和排泄尿液,实际是肾气蒸化和固摄作用的延续。

第八单元 奇恒之腑

奇恒之腑是脑、髓、骨、脉、胆、女子胞的总称。其形态为空腔性、似腑,功能为藏精气而似脏。

一、脑

脑位于头部的颅腔之内,为髓汇聚之处,故曰:"脑为髓之海。""诸髓者,皆属于脑。"其生理功能如下:

(1)主宰生命活动:脑为"元神之府",是生命的枢机,主宰人体生命活动。

(2)主司精神活动:脑为髓海,主人的思维意识和记忆,是精神活动的枢纽。

(3)主司感觉运动:人的感官位于头部,与脑相通,依赖脑髓的充养才能发挥感觉机能。脑主元神,神能驭气,各类感觉随气运行于诸筋百节,调控肢体运动。

二、女子胞

1. 生理功能

(1)主持月经。

(2)孕育胎儿:胞宫是女性孕育胎儿的器官。

2. 与脏腑关系

(1)女子胞与肝:女子以血为本,肝藏血,为经血之源;肝主疏泄也与月经密切相关。

(2)女子胞与肾:肾藏精,主生长发育生殖,女子胞是生殖器官,依赖肾气、肾精和天癸的充养。

(3)女子胞与脾:脾主运化,为气血生化之源;脾主统血,又能固摄经血。

(4)女子胞与心:心主血,藏神,调控女子胞的功能。

3. 与经脉的关系 女子胞与十二经脉和冲、任、督、带均有关系。其中与冲脉和任脉关系最为密切。如《素问·上古天真论》曰:女子"二七而天癸至,任脉通,太冲脉盛,月事以时下,故有子。"

第九单元　精、气、血、津液、神

一、精

1. 人体之精的概念及分类

精，是由禀受于父母的生命物质与后天水谷精微相融合而形成的一种精华物质，是人体生命的本原，是构成人体和维持人体生命活动的最基本物质。人体之精有广义、狭义之分。

（1）广义之精：指一切构成人体和维持人体生命活动的液态精华物质。如先天之精、水谷精微、生殖之精、脏腑之精，以及血、津液等。

（2）狭义之精：即生殖之精，这也是精的本始含义，是中医学概念产生的基础。

从具体物质的形成与功能而言，精与血、津液有所区别，一般来说，精的概念仅限于先天之精、生殖之精、水谷之精、脏腑之精。

2. 人体之精的生成

人体之精由禀受于父母的先天之精和后天获得的水谷之精融合而成，以先天之精为本，并得到后天之精的不断充养。

（1）先天之精：是禀受于父母的生殖之精，即遗传物质，与生俱来。

（2）后天之精：来源于脾胃运化的水谷，又称水谷之精，即水谷精微。

3. 人体之精的功能

人体之精的功能主要包括：①繁衍生命。②濡养脏腑形体官窍。③化血；④化气。⑤化神：精是神化生的物质基础之一。⑥抗邪作用。

二、气

1. 人体之气的概念

气是人体内活力很强、运行不息的极精微物质，是构成人体和维持人体生命活动的基本物质之一。

2. 人体之气的生成

（1）人体之气的生化之源：人体之气来源于先天之精所化生的先天之气（即元气）、水谷之精所化生的水谷之气和自然界的清气，后两者又合称为后天之气（即宗气），三者结合起来而成一身之气。

（2）与气生成的相关脏腑：①肾为生气之根：肾藏精的功能对气的生成至关重要。先天之精是肾精的主要成分，其所化生的先天之气是人体之气的根本，故说"肾为生气之根"。②脾胃为生气之源：脾胃运化的水谷精微滋养全身，并能化生水谷之气，是人体之气的主要来源，故称"脾胃为生气之源"。③肺为生气之主：肺主气司呼吸，主司宗气生成，肺通过肃降作用将自然界的清气吸入体内，与脾胃运化的水谷之气合成宗气，故说"肺为生气之主"。

3. 人体之气的功能

（1）推动与调控作用

1）推动作用：指阳气的激发、兴奋、促进等作用。主要表现于：①激发和促进人体的生长发育和生殖机能。②激发和促进各脏腑经络的生理机能。③激发和促进精血津液的生成及运行输布。④激发和兴奋精神活动。

2）调控作用：指阴气的减缓、抑制、宁静等作用。主要表现：①抑制和减缓人体的生长发育和生殖机能。②抑制和减缓各脏腑经络的生理机能。③抑制和减缓精血津液的生成及运行输布。④抑制和宁静精神活动。

（2）温煦作用：指阳气的促进产热，消除寒冷，使人体温暖的作用。主要表现在：①温煦机体，维持相对恒定的体温。②温煦各脏腑、经络、形体、官窍，助其进行正常的生理活动。

（2）温煦精血津液，助其正常施泄、循行、输布，即所谓"得温而行，得寒而凝"。

（3）防御作用：气既能护卫肌表，防御外邪入侵，同时也可以祛除人体内的病邪。即所谓"正气存内，邪不可干"，"邪之所凑，其气必虚"。

（4）固摄作用：指气对人体内血、津液、精等液态物质的顾护、统摄和控制作用，防止其无故流失保证它们发挥正常的生理作用。主要表现在：①统摄血液，使其在脉中正常运行，防止其逸出脉外。②固摄汗液、尿液、唾液、消化液，控制其分泌量、排泄量，防止其过多排泄及无故流失。③固摄精液，防止妄泄。

（5）中介作用：气充斥于各脏腑组织器官之间，是感应传递信息之载体，彼此相互联系的中介。

4. 人体之气的分类　人体之气，按其来源可分为元气、谷气；按分布部位可分为宗气、营气、卫气、脏腑之气和经络之气。

（1）元气：人体最根本、最重要的气，是人体生命活动的原动力。元气由肾所藏的先天之精化生，通过三焦流行于全身。元气的生理功能主要表现在两方面：一是推动调节人体的生长发育和生殖；二是推动调控各脏腑、经络、形体、官窍的生理活动。

（2）宗气：是由谷气与自然界清气相结合而聚集于胸中的气。宗气居于胸中，它以上走呼吸道、灌注心脉及沿三焦下行的方式布散全身。宗气在胸中的聚集之处称为气海，又名膻中。其盛衰可从虚里反映出来。它的生理功能主要是三个方面：助肺主呼吸；助心行气血；资助先天。

（3）营气：由脾胃运化的水谷之气中的精华部分化生，并进入脉中，运行全身，有化生血液和营养全身的生理作用。

（4）卫气：由脾胃运化的水谷之气中的剽悍滑利的部分化生，行于脉外，不受脉道约束，外达皮肤腠理，内至胸腹脏腑，布散全身。其生理功能表现在三个方面：防御外邪；温养全身；调控腠理（控制汗液排放）。

5. 人体之气的运动变化

（1）气机：气的运动称为气机。其运动形式可以归纳为升、降、出、入（哲学之气是升、降、聚、散，予以区别）。一方面气机畅通无阻，另一方面升降出入平衡协调，气的运动才能正常，这种状态称为"气机调畅"。

脏腑之气的运动规律有其独特之处，每一个脏腑其气机有升有降，这样才能维持该脏腑正常的生理功能。但总体上来看，脏腑之气升降是有规律的：位在上者，其气以下行为顺；位在下者，其气以上行为顺。即心肺在上，其气主降；肝肾在下，其气主升；脾胃居中，一升一降，为气机升降之枢纽。心火下降，肾水上升，使心火不亢，此谓相交。肺气下降，以防肝气升发太过；肝气上升，以免肺气肃降太过。诸脏腑相互协调，才能维持人体机能平衡。

（2）气化：气的运动产生的变化称为气化。气化的实质是人体能量与物质新陈代谢的过程，是生命最基本的特征之一。

（3）二者的关系：气的运动具有普遍性，生命活动（气化）是在气的不断运动（气机）中产生的，因此气机是产生气化的根本。气化过程中蕴含着气的升降出入运动，气的各种运动形式实是从气化过程中体现出来的。

三、血

1. 血的概念　血是循行于脉中而富有营养的红色液态物质，是构成人体和维持人体生命活动的基本物质之一。水谷精微和肾精是化生血液的基本物质，依赖心、肺、脾、胃、肾的协调作用。

2. 血的生成　水谷之精是生成血液的基本物质。脾胃运化水谷，将吸收的水谷精微（其中包含营气和津液）上输至心肺，与肺吸入的自然界清气相合，灌注心脉，在心的化赤作用下生成血液。因此，营气和津液是化生血液的主要物质基础。

肾精也是生成血液的基本物质。精血可以互化，肾精充足可以化生肝血以充实血液。

3. 血的运行　血液的正常运行以心气充沛、血液充盈、脉道通利为基本条件，此外还与脾气充沛和邪气不干有关。血液的运行与心（主血脉）、肺（朝百脉）、肝（藏血，主疏泄）、脾（主统血）等脏腑功能密切相关。

4. 血的功能

（1）濡养：血液是富有营养的物质，行于脉中，在心气的推动下布散全身，营养周身。

（2）化神：血是机体精神活动的主要物质基础。血液充盈，精神才能充沛，思维才能敏捷。

四、津液

1. 津液的概念　津液，是机体一切正常水液的总称，包括各脏腑形体官窍的内在液体及其正常的分泌物。津液是构成人体和维持人体生命活动的基本物质之一。津液是津和液的总称。

（1）津：质地清稀，流动性大，布散于体表皮肤、肌肉和孔窍，并能渗入脉中，起滋润作用。

（2）液：质地浓稠，流动性

小，灌注于骨节、脏腑、脑、髓，起濡养作用。

2. 津液的代谢

（1）津液的生成：津液来源于饮食水谷，通过胃的腐熟作用（"游溢精气"，吸收水分）、小肠泌别清浊（主残渣分为清浊，对清者吸收）、大肠主津（水液重吸收）来生成，由脾气运送至全身。

（2）津液的输布：主要依靠脾、肺、肝、肾和三焦等脏腑生理机能的配合来完成。①脾：一方面脾气将津液上输于肺，通过肺宣发肃降作用布散全身；另一方面脾气直接将津液布散到其他脏腑。②肺：肺主行水，宣发肃降将津液布散全身。③肾：一方面肾主宰整个水液输布代谢起调控和推动作用，另一方面肾脏本身也是水液代谢的重要环节（蒸化作用）。④肝：肝主疏泄，调畅气机，气行则水行，保持水道通畅。⑤三焦：三焦是水液和诸气运行的通道，三焦通利，水液运行才能通畅。

（3）津液的排泄：主要依赖肺（宣发肃降）和肾（蒸化作用）两脏，同时大肠排泄的粪便也带有一定水分。

3. 津液的功能　津液由水谷精微化生所以具有两方面功能，即滋润濡养和充养血液。

五、神

1. 人体之神的概念

（1）广义之神：指人体生命活动的主宰及其外在的表现，包括形色、眼神、言谈、表情、应答、举止、精神、情志、声息、脉象等方面。

（2）狭义之神：指人的意识、思维、情感等精神活动。

2. 人体之神的生成　人体内的精、气、血、津液是化神之源。其化神的力度是血＞精＞气＞津液。

3. 人体之神的功能　①调节精

气血津液的代谢。②调节脏腑的生理功能。③主宰人体的生命活动。

4. 人体之神的分类

（1）五神：即神、魂、魄、意、志，是对人的感觉、意识等精神活动的概括。五神分属于五脏，如《素问·宣明五气》所说："心藏神，肺藏魄，肝藏魂，脾藏意，肾藏志。"

（2）情志：包括七情、五志，亦是精神活动的表现，属于神的范畴。七情，是喜、怒、忧、思、悲、恐、惊七种情志活动的概括。五志分属于五脏：心在志为喜，肝在志为怒，肺在志为忧，脾在志为思，肾在志为恐。

（3）思维：即思维活动，《内经》概括为意、志、思、虑、智。

六、精、气、血、津液之间的关系

1. 气与血的关系　气与血的关系可以概括为：气为血之帅，血为气之母。

（1）气为血之帅：①气能生血：血液化生，离不开气的推动作用，此外营气还是血液生成的主要物质；②气能行血：血液的运行依赖心气、肺气的推动和肝气的疏泄。③气能摄血：脾气得统摄作用，可以保证血液在脉中运行，防止其逸出脉外。

（2）血为气之母：①血能养气：指血液对气的濡养作用，血足则气旺。②血能载气：指气存于血中，依附于血而不致散失，赖血之运载而运行全身。

2. 气与津液的关系

（1）气能生津：津液的化生离不开气的推动作用。津液来源于水谷，依赖脾气的运化作用。

（2）气能行津：津液需通过脾、肺、肾、三焦之气的升降出入运动，布散全身，并与肝气的疏泄

作用密切相关。

（3）气能摄津：气的固摄作用可以防止津液无故流失，维持体内水液代谢平衡。

（4）津能生气：津液在输布过程中受到各脏腑阳气的蒸腾温化，可以化生为气。

（5）津能载气：在血脉之内，气的运行依附于血液；在血脉之外，气的运行依附于津液。"吐下之余，定无完气"，说的便是津能载气的作用。

3. 精、血、津液之间的关系

（1）精血同源：精与血都由水谷精微化生和充养，化源相同；两者之间又相互资生，相互转化，并都具有濡养和化神等作用，故说"精血同源"。由于肾精和肝血也可以相互资生转化，所以精血同源，又可称为"肝肾同源""乙癸同源"。

（2）津血同源：津液与血都由水谷精微化生，都具有滋养濡养作用，二者之间又可相互资生、相互转化，这种关系称为"津血同源"。脉外的津液可以渗入脉中，补充血液；脉中的津液也可渗出脉外，补充津液。津液在卫气的作用下可以化为汗液，所以又有"血汗同源"之说。古文中"夺汗者无血""衄家不可发汗""亡血家不可发汗"便是此说。

4. 精、气、神之间的关系

精、气、神三者相互依存，相互为用，不可分割，合称为人身"三宝"。

（1）气能化精、摄精：气的运行不息可以促进精的化生，气又能固摄精，防止其无故耗损外泄。

（2）精能化气：精在气的推动激发作用下可以化生为气。各脏之精化生各脏之气，推动和调控各脏腑形体官窍的生理活动。

（3）**精气化神**：精与气都是神

023

得以化生的物质基础，神必须得到精和气的滋养才能正常发挥作用。

（4）神驭精气：神以精气为物质基础，但神又能驭气统精。形是神之宅，神为形之主，神安则精固气畅，神荡则精失气衰。

第十单元　体质

一、体质的概念和构成

1. 体质的概念　是指人体生命过程中，在先天禀赋和后天获得的基础上所形成的形态结构、生理功能和心理状态方面相对稳定的固有特质。

2. 体质的构成要素　①形态结构的差异性。②生理机能的差异性。③心理特征的差异性。

3. 体质的特点　①先天遗传性。②差异多样性。③形神一体性。④群类趋同性。⑤相对稳定性。⑥动态可变性。⑦连续可测性。⑧后天可调性。

二、体质的生理学基础

1. 体质与脏腑精气血津液的关系

（1）脏腑经络的盛衰偏颇决定体质的差异。

（2）精气血津液是决定体质特征的重要物质基础。

2. 影响体质的因素　①先天禀赋。②年龄因素。③性别差异。④饮食因素。⑤劳逸所伤。⑥情志因素。⑦地理因素。⑧疾病针药及其他因素。

三、体质的分类

基本分类	特征
阴阳平和质	功能较为协调
偏阳质	兴奋、好动、偏热
偏阴质	抑制、喜静、偏寒

四、体质学说的应用

1. 体质与病因病机

（1）决定个体对某些病因的易感性。

（2）决定病变的从化和传变。

2. 体质与诊治

（1）辨证论治，因人制宜。

（2）辨体施药，权衡性味。

（3）辨体针灸，治法各异。

（4）辨体康复，善后调理。

3. 体质与养生　善于养生者，要根据各自不同的体质特征，选择相应的措施和方法。

第十一单元　病因

病因，即导致疾病发生的原因，又称为致病因素。如六气异常、疠气传染、七情内伤、饮食失宜、劳逸失度、持重努伤、跌仆金刃、外伤及虫兽所伤等，均可导致发病而成为病因。

中医学通过分析病证症状、体征来推求病因，为治疗用药提供依据。这种方法称为"辨症求因"或"审症求因"。

一、六淫

1. 六淫的概念

（1）六气：正常情况下，风、寒、暑、湿、燥、火是自然界六种不同的气候变化，是万物生长变化和人类赖以生存的条件。

（2）六淫：即风、寒、暑、湿、燥、火（热）六种外感病邪的统称。六气一般不会致病，但气候变化超过人体承受范围，或人体正气不足，抗病能力下降，不能适应自然界气候变化而导致发病时，六气便成了病因，而伤人致病的六气便是六淫。六淫形成的条件有二：①六气太过或不及，非其时而有其气，以及气候骤变，超过人体可以承受的范围。例如夏天过热、冬季过冷或冬季应寒反而暖等。②人体正气虚弱，不耐正常六气变化。

2. 六淫的共同致病特点

(1) 外感性：六淫致病多从肌肤、口鼻侵犯人体，由外入内，具有外感性。

(2) 季节性：六淫致病具有明显的季节性。如春季多风病，夏季多暑病，长夏多湿病，秋季多燥病，冬季多寒病。

(3) 地域性：六淫致病与工作、生活的环境密切相关。人类涉及地域广阔，气候各异，居住、工作环境也多有气候差异，因此六淫致病有地域性。如东北多寒病，高温环境作业者多热病。

(4) 相兼性：六淫致病可以单独伤人，也可以两种以上合而为病，如风热感冒。

3. 六淫各自的性质及致病特点

(1) 风邪的性质和致病特点

1) 风为阳邪，其性开泄，易袭阳位：风为阳邪，具有开泄、向上向外的特性（阳邪），使腠理疏泄不紧密（开泄）；容易侵袭人体的上部（头、面）和肌表（阳位）。

2) 风性善行而数变：风邪具有游走不定的特性（善行）；且风邪致病，发病急，变化多，传变快（数变）。

3) 风性主动：风邪致病会出现动摇不定的症状，如眩晕、震颤、抽搐、角弓反张等。

4) 风为百病之长：①风邪常合他邪侵袭人体，是外邪致病的先导载体。②风邪伤人致病最多（终岁常在，发病机会最多，无孔不入，表里内外均可涉及，易发生多种病证）。

(2) 寒邪的性质和致病特点

1) 寒为阴邪，易伤阳气：寒即阴气盛的表现，故称为阴邪。寒气亢盛，人体阳气不仅不足以抵抗反

而被寒邪侵袭。

2) 寒性凝滞：寒邪侵袭人体易使气血津液凝结，经脉受阻，产生疼痛，即"不通则痛"。

3) 寒性收引：寒邪侵袭人体易使气机收敛，腠理闭阇，筋脉拘挛，即"寒则气收"。

(3) 暑邪的性质和致病特点

1) 暑为阳邪，其性炎热：暑为盛夏火热之气所化生，故为阳邪。暑邪伤人多表现一派阳热症状，如高热、心烦、面赤、脉洪大。

2) 暑性升散，易扰心神，易伤津耗气：暑为阳邪，具有升散之性，易扰心神。暑邪侵袭人体，使腠理开泄而多汗伤津。汗出过多，不仅伤津，而且耗气，即气随汗伤，《内经》中"炅则气泄"便是此意。

3) 暑多夹湿：暑季气候炎热，雨水充沛，热蒸湿动，水气弥漫，故暑邪为病，多夹有湿邪，临床表现除暑邪特点外，往往还有大便不爽、口舌黏腻的湿滞症状。

(4) 湿邪的性质和致病特点

1) 湿为阴邪，易伤阳气：湿与水同类，故属阴邪。阴邪侵人，机体阳气与之抗争，故湿邪伤人，易伤阳气。脾主运化水液，性喜燥而恶湿，故外感湿邪，常易困脾，致脾阳不振，运化无权。

2) 湿性重浊：重即沉重之意，指湿邪侵袭人体常出现以沉重感为特征的症状，如四肢困重、头重如裹。浊即混浊、秽浊的意思，指湿邪为病，分泌物具有秽浊不清的特征。

3) 湿性黏滞，易阻气机：湿邪致病，其黏腻停滞的特性主要表现在三方面：①病程的黏滞性：湿邪为病，病程较长，多缠绵难愈。②症状的黏滞性：湿病症状多表现为黏滞不爽，如口中黏腻、大便黏滞不爽。③易阻气机：因湿为重浊之邪，故伤人最易留滞于脏腑经络，

阻遏气机，使脏腑气机升降失常，经络阻滞不畅。

4）湿性趋下，易袭阴位：湿邪为重浊有质之邪，类水属阴，有趋下的性质。人体下部也属阴，所以说湿性趋下，易袭阴位，如水肿、湿疹下部为多。

（5）燥邪的性质和致病特点

1）燥邪干涩，易伤津液：燥邪侵袭人体，最易损伤津液，出现口鼻干燥等症状。需要注意的是燥邪伤津，但不耗气。

2）燥易伤肺：肺为娇脏，喜清润而恶燥。燥邪多从口鼻而入，最易伤肺。

（6）火（热）之邪的性质和致病特点

1）火热为阳邪，其性炎上：火热之邪升腾、灼热，故为阳邪。火热之邪侵袭人体，多发生在人体上部，如咽喉肿痛、口舌生疮。

2）火热易扰心神：火与心相通，火热之邪入于营血，最易扰乱心神。

3）火热易伤津耗气：火热之邪侵袭人体，一方面迫使津液外泄，气随津脱，伤津耗气。另一方面火热直接消灼津液，耗伤人体阴气。即所谓"少火生气，壮火食气"。

4）火热易生风动血：即火热之邪侵袭人体，燔灼津液，劫伤阴阴，筋脉失养失润，易引起肝风内动的病证，又称"热极生风"。

5）火邪易致疮痈：火邪入于血分，结聚于局部，燔灼腐肉，易发为痈肿疮疡。

二、疠气

1. 疠气的概念　疠气，是有别于六淫而具有强烈致病性和传染性病邪的统称。疠气可以通过空气传染，经口鼻侵入致病；也可以随饮食污染、蚊虫叮咬、皮肤接触等途径感染而发病。

2. 疠气的致病特点　①发病急骤，病情危笃。②传染性强，易于流行。③一气一病，症状相似。

三、七情内伤

1. 七情内伤的概念　七情内伤，指喜、怒、忧、思、悲、恐、惊六种引发或诱发疾病的情志活动。七情在正常情况下不会致病，若七情反应太过或不及，或者受到强烈持久的刺激（七情伤人的条件），超越了人体生理和心理的适应和调节能力，导致脏腑精气损伤，功能失调，七情则成为病因。

2. 七情与脏腑精气的关系　情志活动是由脏腑精气应答外界各种刺激所产生的。一方面，脏腑精气是情志活动产生的内在基础。如果五脏精气发生病变，就会影响人的情志活动，出现异常的情志反应。另一方面，外在环境的变化过于强烈，情志过激或持续不解，又可导致脏腑精气的失常，气血运行失调。

3. 七情内伤的致病特点

（1）直接伤及内脏：七情是对内外环境变化所产生的复杂心理反应，以脏腑精气为物质基础，故七情内伤可直接伤及内脏。心藏神，为情志之主，因此七情内伤首先伤及心神。

1）损伤相应之脏：七情分属五脏，七情内伤可损及相应之脏。即心在志为喜，过喜则伤心；肝在志为怒，过怒则伤肝；脾在志为思，过度思虑则伤脾；肺在志为悲为忧，悲忧过度则伤肺；肾在志为恐，过恐则伤肾。

2）影响心神：心主神志，七情皆从心而发，故七情内伤均可作用于心神，导致心神不宁，甚至精神失常。

3）数情交织，易伤心肝脾：七情中的每一情可单独伤人，也可多情交织伤人。由于对情感反应最剧烈的是心、肝、脾三脏，因此数情交织，易伤心肝脾。

4）易损伤潜病之脏腑：潜病即已经发生，但还无明显临床表现的病证。此时虽无明显临床表现，潜病脏腑已发生病变，脏腑精气受损，对情志变化的承受能力减弱，因此情志易伤，易损伤潜病之脏腑。

（2）影响脏腑气机：气机在情志活动中起着重要作用。脏腑之气的升降出入运动受心神掌控，情志致病首先影响心神，随之影响气机，导致脏腑气机升降失常而出现相应的临床表现。

1）怒则气上：过怒导致肝气疏泄太过，气机上逆，甚则血随气逆，并走于上。即"大怒则形气绝，而血菀于上，使人薄厥"。

2）喜则气缓：过度喜乐可导致心气涣散，重者心气暴脱，神不守舍。即"喜乐者，神惮散而不藏"。

3）悲则气消：过度悲伤可导致肺失宣降，肺气耗伤。

4）恐则气下：过恐可使肾气失固，气陷于下，可见二便失禁、遗精滑精。

5）惊则气乱：猝然受惊，导致心神不定，气机逆乱，可见惊悸不安、惊慌失措。

6）思则气结：过度思虑导致脾气郁滞，运化失调。

此外，与气有关的还有"寒则气收""炅则气泄""劳则气耗"。

四、饮食失宜

1. 饮食不节　指饮食没有节律和节制，包括过饱和过饥，以及饮食没有规律，时饥时饱。

2. 饮食不洁　指因食用不清洁、不卫生或陈腐变质或有毒的食物而成为致病因素。

3. 饮食偏嗜　指特别喜好某种性味的食物或专食某些食物。包括：①食类偏嗜。②五味偏嗜。③寒热

偏嗜（嗜酒生湿、生痰、化热）。

五、劳逸失度

1. 过度劳累　包括三个方面：①劳力过度（易耗伤脾气）。②劳神过度（易耗伤心神）。③房劳过度（易耗伤肾气）。

2. 过度安逸　包括体力过逸和脑力过逸。其致病特点主要表现在三个方面：①安逸少动，气机不畅。②阳气不振，正气虚弱。③长期用脑过少，加之阳气不振，可致神气衰弱。

六、痰饮

1. 痰饮的概念　痰饮是人体水液代谢障碍所形成的病理产物，可分为有形之痰和无形之痰。有形之痰即视之可见，闻之有声的痰液。无形之痰是指只见其征象，不见其形质，但能通过临床表现来推测其病因为痰。

2. 痰饮的形成　多因外感六淫、七情内伤或饮食不节等导致脏腑机能失调，气化不利，水液代谢障碍，水湿停聚而成。故痰饮的形成与肺、脾、肾、肝和三焦的功能失常关系密切。

（1）脾：脾失健运，水湿内生，聚而成痰。

（2）肺：肺主行水，宣发肃降，将津液布散全身；若肺失宣肃，水液输布不利，则聚而成痰。

（3）肾：肾阳蒸化不利，也可以化生痰饮。

（4）肝：肝主疏泄，调畅气机，气行则水行；若肝气疏泄不利，则水液运行不畅，聚而成痰。

（5）三焦：三焦是水液和诸气运行的通道，三焦不利，则水液运行不通畅，聚而成痰。

故说"脾为生痰之源""肺为贮痰之器""肾为生痰之本"。

3. 痰饮的致病特点

（1）阻滞气血运行：痰饮为有形之邪，停滞于体内阻碍气机，影响气血运行。

（2）影响水液代谢：痰饮虽为水液代谢障碍产生的病理产物，但又可进一步影响水液代谢。痰饮阻滞气机，阻塞三焦，气行则水行，若气行不利，三焦不通，则水液运行更加不畅。

（3）易于蒙蔽心神：心神以清明为要，而痰饮为浊物，随气上行，易蒙蔽心神。

（4）致病广泛，变幻多端：痰饮随气流行，内而五脏，外而四肢，致病广泛。痰饮停留之处发病，症状又各有不同，且容易与他邪合病，临床上形成的病证繁多，症状表现十分复杂，故有"百病多由痰作祟"之说。

七、瘀血

1. 瘀血的概念　瘀血是体内血行滞缓或血液停积而形成的病理产物。包括：①体内瘀积的离经之血。②因为血液运行不畅，停滞在经脉脏腑内的血液。瘀血属病因学概念。

血瘀是指血液运行不畅的病理状态，属于病机学概念。

2. 瘀血的形成　凡是影响血液正常运行，引起血液运行不畅，或致血离经脉而瘀积的内外因素，均可导致瘀血。

（1）血出致瘀。

（2）血行不畅致瘀：如气滞致瘀、因虚致瘀、血寒致瘀、血热致瘀等。

3. 瘀血的致病特点

（1）易于阻滞气机：瘀血一旦形成，必然影响和加重气机郁滞；且气机郁滞又可引起局部或全身的血液运行不畅。

（2）影响血脉运行：血脉是血液运行的通道，瘀阻血脉，使血脉不利，导致局部或全身的血液运行失常。

（3）影响新血生成：瘀血已失去濡养作用，若日久不除，生机受阻，势必影响新血生成。

（4）病位固定，病证繁多：瘀血一旦停滞于某脏腑组织，多难以及时消散，故其病位相对固定。瘀血的部位不同、原因不同，其临床表现也就不同。

4. 瘀血致病的症状特点　①疼痛（刺痛，固定不移，拒按，夜间痛甚）。②肿块（部位固定）。③出血（瘀血致出血，损伤血络，血逸脉外）。④色紫暗（面色紫暗，口唇、爪甲青紫，舌质紫暗，有瘀斑、瘀点）。⑤肌肤甲错，脉涩或结代。

第十二单元　发病

《内经》提出"外内合邪"，即外邪合中伤而侵入发病。《内经》中"冬伤于寒，春必温病；春伤于风，夏生飧泄；夏伤于暑，秋必痎疟；秋伤于湿，冬生咳嗽"，明确了伏气的概念。

一、发病的基本原理

正气是决定发病的内在因素，邪气是发病的重要条件。

1. 正气不足是决定发病的内在因素

（1）正气的概念：正气，相对邪气而言，指人体内具有抗病、祛邪、调节、修复等作用的一类精微物质。

（2）正气的防御作用：即抵御邪外入侵，及时祛除病邪、防止发病的作用。包括：①抵御外邪的入侵。②祛除病邪。③修复调节。④维持脏腑经络功能协调。

（3）正气在发病中的作用：正气强弱对疾病的发生发展和转归起主导作用。邪气之所以侵袭人体，是因为人体正气虚弱，即"邪之所凑，其气必虚"。

1）正虚感邪而发病：正气不足，抗邪无力或适应调节能力下降，外邪乘虚而入，疾病因之发生。

2）正虚生邪而发病：正气不足，调节脏腑、经络功能活动的能力下降，致脏腑经络的功能失常，精气血津液代谢失常，易发内生五邪。

3）正气强弱可决定发病证候性质：邪气侵入，若正气充盛，奋起抗邪，多表现为实证；正气不足，脏腑功能减退，精气血津液亏损，多表现为虚证或虚实夹杂证。若正气虚衰，不能抗邪，邪气内陷，为病多重。

2. 邪气是发病的重要条件

（1）邪气的概念：邪气，泛指各种致病因素，包括存在于外界或由人体内产生的种种具有致病作用的因素。

（2）邪气的侵害作用：邪气可对人体的机能和形质产生损害作用。主要体现在：①导致生理机能失常。②造成脏腑组织的形质损害。③改变体质类型。

（3）邪气在发病中的作用

1）邪气是疾病发生的原因：邪气侵袭人体，与正气搏结，使人发病。

2）影响发病的性质、类型和特点：不同的邪气作用于人体，表现出不同的发病特点。

3）影响病情和病位：一般来说，虚邪伤人，病情较重；正邪伤人，病情轻浅。受邪部位表浅多为表证，受邪部位较深多为里证。表里两部同时受邪称为两感。

4）某些情况下主导疾病的发生：在邪气的毒力和致病力特别强，超越人体正气抗御能力和调节范围时，邪气对疾病的发生起着决定性作用，如疠气、高温、枪弹伤等。

二、影响发病的主要因素

1. 环境与发病　主要包括气候因素、地域因素、生活工作环境及社会环境等对发病的影响。

2. 体质与发病

（1）决定发病倾向：如体质强，抗病力强，则不易发病或病后易形成实证；若体质弱，抗病力弱，则易发病或病后易形成虚实夹杂证、虚证。

（2）决定对某种病邪的易感性。

（3）决定某些疾病发生的证候类型。

3. 精神状态与发病　精神状态能影响内环境的协调平衡，故能影响发病。精神状态好，情志舒畅，气机通畅，气血调和，脏腑机能协调，则正气强盛，邪气难以入侵，或虽受邪也易祛除。

三、发病类型

1. 感邪即发　又称猝发、顿发，即感邪之后立即发病。多见于新感外邪较盛、情志剧变、毒物所伤、外伤、感受疠气。

2. 徐发　又称缓发，即感邪后缓慢发病。多见于内伤疾病或正气不足之人感邪。

3. 伏而后发　即感受邪气后，邪气在机体内潜伏一段时间，或在诱因作用下，过时而发病。如冬伤于寒，春必温病；春伤于风，夏生飧泄；夏伤于暑，秋必痎疟；秋伤于湿，冬生咳嗽。

4. 继发　指在原发病基础上，继发新产生的疾病。继发病首先要有原发病，并且新产生的继发病在病理上有密切关系。如肝阳上亢导致的中风，小儿食积引发的疳积。

5. 合病　指外感病初起示两经同时受邪而发病，如太阳与阳明合病。

6. 并病 指一经病证未罢又出现另一经病证的发病特点，也可指具体疾病的病后增病，即可视为并发病证。

7. 复发 指疾病初愈或慢性疾病的缓解阶段，在某些诱因的作用下，引起疾病再度发作或反复发作的一种发病形式。引起复发的机理是余邪未尽，正气未复。

（1）复发的基本特点：①原病基本病症特点再度出现，但又不是原有病理过程的完全重现。大多比原病更复杂，病情更重。②再发的次数愈多，其宿根难除，且容易留下后遗症。③大多有诱因。

（2）复发的诱因：①外感致复。②食复。③劳复。④药复。⑤情志致复。⑥某些气候因素、地域因素也可成为复发的诱因。

第十三单元　病机

病机，即疾病发生、发展和变化的规律和机理。

一、邪正盛衰

邪正盛衰，是指在疾病发展过程中，机体的抗病能力与致病邪气之间相互斗争所发生的盛衰变化。其有两方面内容：一方面是邪气对正气的损伤作用；另一方面是正气对邪气的抵御祛除作用，以及正气的康复机制。

（一）邪正盛衰与虚实变化
1. 虚实病机

（1）实：指邪气盛为主，但正气尚未虚衰。即邪气致病力亢盛，而正气抗病力未衰，仍能抗邪的表现。实证多见于外感六淫和疠气的初、中期，或由于湿痰、水饮、食积、气滞、瘀血等引起的内伤疾病。

（2）虚：指正气虚损为主，而邪气已退或不明显。即正气虚弱，抗病能力减弱，对致病邪气无力抵抗的表现。虚证多见于素体虚弱、外感疾病后期、各种慢性疾病，或因暴吐、暴下、大汗、亡血致使正气脱失的病变。

2. 虚实变化

（1）虚实错杂：①虚中夹实：即以正虚为主，又兼有实邪为患的病理变化。如脾虚湿滞病变，即是由于脾气亏损，运化无力，而致湿自内生，阻滞中焦所致。②实中夹虚：即以邪实为主，又兼有正气虚损的病理变化。如外感热病发展过程中，由于热邪耗伤津液，可形成邪热炽盛兼津液损伤之证。

（2）虚实转化：指疾病过程中由于邪正力量的变化，疾病可发生由虚转实或由实转虚的变化。

（3）虚实真假：有些情况下疾病的临床表现与其虚实本质不相符，而表现出与虚实本质相反的假象。①真实假虚：指疾病的本质为实，但表现出虚的临床表现。由于邪正亢盛，结聚体内，阻滞经络，气血不能外达所致，即"大实有羸状"。如热结肠胃，腹痛痞满，却见泻下奥秽的"热结旁流"症状。此时应避开假象，不可止泻，继续攻下体内热结，即通因通用。②真虚假实：指疾病的本质为虚，但有实的临床表现。由于正气虚弱，脏腑经络之气不足，气的推动激发功能减弱，即"至虚有盛候"。如脾胃气虚，运化无力，可见脘腹胀满实性假象。此时应补脾胃之气，而不可攻下食积，即塞因塞用。

（二）邪正盛衰与疾病转归
1. 正盛邪退 指在疾病过程中，正气奋起抗邪，正气渐趋强盛，邪气日渐衰退，疾病向好转和痊愈的方向发展的一种病理变化。

2. 邪盛正衰 指在疾病过程中，邪气渐趋强盛，正气日渐衰弱，正气无力抗邪，疾病日趋恶化、危重，甚至向死亡方面转归的一种病

理变化。

3. 邪正相持 指在疾病过程中，机体正气不甚虚弱，而邪气亦不亢盛，则邪正双方势均力敌，相持不下，病势处于迁延状态的一种病理变化。

4. 正虚邪恋 指在疾病过程中，正气大虚，余邪未尽，或邪气深伏伤正，正气无力祛除病邪，致使疾病处于缠绵难愈的病理变化。一般多见于疾病后期，且是多种疾病由急性转为慢性，或慢性病久治不愈，或遗留某些后遗症的主要原因之一。

二、阴阳失调

阴阳失调，指在疾病的发生发展过程中，由于各种致病因素的影响，导致机体的阴阳双方失去相对的平衡而出现阴阳偏盛、偏衰、互损、格拒、亡失等一系列的病机变化。

1. 阴阳盛衰（对立制约关系失调）。

2. 阴阳互损（互根互用关系失调）。

3. 阴阳转化。

4. 阴阳格拒（对立制约关系失调）。

阴盛格阳：阴盛于内，逼迫阳气浮越于外的真寒假热证。

阳盛格阴：阳盛偏盛至极，深伏于里，格阴于外的真热假寒证。

5. 阴阳亡失（互根互用关系失调）。

亡阳：阳气突然脱失，机体机能衰竭。多见冷汗淋漓、脉微欲绝。

亡阴：阴气突然脱失，机体机能衰竭。多见汗出如油、脉数疾。

三、精、气、血失常

精、气、血失常，指在疾病过程中，由于邪正盛衰，或脏腑功能失调，导致精、气、血不足或运行失常及其相互关系失调的病机变化。

1. 精的失常

（1）精虚：指肾精（主要为先天之精）和水谷之精不足，及其功能低下所产生的病理变化。因先天禀赋不足，或后天失养，或过劳伤肾，以及脏腑精亏不足，日久累及于肾等，均能导致肾精不足的病理变化。肾精不足常见生长发育不良、女子不孕、男子精少不育或滑遗过多、精神委顿、耳鸣、健忘，以及体弱多病、未老先衰等。脾主健运，或饮食不当等，可致水谷之精生成不足的病理变化。水谷之精不足，可出现面黄无华、肌肉瘦削、头昏目眩、疲倦乏力等虚损状态。

（2）精的施泄失常

1）失精：指生殖之精和水谷精微大量丢失的病理变化。精脱为失精之重证。

2）精瘀：指男子精滞留精道，排精障碍而言。

2. 气的失常

（1）气虚：指一身之气不足及其功能低下的病理变化。

（2）气机失调：即气的升降出入运动失常，包括气滞、气逆、气陷、气闭、气脱等病理变化。

1）气滞：指气的运行不畅，或郁滞不通的病理变化。多是由于情志抑郁，或痰、湿、食积、热郁、瘀血等的阻滞，影响到气的流通；或因脏腑功能失调，如肝气失于疏泄、大肠失于传导等所致。气滞大多属于邪实，但亦有因气虚推动无力而致者。

临床表现：肺气壅塞——胸闷、咳喘；肝郁气滞——情志不畅、胁肋或少腹胀满；脾胃气滞——脘腹胀痛，休作有时，大便秘结等。

气滞的表现共同特点：闷、胀、痛。

2）气逆：指气升之太过，或降之不及，以致气逆于上的一种病理变化。

临床表现：肺气上逆——咳逆上气；胃气上逆——嗳气、恶心、呕吐、呃逆；肝气上逆——头痛头胀、面红目赤、易怒等。

3）气陷：指气的上升不足或下降太过，以气虚升举无力而下陷为特征的一种病理变化。气陷多由气虚发展而来，与脾的关系最为密切，通常又称"脾气下陷"。

临床表现：上气不足——指气不上荣，头目失养的病变，可见头晕、目眩、耳鸣；中气下陷——指脾气虚损，升举无力，内脏位置维系无力，而发生某些内脏的位置下移，可见胃下垂、肾下垂、子宫脱垂、脱肛。

4）气闭：指气机闭阻，失于外达，甚至清窍闭塞，出现昏厥的一种病理变化。气闭病机有因触冒秽浊之气所致的闭厥，突然精神刺激所致的气厥，剧痛所致的痛厥，痰闭气道之痰厥等。

5）气脱：指气虚至极，不能内守而大量脱失，以致生命功能突然衰竭的一种病理变化。

临床表现：面色苍白、汗出不止、目闭口开、全身瘫软、手撒、二便失禁、脉微欲绝或虚大无根等症状。

3. 血的失常

（1）血虚：指血液亏少，濡养功能减退的病理变化。

（2）血运失常：血液运行失常主要有血瘀和出血两种病理变化。

1）血瘀：指血液的运行不畅，甚至血液凝滞不通的病理变化。血瘀主要是血液运行不畅，或形成瘀积，可以全身性的，亦可瘀阻于脏腑、经络、形体、官窍等某一局部。血瘀病机的形成，多与气虚、气滞、痰浊、瘀血、血寒、血热、津亏等致血行不畅有关。

2）出血：指血液溢出血脉的病理变化。若突然大量出血，可致气随血脱而引起全身功能衰竭。出血病机的形成多与血热、气虚、外伤及瘀血内阻等有关。

4. 精、气、血关系失调

（1）精与气血关系的失调

1）精气两虚：由于精可化气，气聚为精，故精气两虚或精伤及气、气伤及精，都可见精气两虚。精主藏藏化元气，因此，精气两虚多与肾有关。肾之精气亏虚，以生长、发育迟缓，生殖功能障碍以及早衰等为临床特征。

2）精血不足：肾藏精，肝藏血，两者精血同源。病及肝肾，或肝病及肾、肾病及肝皆可形成肝肾精血不足的病机。常见面色无华、眩晕、耳鸣、神疲健忘、毛发脱落稀疏、腰膝酸软，男子精少、不育，女子月经愆期、经少、不孕等。

3）气滞精瘀和血瘀精阻：气机阻滞，疏泄失司，或瘀血内阻，血瘀气滞，皆可致精瘀阻而形成气滞精瘀或血瘀精阻的病变。

（2）气与血关系的失调

1）气滞血瘀：指气机阻滞，导致血液运行障碍，出现血瘀的病理变化。气滞可致血瘀，血瘀可致气滞，两者互相影响。以肝肺气机阻滞而致心血、肝血瘀滞的病变，出现疼痛、癥聚、癥积、咳喘、心悸、胸痹等。

2）气虚血瘀：指因气虚推动无力而致血行不畅，甚至瘀阻不通的病理变化。多见于心气不足，运血无力而致的惊悸怔忡、喘促、胸闷、水肿等症。

3）气不摄血：指因气虚统摄无力，以致血逸脉外而出血的病变。由于脾主统血，所以气不摄血的病变，多与脾气亏虚有关。

4）气随血脱：指在大量出血的同时，气随血液的流失而脱失，形成气血两脱的危重病理变化。常见于外伤失血、呕血，或妇人产后大出血的过程中。

　　5）气血两虚：即气虚和血虚同时存在的病理变化。多因久病气血耗伤，或先有失血，气随血耗，或先因气虚，血液生化障碍而日渐衰少而形成气血两虚。气血两虚，则脏腑经络、形体官窍失之濡养，功能衰退，出现脏腑组织不荣的病变。常见面色淡白或萎黄、少气懒言、疲乏无力、形体瘦削、心悸失眠、肌肤干燥、肢体麻木，甚至感觉障碍、肢体痿废不用等。

四、津液代谢失常

　　津液失常，指津液生成不足，或输布、排泄障碍的病机变化。

　　1. 津液不足　指津液亏损，脏腑组织失于滋养，表现一系列干燥枯涩征象的病理变化。

　　导致津液不足的原因：一是热邪伤津，如外感燥热之邪，灼伤津液；二是耗失过多，如吐泻、大汗、多尿或久病耗津等；三是生成不足，如脏腑功能减退，津液生成不足。轻者，常见口渴引饮、大便燥结、小便短少色黄及口、鼻、皮肤干燥等；重者可出现目眶深陷、小便全无、精神躁顿，甚至大肉尽脱、手足蠕动、舌光红无苔等。

　　2. 津液输布、排泄障碍　津液输布障碍，指津液转输、运行失调，津液停滞于体内某些部位的病变。津液排泄障碍，指津液化汗、尿的作用失调，导致水液潴留体内为患。

　　津液的输布障碍和排泄障碍，均导致痰饮水湿形成，且两者常相互影响，致病机变顿，最终致湿浊困阻、痰饮凝聚、水液潴留等多种病变。

　　3. 津液与气血关系失调

　　（1）水停气阻：是指津液代谢障碍，水湿痰饮停留导致气机阻滞的病理变化。因水湿痰饮的形成，可因气而水停，而痰饮等有形之

邪停滞，又易阻碍气的运行，故水停与气滞常常并见。

　　（2）气随津脱：指津液大量耗失，气失其依附而出现脱竭亡失的病理变化。多由高热伤津或大汗伤津，或严重吐泻耗伤津液等所致。如《金匮要略心典·痰饮篇》说："吐下之余，定无完气。"

　　（3）津枯血燥：指津液亏损，导致血燥虚热内生或血液生风的病理变化。多因高热伤津，或烧伤导致津液耗损，或阴虚痨热，津液暗耗，而致津枯血燥。

　　（4）津亏血瘀：指津液耗损导致血行瘀滞不畅的病理变化。津液充足是保持血脉充盈，血行通畅的重要条件。若因高热、烧伤，或吐泻、大汗出等因素，致使血中津液大量亏耗，则津液循行滞涩不畅，从而发生血瘀之病变。

　　（5）血瘀水停：指因血脉瘀阻，血行不畅导致津液输布障碍而水液停蓄的病理变化。血瘀则津液不行，从而导致津停为水湿痰饮。

五、内生五邪

　　内生"五邪"，指在疾病过程中，机体自身由于脏腑功能异常而导致化风、化火、化寒、化燥、化湿的病理变化。因病起于内，又与风、寒、湿、燥、火外邪所致病证的临床征象类似，故分别称为"内风""内火""内寒""内燥"和"内火"，统称为内生"五邪"。

　　1. 风气内动　即"内风"，指在疾病过程中阳盛或阴不制阳导致阳气亢逆而致风动之征，出现动摇、眩晕、震颤等症状，类似"风"的症状，故称内风。由于内风与肝密切相关，故又称肝风或肝风内动。如《内经》所说："诸风掉眩，皆属于肝。""诸暴强直，皆属于风。"

　　（1）肝阳化风：多由于情志所伤，肝郁化火，或年老肝肾亏虚，

或操劳过度等，耗伤肝肾之阴，导致阴虚阳亢，风气内动。常见临床表现：轻者可见筋惕肉眴、肢麻震颤、眩晕欲仆，或见口眼歪斜、半身不遂；严重者则因血随气升而发猝然仆倒，或为闭证，或为脱证。

（2）热极生风：多见于热性病的极期，由于火热亢盛，煎灼津液，致使筋脉失养，动而生风。常见临床表现：在高热不退基础上出现痉厥、抽搐、鼻翼扇动、目睛上吊、神昏谵语等症。

（3）阴虚风动：多见于热病后期，或由于久病耗伤，阴气和津液大量亏损，阴虚致阳亢，抑制能力减弱，加之筋脉失之滋润，变生内风。临床可见筋挛肉眴、手足蠕动等动风症状，并见低热起伏、舌光红少苔、脉细如丝等阴虚衰少表现。

（4）血虚生风：多由于生血不足或失血过多；或久病耗伤营血，肝血不足，筋脉失养；或血不荣络，致虚风内动。临床可见肢体麻木不仁、筋肉跳动，甚则手足拘挛不伸等症。

（5）血燥生风：指血虚津亏，失润化燥，肌肤失于濡养而生风的病理变化。临床可见皮肤干燥或肌肤甲错，并有皮肤瘙痒或落屑等症状。

2. 寒从中生　寒从中生，又称"内寒"，指机体阳气虚衰，温煦作用减退，阳不制阴而虚寒内生的病理变化。内寒与脾肾阳气不足关系密切，其中肾的阳气虚衰尤为重要，故曰："诸寒收引，皆属于肾。"阳气虚衰，气化无力，水液代谢障碍，形成水邪及痰饮，故有："诸病水液，澄澈清冷，皆属于寒。"

注意：寒邪直中于里，伤及脏腑阳气，称为"中寒"，属于外感邪气，并非内伤。

3. 湿浊内生　湿浊内生，又称"内湿"，指因体内水液输布排泄障

碍而致湿浊停滞的病理变化。脾气的运化失职是湿浊内生的关键，但脾气运化有赖肾阳的温煦，故肾阳亦易导致湿浊内生。如湿邪留滞于经脉之间，可见头重如裹、肢体困重或屈伸不利，故说："诸项强，皆属于湿。"

4. 津伤化燥　津伤化燥，又称"内燥"，指津液耗伤，各脏腑形体官窍失其滋润而出现干燥枯涩的病理状态。多因久病伤津耗液，或大汗、大吐、大下，或亡血失精导致伤津，也可因热性病过程中热盛伤津所致。内燥病变可发生于各脏腑形体官窍，但以肺、胃及大肠为多见。

5. 火热内生　火热内生，又称"内火""内热"，指阳气有余或阴虚阳亢，或由于气血瘀滞，邪气郁结而导致火热内扰，机体功能亢奋的病理状态。

（1）阳气过盛化火：阳气在正常状态下有温煦机体的作用，称为"少火"。阳气亢盛必然使物质消耗增加，损伤阴液，这种病理性的阳气亢盛称为"壮火"。

（2）邪郁化火：①病理性代谢产物（如瘀血、痰饮、结石等）和食积、虫积等郁而化火。②外感六淫病邪郁滞，从阳化火，如寒郁化火。

邪郁化火的主要机理是病理因素导致人体之气的郁滞，气机则生热化火。

（3）五志过极化火：由于情志刺激，影响脏腑阴阳的协调平衡，造成气郁或亢盛，致使火热内生。

（4）阴虚火旺：此为虚火。多因为津液亏虚，阴气大伤，不能制阳，阳气相对亢盛，致使虚火内生。

六、疾病传变

疾病传变包括两种形式，即病位传变和病性转化。

1. 病位传变

（1）表里传变。

（2）外感病传变：①六经传变。②三焦传变。③卫气营血传变。

（3）内伤病传变：①脏与脏之间的传变。②脏与腑之间的传变。③腑与腑之间传变。④形脏内外传变。

2. 病性转化　①寒热转化。②虚实转化。

第十四单元　防治原则

一、治未病

早在《内经》就提出了"治未病"的预防思想。预防的内容包括未病先防、既病防变和愈后防复三个方面。

1. 未病先防　指在未病之前，采取各种措施，做好预防工作，防止疾病发生。

2. 既病防变　指在疾病发生之后，力求做到早期诊治，防止疾病的传变。

（1）早期诊治：疾病初期，病邪危害较轻，此时积极诊断治疗，预后较好。

（2）防止传变：即防止疾病发展，有两方面内容：①阻截病传途径：疾病有一定的传变规律和途径，正确有效的治疗，阻截病传途径是防止疾病发展恶化的最好措施。②先安未受邪之地：脏腑之间的病理可按五行生克乘侮关系传变，因此根据此规律，应先顾护未受邪的脏腑，以防传变。如"见肝之病，知肝传脾，当先实脾"。

（3）愈后防复：在疾病初愈、缓解或痊愈时，要注意从整体上调理阴阳，维持并巩固阴阳平衡的状态，预防复发及病情反复。

二、治则

（一）正治与反治

1. 正治　是采用与疾病证候性质相反的方药以治疗的一种原则。由于采用的方药与疾病性质相逆，故又称"逆治"。

正治适用于疾病的征象与本质相符的疾病，是临床上最为常用的治疗原则。包括：①寒者热之。②热者寒之。③虚则补之。④实则泻之。

2. 反治　指顺从病证的外在假象而治的一种治疗原则。由于采用的方药性质与病证假象性质相同，故又称为"从治"。包括：①热因热用：如真寒假热证者，此时应抓住寒的本质，应用热性药物进行治疗。②寒因寒用。③塞因塞用。④通因通用。

（二）治标与治本

标本是一个相对概念，就邪正而言，正气为本，邪气为标；就病机与症状而言，病机为本，症状为标；就先病后病而言，旧病、原发病为本，新病、继发病为标；就病位而言，脏腑精气病为本，肌表经络病为标。

1. 缓则治其本　病情缓和，病势迁延，暂无急重病证，应着眼疾病的本质治疗。

2. 急则治其标　病情危急时，应以缓解症状为当务之急。

3. 标本兼治　若标本病证或标本均不急重，应当标本兼治。

（三）扶正与祛邪

扶正，即扶助正气，增强体质，以提高机体的抗病及康复能力，即"虚则补之"。

祛邪，即祛除邪气，以消解病邪的侵袭和损害作用，即"实则泻之"。

1. 单独应用

（1）扶正：适用于虚证或真虚假实证。

（2）祛邪：适用于实证或真实假虚证。

2. 同时运用 即攻补兼施，适用于虚实夹杂证。

（1）扶正兼祛邪：即扶正为主，祛邪为辅，适用于正虚为主的虚实夹杂证。

（2）祛邪兼扶正：即祛邪为主，扶正为辅，适用于邪实为主的虚实夹杂证。

3. 先后运用 扶正祛邪先后应用，也适用于虚实夹杂证。

（1）先扶正后祛邪：适用于正虚为主，兼祛邪反更伤正气，机体不能耐受攻伐者。

（2）先祛邪后扶正：适用于邪盛为主，兼扶正反会助邪，或正气尚能耐受攻伐者。

（四）调整阴阳

调整阴阳，指根据机体阴阳盛衰的变化而损其有余或补其不足，使之重归于阴阳平衡。调整阴阳，"以平为期"是中医治疗疾病的根本法则。《素问·至真要大论》曰："谨察阴阳所在而调之，以平为期。"

1. 损其有余 即"实则泻之"，适用于疾病过程中人体阴阳偏盛有余的实性病变。

（1）热者寒之：对"阳盛则热"所致的实热证，宜用寒凉药物以清泻其偏盛之阳热，即"热者寒之"之法。若在阳偏盛的同时，由于"阳胜则阴病"，导致阴气亏虚，则不宜单纯清其阳热，而需兼顾阴气的不足，即清热的同时，配以滋阴。

（2）寒者热之：对"阴盛则寒"所致的实寒证，宜用温热药物以消解其偏盛之阴寒，此即"寒者热之"之法。若在阴偏盛的同时，由于"阴胜则阳病"，导致阳气不足，则不宜单纯温散其寒，还需兼顾阳气的不足，即在散寒的同时，配以扶阳之品。

2. 补其不足 即"虚则补之"，适用于疾病过程中人体阴阳中一方虚损不足的病变。

（1）阴阳互制之调补阴阳：对"阴虚则热"所出现的虚热证，治宜滋阴以抑阳，即所谓"壮水之主，以制阳光"。《素问·阴阳应象大论》称之为"阳病治阴"。"阳病"指的是阴虚导致的阳气相对偏亢；"治阴"即补阴之意。对"阳虚则寒"所出现的虚寒证，治宜扶阳以抑阴，即所谓"益火之源，以消阴翳"。《素问·阴阳应象大论》称之为"阴病治阳"。"阴病"指的是阳虚导致的阴气相对偏盛；"治阳"即补阳之意。

（2）阴阳互济之调补阴阳：对于阴阳偏衰的虚热及虚寒证的治疗，明·张介宾提出"阴中求阳"与"阳中求阴"的治法，见于《景岳全书·新方八阵》："善补阴者，必于阳中求阴，则阴得阳升而化生无穷。善补阳者，必于阴中求阳，则阳得阴升而泉源不竭。"此即阴阳互济的方法。根据阴阳互根的原理，因阴得阳助而生化无穷，阴得阳升而泉源不竭。故治疗阴虚证时，宜在滋阴剂中适当佐以补阳药，即所谓"阳中求阴"；治疗阳虚证时，宜在助阳剂中适当佐以补阴药，即所谓"阴中求阳"。

3. 阴阳双补 由于阴根于阳，阳根于阴，故阴虚可以及阳，阳虚可以及阴，从而出现阴阳两虚的病证。治时当阴阳双补，但须分清主次而用。阴损及阳者，以阳虚为主，应在补阳的基础上配以滋阴之品；阴损及阴者，以阴虚为主，则应在滋阴的基础上辅以补阳之品。

（五）调和脏腑

调和脏腑是在治疗脏腑病变时，既要考虑一脏一腑之阴阳气血失调，更要注意从整体入手调和各脏腑之间的关系，使之重新恢复平衡状态。

1. 顺应脏腑生理特性。

2. 调和脏腑阴阳气血。

3. 调和脏腑相互关系。

（1）根据五行生克规律调和脏腑

1）根据五行相生规律确立治法：虚则补其母，实则泻其子。根据五行相生规律确立的治法，包括滋水涵木法、益火补土法、培土生金法、金水相生法。

2）根据五行相克规律确立治法：基本治疗原则是抑强和扶弱。依据五行相克规律确立的治法，包括抑木扶土法、培土制水法、佐金平木法、泻南补北法。

（2）根据脏腑相合关系调理：治疗脏腑病变，除了直接治疗本脏本腑之外，还可以根据脏腑相合理论，或脏病治腑，或腑病治脏，或脏腑同治。

（六）调理精气血津液

精、气、血、津液是脏腑经络功能活动的物质基础，生理功能各不相同，彼此之间又相互为用。因此，调理精气血津液则是针对精气血津液失调而设的治疗原则。

1. 调精 补精，固精，疏精。

2. 调气 气虚宜补，气滞宜疏，气陷宜升，气逆宜降，气脱宜固，气闭则开。

3. 调血 血虚则补，血瘀则行，血寒则温，血热则凉，出血则止。

4. 调津液 滋养津液，祛除水湿痰饮。

5. 调理精气血津液的关系 ①调理气与血的关系：气病治血，血病治气。②调理气与津液的关系。③调理气与精的关系。④调理血津液的关系。

（七）三因制宜

三因制宜，即因时、因地、因人制宜，指治疗疾病，必须从实际

出发，顺应季节、环境、体质、性别、年龄等实际情况，制定适当的治疗方法。

1. 因时制宜 是根据时令气候特点，考虑用药的治则。即用温远温、用热远热、用凉远凉、用寒远寒。

2. 因地制宜 是根据不同地域环境特点，考虑用药的治则。如西北地高气寒，病多寒证，寒凉剂必须慎用，而温热剂则为常用；东南地区天气炎热，雨湿绵绵，病多温热、湿热，温热剂必须慎用，寒凉剂、化湿剂则为常用。

3. 因人制宜 是根据患者的年龄、性别、体质等不同特点，考虑用药的治则。一般来说，成人药量宜大，儿童则宜小；壮者药量宜大，弱者宜少；素体阳虚者用药宜偏温，阳盛者用药宜偏凉；妇人有经、带、胎、产之特点，用药与男子更有异。

第十五单元　养生与寿夭

一、养生

养生，又称道生、摄生、保生。

1. 养生的原则 ①顺应自然。②形神兼养。③调养脾肾。④因人而异。

2. 养生的方法 ①适应自然，避其邪气。②调摄精神，内养真气。③饮食有节，谨和五味。④劳逸结合，不可过劳。⑤和于术数，适当调补。

二、生命的寿夭

1. 生命的寿夭规律 关于人体生命的产生，《内经》有两种说法：一是人体生命由父母媾精而产生。二是人类如同宇宙万物，由天地精气相合而生成。

关于人体生命进程及其规律，

《内经》有多篇作了描述。如《素问·上古天真论》曰："女子七岁，肾气盛，齿更发长……五七，阳明脉衰，面始焦……七七，任脉虚，太冲脉衰少……丈夫八岁，发长齿更……八八，则齿发去。"

《内经》对人体生命的产生及其发展变化的论述，主要强调三点：一是脏腑精气的充盛及其生理功能的协调是生命进程的基础；二是形神合一是生命的保证；三是肾精、肾气是构成生命、维持生命活动的根本。

2. 决定寿夭的基本因素　①脏腑功能协调者寿。②肾精肾气充盛者寿。③与天地融为一体，顺应自然规律者寿。

中医诊断学

第一单元　绪论

1. 中医诊断的基本原理　司外揣内，见微知著，以常衡变。

2. 中医诊断的基本原则　整体审察、四诊合参、病证结合。

第二单元　望诊

一、望神

（一）得神

得神，又称"有神"。

临床表现：两目灵活，明亮有神，面色荣润，含蓄不露，神志清晰，表情自然，肌肉不削，反应灵敏。

临床意义：提示精气充�，体健神旺，为健康的表现；或虽病而精气未衰，病轻易治，预后良好。

（二）少神

少神，又称"神气不足"。

临床表现：两目晦滞，目光乏神，面色少华，暗淡不荣，精神不振，思维迟钝，少气懒言，肌肉松软，动作迟缓。

临床意义：提示精气不足，机能减退，多见于虚证或疾病恢复期患者。

（三）失神

失神，又称"无神"。

1. 精亏神衰而失神

临床表现：两目晦暗，目无光彩，面色无华，晦暗暴露，精神萎靡，意识模糊，反应迟钝，手撒尿遗，呼吸异常，骨枯肉脱，形体羸瘦。

临床意义：提示精气大伤，机能衰减，多见于慢性久病重病之人，预后不良。

2. 邪盛神乱而失神

临床表现：神昏谵语，循衣摸床，撮空理线；或猝倒神昏，两手握固，牙关紧闭。

临床意义：提示邪气亢盛，热扰神明，邪陷心包；或肝风夹痰，蒙蔽清窍，阻闭经络。皆属机体功能严重障碍，气血津液失调，多见于急性患者，亦属病重。

（四）假神

临床表现：如原本目光晦滞，突然目似有光，但却浮光外露；本为面色晦暗，一时面似有华，但为两颧泛红如妆；本已神昏或精神极度萎靡，突然意识似清，想见亲人，言语不休，但精神烦躁不安；原本身体沉重难移，忽思起床活动，但并不能自己转动；本来毫无食欲，久不能食，突然索食，且食量大增。

临床意义：提示脏腑精气极度衰竭，正气将脱，阴不敛阳，虚阳外越，阴阳即将离决，属于病危。古人比作"回光返照"或"残灯复明"，常是危重患者临终前的征兆。

（五）神乱

1. 焦虑恐惧（卑愫、脏躁）是指患者时时恐惧，焦虑不安，心悸气促，不敢独处的症状。多属虚证，由心胆气虚，心神失养所致。

2. 狂躁不安（狂证）是指患者狂躁妄动，胡言乱语，少寐多梦，打人骂詈，不避亲疏，语无伦次，登高而歌，弃衣而走。多属阳证，由暴怒气郁化火，煎津为痰，痰火扰乱心神所致。

3. 淡漠痴呆（癫病、痴呆）

是指患者表情淡漠，痴呆，喃喃自语，哭笑无常，悲观失望。多属阴证，多由忧思气结，津凝为痰，痰浊蒙蔽心神，或先天禀赋不足所致。

猝然昏倒（痫病）　是指患者突然昏倒，口吐涎沫，两目上视，四肢抽搐，醒后如常。多由脏气失调，肝风夹痰上逆，阻闭清窍所致。

二、望面色

（一）常色与病色

1. 常色　总的特点为明润含蓄。

（1）主色：红黄隐隐，明润含蓄（黄色人种）。

（2）客色：属于常色范畴，可因气候、地域等发生变化。

2. 病色　总的特点为晦暗、暴露。

（1）善色：面色虽有异常，但仍光明润泽。

（2）恶色：面色异常，且枯槁晦暗。

（二）五色主病

1. 赤色　主热证，亦可见于戴阳证。

（1）实热证：满面通红。

（2）阴虚证：午后两颧潮红。

（3）戴阳证：久病、重病面色苍白，却颧颊部嫩红如妆，游移不定。

2. 白色　主虚证（包括血虚、气虚、阳虚）、寒证、失血、夺气。

（1）气虚血少，阳衰寒盛：面色发白。

（2）血虚证、失血证：面色淡白无华，唇舌色淡。

（3）阳虚证：面色㿠白。

（4）阳虚水泛：面色㿠白虚浮。

（5）亡阳、气血暴脱或阴寒内盛：面色苍白。

3. 黄色　主脾虚、湿证。

（1）脾虚，湿邪内蕴：面色发黄。

（2）脾胃气虚，气血不足：面色萎黄。

（3）脾虚湿蕴：面黄虚浮。

（4）黄疸：面黄鲜明如橘皮色，属阳黄，湿热为患；面黄晦暗如烟熏色，属阴黄，寒湿为患。

4. 青色　主寒证、气滞、血瘀、疼痛、惊风。

（1）寒凝气滞，瘀血内阻，筋脉拘急，疼痛剧烈，热极动风：面见青色。

（2）寒盛、痛剧：面色淡青或青黑，如气滞腹痛、寒滞肝脉。

（3）阴寒内盛，心阳暴脱，或真心痛：突见面色青灰，口唇青紫，肢凉脉微。

（4）心气、心阳虚衰，血行瘀阻，肺气闭塞，呼吸不利：久病面色与口唇青紫。

（5）肝郁脾虚：面色青黄（即面色青黄相兼，又称苍黄）。

（6）惊风或惊风先兆：小儿高热抽搐，面部青紫，尤以鼻柱、两眉间及口唇四周为甚。

（7）肝强肾弱，月经不调：妇女面色青。

5. 黑色　主肾虚、寒证、水饮、血瘀、剧痛。

（1）肾阳虚、剧痛：面色发黑。

（2）肾阳虚：面黑暗淡或黧黑。

（3）肾阴虚：面黑干焦。

（4）肾虚水饮、寒湿带下：眼眶周围发黑。

（5）血瘀：面色黧黑，肌肤甲错。

（三）望色十法

1. 浮　面色浮显于皮肤之外，为表证。

2. 沉　面色沉隐于皮肤之内，为里证。

3. 清　面色清明，其色舒，为阳证。

4. 浊　面色浊暗，其色惨，为阴证。

5. 微 面色浅淡，为虚证。

6. 甚 面色深浓，为实证。

7. 散 面色疏散，其色开，主新病或病邪初解。

8. 抟 面色壅滞，其色闭，主久病或病邪渐聚。

9. 泽 面色润泽，为精气未衰，病轻易治。

10. 夭 面色枯槁，为精气已衰，病重难医。

（四）转归

1. 面色由浮转沉，是邪气由表入里；由沉转浮，是病邪自里达表。

2. 面色由清转浊，是病由阳转阴，由浊转清，是病由阴转阳。

3. 面色由微转甚，是病由虚而致实；由甚转微，是病由实而转虚。

4. 面色由抟转散，是病虽久而邪将解；由散转抟，是病虽近而邪渐聚。

5. 面色由泽转夭，是病趋危重；由夭转泽，是病情好转。

三、望形态

（一）形体胖瘦

1. 肥胖 胖而能食，为形气有余；胖而食少，为形盛气虚。

病因：嗜食肥甘，喜静少动，脾失健运，痰湿脂膏积聚等所致。"肥人多痰""肥人多湿"。

2. 消瘦 形瘦食多，为中焦有火；形瘦食少，为中气虚弱。

病因：脾胃虚弱，气血亏虚。"瘦人多火"。

《内经》所谓"大骨枯槁，大肉陷下"，为脏腑精气衰竭，属病危。

（二）形体强弱

1. 体强 身体强壮，形气有余。说明气血旺盛，脏腑坚实，抗病力强。

体强之人，一般不易患病；若患病，恢复能力亦强，预后往往良好。

2. 体弱 身体衰弱，形气不足。说明气血不足，体质虚弱，抗病力弱。

体弱之人，易于患病；若患病，恢复能力亦弱，预后往往较差。

（三）动静姿态

1. 坐形

（1）坐而喜仰：多为喘病、肺胀、气胸，或痰饮停肺、肺气壅滞。

（2）坐而喜俯，少气懒言：为体弱气虚。

（3）但坐不能卧，卧则气逆，咳甚倚息：多为肺气壅滞，或心阳不足，水气凌心，或肺有伏饮。

（4）坐时常以手抱头，头倾不能昂，凝神直视：为精神衰败。

2. 卧式

（1）卧时面常向里，喜静懒动，身重不能转侧：多为阴证、寒证、虚证。

（2）卧时面常向外，躁动不安，身轻自能转侧：多为阳证、热证、实证。

（3）仰卧伸足，掀去衣被：多为实热证。

（4）蜷卧缩足，喜加衣被：多为虚寒证。

（5）但卧不能坐，坐则眩晕，不耐久坐：多为气血俱虚，或夺气脱血，或肝阳化风。

（6）坐卧不安：多为烦躁，腹满胀痛。

3. 立姿

（1）站立不稳，其态似醉，常并见眩晕：肝风内动，或脑有病变。

（2）不耐久站，站立时常欲倚靠他物支撑：多属气血虚衰。

（3）站立（或坐）时常以两手心扪，闭目不语：多为心虚怔忡。

（4）以两手护腹，俯身前倾：多为腹痛。

4. 行态

（1）以手护腰，弯腰曲背，行动艰难：多为腰腿病。

中诊

（1）以手护腰，弯腰曲背，行动艰难：多为腰腿病。

（2）行走之际，突然止步不前，以手护心：多为真心痛。

（3）行走时身体震动不定：多为肝风内动、筋骨受损，或脑有病变。

（四）异常姿态

1. 颤动 患者睑、面、唇、指、趾不时颤抖或震摇不定，不能自主。多为热盛动风，或虚风内动。

2. 手足蠕动 手足时时掣动，动作迟缓无力，类似虫之蠕行。多为脾胃气虚，或阴虚动风。

3. 手足拘急 手足筋肉牵急不舒，屈伸不利。多为寒邪凝滞；或气血亏虚，筋脉失养。

4. 四肢抽搐 四肢筋脉牵急与弛张间作，舒缩交替，动作有力。多为惊风、痫病。

5. 角弓反张 患者颈项强直，脊背后弯，反折如弓。多为热极生风、破伤风、马钱子中毒。

6. 循衣摸床，撮空理线 重症患者神识不清，不自主地伸手抚摸衣被、床沿，或伸手向空，手指时分时合。多为病重失神。

7. 猝然跌倒 ①猝然昏倒，不省人事，伴半身不遂、口眼歪斜者，多为中风病。②猝倒神昏，口吐涎沫，四肢抽搐，醒后如常者，多为痫病。

8. 舞蹈病 儿童手足伸屈扭转，挤眉眨眼，努嘴伸舌，状似舞蹈，不能自制。多为先天禀赋不足；或气血不足，风湿内侵。

四、望头面

（一）头形异常

1. 头大 头颅增大，颅缝开裂，智力低下者。多为先天不足，肾精亏虚，水液停聚于脑。

2. 头小 头颅狭小，头顶尖圆，智力低下者。多为肾精不足，颅骨发育不良。

3. 方颅 前额左右突出，头顶平坦呈方形者。多为肾精不足，或脾胃虚弱。见于佝偻病或先天性梅毒患儿。

（二）囟门异常

1. 囟填 囟门突起，为实证。多见于温病火邪上攻、脑髓有病，或颅内水液停聚。但小儿在哭泣时囟门暂时突起为正常。

2. 囟陷 囟门凹陷，为虚证。多见于吐泻伤津，气血不足；或先天肾精亏虚，脑髓失充。但6个月以内的婴儿囟门微陷属正常。

3. 解颅 囟门迟闭，为肾气不足，发育不良。多见于"佝偻病患儿"，常兼有"五软""五迟"前囟呈菱形，出生后12～18个月闭合；后囟呈三角形，出生后2～4个月闭合。

（三）头发异常

1. 发黄

（1）精血不足：发黄干枯，稀疏易落。

（2）先天不足，肾精亏损：小儿头发稀黄软，生长迟缓，甚至久不生发。

（3）疳积：小儿发结如穗，枯黄无泽。

2. 发白

（1）肾虚：发白伴耳鸣、腰酸。

（2）劳神伤血：发白伴失眠、健忘。

（3）不属病态：因先天禀赋所致。

3. 脱发

（1）血虚受风：突然片状脱发，脱落处显露圆形或椭圆形光亮头皮，称为"斑秃"。

（2）肾虚：青壮年头发稀疏易落，伴眩晕、健忘、腰膝酸软。

（3）血热生风：头发已脱，头皮发痒、多屑、多脂。

（四）面形异常

1. 面肿

（1）阳水：眼睑、颜面先肿，发病较速。为外感风邪，肺失宣降。

(2) 阴水：面色㿠白，发病较慢。为脾肾阳衰，水湿泛溢。

(3) 水气凌心：面唇青紫，心悸气喘，不能平卧。为心肾阳衰，血行瘀阻，水气凌心。

2. 腮肿

(1) 痄腮：一侧或两侧腮部以耳垂为中心肿起，边缘不清，按之有柔韧感及压痛。为外感温毒之邪所致，多见于儿童。

(2) 托腮痈、发颐：颔下颌上耳前发红肿起，伴寒热疼痛。为阳明热毒上攻。

(3) 腮腺肿瘤：耳下腮部出现肿块，不红不热。

3. 面削颧耸

又称面脱，面部肌肉消瘦，两颧高耸，眼窝、颊部凹陷。为气血虚衰，脏腑精气耗竭所致，多见于慢性病的危重阶段。

4. 口眼㖞斜

(1) 口僻：突发一侧口眼㖞斜而无半身瘫痪，患侧面肌弛缓，额纹消失，眼不能闭合，鼻唇沟变浅，口角下垂，向健侧㖞斜。为风邪中络。

(2) 中风：口眼㖞斜兼半身不遂。为肝风化风，风痰阻闭经络。

5. 特殊面容

(1) 惊恐貌：面部呈现恐惧状：①小儿惊风、癫病、痫气等。②狂犬病：遇声、光、风刺激，或见水、闻水声时出现。

(2) 苦笑貌：面部呈现无可奈何的苦笑样，见于破伤风。

五、望五官

(一) 望目态

1. 目色

(1) 目赤肿痛（红眼、火眼）：实热证。

(2) 白睛发黄：黄疸。

(3) 目眦淡白：失血、血虚。

(4) 目胞色黑晦暗：肾虚。

(5) 黑睛灰白混浊：目生翳。

2. 目形

(1) 目胞浮肿：水肿。

(2) 眼窝凹陷：吐泻伤津、气血亏虚。

(3) 眼球突出：肺胀、瘿病。

3. 目态

(1) 瞳孔缩小：川乌、草乌、毒蕈、有机磷农药及吗啡、氯丙嗪等药物中毒。

(2) 瞳孔散大：①多属肾精耗竭。②绿风内障、青风内障等五风内障（白内障）、青盲。③杏仁中毒或颠茄类药物中毒。④危急症患者，脏腑功能衰竭，心神散乱，濒临死亡。⑤温热病热极生风、中风、颅脑外伤或颅内肿瘤等。

(3) 目睛凝视：①固定前视：瞠目直视。②固定上视：戴眼反折。③固定侧视：横目斜视。多属肝风内动，常有神昏、抽搐等，属病重。见于脏腑精气耗竭，或痰热内闭证。瞠目直视还见于"瘿气"。

(4) 胞睑下垂（睑废）：①双睑下垂：先天不足，脾肾亏虚。②单睑下垂：脾气虚衰或外伤。

(5) 睡眠露睛：脾气虚弱，气血不足，胞睑失养所致。常见于吐泻伤津和慢脾风的患儿。

(二) 望口、唇

1. 口之形色

(1) 口角流涎：小儿多属脾虚湿盛。成人多为中风口歪不收。

(2) 口糜：口腔肌膜糜烂成片，口气臭秽。多因湿热内蕴。

(3) 鹅口疮：小儿口腔、舌上出现片状白屑，状如鹅口。多因感受邪毒，心脾积热。

2. 口之动态

(1) 口张：口开而不闭，属虚证。如鱼张口，但出不入，为肺气将绝。

(2) 口噤：口闭而难开，牙关紧急，属实证。可见于中风、痫病、惊风、破伤风、马钱子中毒。

（3）口撮：①新生儿脐风：撮口不能吮乳。②破伤风：兼见角弓反张。

（4）口㖞：口僻或中风，风痰阻络。

（5）口振：阳衰寒盛。可见于温病、伤寒战汗时，或疟疾发作时。

（6）口动：①胃气虚弱：口频繁开合，不能自禁。②热极生风或脾虚生风：口角掣动不止。

3. 唇之色泽

（1）唇色红润：正常人的表现，说明胃气充足，气血调匀。

（2）唇色淡白：血虚或失血。

（3）唇色深红：热盛。①嘴唇红肿而干：热极。②嘴唇呈樱桃红色：煤气中毒。

（4）口唇青紫：血瘀证。

（5）口唇青黑：寒盛、痛极。

4. 唇之形态

（1）唇干而裂：燥热伤津或阴虚液亏。

（2）嘴唇糜烂：脾胃积热上蒸。

（3）唇内溃烂：虚火上炎。

（4）唇边生疮：心脾积热。①锁口疔：唇角生疮，麻木痒痛。②人中疔：人中生疔，人中沟变浅，麻木痒痛。

（5）人中满唇反：久病而人中沟变平，口唇翻卷不能覆齿。为脾气将绝。

（三）望齿、龈

1. 牙齿色泽

（1）牙齿洁白润泽坚固：正常人，为胃气充足、津液未伤的表现。

（2）牙齿干燥：胃阴已伤。

（3）牙齿光燥如石：阳明热盛，津液大伤。

（4）牙齿燥如枯骨：肾阴枯竭，精不上荣，见于热病晚期。

（5）牙齿枯黄脱落：久病骨绝，属病危。

（6）齿焦有垢：胃肾热盛，但气液未竭。

（7）齿焦无垢：胃肾热甚，气液已竭。

2. 牙齿动态

（1）牙关紧急：风痰阻络或热极动风。

（2）咬牙龂齿：热盛动风。

（3）睡中龂齿：胃热、虫积、消化不良。

3. 牙龈色泽

（1）牙龈淡红而润泽：正常人的表现，说明胃气充足，气血调匀。

（2）牙龈淡白：血虚或失血。

（3）牙龈红肿疼痛：胃火亢盛。

4. 牙龈形态

（1）齿衄：外伤、胃热、肝火、阴虚火旺、脾不统血。

（2）牙宣：龈肉萎缩，牙根暴露，牙齿松动。多属肾虚或胃阴不足。

（3）牙疳：牙龈溃烂，流腐臭血水，甚则唇腐齿落。多由外感疫疠之邪，积毒上攻。

（四）望咽喉形态

1. 红肿

（1）乳蛾：肺胃热盛，邪客喉核；或虚火上炎，气血瘀滞所致。

（2）喉痈：脏腑蕴热，复感外邪。①成脓：肿势高突，色深红，周围红晕紧束，发热不退。②未成脓：肿势散漫，无明显界限，疼痛不甚。

2. 溃烂

（1）溃烂分散表浅：肺胃之热轻浅或虚火上炎。

（2）溃烂成片或洼陷：肺胃热毒壅盛。

（3）溃腐日久，淡红或苍白：虚证。

3. 伪膜

（1）伪膜（假膜）：咽部溃烂处上覆白腐，形如白膜者。为肺胃热浊上蕴于咽。

（2）白喉：伪膜坚韧，不易拭去，重剥则出血，或剥去即复生。

为儿童烈性传染病。

六、望躯体四肢

(一)望颈项

1. 外形

(1)瘿瘤:颈部喉结处有肿块突起,或大或小,或单侧或双侧,可随吞咽而上下移动。为肝郁气结,痰气搏结。

(2)瘰疬:颈侧颌下有肿块如豆,累累如串珠。为肺肾阴虚,虚火灼痰。

(3)颈痈:病名曰"鼠瘘",颈部痈肿、瘰疬溃破后,久不收口,形成管道。为痰火久结,气血瘀滞。

(4)项痈、颈痈:项部或颈部两侧掀红漫肿,疼痛灼热,甚至溃烂流脓。为风热邪毒蕴蒸,气血壅滞,痰毒阻络。

(5)气管偏移:气管不居中,向一侧偏移。为悬饮、气胸、石瘿、肉瘿、肺部肿瘤。

2. 动态

(1)项强:①项部拘急牵引不舒,兼有恶寒、发热。为风寒侵袭太阳经脉,经气不利。②项部强硬,不能前俯,兼壮热、神昏、抽搐。为温病火邪上炎,或脑髓有病。③项强不适,兼头晕。为阴虚阳亢或经气不利。④睡眠之后,项强而痛。为落枕。

(2)项软:①小儿项软,为佝偻病。②久病、重病项软无力,为脏腑精气衰竭之象(病危)。

(3)颈脉搏动:安静状态时出现颈侧人迎脉搏动明显。为肝阳上亢或血虚重证。

(4)颈脉怒张:颈部脉管明显胀大,平卧时更甚。为心血瘀阻、肺气壅滞及心肾阳衰、水气凌心。

(二)望四肢

1. 外形

(1)四肢萎缩:四肢或某一肢体肌肉消瘦、萎缩、松软无力。为

气血亏虚,经络闭阻。

(2)肢体肿胀:①血瘀:四肢肿胀,兼红肿疼痛。②水肿:足跗肿胀,或兼全身浮肿。③丝虫病:下肢肿胀,皮肤粗厚如象皮。

(3)膝部肿大:①鹤膝风:膝部肿大而胫骨消瘦,形如鹤膝。多因寒湿久留,气血亏虚。②热痹:膝部红肿热痛,屈伸不利。多因风湿热结,蕴结膝关节。③外伤。

(4)小腿青筋:小腿青筋暴露,形似蚯蚓。为寒湿外侵,络脉血瘀。

(5)下肢畸形:膝内翻("O"形腿)、膝外翻("X"形腿)、足内翻、足外翻。属先天不足,后天失养。

(6)手指变形:风湿久蕴,痰瘀结聚;或久病心肺气虚,血瘀痰阻。

2. 动态

(1)肢体痿废:肢体肌肉萎缩,筋脉弛缓,痿废不用。多见于痿病、中风、腰脊外伤。

(2)四肢抽搐:四肢筋脉挛急与弛张间作,舒缩交替,动作有力。多见于惊风、肝风内动。

(3)手足拘急:手足筋肉挛急不舒,屈伸不利。多因寒邪凝滞,气血亏虚。

(4)手足颤动:双手或下肢颤抖,或摇摆不定,不能自主。多由血虚筋脉失养,或饮酒过度。

(5)手足蠕动:手足时时掣动,动作迟缓无力,类似虫之蠕行。多为脾胃气虚,阴虚动风。

(6)扬手掷足:热病之中,神志昏迷,手足躁动不宁。为热扰心神。

(7)循衣摸床、撮空理线:重病神识不清,患者不自主地伸手抚摸衣被、床沿,或伸手向空,手指时分时合。为病重失神。

七、望皮肤

（一）皮肤色泽

1. 皮肤发赤（丹毒） 血分火热。

2. 皮肤白斑（白癜风） 风湿侵袭，气血失和。

3. 皮肤发黑 劳伤肾精；或肾阳虚衰，失于温运。

4. 皮肤干枯 津液已伤；或营血亏虚，肌肤失养。

5. 肌肤甲错 瘀血日久，肌肤失养。

（二）皮肤形态

1. 斑 深红色或青紫色，片状斑块，平铺于皮肤，抚之不碍手，压之不褪色。

（1）阴斑：色多青紫，隐隐稀少，出没无常，伴面白、肢凉、脉虚。为脾不统血或阳虚寒凝气血。

（2）阳斑：色多红紫，形似锦纹，先从胸腹出现，后延及四肢，伴高热、心烦、便秘等。为温病邪入营血。

2. 疹 红色或紫红色，粟粒状疹点，高出皮肤，抚之碍手，压之褪色。

（1）麻疹：疹色桃红，形似麻粒，先见于耳后发际，渐延及颜面、躯干和四肢，疹发透彻后按出疹顺序依次消退。因外感时邪所致，属儿科常见传染病。

（2）风疹：疹色淡红，细小稀疏，瘙痒不已，时发时止。为外感风热时邪所致。

（3）瘾疹：皮肤上出现淡红色或苍白色风团，大小形态各异，瘙痒，搔之融合成片，发无定处，出没迅速，时隐时现。为外感风邪或过敏所致。

3. 斑疹顺逆

（1）顺：色红身热，先见于胸腹，后延及四肢，斑疹发后热退神清，为邪去正安。

（2）逆：斑疹稠密成团，色深红或紫暗，先见于四肢，后延及胸腹，壮热不退，神识不清，为邪气内陷。

八、望排出物

（一）望痰

1. 痰白，质稀量多（寒痰） 寒邪客肺，津凝成痰；或脾阳不足，聚湿成痰。

2. 痰白，质稀量多，滑而易咳出（湿痰） 脾失健运，水湿内停，聚而成痰。

3. 痰黄，质稠（热痰） 邪热内盛，炼液成痰。

4. 痰少而黏，难以咳出（燥痰） 燥邪伤肺，或肺阴亏虚。

5. 痰中带血或咯血者 阴虚火旺。

6. 咳吐脓血痰，味腥臭者 肺痈。

（二）望涕

1. 新病鼻塞流清涕，属风寒表证；鼻塞流浊涕，属风热表证。

2. 反复阵发性清涕，量多如注，伴鼻痒、喷嚏频作者，多属鼻鼽，是肺气虚，卫表不固，风寒乘虚侵入所致。

3. 久流浊涕，质稠、量多、气腥臭者，多为鼻渊，是湿热蕴阻所致。

（三）望呕吐物

1. 呕吐物清稀无酸臭味，或呕吐清水痰涎，或朝食暮吐 胃阳不足，寒邪犯胃，脾胃俱虚。

2. 呕吐清水痰涎，伴有胃脘振水声 饮停胃脘。

3. 呕吐不消化、味酸腐的食物 伤食。

4. 呕吐黄绿苦水 肝胆湿热或郁热。

5. 吐血色暗红或紫暗有块，夹有食物残渣 胃有积热，或肝火犯胃，或胃腑血瘀。

九、望小儿食指络脉

（一）望小儿食指络脉方法（亮、握、推）

诊察小儿食指络脉时，抱小儿向光，医生用左手拇指和食指固定小儿食指，以右手拇指从小儿食指指尖向指根部以轻柔适中的力度轻推几次，观察络脉的形色变化。

（二）三关测轻重

1. 食指络脉显于风关 邪气入络，邪浅病轻。可见于外感初起。

2. 食指络脉达于气关 邪气入经，邪深病重。

3. 食指络脉达于命关 邪入脏腑，病情严重。

4. 食指络脉直达指端（透关射甲） 提示病情凶险，预后不良。

（三）浮沉分表里

1. 食指络脉浮而显露 外感表证。

2. 食指络脉沉隐不显 内伤里证。

（四）红紫辨寒热

1. 食指络脉偏红 外感表证、寒证。邪正相争，气血趋向于表，指纹浮显。

2. 食指络脉紫红 里热证。里热炽盛，脉络扩张，气血壅滞。

3. 食指络脉青色 疼痛、惊风。痛则不通，或肝风内动，使脉络郁滞，气血不通。

4. 食指络脉淡白 脾虚、疳积。脾胃气虚，生化不足，气血不能充养脉络。

5. 食指络脉紫黑 血络郁闭，病属重危。邪气亢盛，心肺气衰，脉络瘀阻。

（五）淡滞定虚实

1. 食指络脉浅淡纤细 虚证。气血不足，脉络不充。

2. 食指络脉浓滞增粗 实证。邪正相争，气血壅滞。

第三单元　望舌

一、舌诊的原理与方法

（一）舌诊的原理

1. 脏腑经络联系于舌。
2. 脏腑病变反映于舌。
3. 气血津液濡养于舌。

（二）舌诊方法与注意事项

1. 舌诊方法 望舌时，医者姿势可略高于患者，以便俯视口舌部位。患者可以采用坐位或仰卧位，头略扬起，尽量张口，自然地将舌伸出口外，舌体放松，舌尖略向下，舌面平展，使舌体充分暴露。望舌的顺序是先看舌尖，再看舌中、舌边，最后看舌根部。先看舌质，再看舌苔。

2. 注意事项

（1）光线的影响：以白天充足而柔和的自然光线为佳。

（2）饮食或药品的影响：染苔。

（3）口腔对舌象的影响：牙齿残缺，可造成同侧舌偏厚；镶牙、牙床不规整，可以使舌边留有齿痕；睡觉时张口呼吸者，可以使舌苔增厚、干燥等。

（4）伸舌姿势的影响：伸舌时舌体蜷缩，或过分用力，或伸舌时间过长，会影响舌体血液运行而引起舌色改变，或导致舌苔紧凑变样，或舌苔干湿度发生变化。

二、正常舌象

舌质荣润，舌色淡红，大小适中，舌体柔软，灵活自如；舌苔薄白均匀，苔质干湿适中，不黏不腻，揩之不去，其下有根。正常舌象说明胃气旺盛，气血津液充盈，脏腑功能正常。

三、望舌质

（一）舌神

1. 荣舌 舌质滋润、红活鲜明，舌体运动自如。常见于健康人；病吉。

2. 枯舌 舌质干枯死板、色泽晦暗无光，毫无生气，运动失灵。气血衰败；病凶。

（二）舌色

1. 淡红舌 舌色淡红润泽、白中透红。多见于正常人，说明气血调和；病轻。

2. 淡白舌 比正常舌色浅淡，白色偏多，红色偏少。主气血两虚、阳虚。

（1）淡白光莹，舌体瘦薄：属气血两虚。

（2）淡白湿润，舌体胖嫩：属阳虚水湿内停。

3. 枯白舌 舌色白，几无血色。主脱血夺气，病情危重。

4. 红舌 较正常舌色红，甚至呈鲜红色，红舌可见于整个舌体，亦可只见于舌尖、舌两边。主实热、阴虚。

（1）舌色稍红，或仅舌边尖略红：外感风热表证初起。

（2）舌体不小，色鲜红：实热证。

（3）舌尖红：心火上炎。

（4）舌两边红：肝经有热。

（5）舌体小，鲜红少苔，或有裂纹，或红光无苔：虚热证。

5. 绛舌 较红舌颜色更深，或略带暗红色。主热盛、阴虚火旺。

（1）舌绛有苔：温病热入营血，或脏腑内热炽盛。

（2）舌绛少苔或无苔，或有裂纹：久病阴虚火旺，或热病后期阴液耗损。

6. 青紫舌 主气血瘀滞（热极、寒极、血瘀、酒毒）

（1）全舌青紫：全舌青紫色，

或局部青紫斑点。多是全身性血行瘀滞。

（2）淡紫舌：淡而泛现青紫。阴寒内盛，或阳气虚衰，致寒凝血瘀。

（3）紫红舌：红而泛现紫色。若干枯少津，为热毒炽盛，内入营血，营阴受灼，津液耗损，气血壅滞。

（4）绛紫舌：绛而泛现紫色。若干枯少津，为热盛伤津，气血壅滞。

（5）斑点舌：局部出现青紫斑点。多属瘀血阻滞于局部。

（三）舌形

1. 老舌 舌质纹理粗糙或皱缩，坚敛而不柔软，舌色较暗。主实证。

2. 嫩舌 舌质纹理细腻，浮胖娇嫩，舌色浅淡。主虚证。

3. 胖舌 舌体较正常舌大而厚，伸舌满口或大于满口，多主水湿内停、痰湿热毒上泛。舌体肿大，盈口满嘴，甚者不能闭口，不能缩回者，称为肿胀舌，多主湿热、热毒上壅。

（1）舌淡胖嫩（阴证）：脾肾阳虚。

（2）舌红胖大：脾胃湿热或痰热内蕴。

（3）舌红绛肿胀：心脾热盛，热毒上壅。

（4）先天性舌血管瘤：无全身辨证意义。

4. 瘦舌 舌体比正常舌瘦小而薄。主气血两虚、阴虚火旺。

（1）舌体瘦薄而色淡：气血两虚。

（2）舌体瘦薄而色红绛干燥：阴虚火旺，津液耗伤。

5. 点刺舌

（1）舌红而生芒刺：气分热盛。

（2）舌红而点刺色鲜红：血热

内盛，或阴虚火旺。

（3）舌红而点刺色绛紫：热入营血，气血雍滞。

（4）舌尖生点刺：心火亢盛。

（5）舌边生点刺：肝胆火盛。

（6）舌中生点刺：胃肠热盛。

6. 裂纹舌

（1）舌红绛而有裂纹：热盛伤津，或阴液虚损。

（2）舌淡白而有裂纹：血虚不润。

（3）舌淡白胖嫩，边有齿痕又兼见裂纹：脾虚湿侵。

（4）若生来舌面上就有裂沟、裂纹，裂纹中一般有舌苔覆盖，且无不适感，为先天性舌裂。

7. 齿痕舌

（1）舌淡胖大而润，舌边有齿痕：寒湿雍盛，或阳虚水湿内停。

（2）舌质淡红，舌边有齿痕：脾虚或气虚。

（3）舌红而肿胀满口，舌边有齿痕：湿热痰浊雍滞。

（4）舌淡红而嫩，舌体不大，边有轻微齿痕：先天性齿痕舌。

（四）舌态

1. 痿软舌 主伤阴，或气血俱虚。

（1）舌痿软，淡白无华：气血俱虚。

（2）新病舌干红而痿软：多是热灼津伤。

（3）久病舌绛少苔或无苔而痿软：多见于外感病后期，热极伤阴，或内伤杂病，阴虚火旺。

2. 强硬舌 主热入心包，或高热伤津，或风痰阻络。

（1）舌强硬，舌红绛少津：邪热炽盛。

（2）舌强硬，胖大兼厚腻苔：风痰阻络。

（3）舌强，语言蹇涩，伴肢体麻木、眩晕：中风先兆。

3. 歪斜舌 伸舌时舌体偏向一侧，或左或右。多见于中风、喑痱或中风先兆。

4. 颤动舌 主肝风内动（热盛、阳亢、阴亏、血虚）。

（1）久病舌淡白，颤动：血虚动风。

（2）新病舌绛，颤动：热极生风。

（3）舌红少津，颤动：阴虚动风。

（4）舌体颤动：可见于酒毒内蕴。

5. 吐弄舌 主心脾有热。

（1）吐舌：疫毒攻心，或正气已绝。

（2）弄舌：热甚动风先兆。

（3）吐弄舌：可见于小儿智力发育不全。

6. 短缩舌 主寒凝筋脉，气血俱虚，热极伤津，痰浊内阻。

（1）舌短缩，色淡白或青紫而湿润：寒凝筋脉。

（2）舌短缩，色淡白而胖嫩：多属气血俱虚。

（3）舌短缩，体胖而苔滑腻：多属痰浊内蕴。

（4）舌短缩，色红绛而干：多属热盛伤津。

四、望舌苔

（一）苔质

1. 薄、厚苔 反映邪正盛衰和邪气深浅。

（1）薄苔：正常舌苔。

（2）厚苔：痰湿、食积、里热。

舌苔厚薄变化：①由薄转厚：邪气渐盛，表邪入里，为病进。②由厚转薄：正气恢复，内邪消散外达，为病退。③骤然消退：正不胜邪，胃气暴绝。

2. 润、燥苔 反映津液的盈亏和输布。

（1）润苔：正常舌苔。

（2）滑苔：痰饮、湿证、寒证。

（3）燥苔：津液已伤。

（4）糙苔：热盛伤津之重证。

舌苔润燥变化：①由润变燥：热重津伤，或津失输布。②由燥变润：热退津复，或饮邪始化。

3. 腻、腐苔　反映阳气与湿浊的消长。

（1）腻苔：苔质颗粒细腻致密，揩之不去。为湿浊内蕴，阳气被遏，湿浊痰饮停聚于舌面所致。

1）苔薄腻：食积，脾虚湿困。

2）苔白腻而滑：痰浊，寒湿内阻。

3）黄腻苔：脾胃湿热。

4）苔黄而厚腻：食积化热。

（2）腐苔：苔质颗粒疏松，粗大而厚，形如豆腐渣堆积舌面，揩之可去。若舌上黏厚一层，有如疮脓，则称"脓腐苔"。主痰浊、食积；脓腐苔主内痈。多因阳热有余，蒸腾胃中腐浊邪气上泛，聚集于舌面而成。

1）腐苔：食积胃肠，或痰浊内蕴。

2）脓腐苔：内痈，或邪毒内结，是邪盛病重的表现。

3）无根苔：腐苔脱落，不能续生新苔，为病久胃气衰败。

4. 剥（落）苔　主胃气不足，胃阴枯竭或气血两虚。

（1）舌红苔剥：阴虚。

（2）舌淡苔剥或类剥：血虚或气血两虚。

（3）镜面舌，舌色红绛：胃阴枯竭，胃乏生气。

（4）舌色㿠白如镜，甚至毫无血色：营血大虚，阳气虚衰。

（5）舌苔部分脱落，未脱处仍有腻苔：正气亏虚，痰浊未化。舌苔前剥，为肺阴不足；舌苔中剥，为胃阴不足；舌苔根剥，为肾阴枯竭。

（6）花剥苔：胃气阴两虚。

5. 偏、全苔

（1）全苔：主邪气散漫，湿痰

阻滞。

（2）偏苔：舌所分候脏腑有邪气停聚。①偏于舌尖：邪气入里未深，而胃气已伤。②偏于舌根：外邪未退，胃滞依然。③仅见于舌中：痰饮、食浊停滞中焦。④偏左或偏右：肝胆湿热。

6. 真、假苔　辨别疾病的轻重及预后。

（1）真苔：病之初、中期，舌见真苔且厚，为胃气壅实，病较深重；久病见真苔，胃气尚存。

（2）假苔：新病出现假苔，乃邪浊渐聚，病情较轻；久病出现假苔，胃气匮乏，病情危重。

舌面上浮一层厚苔，望似无根，刮后却见已有薄苔新苔者，是疾病向愈的善候。

（二）苔色

1. 白苔　主表证、寒证、湿证，亦可见于热证。

（1）薄白苔

①润：健康人，或风寒表证初起，或里证无明显热邪，或阳虚内寒。

②干：风热表证。

③滑：外感寒湿，或脾肾阳虚，水湿内停。

（2）厚白苔

①腻：湿浊内停，或痰饮、食积。

②积粉：外感秽浊，热毒内盛（瘟疫或内痈）。

③燥裂：燥热伤津。

2. 黄苔　主热证、里证。

（1）薄黄苔：风热表证，或风寒化热入里。

（2）黄滑苔：阳虚寒湿化热，或痰饮聚久化热，或气血亏虚，复感湿热。

（3）黄燥苔：邪热伤津。

（4）焦黄苔：邪热伤津，燥结腑实。

（5）黄腻苔：湿热、寒痰内

蕴，或食积化热。

（6）绛舌，黄白苔：气营两燔。

（7）绛舌，黄润苔：阴虚夹湿，或血热夹湿，或营热湿重，或热初入营。

（8）青舌，黄苔：寒湿内盛（真寒假热）。

灰黑苔 主阴寒内盛，或里热炽盛。

（1）白腻灰黑苔：苔面湿润。阳虚寒湿内盛，或痰饮内停。

（2）黄腻灰黑苔：湿热内蕴日久。

（3）苔焦黑干燥，舌干裂起刺：热极津枯。

（4）苔黄黑（霉酱苔）：湿浊宿食，积久化热，或湿热夹痰。

五、舌下络脉

1. 气血不足，脉络不充 舌下络脉短而细，周围小络脉不明显，舌色偏淡。

2. 血瘀 舌下络脉粗胀、分叉，或呈青紫、绛、绛紫、紫黑色；或舌下细小络脉呈暗红色或紫色网络；舌下络脉曲张如紫色珠子状大小不等的瘀血结节等改变。

六、舌象综合分析

（一）舌质和舌苔的综合诊察
1. 舌苔或舌质单方面异常 一般无论病之新久，提示病情尚属单纯。

2. 舌苔和舌质均出现异常

（1）舌苔与舌质变化一致：提示病机相同，所主病证一致，说明病变比较单纯。

（2）舌苔和舌质变化不一致：多提示病因病机比较复杂，此时结合二者的病因病机及相互关系进行综合分析。

（二）舌诊的临床意义
1. 辨别病位深浅。
2. 区别病邪性质。

3. 判断邪正盛衰。
4. 推断病势进退。
5. 估计病情预后。

第四单元　闻诊

一、听声音

（一）音哑与失音
1. 新病音哑或失音，多属实证，即所谓"金实不鸣"。多因外感风寒或风热袭肺，或痰湿壅肺。

2. 久病音哑或失音，多属虚证，即所谓"金破不鸣"。多因肺肾阴虚，阴虚火旺。

3. 暴怒喊叫或持续高声宣讲致突然音哑或失音，多属气阴耗伤。

4. 久病重病，突见语声嘶哑，多属脏气将绝之危象。

5. 妊娠末期，出现音哑或失音，称为妊娠失音（子喑）。

（二）六种病理性语声
1. 谵语 神识不清，语无伦次，声高有力。热扰心神，热入心包证；阳明腑实证。

2. 郑声 神识不清，语言重复，时断时续，语声低弱模糊。心气大虚，精神散乱。见于久病、重病。

3. 独语 自言自语，喃喃不休，见人语止，首尾不续。心气不足，神失所养；气郁痰阻，蒙蔽心神，属阴证。见于癫病、郁病。

4. 错语 神识清楚，语言时有错乱，语后知错。心气不足，神失所养；实证多为痰湿、瘀血、气滞阻碍心窍。见于久病、老年人。

5. 狂言 精神错乱，语无伦次，狂叫骂詈。痰火扰心。见于狂病、伤寒蓄血证。

6. 语言謇涩（言謇） 神志清楚、思维正常而吐字困难，或吐字不清；或病中言语謇涩，每与舌强并见。风痰阻络。见于中风先兆或后遗症。

（三）病态呼吸

1. 喘　呼吸困难、短促急迫。

（1）实喘：发作急骤，呼吸深长，息粗声高，呼出为快。风寒袭肺或痰热壅肺，痰饮停肺，或水气凌心。

（2）虚喘：病势缓慢，呼吸短浅，息微声低，深吸为快。肺肾亏虚或心阳气虚。

2. 哮　指呼吸急促似喘，喉间有哮鸣音的症状。多因痰饮内伏，复感外邪所诱发，或因久居寒湿之地，或过食酸咸生冷所诱发。

喘不兼哮，但哮必兼喘。喘以气息急迫、呼吸困难为主，哮以喉间哮鸣声为特征。临床上哮与喘常同时出现，所以常并称为哮喘。

3. 短气　呼吸急促而不能连续，气短不足以息的轻度呼吸困难。其表现似喘而不抬肩，气急而无痰声。

（1）虚证：短气，兼有形瘦神疲、声低息微。多因体质衰弱或元气虚损所致。

（2）实证：短气，常兼有呼吸声粗，或胸部窒闷，或胸腹胀满。多因痰饮、胃肠积滞，或气滞，或瘀阻所致。

（四）呕吐

1. 呕吐低弱，吐势徐缓，吐物清稀，无酸无息，为虚寒证。

2. 呕吐壮实，吐势较猛，吐物黄稠，或酸或苦，为实热证。

3. 呕吐呈射状，多为热扰神明，或头颅外伤，或颅内有出血、肿瘤，病重。

4. 呕吐酸腐食物，为伤食。

（五）呃逆

呃逆（哕）指从咽喉发出一种不由自主的冲击声，声短而频，呃呃作响的症状。

1. 呃声频作，声高而短，其声有力者，多属实证。

2. 呃声低沉，声弱无力者，多属虚证。

3. 新病呃逆，其声响亮有力者，为邪客于胃。

4. 久病、重病呃逆不止，声低气无力者，为胃气衰败。

（六）嗳气

嗳气（噫）指胃中气体逆上咽喉而发出的一种长而缓的声音。

1. 嗳气酸腐，兼脘腹胀满而厌食者，多为食滞胃脘。

2. 嗳气频作响亮，脘腹胀减，嗳气发作随情志变化而增减者，多为肝气犯胃。

3. 嗳气低沉断续，无酸腐气味，兼见纳呆食少者，多为脾胃气虚。多见于老年人或久病体弱者。

4. 嗳气频作，兼脘腹冷痛，得温症减者，多为寒邪客留，或胃阳亏虚。

（七）咳嗽

1. 咳声重浊，多属寒湿咳嗽。

2. 咳声重浊，痰稀色白，为外感风寒。

3. 咳声低微无力，为肺气亏虚。

4. 咳声不扬，痰稠色黄，不易咳出，为热邪犯肺。

5. 咳有痰声，痰多易咳，为痰湿阻肺。

6. 咳声清脆，为燥热。

7. 干咳无痰或少痰，为燥邪犯肺或阴虚肺燥。

8. 咳声短促，呈阵发性、痉挛性，连续不断，咳后有鸡鸣样回声，并反复发作者，称为顿咳（百日咳），多因风邪痰热搏结。常见于小儿。

9. 咳声如犬吠，伴有喉音嘶哑、吸气困难，多因时行疫毒攻喉所致。多见于白喉。

二、嗅气味

（一）口气

口气是指从口中散发出的异常气味。正常人呼吸或讲话时，口中无异常气味散出。

1. 口中散发臭气者，称为口臭，多与口腔不洁、龋齿、便秘及消化不良等因素有关。

2. 口气酸臭，兼见食少纳呆、脘腹胀满者，多属食积胃肠。

3. 口气臭秽者，多属胃热。

4. 口气腐臭，或兼咳吐脓血者，多是内有溃烂脓疡。

5. 口气臭秽难闻，牙龈腐烂者，为牙疳。

（二）排泄物之气

1. 便酸臭难闻者，多属肠有郁热。

2. 大便溏泄而腥者，多属脾胃虚寒。

3. 大便泄泻，臭如败卵，或夹有未消化食物，矢气酸臭，为伤食，是食积化腐而下趋的表现。

4. 小便黄赤混浊，有臊臭味者，多属膀胱湿热。

5. 尿甜并散发烂苹果样气味者，为消渴病。

6. 妇女经血臭秽者，多为热证。

7. 经血气腥者，多为寒证。

8. 妇女带下臭秽而黄稠者，多属湿热。

9. 带下腥而清稀者，多属寒湿。

10. 带下奇臭而色杂者，多见于癌症。

（三）病室之气

1. 病室臭气触人，多为瘟疫类疾病。

2. 病室有血腥味，病者多患失血。

3. 病室散有腐臭气，病者多患溃腐疮疡。

4. 病室尸臭，多为脏腑衰败，病情重笃。

5. 病室尿臊气（氨气味），见于肾衰竭。

6. 病室有烂苹果样气味（酮体气味），多为消渴并发症者，属危重病症。

7. 病室有蒜臭气味，多见于有机磷中毒。

第五单元　问诊

一、问诊内容

1. 主诉　指患者就诊时最感痛苦的症状或体征及其持续时间，是促使患者就诊的主要原因。

2. 十问歌　"一问寒热二问汗，三问头身四问便，五问饮食六胸腹，七聋八渴俱当辨，九问旧病十问因，再兼服药参机变，妇女尤必问经期，迟速闭崩皆可见，再添片语告儿科，天花麻疹全占验"。

二、问寒热

（一）恶寒发热

1. 恶寒重发热轻　是风寒表证的特征。因寒为阴邪，束表伤阳，故恶寒明显。

2. 发热轻而恶风　是伤风表证的特征。因风性开泄，使玄府开张，故自汗恶风。

3. 发热重恶寒轻　是风热表证的特征。因热为阳邪，易致阳盛，故发热明显。

（二）但寒不热

1. 新病恶寒　主要见于里实寒证。多因感受寒邪较重，寒邪直中脏腑、经络，郁遏阳气，机体失于温煦所致。

2. 久病畏寒　主要见于里虚寒证。因阳气虚衰，形体失于温煦所致。

(三)但热不寒

1. 壮热 高热 (39℃以上) 持续不退，不恶寒但恶热，属里实热证。

2. 潮热 患者定时发热或定时热甚，有一定规律，如潮汐之有定时。

(1) 日晡潮热：指下午3～5时 (申时) 热势较高者，又称阳明潮热。见于阳明腑实证。

(2) 骨蒸潮热：午后或夜间潮热，其特点是午后和夜间有低热。多由阴虚火旺所致。

(3) 湿温潮热：午后发热明显，其特点是身热不扬，肌肤初扪之不觉很热，扪之稍久即觉灼手，此属湿温，为湿郁热蒸之象。

(4) 瘀血潮热：午后和夜间有低热，可见肌肤甲错，舌有瘀点瘀斑等，属瘀血积久，郁而化热。

3. 微热 指发热不高，体温一般在37～38℃，或仅自觉发热的症状。

(1) 气虚发热：长期微热，劳累则甚，兼疲乏、少气、自汗。

(2) 阴虚发热：长期低热，兼颧红、五心烦热等。

(3) 气郁发热：亦称郁热，每因情志不舒而时有微热，兼胸闷、急躁易怒等。

(4) 小儿夏季热：小儿于夏季气候炎热时长期发热，兼有烦渴、多尿、无汗等，至秋凉自愈。

(四)寒热往来

1. 寒热往来无定时 自觉时冷时热，一日多次发作而无时间规律。为少阳病半表半里证。

2. 寒热往来有定时

(1) 疟疾：恶寒战栗与高热交替发作，每日或二三日发作一次，发有定时，兼见剧烈头痛、口渴、多汗等。

(2) 气郁化火及妇女热入血室：寒热往来，似疟非疟。

三、问汗

(一)特殊汗出

1. 自汗 指醒时经常汗出，活动后尤甚。多见于气虚证和阳虚证。

2. 盗汗 指睡则汗出，醒则汗止。多见于阴虚证。

3. 绝汗

(1) 亡阳之汗：冷汗淋漓，兼见面色苍白、四肢厥冷、脉微欲绝，属亡阳证。

(2) 亡阴之汗：汗热而黏腻如油，兼见躁扰烦渴、脉细数疾，属亡阴证。

4. 战汗 先恶寒战栗，而后汗出，是疾病发展的转折点。

5. 黄汗 汗出沾衣，色如黄柏汁，多因风湿热邪交蒸所致。

(二)局部汗出

1. 但头汗出 患者仅头部或头颈部出汗较多，多因上焦热盛，或中焦湿热，或病危虚阳上越，或进食辛辣。

2. 半身汗出 汗出常见于健侧，无汗半身常是病变部位。多见于痿病、中风及截瘫患者。

3. 手足心汗 指患者手足心汗出较多。可因阴经郁热内结，或脾胃运化失常，阴虚阳亢或中焦湿热郁蒸，或阳气内郁所致。

4. 阴汗 指外生殖器及其周围汗出，为下焦湿热郁蒸。

四、问疼痛

(一)疼痛性质

1. 胀痛 胸、胁、脘、腹胀痛，多是气滞。但头目胀痛，多因肝火上炎或肝阳亢盛。

2. 刺痛 瘀血致痛的特征之一。

3. 冷痛 多因阳气亏虚 (虚证)；或寒邪阻滞，常见于腰脊、脘腹、四肢关节等处；或寒凝肝脉，可见睾丸坠胀冷痛、少腹冷痛。

4. 灼痛　火邪窜络（实证），或阴虚火旺（虚证）。

5. 重痛　湿邪困阻气机；但头重痛，可因肝阳上亢，气血上壅所致。

6. 酸痛　湿邪侵袭，气血运行不畅；或肾虚骨髓失养。

7. 绞痛　多因瘀血、气滞、结石、虫积等有形实邪阻闭气机，或寒邪凝滞气机所致。如心脉痹阻引起的真心痛、结石阻塞尿路引起的腰腹痛、寒邪内侵胃肠所致的脘腹痛等。

8. 空痛　气血亏虚，或精髓不足。

9. 隐痛　精血亏虚，或阳气不足。

10. 走窜痛　若胸胁、脘腹疼痛而走窜不定者，称为窜痛，多因肝郁气滞所致；若肢体关节疼痛而游走不定者，称为游走痛，多见于痹病的行痹。

11. 固定痛　若胸胁、脘腹等处固定作痛，多是瘀血为患；若四肢关节固定作痛，多因寒湿、湿热阻滞，或热壅血瘀所致。

12. 掣痛　也称引痛、彻痛，多因经脉失养，或经脉阻滞不通所致。

（二）疼痛部位

1. 头痛

（1）前额部连眉棱骨痛，属阳明经头痛。

（2）侧头部痛，痛在两侧太阳穴附近为甚者，属少阳经头痛。

（3）后头部连项痛，属太阳经头痛。

（4）颠顶痛，属厥阴经头痛。

2. 胸痛

（1）左胸心前区憋闷作痛，时痛时止者，多因痰、瘀等邪气阻滞心脉所致，可见于胸痹等病。

（2）胸痛剧烈，面色青灰，手足青冷者，多因心脉急骤闭塞不通所致，可见于真心痛等病。

（3）胸痛，壮热面赤，喘促鼻扇者，多因热邪壅肺，脉络不利所致，可见于肺热病等。

（4）胸痛，颧赤盗汗，午后潮热，咳痰带血者，多因肺阴亏虚，虚火灼络所致，可见于肺痨等病。

（5）胸痛，壮热，咳吐脓血腥臭痰者，多因痰热阻肺，热壅血瘀所致，可见于肺痈等病。

3. 胁痛

（1）胁肋胀痛，太息易怒者，为肝郁气滞。

（2）胁肋胀痛，纳呆，厌食油腻，身目发黄者，舌红苔黄腻，为肝胆湿热。

（3）胁肋灼痛，面红目赤者，为肝胆火盛。

（4）胁肋刺痛，或胁下触及肿块，固定而拒按者，属肝血瘀阻。

（5）胁痛，患侧胁间饱满胀，咳唾引痛者，为悬饮，是饮邪停留胸胁所致。

　　肝气郁结、气滞血瘀、肝胆湿热、肝胆火盛、少阳证、肝阴虚、寒凝肝脉、悬饮。

4. 胃脘痛

（1）实证：进食后疼痛加剧。

（2）虚证：进食后疼痛缓解。

（3）胃脘穿孔：胃脘剧痛暴作，出现压痛及反跳痛。

（4）胃癌：胃脘疼痛无规律，痛无休止而明显消瘦。

5. 腹痛

（1）腹部持续性疼痛，阵发性加剧，伴腹胀、呕吐、便闭：肠痹或肠结。

（2）全腹痛，有压痛及反跳痛：腹部脏器穿孔或热毒弥漫。

（3）脐外侧及下腹部突然剧烈绞痛，向大腿内侧及阴部放射，尿血：结石。

（4）腹部脏器破裂或癌瘤引起

的腹痛：疼痛部位多是脏器破裂或癥瘤所在的部位。

（5）妇女小腹及少腹部疼痛：痛经、异位妊娠破裂。

6. 腰痛

（1）腰部经常酸软而痛：肾虚。

（2）腰部冷痛沉重，阴雨天加重：寒湿。

（3）腰部刺痛，或痛连下肢：瘀血阻络或腰椎病变。

（4）腰部突然剧痛，向少腹部放射，尿血：结石阻滞。

（5）腰痛连腹，绕如带状：带脉损伤。

（6）骨痨、外伤亦可导致腰痛。

五、问头身胸腹

（一）头晕

1. 肝火上炎 头晕胀痛，口苦，易怒，脉弦数。

2. 气血亏虚 头晕面白，神疲乏力，舌淡脉弱。

3. 痰湿内阻 头晕而重，如物缠裹，痰多苔腻。

4. 肾虚精亏 头晕耳鸣，腰酸遗精。

5. 瘀血阻滞 外伤后头晕刺痛。

（二）胸闷

1. 心气、心阳不足 胸闷，心悸气短，为心肺等脏气机不畅。

2. 痰饮停肺 胸闷，咳喘痰多。

3. 痰热壅肺 胸闷，壮热，鼻翼煽动。

4. 寒邪客肺 胸闷气喘，畏寒肢冷。

5. 肺肾气虚 胸闷气喘，少气不足以息。

6. 其他 气管、支气管异物，气胸，肝气郁结等，均可导致胸闷。

（三）心悸

1. 心气、心阳亏虚 心悸，气

短，乏力，自汗。

2. 气血两虚 心悸，面白唇淡，头晕气短。

3. 心阴不足 心悸，颧红，盗汗。

4. 胆郁痰扰 心悸，时作时止，胸闷不适，痰多。

5. 阳虚水泛 心悸，下肢或颜面浮肿，喘促。

6. 心脉瘀阻 心悸，短气喘息，胸痛不移，舌紫暗，为胸痹。

（四）脘痞

1. 食积胃脘 脘痞，嗳腐吞酸。

2. 脾胃气虚 脘痞，食少，便溏。

3. 胃阴亏虚 脘痞，饥不欲食，干呕。

4. 湿邪困脾 脘痞，纳呆呕恶，苔腻。

5. 饮邪停胃 脘痞，胃脘有振水声。

（五）腹胀

1. 脾虚不运 食后腹胀。

2. 脾胃阳虚 腹胀、冷痛，呕吐清水。

3. 阳明腑实证 腹胀，身热面赤，便秘，腹硬痛拒按。

4. 食积肠胃 腹胀，食欲不振，嗳腐吞酸，或兼疼痛拒按。

5. 肝气犯胃 腹胀，嗳气太息，遇情志不舒加重。

6. 饮留胃肠 腹胀，呃逆呕吐，腹部按之有水声。

7. 疳积 小儿腹大，面黄肌瘦，不欲进食，发结如穗。

（六）麻木

1. 中风的中经络证 颜面麻木，兼有口眼㖞斜，多为风邪中络。

2. 痹病 四肢麻木，活动正常，伴有关节痛等，多为痰湿阻滞。

3. 痿病 四肢麻木，痿废不用，多为脾胃虚弱。

4. 中风先兆 半身麻木，活动

自如。

5. 气血两虚 伴有头晕目眩、气短乏力。

（七）身重

1. 湿困脾阳，阻滞经络 身重，脘闷苔腻。

2. 水湿泛溢肌肤 身重，浮肿。

3. 脾气亏虚 身重，嗜卧，疲乏。

4. 邪热耗伤气阴 热病后期身重乏力。

（八）身痒

多由风邪袭表、血燥风燥、湿热浸淫等所致。多见于风疹、瘾疹、疥疮、黄疸等疾患。

六、问耳目

（一）耳鸣、耳聋

1. 实证 突发耳鸣，声大如雷，按之鸣声不减，或新病暴聋者，多属实证。可因肝胆火盛、肝阳上亢、痰火壅结、气血瘀阻、风邪上袭，或药毒损伤耳窍等所致。

2. 虚证 渐起耳鸣，声细如蝉，按之可减，或耳渐失聪而听力减退者，多属虚证。可因肾精亏虚、脾气亏虚、肝胆血不足等引起。

（二）目眩

1. 实证 肝阳上亢、肝火上炎、肝阳化风及痰湿上蒙清窍。

2. 虚证 气虚、血亏、阴精不足。

（三）目昏、雀盲

目昏、雀盲的病因、病机基本相同，多由肝肾亏虚，精血不足，目失充养而致，常见于久病或年老、体弱之人。

七、问睡眠

（一）失眠

1. 不易入睡，甚至彻夜不眠，兼心烦不寐者，多见于心肾不交。

2. 睡后易醒，不易再睡者，兼心悸、便溏，多见于心脾两虚。

3. 睡眠时时惊醒，不易安卧者，多见于胆郁痰扰。

4. 夜卧不安，腹胀嗳气酸腐者，多为食滞内停。

（二）嗜睡

1. 痰湿困脾 困倦嗜睡，头目昏沉，胸闷脘痞，肢体困重。

2. 脾失健运 饭后困倦嗜睡，纳呆腹胀，少气懒言。

3. 心肾阳虚 精神极度疲惫，神识朦胧，困倦易睡，脉沉细微。

4. 正气未复 大病之后，神疲嗜睡。

5. 邪闭心神 嗜睡伴轻度意识障碍，叫醒后不能正确回答问题。

八、问饮食与口味

（一）口渴与饮水

1. 口不渴 津液未伤，寒证、湿证。

2. 口渴多饮 津液损伤，燥证、热证。

3. 渴不多饮

（1）兼身热不扬，心中烦闷，苔黄腻者，属湿热证。

（2）兼身热夜甚，心烦不寐，舌红绛者，属热入营分证。

（3）口燥咽干而不多饮，兼颧红盗汗，舌红少津，为阴虚证。

（4）渴喜热饮而量不多，或水入即吐，为痰饮内停。

（5）口干，但欲漱水不欲咽，兼面色黧黑，或肌肤甲错，为血瘀证。

（6）外感疾病见口干微渴，恶寒发热，咽痛，脉浮数，为风热表证。

（二）食欲与食量

1. 食欲减退

（1）脾胃虚弱：久病食欲减退，兼见面色萎黄，食后腹胀，疲倦无力。

（2）湿邪困脾：纳呆少食，兼见脘闷腹胀，头身困重，苔腻脉濡。

（3）食滞胃脘：纳呆少食，兼见脘腹胀闷，嗳腐食臭。

2. 厌食

（1）食滞胃脘：厌食，兼脘腹胀痛，嗳腐食臭，舌苔厚腻。

（2）湿热蕴脾：厌食油腻，兼脘闷呕恶，便溏不爽，肢体困重。

（3）肝胆湿热：厌食油腻厚味，伴胁肋灼热胀痛，口苦泛恶。

3. 消谷善饥

（1）胃火炽盛：消谷善饥，兼多饮多尿，形体消瘦，消渴病。

（2）胃强脾弱：消谷善饥，兼大便溏泄。

4. 饥不欲食　指患者虽然有饥饿感，但不想进食或进食不多。

饥不欲食，兼脘痞，胃中有嘈杂、灼热感，舌红少苔，脉象细数者，是因胃阴不足，虚火内扰所致。

5. 除中　指危重患者，本来毫无食欲，突然索食，食量大增，是假神的表现之一，因胃气败绝所致。

（三）口味

1. 口淡　味觉渐退，口中乏味，甚至无味。为脾胃虚弱、寒湿中阻、寒邪犯胃。

2. 口甜　患者自觉口中有甜味。为湿热蕴脾。

3. 口黏腻　患者自觉口中黏腻不爽。为痰热内盛、湿热中阻、食积化热。

4. 口酸　患者自觉口中有酸味，或泛酸，甚至闻之有酸腐气味。为伤食、肝胃郁热。

5. 口苦　患者自觉口中有苦味。为心（肝）火上炎、肝胆湿热。

6. 口涩　患者自觉口中有涩味，如食生柿子，多与舌燥同时出现。为燥热伤津，或脏腑热盛。

7. 口咸　患者自觉口中有咸味。为肾病、寒水上泛。

九、问二便

（一）大便便次异常

1. 便秘

（1）大便秘结，腹胀痛拒按，口渴喜饮，舌苔黄燥，为热结便秘。

（2）大便秘结，排出困难，数日一行，兼口燥咽干，舌红少苔，脉象细数，属阴虚。

（3）大便秘结，难以排出，兼见面色无华，少气乏力，头晕目眩，为气血亏虚。

（4）大便艰涩，排出困难，面色苍白，手足不温，舌淡，脉沉迟，属冷秘。因阳气虚衰，或阴寒内盛，阻滞大肠气机所致。

2. 泄泻

（1）新病暴泻，泻下清稀如水，肠鸣腹痛，或伴恶寒发热，属寒湿泄泻。

（2）泄泻腹痛，泻而不爽，粪色黄褐，气味臭秽，兼见肛门灼热，小便短黄，属湿热泄泻。

（3）脘闷纳呆，腹痛泄泻，泻下臭秽，泻后痛减，或大便中伴有不消化之物，属伤食。

（4）纳少腹胀，大便溏泄，大腹隐隐喜按，面色萎黄，消瘦神疲，属脾虚。

（5）黎明前腹痛作泻，泻后则安，腰膝酸冷，形寒肢冷，称为"五更泻"，属脾肾阳虚。

（6）腹痛作泻，泻后痛减，每因情志抑郁恼怒或精神紧张时症状加重，属肝郁乘脾。

（二）大便便质异常

1. 完谷不化

（1）久病：脾肾阳虚。

（2）新起：伤食积滞（酸腐臭秽）。

2. 溏结不调

（1）时干时稀：肝郁脾虚。

（2）先干后溏：脾气虚弱。

3. 便脓血　见于痢疾、湿热疫

毒、肠癌。

（1）远血：先便后血，便血暗红或紫黑，甚至色黑如柏油样，多由脾虚不能统摄血液或瘀阻胃络所致。

（2）近血：大便带血，血色鲜红，血液附于粪便表面，或于排便前点点滴而出，多由大肠湿热，或大肠风燥，伤及血络所致。

（三）大便排便感异常

1. 肛门灼热 多因大肠湿热下注，或大肠郁热下迫直肠所致，见于湿热泄泻或湿热痢疾。

2. 里急后重 多因湿热内阻，肠道气滞所致，常见于湿热痢疾。

3. 排便不爽 多因湿热蕴结，肠道气机不畅；或肝气犯脾，肠道气滞；或食滞胃肠等所致。

4. 大便失禁 多因脾肾虚衰，肛门失约所致，见于久病年老体衰，或久泻不愈的患者。

5. 肛门重坠 多属脾虚中气下陷，常见于久泻或久痢不愈的患者。

（四）小便尿次异常

1. 小便频数

（1）新病：尿频、尿急、尿痛、小便短赤，为淋证。湿热蕴结膀胱。

（2）久病：尿频、色清、量多、夜间明显。肾阳虚或肾气不固，膀胱失约。

2. 癃闭

（1）实证（尿路阻塞）：瘀血结石、湿热、败精阻滞、阴部手术。

（2）虚证（气化不利）：肾阳（气虚、阳虚）气化失司。

（五）小便尿量异常

1. 尿量增多 虚寒证或消渴病。

2. 尿量减少 热盛伤津，或汗、吐、下后伤津；或脾、肺、肾功能失常，气化不利，水湿内停。

（六）小便排便感异常

1. 小便涩痛 见于淋证。可因湿热蕴结、热灼津伤、结石或瘀血阻塞等所致。

2. 余沥不尽 多因老年人肾阳亏虚，肾气不固所致。

3. 小便失禁 多属肾气不固，膀胱失约所致。

4. 遗尿 多属肾气不足，不能固约膀胱所致。

十、问经带

（一）经期异常

1. 月经先期 多因脾气亏虚、肾气不足，冲任不固，或因阳盛血热、肝郁化热、阴虚火旺，热扰冲任，血海不宁所致。

2. 月经后期 因营血亏损、肾精不足，或因阳气虚衰，生血不足，使血海空虚所致者，属虚证；因气滞或寒凝血瘀，痰湿阻滞，冲任受阻所致者，属实证。

3. 月经先后无定期 多因肝气郁滞，或脾肾虚损，使冲任气血失调，血海蓄溢失常所致。

（二）经量异常

1. 月经过多 血热，气虚，或瘀阻胞络。

2. 月经过少 精亏血少；或寒凝瘀阻，痰湿阻滞。

3. 崩漏 热伤冲任，迫血妄行；或脾肾气虚，冲任不固；或瘀阻冲任，血不归经。

4. 闭经 血虚，胞宫阻滞（气滞血瘀、寒凝血瘀、痰湿阻滞），妊娠。

（三）经色、经质异常

1. 色淡红质稀 血少。

2. 色深红质稠 血热。

3. 色紫暗有血块 血瘀。

（四）痛经

1. 气滞血瘀 经前或经期小腹胀痛或刺痛拒按。

2. 湿热蕴结 小腹灼痛拒按，平素带下黄稠臭秽。

3. 寒凝或阳虚 小腹冷痛，遇

暖则减。

4. 气血两虚 月经后期或行经后小腹隐痛、空痛。

(五)带下异常

1. 白带 脾肾阳虚，寒湿下注。

2. 黄带 湿热下注，或湿热蕴结。

3. 赤白带 肝经郁热，湿毒蕴结，或癌症。

第六单元　脉诊

一、脉诊概说

(一)脉象形成原理

1. 心脏搏动是形成脉象的动力。

2. 气血运行是形成脉象的基础。

3. 脏腑协同是脉象正常的前提。

(二)诊脉部位

寸口，又称气口或脉口，是指单独切按桡骨茎突内侧一段桡动脉的搏动，根据其脉动形象，以推测人体生理、病理状况的一种诊察方法。

(三)诊脉方法及注意事项

1. 诊脉的方法

(1) 时间：清晨是诊脉的最佳时间。

(2) 体位：取正坐位或仰卧位，前臂自然向前平展，与心脏置于同一水平。

(3) 平息：医者在诊脉时要保持呼吸自然均匀，清心宁神，以自己的呼吸计算患者脉搏的至数。

(4) 定三关：通常医生选用左手或右手的食指、中指与无名指进行诊脉。

(5) 布指：寸、关、尺三部位置确定后，三指略呈弓形倾斜，指端平齐，与受诊者体表约呈45°角为宜，以使指目紧贴于脉搏动处。

(6) 指力：医生布指之后，运用指力的轻重，或结合推寻以诊察、辨识脉象。常用的指力有举、按、寻等。

①举：指医生的手指较轻地按在寸口脉搏跳动部位以体察脉象，又称"浮取"。

②按：指医生手指用力较重，甚至按到筋骨以体察脉象，又称"沉取"。

③寻：指医生往往用手指从轻到重，从重到轻，左右推寻，或在寸、关、尺三部仔细寻找脉象最明显的部位，或调节最适当的指力，以寻找脉动最明显的特征，统称"寻法"。

(7) 指法：分为总按和单按。

①总按：三指用大小相等的指力一同诊脉的方法。

②单按：也称单诊，是用一个手指诊察一部脉象的方法。

(8) 五十动：指医生对患者诊脉的时间一般不应少于50次脉搏跳动的时间。

2. 诊脉的注意事项

(1) 保持环境安静。

(2) 注意静心凝神。

(3) 选择正确体位。

(四)脉象要素

诊脉八要素：脉位、脉率（至数）、脉长、脉势（脉力）、脉宽、流利度、紧张度、均匀度。

二、正常脉象（平脉、常脉）

1. 有胃气 从容、和缓、流利。脉之胃气，主要反映脾胃运化功能的盛衰、营养状况的优劣和能量的储备状况。

2. 有神 脉律整齐、柔和有力。诊脉神之有无，可察精气之盈亏，并与胃气的盛衰有关。

3. 有根 尺脉有力、沉取不绝。主要说明肾气的盛衰。

三、常见病脉

（一）浮脉类（轻取即得）

1. 浮 举之有余，按之不足。表证，亦见于虚阳浮越证。

2. 洪 脉体宽大，充实有力，来盛去衰。阳明气分热盛。

3. 濡 浮细无力而软。虚证、湿困。

4. 散 浮取散漫而无根，数而脉力不匀。元气离散、正气将绝。

5. 芤 浮大中空，如按葱管。失血、伤阴。

6. 革 浮大搏指，中空外坚，如按鼓皮。亡血、失精、半产、崩漏。

（二）沉脉类（重按始得）

1. 沉 轻取不应，重按始得。里证，亦见于平人。

2. 伏 重按推筋着骨始得。邪闭、厥证、痛极。

3. 弱 沉细无力而软。阳气虚衰、气血俱虚。

4. 牢 沉取实大弦长，坚牢不移。阴寒内盛、疝气癥积。

（三）迟脉类（一息不足四至）

1. 迟 一息不足四至。寒证、邪热结聚（如阳明腑实证）。

2. 缓 一息四至，脉来怠缓。湿病、脾胃虚弱，亦见于平人。

3. 涩 往来艰涩，迟滞不畅。气滞血瘀、精伤血少、痰食内停。

4. 结 迟而时一止，止无定数。阴盛气结、寒痰血瘀、癥瘕积聚。

（四）数脉类（一息五至以上）

1. 数 一息五至以上，不足七至。热证，亦主里虚证。

2. 疾 脉来急疾，一息七八至。阳极阴竭、元气欲脱。

3. 促 数而时有一止，止无定数。阳盛实热、气血痰食停滞，亦见于脏气衰败。

4. 动 脉短如豆，滑数有力。疼痛、惊恐。

（五）虚脉类（应指无力）

1. 虚 三部脉举按无力，按之空虚。气血两虚。

2. 细 脉细如线，应指明显。气血两虚、湿邪为病。

3. 微 极细极软，按之欲绝。气大虚、阳气暴脱。

4. 代 迟而中止，止有定数。脏气衰微、疼痛、惊恐、跌仆损伤。

5. 短 首尾俱短，不及本部。有力主气郁，无力主气虚。

（六）实脉类（应指有力）

1. 实 举按充实而有力。实证、平人。

2. 滑 往来流利，应指圆滑。痰湿、食积、实热、青壮年、孕妇。

3. 弦 端直以长，如按琴弦。肝胆病、疼痛、痰饮、老年健康者。

4. 紧 绷急弹指，状如转索。实寒证、疼痛、食积（宿食）。

5. 长 首尾端直，超过本位。阳证、热证、实证。

6. 大 脉体宽大，无汹涌之势。健康人、病进。

四、相兼脉

（一）浮脉相兼

1. 浮紧脉 表寒证、风寒痹痛。

2. 浮缓脉 风邪伤卫，营卫不和的太阳中风证。

3. 浮数脉 表热证。

4. 浮滑脉 表证夹痰，素体多痰湿而复感外邪。

（二）迟脉相兼

1. 沉迟脉 里寒证。

2. 沉弦脉 肝郁气滞，水饮内停。

3. 沉涩脉 阳虚而寒凝血瘀。

4. 沉缓脉 脾虚，水湿停留。

5. 沉细数脉 阴虚内热、血虚。

（三）弦脉相兼

1. 弦紧脉 寒证、痛证。

2. 弦数脉 肝郁化火或肝胆湿热、肝阳上亢。

3. 弦滑数脉 肝火夹痰，肝胆湿热或肝阳上扰，痰火内蕴。

4. 弦细脉 肝肾阴虚，或血虚肝郁，或肝郁脾虚。

(四)数脉相兼

1. 滑数脉 痰热（火）、湿热、食积化热。

2. 洪数脉 阳明经证、气分热盛。

3. 浮数脉 表热证。

4. 弦数脉 肝郁化火或肝胆湿热、肝阳上亢。

五、真脏脉

真脏脉又称"败脉""绝脉""死脉""怪脉"，是由于无胃气而真脏之气外泄的脉象。其特点是无胃、无神、无根。

1. 釜沸脉

脉象特征：脉在皮肤，浮数之极，至数不清，如釜中沸水，浮泛无根。

临床意义：三阳热极，阴液枯竭。

2. 鱼翔脉

脉象特征：脉在皮肤，头定而尾摇，似有似无，如鱼在水中游动。

临床意义：三阴寒极，亡阳于外。

3. 虾游脉

脉象特征：脉在皮肤，来则隐隐其形，时而跃然而去，如虾游冉冉。

临床意义：阴绝阳败，主死。

4. 屋漏脉

脉象特征：脉在筋肉之间，如屋漏残滴，良久一滴，溅起无力，状如水滴溅地貌。

临床意义：脾气衰败，化源枯竭，胃气荣卫俱绝。

5. 雀啄脉

脉象特征：脉在筋肉之间，连

连数急，三五不调，止而复作，如啄食之状。

临床意义：脾之谷气绝于内。

6. 解索脉

脉象特征：脉在筋肉之间，乍疏乍密，散乱无序，如解乱绳状。

临床意义：肾与命门之气皆亡。

7. 弹石脉

脉象特征：脉在筋骨之间，如指弹石，劈劈凑指。

临床意义：肾水枯竭，阴亡液绝，孤阳独亢，风火内燔。

六、小儿脉

(一)小儿正常脉象

正常小儿的平和脉象，较成人脉软而速，年龄越小，脉搏越快。若按成人正常呼吸定息，2～3岁的小儿，脉动6～7至为常脉，每分钟脉跳100～120次；5～10岁的小儿，脉动6至为常脉，每分钟脉跳100次左右。

(二)常见小儿病脉

1. 浮脉 表证。浮而有力为表实，浮而无力为表虚。

2. 沉脉 里证。沉而有力为里实，沉而无力为里虚。

3. 迟脉 寒证。迟而有力为实寒，迟而无力为虚寒。

4. 数脉 热证。浮数为表热，沉数为里热；数而有力为实热，数而无力为虚热。

5. 滑脉 痰热壅盛，或食积内停。

6. 濡脉 湿邪为病。

7. 歇止脉 心气、心阳不足。

七、诊妇人脉

(一)月经脉

1. 月经将至 左关、尺脉忽洪大于右手，口不苦，身不热，腹不胀。

2. 月经不利 寸、关脉调和而尺脉弱或细涩。

3. 闭经　①尺脉虚细而涩者，多为精血亏少的虚闭。②尺脉弦或涩者，多为气滞血瘀的实闭。③脉象弦滑者，多为痰湿阻于胞宫。

（二）妊娠脉

已婚妇女，平时月经正常，突然停经，脉来滑数冲和，兼饮食偏嗜者，为妊娠之征。妇人两尺脉搏动强于寸脉或左寸脉滑数动甚者，均为妊娠之征。

第七单元　按诊

一、按诊的方法与注意事项

（一）按诊的方法

1. 触法　医生将自然并拢的第二、三、四、五指掌面或全手掌轻轻接触或轻柔地进行滑动触摸患者局部皮肤，以了解肌肤的凉热、润燥等情况。

2. 摸法　医生用指掌稍用力寻抚患者局部，探明局部有无疼痛和肿物、肿胀部位的范围及肿胀程度等，以辨别病位及病性的虚实。

3. 按法　医生以重手按压或推寻患者体表某处，了解深部有无压痛或肿块，肿块的形态、大小、质地的软硬、光滑度、活动程度等，以辨脏腑虚实和邪气的癥结情况。

4. 叩法　医生用手叩击患者身体某部，使之震动产生叩击音、波动感或震动感，以此确定病变的性质和程度的一种检查方法。叩击法有直接叩击法和间接叩击法。

（二）按诊的注意事项

1. 体位　根据不同疾病所需的诊察目的和部位，选择适当的体位，要求患者全身放松，主动配合，准确地反映病位的感觉。

2. 态度　医生举止要稳重大方，态度要严肃认真，手法要轻巧柔和，避免突然暴力或冷手按诊，影响诊察的准确性。

3. 手法　触、摸、按、叩四种手法的选择应具有针对性，同时要边诊察边注意观察患者的反应，询问是否有压痛及疼痛程度，注意健康部位与疾病部位的比较，以了解病痛所在的准确部位、性质及程度。

二、按肌肤

按肌肤的寒热可了解人体阴阳的盛衰、表里虚实和邪气的性质。

1. 肌肤寒冷、体温偏低者为阳气衰少。

2. 肌肤冷而大汗淋漓、面色苍白、脉微欲绝者为亡阳之征象。

3. 肌肤灼热，体温升高者为阳气盛，多为实热证。

4. 若汗出如油，四肢肌肤尚温而脉躁疾无力者，为亡阳之征象。

5. 身以热而肢厥为阳热内盛，格阴于外所致，属真热假寒证。

6. 外感病汗出热退身凉，为表邪已解。

7. 皮肤无汗而灼热者为热甚。

8. 身热初按热甚，久按反转轻者为热在表，久按其热反甚者为热在里。

9. 肌肤初扪之不觉很热，但扪之稍久即感灼手者，称身热不扬。常兼头身困重、脘痞、苔腻等症，主湿热蕴结证。

10. 局部病变通过按肌肤之寒热可辨证之阴阳。皮肤不热，红肿不明显者，多为阴证；皮肤灼热而红肿疼痛者，多为阳证。

三、按手足

1. 阳虚之证　四肢犹温，为阳气尚存；若四肢厥冷，多病情危重。

2. 手足俱冷　寒证。

3. 手足俱热　热证。

四、按胸部虚里

1. 虚里搏动移位　先天性心脏**063**

病、鼓胀、癥积、气胸、悬饮、肿瘤、胸部畸形。

2. 虚里按之其动微弱 宗气内虚、支饮、心阳不足、肥胖（生理现象）。

3. 虚里动高 小儿食滞或痘疹将发、惊恐、大怒或剧烈运动后（生理现象），孕妇胎前产后（恶候）。

4. 虚里动而应衣 宗气外泄。

5. 按之弹手，洪大而搏，或绝而不应 心肺气绝，属危候。

6. 虚里搏动数急而时有一止 宗气不守。

7. 虚里"其动欲绝"而无死候 痰饮。

8. 胸高而喘，虚里搏动散漫而数 心肺气绝之兆。

五、按腹部

1. 腹痛喜按，按之痛减，腹壁柔软者，多为虚证，常见脾胃气虚等。

2. 腹痛拒按，按之痛甚，并伴有腹部硬满者，多为实证，如饮食积滞、胃肠积热之阳明腑实、瘀血肿块等。

3. 局部肿胀拒按者，多为内痈。

4. 按之疼痛，固定不移，多为内有瘀血。

5. 按之胀痛，病处按此联彼者，为病在气分，多为气滞。

6. 腹部有压痛，多提示该处腹腔脏器疾患。

7. 肿块按之有形，推之不移，痛有定处者，为癥积，病属血分。

8. 肿块推之可移，或漫无定处，聚散不定者，为瘕聚，病属气分。

六、按腧穴

诊断脏腑病变的常用腧穴
1. 肺病 中府、肺俞、太渊。

2. 心病 巨阙、膻中、大陵。

3. 肝病 期门、肝俞、太冲。

4. 脾病 章门、太白、脾俞。

5. 肾病 气海、太溪。

6. 大肠病 天枢、大肠俞。

7. 小肠病 关元。

8. 胆病 日月、胆俞。

9. 胃病 胃俞、足三里。

10. 膀胱病 中极。

第八单元 八纲辨证

八纲，指表、里、寒、热、虚、实、阴、阳八个纲领。八纲是从各种具体证的个性中抽象出来的具有普遍规律的共性纲领。表、里是用以辨别病位浅深的基本纲领；寒、热、虚、实是用以辨别疾病性质的基本纲领；阴、阳是区分疾病类别、归纳病证的总纲，并可涵盖表、里、寒、热、虚、实六纲。

一、表里

（一）表证与里证的临床表现
1. 表证 新起恶风寒，或恶寒发热，头身疼痛，喷嚏、鼻塞，流涕，咽喉痒痛，微有咳嗽、气喘，舌淡红，苔薄，脉浮。

2. 里证 范围极为广泛，其表现特征是无新起恶寒发热并见，以脏腑症状为主要表现。

3. 半表半里证 寒热往来，胸胁苦满，心烦喜呕，默默不欲饮食，口苦，咽干，目眩，脉弦。

（二）表证与里证的鉴别要点
1. 寒热特点 表证——外感病中，恶寒发热同时并见；里证——但热不寒或但寒不热；半表半里证——寒热往来。

2. 兼症表现 表证——头身疼痛、鼻塞、喷嚏等为常见症，脏腑症状表现不明显；里证——以脏腑症状，如心悸、咳喘、腹痛、呕吐等表现为主症；半表半里证——有胸胁苦满等独特表现。

3. 舌脉变化 表证及半表半里证的舌象变化不明显，里证舌象多有变化。表证——浮脉；里证——沉脉或其他脉象；半表半里证——弦脉。

二、寒热

(一)寒证与热证的临床表现
1. 寒证 各类寒证其证候表现不尽一致，常见的有恶寒（或畏寒）喜暖，肢冷蜷卧，面色㿠白，口淡不渴或喜热饮，痰、涎、涕清稀，小便清长，大便溏薄，舌淡苔白润，脉迟或紧等。

2. 热证 各类热证的证候表现不尽一致，常见的有发热，恶热喜冷，面红目赤，烦躁不宁，口渴喜冷饮，痰、涕黄稠，吐血衄血，小便短赤，大便干结，舌红苔黄而干燥，脉数等。

(二)寒证与热证的鉴别要点

鉴别要点	寒证	热证
寒热喜恶	恶寒喜温	恶热喜凉
四肢	冷	热
口渴	不渴	渴
面色	白	红
大便	稀溏	干结
小便	清长	短黄
舌象	舌淡苔白润	舌红苔黄燥
脉象	迟或紧	数

(三)寒热证之间的相互关系
1. 寒热转化 是指在一定的条件下，寒证可以转化为热证，热证也可以转化为寒证。

(1)寒证化热：是指先为寒证，后出现热证，而寒证随之消失者。多由治疗不当，过用温燥之品；或失治寒邪未能及时温散，而体内的阳气偏盛，寒邪从阳化热所致。

(2)热证转寒：是指先为热证，后出现寒证，而热证随之消失

者。多由失治、误治，损伤阳气；或因邪气极盛，耗伤正气，正不胜邪，功能衰退，阳气虚散所致，故而转为虚寒证，甚至出现亡阳。

寒证与热证互相转化，其关键在于人体阳气的盛衰。一般而言，寒证转化为热证，说明机体正气强壮，阳气较旺盛，邪气易从阳化热；热证转为寒证，说明正不胜邪，阳气耗伤。

2. 寒热错杂 是指疾病某一阶段寒证与热证并存所表现的证候。寒热错杂主要有上热下寒、上热下寒、表寒里热、表热里寒的不同。

(1)上热下寒：是指患者在某一阶段，上部表现为热，下部表现为寒的证候，由阳盛于上，阴盛于下所致。如胸中烦热，频欲呕吐，口苦口干，腹痛喜暖，大便溏泄，夜尿清长等。

(2)上寒下热：是指患者在某一阶段，上部表现为寒，下部表现为热的证候，由阴盛于上，阳盛于下所致。如胃脘冷痛，呕吐清涎，尿频，尿急，尿痛，小便短赤等。

寒热错杂的辨证重在分清寒热孰多孰少。寒多热少者，寒为主，重在治寒，兼顾热证；热多寒少者，热为主，重在治热，兼顾寒证。

3. 寒热真假 是指疾病发展到寒极或热极的阶段，有时会出现某些与疾病本质相反的假象，如"寒极似热""热极似寒"，即所谓"真寒假热""真热假寒"。

(1)真寒假热：是指疾病本质为寒证，却见某些假热表现的危重证候。症见四肢厥冷、胸腹欠温、下利清谷、小便清长、舌苔白等一派寒象的同时，或有身热但反欲盖衣被；或面赤如两颧泛红如妆，时隐时现，游移不定；或口渴，但不欲饮，或不多饮或喜热饮；或自感烦热，而胸腹必无灼热，下肢必厥冷；或咽喉痛，但不红肿；或脉

大，但按之必无力等。

（2）真热假寒：是指疾病本质为热证，却见某些假寒表现的危重证候。症见高热恶热不恶寒、胸腹灼热、烦渴饮冷、口鼻气热、咽干口臭，甚则神昏谵语、小便短赤、大便燥结或热闭下重、舌红苔黄而干、脉滑数有力等一派热象的同时，又出现四肢厥冷，但却不恶寒，反恶热，且胸腹必灼热；或脉沉迟，但重按必有力等假寒之象。

三、虚实

（一）虚实基本证

1. 虚证 以不足、衰退、不固为基本特点，多见于慢性疾病或疾病的后期，病程较长。

2. 实证 以有余、亢盛、停聚为基本特征。

（二）虚证与实证的鉴别要点

鉴别要点	虚证	实证
病程	较长	较短
体质	多虚弱	多壮实
精神	萎靡	亢奋
声息	声低息微	声高气粗
疼痛	喜按	拒按
胸腹胀满	按之不痛，胀满时减	按之疼痛，胀满不减
发热	五心烦热，午后微热	蒸蒸壮热
恶寒	畏寒，得衣近火则减	恶寒，添衣加被则减
舌象	质嫩，苔少	质老，苔厚
脉象	无力	有力

（三）虚实证之间的相互关系

1. 虚实转化

（1）实证转虚：是指先有实证，后出现虚证，而实证随之消失者。多因邪气久留，或失治、误治，损伤人体正气而转为虚证。

（2）虚证转实：可见于虚证患066者。由于积极的治疗、休养、锻炼

等，使正气来复，体质增强，虚证已消失，再次感受邪气而发病，表现为实证。而临床上更多见的是因虚致实，即由于正气不足，脏腑功能减退，导致痰、湿、水饮、瘀血等病理产物停积于体内。因虚致实不能理解为虚证转化为实证，实际上是由虚证转化为虚实夹杂证，或本虚标实证。

2. 虚实夹杂

（1）实中夹虚：该类证候的基本特点是以邪实为主，正虚为次。常见于实证过程中邪气特盛，正气受损较轻的患者；也可见于体质较弱而新感外邪的患者。

（2）虚中夹实：该类证候的基本特点是以正虚为主，邪实为次。常见于邪实深重，迁延日久，正气大伤，余邪未尽的患者；也可见于素体大虚，复感较轻邪气的患者。

3. 虚实并重 该类证候的基本特点是正虚和邪实均明显，病情较重。常见于原为严重的实证，迁延日久，正气大伤而邪气未减者；也可见于素体正气甚虚，又感受较重邪气的患者。

4. 虚实真假 是指虚证或实证发展到复杂或严重的阶段，有时会出现某些与疾病本质相反的假象，即所谓"至虚有盛候""大实有赢状"。

（1）真虚假实：是指本为虚证却见某些盛实假象的复杂证候。

临床表现：既有胸腹部柔软而喜按、神疲乏力、气短懒言、舌淡脉弱等真虚症状，又见腹胀满、气喘、脉弦等假实表现。患者虽腹胀满，却时有减轻，按之痛减，按之柔软；虽喘促但气短息弱；脉虽弦却重按无力。

（2）真实假虚：是指本为实证却见某些虚赢假象的复杂证候。

临床表现：既有声高气粗、胸腹硬满或疼痛拒按、二便不利、脉

有力等真实的表现，又有神情默默、倦怠懒言、泄泻体瘦、脉象沉细等假虚之证。虽神情默默、懒言，但语声高亢有力、呼吸气粗；虽倦怠乏力却动之觉舒；虽泻下稀水黑便，泻后反觉腹部爽快；脉沉细，但按之有力。

四、阴阳

（一）阴阳是辨证的总纲

1. 阴证 是指凡符合"阴"的一般属性的证候。

临床表现： 形寒肢冷，精神萎靡，身重蜷卧，倦怠乏力，面色暗淡，语声低怯，纳差，口淡不渴，大便溏薄，小便清长，舌淡胖嫩，苔白滑，脉沉迟或细或微弱。

2. 阳证 是指凡符合"阳"的一般属性的证候。

临床表现： 恶寒发热，壮热，肌肤灼热，烦躁不安，面色红，语声高亢，呼吸气粗，喘促痰鸣，口干渴饮，大便秘结灼赤，舌红绛有芒刺，苔黄黑，脉象浮数、洪大、滑实。

（二）阴阳辨证的特定内容

1. 阴虚证 是指阴液亏虚，不能制阳所致的虚热证候，又称虚热证。

临床表现： 咽干口燥，形体消瘦，潮热盗汗，颧红，五心烦热，小便短赤，大便干结，舌红少津少苔，脉细数。

2. 阳虚证 是指阳气亏衰，不能制阴所致的虚寒证候，又称虚寒证。

临床表现： 畏寒肢冷，面色㿠白，口淡不渴，或渴喜热饮，神疲乏力，少气懒言，自汗，小便清长，大便溏薄，舌淡胖嫩，苔白滑，脉沉迟无力。

3. 亡阴证 是指阴液严重耗损而欲竭所表现的危重证候。

临床表现： 汗热味咸而黏、如珠如油，身热肢温，烦躁或昏聩，呼吸急促，面赤唇焦，口渴欲饮，目眶凹陷，皮肤皱缩，小便极少，舌红而干瘪，脉细数疾。

4. 亡阳证 是指体内阳气极度衰微而欲脱所表现的危重证候。

临床表现： 冷汗淋漓，汗质清稀而淡，表情淡漠，面色苍白，肌肤不温，四肢厥冷，口不渴或渴喜热饮，呼吸微弱，舌质淡润，脉微欲绝。

第九单元　六淫辨证

六淫辨证

（一）风淫证

风淫证是指外感风邪所致的证候，亦称外风证。

临床表现： 恶风寒，微发热，汗出，鼻塞流涕，喷嚏，咽喉干痒或咳嗽，舌苔薄白，脉浮缓；或突发皮肤瘙痒、丘疹、风团、瘾疹；或肌肤麻木，口眼歪斜；或关节游走性疼痛；或新起面睑肢体浮肿等。

（二）寒淫证

寒淫证是指外感寒邪引起的证候。

临床表现： 恶寒重，发热轻，无汗，头身疼痛，鼻塞或流清涕，脉浮紧；或见咳喘、哮喘、咳稀白痰；或脘腹疼痛、肠鸣腹泻、呕吐；或肢体拘急、疼痛，蜷卧，面色㿠白甚或青，舌苔白，脉沉紧或脉伏。

（三）暑淫证

暑淫证是指外感暑邪引起的证候，简称暑证。

临床表现： 伤暑则发热恶热，口渴，汗出，身体疲乏，小便黄，舌红苔黄少津，脉虚数；中暑则胸闷气短，呕恶腹痛，甚则神志不清，猝然昏倒。

（四）湿淫证

湿淫证是指感受湿邪引起证候，

亦称外湿证。

临床表现：头重如裹，胸闷脘痞，口腻纳呆，恶心呕吐，食少腹胀，肢沉身困，关节肿痛、重着酸楚，便溏尿浊，或妇女带下量多，或阴部湿疹瘙痒，或下肢浮肿，舌淡胖而边有齿痕，苔白厚腻，脉濡缓。

（五）燥淫证

燥淫证是指外感燥邪引起的证候，亦称外燥证。

临床表现：唇、鼻、咽干燥，皮肤干燥甚至皲裂，干咳少痰，痰黏难咳；或痰中带血，口渴、便结，尿少；或恶风发热，咽喉不利，苔干，脉浮。

燥淫证有凉燥与温燥之分。凉燥见鼻干而塞，干咳而痒，干咳少痰，恶风无汗，苔白而干，脉浮略紧；温燥见鼻干而热，咽干而痛，干咳少痰，苔薄黄干，脉浮略数。

（六）火淫证

火淫证是指外感火（热）邪，使机体阳热之气过盛所致之证候。

临床表现：发热恶热，面红目赤，渴喜冷饮，尿短便秘，舌红或绛，苔黄干燥或灰黑起芒刺，脉洪数有力；或见心烦失眠，神昏谵语，躁扰发狂。惊厥抽搐，吐血衄血，发斑疹，痈肿疮疡。

火热证与实热证都属热证，但有虚实之分。火热证呈现外感热性病的病变过程，起病急，病势剧，一般为实火，属实证；虚热证由于久病阴虚或实热证迁延转化而来，病程较长，属虚证。

第十单元　气血津液辨证

一、气病辨证

（一）气虚证

气虚证是指元气不足，气的推动、固摄、防御、气化等功能减退，

或脏器组织的机能减退，以气短、乏力、神疲、脉虚等为主要表现的虚弱证候。

临床表现：气短声低，少气懒言，精神疲惫，体倦乏力，脉虚，舌质淡嫩，或有头晕目眩，自汗，动则诸症加重。

辨证要点：病体虚弱，以神疲、乏力、气短、脉虚为主要表现。

（二）气陷证

气陷证是指气虚无力升举，清阳之气下陷，以自觉气坠，或脏器下垂为主要表现的虚弱证候。

临床表现：头晕眼花，气短疲乏，脘腹坠胀感，大便稀溏，形体消瘦，或见内脏下垂、脱肛、阴挺等。

辨证要点：体弱形瘦，以气短、气坠、脏器下垂为主要表现。

（三）气不固证

气不固证是指气虚失其固摄之能，以自汗，或大便、小便、经血、精液、胎元等不固为主要表现的虚弱证候。

临床表现：气短，疲乏，面白，舌淡，脉虚无力，或见自汗不止，或为流涎不止，或见遗尿、余溺不尽、小便失禁，或为大便滑脱失禁，或妇女出现崩漏，或为滑胎、小产，或见男子遗精、滑精、早泄等。

辨证要点：病体虚弱，以疲乏、气短、脉虚及自汗，或二便、经、精等的不固为主要表现。

（四）气脱证

气脱证是指元气亏虚已极，急骤外泄，以气息微弱、汗出不止等为主要表现的危重证候。

临床表现：呼吸微弱而不规则，汗出不止，口开目合，全身瘫软，神识朦胧，二便失禁，面色苍白，口唇青紫，脉微，舌淡，舌苔白润。

辨证要点：病势危重，以气息微弱、汗出不止、脉微等为主要表现。

(五) 气滞证

气滞证是指人体某一部分或某一脏腑、经络的气机阻滞，运行不畅，以胀闷疼痛为主要表现的证候。

临床表现： 胸胁、脘腹等处或损伤部位的胀闷或疼痛，疼痛性质可为胀痛、窜痛、攻痛，症状时轻时重，部位不固定，按之一般无形，通常随嗳气、肠鸣、矢气等而减轻，或症状随情绪变化而增减，脉象多弦，舌象可无明显变化。

辨证要点： 以胸胁、脘腹或损伤部位的胀闷、胀痛、窜痛为主要表现。

(六) 气逆证

气逆证是指气机失调，气上冲逆，以咳嗽、喘促、呃逆、呕吐等为主要表现的证候。

临床表现： 咳嗽频作，呼吸气促，呃逆、嗳气不止，或呕吐、呕血；头痛、眩晕，甚至昏厥，咯血等。

辨证要点： 以咳喘或呕吐、呃逆等为突出表现。

(七) 气闭证

气闭证指邪气阻闭神机或脏器、官窍，以突发昏厥或绞痛为主要表现的实性急重证。

临床表现： 突然发生势急、症重之昏厥，或内脏绞痛，或二便闭塞，呼吸气粗，声高，脉沉弦有力等。

辨证要点： 以突发昏厥或绞痛、二便闭塞、息粗、脉实为主要表现。

二、血病辨证

(一) 血虚证

血虚证是指血液亏虚，不能濡养脏腑、经络、组织，以面、睑、唇、舌色白，脉细为主要表现的虚弱证候。

临床表现： 面色淡白或萎黄，眼睑、口唇、舌质、爪甲的颜色淡白，头晕，或见眼花、两目干涩、

心悸，多梦，健忘，神疲，手足发麻，或妇女月经量少、色淡、延期甚或经闭，脉细无力等。

辨证要点： 病体虚弱，以面、睑、唇、舌、爪甲的颜色淡白、脉细为主要表现。

(二) 血脱证

血脱证是指突然大量出血或长期反复出血，血液亡脱，以面色苍白、心悸、脉微或芤为主要表现的危重证候。

临床表现： 面色苍白，头晕，眼花，心悸，气短，四肢逆冷，舌色枯白，脉微或芤。

辨证要点： 有血液严重耗失的病史，以面色苍白、脉微或芤为主要临床表现。

(三) 血瘀证

血瘀证是指瘀血内阻，血行不畅，以固定刺痛、肿块、出血、瘀血色脉征为主要表现的证候。

临床表现： 疼痛特点为刺痛，痛久拒按，固定不移，常在夜间加甚；肿块的性状在体表者包块色青紫，腹内者触及质硬而推之不移；出血的特征是出血反复不止，色紫暗或夹血块，或大便色黑如柏油状，或妇女血崩、漏血；血瘀色脉征主要有面色黧黑，或唇甲青紫，或皮下紫斑，或肌肤甲错，或腹露青筋，或皮肤出现丝状红缕，或舌有紫色斑点、舌下络脉曲张，脉多涩或结、代、无脉等。

辨证要点： 以固定刺痛、肿块、出血、瘀血色脉征为主要表现。

(四) 血热证

血热证是指火热内炽，侵迫血分，以身热口渴、斑疹吐衄、烦躁谵语、舌绛、脉数等为主要表现的实热证候，即血分的热证。

临床表现： 身热夜甚，或潮热，口渴，面赤，心烦，失眠，躁扰不宁，甚或狂乱、神昏谵语，或见各种出血色深红，或斑疹显露，或为

疮痈，舌绛，脉数疾等。

辨证要点：以身热口渴、斑疹吐衄、烦躁谵语、舌绛、脉数等为主要表现。

（五）血寒证

血寒证是指寒邪客于血脉，凝滞气机，血行不畅，以患处冷痛拘急、畏寒、唇舌青紫、妇女月经愆期、经色紫暗夹块等为主要表现的实寒证候，即血分的寒证。

临床表现：畏寒，手足或少腹等患处冷痛拘急、得温痛减，肤色紫暗发青，或为痛紫，月经愆期，经色紫暗，夹有血块，唇舌青紫，苔白滑，脉沉迟弦涩等。

辨证要点：以患处冷痛拘急、畏寒、唇舌青紫，妇女月经愆期、经色紫暗夹块等为主要表现。

三、气血同病辨证

（一）气虚血瘀证

气虚血瘀证是指气虚运血无力，导致瘀血阻滞于体内所产生的证候，属本虚标实证。

临床表现：面色淡白，神疲乏力，气短懒言，食少纳呆，面色晦滞，局部青紫、肿胀、刺痛不移而拒按，或肢体瘫痪、麻木，或可触及肿块，舌淡紫或有瘀点瘀斑，脉细涩。

辨证要点：气虚证与血瘀证的症状共见。

（二）气滞血瘀证

气滞血瘀证是指气机郁滞，导致血行瘀阻所产生的证候。

临床表现：胸胁胀满疼痛，乳房胀痛，情志抑郁或易怒，兼见痞块刺痛、不移且拒按，或经血紫暗有块，或闭经，舌紫暗或有瘀点瘀斑，脉弦涩。

辨证要点：气滞证与血瘀证的症状共见。

（三）气血两虚证

气血两虚证是指气虚证和血虚证同时存在所表现的证候。

临床表现：头晕目眩，少气懒言，神疲乏力，自汗，面色淡白或萎黄，唇甲淡白，心悸失眠，形体消瘦，舌淡而嫩，脉细弱。

辨证要点：气虚证与血虚证的症状共见。

（四）气不摄血证

气不摄血证是指气虚摄血无力，导致血溢脉外所产生的证候。

临床表现：吐血、便血、崩漏、皮下瘀斑、鼻衄，神疲乏力，气短懒言，面色淡白，舌淡，脉弱。

辨证要点：血证与气虚证的症状共见。

（五）气随血脱证

气随血脱证是指由于大失血，导致元气外脱所产生的危重证候。

临床表现：大出血时，突然面色苍白，大汗淋漓，四肢厥冷，呼吸微弱，甚至晕厥，舌淡，脉微欲绝或见芤脉。

辨证要点：大量失血，随即出现气少息微、大汗淋漓、脉微等症。

四、津液病辨证

（一）津液亏虚证

津液亏虚证是指体内津液亏少，脏腑、组织、官窍失却滋润、濡养、充盈，以口渴尿少、口、鼻、唇、舌、皮肤、大便干燥等为主要表现的证候。

临床表现：口、鼻、唇、舌、咽喉、皮肤、大便等干燥，皮肤枯瘪而缺乏弹性，眼球深陷，口渴欲饮水，小便短少而黄，舌红，脉细数无力等。

辨证要点：以口渴，尿少，便干，口、鼻、唇、舌、皮肤干燥等为主要表现。

（二）痰证

痰证是指痰浊内阻或流窜，以咳吐痰多、胸闷、呕恶、眩晕、体胖，或局部有圆滑包块，苔腻，脉滑等为主要表现的证候。

临床表现：常见咳嗽痰多，痰质黏稠，胸脘痞闷，呕恶，纳呆，或头晕目眩，或形体肥胖，或神昏而喉中痰鸣，或神志错乱而为癫、狂、痴、痫，或某些部位出现圆滑柔韧的包块等，舌苔腻，脉滑。

辨证要点：以咳吐痰多、胸闷、呕恶、眩晕、体胖、局部圆韧包块、苔腻、脉滑等为主要表现。

（三）饮证

饮证是指水饮停聚于腔隙或胃肠，以胸胁脘腹、呕吐清水、呕吐清稀痰涎、肋间饱满、苔滑等为主要表现的证候。

临床表现：脘腹痞胀，泛吐清水，脘腹部水声辘辘；肋间饱满，咳唾引痛；胸闷，心悸，息促不得卧；身体、肢节疼重；咳吐清稀痰涎，或喉间哮鸣有声；头目眩晕，舌苔白滑，脉弦或滑等。

辨证要点：胸闷脘痞、呕吐清水、咳吐清稀痰涎、肋间饱满、苔滑、脉弦等为主要表现。

（四）水停证

水停证是指体内水液因气化失常而停聚，以肢体浮肿、小便不利，或腹大痞胀、舌淡胖等为主要表现的证候。

临床表现：头面、肢体甚或全身水肿，按之凹陷不易起，或为腹水而见腹部膨隆，叩之音浊，小便短少不利，或本困重，舌淡胖，苔白滑，脉濡缓等。

辨证要点：肢体浮肿、小便不利，或腹大痞胀、舌淡胖等为主要表现。

第十一单元　脏腑辨证

一、心与小肠病辨证

（一）心血虚证

心血虚证是指血液亏虚，心失濡养，以心悸、失眠、多梦及血虚症状为主要表现的证候。

临床表现：心悸，失眠，多梦，健忘，头晕眼花，面色淡白或萎黄，唇舌色淡，脉细无力。

辨证要点：心悸、失眠、多梦与血虚症状共见。

（二）心阴虚证

心阴虚证是指阴液亏损，心失滋养，虚热内扰，以心悸、心烦、失眠及阴虚症状为主要表现的证候。

临床表现：心悸，心烦，失眠，多梦，口燥咽干，形体消瘦，或手足心热，潮热盗汗，两颧潮红，舌红少苔乏津，脉细数。

辨证要点：心悸、心烦、失眠与虚热症状共见。

（三）心气虚证

心气虚证是指心气不足，鼓动无力，以心悸、怔忡及气虚症状为主要表现的虚弱证候。

临床表现：心悸怔忡，气短胸闷，精神疲倦，或有自汗，动则诸症加剧，面色淡白，舌淡，脉虚。

辨证要点：心悸怔忡、神疲与气虚症状共见。

（四）心阳虚证

心阳虚证是指心阳衰衰，温运失司，鼓动无力，虚寒内生，以心悸怔忡、心胸憋闷及阳虚症状为主要表现的虚寒证候。

临床表现：心悸怔忡，心胸憋闷或痛，气短，自汗，畏冷肢凉，神疲乏力，面色㿠白，或面唇青紫，舌质淡胖或紫暗，苔白滑，脉弱或结或代。

辨证要点：心悸怔忡、心胸憋闷与阳虚症状共见。

（五）心阳虚脱证

心阳虚脱证是指心阳衰衰，温运失司，鼓动无力，虚寒内生，以心悸怔忡、心胸憋闷及阳虚症状为主要表现的虚寒证候。

临床表现：心悸怔忡，心胸憋

闷或痛，气短，自汗，畏冷肢凉，神疲乏力，面色㿠白，或面唇青紫，舌质淡胖或紫暗，苔白滑，脉弱或结或代。

辨证要点： 心悸、胸痛、神志模糊或昏迷与亡阳症状共见。

（六）心火亢盛证

心火亢盛证是指心火内炽，扰乱心神，迫血妄行，上炎口舌，热邪下移，以发热、心烦、吐衄、舌赤生疮、尿赤灼痛等为主要表现的实热证候。

临床表现： 心烦失眠，或狂躁谵语，神识不清；或舌上生疮，溃烂疼痛；或吐血、衄血；或小便短赤，灼热涩痛。伴见发热口渴，便秘尿黄，面红舌赤，苔黄脉数。

辨证要点： 心烦失眠、舌赤生疮、吐衄、尿赤与实热症状共见。

（七）心脉痹阻证

心脉痹阻证是指瘀血、痰浊、阴寒、气滞等因素阻痹心脉，以心悸怔忡、心胸憋闷疼痛为主要表现的证候。

临床表现： 心悸怔忡、心胸憋闷疼痛，痛引肩背内臂，时作时止；或以刺痛为主，舌质晦暗，或有青紫斑点，脉细、涩、结、代；或以心胸憋闷为主，体胖痰多，身重困倦，舌苔白腻，脉沉滑或沉涩；或以遇寒痛剧为主，得温痛减，形寒肢冷，舌淡苔白，脉沉迟或沉紧；或以情志变化有关，与情志变化有关，喜太息，舌淡红，脉弦。

辨证要点： 心悸怔忡、心胸憋闷疼痛与血瘀、痰阻、寒凝或气滞症状共见。

（八）痰蒙心神证

痰蒙心神证是指痰浊内盛，蒙蔽心神，以神志抑郁、错乱、痴呆、昏迷及痰浊症状为主要表现的证候，又称痰迷心窍证。

临床表现： 神情痴呆，意识模糊，甚则昏不知人；或精神抑郁，表情淡漠，喃喃独语，举止失常；或突然昏仆，不省人事，口吐涎沫，喉有痰声，并见面色晦暗，胸闷呕恶，舌苔白腻，脉滑等症。

辨证要点： 神志抑郁、错乱、痴呆、昏迷与痰浊症状共见。

（九）痰火扰神证

痰火扰神证是指火热痰浊交结，扰乱心神，以狂躁、神昏及痰热症状为主要表现的证候，又称痰火扰心（闭窍）证。

临床表现： 烦躁不宁，失眠多梦，甚或神昏谵语，胸闷气粗，咯吐黄痰，喉间痰鸣，发热口渴，面红目赤；或狂躁妄动，打人毁物，不避亲疏，胡言乱语，哭笑无常；舌红，苔黄腻，脉滑数。

辨证要点： 烦躁不宁、失眠多梦、狂躁、神昏谵语与痰热症状共见。

（十）瘀阻脑络证

瘀阻脑络证是指瘀血阻滞脑络，以头痛、头晕及血瘀症状为主要表现的证。

临床表现： 头晕不已，头痛如刺，痛处固定，经久不愈，健忘，失眠，心悸，或头部外伤后昏不知人，面色晦暗，舌质紫暗或有紫斑、紫点，脉细涩。

辨证要点： 头痛、头晕与血瘀症状共见。

（十一）小肠实热证

小肠实热证是指心火下移小肠，热迫膀胱，气化失司，以小便灼涩疼痛、心烦、舌疮及实热症状为主要表现的证候。

临床表现： 小便短赤，灼热涩痛，尿血，心烦口渴，口舌生疮，脐腹胀痛，舌红，苔黄，脉数。

辨证要点： 小便赤涩疼痛、心烦、舌疮与实热症状共见。

二、肺与大肠病

(一)肺气虚证

肺气虚证是指肺气虚弱,宣肃、卫外功能减退,以咳嗽、气喘、自汗、易于感冒及气虚症状为主要表现的证候。

临床表现: 咳喘无力,气短而喘,咳痰清稀,少气懒言,语声低怯,动则尤甚,神疲体倦,面色淡白,自汗,恶风,易于感冒,舌淡苔白,脉弱。

辨证要点: 咳嗽无力、气短而喘、自汗与气虚症状共见。

(二)肺阴虚证

肺阴虚证是指肺阴亏虚,虚热内生,肺失滋润,清肃失司,以干咳无痰或痰少而黏及阴虚症状为主要表现的证候。

临床表现: 干咳无痰,或痰少而黏,甚或痰中带血,声音嘶哑,形体消瘦,口干咽燥,五心烦热,潮热盗汗,两颧潮红,舌红少津,脉细数。

辨证要点: 干咳无痰或痰少而黏与阴虚症状共见。

(三)风寒犯肺证

风寒犯肺证是指风寒侵袭,肺卫失宣,以咳嗽、咳稀白痰及风寒表证为主要表现的证候。

临床表现: 咳嗽,痰稀色白,恶寒发热,鼻塞,流清涕,头身疼痛,无汗,苔薄白,脉浮紧。

辨证要点: 咳嗽、咳痰稀白与风寒表证共见。

(四)风热犯肺证

风热犯肺证是指风热侵犯,肺卫失宣,以咳嗽及风热症状为主要表现的证候。

临床表现: 咳嗽,咳痰稠色黄,发热,微恶风寒,鼻塞,流浊涕,口干微渴,咽喉肿痛,舌尖红,苔薄黄,脉浮数。

辨证要点: 咳嗽、咳痰黄稠与

风热表证共见。

(五)燥邪犯肺证

燥邪犯肺证是指燥邪侵犯,肺失清润,肺卫失宣,以干咳无痰,或痰少而黏及口鼻干燥症状为主要表现的证候。

临床表现: 干咳无痰,或痰少而黏,难以咳出,甚则胸痛,痰中带血或咯血,口、唇、舌、鼻、咽干燥,或见鼻塞,微有发热恶风寒,少汗或无汗,苔薄干,脉浮数或浮紧。

辨证要点: 干咳无痰,或痰少而黏与燥淫证共见。

(六)肺热炽盛证

肺热炽盛证是指火热炽盛,壅积于肺,肺失清肃,以咳喘气粗、鼻翼扇动等为主要表现的实热证候,简称肺热证或肺火证。

临床表现: 咳嗽,气喘,胸痛,气息灼热,咽喉红肿疼痛,发热,口渴,大便秘结,小便短赤,舌红苔黄,脉数。

辨证要点: 咳嗽、气喘、胸痛与里实热证共见。

(七)痰热壅肺证

痰热壅肺证是指痰热交结,壅滞于肺,肺失清肃,以咳嗽、痰多黄稠及痰热症状为主要表现的证候。

临床表现: 咳嗽,气喘息粗,胸闷,或喉中痰鸣,咳痰黄稠量多,或咳吐脓血腥臭痰,发热,口渴,小便短赤,大便秘结,舌红苔黄腻,脉滑数。

辨证要点: 咳嗽、气喘息粗与痰热症状共见。

(八)寒痰阻肺证

寒痰阻肺证是指寒饮或痰浊停聚于肺,肺失宣降,以咳喘、痰白量多易咳等为主要表现的证候,又名寒饮停肺证、痰浊阻肺证。

临床表现: 咳嗽,痰多、色白、质稠或清稀、易咳,胸闷,气喘,或喉间有哮鸣声,恶寒,肢冷,舌质淡，苔白腻或白滑，脉弦或滑。

辨证要点：咳喘、痰白量多易咳与寒痰症状共见。

（九）饮停胸胁证

饮停胸胁证是指水饮停于胸胁，阻滞气机，以胸廓饱满、胸胁胀闷或痛及饮停症状为主要表现的证候。即属痰饮病之"悬饮"。

临床表现：胸廓饱满，胸胁部胀闷或痛，咳嗽，气喘，呼吸、咳嗽或身体转侧时牵引胁痛，或有头目晕眩，舌苔白滑，脉沉弦。

辨证要点：胸廓饱满、胸胁胀闷或痛与饮停症状共见。

（十）风水相搏证

风水相搏证是指风邪外袭、肺卫失宣，水湿泛溢肌肤，以突发头面浮肿及卫表症状为主要表现的证候。

临床表现：眼睑头面先肿，继而遍及全身，上半身肿甚，来势迅速，皮肤薄而发亮，小便短少，或见恶寒重发热轻，无汗，舌苔薄白，脉浮紧，或见发热重恶寒轻，咽喉肿痛，舌苔薄黄，脉浮数。

辨证要点：骤起面脸浮肿与卫表症状共见。

（十一）大肠湿热证

大肠湿热证是指湿热蕴阻肠道气机，大肠传导失常，以腹痛、泄泻及湿热症状为主要表现的证候，又称肠道湿热证。

临床表现：腹痛，腹泻，肛门灼热，或暴注下泻，色黄味臭；或下痢赤白脓血，里急后重，口渴，小便短赤，或伴恶寒发热，或但热不寒；舌红苔黄腻，脉滑数或濡数。

辨证要点：腹痛、泄泻与湿热症状共见。

（十二）肠热腑实证

肠热腑实证是指邪热入里，与肠中糟粕相搏，以腹满硬痛、便秘及里热炽盛症状为主要表现的证候。即六经辨证中的阳明腑实证。

临床表现：腹部硬满疼痛、拒按，大便秘结，或热结旁流，气味恶臭，壮热或日晡潮热，汗出口渴，甚则神昏谵语、狂乱，小便短黄，舌质红，苔黄厚而燥，或焦黑起刺，脉沉数有力，或沉迟有力。

辨证要点：腹满硬痛、便秘与里热炽盛症状共见。

（十三）肠燥津亏证

肠燥津亏证是指津液亏损，肠失濡润，传导失职，以大便燥结难下及津亏症状为主要表现的证候，又名大肠津亏证。

临床表现：大便干燥，状如羊屎，数日一行，腹胀作痛，或见左少腹触及包块，口干，或口臭，或头晕，舌红少津，苔黄燥，脉细涩。

辨证要点：大便燥结难下与津亏症状共见。

三、脾与胃病辨证

（一）脾气虚证

脾气虚证是指脾气不足，运化失职，以纳少、腹胀、便溏及气虚症状为主要表现的证候。

临床表现：不欲食或纳少，腹胀，食后胀甚，便溏，神疲乏力，少气懒言，肢体倦怠，或浮肿，或消瘦，或肥胖，面色萎黄，舌淡苔白，脉缓或弱。

辨证要点：纳少、腹胀、便溏与气虚症状共见。

（二）脾虚气陷证

脾虚气陷证是指脾气虚弱，升举无力而反下陷，以眩晕、泄泻、脘腹重坠、内脏下垂及气虚症状为主要表现的证候，又名中气下陷证。

临床表现：眩晕，久泄，脘腹重坠作胀，食后益甚，或小便混浊如米泔，或便意频数，肛门重坠，甚或内脏下垂，或脱肛、子宫下垂，神疲乏力，气短懒言，面白无华，纳少，舌淡苔白，脉缓或弱。

辨证要点：眩晕、泄泻、脘腹

重坠、内脏下垂与气虚症状共见。

（三）脾阳虚证

脾阳虚证是指脾阳虚衰，失于温运，阴寒内生，以纳少、腹胀、腹痛、便溏及阳虚症状为主要表现的证候。

临床表现： 腹痛绵绵，喜温喜按，纳少，腹胀，大便清稀或完谷不化，畏寒肢冷，或肢体浮肿，或白带清稀量多，或小便短少，舌质淡胖或有齿痕，舌苔白滑，脉沉迟无力。

辨证要点： 腹胀、腹痛、大便清稀与阳虚症状共见。

（四）脾不统血证

脾不统血证是指脾气虚弱，统血失常，血溢脉外，以各种慢性出血及脾气虚症状为主要表现的证候，又名气不摄血证。

临床表现： 各种出血，如呕血、便血、尿血、肌衄、鼻衄、齿衄、妇女月经过多、崩漏等，食少，便溏，神疲乏力，少气懒言，面色萎黄，舌淡苔白，脉细弱。

辨证要点： 各种慢性出血与脾气虚症状共见。

（五）湿热蕴脾证

湿热蕴脾证是指湿热内蕴，脾失健运，以腹胀、纳呆、便溏及湿热症状为主要表现的证候。

临床表现： 脘腹胀闷，纳呆，恶心欲呕，口苦口黏，渴不多饮，便溏不爽，小便短黄，肢体困重，或身热不扬，汗出热不解，或见面目发黄鲜明，或皮肤瘙痒，舌质红，苔黄腻，脉濡数。

辨证要点： 腹胀、纳呆、便溏与湿热症状共见。

（六）寒湿困脾证

寒湿困脾证是指寒湿内盛，困阻脾阳，运化失职，以脘腹痞闷、纳呆、便溏、身重与寒湿症状为主要表现的证候。

临床表现： 脘腹痞闷，腹痛便

溏，口腻纳呆，泛恶欲呕，头身困重，面色晦黄，或身目发黄，黄色晦暗如烟熏，或妇女白带量多，或肢体浮肿，小便短少，舌淡胖，苔白腻，脉濡缓或沉细。

辨证要点： 脘腹痞闷、纳呆、腹胀、便溏、身重与寒湿症状共见。

（七）胃气虚证

胃气虚证是指胃气虚弱，胃失和降，以纳少、胃脘痞满或隐痛及气虚症状为主要表现的证候。

临床表现： 纳少，胃脘痞满，隐痛喜按，嗳气，面色萎黄，神疲乏力，少气懒言，舌质淡，苔薄白，脉弱。

辨证要点： 胃脘痞满、隐痛喜按、纳少与气虚症状共见。

（八）胃阳虚证

胃阳虚证是指胃阳不足，胃失温煦，以胃脘冷痛及阳虚症状为主要表现的证候。

临床表现： 胃脘冷痛，绵绵不已，喜温喜按，食后缓解，受纳温水或夹有不消化食物，纳少脘痞，口淡不渴，倦怠乏力，畏寒肢冷，舌淡胖嫩，脉沉迟无力。

辨证要点： 胃脘冷痛、喜温喜按与阳虚症状共见。

（九）胃阴虚证

胃阴虚证是指胃阴亏虚，胃失濡润、和降，以胃脘隐隐灼痛、饥不欲食及阴虚症状为主要表现的证候。

临床表现： 胃脘隐隐灼痛，嘈杂不舒，饥不欲食，干呕，呃逆，口燥咽干，大便干结，小便短少，舌红少苔，脉细数。

辨证要点： 胃脘隐隐灼痛、饥不欲食与阴虚症状共见。

（十）寒滞胃肠证

寒滞胃肠证是指寒邪犯胃，阻滞气机，以胃脘冷痛、恶心呕吐及实寒症状为主要表现的证候。

临床表现： 胃脘冷痛剧烈，得

温痛减，遇寒加重，恶心呕吐，吐后痛缓，或口泛清水，口淡不渴，恶寒肢冷，面白或青，舌淡苔白润，脉弦紧或沉紧。

辨证要点： 胃脘冷痛、恶心呕吐与实寒症状共见。

（十一）胃热炽盛证

胃热炽盛证是指火热壅滞于胃，胃失和降，以胃脘灼痛、消谷善饥及实热症状为主要表现的证候。

临床表现： 胃脘灼痛、拒按，消谷善饥，口气臭秽，齿龈红肿疼痛，甚则化脓、溃烂，或见齿衄，渴喜冷饮，大便秘结，小便短黄，舌红苔黄，脉滑数。

辨证要点： 胃脘灼痛、消谷善饥与实热症状共见。

（十二）食滞胃脘证

食滞胃脘证是指饮食停积胃脘，以胃脘胀满疼痛、拒按、嗳腐吞酸，泻下臭秽及气滞症状为主要表现的证候。

临床表现： 胃脘胀满疼痛、拒按，厌恶食物，嗳腐吞酸，或呕吐酸馊食物，吐后痛得减，或腹胀腹痛，泻下不爽，肠鸣，矢气臭如败卵，大便酸腐臭秽，舌苔厚腻，脉滑。

辨证要点： 胃脘胀满疼痛、嗳腐吞酸，或呕吐酸馊食物，或泻下酸腐臭秽与气滞症状共见。

四、肝与胆病辨证

（一）肝血虚证

肝血虚证是指肝血不足，机体失养，以眩晕、视力减退、肢体麻木及血虚症状为主要表现的证候。

临床表现： 头晕目眩，视力减退，或夜盲，爪甲不荣，肢体麻木，失眠多梦，妇女月经量少、色淡，甚则闭经，面唇淡白，舌淡，脉细。

辨证要点： 眩晕、视力减退、肢体麻木与血虚症状共见。

（二）肝阴虚证

肝阴虚证是指肝阴不足，虚热内生，以眩晕、目涩、胁痛及虚热症状为主要表现的证候。

临床表现： 头晕眼花，两目干涩，视物不清，胁肋隐隐灼痛，口燥咽干，五心烦热，两颧潮红，潮热盗汗，舌红少苔，脉弦细数。

辨证要点： 眩晕、目涩、胁肋隐痛与阴虚症状共见。

（三）肝郁气滞证

肝郁气滞证是指肝失疏泄，气机郁滞，以情志抑郁，胸胁、少腹胀痛及气滞症状为主要表现的证候，又名肝气郁结证。

临床表现： 胸胁、少腹胀满疼痛，走窜不定，情志抑郁，善太息，妇女可见乳房胀痛、月经不调、痛经、闭经，苔薄白，脉弦。

辨证要点： 情志抑郁，胸胁、少腹胀痛，脉弦与气滞症状共见。

（四）肝火炽盛证

肝火炽盛证是指火热炽盛，内扰于肝，气火上逆，以头痛、胁痛、烦躁、耳鸣及实热症状为主要表现的证候，又名肝火上炎证。

临床表现： 头目胀痛，面红目赤，口苦口干，急躁易怒，失眠多梦，耳鸣耳聋，或耳痛流脓，或胁肋灼痛，或吐血、衄血，大便秘结，小便短黄，舌红苔黄，脉弦数。

辨证要点： 头目胀痛、胁痛、烦躁、耳鸣等与实热症状共见。

（五）肝阳上亢证

肝阳上亢证是指肝肾阴亏，阴不制阳，阳亢于上，以眩晕耳鸣、头目胀痛、头重脚轻、腰膝酸软等上盛下虚症状为主要表现的证候。

临床表现： 眩晕耳鸣，头目胀痛，面红目赤，急躁易怒，失眠多梦，腰膝酸软，头重脚轻，舌红少津，脉弦或弦细数。

辨证要点： 头目胀痛、眩晕耳

鸣、急躁易怒、头重脚轻、腰膝酸软等上盛下虚症状共见。

（六）肝风内动证

1. 肝阳化风证 是指阴虚阳亢，肝阳升发无制，引动肝风，以眩晕头痛、肢麻震颤、喎僻不遂为主要表现的证候。

临床表现： 眩晕欲仆，头摇而痛，言语謇涩，手足震颤，肢体麻木，步履不正；或猝然昏倒，不省人事，口眼歪斜，半身不遂，喉中痰鸣，脉弦。

辨证要点： 以眩晕欲仆、肢麻震颤、口眼歪斜、半身不遂等为主要表现。

2. 热极生风证 是指邪热亢盛，烧灼筋脉，引动肝风，以高热、神昏、抽搐与实热症状为主要表现的证候。

临床表现： 高热神昏，躁动谵语，颈项强直，四肢抽搐，角弓反张，两目紧闭，舌质红绛，苔黄燥，脉弦数。

辨证要点： 高热、神昏、抽搐与实热症状共见。

3. 阴虚动风证 是指肝阴亏虚，筋脉失养，虚风内动，以手足震颤或蠕动与虚热症状为主要表现的证候。

临床表现： 手足震颤或蠕动，眩晕耳鸣，两目干涩，视物模糊，五心烦热，潮热盗汗，舌红少苔，脉细数。

辨证要点： 手足震颤或蠕动与阴虚症状共见。

4. 血虚生风证 是指血液亏虚，筋脉失养，虚风内动，以手足颤动、肢体麻木与血虚症状为主要表现的证候。

临床表现： 手足震颤，头晕眼花，夜盲，失眠多梦，肢体麻木，肌肉瞤动，皮肤瘙痒，爪甲不荣，面唇淡白，舌淡苔白，脉细或弱。

辨证要点： 手足颤动、肢体麻木与血虚症状共见。

（七）寒凝肝脉证

寒凝肝脉证是指寒邪侵袭，凝滞肝经，以少腹、前阴、巅顶等肝经循行部位冷痛及实寒症状为主要表现的证候。

临床表现： 少腹冷痛，阴囊收缩，睾丸抽痛，或巅顶冷痛，遇寒痛甚，得温痛减，恶寒肢冷，舌淡白，脉沉弦或沉紧。

辨证要点： 少腹、前阴、巅顶冷痛与实寒症状共见。

（八）胆郁痰扰证

胆郁痰扰证是指痰热内扰，胆郁失宁，以胆怯易惊、心烦失眠及痰热症状为主要表现的证候。

临床表现： 惊悸失眠，胆怯易惊，烦躁不安，犹豫不决，口苦呕恶，胸胁胀闷，眩晕耳鸣，舌红苔黄腻，脉弦数。

辨证要点： 惊悸失眠、胆怯易惊与痰热症状共见。

五、肾与膀胱病辨证

（一）肾阳虚证

肾阳虚证是指肾阳亏虚，机体失其温煦，以腰膝酸冷、性欲减退、夜尿多及阳虚症状为主要表现的证候。

临床表现： 腰膝酸软冷痛，畏寒肢冷，下肢尤甚，面色㿠白或黧黑，神疲乏力，或见性欲冷淡，男子阳痿、滑精、早泄，女子宫寒不孕、白带清稀量多；或尿频清长，夜尿多，舌淡苔白，脉沉细无力，尺部尤甚。

辨证要点： 腰膝冷痛、性欲减退、夜尿多与虚寒症状共见。

（二）肾虚水泛证

肾虚水泛证是指肾的阳气亏虚，气化无权，水液泛溢，以水肿下肢为甚、尿少与肾阳虚症状为主要表现的证候。

临床表现： 全身浮肿，腰以下

为甚，按之没指，小便短少，腰膝酸软冷痛，畏寒肢冷，腹部胀满，或心悸气短，咳喘痰鸣，舌淡胖，苔白滑，脉沉迟无力。

辨证要点： 浮肿以腰以下为甚、小便不利与肾阳虚症状共见。

(三) 肾阴虚证

肾阴虚证是指肾阴亏损，失于滋养，虚热内扰，以腰酸而痛、遗精、经少、头晕耳鸣及阴虚症状为主要表现的证候，又名真阴 (肾水) 亏虚证。

临床表现： 腰膝酸软而痛，眩晕耳鸣，失眠多梦，形体消瘦，潮热盗汗，五心烦热，咽干颧红，男子阳强易举，遗精早泄，女子经少经闭，或见崩漏，舌红少苔或无苔，脉细数。

辨证要点： 腰酸耳鸣、男子遗精、女子月经失调与阴虚症状共见。

(四) 肾精不足证

肾精不足证是指肾精亏损，脑与骨髓失充，以生长发育迟缓、生育机能低下、成人早衰等为主要表现的证候。

临床表现： 小儿发育迟缓，身材矮小，囟门迟闭，骨骼痿软，智力低下，男子精少不育，性欲减退，女子经闭不孕；发脱齿摇，耳聋耳鸣如蝉，腰膝酸软，足痿无力，健忘恍惚，神情呆钝，动作迟钝，舌淡苔白，脉弱。

辨证要点： 小儿生长发育迟缓、成人生育机能低下、早衰为主要表现。

(五) 肾气不固证

肾气不固证是指肾气亏虚，失于封藏、固摄，以腰膝酸软、小便、精液、经带、胎气不固及肾虚症状为主要表现的证候。

临床表现： 腰膝酸软，神疲乏力，耳鸣耳聋，小便频数清长，夜尿频多，或遗尿，或尿后余沥不尽，或尿失禁；男子滑精、早泄，女子

月经淋沥不尽，带下清稀量多，或胎动易滑，舌质淡，苔白，脉弱。

辨证要点： 腰膝酸软、小便数清长、滑精、滑胎、带下量多清稀与肾气虚症状共见。

(六) 肾不纳气证

肾不纳气证是指肾气虚弱，纳气无权，以久病咳喘、呼多吸少、动则尤甚及肾虚症状为主要表现的证候，又称肺肾气虚证。

临床表现： 久病咳喘，呼多吸少，气不接续，动则尤甚，腰膝酸软，或自汗神疲，声音低怯，舌淡苔白，脉沉弱；或喘息加剧，冷汗淋漓，肢冷面青，脉浮大无根；或气短息促，颧红心烦，口燥咽干，舌红少苔，脉细数。

辨证要点： 久病咳喘、呼多吸少、动则尤甚与肾气虚症状共见。

(七) 膀胱湿热证

膀胱湿热证是指湿热侵袭，蕴结膀胱，以小便频急、灼涩疼痛及湿热症状为主要表现的证候。

临床表现： 尿频，尿急，尿道灼痛，小便短黄或混浊，或尿血，或尿中见砂石，小腹胀痛，或腰腹或伴发热，舌红苔黄腻，脉滑数。

辨证要点： 尿频，尿急，尿道灼痛，尿短黄与湿热症状共见。

六、脏腑兼病辨证

(一) 心肾不交证

心肾不交证是指心肾水火既济失调，以心烦、失眠、梦遗、耳鸣、腰膝酸软等为主要表现的证候。

临床表现： 心烦，心悸，失眠多梦，头晕耳鸣，腰膝酸软，梦遗，口燥咽干，五心烦热，潮热盗汗，便结尿黄，舌红少苔，脉细数；或阳痿，腰膝冷痛，脉沉细无力等。

辨证要点： 心烦、失眠、腰膝酸软、耳鸣、梦遗与虚热或虚寒症状共见。

(二)心肾阳虚证

心肾阳虚证是指心与肾的阳气虚衰,温煦失职,以心悸、腰膝酸冷、浮肿及阳虚症状等为主要表现的证候。其水肿明显者,可称为水气凌心证。

临床表现: 心悸怔忡,腰膝酸冷,肢体浮肿,小便不利,形寒肢冷,神疲乏力,精神萎靡或嗜睡,唇甲青紫,舌胖淡暗或青紫,苔白滑,脉弱。

辨证要点: 心悸怔忡、腰膝酸冷、肢体浮肿与虚寒症状共见。

(三)心肺气虚证

心肺气虚证是指心肺两脏气虚,功能减退,以心悸、咳嗽、气喘及气虚症状为主要表现的证候。

临床表现: 心悸胸闷,咳嗽,气喘,气短,动则尤甚,痰液清稀,神疲乏力,声低懒言,自汗,面色淡白,舌淡苔白;甚者可见口唇青紫,脉弱或结、代。

辨证要点: 心悸、胸闷、咳嗽、气喘与气虚症状共见。

(四)心脾两虚证

心脾两虚证是指脾气亏虚,心血不足,以心悸怔忡、失眠多梦、食少、腹胀、便溏及气血两虚症状为主要表现的证候。

临床表现: 心悸怔忡,失眠多梦,食欲不振,腹胀便溏,面色萎黄,眩晕耳鸣,神疲乏力,或见各种慢性出血,血色淡,舌淡嫩,脉弱。

辨证要点: 心悸怔忡、失眠多梦、食少便溏、慢性出血与气血两虚症状共见。

(五)心肝血虚证

心肝血虚证是指血液亏少,心肝失养,以心悸、多梦、眩晕、爪甲不荣、肢麻及血虚症状为主要表现的证候。

临床表现: 心悸怔忡,失眠多梦,健忘,眩晕,视物模糊,雀盲,爪甲不荣,肢体麻木,甚则震颤、拘挛,面白无华,妇女月经量少色淡,甚则闭经,舌淡苔白,脉细。

辨证要点: 心悸、失眠、眩晕、爪甲不荣、肢麻等与血虚症状共见。

(六)脾肺气虚证

脾肺气虚证是指脾肺两脏气虚,以咳嗽、气喘、食少、腹胀、便溏及气虚症状为主要表现的证候。

临床表现: 久咳不止,气短而喘,咳声低微,咳痰清稀,食欲不振,腹胀便溏,面白无华,神疲乏力,声低懒言,或见面浮肢肿,舌淡苔白滑,脉弱。

辨证要点: 咳嗽气喘、痰液清稀、食少便溏与气虚症状共见。

(七)肺肾阴虚证

肺肾阴虚证是指肺肾阴液亏损,虚热内扰,以干咳、少痰、腰膝酸软、遗精及阴虚症状为主要表现的证候。

临床表现: 咳嗽痰少,或痰中带血,或声音嘶哑,腰膝酸软,形体消瘦,口燥咽干,骨蒸潮热,盗汗,颧红,男子遗精,女子经少或崩漏,舌红少苔,脉细数。

辨证要点: 干咳少痰、腰酸、遗精与虚热症状共见。

(八)肝火犯肺证

肝火犯肺证是指肝火炽盛,上逆犯肺,肺失清肃,以胸胁灼痛、急躁易怒、咳嗽阵作或咳血及实热症状为主要表现的证候。

临床表现: 胸胁灼痛,急躁易怒,头胀头количество,咳嗽阵作,痰黄黏稠,甚则咳血,烦热口苦,面红目赤,舌红苔薄黄,脉弦数。

辨证要点: 胸胁灼痛、急躁易怒、咳嗽阵作或咳血与实热症状共见。

(九)肝胃不和证

肝胃不和证是指肝气郁结,横逆犯胃,胃失和降,以脘胁胀痛、嗳气、吞酸、情志抑郁及气滞症状为主要表现的证候。

临床表现：胃脘、胁肋胀痛或窜痛，胃脘痞满，呃逆、嗳气，吞酸嘈杂，饮食减少，情志抑郁，善太息，或烦躁易怒，舌淡红，苔薄白或薄黄，脉弦。

辨证要点：脘胁胀痛、嗳气、吞酸、情志抑郁与气滞症状共见。

（十一）肝郁脾虚证

肝郁脾虚证是指肝失疏泄、脾失健运，以胸胁胀痛、腹胀、便溏、情志抑郁为主要表现的证候。

临床表现：胸胁胀满窜痛，腹胀纳呆，腹痛欲泻，泻后痛减，或便溏不爽，肠鸣矢气，善太息，情志抑郁，或急躁易怒，舌苔白，脉弦或缓。

辨证要点：胸胁胀痛、腹胀、便溏与情志抑郁共见。

（十一）肝胆湿热证

肝胆湿热证是指湿热内蕴肝胆，肝胆疏泄失常，以身目发黄、胁肋胀痛及湿热症状为主要表现的证候。以阴部、带下黄臭及湿热症状为主要表现者，称为肝经湿热（下注）证。

临床表现：胁肋胀痛，纳呆腹胀，泛恶欲呕，口苦厌油，身目发黄，大便不调，小便短黄；或寒热往来，舌红，苔黄腻，脉弦滑数；或阴部潮湿、瘙痒、湿疹，阴器肿痛，带下黄臭等。

辨证要点：肝胆湿热以胁肋胀痛、身目发黄等与湿热症状共见；肝经湿热以阴部瘙痒、带下黄臭等与湿热症状共见。

（十二）肝肾阴虚证

肝肾阴虚证是指肝肾两脏阴液亏虚，虚热内扰，以腰膝胁肋痛、目干涩、眩晕、耳鸣、遗精及阴虚症状为主要表现的证候。

临床表现：头晕目眩，胸胁隐痛，两目干涩，耳鸣健忘，腰膝酸软，失眠多梦，口燥咽干，五心烦热，或低热颧红，男子遗精，女子

月经量少，舌红少苔，脉细数。

辨证要点：胸胁隐痛、腰膝酸软、眩晕耳鸣、两目干涩与虚热症状共见。

（十三）脾肾阳虚证

脾肾阳虚证是指脾肾阳气亏虚，温化失职，虚寒内生，以久泻久痢、浮肿、腰腹冷痛及阳虚症状为主要表现的证候。

临床表现：腰膝、下腹冷痛，久泻久痢，或五更泄泻，完谷不化，便质清冷，或全身浮肿，小便不利，形寒肢冷，面色㿠白，舌淡胖，苔白滑，脉沉迟无力。

辨证要点：腰腹冷痛、久泻久痢、五更泄泻与虚寒症状共见。

第十二单元　六经辨证

六经辨证，就是结合六经所系的脏腑经络、气血津液等，对外感病发生发展过程中的临床症状进行综合分析，判断证候类型的一种辨证方法。

一、太阳病证

太阳病证是指外感病初期所表现的证候。

1. 太阳经证　是指六淫之邪侵袭人体肌表，正邪相争，营卫失和所表现的证候。太阳经证为外感病的初起阶段。其证候表现为恶寒、头项强痛、脉浮。

（1）太阳中风证：是指以风邪为主的风寒之邪侵袭太阳经脉，致使卫强营弱所表现的证候，临床又称外感表虚证。

临床表现：发热，恶风，头痛，自汗出，脉浮缓；或见鼻鸣，干呕。

辨证要点：发热，恶风，汗出，脉浮缓。

（2）太阳伤寒证：是指以寒邪为主的风寒之邪侵袭太阳经脉，使卫阳被遏，营阴郁滞所表现的证候。

临床又称伤寒表实证。

临床表现：恶寒，发热，头项强痛，肢体疼痛，无汗而喘，脉浮紧。

辨证要点：恶寒，无汗，头身疼痛，脉浮紧。

2. 太阳腑证　是指太阳经证不解，邪气循经内传太阳之腑所表现的证候。

（1）太阳蓄水证：是指太阳经证不解，邪气内传足太阳膀胱腑，邪与水结，膀胱气化失司，水液停蓄所表现的证候。

临床表现：发热，恶寒，小腹满，小便不利，口渴，或水入则吐，脉浮或浮数。

辨证要点：小腹满、小便不利与太阳经证状共见。

（2）太阳蓄血证：是指太阳经证未解，邪热内传，邪热与瘀血互结于少腹所表现的证候。

临床表现：少腹急结或硬满，小便自利，如狂或发狂，善忘，大便色黑如漆，脉沉涩或沉结。

辨证要点：少腹急硬，小便自利，便黑。

二、阳明病证

阳明病证是指外感病发展过程中，病邪内传阳明而致，多系阳热亢盛，胃肠燥热所表现的证候。

1. 阳明经证　是指邪热亢盛，充斥阳明之经，弥漫全身，而肠中糟粕尚未结成燥屎所表现的证候。

临床表现：身大热，汗出，口渴引饮，或心烦躁扰，气粗似喘，面赤，苔黄燥，脉洪大。

辨证要点：壮热，汗出，口渴，脉洪大。

2. 阳明腑证　是指邪热内炽阳明之腑，并与肠中糟粕相搏，燥屎内结，阻滞肠道所表现的证候。

临床表现：日晡潮热，手足濈然汗出，脐腹胀满疼痛而拒按，大

便秘结不通，甚则谵语、狂乱、不得眠，舌苔黄厚干燥，或起芒刺，甚至苔焦黑燥裂，脉沉迟而实或滑数。

辨证要点：潮热汗出，腹满硬痛，大便秘结，苔黄燥，脉沉实。

三、少阳病证

少阳病证是指邪犯少阳，正邪交争，枢机不利，胆火内郁，经气不畅所表现的证候。从其病证看，少阳病虽属热证、实证，但相对而言，亦多表现有正气相对不足的一面。

临床表现：寒热往来，口苦，咽干，目眩，胸胁苦满，默默不欲饮食，心烦喜呕，脉弦。

辨证要点：寒热往来，胸胁苦满，口苦，咽干，目眩，脉弦。

四、太阴病证

太阴病证是指脾阳虚弱，邪从寒化，寒湿内生所表现的证候。以脾虚寒湿为病变特点。

临床表现：腹满而吐，食不下，口不渴，自利，时腹自痛，四肢欠温，脉沉缓而弱。

辨证要点：腹满时痛、自利、口不渴与虚寒症状共见。

五、少阴病证

少阴病证是指伤寒六经病变的后期阶段出现心肾两虚，全身性阴阳衰惫所表现的证候。

1. 少阴寒化证　是指病邪深入少阴，心肾阳气虚衰，从阴化寒，阴寒独盛所表现的虚寒证候。

临床表现：无热恶寒，但欲寐，四肢厥冷，下利清谷，呕不能食，或食入即吐，脉微细，甚或欲绝，或见身热反不恶寒，甚则面赤。

辨证要点：无热恶寒，四肢厥冷，下利清谷，脉微细。

2. 少阴热化证　指病邪深入少阴，心肾阴虚，从阳化热所表现的

虚热证候。

临床表现：心烦不得眠，口燥咽干，或咽痛，舌尖红少苔，脉细数。

辨证要点：心烦失眠，口燥咽干，舌尖红，脉细数等。

六、厥阴病证

厥阴病证是指疾病发展传变到较后阶段，出现阴阳对峙、寒热交错、厥热胜复所表现的证候。

临床表现：消渴，气上撞心，心中疼热，饥而不欲食，食则吐蛔。

辨证要点：消渴，心中疼热，饥而不欲食。

七、六经病证的传变

六经病证循着一定的趋向发展，在一定的条件下发生转变，谓之传变。其表现为传经、直中、合病、并病四种方式。

1. 传经 循经传是指按伤寒六经的顺序传相传。越经传是指不按循经传次序，隔一经甚或隔两经相传。表里传是指六经中互为表里的阴阳两经相传。

2. 直中 凡外感病邪不从阳经传入，而直接侵袭阴经者，称为直中。

3. 合病 凡疾病发病之初，两经或三经的病证同时出现，称为合病。

4. 并病 伤寒病凡一经病证未罢，又出现另一经病证，两经病证合并出现，称为并病。

第十三单元 卫气营血辨证

卫气营血辨证，是清代医家叶天士创立的一种辨治外感温热病的辨证方法。

（一）卫分证

卫分证是指温热病邪侵袭肌表，卫气功能失常所表现的证候，常见

于外感温热病的初起阶段。

临床表现：发热，微恶风寒，头痛，口干微渴，舌边尖红，苔薄黄，脉浮数；或伴有咳嗽，咽喉肿痛。

辨证要点：发热、微恶风寒、舌边尖红、脉浮数等为主要表现。

（二）气分证

气分证是指温热病邪内传脏腑，正盛邪炽，阳热亢盛所表现的里实热证。

临床表现：发热，不恶寒，反恶热，汗出，口渴，尿黄，舌红苔黄，脉数有力。

辨证要点：发热、汗出、口渴、舌红苔黄、脉数有力为主要表现。

（三）营分证

营分证是指温病邪热内陷，营阴受损，心神被扰所表现的证候。营分证是温热病发展过程中较为深重的阶段。

临床表现：身热夜甚，口不甚渴或不渴，心烦不寐，舌或神昏谵语，斑疹隐隐，舌质红绛无苔，脉细数。

辨证要点：身热夜甚、心烦、舌红绛、脉细数等为主要表现。

（四）血分证

血分证是指温病邪热深入阴血，导致动血、动风、耗阴所表现的一类证候。血分证是温热病发展过程中最为深重的阶段，分为血分实热证、血分虚热证。

1. 血分实热证

辨证要点：身热夜甚、躁扰神昏、舌质深绛、脉弦数与出血或动风症状并见为主要表现。

2. 血分虚热证

辨证要点：低热持续不退与形体干瘦，或手足蠕动、瘛疭等症状共见。

（五）卫气营血证的传变

1. 顺传 顺传是指温热病邪按照卫分→气分→营分→血分的次序

传变。

2. 逆传 逆传是指温热病邪不按照上述次序及规律传变，如邪入卫分后，不经过气分阶段而直接深入营分、血分。

第十四单元 三焦辨证

三焦辨证是清代著名医家吴鞠通创立的一种诊治温热病的辨证方法。

（一）上焦病证

上焦病证是指温热之邪侵袭手太阴肺和手厥阴心包所表现的证候。

临床表现： 发热，微恶风寒，微汗出，头痛，咳嗽，鼻塞，口渴，舌边尖红，脉浮数；或但热不寒，多汗，烦躁口渴，咳嗽，气喘，苔黄，脉数；甚则高热，神昏，谵语，舌謇，肢厥，舌质红绛。

辨证要点： 邪犯肺卫，以发热、微恶风寒、舌边尖红、脉浮数为主要表现；邪热壅肺，以但热不寒、咳喘、苔黄、脉数为主要表现；邪陷心包，以高热、神昏、肢厥、舌质红绛为主要表现。

（二）中焦病证

中焦病证是指温热之邪侵犯中焦脾胃，从燥化或从湿化所表现的证候。

临床表现： 身热气粗，面红目赤，腹满便秘，渴欲饮冷，口燥咽干，唇裂舌焦，小便短赤，大便干结，苔黄燥或焦黑，甚则神昏谵语，脉沉实有力；或身热不扬，头身困重，胸脘痞闷，泛恶欲呕，小便不利，大便不爽或溏泄，舌苔黄腻，脉细而濡数。

辨证要点： 阳明燥热，以身热、腹满、便秘、苔黄燥、脉沉实为辨证要点；太阴湿热，以身热不扬、脘痞欲呕、头身困重、苔黄腻、脉濡数为主要表现。

（三）下焦病证

下焦病证是指温热之邪犯及下焦，以劫夺肝肾之阴为主所表现的证候。

临床表现： 身热，手足心热甚于手足背，颧红，口舌干燥，神倦耳聋，舌红少苔，脉虚大；或见手足蠕动，或瘛疭，心中憺憺大动，神倦，脉虚，舌绛苔少，甚或时时欲脱。

辨证要点： 以身热颧红、手足蠕动或瘛疭、舌绛苔少等为辨证要点。肾阴亏虚，以身热颧红、神倦耳聋等与阴虚症状共见；肝阴亏虚，以手足蠕动、瘛疭、舌绛苔少、脉虚等与阴虚症状共见。

（四）三焦病证的传变

1. 顺传 三焦病证多由上焦手太阴肺经开始，继而传入中焦，最后传入下焦，此为"顺传"，标志着病情由浅入深，由轻到重的病理进程。

2. 逆传 温热病邪由肺卫直接传入手厥阴心包经，此为"逆传"，说明邪热炽盛，病情重笃。

第十五单元 中医诊断思维与应用

一、中医诊断的基本思维方法

中医诊断的基本思维方法包括比较法、类比法、分类法、归纳法、演绎法、反证法、模糊判断法等。

二、中医诊断的思维过程

临床实际中首先是采集患者的信息，通过望、闻、问、切，了解患者有什么不舒服，以及可能出现的一些客观表现。在完成信息采集后，才运用所学的知识去分析、综合、辨别，最后判断是某一种证。

中药学

第一单元　中药的性能

一、四气

四气，指药物的寒、热、温、凉四种药性，又称四性。

一般来讲，寒凉药分别具有清热泻火、凉血解毒、滋阴除蒸、泄热通便、清热利尿、清化痰热、清心开窍、凉肝息风等作用；而温热药则分别具有温里散寒、暖肝散结、补火助阳、温阳利水、温经通络、引火归原、回阳救逆等作用。

二、五味

五味是指药物有辛、甘、酸、苦、咸五种不同的味道，因而具有不同的治疗作用。

辛：有发散、行气、行血的作用。

甘：有补益、和中、调和药性和缓急止痛的作用。

酸：有收敛、固涩的作用。

苦：有泄、燥、坚阴的作用。

咸：有软坚散结、泻下通便的作用。

淡：有渗湿、利小便的作用。

涩：与酸味药的作用相似，有收敛固涩的作用。

三、升降浮沉

升——上升；降——下降；浮——发散；沉——收敛固藏。

一般而言，发表、透疹、升阳、涌吐、开窍等药具有升浮作用，收敛固涩、泻下、利水、潜阳、镇惊安神、止咳平喘、止呕等药具有沉降作用。

影响升降浮沉的主要因素：炮制和配伍。

四、归经

归经表示药物作用的定位。

归经理论的形成是以脏腑经络为基础，以药物所治疗的具体病证为依据，经过长期临床实践总结出来的用药理论。如朱砂、远志能治心悸失眠，归心经；桔梗、苦杏仁能治咳喘，归肺经；白芍、钩藤能治胁痛、抽搐，归肝经等。

五、毒性

毒性指药物对机体所产生的不良影响及损害性。

第二单元　中药的作用

一、中药的作用与副作用

1. 中药的作用　是指中药对机体影响，或机体对药物的反应。中药作用的基本原理——以偏纠偏。

2. 副作用　是指在常规剂量（治疗剂量）时出现的与治疗无关的不适反应。治疗作用与副作用是相对的，在一定条件下是可以相互转化的。

二、中药的功效

1. 对证功效　是针对中医所特有的证型发挥治疗作用的功效。

2. 对症功效　是针对疾病过程中某些症状或体征发挥治疗作用的功效。

3. 对病功效　是针对中医的

"病"发挥治疗作用的功效。

第三单元　中药的配伍

一、中药配伍的意义

适应复杂病情，增强疗效，减少毒副作用。

二、中药配伍的内容

1. 各种配伍关系的意义

（1）单行：单用一味药来治疗某种病情单一的疾病。

（2）相须：两种功效类似的药物配合应用，可以增强原有药物的功效。

（3）相使：一种药物为主，另一种药物为辅，两药合用，辅药可以提高主药的功效。

（4）相畏：一种药物的毒副作用能被另一种药物所抑制。

（5）相杀：一种药物能够减轻或消除另一种药物的毒副作用。

（6）相恶：两药合用，一种药物能降低另一种药物的功效。

（7）相反：两种药物同用能产生或增强毒性或副作用。

2. 各种配伍关系的临床对待原则

（1）相须和相使能增强功效，为临床常用配伍。

（2）相畏和相杀能减轻或消除毒副作用，保证用药安全。

（3）相恶属削弱或抵消原有功效，应避免使用。

（4）相反能产生或增强毒副作用，属禁忌。

第四单元　中药的用药禁忌

一、配伍禁忌

十八反：本草明言十八反，半蒌贝蔹及攻乌，藻戟遂芫俱战草，诸参辛芍叛藜芦。

十九畏：硫黄畏朴硝，水银畏砒霜，狼毒畏密陀僧，巴豆畏牵牛，丁香畏郁金，川乌、草乌畏犀角，牙硝畏三棱，官桂畏赤石脂，人参畏五灵脂。

二、证候禁忌

由于药物的药性不同，其作用各有专长和一定的适应范围，因此，临床用药也就有所禁忌，称"证候禁忌"。如麻黄性味辛温，功能发汗解表，散风寒，又能宣肺平喘利尿，故适用于外感风寒表实无汗或肺气不宣的喘咳，对表虚自汗及阴虚盗汗、肺肾虚喘则禁止使用。

三、妊娠用药禁忌

妊娠用药禁忌是指妇女在妊娠期间禁用或慎用某些药物。

禁用：毒性较强、药性峻猛（峻下逐水、破血逐瘀、辛香走窜）、堕胎力强的药物。

慎用：活血祛瘀药、行气药、攻下药、部分温里药。

四、服药饮食禁忌

一般在服药期间，应忌食生冷、油腻、辛辣、不易消化及有特殊刺激性的食物，以免妨碍脾胃功能，影响药物的吸收，使药物的疗效降低。

某些对治疗不利的食物也应忌口，如寒性病不宜吃生冷食物、清凉饮料等；热性病不宜吃辛辣、油腻、腥膻等食物。还要避免食用某些与所服药物可能存在不良反应的食物，如服使君子应忌茶，服绵马贯众应忌油等。

第五单元　中药的剂量与用法

一、剂量

影响中药剂量的因素

（1）药物性质与剂量的关系。

（2）剂型、配伍与剂量的关系。

（3）年龄、体质、病情与剂量的关系。

（4）季节变化与剂量的关系。

（5）有毒药、峻猛药及某些名贵药的剂量。

二、中药的用法

1. 煎煮方法

（1）先煎：主要指一些有效成分难溶于水的金石、矿物、介壳类药物，应打碎先煎，煮沸 20~30 分钟，再下其他药物同煎，以使有效成分充分析出。如磁石、赭石、生铁落、生石膏、龙骨、牡蛎、石决明、龟甲、鳖甲等。此外，附子、乌头等毒副作用较强的药物，宜先煎 45~60 分钟后再下他药，久煎可以降低毒性，用药更安全。

（2）后下：主要指一些气味芳香的药物，久煎其有效成分易于挥发而降低药效，须在其他药物煎沸 5~10 分钟后放入，如薄荷、青蒿、砂仁等。此外，有些药物虽不属芳香药，但久煎也能破坏其有效成分，如钩藤、大黄、番泻叶等，亦属后下之列。

（3）包煎：主要指那些黏性强、粉末状及带有绒毛的药物，宜先用纱布袋装好，再与其他药物同煎，以防止药液混浊或刺激咽喉引起咳嗽及沉于锅底，加热时引起焦化或煳化。如滑石、青黛、旋覆花、车前子、蒲黄等。

（4）另煎：又称另炖，主要是指某些贵重药材，为了更好地煎出有效成分，还应单独另煎，即另炖 2~3 小时。煎液可以另服，也可与煎液混合服用。如人参、西洋参、羚羊角、鹿茸等。

（5）溶化：又称烊化，主要是指某些胶类药物及黏性大而易溶的药物，为避免入煎粘锅或黏附其他药物影响煎煮，可单用水或黄酒将此类药加热溶化即烊化后，用煎好的药液冲服，也可将此类药放入其他药物煎好的药液中加热烊化后服用，如阿胶、鹿角胶等。

（6）泡服：又叫焗服，主要是指某些有效成分易溶于水或久煎容易破坏药效的药物，可以用少量开水或复方中其他药物的煎出液趁热浸泡，加盖闷润，减少挥发，半小时后去渣即可服用。如藏红花、番泻叶、胖大海等。

（7）冲服：主要指某些贵重药，用量较轻，为防止散失，常需要研成细末制成散剂，用温开水或复方其他药物煎液冲服，如麝香、牛黄、珍珠、羚羊角、西洋参、鹿茸、人参等。某些药物高温容易破坏药效或有效成分难溶于水，也只能做散剂冲服，如雷丸、鹤草芽、朱砂等。

（8）煎汤代水：为了防止某些药物与其他药物同煎使煎液混浊，难以服用，宜先煎后取其上清液代水再煎煮其他药物，如灶心土等。此外，某些药物质轻用量多、体积大、吸水量大，如玉米须、丝瓜络、金钱草等，也需煎汤代水用。

2. 服药时间

汤剂一般每日 1 剂，分 2 次分服，两次间隔时间为 4~6 小时。临床用药时可根据病情增减，如急性病、热性病可 1 日 2 剂。至于饭前还是饭后则主要取决于病变部位和性质。一般来讲，病在胸膈以上者，如晕眩、头痛、目疾、咽痛等宜饭后服；如病在胸膈以下，如胃、肝、肾等脏腑疾患，则宜饭前服。某些对胃肠有刺激性的药物宜饭后服；补益药多滋腻碍胃，宜空腹服；驱虫药、泻下药也宜空腹服；治疟药宜在疟疾发作前的两小时服用；安神药宜睡前服；慢性病定时服；急性病、呕吐、惊厥及石淋、咽喉病需煎汤代茶饮者，均可不定时服。

第六单元　解表药

发散表邪，解除表证——外感表证。

一、发散风寒药（风寒表证）

1. 麻黄
【性能】辛、微苦，温。归肺、膀胱经。
【功效】发汗解表，宣肺平喘，利水消肿。
【应用】①风寒感冒；②咳嗽气喘；③风水水肿。此外，取麻黄散寒通滞之功，也可用治风寒痹证，阴疽，痰核。
【用法用量】煎服，2～10g。发汗解表宜生用，止咳平喘多炙用。
【使用注意】本品发汗宣肺力强，凡表虚自汗、阴虚盗汗及肺肾虚喘者均当慎用。

2. 桂枝
【性能】辛、甘，温。归心、肺、膀胱经。
【功效】发汗解肌，温通经脉，助阳化气，平冲降逆。
【应用】①风寒感冒；②寒凝血滞诸痛证；③痰饮、蓄水证；④心悸、奔豚。
【用法用量】煎服，3～9g。
【使用注意】本品辛温助热，易伤阴动血，凡外感热病、阴虚火旺、血热妄行等证，均当忌用。孕妇及月经过多者慎用。

3. 紫苏
【性能】辛，温。归肺、脾经。
【功效】解表散寒，行气宽中，解鱼蟹毒。

【应用】①风寒感冒；②脾胃气滞，胸闷呕吐。此外，紫苏能解鱼蟹毒，对于进食鱼蟹中毒而致腹痛吐泻者，能和中解毒。可单用本品煎汤服，或配生姜、陈皮、藿香等药。
【用法用量】煎服，5～9g，不宜久煎。

4. 生姜
【性能】辛，温。归肺、脾、胃经。
【功效】解表散寒，温中止呕，温肺止咳。
【应用】①风寒感冒；②脾胃寒证；③胃寒呕吐；④肺寒咳嗽。此外，生姜对生半夏、生南星等药物之毒，以及鱼蟹等食物中毒，均有一定的解毒作用。
【用法用量】煎服，3～9g，或捣汁服。
【使用注意】本品助火伤阴，故热盛及阴虚内热者忌服。

5. 香薷
【性能】辛，微温。归肺、脾、胃经。
【功效】发汗解表，化湿和中，利水消肿。
【应用】①风寒感冒；②水肿脚气；③小便不利。
【用法用量】煎服，3～10g。用于发表，量不宜过大，且不宜久煎；用于利水消肿，量宜稍大，且须浓煎。
【使用注意】本品辛温发汗之力较强，表虚有汗及暑热证当忌用。

6. 荆芥
【性能】辛，微温。归肺、肝经。
【功效】祛风解表，透疹消疮，止血。
【应用】①外感表证；②麻疹不透，风疹瘙痒；③疮疡初起兼有表

087

证；④吐衄下血。

【用法用量】煎服，5～10g，不宜久煎。发表透疹宜生用；止血宜炒用。荆芥穗更长于祛风。

7. 防风

【性能】辛、甘，微温。归膀胱、肝、脾经。

【功效】祛风解表，胜湿止痛，止痉。

【应用】①外感表证；②风疹瘙痒；③风湿痹痛；④破伤风证。此外，以其升清燥湿之性，亦可用于脾虚湿盛，清阳不升所致的泄泻，可与人参、黄芪、白术等药配伍，如升阳益胃汤（《脾胃论》）。若用于土虚木乘，肝郁乘脾，肝脾不和，腹泻而痛者，常与白术、白芍、陈皮同用，如痛泻要方（《景岳全书》引刘草窗方）。

【用法用量】煎服，4.5～9g。

【使用注意】本品药性偏温，阴血亏虚、热病动风者不宜使用。

【鉴别用药】荆芥与防风均味辛性微温而不燥，长于发表散风，对于外感表证，无论是风寒感冒，恶寒发热、头痛无汗，还是风热感冒，发热、微恶风寒、头痛、咽痛等，两者均可用之。同时，两药亦可用于风疹瘙痒。但荆芥质轻透散，发汗之力较防风为强，风寒感冒、风热感冒均常选用；又能透疹、消疮、止血。防风质松而润，祛风之力较强，为"风药之润剂""治风之通用药"，又能胜湿、止痛、止痉，可用于外感风湿，头痛如裹、身重肢痛等症。

8. 羌活

【性能】辛、苦，温。归膀胱、肾经。

【功效】解表散寒，祛风胜湿，止痛。

【应用】①风寒感冒；②风寒湿痹。

【用法用量】煎服，3～9g。

【使用注意】本品辛香温燥之性较烈，故阴血亏虚者慎用。如用量过多易致呕吐，脾胃虚弱者不宜服。

9. 白芷

【性能】辛，温。归肺、胃、大肠经。

【功效】解表散寒，祛风止痛，通鼻窍，燥湿止带，消肿排脓。

【应用】①风寒感冒；②头痛，牙痛，风湿痹痛；③鼻渊；④带下证；⑤疮痈肿毒。此外，本品祛风止痒，可用治皮肤风湿瘙痒。

【用法用量】煎服，3～9g。外用适量。

【使用注意】本品辛香温燥，阴虚血热者忌服。

10. 细辛

【性能】辛，温。有小毒。归肺、肾、心经。

【功效】解表散寒，祛风止痛，通窍，温肺化饮。

【应用】①风寒感冒，阳虚外感；②头痛，牙痛，风湿痹痛；③鼻渊；④肺寒咳喘。

【用法用量】煎服，1～3g；散剂每次服0.5～1g。外用适量。

【使用注意】阴虚阳亢头痛，肺燥伤阴干咳者忌用。不宜与藜芦同用。

【鉴别用药】细辛、麻黄、桂枝皆为辛温解表、发散风寒常用药，均可用治风寒感冒。然麻黄发汗作用较强，主治风寒感冒重证；桂枝发汗解表作用较为和缓，凡风寒感冒，无论表实无汗、表虚有汗均可用之；细辛辛温走窜，达表入里，发汗之力不如麻黄、桂枝，但散寒力强，适当配伍还常用治寒犯少阴之阳虚外感证。

11. 藁本

【性能】辛，温。归膀胱经。

【功效】祛风散寒，除湿止痛。

【应用】①风寒感冒，颠顶疼痛；②风寒湿痹。

【用法用量】煎服，3~9g。

【使用注意】本品辛温香燥，凡阴血亏虚、肝阳上亢、火热内盛之头痛者忌服。

12. 苍耳子

【性能】辛、苦，温。有毒。归肺经。

【功效】发散风寒，通鼻窍，祛风湿，止痛。

【应用】①风寒感冒；②鼻渊；③风湿痹痛。此外，本品与地肤子、白鲜皮、白蒺藜等药同用，可治风疹瘙痒。本品研末，用大风子油为丸，还治疥癣麻风，皆取散风除湿的作用。

【用法用量】煎服，3~9g。或入丸、散。

【使用注意】血虚头痛不宜服用。过量服用易致中毒。

13. 辛夷

【性能】辛，温。归肺、胃经。

【功效】散风寒，通鼻窍。

【应用】①风寒感冒；②鼻塞、鼻渊。

【用法用量】煎服，3~10g。本品有毛，易刺激咽喉，入汤剂宜用纱布包煎。

【使用注意】鼻病因于阴虚火旺者忌服。

二、发散风热药 （风热感冒及温病初起）

1. 薄荷

【性能】辛，凉。归肺、肝经。

【功效】疏散风热，清利头目，利咽透疹，疏肝行气。

【应用】①风热感冒，温病初起；②风热头痛，目赤多泪，咽喉肿痛；③麻疹不透，风疹瘙痒；④肝郁气滞，胸闷胁痛。此外，本品芳香辟秽，兼能化湿和中，还可用治夏令感受暑湿秽浊之气，脘腹胀痛，呕吐泄泻，常与香薷、厚朴、金银花等同用，如薄荷汤（《痧胀玉衡》）。

【用法用量】煎服，3~6g；宜后下。薄荷叶长于发汗解表，薄荷梗偏于行气和中。

【使用注意】本品芳香辛散，发汗耗气，故体虚多汗者不宜使用。

2. 牛蒡子

【性能】辛、苦，寒。归肺、胃经。

【功效】疏散风热，宣肺祛痰，利咽透疹，解毒消肿。

【应用】①风热感冒，温病初起；②麻疹不透，风疹瘙痒；③痈肿疮毒，丹毒，痄腮，喉痹。

【用法用量】煎服，6~12g。炒用可使其苦寒及滑肠之性略减。

【使用注意】本品性寒，滑肠通便，气虚便溏者慎用。

3. 蝉蜕

【性能】甘，寒。归肺、肝经。

【功效】疏散风热，利咽开音，透疹，明目退翳，息风止痉。

【应用】①风热感冒，温病初起，咽痛音哑；②麻疹不透，风疹瘙痒；③目赤翳障；④急慢惊风，破伤风证。此外，本品还常用以治疗小儿夜啼不安。现代研究证明，该药能镇静安神，故用之有效。

【用法用量】煎服，3~10g，或单味研末冲服。一般病证用量宜小，止痉则需大量。

【使用注意】《名医别录》有"主妇人生子不下"的记载，故孕妇当慎用。

【鉴别用药】薄荷、牛蒡子与蝉蜕三药皆能疏散风热，透疹，利咽，均可用于外感风热或温病初起，发热、微恶风寒、头痛；麻疹初起，透发不畅；风疹瘙痒；风热上攻，咽喉肿痛等证。但薄荷芳凉芳香，清轻凉散，发汗之力较强，故外感风热，发热无汗者，薄荷首选；且薄荷又能清利头目，疏肝行气。牛蒡子主散苦泄，性寒清利，兼能宣肺祛痰，故外感风热、发热、咳嗽、咳痰不畅者，牛蒡子尤为适宜。同时，牛蒡子外散风热，内解热毒，有清热解毒散肿之功。蝉蜕甘寒质轻，既能疏散肺经风热而利咽、透疹、止痒，又长于疏散肝经风热而明目退翳，凉肝息风止痉。

4. 桑叶

【性能】甘、苦，寒。归肺、肝经。

【功效】疏散风热，清肺润燥，平抑肝阳，清肝明目。

【应用】①风热感冒，温病初起；②肺热咳嗽，燥热咳嗽；③肝阳上亢眩晕；④目赤昏花。此外，本品尚能凉血止血，还可用治血热妄行之咯血、吐血、衄血，宜与其他凉血止血药同用。

【用法用量】煎服，5～9g；或入丸、散。外用煎水洗眼。桑叶蜜制能增强润肺止咳的作用，故肺燥咳嗽多用蜜制桑叶。

5. 菊花

【性能】甘、苦，微寒。归肺、肝经。

【功效】疏散风热，平抑肝阳，清肝明目，清热解毒。

【应用】①风热感冒，温病初起；②肝阳眩晕，肝风实证；③目赤昏花；④疮痈肿毒。

【用法用量】煎服，5～9g。疏散风热宜用黄菊花，平肝、清肝明目宜用白菊花。

【鉴别用药】桑叶与菊花皆能疏散风热、平抑肝阳、清肝明目，同可用治风热感冒或温病初起，发热、微恶风寒，肝阳上亢，头痛眩晕；风热上攻或肝火上炎所致的目赤肿痛；以及肝肾精血不足，目暗昏花等证。但桑叶疏散风热之力较强，又能清肺润燥、凉血止血。菊花平肝、清肝明目之力较强，又能清热解毒。

6. 蔓荆子

【性能】辛、苦，微寒。归膀胱、肝、胃经。

【功效】疏散风热，清利头目。

【应用】①风热感冒，头昏头痛；②目赤肿痛，耳鸣耳聋。此外，取本品祛风止痛之功，也可用治风湿痹痛，每与羌活、独活、川芎、防风等同用，如羌活胜湿汤（《内外伤辨惑论》）。

【用法用量】煎服，5～9g。

7. 柴胡

【性能】苦、辛，微寒。归肝、胆经。

【功效】解表退热，疏肝解郁，升举阳气。

【应用】①表证发热，少阳证；②肝郁气滞证；③气虚下陷，脏器脱垂。此外，本品还可退热截疟，又为治疗疟疾寒热的常用药，常与黄芩、常山、草果等同用。

【用法用量】煎服，3～9g。解表退热宜生用，且用量宜稍重；疏肝解郁宜醋炙，升阳宜生用或酒炙，其用量均宜稍轻。

【使用注意】柴胡性升散，古人有"柴胡劫肝阴"之说，阴虚阳亢，肝风内动，阴虚火旺及气机上逆者忌用或慎用。

8. 升麻

【性能】辛、微甘，微寒。归肺、脾、胃、大肠经。

【功效】发表透疹，清热解毒，升举阳气。

【应用】①外感表证；②麻疹不透；③齿痛口疮，咽喉肿痛，温毒发斑；④气虚下陷，脏器脱垂，崩漏下血。

【用法用量】煎服，3～9g。发表透疹、清热解毒宜生用，升阳举陷宜炙用。

【使用注意】麻疹已透，阴虚火旺，以及阴虚阳亢者，均当忌用。

9. 葛根

【性能】甘、辛，凉。归脾、胃、肺经。

【功效】解肌退热，透疹，生津止渴，升阳止泻，通经活络，解酒毒。

【应用】①表证发热，项背强痛；②麻疹不透；③热病口渴，阴虚消渴；④热泻热痢，脾虚泄泻。此外，葛根能直接扩张血管，使外周阻力下降，而有明显降压作用，能较好缓解高血压患者的"项紧"症状，故临床常用治高血压病颈项强痛。

【用法用量】煎服，9～15g。解肌退热、透疹、生津宜生用，升阳止泻宜煨用。

【鉴别用药】柴胡、升麻、葛根三者皆能发表，升阳，均可用治风热感冒、发热、头痛，以及清阳不升等证。其中，柴胡、升麻两者均能升阳举陷，用治气虚下陷，食少便溏、久泻脱肛、胃下垂、肾下垂、子宫脱垂等脏器脱垂；升麻、葛根两者又能透疹，常用治麻疹初起，透发不畅。但柴胡主升肝胆之气，长于疏散少阳半表半里之邪，退热，疏肝解郁，为治疗少阳证的要药。又常用于伤寒邪在少阳，寒热往来、胸胁苦满、口苦咽干、目眩；肝郁气滞，胸胁胀痛、月经不调、痛经等证。升麻主升脾胃清阳之气，其升提（升阳举陷）之力较柴胡为强，并善于清热解毒，又常用于多种热毒病证。葛根主升脾胃清阳之气而达到生津止渴、止泻之功，常用于热病烦渴，阴虚消渴，热泻热痢，脾虚泄泻。同时，葛根解肌退热，对于外感表证，发热恶寒、头痛无汗、项背强痛，无论风寒表证、风热表证，均可使用。

10. 淡豆豉

【性能】苦、辛，凉。归肺、胃经。

【功效】解表，除烦，宣发郁热。

【应用】①外感表证；②热病烦闷。

【用法用量】煎服，6～12g。

第七单元 清热药

清解里热——里热证。

一、清热泻火药（气分实热证及脏腑火热证）

1. 石膏

【性能】甘、辛，大寒。归肺、胃经。

【功效】生用：清热泻火，除烦止渴；煅用：敛疮生肌，收湿，止血。

【应用】①温热病气分实热证；②肺热喘咳证；③胃火牙痛、头痛，实热消渴；④溃疡不敛，湿疹瘙痒，水火烫伤，外伤出血。

【用法用量】生石膏煎服，15～60g，宜先煎。煅石膏适量外用，研末撒敷患处。

【使用注意】脾胃虚寒及阴虚内热者忌用。

2. 知母

【性能】苦、甘，寒。归肺、胃、肾经。

【功效】清热泻火，滋阴润燥。

【应用】①温热病烦渴；②肺热燥咳；③骨蒸潮热；④内热消渴；⑤肠燥便秘。

【用法用量】煎服，6～12g。

【使用注意】本品性寒质润，有滑肠作用，故脾虚便溏者不宜用。

【鉴别用药】石膏、知母均能清热泻火，可用治温热病气分实热及肺热咳嗽等证。但石膏泻火之中长于清解，重在清泻肺胃实火，肺热喘咳、胃热亢盛者多用石膏；知母泻火之中长于清润，肺热燥咳、内热骨蒸、消渴多选知母。

3. 芦根

【性能】甘，寒。归肺、胃经。

【功效】清热泻火，生津止渴，除烦，止呕，利尿。

【应用】①热病烦渴；②胃热呕哕；③肺热咳嗽，肺痈吐脓；④热淋涩痛。

【用法用量】煎服，干品15～30g；鲜品加倍，或捣汁用。

【使用注意】脾胃虚寒者忌服。

【鉴别用药】芦根为芦苇的根茎，苇茎为芦苇的嫩茎。二者出自同一种植物，功效相近。但芦根长于生津止渴，苇茎长于清透肺热，略有侧重。

4. 天花粉

【性能】甘、微苦，微寒。归肺、胃经。

【功效】清热泻火，生津止渴，消肿排脓。

【应用】①热病烦渴；②肺热燥咳；③内热消渴；④疮疡肿毒。

【用法用量】煎服，10～15g。

【使用注意】不宜与乌头类药材同用。

5. 淡竹叶

【性能】甘、淡，寒。归心、胃、小肠经。

【功效】清热泻火，除烦，利尿。

【应用】①热病烦渴；②口疮尿赤，热淋涩痛。

【用法用量】煎服，6～9g。

6. 栀子

【性能】苦，寒。归心、肺、三焦经。

【功效】泻火除烦，清热利湿，凉血解毒。焦栀子凉血止血。

【应用】①热病心烦；②湿热黄疸；③热淋涩痛；④血热吐衄；⑤目赤肿痛；⑥火毒疮疡。焦栀子功专凉血止血，用于血热吐血、衄血、尿血、崩漏。

【用法用量】煎服，5～10g。外

用生品适量，研末调敷。

【使用注意】本品苦寒伤胃，脾虚便溏者不宜用。

7. 夏枯草

【性能】辛、苦，寒。归肝、胆经。

【功效】清热泻火，明目，散结消肿。

【应用】①目赤肿痛，头痛眩晕，目珠夜痛；②瘰疬、瘿瘤；③乳痈肿痛。

【用法用量】煎服，9～15g；或熬膏服。

【使用注意】脾胃寒弱者慎用。

8. 决明子

【性能】甘、苦、咸，微寒。归肝、大肠经。

【功效】清热明目，润肠通便。

【应用】①目赤肿痛，羞明多泪，目暗不明；②头痛，眩晕；③肠燥便秘。

【用法用量】煎服，10～15g；用于润肠通便，不宜久煎。

【使用注意】气虚便溏者不宜用。

二、清热燥湿药（湿热证）

1. 黄芩

【性能】苦，寒。归肺、胆、脾、胃、大肠、小肠经。

【功效】清热燥湿，泻火解毒，止血，安胎。

【应用】①湿温、暑湿，胸闷呕恶，湿热痞满，黄疸泻痢；②肺热咳嗽，高热烦渴；③血热吐衄；④痈肿疮毒；⑤胎动不安。

【用法用量】煎服，3～10g。清热多生用，安胎多炒用，清上焦热可酒炙用，止血可炒炭用。

【使用注意】本品苦寒伤胃，脾胃虚寒者不宜使用。

2. 黄连

【性能】苦，寒。归心、脾、胃、胆、大肠经。

【功效】清热燥湿，泻火解毒。

【应用】①湿热痞满，呕吐吞酸；②湿热泻痢；③高热神昏，心烦不寐，血热吐衄；④痈肿疔疮，目赤牙痛；⑤消渴；⑥外治湿疹、湿疮、耳道流脓。

【用法用量】煎服，2~5g。外用适量。

【使用注意】本品大苦大寒，过服久服易伤脾胃，脾胃虚寒者忌用；苦燥易伤阴津，阴虚津伤者慎用。

【鉴别用药】本品除生用外，还有酒炙、姜汁炙、吴茱萸水炙等特殊炮制品，其功用各有区别。酒黄连善清上焦火热，多用于目赤肿痛、口疮；姜黄连善清胃和胃止呕，多用治寒热互结、湿浊中阻、痞满呕吐；萸黄连善舒肝和胃止呕，多用治肝郁不和之呕吐吞酸。

3. 黄柏

【性能】苦，寒。归肾、膀胱、大肠经。

【功效】清热燥湿，泻火解毒，除骨蒸。

【应用】①湿热带下，热淋涩痛；②湿热泻痢，黄疸；③湿热脚气，痿证；④骨蒸劳热，盗汗，遗精；⑤疮疡肿毒，湿疹瘙痒。

【用法用量】煎服，3~12g。外用适量。

【鉴别用药】黄芩、黄连、黄柏三药性味皆苦寒，而黄连以苦寒之最。三药均以清热燥湿、泻火解毒为主要功效，用治湿热内盛或热毒炽盛之证，常相须为用。但黄芩偏泻上焦肺火，肺热咳嗽者多用；黄连偏泻中焦胃火，并长于泻心火，中焦湿热，痞满呕逆及心火亢旺，高热心烦者多用；黄柏偏泻下焦相火、除骨蒸，湿热下注诸症及骨蒸劳热者多用。

4. 龙胆

【性能】苦，寒。归肝、胆经。

【功效】清热燥湿，泻肝胆火。

【应用】①湿热黄疸，阴肿阴痒，带下，湿疹瘙痒；②肝火头痛，目赤耳聋，胁痛口苦；③惊风抽搐。

【用法用量】煎服，3~6g。

【使用注意】脾胃寒者不宜用，阴虚津伤者慎用。

5. 秦皮

【性能】苦，涩，寒。归肝、胆、大肠经。

【功效】清热燥湿，收涩止痢，止带，明目。

【应用】①湿热泻痢，带下阴痒；②肝热目赤肿痛，目生翳膜。

【用法用量】煎服，6~12g。外用适量，煎洗患处。

【使用注意】脾胃虚寒者忌用。

6. 苦参

【性能】苦，寒。归心、肝、胃、大肠、膀胱经。

【功效】清热燥湿，杀虫，利尿。

【应用】①湿热泻痢，便血，黄疸；②湿热带下，阴肿阴痒，湿疹湿疮，皮肤瘙痒，疥癣；③湿热小便不利。

【用法用量】煎服，5~10g。外用适量。

【使用注意】脾胃虚寒者忌用，反藜芦。

7. 白鲜皮

【性能】苦，寒。归脾、胃、膀胱经。

【功效】清热燥湿，祛风解毒。

【应用】①湿热疮毒，湿疹，疥癣；②湿热黄疸，风湿热痹。

【用法用量】煎服，5~10g。外用适量。

【使用注意】脾胃虚寒者慎用。

三、清热解毒药（热毒所致病证）

1. 金银花

【性能】甘，寒。归肺、心、胃经。

【功效】清热解毒，疏散风热。

【应用】①痈肿疗疮；②外感风热，温病初起；③热毒血痢。此外，尚可用治咽喉肿痛、小儿热疮及痱子。

【用法用量】煎服，6～15g。疏散风热、清泄里热以生品为佳；炒炭宜用于热毒血痢；露剂多用于暑热烦渴。

【使用注意】脾胃虚寒及气虚脓清者忌用。

2. 连翘

【性能】苦，微寒。归肺、心、小肠经。

【功效】清热解毒，消肿散结，疏散风热。

【应用】①痈肿疮毒，瘰疬痰核；②风热外感，温病初起；③热淋涩痛。

【用法用量】煎服，6～15g。

【使用注意】脾胃虚寒及气虚脓清者不宜用。

【鉴别用药】连翘与金银花，均有清热解毒作用，既能透热达表，又能清里热而解毒。对外感风热、温病初起、热毒疮疡等证常相须为用。区别点是连翘清心解毒之力强，并善于消痈散结，有"疮家圣药"之称，亦治瘰疬痰核；而金银花疏散表热之效优，且炒炭后善于凉血止痢，用治热毒血痢。

3. 穿心莲

【性能】苦，寒。归心、肺、大肠、膀胱经。

【功效】清热解毒，凉血，消肿。

【应用】①外感风热，温病初起；②肺热咳喘，肺痈吐脓，咽喉肿痛；③湿热泻痢，热淋涩痛，湿疹瘙痒；④痈肿疮毒，蛇虫咬伤。

【用法用量】煎服，6～9g。煎剂易致呕吐，故多作丸、散、片剂。外用适量。

【使用注意】不宜多服久服；脾胃虚寒者不宜用。

4. 大青叶

【性能】苦，寒。归心、胃经。

【功效】清热解毒，凉血消斑。

【应用】①热入营血，温毒发斑；②喉痹口疮，痄腮丹毒。

【用法用量】煎服，9～15g，鲜品30～60g。外用适量。

【使用注意】脾胃虚寒者忌用。

5. 板蓝根

【性能】苦，寒。归心、胃经。

【功效】清热解毒，凉血，利咽。

【应用】①外感发热，温病初起，咽喉肿痛；②温毒发斑，痄腮，丹毒，痈肿疮毒。

【用法用量】煎服，9～15g。

【使用注意】体虚而无实热火毒者忌服；脾胃虚寒者慎用。

6. 青黛

【性能】咸，寒。归肝、肺经。

【功效】清热解毒，凉血消斑，泻火定惊。

【应用】①温毒发斑，血热吐衄；②咽痛口疮，火毒疮疡；③咳嗽胸痛，痰中带血；④暑热惊痫，惊风抽搐。

【用法用量】内服1～3g。本品难溶于水，一般作散剂冲服，或入丸剂服用。外用适量。

【使用注意】胃寒者慎用。

【鉴别用药】大青叶为菘蓝叶；板蓝根为菘蓝或马蓝的根；青黛为马蓝、蓼蓝或菘蓝的茎叶经加工制得的粉末。三者大体同出一源，功效亦相近，皆有清热解毒、凉血消斑之作用。相比较而言，大青叶凉血消斑效佳；板蓝根解毒利咽效佳；青黛清肝定惊功胜。

7. 贯众

【性能】苦，微寒。有小毒。归肝、脾经。

【功效】清热解毒，止血，杀虫。

【应用】①风热感冒，温毒发

斑；②血热出血；③虫疾。此外，本品还可用于治疗烧烫伤及妇人带下等病证。

【用法用量】煎服，4.5～9g。杀虫及清热解毒宜生用；止血宜炒炭用。外用适量。

【使用注意】本品有小毒，用量不宜过大。服用本品时忌油腻。脾胃虚寒者及孕妇慎用。

8. 蒲公英
【性能】苦、甘，寒。归肝、胃经。

【功效】清热解毒，消肿散结，利湿通淋。

【应用】①痈肿疔毒，乳痈内痈；②热淋涩痛，湿热黄疸。此外，本品还有清肝明目的作用，以治肝火上炎引起的目赤肿痛，可单用取汁点眼，或浓煎内服；亦可与菊花、夏枯草、黄芩等配伍使用。

【用法用量】煎服，9～15g。外用鲜品适量捣敷或煎汤熏洗患处。

【使用注意】用量过大，可致缓泻。

9. 紫花地丁
【性能】苦、辛，寒。归心、肝经。

【功效】清热解毒，凉血消肿。

【应用】①疔疮肿毒，乳痈肠痈；②毒蛇咬伤。此外，还可用于肝热目赤肿痛以及外感热病。

【用法用量】煎服，15～30g。外用鲜品适量，捣烂敷患处。

【使用注意】体质虚寒者忌服。

10. 野菊花
【性能】苦、辛，微寒。归肝、心经。

【功效】清热解毒，泻火平肝。

【应用】①痈疽疔疖，咽喉肿痛；②目赤肿痛，头晕眩晕。此外，本品内服并煎汤外洗也用治湿疹、湿疮、风疹瘙痒等。

【用法用量】煎服，10～15g。外用适量。

【鉴别用药】野菊花与菊花为同科植物，均有清热解毒之功，但野菊花苦寒之性尤胜，长于解毒消痈，疮痈疔毒肿痛多用之；而菊花辛散之力较强，长于清热疏风，上焦头目风热多用之。

11. 漏芦
【性能】苦，寒。归胃经。

【功效】清热解毒，消痈下乳，舒筋通脉。

【应用】①乳痈肿痛，瘰疬疮毒；②乳汁不下；③湿痹拘挛。

【用法用量】煎服，5～9g。外用，研末调敷或煎水洗。

【使用注意】气虚、疮疡平塌者及孕妇忌服。

12. 土茯苓
【性能】甘、淡，平。归肝、胃经。

【功效】解毒，除湿，通利关节。

【应用】①杨梅毒疮，肢体拘挛；②淋浊带下，湿疹瘙痒；③痈肿疮毒。

【用法用量】煎服，15～60g。外用适量。

【使用注意】肝肾阴虚者慎服。服药时忌茶。

13. 鱼腥草
【性能】辛，微寒。归肺经。

【功效】清热解毒，消痈排脓，利尿通淋。

【应用】①肺痈吐脓，肺热咳嗽；②热毒疮毒；③湿热淋证。此外本品又能清热止痢，还可用治湿热泻痢。

【用法用量】煎服，15～25g。鲜品用量加倍，水煎或捣汁服。外用适量，捣敷或煎汤熏洗患处。

【使用注意】本品含挥发油，不宜久煎。虚寒证及阴性疮疡忌服。

14. 大血藤
【性能】苦，平。归大肠、肝经。

【功效】清热解毒，活血，祛风止痛。

【应用】①热毒肠痈，疮痈肿毒；②跌打损伤，痛经，风湿痹痛。

【用法用量】煎服，9～15g。

【使用注意】孕妇慎用。

15. 败酱草

【性能】辛、苦，微寒。归胃、大肠、肝经。

【功效】清热解毒，消痈排脓，祛瘀止痛。

【应用】①肠痈肺痈，痈肿疮毒；②产后瘀阻腹痛。此外，本品亦可用治肝热目赤肿痛及赤白痢疾。

【用法用量】煎服，6～15g。外用适量。

【使用注意】脾胃虚弱，食少泄泻者忌服。

16. 射干

【性能】苦，寒。归肺经。

【功效】清热解毒，消痰，利咽。

【应用】①咽喉肿痛；②痰盛咳喘。

【用法用量】煎服，3～9g。

【使用注意】本品苦寒，脾虚便溏者不宜使用。孕妇慎用。

17. 山豆根

【性能】苦，寒。有毒。归肺、胃经。

【功效】清热解毒，利咽消肿。

【应用】①咽喉肿痛；②牙龈肿痛。此外，本品还可用于湿热黄疸、肺热咳嗽、痈肿疮毒等证。

【用法用量】煎服，3～6g。外用适量。

【使用注意】本品有毒，过量服用易引起呕吐、腹泻、胸闷、心悸等副作用，故用量不宜过大。脾胃虚寒者慎用。

18. 马勃

【性能】辛，平。归肺经。

【功效】清热解毒，利咽，止血。

【应用】①咽喉肿痛，咳嗽失音；②吐血衄血，外伤出血。

【用法用量】煎服，1.5～6g，布包煎；或入丸、散。外用适量，研末撒，或调敷患处，或作吹药。

【使用注意】风寒伏肺，咳嗽失音者忌服。

19. 白头翁

【性能】苦，寒。归胃、大肠经。

【功效】清热解毒，凉血止痢。

【应用】①热毒血痢；②疮痈肿毒。

【用法用量】煎服，9～15g，鲜品15～30g。外用适量。

【使用注意】虚寒泻痢者忌服。

20. 马齿苋

【性能】酸，寒。归肝、大肠经。

【功效】清热解毒，凉血止血，止痢。

【应用】①热毒血痢；②热毒疮疡；③崩漏，便血。此外，本品还可用于湿热淋证、带下等。

【用法用量】煎服，9～15g，鲜品30～60g。外用适量，捣敷患处。

【使用注意】脾胃虚寒，肠滑作泻者忌服。

21. 鸦胆子

【性能】苦，寒。有小毒。归大肠、肝经。

【功效】清热解毒，止痢，截疟；外用腐蚀赘疣。

【应用】①热毒血痢，冷积久痢；②各型疟疾；③鸡眼赘疣。

【用法用量】内服，0.5～2g，以干龙眼肉包裹或装入胶囊包裹吞服，亦可压去油制成丸剂、片剂服，不宜入煎剂。

【使用注意】本品有毒，对胃肠道及肝肾均有损害，内服需严格控制剂量，不宜多用久服。外用注意用胶囊保护好周围皮肤，以防止对正常皮肤的刺激。孕妇及小儿慎用。胃肠出血及肝肾病患者，应忌用或慎用。

22. 白花蛇舌草

【性能】微苦、甘，寒。归胃、大肠、小肠经。

【功效】清热解毒消痈，利湿通淋。

【应用】①痈肿疮毒，咽喉肿痛，毒蛇咬伤。近年利用本品清热解毒消痈之功，已广泛用于各种癌症的治疗；②热淋涩痛。此外，本品既能清热又兼利湿，尚可用于湿热黄疸。

【用法用量】煎服，15~60g。外用适量。

【使用注意】阴疽及脾胃虚寒者忌用。

23. 山慈菇

【性能】甘、微辛，凉。归肝、脾经。

【功效】清热解毒，化痰散结。

【应用】①痈疽疔毒，瘰疬痰核；②癥瘕痞块。

【用法用量】煎服，3~9g。外用适量。

【使用注意】正虚体弱者慎用。

24. 熊胆粉

【性能】苦，寒。归肝、胆、心经。

【功效】清热解毒，息风止痉，清肝明目。

【应用】①热极生风，惊痫抽搐；②热毒疮痈；③目赤翳障。此外，还可用于黄疸、小儿疳积等。

【用法用量】内服，0.25~0.5g，入丸、散。由于本品有腥苦味，口服易引起呕吐，故宜用胶囊剂。外用适量，调涂患处。

【使用注意】脾胃虚寒者忌服。虚寒证当禁用。

25. 重楼

【功效】清热解毒，消肿止痛，凉肝定惊。

【应用】①痈肿疔疮，咽喉肿痛，毒蛇咬伤，跌打损伤，瘀肿疼痛，外伤出血；②小儿高热、惊风抽搐；③恶性肿瘤，尤其多治消化道肿瘤。

26. 白蔹

【功效】清热解毒，消痈散结，敛疮生肌。

【应用】痈疽发背，疔疮，瘰疬，烧烫伤。

27. 半枝莲

【功效】清热解毒，化瘀利尿。

四、清热凉血药（营分、血分实热证）

1. 生地黄

【性能】甘，寒。归心、肝、肾经。

【功效】清热凉血，养阴生津。

【应用】①热入营血，温毒发斑、吐血衄血；②阴虚内热，骨蒸劳热；③津伤口渴，内热消渴，肠燥便秘。

【用法用量】煎服，10~15g。鲜品用量加倍，或以鲜品捣汁入药。

【使用注意】脾虚湿滞，腹满便溏者不宜使用。

2. 玄参

【性能】甘、苦、咸，微寒。归肺、胃、肾经。

【功效】清热凉血，泻火解毒，滋阴。

【应用】①温邪入营，内陷心包，温毒发斑；②热病伤阴，津伤便秘，骨蒸劳嗽；③目赤咽痛，瘰疬，白喉，痈肿疮毒。

【用法用量】煎服，10~15g。

【使用注意】脾胃虚寒，食少便溏者不宜服用。反藜芦。

【鉴别用药】玄参与生地黄，均能清热凉血，养阴生津，用治热入营血、热病伤阴、阴虚内热等证，常相须为用。但玄参泻火解毒力较强，故咽喉肿痛、痰火瘰疬多用；生地黄清热凉血力较大，故血热出血、内热消渴多用。

3. 牡丹皮

【性能】苦、辛，微寒。归心、肝、肾经。

【功效】清热凉血，活血祛瘀。

【应用】①温毒发斑，血热吐衄；②温病伤阴，阴虚发热，夜热早凉，无汗骨蒸；③血滞经闭、痛经，跌打伤痛；④痈肿疮毒。

【用法用量】煎服，6～12g。清热凉血宜生用，活血祛瘀宜酒炙用。

【使用注意】血虚有寒、月经过多及孕妇不宜使用。

4. 赤芍

【性能】苦、微寒。归肝经。

【功效】清热凉血，散瘀止痛。

【应用】①温毒发斑，血热吐衄；②目赤肿痛，痈肿疮疡；③肝郁胁痛，经闭痛经，癥瘕腹痛，跌打损伤。

【用法用量】煎服，6～12g。

【使用注意】血寒经闭者不宜用。反藜芦。

5. 紫草

【性能】甘、咸，寒。归心、肝经。

【功效】清热凉血，活血消斑，解毒透疹。

【应用】①温病血热毒盛，斑疹紫黑，麻疹不透；②疮疡，湿疹，水火烫伤。

【用法用量】煎服，5～10g。外用适量，熬膏或用植物油浸泡涂搽。

【使用注意】本品性寒而滑利，脾虚便溏者忌服。

6. 水牛角

【性能】苦，寒。归心、肝经。

【功效】清热凉血，解毒，定惊。

【应用】①温病高热，神昏谵语，惊风，癫狂；②血热妄行斑疹、吐衄；③痈肿疮疡，咽喉肿痛。

【用法用量】镑片或粗粉煎服，15～30g，宜先煎3小时以上。水牛角浓缩粉冲服，每次1.5～3g，每日

2次。

【使用注意】脾胃虚寒者忌用。

五、清虚热药（虚火内扰证）

1. 青蒿

【性能】苦、辛，寒。归肝、胆经。

【功效】清透虚热，凉血除蒸，解暑，截疟。

【应用】①温邪伤阴，夜热早凉；②阴虚发热，劳热骨蒸；③暑热外感，发热口渴；④疟疾寒热。

【用法用量】煎服，6～12g，不宜久煎；或鲜用绞汁服。

【使用注意】脾胃虚弱，肠滑泄泻者忌服。

2. 白薇

【性能】苦、咸，寒。归胃、肝、肾经。

【功效】清热凉血，利尿通淋，解毒疗疮。

【应用】①阴虚发热，产后虚热；②热淋，血淋；③疮痈肿毒，毒蛇咬伤，咽喉肿痛；④阴虚外感。

【用法用量】煎服，4.5～9g。

【使用注意】脾胃虚寒，食少便溏者不宜服用。

3. 地骨皮

【性能】甘，寒。归肺、肝、肾经。

【功效】凉血除蒸，清肺降火。

【应用】①阴虚发热，盗汗骨蒸；②肺热咳嗽；③血热出血证。此外，本品于清热除蒸泻火之中，尚能生津止渴，故与生地黄、天花粉、五味子等同用，可治内热消渴。

【用法用量】煎服，9～15g。

【使用注意】外感风寒发热及脾虚便溏者不宜用。

4. 银柴胡

【性能】甘，微寒。归肝、胃经。

【功效】清虚热，除疳热。

【应用】①阴虚发热；②疳积

发热。

【用法用量】煎服，3～9g。

【使用注意】外感风寒，血虚无热者忌用。

5. 胡黄连

【性能】苦，寒。归肝、胃、大肠经。

【功效】退虚热，除疳热，清湿热。

【应用】①骨蒸潮热；②小儿疳热；③湿热泻痢。此外，本品能清大肠湿火蕴结，还可用治痔疮肿痛、痔漏成管，配以解毒消肿、麝香为丸，如胡黄连追毒丸。

【用法用量】煎服，1.5～9g。

【使用注意】脾胃虚寒者慎用。

【鉴别用药】胡黄连与黄连，名称相似且均为苦寒清热燥湿之品，善除胃肠湿热，同为治湿热泻痢之良药。然胡黄连善退虚热，除疳热；而黄连则善清心火，泻胃火，为解毒要药。

第八单元 泻下药

泻下通便——里实积滞证。

一、攻下药（里实证）

1. 大黄

【性能】苦，寒。归脾、胃、大肠、肝、心包经。

【功效】泻下攻积，清热泻火，凉血解毒，逐瘀通经。

【应用】①积滞便秘；②血热吐衄，目赤咽肿，牙龈肿痛；③热毒疮疡，烧烫伤；④瘀血诸证；⑤湿热痢疾、黄疸、淋证。此外，大黄可"破痰实"，通脏腑，降湿浊，用于老痰壅塞，喘逆不得平卧，大便秘结者，如礞石滚痰丸（《泰定养生主论》）。

【用法用量】煎服，3～15g；用于泻下不宜久煎。外用适量。

【使用注意】本品为峻烈攻下之品，易伤正气，如非实证，不宜妄用；本品苦寒，易伤脾气，脾胃虚弱者慎用；其性沉降，且善活血祛瘀，故妇女怀孕、月经期、哺乳期应慎用。

【鉴别用药】生大黄泻下力强，久煎则泻下力减弱。酒制大黄泻下力较弱，活血作用较好，宜用于瘀血证。大黄炭则多用于血热有瘀出血证。

2. 芒硝

【性能】咸，苦，寒。归胃、大肠经。

【功效】泻下攻积，润燥软坚，清火消肿。

【应用】①积滞便秘；②咽痛口疮、目赤及痈疮肿痛。

【用法用量】内服，6～12g，冲入药汁内或开水溶化后服。外用适量。

【使用注意】孕妇及哺乳期妇女忌用或慎用。不宜与硫黄、三棱同用。

【鉴别用药】芒硝、大黄均为泻下药，常相须用治肠燥便秘。然大黄味苦泻下力强，有荡涤肠胃之功，为治热结便秘之主药；芒硝味咸，可软坚泻下，善除燥屎坚结。

3. 番泻叶

【性能】甘，苦，寒。归大肠经。

【功效】泻热行滞，通便，利水。

【应用】①热结便秘；②腹水肿胀。此外，临床上以番泻叶小剂量，每日3g，代茶饮，用于中风昏迷者，可通肠腑，缓解症状，以利康复。

【用法用量】温开水泡服，1.5～3g；煎服，2～6g，宜后下。

【使用注意】妇女哺乳期、月经期及孕妇慎用。

4. 芦荟

【性能】苦，寒。归肝、胃、大肠经。

【功效】泻下通便，清肝泻火，杀虫疗疳。

【应用】①热结便秘；②烦躁惊痫；③小儿疳积。此外，取其杀虫之效，可外用治疗癣疮。

【用法用量】入丸、散服，每次2～5g。外用适量。

【使用注意】脾胃虚弱，食少便溏及孕妇忌用。

二、润下药（津枯、阴虚、血虚便秘）

1. 火麻仁

【性能】甘，平。归脾、胃、大肠经。

【功效】润肠通便。

【应用】肠燥便秘。

【用法用量】煎服，10～15g，打碎入煎剂。

2. 郁李仁

【性能】辛、苦、甘，平。归脾、大肠、小肠经。

【功效】润肠通便，下气利水。

【应用】①肠燥便秘；②水肿胀满，脚气浮肿。

【用法用量】煎服，6～12g。

【使用注意】孕妇慎用。

3. 松子仁

【性能】甘，微温。归肝、肺、大肠经。

【功效】润肠通便，润肺止咳。

【应用】①肠燥便秘；②肺燥干咳。

【用法用量】煎服，5～10g。

【使用注意】脾虚便溏、湿痰者禁用。

三、峻下逐水药（水肿、积水且正气未衰）

1. 甘遂

【性能】苦，寒。有毒。归肺、肾、大肠经。

【功效】泻水逐饮，消肿散结。

【应用】①水肿，鼓胀，胸胁停饮；②风痰癫痫；③疮痈肿毒。

【用法用量】入丸、散服，每次0.5～1g。外用适量，生用。内服醋制用，以减低毒性。

【使用注意】虚弱者及孕妇忌用。不宜与甘草同用。

2. 京大戟

【性能】苦，寒。有毒。归肺、脾、肾经。

【功效】泻水逐饮，消肿散结。

【应用】①水肿，鼓胀，胸胁停饮；②痈肿疮毒，瘰疬痰核。

【用法用量】煎服，1.5～3g；入丸、散服，每次1g。外用适量，生用。内服醋制用，以减低毒性。

【使用注意】虚弱者及孕妇忌用。不宜与甘草同用。

3. 芫花

【性能】苦、辛，温。有毒。归肺、脾、肾经。

【功效】泻水逐饮；外用杀虫疗疮。

【应用】①胸胁停饮，水肿，鼓胀；②头疮、白秃、顽癣及痈肿。

【用法用量】煎服，1.5～3g；入丸、散服，每次0.6～0.9g。外用适量。内服醋制用，以降低毒性。

【使用注意】虚弱者及孕妇忌用。不宜与甘草同用。

【鉴别用药】甘遂、京大戟、芫花均为峻下逐水药，具有泻水逐饮之效，作用峻猛，常用于治疗水肿、鼓胀、胸胁停饮之证。但甘遂作用最强，其次为京大戟，最弱者为芫花。其中甘遂善行经隧之水湿，大戟偏行脏腑水湿，芫花泻胸胁水饮，并以祛痰止咳见长。另外，三者均有毒，且不宜与甘草同用；内服时，多醋制，可降低其毒性。

4. 牵牛子

【性能】苦，寒。有毒。归肺、肾大肠经。

【功效】泻水通便，消痰涤饮，去积杀虫。

【应用】①水肿，鼓胀；②痰饮

喘咳；③虫积腹痛。

【用法用量】煎服，3～6g。入丸、散剂，每次1.5～3g。本品炒用药性减缓。

【使用注意】孕妇忌用。不宜与巴豆、巴豆霜同用。

5. 巴豆霜

【性能】辛，热；有大毒。归胃、大肠经。

【功效】峻下冷积，逐水退肿，豁痰利咽；外用蚀疮。

【应用】①寒积便秘；②腹水鼓胀；③喉痹痰阻；④痈肿脓成未溃、疥癣恶疮。

【用法用量】入丸、散服，每次0.1～0.3g。外用适量。

【使用注意】孕妇及体弱者忌用。不宜与牵牛子同用。

第九单元　祛风湿药

祛除风湿，解除痹痛——风湿痹证。

一、祛风寒湿药（风寒湿痹）

1. 独活

【性能】辛、苦，微温。归肾、膀胱经。

【功效】祛风湿，通痹止痛。

【应用】①风寒湿痹；②风寒夹湿表证；③少阴头痛。此外，其祛风湿之功，亦治皮肤瘙痒，内服或外洗皆可。

【用法用量】煎服，3～9g。外用适量。

【鉴别用药】羌活与独活，均能祛风湿，止痛，解表，以治风寒湿痹，风寒夹湿表证。但羌活性较燥烈，发散力强，常用于风寒湿痹，痛在上半身者，治头痛因于风寒者；独活性较缓和，发散力较羌活为弱，多用于风寒湿痹在下半身者，治头痛属少阴者。若风寒湿痹，一身尽痛，两者常配合应用。

2. 威灵仙

【性能】辛、咸，温。归膀胱经。

【功效】祛风湿，通络止痛，消骨鲠。

【应用】①风湿痹证；②骨鲠咽喉。此外，本品宣通经络止痛，可治跌打伤痛、头痛、牙痛、胃脘痛等；并能消痰逐饮，用于痰饮、噎膈、痞积。

【用法用量】煎服，6～9g。外用适量。

【使用注意】本品辛散走窜，气血虚弱者慎用。

3. 川乌

【性能】辛、苦，热。有大毒。归心、肝、肾、脾经。

【功效】祛风除湿，温经止痛。

【应用】①风寒湿痹，拘急疼痛；②心腹冷痛，寒疝疼痛；③跌打损伤，麻醉止痛。

【用法用量】煎服，1.5～3g；宜先煎、久煎。外用适量。

【使用注意】孕妇忌用。不宜与贝母类、半夏、白及、白蔹、瓜蒌类（包括天花粉）同用；内服一般应炮制用，生品内服宜慎；酒浸、酒煎服易致中毒，应慎用。

4. 蕲蛇

【性能】甘、咸，温。有毒。归肝经。

【功效】祛风，通络，止痉。

【应用】①风湿顽痹，中风半身不遂；②小儿惊风，破伤风；③麻风，疥癣。此外，本品能以毒攻毒，可治瘰疬、梅毒、恶疮。

【用法用量】煎汤，3～9g；研末吞服，一次1～1.5g，一日2～3次。或酒浸、熬膏，入丸、散服。

【使用注意】阴虚内热者忌服。

5. 乌梢蛇

【性能】甘，平。归肝经。

【功效】祛风，通络，止痉。

【应用】①风湿顽痹，中风半身不遂；②小儿惊风，破伤风；③麻风，疥癣。此外，本品又可治瘰疬、恶疮。

【用法用量】煎服，9～12g；研末，每次2～3g；或入丸剂、酒浸服。外用适量。

【使用注意】血虚生风者慎服。

6. 木瓜

【性能】酸，温。归肝、脾经。

【功效】舒筋活络，和胃化湿。

【应用】①风湿痹证；②脚气水肿；③吐泻转筋。此外，本品尚有消食作用，用于消化不良；并能生津止渴，可治津伤口渴。

【用法用量】煎服，6～9g。

【使用注意】内有郁热，小便短赤者忌服。

7. 青风藤

【性能】辛、苦，平。归肝、脾经。

【功效】祛风湿，通经络，利小便。

【应用】①风湿痹痛；②关节肿胀，麻痹瘙痒。

【用法用量】煎服，6～12g。

8. 徐长卿

【功效】祛风，化湿，止痛，止痒。

【应用】①风湿痹痛；②胃痛胀满；③牙痛；④腰痛；⑤跌仆伤病；⑥风疹，湿疹。

9. 路路通

【功效】祛风活络，利水，通经。

【应用】关节痹痛，麻木拘挛，水肿胀满，乳少，经闭。

二、祛风湿热药（风湿热痹）

1. 秦艽

【性能】辛、苦，平。归胃、肝、胆经。

【功效】祛风湿，通络止痛，退虚热，清湿热。

【应用】①风湿痹证；②中风不遂；③骨蒸潮热，疳积发热；④湿热黄疸。此外，本品尚能治痔疮、

肿毒等。

【用法用量】煎服，3～9g。

2. 防己

【性能】苦，寒。归膀胱、肺经。

【功效】祛风湿，止痛，利水消肿。

【应用】①风湿痹证；②水肿，小便不利，脚气；③湿疹疮毒。

【用法用量】煎服，4.5～9g。

【使用注意】本品大苦大寒易伤胃气，胃纳不佳及阴虚体弱者慎服。

3. 桑枝

【性能】微苦，平。归肝经。

【功效】祛风湿，利关节。

【应用】风湿痹证。此外，本品尚能利水，治水肿；祛风止痒，治白癜风、皮疹瘙痒；生津液，治消渴。

【用法用量】煎服，9～15g。外用适量。

4. 豨莶草

【性能】辛、苦，寒。归肝、肾经。

【功效】祛风湿，利关节，解毒。

【应用】①风湿痹痛，中风半身不遂；②风疹，湿疮，疮痈。此外，本品能降血压，可治高血压病。

【用法用量】煎服，9～12g。外用，适量。治风湿痹痛、半身不遂宜制用，治风疹湿疮、疮痈宜生用。

【鉴别用药】豨莶草皆能祛风湿，通经络，利关节。生用性寒，善清热解毒，化湿热，除风痒，故宜用于治疗风湿热痹，关节红肿热痛，以及湿热疮痈、风疹、湿毒瘙痒等症；酒蒸制后转为甘温，故风湿除湿之中寓有补益肝肾之功，故可用于风湿四肢麻痹、筋骨疼痛、腰膝酸软及中风半身不遂等，但单用作用缓慢，久服方效。

5. 络石藤

【性能】苦，微寒。归心、肝、

肾经。

【功效】祛风通络，凉血消肿。

【应用】①风湿热痹；②喉痹，痈肿；③跌仆损伤。

【用法用量】煎服，6～12g。外用适量，鲜品捣敷。

6. 雷公藤

【功效】祛风除湿，活血通络，消肿止痛，杀虫解毒。

【应用】①风湿顽痹；②麻风，顽癣，疥疮，湿疹；③疔疮肿毒。

【用法用量】煎服，1～5g，文火煎1～2小时；外用适量。

三、祛风湿强筋骨药（风湿日久）

1. 五加皮

【性能】辛、苦，温。归肝、肾经。

【功效】祛风湿，补肝肾，强筋骨，利水。

【应用】①风湿痹证；②筋骨痿软，小儿行迟，体虚乏力；③水肿，脚气。

【用法用量】煎服，4.5～9g；或酒浸，入丸、散服。

2. 桑寄生

【性能】苦、甘，平。归肝、肾经。

【功效】祛风湿，补肝肾，强筋骨，安胎。

【应用】①风湿痹证；②崩漏经多，妊娠漏血，胎动不安。此外，本品尚能降血压，可用于高血压病。

【用法用量】煎服，9～15g。

3. 狗脊

【性能】苦、甘，温。归肝、肾经。

【功效】祛风湿，补肝肾，强腰膝。

【应用】①风湿痹证；②腰膝酸软，下肢无力；③遗尿，白带过多。此外，狗脊的绒毛有止血作用，外敷可用于金疮出血。

【用法用量】煎服，6～12g。

【使用注意】肾虚有热，小便不利或短涩黄赤者慎用。

第十单元 化湿药

化湿运脾——湿阻中焦。

1. 广藿香

【性能】辛，微温。归脾、胃、肺经。

【功效】芳香化浊，和中止呕，发表解暑。

【应用】①湿滞中焦；②呕吐；③暑湿或湿温初起。

【用法用量】煎服，5～10g。鲜品加倍。

【使用注意】阴虚血燥者不宜用。

2. 佩兰

【性能】辛，平。归脾、胃、肺经。

【功效】芳香化湿，醒脾开胃，发表解暑。

【应用】①湿阻中焦；②暑湿，湿温初起。

【用法用量】煎服，5～10g。鲜品加倍。

3. 苍术

【性能】辛、苦，温。归脾、胃、肝经。

【功效】燥湿健脾，祛风散寒，明目。

【应用】①湿阻中焦证；②风湿痹证；③风寒夹湿表证。此外，本品尚能明目，用于夜盲症及眼目昏涩。可单用，或与羊肝、猪肝蒸煮同食。

【用法用量】煎服，5～10g。

【使用注意】阴虚内热、气虚多汗者忌用。

【鉴别用药】苍术、广藿香、佩兰均为芳香化湿药，具有化湿之力，用于湿阻中焦证。但苍术苦温燥烈，可燥湿健脾，不仅适用于湿阻中焦，亦可用于其他湿邪泛滥之证；而广藿香、佩兰性微温或平，以化湿醒脾为主，多用于湿邪困脾之证。

4. 厚朴

【性能】苦、辛，温。归脾、胃、肺、大肠经。

【功效】燥湿消痰，下气除满。

【应用】①湿阻中焦，脘腹胀满；②食积气滞，腹胀便秘；③痰饮喘咳。此外，七情郁结，痰气互阻，咽中如有物阻，咽之不下，吐之不出的梅核气，亦可取本品燥湿消痰，下气宽中之效，配伍半夏、茯苓、苏叶、生姜等药，如半夏厚朴汤（《金匮要略》）。

【用法用量】煎服，3 ~ 10g；或入丸、散。

【使用注意】本品辛苦温燥，易耗气伤津，故气虚津亏者及孕妇当慎用。

【鉴别用药】厚朴、苍术均为化湿药，性能辛苦温，具有燥湿之功，常相须为用，治疗湿阻中焦之证。但厚朴以苦味为重，苦寒下气消积除胀满，又下气消痰平喘，既可除无形之湿之实药，又可消有形之实满，为消除胀满的要药；而苍术苦辛温燥为主，为治湿阻中焦之要药，又可祛风湿。

5. 砂仁

【性能】辛，温。归脾、胃、肾经。

【功效】化湿开胃，温脾止泻，理气安胎。

【应用】①湿阻中焦及脾胃气滞证；②脾胃虚寒吐泻；③气滞妊娠恶阻及胎动不安。

【用法用量】煎服，3 ~ 6g；入汤剂宜后下。

【使用注意】阴虚血燥者慎用。

6. 豆蔻

【性能】辛，温。归肺、脾、胃经。

【功效】化湿行气，温中止呕，

开胃消食。

【应用】①湿阻中焦及脾胃气滞证；②呕吐。

【用法用量】煎服，3 ~ 6g；入汤剂宜后下。

【使用注意】阴虚血燥者慎用。

【鉴别用药】豆蔻、砂仁同为化湿药，具有化湿行气，温中止呕、止泻之功，常相须为用，用治湿阻中焦及脾胃气滞证。但豆蔻化湿行气之力偏中上焦，而砂仁偏中下焦。故豆蔻临床上可用于湿温痞闷，温中偏胃而善止呕；砂仁化湿行气力略胜，温中重在脾而善止泻，并能行气安胎。

7. 草果

【性能】辛，温。归脾、胃经。

【功效】燥湿温中，除痰截疟。

【应用】①寒湿中阻证；②疟疾。

【用法用量】煎服，3 ~ 6g。

【使用注意】阴虚血燥者慎用。

第十一单元　利水渗湿药

通利水道，渗泄水湿——水湿内停。

一、利水消肿药（水湿内停的水肿、小便不利）

1. 茯苓

【性能】甘、淡，平。归心、肺、脾、肾经。

【功效】利水渗湿，健脾，宁心。

【应用】①水肿，小便不利；②痰饮；③脾虚泄泻；④心悸，失眠。

【用法用量】煎服，9 ~ 15g。

【使用注意】虚寒滑精者忌服。

2. 薏苡仁

【性能】甘、淡，凉。归脾、胃、肺经。

【功效】利水渗湿，健脾止泻，除痹，排脓。

【应用】①水肿，小便不利，脚

气浮肿；②脾虚泄泻；③湿痹拘挛；④肺痈，肠痈。

【用法用量】煎服，9～30g。清利湿热宜生用，健脾止泻宜炒用。

【使用注意】津液不足者慎用。

【鉴别用药】薏苡仁与茯苓功效相近，均能利水消肿，渗湿，健脾。然薏苡仁性凉而清热，排脓消痈，又善除痹。而茯苓性平，且补益心脾，宁心安神。

3. 猪苓

【性能】甘、淡，平。归肾、膀胱经。

【功效】利水消肿，渗湿。

【应用】水肿，小便不利，泄泻。

【用法用量】煎服，6～12g。

【鉴别用药】猪苓与茯苓均能利水消肿、渗湿，用治水肿、小便不利等证。然猪苓利水作用较强，无补益之功。而茯苓性平和，能补能利，既善渗泄水湿，又能健脾宁心。

4. 泽泻

【性能】甘，寒。归肾、膀胱经。

【功效】利水渗湿，泄热。

【应用】①水肿，小便不利，泄泻；②淋证，遗精。

【用法用量】煎服，5～10g。

5. 香加皮

【性能】辛、苦，温。有毒。归肝、肾、心经。

【功效】利水消肿，祛风湿，强筋骨。

【应用】①水肿，小便不利；②风湿痹证。

【用法用量】煎服，3～6g。浸酒或入丸、散，酌量。

【使用注意】本品有毒，服用不宜过量。

6. 冬瓜皮

【性能】甘，凉。归脾、小肠经。

【功效】利水消肿，清热解暑。

【应用】①水肿，小便不利；

②暑热口渴，小便短赤。

【用法用量】煎服，3～30g。

二、利尿通淋药（湿热蕴结下焦的淋证）

1. 车前子

【性能】甘，微寒。归肝、肾、肺、小肠经。

【功效】清热利尿通淋，渗湿止泻，明目，祛痰。

【应用】①淋证，水肿；②泄泻；③目赤肿痛，目暗昏花；④痰热咳嗽。

【用法用量】煎服，9～15g。宜包煎。

【使用注意】肾虚滑精无湿热者慎用。

2. 滑石

【性能】甘、淡，寒。归膀胱、肺、胃经。

【功效】利尿通淋，清热解暑；外用收湿敛疮。

【应用】①热淋，石淋，尿热涩痛；②暑湿，湿温；③湿疮，湿疹，痱子。

【用法用量】煎服，10～20g，宜先煎。外用适量。

【使用注意】脾虚、热病伤津及孕妇慎用。

3. 木通

【性能】苦，寒。有毒。归心、小肠、膀胱经。

【功效】利尿通淋，清心除烦，通经下乳。

【应用】①热淋涩痛，水肿；②口舌生疮，心烦尿赤；③经闭乳少；④湿热痹证。

【用法用量】煎服，3～6g。

【使用注意】本品有毒，故用量不宜过大，也不宜久服。肾功能不全者及孕妇忌服，内无湿热者、儿童与年老体弱者慎用。

4. 通草

【性能】甘、淡，微寒。归肺、

胃经。

【功效】清热利尿，通气下乳。

【应用】①淋证，水肿；②产后乳汁不下。

【用法用量】煎服，6～12g。

【使用注意】孕妇慎用。

5. 瞿麦

【性能】苦，寒。归心、小肠经。

【功效】利尿通淋，破血通经。

【应用】①淋证；②闭经，月经不调。

【用法用量】煎服，9～15g。

【使用注意】孕妇忌服。

6. 萹蓄

【性能】苦，微寒。归膀胱经。

【功效】利尿通淋，杀虫止痒。

【应用】①淋证；②虫证，湿疹，阴痒。

【用法用量】煎服，9～15g。鲜者加倍。外用适量。

【使用注意】脾虚者慎用。

7. 地肤子

【性能】辛、苦，寒。归肾、膀胱经。

【功效】清热利湿，祛风止痒。

【应用】①淋证；②阴痒带下，风疹，湿疹。

【用法用量】煎服，9～15g。外用适量。

8. 海金沙

【性能】甘、咸，寒。归膀胱、小肠经。

【功效】利尿通淋，止痛。

【应用】淋证。

【用法用量】煎服，6～15g。宜包煎。

【使用注意】肾阴亏虚者慎服。

9. 石韦

【性能】甘、苦，微寒。归肺、膀胱经。

【功效】利尿通淋，清肺止咳，凉血止血。

【应用】①淋证；②肺热咳嗽；

③血热出血。

【用法用量】煎服，6～12g。

10. 萆薢

【性能】苦，平。归肾、胃经。

【功效】利湿祛浊，祛风除痹。

【应用】①膏淋，白浊；②风湿痹痛。

【用法用量】煎服，10～15g。

【使用注意】肾阴亏虚，遗精滑泄者慎用。

三、利湿退黄药（湿热黄疸）

1. 茵陈

【性能】苦、辛，微寒。归脾、胃、肝、胆经。

【功效】清热利湿，利胆退黄。

【应用】①黄疸；②湿疮瘙痒；③暑湿，湿温。

【用法用量】煎服，6～15g。外用适量。煎汤熏洗。

【使用注意】蓄血发黄者及血虚萎黄者慎用。

2. 金钱草

【性能】甘、咸，微寒。归肝、胆、肾、膀胱经。

【功效】利湿退黄，利尿通淋，解毒消肿。

【应用】①湿热黄疸；②石淋，热淋；③痈肿疔疮，毒蛇咬伤。

【用法用量】煎服，15～60g。鲜品加倍。外用适量。

3. 虎杖

【性能】微苦，微寒。归肝、胆、肺经。

【功效】利湿退黄，清热解毒，散瘀止痛，化痰止咳。

【应用】①湿热黄疸，淋浊，带下；②水火烫伤，痈肿疮毒，毒蛇咬伤；③经闭，癥瘕，跌打损伤；④肺热咳嗽。本品还有泻下通便作用，可用于热结便秘。

【用法用量】煎服，9～15g。外用适量。

【使用注意】孕妇忌服。

第十二单元　温里药

温里驱寒——里寒证。

1. 附子
【性能】辛、甘，大热。有毒。归心、肾、脾经。

【功效】回阳救逆，补火助阳，散寒止痛。

【应用】①亡阳证；②阳虚内寒证；③寒湿痹证。

【用法用量】煎服，3~15g。本品有毒，宜先煎0.5~1小时，至口尝无麻辣感为度。

【使用注意】孕妇及阴虚阳亢者忌用。反半夏、瓜蒌、贝母、白蔹、白及。生品外用，内服须炮制。若内服过量，或炮制、煎煮方法不当，可引起中毒。

2. 干姜
【性能】辛，热。归脾、胃、肾、心、肺经。

【功效】温中散寒，回阳通脉，温肺化饮。

【应用】①脾胃寒证，腹痛，呕吐，泄泻；②亡阳证；③寒饮喘咳。

【用法用量】煎服，3~10g。

【使用注意】本品辛热燥烈，阴虚内热、血热妄行者忌用。

3. 肉桂
【性能】辛、甘，大热。归肾、脾、心、肝经。

【功效】补火助阳，散寒止痛，温经通脉，引火归原。

【应用】①肾阳虚证；②脘腹冷痛，寒疝腹痛；③寒痹腰痛，胸痹，阴疽，闭经，痛经；④虚阳上浮。此外，久病体虚气血不足者，在补益气血方中加入少量肉桂，有鼓舞气血生长之效。

【用法用量】煎服，1~5g，宜后下或焗服；研末冲服，每次1~2g。

【使用注意】阴虚火旺，里有实热，血热妄行出血及孕妇忌用。畏赤石脂。

【鉴别用药】肉桂、附子、干姜均性味辛热，能温中散寒止痛，用治脾胃虚寒之脘腹冷痛、大便溏泄等。然干姜主入脾胃，长于温中散寒、健运脾阳而止呕；肉桂、附子味甘而大热，散寒止痛力强，善治脘腹冷痛甚者及寒湿痹痛证。二者又能补火助阳，用治肾阳虚证及脾肾阳虚证。肉桂还能引火归原、温经通脉，用治虚阳上浮及胸痹、阴疽、闭经、痛经等。附子、干姜能回阳救逆，用治亡阳证。此外附子力强，干姜力弱，常相须为用。干姜尚能温肺化饮，用治肺寒痰饮咳喘。

肉桂、桂枝均性味辛甘温，能散寒止痛、温经通脉，用治寒凝血滞之胸痛、闭经、痛经及风寒湿痹证。肉桂长于温里寒，用治里寒证；又能补火助阳，引火归原，用治肾阳不足，命门火衰之阳痿、宫冷；下元虚衰，虚阳上浮之虚喘、心悸等。桂枝长于散表寒，用治风寒表证；又能助阳化气，用治痰饮、蓄水证。

4. 吴茱萸
【性能】辛、苦，热。有小毒。归肝、脾、胃、肾经。

【功效】散寒止痛，降逆止呕，助阳止泻。

【应用】①寒凝疼痛；②呕吐吞酸；③寒寒泄泻。

【用法用量】煎服，2~5g。外用适量。

【使用注意】本品辛热燥烈，有小毒，故不宜多用、久服。阴虚有热者忌用，孕妇慎用。

5. 小茴香
【性能】辛，温。归肝、肾、脾、胃经。

【功效】散寒止痛，理气和胃。

【应用】①寒疝腹痛，睾丸偏坠胀痛，少腹冷痛，痛经；②中焦虚寒气滞证。

【用法用量】煎服，3～6g。外用适量。

【使用注意】阴虚火旺者慎用。

6. 丁香

【性能】辛，温。归脾、胃、肺、肾经。

【功效】温中降逆，散寒止痛，温肾助阳。

【应用】①胃寒呕吐、呃逆；②脘腹冷痛；③阳痿，宫冷。

【用法用量】煎服，1～3g。外用适量。

【使用注意】热证及阴虚内热者忌用。畏郁金。

7. 高良姜

【性能】辛，热。归脾、胃经。

【功效】散寒止痛，温中止呕。

【应用】①胃寒冷痛；②胃寒呕吐。

【用法用量】煎服，3～6g。研末服，每次3g。

8. 花椒

【性能】辛，温。归脾、胃、肾经。

【功效】温中止痛，杀虫止痒。

【应用】①中寒腹痛，寒湿吐泻；②虫积腹痛，湿疹，阴痒。

【用法用量】煎服，3～6g。外用适量，煎汤熏洗。

第十三单元　理气药

疏畅气机——气滞或气逆证。

1. 陈皮

【性能】辛，苦，温。归脾、肺经。

【功效】理气健脾，燥湿化痰。

【应用】①脾胃气滞证；②呕吐、呃逆证；③湿痰、寒痰咳嗽；④胸痹。

【用法用量】煎服，3～9g。

2. 青皮

【性能】苦，辛，温。归肝、胆、胃经。

【功效】疏肝破气，消积化滞。

【应用】①肝郁气滞证；②脘腹疼痛；③食积腹痛；④癥瘕积聚，久疟痞块。

【用法用量】煎服，3～9g。醋炙疏肝止痛力强。

【鉴别用药】陈皮、青皮二者皆可理中焦之气而健脾，用于脾胃气滞之脘腹胀痛、食积不化等证。但陈皮性温而不峻，行气力缓，偏入脾肺，长于燥湿化痰，用于痰饮停滞脾胃之咳嗽气喘、呕哕、腹痛、泄泻；青皮性较峻烈，行气力猛，苦泄下行，偏入肝胆，能疏肝破气，散结止痛，消积化滞，主治肝郁乳房胀痛或结块、胁肋胀痛、疝气疼痛、食积腹痛、癥瘕积聚等证。

3. 枳实

【性能】苦、辛、酸，微寒。归脾、胃经。

【功效】破气除痞，化痰消积。

【应用】①胃肠积滞，湿热泻痢；②胸痹，结胸；③气滞胸胁疼痛。此外，本品尚可用治胃扩张、胃下垂、子宫脱垂、脱肛等脏器下垂病症，可单用本品，或配伍补中益气之黄芪、白术等以增强疗效。

【用法用量】煎服，3～9g，大量可用至30g。炒后性较平和。

【使用注意】孕妇慎用。

4. 木香

【性能】辛、苦，温。归脾、胃、大肠、胆、三焦经。

【功效】行气止痛，健脾消食。

【应用】①脾胃气滞证；②泻痢里急后重；③腹痛胁痛，黄疸。此外，本品芳香能醒脾开胃，故在补益剂中用之，能减轻补益药的碍胃和滞气之弊，有助于消化吸收，如归脾汤（《济生方》）。

【用法用量】煎服，1.5～6g。生用行气力强，煨用行气力缓而实肠止泻。

108　胆、胃经。

5. 沉香

【性能】辛、苦，微温。归脾、胃、肾经。

【功效】行气止痛，温中止呕，纳气平喘。

【应用】①寒凝气滞，胸腹胀痛；②胃寒呕吐；③虚喘证。

【用法用量】煎服，1.5～4.5g，宜后下；或磨汁冲服，或入丸、散剂，每次0.5～1g。

6. 檀香

【性能】辛，温。归脾、胃、心、肺经。

【功效】行气温中，开胃止痛。

【应用】胸腹寒凝气滞证。

【用法用量】煎服，2～5g，宜后下。

【使用注意】阴虚火旺，实热吐衄者慎用。

7. 川楝子

【性能】苦，寒。有小毒。归肝、胃、小肠、膀胱经。

【功效】疏肝泄热，行气止痛，杀虫。

【应用】①肝郁化火诸痛证；②虫积腹痛。此外，本品苦寒有毒，能清热燥湿，杀虫而疗癣。可用本品焙黄研末，以油调涂，外涂治头癣、秃疮。

【用法用量】煎服，4.5～9g。外用适量。炒用寒性减低。

【使用注意】本品有毒，不宜过量或持续服用。又因性寒，脾胃虚寒者慎用。

8. 乌药

【性能】辛，温。归肺、脾、肾、膀胱经。

【功效】行气止痛，温肾散寒。

【应用】①寒凝气滞之胸腹诸痛证；②尿频，遗尿。

【用法用量】煎服，3～9g。

9. 荔枝核

【性能】辛、微苦，温。归肝、胃经。

【功效】行气散结，祛寒止痛。

【应用】①疝气痛，睾丸肿痛；②胃脘久痛，痛经、产后腹痛。

【用法用量】煎服，4.5～9g；或入丸、散剂。

10. 香附

【性能】辛、微苦，微甘，平。归肝、脾、三焦经。

【功效】疏肝解郁，调经止痛，理气宽中。

【应用】①肝郁气滞胁痛、腹痛；②月经不调，痛经，乳房胀痛；③脾胃气滞腹痛。

【用法用量】煎服，6～9g。醋炙止痛力增强。

【鉴别用药】木香与香附均有理气止痛之功，并能宽中消食，均用于治疗脾胃气滞、脘腹胀痛、食少诸症，二者可配伍应用。但木香药性偏燥，主入脾胃，善治脾胃气滞之食积不化，脘腹胀痛，泻痢里急后重，兼可用于治疗胁痛、黄疸、疝气疼痛及胸胁心腹之气滞痛之要药；香附性质平和，主入肝经，以疏肝解郁、调经止痛见长，主治肝气郁结之胁肋胀痛、乳房胀痛、月经不调、癥瘕疼痛等症，为妇科调经之要药。

11. 佛手

【性能】辛、苦，温。归肝、脾、胃、肺经。

【功效】疏肝理气，和胃止痛，燥湿化痰。

【应用】①肝郁胸胁胀痛；②气滞脘腹疼痛；③久咳痰多，胸闷作痛。

【用法用量】煎服，3～9g。

12. 薤白

【性能】辛、苦，温。归肺、胃、大肠经。

【功效】通阳散结，行气导滞。

【应用】①胸痹；②脘腹痞满胀痛，泻痢里急后重。

【用法用量】煎服，5～9g。

13. 大腹皮

【性能】辛，微温。归脾、胃、大肠、小肠经。

【功效】行气宽中，利水消肿。

【应用】①胃肠气滞，脘腹胀闷，大便不爽；②水肿胀满，脚气浮肿，小便不利。

【用法用量】煎服，4.5～9g。

第十四单元 消食药

消化食积——饮食积滞证。

1. 山楂

【性能】酸、甘，微温。归脾、胃、肝经。

【功效】消食化积，行气散瘀，化浊降脂。

【应用】①食积证；②泻痢腹痛，疝气痛；③瘀血证。现代单用本品制剂治疗冠心病、高血压、高脂血症、细菌性痢疾等，均有较好疗效。

【用法用量】煎服，10～15g。生山楂、炒山楂多用于消食散瘀，焦山楂、山楂炭多用于止泻痢。

【使用注意】脾胃虚弱而无积滞者或胃酸分泌过多者均慎用。

2. 神曲

【性能】甘、辛，温。归脾、胃经。

【功效】消食和胃。

【应用】饮食积滞证。此外，凡丸剂中有金石、贝壳类药物者，前人用本品糊丸以助消化，如碰朱丸。

【用法用量】煎服，6～15g。消食宜炒焦用。

3. 麦芽

【性能】甘，平。归脾、胃、肝经。

【功效】行气消食，健脾开胃，回乳。

【应用】①米面薯芋食滞证；②断乳、乳房胀痛。此外，本品又兼能疏肝解郁，常配川楝子、柴胡等，用治肝气郁滞或肝胃不和之胁痛、脘腹痛等。

【用法用量】煎服，10～15g。生麦芽功偏消食健胃；炒麦芽多用于回乳消胀。

【使用注意】哺乳期妇女不宜使用。

4. 莱菔子

【性能】辛、甘，平。归肺、脾、胃经。

【功效】消食除胀，降气化痰。

【应用】①食积气滞；②咳喘痰多，胸闷食少。此外，古方中有单用本品研服以涌吐风痰者，但现代临床很少用。

【用法用量】煎服，6～10g。生用涌吐风痰，炒用消食下气化痰。

【使用注意】本品辛散耗气，故气虚及无食积、痰滞者慎用。不宜与人参同用。

【鉴别用药】莱菔子、山楂均有良好的消食化积之功，主治食积证。但山楂长于消积化滞，主治肉食积滞；而莱菔子尤善消食行气消胀，主治食积气滞证。

5. 鸡内金

【性能】甘，平。归脾、胃、小肠、膀胱经。

【功效】消食健胃，固精止遗，通淋化石。

【应用】①饮食积滞，小儿疳积；②肾虚遗精、遗尿；③砂石淋证，胆结石。

【用法用量】煎服，3～10g；研末服，每次1.5～3g。研末服效果比煎剂好。

【使用注意】脾虚无积滞者慎用。

第十五单元 驱虫药

祛除或杀灭人体寄生虫——虫证。

1. 使君子

【性能】甘，温。归脾、胃经。

【功效】杀虫消积。

【应用】①蛔虫病，蛲虫病；②小儿疳积。

【用法用量】煎服，9～12g，捣碎；取仁炒香嚼服，6～9g。小儿每岁1～1.5粒，1日总量不超过20粒。空腹服用，每日1次，连用3日。

【使用注意】大量服用可致呃逆、眩晕、呕吐、腹泻等反应；若与热茶同服，亦能引起呃逆、腹泻，故服用时当忌饮茶。

2. 苦楝皮

【性能】苦，寒。有毒。归肝、脾、胃经。

【功效】杀虫，疗癣。

【应用】①蛔虫病，蛲虫病，钩虫病；②疥癣，湿疮。

【用法用量】煎服，3～6g，文火久煎。外用适量。

【使用注意】本品有毒，不宜过量或持续久服。孕妇及肝功能不全者慎用。

3. 槟榔

【性能】苦、辛，温。归胃、大肠经。

【功效】杀虫消积，行气，利水，截疟。

【应用】①肠道寄生虫病；②食积气滞，泻痢后重；③水肿，脚气肿痛；④疟疾。

【用法用量】煎服，3～10g。驱杀绦虫、姜片虫30～60g。生用力佳，炒用力缓；焦槟榔用治食滞不消，泻痢厚重。

【使用注意】脾虚便溏或气虚下陷者忌用。孕妇慎用。

4. 雷丸

【性能】微苦，寒。有小毒。归胃、大肠经。

【功效】杀虫消积。

【应用】①绦虫病，钩虫病，蛔虫病；②小儿疳积。

【用法用量】入丸、散，15～

21g。一次5～7g，饭后用温开水调服，一日3次，连服3日。

【使用注意】不宜入煎剂。因本品含蛋白酶，加热至60℃左右即易于破坏而失效。有虫积而脾胃虚寒者慎服。

5. 榧子

【性能】甘，平。归肺、胃、大肠经。

【功效】杀虫消积，润肠通便，润肺止咳。

【应用】①虫积腹痛；②肠燥便秘；③肺燥咳嗽。此外，可治丝虫病，以榧子肉与血余炭调蜜为丸服，4天为1疗程，经1～2个疗程，常使微丝蚴转阴。

【用法用量】煎服，10～15g。炒熟嚼服，一次用15g。

【使用注意】入煎服宜生用。大便溏薄、肺热咳嗽者不宜用。服榧子时，不宜食绿豆，以免影响疗效。

第十六单元 止血药

制止体内外出血——出血证。

一、凉血止血药（热伤血络，追血妄行之出血）

1. 小蓟

【性能】甘、苦，凉。归心、肝经。

【功效】凉血止血，散瘀解毒消痈。

【应用】①血热出血；②热毒疮肿。

【用法用量】煎服，10～15g，鲜品加倍。外用适量，捣敷患处。

2. 大蓟

【性能】甘、苦，凉。归心、肝经。

【功效】凉血止血，散瘀解毒消痈。

【应用】①血热出血；②热毒疮肿。

【用法用量】煎服，10~15g，鲜品可用30~60g。外用适量，捣敷患处。

【鉴别用药】大、小二蓟，首载于《名医别录》，因其性状、功用有相似之处，故大小蓟常混称。至《证类本草》《救荒本草》《本草纲目》才逐渐将其区别开来。二者均能凉血止血，散瘀解毒消痈，广泛用治血热出血诸证及热毒疮痈。然大蓟散瘀消痈力强，止血作用广泛，故对吐血、咯血及崩漏下血尤为适宜；小蓟兼能利尿通淋，故以治血尿、血淋为佳。

3. 地榆

【性能】苦、酸、涩，微寒。归肝、大肠经。

【功效】凉血止血，解毒敛疮。

【应用】①血热出血；②烫伤、湿疹、疮疡痈肿。

【用法用量】煎服，10~15g，大剂量可用至30g；或入丸、散。外用适量。止血多炒用，解毒敛疮多生用。

【使用注意】本品性寒酸涩，凡虚寒性便血、下痢、崩漏及出血有瘀者慎用。对于大面积烧伤者，不宜使用地榆制剂外涂，以防其所含鞣质被大量吸收而引起中毒性肝炎。

4. 槐花

【性能】苦，微寒。归肝、大肠经。

【功效】凉血止血，清肝泻火。

【应用】①血热出血；②肝热目赤，头痛眩晕。

【用法用量】煎服，10~15g。外用适量。止血多炒用，清热泻火宜生用。

【使用注意】脾胃虚寒及阴虚发热而无实火者慎用。

【鉴别用药】地榆、槐花均能凉血止血，用治血热妄行之出血诸证，因其性下行，故以治下部出血为宜。然地榆凉血之中兼能收涩，凡下部之血热出血，诸如便血、痔血、崩漏、血痢等皆宜；槐花无收涩之性，其止血功在大肠，故以治便血、痔血为佳。

5. 侧柏叶

【性能】苦、涩，寒。归肺、肝、脾经。

【功效】凉血止血，化痰止咳，生发乌发。

【应用】①血热出血；②肺热咳嗽；③血热脱发，须发早白。

【用法用量】煎服，10~15g。外用适量。止血多炒炭用，化痰止咳宜生用。

6. 白茅根

【性能】甘，寒。归肺、胃、膀胱经。

【功效】凉血止血，清热利尿。

【应用】①血热出血；②水肿，热淋，黄疸；③胃热呕吐，肺热咳喘。

【用法用量】煎服，15~30g，鲜品加倍，以鲜品为佳，可捣汁服。多生用，止血亦可炒用。

【鉴别用药】白茅根、芦根均能清肺胃热而利尿，治疗肺热咳嗽、胃热呕吐和小便淋痛，且常相须为用。然白茅根偏入血分，以凉血止血见长；而芦根偏入气分，以清热生津为优。

7. 苎麻根

【功效】凉血止血，安胎，清热解毒。

【应用】①血热出血；②胎动不安，胎漏下血；③热毒疮疡。

二、化瘀止血药（瘀血内阻，血不循经之出血）

1. 三七

【性能】甘、微苦，温。归肝、胃经。

【功效】散瘀止血，消肿定痛。

【应用】①出血；②跌打损伤，

瘀滞肿痛。

【用法用量】多研末吞服，每次 1～3g；煎服，3～9g。外用适量。

【使用注意】孕妇慎用。

2. 茜草

【性能】苦，寒。归肝经。

【功效】凉血祛瘀，止血，通经。

【应用】①出血；②血瘀经闭，跌打损伤，风湿痹痛。

【用法用量】煎服，10～15g，大剂量可用30g；亦入丸、散。止血炒炭用，活血通经生用或酒炒用。

3. 蒲黄

【性能】甘，平。归肝、心包经。

【功效】止血，化瘀，通淋。

【应用】①出血；②瘀血痛证；③血淋尿血。

【用法用量】煎服，5～10g，包煎。外用适量，研末外掺或调敷。止血多炒用，化瘀、利尿多生用。

三、收敛止血药（各类出血而无邪实者）

1. 白及

【性能】苦、甘、涩，寒。归肺、胃、肝经。

【功效】收敛止血，消肿生肌。

【应用】①出血；②痈肿疮疡，皮肤皲裂，水火烫伤。

【用法用量】煎服，3～10g，大剂量可用至30g；入散剂，每次用2～5g；研末吞服，每次1.5～3g。外用适量。

【使用注意】不宜与乌头类药材同用。

2. 仙鹤草

【性能】苦、涩，平。归心、肝经。

【功效】收敛止血，止痢，截疟，解毒，补虚。

【应用】①出血；②久泻久痢；③疟疾；④疮疖痈肿、阴痒带下；

⑤脱力劳伤。

【用法用量】煎服，3～10g，大剂量可用至30～60g。外用适量。

3. 棕榈炭

【性能】苦、涩，平。归肝、肺、大肠经。

【功效】收敛止血。

【应用】出血。此外，本品苦涩收敛，且能止泻止带，尚可用于久泻久痢、妇人带下。如《近效方》治泻痢，单用本品，烧研，以水调服；治赤白带下，以本品与蒲黄各等分，用酒调服，如棕毛散（《普济方》）。

【用法用量】煎服，3～10g；末服1～1.5g。

【使用注意】出血兼有瘀滞、湿热下痢初起者慎用。

4. 血余炭

【性能】苦，平。归肝、胃经。

【功效】收敛止血，化瘀，利尿。

【应用】①出血；②小便不利。

【用法用量】煎服，6～10g；研末服1.5～3g。外用适量。

四、温经止血药（虚寒性出血）

1. 艾叶

【性能】辛、苦，温。有小毒。归肝、脾、肾经。

【功效】温经止血，散寒调经；外用祛湿止痒。

【应用】①出血；②少腹冷痛，经寒不调，宫冷不孕；③皮肤瘙痒。此外，将本品捣绒，制成艾条、艾炷等，用以熏灸体表穴位，能温煦气血，透达经络。

【用法用量】煎服，3～10g。外用适量。温经止血宜炒炭用，余生用。

2. 炮姜

【性能】苦、涩，温。归脾、肝经。

【功效】温经止血，温中止痛。

【应用】①出血；②腹痛、腹泻。

【用法用量】煎服，3～6g。

【鉴别用药】生姜、干姜和炮姜本为一物，均能温中散寒，适用于脾胃寒证。由于鲜干质量不同、炮制不同，其性能亦异。生姜长于散表寒，又为呕家圣药；干姜长于祛里寒，为温中散寒之圣药；炮姜善走血分，长于温经而止血。

第十七单元　活血化瘀药

疏通血脉，促进血行，消散瘀血——瘀血证。

一、活血止痛药（气滞血瘀所致痛证）

1. 川芎

【性能】辛，温。归肝、胆、心包经。

【功效】活血行气，祛风止痛。

【应用】①血瘀气滞诸证；②头痛，风湿痹痛。

【用法用量】煎服，3～9g。

【使用注意】阴虚火旺、多汗、热盛及有瘀之出血和孕妇慎用。

2. 延胡索

【性能】辛，苦，温。归心、肝、脾经。

【功效】活血，行气，止痛。

【应用】气血瘀滞诸痛证。

【用法用量】煎服，3～10g。研粉吞服，每次1～3g。

3. 郁金

【性能】辛，苦，寒。归肝、肺、心经。

【功效】活血止痛，行气解郁，清心凉血，利胆退黄。

【应用】①气滞血瘀诸痛证；②热病神昏，癫痫癫狂；③血热出血证；④肝胆湿热证。

【用法用量】煎服，5～12g；研末服，2～5g。

【使用注意】不宜与丁香、母丁香同用。

【鉴别用药】香附与郁金均能疏肝解郁，可用于肝气郁结证。然香附药性偏温，专入气分，善疏肝行气、调经止痛，长于治疗肝郁气滞之月经不调；而郁金药性偏寒，既入血分，又入气分，善活血凉血、行气解郁，长于治疗肝郁气滞血瘀之痛证。

4. 姜黄

【性能】辛、苦，温。归肝、脾经。

【功效】活血行气，通经止痛。

【应用】①气滞血瘀诸痛证；②风湿痹痛。此外，以本品配白芷、细辛为末外用可治牙痛、牙龈肿胀疼痛，如姜黄散（《是斋百一选方》）；配大黄、白芷、天花粉等外敷，可用于疮疡痈肿，如如意金黄散（《外科正宗》）；单用本品外敷可用于皮癣痛痒。

【用法用量】煎服，3～10g。外用适量。

【使用注意】血虚无气滞血瘀者慎用；孕妇忌用。

【鉴别用药】郁金、姜黄为同一植物的不同药用部位，均能活血散瘀、行气止痛，用于气滞血瘀之证。但姜黄药用其根茎，辛温行散，祛瘀力强，以治寒凝气滞血瘀之证为好，且可祛风通痹而用于风湿痹痛，善治肩臂疼痛。姜黄药用块根，苦寒降泄，行气力弱，且凉血，以治血热瘀滞之证为宜，又能利胆退黄、清心解郁而用于湿热黄疸、热病神昏等证。

5. 乳香

【性能】辛，苦，温。归心、肝、脾经。

【功效】活血定痛，消肿生肌。

【应用】①跌仆损伤，疮疡痈肿，瘰疬痰核；②气滞血瘀痛证。

【用法用量】煎服，3～5g；或入

丸、散。外用适量，研末外敷。

【使用注意】胃弱者及孕妇慎用。

6. 没药

【性能】辛、苦，平。归心、肝、脾经。

【功效】散瘀定痛，消肿生肌。

【应用】①跌打损伤，疮疡痈肿；②气滞血瘀诸痛证。

【用法用量】3～5g，炮制去油，多入丸、散。

【使用注意】同乳香。

7. 五灵脂

【性能】苦、咸、甘，温。归肝经。

【功效】活血止痛，化瘀止血。

【应用】①瘀血阻滞之痛证；②瘀滞出血证。

【用法用量】煎服，3～10g，宜包煎。

【使用注意】血虚无瘀及孕妇慎用。"十九畏"认为人参畏五灵脂，一般不宜同用。

二、活血调经药（月经病，其他瘀血所致疼痛）

1. 丹参

【性能】苦，微寒。归心、肝经。

【功效】活血祛瘀，调经止痛，凉血消痈，清心除烦。

【应用】①月经不调，闭经痛经，产后瘀滞腹痛；②血瘀心痛，脘腹疼痛，癥瘕积聚，跌打损伤，风湿痹证；③疮痈肿毒；④热病烦躁神昏，心悸失眠。

【用法用量】煎服，5～15g。活血化瘀宜酒炙用。

【使用注意】反藜芦。孕妇慎用。

2. 红花

【性能】辛，温。归心、肝经。

【功效】活血通经，祛瘀止痛。

【应用】①血滞经闭、痛经，产后瘀滞腹痛；②癥瘕积聚；③胸痹心痛，血瘀腹痛、胁痛；④跌打损伤，瘀滞肿痛；⑤瘀滞斑疹色暗。此外，红花还可用于回乳、瘀阻头痛、眩晕、中风偏瘫、喉痹、目赤肿痛等证。

【用法用量】煎服，3～10g。外用适量。

【使用注意】孕妇忌用。有出血倾向者慎用。

3. 桃仁

【性能】苦、甘，平。归心、肝、大肠经。

【功效】活血祛瘀，润肠通便，止咳平喘。

【应用】①瘀血阻滞诸证；②肺痈，肠痈；③肠燥便秘；④咳嗽气喘。

【用法用量】煎服，5～10g，捣碎；桃仁霜入汤剂宜包煎。

【使用注意】孕妇忌用。便溏者慎用。本品有毒，不可过量。

4. 益母草

【性能】辛、苦，微寒。归心包、肝、膀胱经。

【功效】活血调经，利水消肿，清热解毒。

【应用】①血滞经闭、痛经、经行不畅、产后恶露不尽、瘀滞腹痛；②水肿，小便不利；③跌打损伤，疮痈肿毒，皮肤瘾疹。

【用法用量】10～30g，煎服；或熬膏，或入丸剂。外用适量，捣敷或煎汤外洗。

【使用注意】无瘀滞及阴虚血少者忌用。

5. 泽兰

【性能】苦、辛，微温。归肝、脾经。

【功效】活血调经，祛瘀消痈，利水消肿。

【应用】①血滞经闭、痛经，产后瘀滞腹痛；②跌打损伤，瘀肿疼痛及疮痈肿毒；③水肿，腹水。

【用法用量】煎服，10～15g。外用适量。

【使用注意】血虚及无瘀滞者慎用。

【鉴别用药】益母草、泽兰均能活血调经、祛瘀消痈、利水消肿，常用于妇科经产血瘀诸证及跌打损伤、瘀肿疼痛、疮痈肿毒、水肿等证。然益母草辛散苦泄之力较强，性寒又能清热解毒，其活血、解毒、利水作用较泽兰为强，临床应用亦更广。

6. 牛膝

【性能】苦、甘、酸，平。归肝、肾经。

【功效】逐瘀通经，补肝肾，强筋骨，利水通淋，引火（血）下行。

【应用】①瘀血阻滞之经闭、痛经、经行腹痛、跌仆伤痛；②腰膝酸痛，下肢痿软；③淋证，水肿，小便不利；④火热上炎，阴虚火旺之头痛，眩晕、齿痛、口舌生疮、吐血、衄血。

【用法用量】煎服，6～15g。活血通经、利水通淋、引火（血）下行宜生用；补肝肾、强筋骨宜酒炙用。

【使用注意】本品为动血之品，性专下行，孕妇及月经过多者忌服。中气下陷，脾虚泄泻及下元不固，多梦遗精者慎用。

【鉴别用药】牛膝有川牛膝和怀牛膝之分。两者均能活血通经、补肝肾、强筋骨、利尿通淋、引火（血）下行。但川牛膝长于活血通经，怀牛膝长于补肝肾、强筋骨。

7. 鸡血藤

【性能】苦、微甘，温。归肝、肾经。

【功效】活血补血，调经止痛，舒筋活络。

【应用】①月经不调，痛经，闭经；②风湿痹痛，手足麻木，肢体

瘫痪及血虚萎黄。

【用法用量】煎服，10～30g；或浸酒服，或熬膏服。

8. 王不留行

【性能】苦，平。归肝、胃经。

【功效】活血通经，下乳消痈，利尿通淋。

【应用】①血瘀经闭、痛经、难产；②产后乳汁不下，乳痈肿痛；③热淋，血淋，石淋。

【用法用量】煎服，5～10g。外用适量。

【使用注意】孕妇慎用。

三、活血疗伤药（跌打损伤，瘀肿疼痛，骨折筋伤）

1. 土鳖虫

【性能】咸，寒。有小毒。归肝经。

【功效】破血逐瘀，续筋接骨。

【应用】①跌打损伤，筋伤骨折，瘀肿疼痛；②血瘀经闭，产后瘀滞腹痛，积聚痞块。

【用法用量】煎服，3～10g；研末服，1～1.5g，黄酒送服。外用适量。

【使用注意】孕妇忌服。

2. 自然铜

【性能】辛，平。归肝经。

【功效】散瘀止痛，续筋接骨。

【应用】跌打损伤，骨折筋断，瘀肿疼痛。

【用法用量】3～9g，多入丸、散服，若入煎剂宜先煎。外用适量。

【使用注意】不宜久服。凡阴虚火旺、血虚无瘀者慎用。

3. 苏木

【性能】甘、咸，平。归心、肝、脾经。

【功效】活血祛瘀，消肿止痛。

【应用】①跌打损伤，骨折筋伤，瘀滞肿痛；②经闭痛经，产后瘀阻，胸腹刺痛，痈疽肿痛等。

【用法用量】煎服，3～9g。外用适量，研末撒敷。

【使用注意】月经过多和孕妇慎用。

4. 骨碎补

【性能】苦，温。归肝、肾经。

【功效】活血止痛，补肾强骨；外用消风祛斑。

【应用】①跌打损伤或创伤，筋骨折伤；②肾虚腰痛，筋骨痿软，耳鸣耳聋，牙齿松动。此外，本品还可用于斑秃、白癜风等病证的治疗。

【用法用量】煎服，3～9g。外用适量，研末调敷或鲜品捣敷，亦可浸酒擦患处。

【使用注意】阴虚火旺、血虚风燥慎用。

5. 血竭

【性能】甘、咸，平。归肝经。

【功效】活血定痛，化瘀止血，敛疮生肌。

【应用】①跌打损伤，瘀滞心腹疼痛；②外伤出血；③疮疡不敛。

【用法用量】多入丸、散，研末服，每次1～2g。外用适量，研末或入膏药外敷。

【使用注意】无瘀血者不宜用，孕妇及月经期忌用。

四、破血消癥药（瘀血日久之癥瘕积聚）

1. 莪术

【性能】辛、苦，温。归肝、脾经。

【功效】破血行气，消积止痛。

【应用】①癥瘕积聚，经闭，心腹瘀痛；②食积脘腹胀痛。此外，本品既破血祛瘀，又消癥止痛，可用于跌打损伤、瘀肿疼痛，常与其他祛瘀疗伤药同用。

【用法用量】煎服，3～15g。醋制后可加强祛瘀止痛作用。外用适量。

【使用注意】孕妇忌用；月经过多者慎用。

2. 三棱

【性能】辛、苦，平。归肝、脾经。

【功效】破血行气，消积止痛。

【应用】①癥瘕积聚，经闭，心腹瘀痛；②食积脘腹胀痛。所治病证与莪术基本相同，常相须为用。然三棱偏于破血，莪术偏于破气。

【用法用量】煎服，3～10g。醋制后可加强祛瘀止痛作用。

【使用注意】孕妇禁用。不宜与芒硝、玄明粉同用。

3. 水蛭

【性能】咸、苦，平。有小毒。归肝经。

【功效】破血通经，逐瘀消癥。

【应用】①血瘀经闭，癥瘕积聚；②跌打损伤，心腹疼痛。

【用法用量】煎服，1～3g；研末服，0.3～0.5g。以入丸、散或研末服为宜，也可用鲜活者放置于瘀肿局部吸血消肿。

【使用注意】孕妇及月经过多者禁用。

4. 穿山甲（现用代用品）

【性能】咸，微寒。归肝、胃经。

【功效】活血消癥，通经下乳，消肿排脓，搜风通络。

【应用】①癥瘕，经闭；②风湿痹痛，中风瘫痪；③产后乳汁不下；④痈肿疮毒，瘰疬。

【用法用量】煎服，3～10g。研末吞服，每次1～1.5g。

【使用注意】孕妇慎用。痈肿已溃者忌用。

第十八单元　化痰止咳平喘药

祛痰止咳平喘——痰证、咳嗽、喘息。

一、温化寒痰药（寒痰、湿痰证）

1. 半夏

【性能】辛，温。有毒。归脾、

胃、肺经。

【功效】燥湿化痰，降逆止呕，消痞散结；外用消肿止痛。

【应用】①湿痰，寒痰证；②呕吐；③心下痞，胸痹，梅核气；④瘿瘤，痰核，痈疽肿毒，毒蛇咬伤。

【用法用量】煎服，3~9g，一般宜制用。炮制品中有姜半夏、法半夏等，其中姜半夏长于降逆止呕，法半夏长于燥湿且温性较弱，半夏曲则有化痰消食之功，竹沥半夏能清化热痰，主治热痰、风痰之证。外用适量。

【使用注意】不宜与乌头类药物同用。其性温燥，阴虚燥咳、血证、热痰、燥痰者应慎用。

2. 天南星

【性能】苦、辛，温。有毒。归肺、肝、脾经。

【功效】燥湿化痰，祛风解痉；外用散结消肿。

【应用】①顽痰咳嗽，湿痰寒痰证；②风痰眩晕，中风，癫痫，破伤风；③痈疽肿痛，痰核瘰疬，蛇虫咬伤。

【用法用量】煎服，3~9g，多制用。外用适量。

【使用注意】孕妇慎用。

【鉴别用药】半夏、天南星均药性辛温有毒，为燥湿化痰要药，善治湿痰、寒痰，炮制后又能治疗热痰、风痰。然半夏主入脾、肺，重在治脏腑湿痰，且能止呕。天南星则善走经络，偏于祛风痰而能解痉止厥，用治风痰证。

3. 芥子

【性能】辛，温。归肺经。

【功效】温肺豁痰利气，散结通络止痛。

【应用】①寒痰喘咳，悬饮；②阴疽流注，肢体麻木，关节肿痛。

【用法用量】煎服，3~9g。外用适量。

【使用注意】本品辛温走散，耗气伤阴，久咳肺虚及阴虚火旺者忌用；消化道溃疡、出血者及皮肤过敏者忌用。

4. 旋覆花

【性能】苦、辛、咸，微温。归肺、脾、胃、大肠经。

【功效】降气消痰，行水止呕。

【应用】①咳嗽痰多，痰饮蓄结，胸膈痞满；②噫气，呕吐。此外，本品配香附等，还可治气血不和之胸胁痛，如香附旋覆花汤（《温病条辨》）。

【用法用量】煎服，3~9g，包煎。

【使用注意】阴虚劳嗽、津伤燥咳者忌用。

5. 白前

【性能】辛、苦，微温。归肺经。

【功效】降气，祛痰，止咳。

【应用】咳喘痰多，气喘。

【用法用量】煎服，3~10g；或入丸、散。

二、清化热痰药（热痰、燥痰证）

1. 川贝母

【性能】苦、甘，微寒。归肺、心经。

【功效】清热化痰，润肺止咳，散结消痈。

【应用】①虚劳咳嗽，肺热燥咳；②瘰疬，乳痈，肺痈，疮痈。

【用法用量】煎服，3~10g；研末服1~2g。

【使用注意】不宜与乌头类药物同用。

2. 浙贝母

【性能】苦，寒。归肺、心经。

【功效】清热化痰止咳，解毒散结消痈。

【应用】①风热、痰热咳嗽；②瘰疬，瘿瘤，乳痈疮毒，肺痈。

【用法用量】煎服，3~10g。

【使用注意】同川贝母。

适量。

【鉴别用药】《本草纲目》以前历代本草，皆统称贝母。至明《本草汇言》始有本品以"川者为妙"之说，清《轩岐救正论》才正式有浙贝母之名。川、浙二贝之功，基本相同，但前者以甘味为主，性偏于润，肺热燥咳、虚劳咳嗽用之为宜；后者以苦味为主，性偏于泄，风热犯肺或痰热郁肺之咳嗽用之为宜。至于清热散结之功，川、浙二贝皆有，但以浙贝为胜。

3. 瓜蒌

【性能】甘、微苦，寒。归肺、胃、大肠经。

【功效】清热涤痰，宽胸散结，润燥滑肠。

【应用】①痰热咳喘；②胸痹、结胸；③肺痈，肠痈，乳痈；④肠燥便秘。

【用法用量】煎服，全瓜蒌 10 ~ 20g；瓜蒌皮 6 ~ 12g；瓜蒌仁 10 ~ 15g，打碎入煎。

【使用注意】本品甘寒而滑，脾虚便溏者忌用。不宜与乌头类药物同用。

【鉴别用药】本品入药有全瓜蒌、瓜蒌皮、瓜蒌仁之分。瓜蒌皮之功，重在清热化痰，宽胸理气；瓜蒌仁之功重在润燥化痰，润肠通便；全瓜蒌则兼有瓜蒌皮、瓜蒌仁之功效。

4. 竹茹

【性能】甘，微寒。归肺、胃经。

【功效】清热化痰，除烦止呕。

【应用】①肺热咳嗽，痰热心烦不寐；②胃热呕吐，妊娠恶阻。此外，本品还有凉血止血作用，可用于吐血、衄血、崩漏等。

【用法用量】煎服，6 ~ 10g。生用清化痰热，姜汁炙用止呕。

5. 竹沥

【性能】甘，寒。归心、肺经。

【功效】清热豁痰，定惊利窍。

【应用】①痰热咳喘；②中风痰迷，惊痫癫狂。

【用法用量】内服 15 ~ 30mL，冲服。

6. 天竺黄

【性能】甘，寒。归心、肝经。

【功效】清热豁痰，凉心定惊。

【应用】①中风惊风，热病神昏；②痰热咳喘。

【用法用量】煎服，3 ~ 6g；研粉冲服，每次 0.6 ~ 1g。

【鉴别用药】竹茹、竹沥、天竺黄均来源于竹，性寒，均可清热化痰，治痰热咳喘。竹沥、天竺黄又可定惊，用治惊痫或痰热而致的惊风、癫痫、中风昏迷、喉间痰鸣。天竺黄定惊之力尤胜，多用于小儿惊风、热病神昏；竹沥性寒滑利，清热涤痰力强，成人惊病中风、肺热顽痰胶结难愈者多用；竹茹长于清心除烦，多用治痰热扰心的心烦、失眠。

7. 前胡

【性能】苦、辛，微寒。归肺经。

【功效】降气化痰，散风清热。

【应用】①痰热咳喘；②风热咳嗽。

【用法用量】煎服，6 ~ 10g；或入丸、散。

【鉴别用药】白前与前胡，均能降气化痰，治疗肺气上逆，咳喘痰多，常相须为用。但白前性温，祛痰作用较强，多用于内伤寒痰咳喘；前胡性微寒，兼能散风清热，尤多用于外感风热或痰热咳喘。

8. 桔梗

【性能】苦、辛，平。归肺经。

【功效】宣肺，祛痰，利咽，排脓。

【应用】①咳嗽痰多，胸闷不畅；②咽喉肿痛，音哑失音；③肺痈吐脓。此外，本品又可宣开肺气而通二便，用治癃闭、便秘。

【用法用量】煎服，3～10g；或入丸、散。

【使用注意】本品性升散，凡气机上逆，呕吐、呃咳、眩晕，阴虚火旺咯血等不宜用；胃、十二指肠溃疡者慎用。用量过大易致恶心呕吐。

9. 海藻

【性能】咸，寒。归肝、肾经。

【功效】消痰软坚散结，利水消肿。

【应用】①瘿瘤，瘰疬，睾丸肿痛；②痰饮水肿。

【用法用量】煎服，10～15g。

【使用注意】不宜与甘草同用。

10. 昆布

【性能】咸，寒。归肝、肾经。

【功效】消痰软坚散结，利水消肿。

【应用】同海藻，常与海藻相须为用。

【用法用量】煎服，6～12g。

11. 海蛤壳

【性能】咸，寒。归肺、胃经。

【功效】清肺化痰，软坚散结，制酸止痛；外用收湿敛疮。

【应用】①肺热，痰热咳喘；②瘿瘤、痰核。此外，本品有利尿、制酸之功，可用于水气浮肿、小便不利及胃痛泛酸之证。研末外用，可收湿敛疮，治湿疮、烫伤。

【用法用量】煎服，10～15g；蛤粉宜包煎。

三、止咳平喘药（咳嗽、喘息证）

1. 苦杏仁

【性能】苦，微温。有小毒。归肺、大肠经。

【功效】降气止咳平喘，润肠通便。

【应用】①咳嗽气喘；②肠燥便秘。

【用法用量】煎服，3～10g，宜打碎入煎，或入丸、散。

【使用注意】阴虚咳喘及大便溏泄者忌用。本品有小毒，用量不宜过大；婴儿慎用。

2. 紫苏子

【性能】辛，温。归肺、大肠经。

【功效】降气化痰，止咳平喘，润肠通便。

【应用】①咳喘痰多；②肠燥便秘。

【用法用量】煎服，5～10g；煮粥食或入丸、散。

【使用注意】阴虚喘咳及脾虚便溏者慎用。

3. 百部

【性能】甘、苦，微温。归肺经。

【功效】润肺下气止咳，杀虫灭虱。

【应用】①新久咳嗽，百日咳，肺痨咳嗽；②蛲虫，阴道滴虫，头虱及疥癣。

【用法用量】煎服，3～9g。外用适量。久咳虚嗽宜蜜炙用。

4. 紫菀

【性能】苦、辛、甘，微温。归肺经。

【功效】润肺下气，化痰止咳。

【应用】咳嗽痰多。此外，本品还可用于肺痈、胸痹及小便不通等证，盖取其开宣肺气之力。

【用法用量】煎服，5～10g。外感暴咳生用，肺虚久咳蜜炙用。

5. 款冬花

【性能】辛，微苦，温。归肺经。

【功效】润肺下气，止咳化痰。

【应用】咳嗽气喘。

【用法用量】煎服，5～10g。外感暴咳宜生用，内伤久咳宜蜜炙用。

【鉴别用药】款冬花、紫菀，其性皆温，但温而不燥，既可化痰，又能润肺，咳嗽无论寒热虚实，病程长短均可用之。前者重在止咳，后者尤善祛痰。古今治咳喘诸方中，二者每多同用，则止咳化痰之效益彰。

6. 枇杷叶

【性能】苦，微寒。归肺、胃经。

【功效】清肺止咳，降逆止呕。

【应用】①肺热咳嗽，气逆喘急；②胃热呕吐，哕逆，烦热口渴。本品能清胃热，降胃气而止呕吐、呃逆，常配陈皮、竹茹等同用。

【用法用量】煎服，5～10g，止咳宜炙用，止呕宜生用。

7. 桑白皮

【性能】甘，寒。归肺经。

【功效】泻肺平喘，利水消肿。

【应用】①肺热咳喘；②水肿。此外，本品还有清肝降压止血之功，可治咯血、咯血及肝阳、肝火偏旺之高血压。

【用法用量】煎服，5～15g。泻肺利水、平肝清火宜生用；肺虚咳嗽宜蜜炙用。

8. 葶苈子

【性能】苦、辛，大寒。归肺、膀胱经。

【功效】泻肺平喘，利水消肿。

【应用】①痰涎壅盛，喘息不得平卧；②水肿，胸腹积水，小便不利。

【用法用量】煎服，5～10g；研末服，3～6g。

【鉴别用药】桑白皮与葶苈子均能泻肺平喘，利水消肿，治疗肺热及肺中水气、痰饮咳喘及水肿，常相须为用。桑白皮甘寒，药性较缓，长于清肺热，降肺火，多用于肺热咳喘、痰饮及皮肤水肿；而葶苈子力峻，重在泻肺中水气、痰涎，对邪盛喘满不得卧者尤宜，其利水力量也强，可兼治鼓胀、胸腹停水之证。

9. 白果

【性能】甘、苦、涩，平。有毒。归肺经。

【功效】敛肺定喘，止带缩尿。

【应用】①哮喘痰嗽；②带下，白浊，尿频，遗尿。

【用法用量】煎服，5～10g，捣碎。

【使用注意】本品生食有毒，不可多用，小儿尤当注意。其性收敛，咳喘痰稠，咳吐。

第十九单元 安神药

安定神志——心神不宁。

一、重镇安神药（心神不宁之实证）

1. 朱砂

【性能】甘，微寒。有毒。归心经。

【功效】清心镇惊，安神，明目，解毒。

【应用】①心悸易惊，失眠多梦；②惊风，狂乱，癫痫；③疮疡肿毒，喉痹，口疮。

【用法用量】内服，只宜入丸、散服，每次 0.1～0.5g；不宜入煎剂。外用适量。

【使用注意】本品有毒，内服不可过量或持续服用，孕妇及肝肾功能不全者禁服。入药只宜生用，忌火煅。

2. 磁石

【性能】咸，寒。归心、肝、肾经。

【功效】镇惊安神，平肝潜阳，聪耳明目，纳气平喘。

【应用】①心神不宁，惊悸失眠，癫痫；②肝阳上亢，头晕目眩；③耳鸣耳聋，视物昏花；④肾虚气喘。

【用法用量】煎服，9～30g；宜打碎先煎。

【使用注意】因吞服后不易消化，如入丸、散，不可多服，脾胃虚弱者慎用。

【鉴别用药】磁石、朱砂均为重

镇安神常用药，二药质重性寒入心经，均能镇心安神。然磁石益肾阴、潜阴阳，主治肾虚肝旺，肝火扰心之心神不宁；朱砂镇心、清心而安神，善治心火亢盛之心神不安。

3. 龙骨

【性能】甘、涩、平。归心、肝、肾经。

【功效】镇惊安神，平肝潜阳，收敛固涩。

【应用】①心神不宁，心悸失眠、惊痫癫狂；②肝阳上亢，头晕目眩；③滑脱诸证；④湿疮痒疹、疮疡久溃不敛。

【用法用量】煎服，15～30g；宜先煎。外用适量。镇静安神、平肝潜阳多生用，收敛固涩宜煅用。

【使用注意】湿热积滞者不宜使用。

4. 琥珀

【性能】甘、平。归心、肝、膀胱经。

【功效】镇惊安神，活血散瘀，利尿通淋。

【应用】①心神不宁，心悸失眠，惊风，癫痫；②痛经闭经，心腹刺痛，癥瘕积聚；③淋证，癃闭。此外，本品亦可用于疮痈肿毒，内服能活血消肿，外用可生肌敛疮。

【用法用量】研末冲服，或入丸、散，每次1.5～3g。外用适量。忌火煅。

二、养心安神药（阴血不足、心脾两虚等虚证）

1. 酸枣仁

【性能】甘、酸、平。归心、肝、胆经。

【功效】养心益肝，宁心安神，敛汗，生津。

【应用】①虚烦不眠，惊悸多梦；②体虚多汗。此外，本品味酸，酸能收敛，故有敛阴生津止渴之功，还可用治伤津口渴用于，可与生地黄、麦冬、天花粉等养阴生津药

同用。

【用法用量】煎服，9～15g。研末吞服，每次1.5～2g。本品炒后质脆易碎，便于煎出有效成分，可增强疗效。

2. 柏子仁

【性能】甘、平。归心、肾、大肠经。

【功效】养心安神，润肠通便，止汗。

【应用】①心悸失眠；②肠燥便秘。本品质润，富含油脂，有润肠通便之功。此外，本品甘润，可滋补阴液，还可用治阴虚盗汗、小儿惊痫等。

【用法用量】煎服，10～20g。大便溏者宜用柏子仁霜代替柏子仁。

【使用注意】便溏及多痰者慎用。

【鉴别用药】柏子仁与酸枣仁皆味甘性平，均有养心安神之功，用治阴血不足、心神失养所致的心悸怔忡、失眠、惊悸等症，常相须为用。然柏子仁质润多脂，能润肠通便而治肠燥便秘；酸枣仁安神作用较强，且味酸收敛止汗作用亦优，体虚自汗、盗汗较常选用。

3. 合欢皮

【性能】甘、平。归心、肝、肺经。

【功效】解郁安神，活血消肿。

【应用】①心神不宁，忧郁失眠；②跌仆伤痛；③肺痈，疮痈肿毒。

【用法用量】煎服，6～12g。外用适量，研末调敷。

【使用注意】孕妇慎用。

4. 远志

【性能】苦、辛、温。归心、肾、肺经。

【功效】安神益智，祛痰开窍，消散痈肿。

【应用】①失眠多梦，心悸怔忡，健忘；②咳嗽痰多，咳痰不爽；

③痈疽疮毒，乳房肿痛。

【用法用量】煎服，3～9g。外用适量。

【使用注意】凡实热及痰火内盛者，以及有胃溃疡或胃炎者慎用。

5. 首乌藤

【性能】甘，平。归心、肝经。

【功效】养血安神，祛风通络。

【应用】①心神不宁；②血虚身痛，风湿痹痛。

【用法用量】煎服，9～15g。外用适量，煎水洗患处。

第二十单元　平肝息风药

平肝潜阳，息风止痉——肝阳上亢，肝风内动证。

一、平抑肝阳药（肝阳上亢证）

1. 石决明

【性能】咸，寒。归肝经。

【功效】平肝潜阳，清肝明目。

【应用】①肝阳上亢，头晕眩晕；②目赤翳障，视物昏花。此外，煅石决明还有收敛、制酸、止痛、止血等作用，可用于胃酸过多之胃脘痛；如研末外敷，可用于外伤出血。

【用法用量】煎服，3～15g，应打碎先煎。平肝、清肝宜生用，外用点眼宜煅用、水飞。

【使用注意】本品咸寒易伤脾胃，故脾胃虚寒、食少便溏者慎用。

【鉴别用药】石决明与决明子均有清肝明目之功效，皆可用治目赤肿痛、翳障等偏于肝热者。然石决明咸寒质重，凉肝镇肝，滋养肝阴，故无论实证、虚证之目疾均可应用，多用于血虚肝热之羞明、目暗、青盲等；决明子苦寒，功偏清泻肝火而明目，常用治肝经实火之目赤肿痛。

2. 珍珠母

【性能】咸，寒。归肝、心经。

【功效】平肝潜阳，安神定惊，

明目退翳。

【应用】①肝阳上亢，头晕目眩；②惊悸失眠，心神不宁；③目赤翳障，视物昏花。此外，本品研细末外用，能燥湿收敛，用治湿疮瘙痒、溃疡久不收口、口疮等症。用珍珠粉内服，治疗胃、十二指肠球部溃疡，有一定疗效。

【用法用量】煎服，10～25g，宜打碎先煎；或入丸、散。外用适量。

【使用注意】本品属镇降之品，故脾胃虚寒者、孕妇慎用。

【鉴别用药】珍珠母、石决明皆为贝类咸寒之品，均能平肝潜阳，清肝明目，用治肝阳上亢、肝经有热之头痛、眩晕、耳鸣及肝热目疾、目昏翳障等症。然石决明清肝明目作用力强，又有滋养肝阴之功，尤甚宜于血虚肝热之羞明、目暗、青盲等目疾，以及阴虚阳亢之眩晕、耳鸣等症；珍珠母又入心经，有镇惊安神之效，故失眠、烦躁、心神不宁等神志疾病多用之。

3. 牡蛎

【性能】咸，微寒。归肝、胆、肾经。

【功效】重镇安神，潜阳补阴，软坚散结，收敛固涩。

【应用】①心神不安，惊悸失眠；②肝阳上亢，头晕目眩；③痰核、瘰疬、瘿瘤、癥瘕积聚；④滑脱诸证。此外，煅牡蛎有制酸止痛作用，可治胃痛泛酸，与乌贼骨、浙贝母共为细末，内服取效。

【用法用量】煎服，9～30g；宜打碎先煎。外用适量。收敛固涩宜煅用，其他宜生用。

【鉴别用药】龙骨与牡蛎均有重镇安神、平肝潜阳、收敛固涩作用，均可用治心神不安、惊悸失眠、阴虚阳亢、头晕目眩及各种滑脱证。然龙骨长于镇惊安神，且收敛固涩力优于牡蛎；牡蛎平肝潜阳功效显著，又有软坚散结之功。

4. 赭石

【性能】苦，寒。归肝、心、肺、胃经。

【功效】平肝潜阳，重镇降逆，凉血止血。

【应用】①肝阳上亢，头晕目眩；②呕吐，呃逆，噫气；③气逆喘息；④血热吐衄，崩漏。

【用法用量】煎服，9～30g；宜打碎先煎。入丸、散，每次1～3g。外用适量。降逆、平肝宜生用，止血宜煅用。

【使用注意】孕妇慎用。因含微量砷，故不宜长期服用。

【鉴别用药】赭石与磁石均为铁矿石类重镇之品，均能平肝潜阳、降逆平喘，用于肝阳上亢之眩晕及气逆喘息之证。然赭石主入肝经，偏重于平肝潜阳、凉血止血，善降肺胃之逆气而止呕、止呃、止噫；磁石主入肾经，偏重于益肾阴而镇浮阳、纳气平喘、镇惊安神。

5. 蒺藜

【性能】辛、苦，微温。有小毒。归肝经。

【功效】平肝解郁，活血祛风，明目，止痒。

【应用】①肝阳上亢，头晕目眩；②胸胁胀痛，乳闭胀痛；③风热上攻，目赤翳障；④风疹瘙痒，白癜风。

【用法用量】煎服，6～9g；或入丸、散剂。外用适量。

【使用注意】孕妇慎用。

6. 罗布麻叶

【性能】甘、苦，凉。归肝经。

【功效】平抑肝阳，清热利水。

【应用】①肝阳眩晕，心悸失眠；②浮肿尿少。

【用法用量】煎服，6～12g。

二、息风止痉药（眩晕、痉挛、抽搐）

1. 羚羊角

【性能】咸，寒。归肝、心经。

【功效】平肝息风，清肝明目，散血解毒。

【应用】①肝风内动，惊痫抽搐；②肝阳上亢，头晕目眩；③肝火上炎，目赤头痛；④温热病壮热神昏，热毒发斑。此外，本品有清肺、解毒之效，可用于肺热咳喘、疮痈热毒炽盛等。

【用法用量】煎服，1～3g；宜单煎2小时以上。磨汁或研粉服，每次0.3～0.6g。

【使用注意】本品性寒，脾虚慢惊者忌用。

2. 牛黄

【性能】甘，凉。归心、肝经。

【功效】凉肝息风，清心豁痰，开窍醒神，清热解毒。

【应用】①热病神昏；②小儿惊风，癫痫；③口舌生疮，咽喉肿痛，痈疽疔毒。

【用法用量】入丸、散剂，每次0.15～0.35g。外用适量，研末敷患处。

【使用注意】非实热证不宜用，孕妇慎用。

3. 珍珠

【性能】甘、咸，寒。归心、肝经。

【功效】安神定惊，明目消翳，解毒生肌，润肤祛斑。

【应用】①心神不宁，心悸失眠；②惊风，癫痫；③目赤翳障，视物不清；④口内诸疮，疮疡�754久不敛。此外，本品亦可用治皮肤色斑，现多将本品用于化妆品中，以防治皮肤色素沉着，有润肤养颜之效。

【用法用量】内服多入丸、散用，0.1～0.3g。外用适量。

【鉴别用药】珍珠与珍珠母来源于同一动物体，均有镇心安神、清肝明目、退翳、敛疮之功效，均可治心悸失眠、心神不宁及肝火上攻之目赤翳障、湿疮溃烂等症。然珍珠重在镇惊安神，多用治心悸失眠、心神不宁、惊风、癫痫等证，且敛疮生肌力好；珍珠母重在平肝潜阳，多用治肝阳上亢、肝火上攻之眩晕，其安神、敛疮作用均不如珍珠，且无生肌之功。

4. 钩藤

【性能】甘，凉。归肝、心包经。

【功效】清热平肝，息风定惊。

【应用】①肝阳上亢，头痛，眩晕；②肝风内动，惊痫抽搐，高热惊厥。此外，本品有轻清疏泄之性，能清热透邪，可用于外感风热，头痛、目赤及斑疹透发不畅之证；且有凉肝止惊之效，与蝉蜕、薄荷同用，可治小儿惊啼、夜啼。

【用法用量】煎服，3～12g；入煎剂宜后下。

5. 天麻

【性能】甘，平。归肝经。

【功效】息风止痉，平抑肝阳，祛风通络。

【应用】①肝风内动，惊痫抽搐；②眩晕，头痛；③肢体麻木，中风手足不遂，风湿痹痛。

【用法用量】煎服，3～9g。研末冲服，每次1～1.5g。

【鉴别用药】钩藤、羚羊角、天麻均有平肝息风、平肝潜阳之功，均可治肝风内动、肝阳上亢之证。然钩藤性凉，轻清透达，长于清热息风，用治小儿高热惊风轻证为宜；羚羊角性寒，清热力强，除可治热极生风证外，又能清心解毒，多用于高热神昏，热毒发斑等症；天麻甘平质润，清热之力不及钩藤、羚羊角，但甘润养阴，惊痫抽搐之寒热虚实皆可配伍应用，且能祛风止痛。

6. 地龙

【性能】咸，寒。归肝、脾、膀胱经。

【功效】清热定惊，通络，平

喘，利尿。

【应用】①高热神昏，惊痫抽搐；②气虚血滞，中风半身不遂；③风湿痹证；④肺热哮喘；⑤小便不利，尿闭不通。此外，本品有降压作用，常用治肝阳上亢型高血压。

【用法用量】煎服，4.5～9g；鲜品10～20g。研末吞服，每次1～2g。外用适量。

7. 全蝎

【性能】辛，平。有毒。归肝经。

【功效】息风镇痉，攻毒散结，通络止痛。

【应用】①痉挛抽搐；②疮疡肿毒，瘰疬结核；③风湿顽痹；④偏正头痛。

【用法用量】煎服，3～6g。外用适量。

【使用注意】本品有毒，用量不宜过大。孕妇慎用。

8. 蜈蚣

【性能】辛，温。有毒。归肝经。

【功效】息风镇痉，攻毒散结，通络止痛。

【应用】①痉挛抽搐；②疮疡肿毒，瘰疬结核；③风湿顽痹；④顽固性头痛。

【用法用量】煎服，3～5g。外用适量。

【使用注意】同全蝎。

【鉴别用药】蜈蚣、全蝎皆有息风镇痉、解毒散结、通络止痛之功效，二药相须有协同增效作用。然全蝎性平，息风镇痉、攻毒散结之力不及蜈蚣；蜈蚣力猛性燥，善走窜通达，息风镇痉效较强，又攻毒疗疮，通痹止痛疗效亦佳。

9. 僵蚕

【性能】咸、辛，平。归肝、肺、胃经。

【功效】息风止痉，祛风止痛，化痰散结。

【应用】①惊痫抽搐；②风中经络，口眼歪斜；③风热头痛，目赤，咽痛；④痰核，瘰疬痰核。

【用法用量】煎服，5~10g。散风热宜生用，其他多制用。

第二十一单元　开窍药

开窍醒神——闭证神昏。

1. 麝香
【性能】辛，温。归心、脾经。

【功效】开窍醒神，活血通经，消肿止痛。

【应用】①闭证神昏；②疮疡肿毒，瘰疬痰核，咽喉肿痛；③血瘀经闭，癥瘕积聚，心腹暴痛，头痛，跌打损伤，风寒湿痹；④难产，死胎，胞衣不下。

【用法用量】入丸、散，每次0.03~0.1g。不宜入煎剂。外用适量。

【使用注意】孕妇禁用。

2. 冰片
【性能】辛、苦，微寒。归心、脾、肺经。

【功效】开窍醒神，清热止痛。

【应用】①热闭神昏，惊厥，中风痰厥，气郁暴厥，中恶昏迷；②胸痹心痛，目赤，口疮，咽喉肿痛，耳道流脓。此外，本品用治冠心病心绞痛及齿痛，有一定疗效。

【用法用量】入丸、散，每次0.15~0.3g。外用适量，研粉点敷患处。

【使用注意】孕妇慎用。

【鉴别用药】冰片与麝香同为开窍醒神之品，均可用治热病神昏、中风痰厥、气郁窍闭、中恶昏迷等闭证。然麝香开窍力强而冰片力逊，麝香为温开之品，冰片为凉开之剂，但又常相须为用。二者均可消肿止痛、生肌敛疮，外用治疮疡肿毒。但冰片性偏寒凉，以清热泻火止痛见长，善治口齿、咽喉、耳目之疾，

外用有清热止痛、防腐止痒、明目退翳之功。麝香辛温，治疮痈肿毒多以活血散结、消肿止痛功效为用。二者均应入丸、散使用，不入煎剂。

3. 苏合香
【性能】辛，温。归心、脾经。

【功效】开窍，辟秽，止痛。

【应用】①寒闭神昏；②胸腹冷痛、满闷。此外，本品能温通散寒，为治冻疮的良药，可用苏合香溶于乙醇中涂敷冻疮患处。

【用法用量】入丸、散，0.3~1g。外用适量。不入煎剂。

4. 石菖蒲
【性能】辛、苦，温。归心、胃经。

【功效】开窍豁痰，化湿和胃，醒神益志。

【应用】①痰蒙清窍，神志昏迷，癫痫；②湿阻中焦，脘痞不饥；③噤口痢；④健忘，失眠，耳鸣，耳聋。此外，还可用于声音嘶哑、痈疽疮疡、风湿痹痛、跌打损伤等证。

【用法用量】煎服，3~9g。鲜品加倍。

第二十二单元　补虚药

补虚扶弱——虚证。

一、补气药（气虚证）

1. 人参
【性能】甘、微苦，微温。归肺、脾、心、肾经。

【功效】大补元气，复脉固脱，补脾益肺，生津养血，安神益智。

【应用】①元气欲脱，脉微欲绝；②脾虚食少，肺虚喘咳，阳痿宫冷；③热病气虚津伤口渴及消渴证；④气血亏虚，久病虚羸；⑤惊悸失眠。此外，本品还常与解表药、攻下药等祛邪药配伍，用于气虚外感或里实热结而邪实正虚之证，有

扶正祛邪之效。

【用法用量】煎服，3～9g；挽救虚脱可用15～30g。宜文火另煎分次兑服。野山参研末吞服，每次2g，日服2次。

【使用注意】不宜与藜芦同用。

2. 西洋参

【性能】甘、微苦，凉。归肺、心、肾、脾经。

【功效】补气养阴，清热生津。

【应用】①气阴两伤证；②肺气虚及肺阴虚证；③热病气虚津伤口渴及消渴。

【用法用量】另煎兑服，3～6g。

【使用注意】据《药典》记载，本品不宜与藜芦同用。

【鉴别用药】人参与西洋参均有补益元气之功，可用于气脱欲脱之气短神疲、脉细无力等症。但人参益气救脱之力较强，单用即可收效；西洋参偏于苦寒，兼能补阴，较宜于热病等所致的气阴两脱者。二药又皆能补脾肺气虚，主治肺脾气虚，其中也以人参作用较强；但西洋参多用于脾肺阴虚两虚之证。此二药还有益气生津作用，均常用于津伤口渴和消渴证。人参尚能补益心气，安神增智，还常用于失眠、健忘、心悸怔忡与肾不纳气之虚喘气短。

3. 党参

【性能】甘，平。归脾、肺经。

【功效】健脾益肺，养血生津。

【应用】①脾肺气虚证；②气血两虚证；③气津两伤证。此外，本品亦常与解表药、攻下药等祛邪药配伍，用于气虚外感或里实热结而气血亏虚等邪实正虚之证，以扶正祛邪，使攻邪而正气不伤。

【用法用量】煎服，9～30g。

【使用注意】据《药典》记载，本品不宜与藜芦同用。

【鉴别用药】人参与党参均具有补脾气、补肺气、益气生津、益

生血及扶正祛邪之功，均可用于脾气虚、脾肺气虚、津伤口渴、消渴、血虚及气虚邪实之证。但党参性味甘平，作用缓和，药力薄弱，古方用以主治以上轻证和慢性疾病患者，可用党参加大用量代替，而急证、重证仍以人参为宜。但党参不具有人参益气救脱之功，凡元气虚脱之证，应以人参急救虚脱，不能以党参代替。此外，人参还长于益气助阳、安神增智，而党参类似作用不明显，但党参兼有补血之功。

4. 太子参

【性能】甘、微苦，平。归脾、肺经。

【功效】益气健脾，生津润肺。

【应用】①食少倦怠；②病后虚弱，气阴不足，自汗口渴，肺燥干咳。

【用法用量】煎服，9～30g。

5. 黄芪

【性能】甘，微温。归脾、肺经。

【功效】补气升阳，固表止汗，利水消肿，托疮生肌。

【应用】①脾虚气陷证；②肺气虚证；③气虚自汗证；④血虚萎黄，内热消渴；⑤半身不遂，痹痛麻木；⑥气血亏虚，疮疡难溃难腐，或溃久难敛。此外，痹证、中风后遗症等气虚而致血滞，筋脉失养，症见肌肤麻木或半身不遂，亦常用本品补气以行血。治疗风寒湿痹，宜与川乌、独活等祛风湿药和川芎、牛膝等活血药配伍。对于中风后遗症，常与当归、川芎、地龙等品同用，如补阳还五汤（《医林改错》）。

【用法用量】煎服，9～30g。蜜炙可增强其补中益气作用。

【鉴别用药】人参、党参、黄芪三药，皆具有补气及补气生津、补气生血之功，且常相须为用，能相互增强疗效。但人参作用较强，被誉为补气第一要药，并具有益气

救脱、安神增智、补气助阳之功。党参补气之力较为平和，专于补益脾肺之气，兼能补血。黄芪补益元气之力不及人参，但长于补气升阳、益卫固表、托疮生肌、利水退肿，尤宜于脾虚气陷及表虚自汗等证。

6. 白术

【性能】甘、苦，温。归脾、胃经。

【功效】健脾益气，燥湿利水，止汗，安胎。

【应用】①脾气虚证；②气虚自汗；③脾虚胎动不安。

【用法用量】煎服，6～12g。炒用可增强补气健脾止泻作用。

【使用注意】本品性温燥，热病伤津及阴虚燥渴者不宜使用。

【鉴别用药】白术与苍术，古时统称为"术"，后世逐渐分别入药。二药均具有健脾与燥湿两种主要功效。然白术以健脾益气为主，宜用于脾虚湿困而偏于虚证者；苍术以苦温燥湿为主，宜用于湿浊内阻而偏于实证者。此外，白术还有利尿、止汗、安胎之功，苍术还有发汗解表、祛风湿及明目作用，分别还有其相应的主治病证。

7. 山药

【性能】甘，平。归脾、肺、肾经。

【功效】补脾养胃，生津益肺，补肾涩精。

【应用】①脾虚食少，久泻不止；②肺虚喘咳；③肾虚遗精，带下，尿频；④虚热消渴。

【用法用量】煎服，15～30g。麸炒可增强补脾止泻作用。

8. 白扁豆

【性能】甘，微温。归脾、胃经。

【功效】补脾化湿，和中消暑。

【应用】①脾气虚证；②暑湿吐泻。

【用法用量】煎服，10～15g。炒

后可使健脾止泻作用增强，故用于健脾止泻及作散剂服用时宜炒用。

9. 甘草

【性能】甘，平。归心、肺、脾、胃经。

【功效】补脾益气，清热解毒，祛痰止咳，缓急止痛，调和诸药。

【应用】①脾胃虚弱，倦怠乏力；②心悸气短；③咳嗽痰多；④脘腹、四肢挛急疼痛；⑤热毒疮疡，咽喉肿痛，药物、食物中毒；⑥调和药性。

【用法用量】煎服，2～10g。生用性偏凉，可清热解毒；蜜炙药性微温，并可增强补益心脾之气和润肺止咳作用。

【使用注意】不宜与京大戟、芫花、甘遂同用。本品有助湿壅气之弊，湿盛胀满、水肿者不宜用。大剂量久服可导致水钠潴留，引起浮肿。

10. 大枣

【性能】甘，温。归脾、胃、心经。

【功效】补中益气，养血安神。

【应用】①脾虚证；②脏躁，失眠。此外，本品与部分药性峻烈或有毒的药物同用，有保护胃气、缓和其毒烈药性之效，如十枣汤（《伤寒论》），即用以缓和甘遂、大戟、芫花的烈性与毒性。

【用法用量】劈破煎服，6～15g。

11. 蜂蜜

【性能】甘，平。归脾、肺、大肠经。

【功效】补中，润燥，止痛，解毒；外用生肌敛疮。

【应用】①脾气虚证，脘腹虚痛；②肺虚燥咳，肠燥便秘；③解乌头类药毒。

【用法用量】煎服或冲服，15～30g。

二、补阳药（阳虚证）

1. 鹿茸

【性能】甘、咸，温。归肾、肝经。

【功效】益肾阳，益精血，强筋骨，调冲任，托疮毒。

【应用】①肾阳虚衰，精血亏虚，阳痿早泄，宫寒不孕，眩晕，耳鸣耳聋；②畏寒，腰背冷痛，筋骨痿软；③妇女冲任虚寒，崩漏带下；④疮疡久溃不敛，阴疽疮肿内陷不起。

【用法用量】研末吞服，1～2g；或入丸、散。

【使用注意】服用本品宜从小量开始，缓缓增加，不可骤用大量，以免阳升风动，头晕目赤，或伤阴动血。凡发热者均当忌服。

2. 紫河车

【性能】甘、咸，温。归肺、肝、肾经。

【功效】温肾补精，养血益气。

【应用】①虚劳羸瘦，阳痿遗精，不孕少乳；②久咳虚喘，骨蒸劳嗽；③面色萎黄，食少气短。

【用法用量】研末装胶囊服，1.5～3g，也可入丸、散。如用鲜胎盘，每次半个至一个，水煮服食。

【鉴别用药】鹿茸与紫河车皆能补肾阳，益精血，为滋补强壮之要药。鹿茸补阳力强，为峻补之品，用于肾阳之重证；且使阳生阴长，而用于精血亏虚诸证。紫河车养阴力强，而使阴长阳生，兼能大补气血，用于气血不足，虚损劳伤诸证。

3. 淫羊藿

【性能】辛、甘，温。归肾、肝经。

【功效】补肾阳，强筋骨，祛风湿。

【应用】①肾阳虚衰，阳痿遗精，腰膝无力；②风寒湿痹，肢体麻木。此外，现代用于肾阳虚之喘

咳及妇女更年期高血压，有较好疗效。

【用法用量】煎服，3～15g。

【使用注意】阴虚火旺者不宜服。

4. 巴戟天

【性能】辛、甘，微温。归肾、肝经。

【功效】补肾阳，强筋骨，祛风除。

【应用】①肾阳虚阳痿、遗精，宫冷不孕，月经不调；②少腹冷痛，风湿痹痛，筋骨痿软。

【用法用量】水煎服，5～15g。

【使用注意】阴虚火旺及有热者不宜服。

5. 仙茅

【性能】辛，热。有毒。归肾、肝经。

【功效】温肾壮阳，强筋骨，祛寒除湿。

【应用】①肾阳不足，命门火衰之阳痿精冷、小便频数；②腰膝冷痛，筋骨痿软无力。此外，本品培补肝肾，用治肝肾亏虚，须发早白，目昏目暗，常与枸杞子、车前子、生熟地等同用，如仙灵丸（《圣济总录》）。

【用法用量】煎服，5～15g；或酒浸服，亦入丸、散。

【使用注意】阴虚火旺者忌服。本品燥烈有毒，不宜久服。

6. 杜仲

【性能】甘，温。归肝、肾经。

【功效】补肝肾，强筋骨，安胎。

【应用】①肝肾不足，腰膝酸软，筋骨无力，头晕目眩；②肝肾亏虚，妊娠漏血，胎动不安。此外，近年来单用本品或配入复方治高血压有较好辽西，多与夏枯草、桑寄生、菊花等同用。

【用法用量】煎服，10～15g。

【使用注意】炒用破坏其胶质有

利于有效成分煎出，故比生用效果好。本品为温补之品，阴虚火旺者慎用。

7. 续断

【性能】苦、辛，微温。归肝、肾经。

【功效】补益肝肾，强筋健骨，止崩漏，疗伤续折。

【应用】①阳痿不举，遗精遗尿；②腰膝酸痛，寒湿痹痛；③崩漏下血，胎动不安；④跌扑损伤，筋伤骨折。本品活血祛瘀止痛，常配сть清热解毒之品，用治痈肿疮疡、血瘀肿痛。如《本草汇言》以之与蒲公英配伍，治疗乳痈肿痛。

【用法用量】煎服，9~15g；或入丸、散。外用适量研末敷。崩漏下血宜炒用。

【使用注意】风湿热痹者忌服。

8. 肉苁蓉

【性能】甘、咸，温。归肾、大肠经。

【功效】补肾阳，益精血，润肠通便。

【应用】①肾阳亏虚，精血不足之阳痿早泄、宫冷不孕、腰膝酸痛、痿软无力等；②肠燥津枯便秘。

【用法用量】煎服，10~15g。

【使用注意】本品能助阳、滑肠，故阴虚火旺及大便泄泻者不宜服。肠胃实热、大便秘结亦不宜服。

9. 锁阳

【性能】甘，温。归肝、肾、大肠经。

【功效】补肾助阳，益精血，润肠通便。

【应用】①肾阳亏虚，精血不足之阳痿、不孕、下肢痿软、筋骨无力等；②血虚津亏，肠燥便秘。

【用法用量】煎服，10~15g。

【使用注意】阴虚阳亢、脾虚泄泻、实热便秘均忌服。

10. 补骨脂

【性能】苦、辛，温。归肾、脾经。

【功效】补肾壮阳，温脾止泻，纳气平喘；外用消风祛斑。

【应用】①肾阳不足，阳痿遗精，遗尿尿频，腰膝冷痛；②脾肾阳虚，五更泄泻；③肾不纳气，虚寒喘咳；④白癜风、斑秃。

【用法用量】煎服，5~15g。

【使用注意】本品性质温燥，能伤阴助火，故阴虚火旺及大便秘结者不宜用。

11. 益智

【性能】辛，温。归肾、脾经。

【功效】暖肾固精缩尿，温脾止泻摄唾。

【应用】①下元虚寒之遗精、遗尿、小便频数；②脾胃虚寒，腹痛吐泻及口涎自流。

【用法用量】煎服，3~10g。

【鉴别用药】补骨脂与益智味辛性温热，归肾、脾经，均能补肾助阳、固精缩尿、温脾止泻，都可用治肾阳不足的遗精滑精、遗尿尿频，以及脾肾阳虚的泄泻不止等证，二者常相须为用。但补骨脂助阳的力量强，作用偏于肾，用于肾阳壮阳，用于肾阳不足，命门火衰之腰膝冷痛、阳痿等证；也可用治肾不纳气的虚喘，能补肾阳而纳气平喘。益智则助阳之力较补骨脂为弱，作用偏于脾，长于温脾止泻摄唾，用于中气虚寒之食少多唾、小儿流涎不止、腹中冷痛者。

12. 菟丝子

【性能】辛、甘，平。归肾、肝、脾经。

【功效】补益肝肾，固精缩尿，养肝明目，止泻安胎；外用消风祛斑。

【应用】①肝肾不足，腰膝酸软，阳痿遗精，遗尿尿频；②肝肾不足，目暗不明；③脾肾亏虚，便溏泄泻；④肾虚胎动不安。此外，本品亦可治白癜风。

【用法用量】煎服，10～20g。

【使用注意】本品为平补之药，但偏补阳，阴虚火旺、大便燥结、小便短赤者不宜服。

13. 沙苑子

【性能】甘，温。归肝、肾经。

【功效】补肾固精，养肝明目。

【应用】①肾虚腰痛，阳痿遗精，遗尿尿频，白带过多；②目暗不明，头昏目花。

【用法用量】煎服，10～20g。

【使用注意】本品为温补固涩之品，阴虚火旺及小便不利者忌服。

14. 蛤蚧

【性能】咸，平。归肺、肾经。

【功效】补肺益肾，纳气定喘，助阳益精。

【应用】①肺虚咳嗽，肾虚作喘，虚劳喘咳；②肾虚阳痿。

【用法用量】煎服，5～10g；研末每次1～2g，每日3次；浸酒服用1～2对。

【使用注意】风寒或实热咳喘忌服。

15. 冬虫夏草

【性能】甘，温。归肾、肺经。

【功效】补肾益肺，止血化痰。

【应用】①阳痿遗精，腰膝酸痛；②久咳虚喘，劳嗽痰血。此外，还可用于病后体虚不复或自汗畏寒，可用本品与鸡、鸭、猪肉等炖服，有补肾固本、补肺益卫之功。

【用法用量】煎服，5～15g；也可入丸、散。

【使用注意】有表邪者不宜用。

【鉴别用药】蛤蚧、冬虫夏草皆入肺肾，善补肺肾而定喘咳，用于肺肾两虚之喘咳。蛤蚧补益力强，偏补肺气，尤善纳气定喘，为肺肾虚喘之要药，兼益精血。冬虫夏草平补肺肾阴阳，兼止血化痰，用于久咳虚喘、劳嗽痰血，为诸劳虚损

调补之要药。

三、补血药（血虚证）

1. 当归

【性能】甘、辛，温。归肝、心、脾经。

【功效】补血调经，活血止痛，润肠通便。

【应用】①血虚萎黄，眩晕心悸；②血虚血瘀之月经不调、经闭、痛经等；③虚寒性腹痛，跌打损伤，痈疽疮疡，风湿痹痛等；④血虚肠燥便秘。

【用法用量】煎服，6～12g。一般生用，为加强活血效果须酒炒用。

【使用注意】湿盛中满、大便泄泻者忌服。

2. 熟地黄

【性能】甘，微温。归肝、肾经。

【功效】补血养阴，填精益髓。

【应用】①血虚诸证；②肝肾阴虚诸证。

【用法用量】煎服，10～30g。

【使用注意】本品性质黏腻，较生地黄更甚，有碍消化，凡气滞痰多、脘腹胀痛、食少便溏者忌服。重用久服宜与陈皮、砂仁等同用，防止黏腻碍胃。

【鉴别用药】地黄始见于《神农本草经》，现临床常用有鲜、生、熟三种，均有养阴生津之功，而治阴虚津亏诸证。鲜地黄甘苦大寒，滋阴之力虽弱，但长于清热凉血、泻火除烦，多用于血热邪盛，阴虚津亏证；生（干）地黄甘寒质润凉血之力稍逊，但长于养心育之血，血热阴伤及阴虚发热者宜之；熟地黄性味甘温，入肝肾而功专养血滋阴、填精益髓，凡真阴不足、精髓亏虚者，皆可用之。

3. 白芍

【性能】苦、酸，微寒。归肝、脾经。

【功效】养血调经，敛阴止汗，柔肝止痛，平抑肝阳。

【应用】①血虚萎黄，月经不调，崩漏下血；②自汗，盗汗；③肝脾不和之胸胁脘腹疼痛或四肢挛急疼痛；④肝阳上亢之头痛眩晕。

【用法用量】煎服，5～15g；大剂量15～30g。

【使用注意】阳衰虚寒之证不宜用。反藜芦。

【鉴别用药】白芍与赤芍在《神农本草经》中不分，通称芍药。唐末宋初，始将二者区分。二者虽同出一物而性微寒，但前人谓"白补赤泻，白收赤散"，一语而道破二者的主要区别。一般认为，在功效方面，白芍长于养血调经、敛阴止汗、平抑肝阳，赤芍则长于清热凉血、活血散瘀、清泻肝火。在应用方面，白芍主治肝虚阴亏，肝阳偏亢诸证；赤芍主治血热、血瘀、肝火所致诸证。又白芍、赤芍皆能止疼痛，均可用治疼痛的病证。但白芍长于养血柔肝，缓急止痛，主治肝阴不足，血虚肝旺，肝气不疏所致的胁肋疼痛、脘腹四肢拘挛作痛等；而赤芍则长于活血祛瘀止痛，主治血瘀诸痛证，因能清热凉血，故血热瘀滞者尤为适宜。

4. 阿胶

【性能】甘，平。归肺、肝、肾经。

【功效】补血滋阴，润肺，止血。

【应用】①血虚证；②出血证；③肺燥咳嗽；④热病伤阴之心烦失眠，阴虚风动之手足瘈疭等。

【用法用量】3～9g，入汤剂宜烊化冲服。

【使用注意】本品黏腻，有碍消化，脾胃虚弱者慎用。

5. 何首乌

【性能】苦、甘、涩，微温。归肝、肾经。

【功效】制用：补肝肾，益精血，乌须发，强筋骨，化浊降脂。生用：解毒，消痈，截疟，润肠通便。

【应用】①精血亏虚，头晕眼花，须发早白，腰膝酸软；②疮痈，风疹瘙痒，瘰疬，久疟，肠燥便秘等。

【用法用量】煎服，10～30g。

【使用注意】大便溏泄及湿痰较重者不宜用。

6. 龙眼肉

【性能】甘，温。归心、脾经。

【功效】补益心脾，养血安神。

【应用】思虑过度，劳伤心脾，而致惊悸怔忡、失眠健忘、食少体倦，以及脾虚气弱，便血崩漏等。

【用法用量】煎服，10～25g，大剂量可至30～60g。

【使用注意】湿盛中满或有停饮、痰、火者忌服。

四、补阴药（阴虚证）

1. 北沙参

【性能】甘、微苦，微寒。归肺、胃经。

【功效】养阴清肺，益胃生津。

【应用】①肺热燥咳，劳嗽痰血；②胃阴不足，热病津伤，咽干口渴。

【用法用量】煎服，4.5～9g。

【使用注意】《本草从新》谓北沙参"反藜芦"，《药典》（2015年版）亦认为北沙参"不宜与藜芦同用"，应加以注意。

2. 南沙参

【性能】甘，微寒。归肺、胃经。

【功效】养阴清肺，清胃生津，补气，化痰。

【应用】①肺阴虚证；②胃阴虚证。

【用法用量】煎服，9～15g。

【使用注意】反藜芦。

【鉴别用药】北沙参与南沙参来源于两种不同的植物，因二者功用相似，均以养阴清肺、益胃生津（或补肺胃之阴、清肺胃之热）为主要功效。但北沙参清养肺胃作用稍强，肺胃阴虚有热之证较为多用。而南沙参尚兼益气及祛痰作用，较宜于气阴两伤及燥痰咳嗽者。

3. 百合

【性能】甘，微寒。归肺、心、胃经。

【功效】养阴润肺，清心安神。

【应用】①阴虚燥咳，劳嗽咳血；②阴虚有热之虚烦心悸、失眠多梦、精神恍惚及百合病心肺阴虚内热证。此外，本品还能养胃阴、清胃热，对于阴虚有热之胃脘疼痛亦宜选用。

【用法用量】煎服，6～12g。蜜炙可增加润肺作用。

4. 麦冬

【性能】甘，微苦，微寒。归胃、肺、心经。

【功效】养阴生津，润肺清心。

【应用】①津伤口渴，内热消渴，肠燥便秘；②肺热咳嗽，阴虚劳嗽、喉痹咽痛；③心烦失眠。

【用法用量】煎服，6～12g。

5. 天冬

【性能】甘，苦，寒。归肺、肾、胃经。

【功效】养阴润燥，清肺生津。

【应用】①肺阴虚干咳，顿咳痰黏；②腰膝酸软，骨蒸潮热，内热消渴；③热病伤津之食欲不振、口渴及肠燥便秘等证。

【用法用量】煎服，6～12g。

【使用注意】本品甘寒滋腻之性较强，脾虚泄泻、痰湿内盛者忌用。

【鉴别用药】天冬与麦冬，既能滋肺阴、润肺燥、清肺热，又可养肺阴、喉痹咽痛、清肺生津止渴，可用于热病伤津之肠燥便秘，还可增液润肠以通便。二药性能功用相似，常相

须为用。然天冬苦寒之性较甚，清火与润燥之力强于麦冬，且入肾滋阴，还宜于肾阴不足、虚火亢旺之证。麦冬微寒，清火与滋润之力虽稍弱，但滋腻性亦较小，且能清心除烦，宁心安神，又宜于心阴不足及心热亢旺之证。

6. 石斛

【性能】甘，微寒。归胃、肾经。

【功效】益胃生津，滋阴清热。

【应用】①热病津伤，口干烦渴，胃阴不足，食少干呕；②病后虚热不退，阴虚火旺，骨蒸劳热，目暗不明，筋骨痿软。

【用法用量】煎服，6～12g；鲜品15～30g。

7. 玉竹

【性能】甘，微寒。归肺、胃经。

【功效】养阴润燥，生津止渴。

【应用】①肺阴虚证。此外，本品还能养心阴，亦略能清心热，还可用于热伤心阴之烦热多汗、惊悸等症，宜与麦冬、酸枣仁等清热养阴安神之品配伍。

【用法用量】煎服，6～12g。

8. 黄精

【性能】甘，平。归脾、肺、肾经。

【功效】补气养阴，健脾，润肺，益肾。

【应用】①阴虚肺燥，干咳少痰，肺肾阴虚，劳嗽久咳；②脾虚阴伤证；③肾精亏虚。

【用法用量】煎服，9～15g。

【鉴别用药】黄精与山药，均性味甘平，主归肺、脾、肾三脏，可气阴双补。然黄精滋肾之力强于山药；而山药长于健脾，并兼有涩性，较宜于脾肾气阴两伤，食少便溏及带下证等。

9. 枸杞子

【性能】甘，平。归肝、肾经。

【功效】滋补肝肾，益精明目。

【应用】虚劳精血亏虚，腰膝酸痛，眩晕耳鸣，阳痿遗精，内热消渴，血虚萎黄，目昏不明。

【用法用量】煎服，6～12g。

10. 墨旱莲

【性能】甘、酸，寒。归肝、肾经。

【功效】滋补肝肾，凉血止血。

【应用】①肝肾阴虚证；②阴虚血热之失血证。

【用法用量】煎服，6～12g。

11. 女贞子

【性能】甘、苦，凉。归肝、肾经。

【功效】滋补肝肾，乌须明目。

【应用】肝肾阴虚，眩晕耳鸣，腰膝酸软，须发早白，目暗不明，内热消渴，骨蒸潮热。

【用法用量】煎服，6～12g。本品以黄酒拌后蒸制，可增强滋补肝肾作用，并使苦寒之性减弱，避免滑肠之弊。

12. 龟甲

【性能】咸、甘，寒。归肾、肝、心经。

【功效】滋阴潜阳，益肾健骨，养血补心，固精止崩。

【应用】①阴虚潮热，骨蒸盗汗，头晕目眩，虚风内动；②肾虚筋骨痿弱；③阴血亏虚之惊悸、失眠、健忘。此外，本品还能止血，因其长于滋补肝肾，性偏凉寒，故尤宜于阴虚血热，冲任不固之崩漏、月经过多，常与生地黄、黄芩、地榆等滋阴清热、凉血止血之品同用。

【用法用量】煎服，9～24g，宜先煎。本品经砂炒醋淬后有效成分更容易煎出；并除去腥气，便于制剂。

13. 鳖甲

【性能】咸，寒。归肝、肾经。

【功效】滋阴潜阳，退热除蒸，软坚散结。

【应用】①阴虚发热，退热除蒸，阴虚阳亢，头晕目眩，虚风内动，手足瘈疭；②癥瘕，久疟疟母。

【用法用量】煎服，9～24g，宜打碎先煎。本品经砂炒醋淬后，有效成分更容易煎出，并可去其腥气，易于粉碎，方便制剂。

【鉴别用药】龟甲与鳖甲，均能滋养肝肾之阴，平肝潜阳，均宜用于肾阴不足，虚火亢旺之骨蒸潮热、盗汗、遗精，以及肝阴不足，肝阳上亢之头痛、眩晕等症。但龟甲长于滋养，鳖甲长于退虚热。此外，龟甲还兼有健骨、补血、养心等功效，还常用于肾精不足，筋骨痿弱、腰膝酸软、妇女崩漏、月经过多及心血不足，失眠、健忘等症。鳖甲还兼软坚散结作用，常用于腹中癥瘕积聚。

14. 楮实子

【功效】补肾清肝，明目，利尿。

第二十三单元　收涩药

收敛固涩——滑脱病证。

一、固表止汗药（自汗、盗汗）

1. 麻黄根

【性能】甘、微涩，平。归肺经。

【功效】固表止汗。

【应用】自汗、盗汗。

【用法用量】煎服，3～9g。外用适量。

【使用注意】有表邪者忌用。

2. 浮小麦

【性能】甘、咸，凉。归心经。

【功效】益气，止汗，除热。

【应用】①自汗、盗汗；②阴虚发热。

【用法用量】煎服，6～12g。

【使用注意】表邪未解而汗出者不宜用。

二、敛肺涩肠药（虚喘证，久泻，久痢）

1. 五味子
【性能】酸、甘，温。归肺、心、肾经。

【功效】收敛固涩，益气生津，补肾宁心。

【应用】①久咳虚喘；②自汗，盗汗；③遗精滑精，遗尿尿频；④久泻不止；⑤津伤口渴，消渴；⑥心悸，失眠，多梦。

【用法用量】煎服，3~6g；研末服，1~3g。

【使用注意】凡表邪未解，内有实热，咳嗽初起，麻疹初期，均不宜用。

2. 乌梅
【性能】酸、涩，平。归肝、脾、肺、大肠经。

【功效】敛肺止咳，涩肠止泻，安蛔止痛，生津止渴。

【应用】①肺虚久咳；②久泻，久痢；③蛔厥腹痛，呕吐；④虚热消渴。此外，本品炒炭后，涩重于酸，收敛力强，能固冲止漏，可用于崩漏不止，便血等；外敷能消疮毒，可治胬肉外突、头疮等。

【用法用量】煎服，3~10g，大剂量可用至30g。外用适量，捣烂或炒炭研末外敷。止泻止血宜炒炭用。

【使用注意】外有表邪或内有实热积滞者均不宜用。

3. 五倍子
【性能】酸、涩，寒。归肺、大肠、肾经。

【功效】敛肺降火，涩肠止泻，固精止遗，敛汗止血，收湿敛疮。

【应用】①咳嗽，咯血；②自汗，盗汗；③久泻，久痢；④遗精，滑精；⑤崩漏，便血痔血；⑥湿疮，肿毒。

【用法用量】煎服，3~9g；入丸、散服，每次1~1.5g。外用适量，研末外敷或煎汤熏洗。

【使用注意】湿热泻痢者忌用。

【鉴别用药】五倍子与五味子，二药味酸收敛，均具有敛肺止咳、敛汗止汗、涩精止遗、涩肠止泻的作用，均可用于肺虚久咳、自汗盗汗、遗精滑精、久泻不止等病证。然五倍子于敛肺之中又有清肺降火、收敛止血的作用，故又可用于肺热痰嗽及咳嗽咯血等。而五味子则又能滋肾，多用于肺肾二虚之虚喘及肾虚精关不固之遗精滑精等。

4. 诃子
【性能】苦、酸、涩，平。归肺、大肠经。

【功效】涩肠止泻，敛肺止咳，降火利咽。

【应用】①久泻久痢，便血脱肛；②肺虚喘咳，久嗽不止，咽痛音哑。

【用法用量】煎服，3~10g。涩肠止泻宜煨用，敛肺清热、利咽开音宜生用。

【使用注意】凡外有表邪、内有湿热积滞者忌用。

5. 肉豆蔻
【性能】辛，温。归脾、胃、大肠经。

【功效】涩肠止泻，温中行气。

【应用】①虚泻，冷痢；②胃寒胀痛，食少呕吐。

【用法用量】煎服，3~9g；入丸、散服，每次0.5~1g。内服须煨熟去油用。

【使用注意】湿热泻痢者忌用。

6. 赤石脂
【性能】甘、涩，温。归大肠、胃经。

【功效】涩肠止泻，收敛止血，敛疮生肌。

【应用】①久泻，久痢；②崩漏，便血；③疮疡久溃。

【用法用量】煎服，10~20g。外用适量，研细末撒患处或调敷。

【使用注意】湿热积滞泻痢者忌

服。孕妇慎用。畏官桂。

三、固精缩尿止带药（肾虚不固所致诸证）

1. 山茱萸

【性能】酸、涩，微温。归肝、肾经。

【功效】补益肝肾，收敛固涩。

【应用】①腰膝酸软，头晕耳鸣，阳痿；②遗精滑精，遗尿尿频；③崩漏带下，月经过多；④大汗不止，体虚欲脱。此外，本品亦治内热消渴，多与生地黄、天花粉等同用。

【用法用量】煎服，5～10g，急救固脱20～30g。

【使用注意】素有湿热而致小便淋涩者，不宜应用。

2. 桑螵蛸

【性能】甘、咸，平。归肝、肾经。

【功效】固精缩尿，补肾助阳。

【应用】①遗精滑精，遗尿尿频，小便白浊；②阳痿。

【用法用量】煎服，6～10g。

【使用注意】本品助阳固涩，故阴虚多火，内有湿热之遗精、膀胱湿热而小便频数者忌用。

3. 金樱子

【性能】酸、涩，平。归肾、膀胱、大肠经。

【功效】固精缩尿，固崩止带，涩肠止泻。

【应用】①遗精滑精，遗尿尿频，带下；②久泻、久痢。此外，取其收敛固涩之功，还可用于崩漏、脱肛、子宫脱垂等症。

【用法用量】煎服，6～12g。

4. 海螵蛸

【性能】咸、涩，微温。归肝、肾经。

【功效】涩精止带，收敛止血，制酸止痛，收湿敛疮。

【应用】①遗精滑精，赤白带下；②崩漏便血，吐血衄血；③胃痛吞酸；④外用治损伤出血、湿疮、湿疹、溃疡不敛。

【用法用量】煎服，6～12g；散剂酌减。外用适量。

【鉴别用药】海螵蛸与桑螵蛸，两药均有固精止遗作用，均可用以治疗肾虚精关不固之遗精、滑精等。但桑螵蛸固涩之中又能补肾助阳，而海螵蛸固涩力较强。

5. 莲子

【性能】甘、涩，平。归脾、肾、心经。

【功效】益肾固精，止带，补脾止泻，养心安神。

【应用】①遗精，滑精；②带下；③脾虚泄泻；④心悸，失眠。

【用法用量】煎服，10～15g，去心打碎用。

6. 芡实

【性能】甘、涩，平。归脾、肾经。

【功效】益肾固精，健脾止泻，除湿止带。

【应用】①遗精滑精，遗尿尿频；②脾虚久泻；③白浊带下。

【用法用量】煎服，10～15g。

【鉴别用药】芡实与莲子，二者同科属，性味甘涩平，均入脾、肾经，均能益肾固精、补脾止泻、止带，且补中兼涩，主治肾虚遗精、遗尿，脾虚食少、泄泻，脾肾两虚之带下等。但芡实益脾肾固涩之中，又能除湿止带，故为虚、实带下之常用药。

7. 椿皮

【性能】苦、涩，寒。归大肠、肝经。

【功效】清热燥湿，收敛止带，止泻，止血。

【应用】①赤白带下；②久泻久痢，湿热泻痢；③崩漏经多，便血痔血。此外，本品尚有杀虫功效，内服治蛔虫腹痛；外洗治疥癣瘙痒。

【用法用量】煎服，6~9g。外用适量。

【使用注意】脾胃虚寒者慎用。

第二十四单元 攻毒杀虫止痒药

攻毒疗疮，杀虫止痒——疮疡、湿疹、疥癣。

1. 雄黄

【性能】辛，温。有毒。归肝、胃、大肠经。

【功效】解毒杀虫，燥湿祛痰，截疟。

【应用】①痈肿疔疮，蛇虫咬伤；②虫积腹痛，癫痫，疟疾。

【用法用量】内服0.05~0.1g，入丸、散用。外用适量，香油调搽或烟熏。

【使用注意】内服宜慎，不可久服。外用不宜大面积涂擦及长期持续使用。孕妇禁用。切忌火煅，烧煅后有剧毒。

2. 硫黄

【性能】酸，温。有毒。归肾、大肠经。

【功效】外用解毒杀虫疗疮；内服补火助阳通便。

【应用】①外用治疥癣，湿疹，阴疽恶疮；②内服治阳痿，虚喘冷哮，虚寒便秘。

【用法用量】外用适量，研末敷或加油调敷患处。内服1.5~3g，炮制后入丸、散服。

【使用注意】阴虚火旺及孕妇忌服。

【鉴别用药】硫黄和雄黄均能解毒杀虫，常外用于疥癣、恶疮、湿疹等。然雄黄解毒疗疮力强，主治痈疽恶疮及虫蛇咬伤；内服又能杀虫、燥湿、祛痰、截疟，亦治虫积腹痛、哮喘、疟疾、惊痫。硫黄则杀虫止痒力强，多用于疥癣、湿疹及皮肤瘙痒；而具补火助阳通便

之效，内服可疗寒喘、阳痿、虚寒便秘等。

3. 白矾

【性能】酸、涩，寒。归肺、脾、肝、大肠经。

【功效】外用解毒杀虫，燥湿止痒；内服止血止泻，祛风除痰。

【应用】①外用治湿疹瘙痒，疮疡疥癣；②内服治便血、吐衄、崩漏。

【用法用量】外用适量，研末撒布、调敷或化水洗患处。内服0.6~1.5g，入丸、散服。

【使用注意】体虚胃弱及无湿热痰火者忌服。

4. 蛇床子

【性能】辛、苦，温。有小毒。归肾经。

【功效】燥湿祛风，杀虫止痒，温肾壮阳。

【应用】①阴部湿痒，湿疹瘙痒，疥癣；②寒湿带下，湿痹腰痛；③肾虚阳痿，宫冷不孕。

【用法用量】外用适量，多煎汤熏洗或研末调敷。内服3~9g。

【使用注意】阴虚火旺或下焦有湿热者不宜内服。

【鉴别用药】蛇床子、地肤子均可止痒，用治湿疮、湿疹、阴痒、带下。但蛇床子可散寒燥湿，杀虫止痒，宜于寒湿或湿寒所致者，并治疥癣；而地肤子为清热利湿以止痒，尤宜湿热所致者。蛇床子又温肾壮阳，治阳痿、宫冷不孕及湿痹腰痛；地肤子清热利湿又治小便不利、热淋涩痛。

5. 蟾酥

【性能】辛，温。有毒。归心经。

【功效】解毒，止痛，开窍醒神。

【应用】①痈疽疔疮，瘰疬，咽喉肿痛，牙痛；②痧胀腹痛，神昏吐泻。

【用法用量】内服 0.015～0.03g，研细，多入丸、散用。外用适量。

【使用注意】本品有毒，内服慎勿过量。外用不可入目。孕妇忌用。

6. 蜂房

【性能】甘，平。归胃经。

【功效】攻毒杀虫，祛风止痛。

【应用】①疮疡肿毒，乳痈瘰疬；②风湿痹痛，牙痛；③皮肤顽癣，瘾疹瘙痒。

【用法用量】煎服，3～5g。外用适量，研末油调敷患处，或煎水漱口，或外洗患处。

第二十五单元　拔毒化腐生肌药

拔毒化腐，生肌敛疮——痈疽疮疡。

1. 升药

【性能】辛，热。有大毒。归肺、脾经。

【功效】拔毒，去腐。

【应用】痈疽溃后，脓出不畅，或腐肉不去，新肉难生。此外，升药也可用治湿疮、黄水疮、顽癣及梅毒等。

【用法用量】外用适量。本品只供外用，不能内服。且不用纯品，而多配煅石膏外用。用时研极细粉末，干掺或调敷，或以药捻沾药粉使用。

【使用注意】本品有大毒，外用不可过量或持续使用。外疡腐肉已去或脓水已尽者，不宜用。

2. 砒石

【性能】辛，大热。有大毒。归肺、肝经。

【功效】外用蚀疮去腐，攻毒杀虫；内服祛痰平喘，截疟。

【应用】①腐肉不脱之恶疮，瘰疬，顽癣，牙疳，痔疮；②寒痰哮喘。此外，古方还用治疟疾，现已少用。

【用法用量】外用适量，研末撒敷，宜作复方散剂或入膏药、药捻用。内服一次 0.002～0.004g，入丸、散服。

【使用注意】本品有剧毒，内服宜慎；外用亦应注意，以防局部吸收中毒。孕妇忌服。不可作酒剂服用。忌火煅。不宜与水银配伍。

3. 炉甘石

【性能】甘，平。归肝、胃经。

【功效】解毒明目退翳，收湿止痒敛疮。

【应用】①目赤翳障；②溃疡不敛，湿疮，湿疹，眼睑溃烂。

【用法用量】外用适量，研末撒布或调敷。水飞点眼、吹喉。

【使用注意】宜炮制后使用。一般不内服。

4. 硼砂

【性能】甘、咸，凉。归肺、胃经。

【功效】外用清热解毒，内服清热化痰。

【应用】①咽喉肿痛，口舌生疮，目赤翳障；②痰热咳嗽。

【用法用量】外用适量，研极细末干撒或调敷患处，或化水含漱。内服，1.5～3g，入丸、散用。

【使用注意】本品以外用为主，内服宜慎。

方剂学

第一单元　总论

一、方剂与治法

1. 方剂与治法的关系　治法是在审明病因、辨清证候的基础上制定的治疗方法。方剂则是在治法的指导下，按照组方原则配伍而成的药物有序组合，即"法随证立""方从法出"。只有治法与病证相符，方剂的功用与治法相同，才能邪去正复。

2. 常用治法　汗、吐、下、消、和、清、温、补。

二、方剂的组成与变化

1. 方剂的组方原则　君、臣、佐、使。

2. 方剂的变化　①药味的加减。②药量的加减。③剂型的更换。

三、剂型

1. 汤剂　又称煎剂，古称汤液，是将药物饮片加水或酒浸泡后，再煎煮一定时间，去渣取汁而制成的液体剂型。主要供内服，如麻黄汤等。外用汤剂多作洗浴、熏蒸及含漱。

汤剂的特点：吸收快，能迅速发挥药效，尤其是具有其他剂型所无法比拟的适应"个性化"治疗的优势。

2. 散剂　是将药物研碎，混合均匀后所制成的粉末状制剂，分为内服和外用两类。内服散剂一般是将药物研成细粉，以温开水冲服，量小者亦可直接吞服，如七厘散；

亦有制成粗末，以水煎取汁服者，称为煮散，如银翘散。外用散剂一般用作外敷，掺撒疮面或患病部位；亦有作点眼、吹喉等使用。

散剂的特点：制作简便，吸收较快，节省药材，便于服用与携带。

3. 丸剂　是将药物研成细粉或用其提取物，加入适宜的黏合剂所制成的球形固体剂型。丸剂适用于慢性、虚弱性疾病。

丸剂的特点：吸收较慢，药效持久，节省药材，便于服用与携带。

4. 膏剂　是将药物用水或植物油煎熬去渣而制成的剂型，有内服和外用两种。内服膏剂有流浸膏、浸膏、煎膏三种；外用膏剂分软膏、硬膏两种。

（1）煎膏：又称膏滋，体积小，含量高，便于服用，口味甜美，有滋润补益的作用，一般多用于慢性虚弱性疾病。

（2）软膏：又称药膏，多用于皮肤、黏膜或疮面。

（3）硬膏：又称膏药，用时加温摊涂在布或纸上，软化后贴于患处或穴位上，可用于治疗局部或全身性疾病。

第二单元　解表剂　（汗法）

药物组成：以解表药为主。
功效：发汗，解肌，透疹。
适用范围：表证。
注意事项：不宜久煎。

一、辛温解表（风寒证）
麻黄汤
【功效】发汗解表，宣肺平喘。

【主治】外感风寒表实证。恶寒发热，无汗而喘，脉浮紧。

【方歌】麻黄汤中臣桂枝，杏仁甘草四药施，发汗解表宣肺气，伤寒表实无汗宜。

【配伍特点】麻桂相须，开腠畅营；麻杏相使，宣降相宜。

桂枝汤
【功效】解肌发表，调和营卫。

【主治】外感风寒表虚证。发热，恶风，汗出，脉浮缓。

【方歌】桂枝芍药等量伍，姜枣甘草微火煮，解肌发表调营卫，中风表虚自汗出。

【配伍特点】辛散与酸收相配，散中有收，汗不伤正；助阳与益阴同用，阴阳兼顾，营卫才调。

九味羌活汤
【功效】发汗祛湿，兼清里热。

【主治】外感风寒湿邪，内有蕴热证。恶寒发热，头痛无汗，肢体酸楚疼痛，口苦微渴。

【方歌】九味羌活防风苍，辛芷芎草芩地黄，发汗祛湿兼清热，分经论治变通良。

【配伍特点】主以辛温，少佐寒凉，六经分治。

止嗽散
【功效】止咳化痰，疏风宣肺。

【主治】风痰咳嗽。外感表邪已解，而仍咳嗽不止，咽痒，咳痰不爽，苔薄，脉不数。

【方歌】止嗽散用百部菀，白前桔草荆陈研，宣肺疏风止咳痰，姜汤调服不必煎。

【配伍特点】温润平和，不寒不热；重在治肺，兼解表邪。

小青龙汤
【功效】解表散寒，温肺化饮。

【主治】外寒内饮证。恶寒发热，无汗喘咳，痰多而稀，舌苔白，脉浮。

【方歌】解表蠲饮小青龙，麻桂姜辛夏草从，芍药五味敛气阴，表寒内饮最有功。

【配伍特点】辛散与酸收相配，散中有收；温化与敛肺相伍，开中有合。

大青龙汤
【功效】发汗解表，兼清里热。

【主治】①外感风寒，内有郁热证。②溢饮。

【方歌】大青龙汤桂麻黄，杏草石膏姜枣藏，太阳无汗兼烦躁，风寒两解此为良。

【配伍特点】寒温并用，表里同治，重在辛温发汗。

二、辛凉解表（风热）

银翘散
【功效】辛凉透表，清热解毒。

【主治】温病初起。发热，微恶风寒，咽痛，口渴，脉浮数。

【方歌】银翘散治上焦疴，竹叶荆蒡豉薄荷，甘桔芦根凉解法，清疏风热煮无过。

【配伍特点】辛凉与辛温相伍，主以辛凉；疏散与清解相配，疏清兼顾。

桑菊饮
【功效】疏风清热，宣肺止咳。

【主治】风温初起。咳嗽，发热不甚，微渴，脉浮数。

【方歌】桑菊饮中桔杏翘，芦根甘草薄荷饶，清疏肺卫轻宣剂，风温咳嗽服之消。

【配伍特点】轻清疏风以解表，辛苦甘肃以止咳。

麻杏甘石汤
【功效】辛凉宣肺，清热平喘。

【主治】表邪未解，肺热咳喘证。发热，喘急，苔薄黄，脉数。

【方歌】仲景麻杏甘石汤，辛凉宣肺清热良，邪热壅肺咳喘急，有汗无汗均可尝。

【配伍特点】辛温与寒凉并用，共成辛凉之剂，宣肺而不助热，清肺而不凉遏。

柴葛解肌汤

【功效】辛凉解肌，清泄里热。

【主治】感冒风寒，邪郁化热证。恶寒发热，无汗，脉浮或洪。

【方歌】陶氏柴葛解肌汤，邪在三阳热势张，芩芍桔草姜枣芷，羌膏解表清热良。

【配伍特点】温清并用，三阳同治，表里兼顾，重在疏泄透散。

三、扶正解表（兼见气血阴阳诸不足）

人参败毒散

【功效】散寒祛湿，益气解表。

【主治】气虚外感证。憎寒壮热，肢体酸痛，无汗，脉浮、按之无力。

【方歌】人参败毒草苓芎，羌独柴前枳桔共，薄荷少许姜三片，气虚感寒有奇功。

【配伍特点】主辛温以解表，辅宜肃以止咳，佐益气以驱邪。

参苏饮

【功效】益气解表，理气化痰。

【主治】气虚外感，内有痰湿证。恶寒发热，无汗，头痛，鼻塞，咳嗽痰白，胸脘满闷，倦怠无力，气短懒言，苔白脉弱。

【方歌】参苏饮内用陈皮，枳壳前胡半夏宜，干葛木香甘桔茯，内伤外感此方推。

【配伍特点】散补同用，燥润合法，散不伤正，补不留邪。

第三单元 泻下剂 （下法）

药物组成：以泻下药为主。

功效：通便，泻热，攻积，逐水。

适用范围：里实证。

注意事项：①年老体弱、病后津亏、产后血虚及亡血家等应慎用或禁用泻下剂。②服泻下剂后，不宜早进油腻及不易消化的食物，以防重伤胃气。③孕妇慎用。

一、寒下（里热积滞实证）

大承气汤

【功效】峻下热结。

【主治】①阳明腑实证。数日不大便，脘腹胀满，苔黄厚干或焦黑燥裂，脉沉有力。②热结旁流证。③里实热证而见热厥、痉病、发狂。

【方歌】大承气汤大黄硝，枳实厚朴先煮好，峻下热结急存阴，阳明腑实重证疗；去硝名为小承气，轻下热结之效；调胃承气硝黄草，缓下热结出方饶。

【配伍特点】苦辛通降与咸苦合法，泻下与行气并重，相辅相成。

大陷胸汤

【功效】泻热逐水。

【主治】水热互结之结胸证。心下疼痛，拒按，按之硬，或从心下至少腹硬满疼痛，手不可近。

【方歌】大陷胸汤用硝黄，甘遂为末共成方，专治水热结胸证，泻热逐水效治非常。

【配伍特点】寒下峻逐并用，前后分消，药简效宏。

二、温下（里寒积滞实证）

温脾汤

【功效】攻下寒积，温补脾阳。

【主治】阳虚冷积证。腹痛便秘，手足不温，畏寒喜热，苔白不渴，脉沉弦而迟。

【方歌】温脾汤附子大黄硝，当归干姜人参草，攻下寒积温脾阳，阳虚寒积腹痛疗。

【配伍特点】辛热、甘温、咸寒合法，寓补于攻，温下相成。

三、润下（肠燥便秘）

麻子仁丸

【功效】润肠泻热，行气通便。

【主治】脾约证。大便秘结，小便频数，舌苔微黄。

【方歌】麻子仁丸脾约治，杏芍

大黄枳朴蜜，润肠泻热又行气，胃热肠燥便秘施。

【配伍特点】泻下与润下相伍，泻而不峻，下不伤正。

济川煎

【功效】温肾益精，润肠通便。

【主治】肾阳虚弱，阴津不足之便秘证。大便秘结，小便清长，腰膝酸软，舌淡苔白，脉沉迟或沉细。

【方歌】济川归膝肉苁蓉，泽泻升麻枳壳从，肾虚津亏肠中燥，温润通便法堪宗。

【配伍特点】寓润下于温补之中，寄升清于降浊之内，为寓通于补之剂。

四、逐水（水饮壅盛于里的实证）

十枣汤

【功效】攻逐水饮。

【主治】悬饮，水肿。咳唾，胸胁引痛或水肿腹胀，二便不利，脉沉弦。

【方歌】十枣非君非汤剂，芫花甘遂合大戟，攻逐水饮力峻猛，悬饮水肿实证宜。

【配伍特点】主以峻下逐水，佐以甘缓补中。

五、攻补兼施（里实正虚之便秘）

黄龙汤

【功效】攻下热结，益气养血。

【主治】阳明腑实，气血不足证。自利清水，大便秘结，脘腹胀满，身热口渴，神倦少气，舌苔焦黄，脉虚。

【方歌】黄龙汤中枳朴黄，参归甘桔枣硝姜，攻下热结养气血，阳明腑实气血伤。

【配伍特点】峻下热结与补益气血并用，攻补兼施，以攻为主。

第四单元　和解剂（和法）

药物组成：寒热、补泻、疏敛等药物配用。

功效：调和寒热，疏调气血，扶正祛邪，燮理脏腑。

适用范围：不和病证。

注意事项：本类方剂虽然性质平和，但毕竟以祛邪为主，纯虚证不宜使用。

一、和解少阳（伤寒少阳证）

小柴胡汤

【功效】和解少阳。

【主治】伤寒少阳证；妇人热入血室。往来寒热，胸胁苦满，苔白，脉弦。

【方歌】小柴胡汤和解功，半夏人参甘草从，更加黄芩生姜枣，少阳为病此方宗。

【配伍特点】透散清泄以和解，升清降浊兼扶正。

蒿芩清胆汤

【功效】清胆利湿，和胃化痰。

【主治】少阳湿热证。寒热如疟，寒轻热重，胸胁胀闷，吐酸苦水，舌红苔腻，脉弦滑数。

【方歌】蒿芩清胆夏竹茹，碧玉赤苓枳陈辅，清胆利湿又和胃，少阳湿热痰浊阻。

【配伍特点】芳香清透以畅少阳之枢机，苦燥降利以化湿郁之痰浊。

二、调和肝脾（肝脾不调证）

四逆散

【功效】透邪解郁，疏肝理脾。

【主治】阳郁厥逆，肝脾不和证。手足不温，或胁肋疼痛，脉弦。

【方歌】阳郁厥逆四逆散，等份柴芍枳草甘，透邪解郁理肝脾，肝郁脾滞力能堪。

【配伍特点】疏柔相和，以适肝性；升降同用，肝脾并调。

逍遥散

【功效】疏肝解郁，养血健脾。

【主治】肝郁血虚脾弱证。两胁作痛，神疲食少，月经不调，脉弦。

【方歌】逍遥散用当归芍，柴苓术草加薄荷，肝郁血虚脾气弱，调和肝脾功效卓。

【配伍特点】疏柔合法，肝脾同调，气血兼顾。

痛泻要方

【功效】补脾柔肝，祛湿止泻。

【主治】脾虚肝郁之痛泻。肠鸣腹痛，大便泄泻，泻必腹痛，脉弦而缓。

【方歌】痛泻要方用陈皮，术芍防风共成剂，肠鸣泄泻腹又痛，治在泻肝与实脾。

【配伍特点】补脾柔肝，寓疏于补，扶土抑木。

三、调和肠胃（肠胃不和证）

半夏泻心汤

【功效】寒热平调，散结除痞。

【主治】寒热互结之痞证。心下痞满，呕吐，肠鸣，苔腻微黄。

【方歌】半夏泻心配芩连，干姜人参草枣全，辛开苦降除痞满，寒热错杂痞证蠲。

【配伍特点】寒热平调以和阴阳，辛开苦降以调气机，补泻兼施以顾虚实。

第五单元　清热剂（清法）

药物组成：以清热药为主。

功效：清热、泻火、凉血、解毒、滋阴透热。

适用范围：里热证。

注意事项：①辨察热虚实、真假、部位。②护胃气，保津液。

一、清气分热（气分热盛证）

白虎汤

【功效】清热生津。

【主治】阳明气分热盛证。身大热，汗大出，口大渴，脉洪大。

【方歌】白虎膏知粳米甘，清热生津止渴烦，气分热甚四大证，益气生津人参添。

【配伍特点】重用辛寒清气，佐以苦寒质润，少佐甘温和中，则清不伤阴，寒不伤中。

竹叶石膏汤

【功效】清热生津，益气和胃。

【主治】余热未清，气津两伤证。身热多汗，气逆欲呕，烦渴喜饮，口干，舌红少津，脉虚数。

【方歌】竹叶石膏参麦冬，半夏粳米甘草从，清补气津又和胃，余热耗伤气津用。

【配伍特点】辛甘大寒与甘寒甘温合为清补之剂，清而不寒，补而不滞。

二、清营凉血（热入营血证）

清营汤

【功效】清营解毒，透热养阴。

【主治】热入营分证。身热夜甚，神烦少寐，斑疹隐隐，舌绛而干，脉数。

【方歌】清营汤治热传营，身热燥渴眠不宁，犀地银翘玄连竹，丹麦清热更护阴。

【配伍特点】辛苦咸寒以滋养清解，透热转气以入营清散。

犀角地黄汤

【功效】清热解毒，凉血散瘀。

【主治】热入血分，热伤血络证。各种失血，斑色紫黑，神昏谵语，身热，舌绛。

【方歌】犀角地黄芍药丹，清热凉血散瘀专，热入血分服之安，蓄血伤络吐衄斑。

【配伍特点】咸苦甘寒，直入血分，清中有养，无耗血之弊；凉血散血，无留瘀之患。

三、清热解毒（热毒壅盛证）

黄连解毒汤

【功效】泻火解毒。

【主治】三焦火毒热盛证。大热烦躁，口燥咽干，舌红苔黄，脉数有力。

【方歌】黄连解毒柏栀芩，三焦火盛是主因，烦狂火热兼谵妄，吐衄发斑皆可平。

【配伍特点】苦寒直折，泻火解毒，三焦并清。

凉膈散

【功效】泻火通便，清上泻下。

【主治】上中二焦火热证。胸膈烦热，面赤唇焦，烦躁口渴，舌红苔黄，脉数。

【方歌】凉膈硝黄栀子翘，黄芩甘草薄荷饶，再加竹叶调蜂蜜，上中郁热服之消。

【配伍特点】清上之中寓泻下之法，以泻代清。

普济消毒饮

【功效】清热解毒，疏风散热。

【主治】大头瘟。头面肿盛，恶寒发热，舌红苔白兼黄，脉浮数。

【方歌】普济消毒蒡连翘，甘桔蓝根勃翘玄，升柴陈薄僵蚕入，大头瘟毒服之痊。

【配伍特点】苦寒清泄与辛凉升散合法，清疏并用，药至病所，火郁发之。

四、清脏腑热（脏腑邪热偏盛）

导赤散

【功效】清心，利水，养阴。

【主治】心经火热证。心胸烦热，口渴，口舌生疮或小便赤涩，舌红，脉数。

【方歌】导赤木通生地黄，草梢煎加竹叶尝，清心利水又养阴，心经火热移小肠。

【配伍特点】甘寒与苦寒相合，利水不伤阴。

泻白散

【功效】清泻肺热，平喘止咳。

【主治】肺热喘咳证。咳喘气急，皮肤蒸热，舌红苔黄，脉细数。

【方歌】泻白桑皮地骨皮，粳米甘草扶肺气，清泻肺热平和剂，热伏肺中喘咳医。

【配伍特点】甘寒清降，泻中寓补，培土生金。

龙胆泻肝汤

【功效】清肝胆实火，泻肝经湿热。

【主治】肝胆实火上炎，肝经湿热下注。口苦溺赤，舌红苔黄，脉弦数有力。

【方歌】龙胆栀芩酒拌炒，木通泽泻车柴草，当归生地益阴血，肝胆实火湿热消。

【配伍特点】苦寒清利，泻中寓补，降中寓升，以适肝性。

左金丸

【功效】清泻肝火，降逆止呕。

【主治】肝火犯胃证。胁痛口苦，呕吐吞酸，舌红苔黄，脉弦数。

【方歌】左金连萸六一比，胁痛吞酸悉能医，再加芍药名戊己，专治泻痢痛在脐。

【配伍特点】辛开苦降，肝胃同治；寒热并用，主以苦寒。

清胃散

【功效】清胃凉血。

【主治】胃火牙痛。牙痛牵引头痛，口气臭热，舌红苔黄，脉滑数。

【方歌】清胃散中当归连，生地丹皮升麻全，或加石膏泻胃火，能消牙痛与牙宣。

【配伍特点】苦寒辛散并用，降中有升，火郁发之。

玉女煎

【功效】清胃热，滋肾阴。

【主治】胃热阴虚证。牙痛齿松，烦热干渴，舌红苔黄而干。

【方歌】玉女石膏熟地黄，知母麦冬牛膝襄，肾虚胃火相为病，牙痛齿龂宜煎尝。

【配伍特点】甘寒清润合法，胃肾同治，泻实补虚，引热下行。

芍药汤
【功效】清热燥湿，调气和血。
【主治】湿热痢疾。痢下赤白，腹痛里急，苔腻微黄。
【方歌】芍药汤内用槟黄，芩连归桂草木香，重在调气兼行血，里急便脓自然康。
【配伍特点】主以苦燥，辅以甘柔，佐温于寒，气血同调，通因通用。

白头翁汤
【功效】清热解毒，凉血止痢。
【主治】热毒痢疾。下痢赤多白少，腹痛里急后重，舌红苔黄，脉弦数。
【方歌】白头翁汤热毒痢，黄连黄柏佐秦皮，清热解毒并凉血，赤多白少脓血医。
【配伍特点】苦寒之中寓凉血之功，清燥之内存收涩之意。

五、清虚热（虚热证）

青蒿鳖甲汤
【功效】养阴透热。
【主治】温病后期，邪伏阴分证。夜热早凉，热退无汗，舌红少苔，脉细数。
【方歌】青蒿鳖甲知地丹，热自阴来付细看，夜热早凉无汗出，养阴透热服之安。
【配伍特点】滋中有清，清中有透，邪正兼顾，先入后出。

当归六黄汤
【功效】滋阴泻火，固表止汗。
【主治】阴虚火旺之盗汗。盗汗，面赤，心烦口干，便干溲赤，舌红，脉数。
【方歌】火炎汗出六黄汤，归柏芩连二地将，倍用黄芪为固表，滋阴清热敛汗强。
【配伍特点】甘润养血滋阴，苦

寒坚阴泻火，甘温益气固表，标本兼顾。

第六单元　祛暑剂

六一散
【功效】清暑利湿。
【主治】暑湿证。身热烦渴，小便不利。
【方歌】滑石甘草六一散，清暑利湿功用专，辰砂黛黛依次加，益元碧玉鸡苏裁。
【配伍特点】甘淡渗利以解暑，药简效专。

清暑益气汤
【功效】清暑益气，养阴生津。
【主治】暑热气津两伤证。体倦少气，口渴汗多，脉虚数。
【方歌】王氏清暑益气汤，暑热气津已两伤，洋参麦斛粳米草，翠衣荷连知竹尝。
【配伍特点】甘寒苦寒合法，清补并举，气津兼顾。

香薷散
【功效】祛暑解表，化湿和中。
【主治】阴暑。恶寒发热，无汗头痛，身重困倦，胸闷泛恶，或腹痛吐泻，舌苔白腻，脉浮。
【方歌】香薷散内山扁豆朴，祛暑解表化湿胆；豆豆为花加银翘，新加香薷治阴暑。
【配伍特点】辛温芳香以解表，苦温燥化以和中。

第七单元　温里剂 （温法）

药物组成：以温热药为主。

功效：温里祛寒，回阳救逆，温经散寒。

适用范围：里寒证。

注意事项：①辨清病变部位。②辨清虚实真假。③因人、因时、因地制宜。④寒为阴邪，易伤阳气，故多配伍补阳药物，以使阳气得复。

一、温中祛寒（中焦虚寒证）

理中丸

【功效】温中祛寒，补气健脾。

【主治】脾胃虚寒，阳虚失血证。吐利冷痛，畏寒肢冷，舌淡苔白，脉沉迟或迟细。

【方歌】理中干姜参术甘，温中健脾治虚寒，中阳不足痛呕利，丸汤两用腹中暖。

【配伍特点】辛热甘苦合方，温补并用，补中寓燥。

大建中汤

【功效】温中补虚，缓急止痛。

【主治】中阳衰衰，阴寒内盛证。胸腹寒痛，呕吐，舌苔白滑，脉沉紧，甚则肢厥脉伏。

【方歌】大建中汤建中阳，饴糖人参配椒姜，中阳衰弱胸腹痛，痛而拒按服之康。

【配伍特点】纯用辛甘，温补兼施，以温为主。

小建中汤

【功效】温中补虚，和里缓急。

【主治】虚劳里急证。腹痛喜温喜按，心悸发热，面色无华，舌淡红，脉沉弱或弦。

【方歌】小建中汤君饴糖，方含桂枝加芍汤，温中补虚和缓急，虚劳里急腹痛康。

【配伍特点】辛甘酸甘合化以调和阴阳，重用甘温质润以抑木缓急。

吴茱萸汤

【功效】温中补虚，降逆止呕。

【主治】胃寒呕吐，肝寒上逆，肾寒上逆证。口不渴，四肢欠温，呕吐或干呕涎沫，舌淡苔白，脉细迟或弦迟。

【方歌】吴茱萸汤重用姜，人参大枣共煎尝，厥阴头痛胃寒呕，温中补虚降逆良。

【配伍特点】肝肾胃三经同治，温降补三法并施，以温降为主。

二、回阳救逆（阳气衰微，阴寒内盛，甚或阴盛格阳、戴阳）

四逆汤

【功效】回阳救逆。

【主治】少阴病。四肢厥冷，神衰欲寐，舌淡苔白，脉微。

【方歌】四逆汤中附草姜，阳衰寒厥急煎尝，腹痛吐泻脉沉细，急投此方可回阳。

【配伍特点】大辛大热以速挽元阳，少佐甘缓防虚阳复耗。

三、温中散寒（寒凝经脉证）

当归四逆汤

【功效】温经散寒，养血通脉。

【主治】血虚寒厥证。手足厥寒，舌淡，脉细欲绝。

【方歌】当归四逆用桂芍，细辛通草甘大枣，养血温经通脉剂，血虚寒厥之效。

【配伍特点】辛温甘酸并用，温通不燥，补养不滞。

暖肝煎

【功效】温补肝肾，行气止痛。

【主治】肝肾不足，寒滞肝脉证。睾丸或少腹疼痛，畏寒喜温，得温痛减，舌淡苔白，脉沉迟。

【方歌】暖肝煎中桂茴香，归杞乌沉茯姜，温补肝肾散寒气，肝肾虚寒疝痛康。

【配伍特点】辛散甘温合法，纳行散于温补，肝肾兼顾。

第八单元 表里双解剂（汗、下、清、温结合运用）

药物组成：以解表药＋泻下药、清热药、温里药为主。

功效：表里同治，内外分解。

适用范围：表里同病。

注意事项：必须既有表证，又有里证。

一、解表清里（表邪未解，里热已炽）

葛根芩连汤

【功效】解表清里。

【主治】表证未解，邪热入里。身热下利，苔黄，脉数。

【方歌】葛根芩连甘草伍，用时先将葛根煮，内清肠胃外解表，协热下利喘咳除。

【配伍特点】辛凉升散与苦寒清降共施，以成"清热升阳止利"之法。

二、解表攻里（外有表寒，里有实积）

大柴胡汤

【功效】和解少阳，内泻热结。

【主治】少阳阳明合病。往来寒热，胸胁苦满，心下满痛呕吐，苔黄，脉弦数有力。

【方歌】大柴胡汤用大黄，枳芩夏芍枣生姜，少阳阳明同合病，和解攻里效无双。

【配伍特点】和下并用，主以和解少阳，辅以内泻热结，佐以缓急降逆。

防风通圣散

【功效】疏风解表，泻热通便。

【主治】风热壅盛，表里俱实证。憎寒壮热无汗，口苦咽干，二便秘涩，苔黄腻，脉数。

【方歌】防风通圣大黄硝，荆芥麻黄栀芍翘，甘桔芎归膏滑石，薄荷芩术力偏饶。表里交攻阳热盛，外科疡毒总能消。

【配伍特点】汗下清利合法，分消表里邪热，养血益气扶正。

第九单元 补益剂（补法）

药物组成：以补益药为主。

功效：补益人体气血阴阳。

适用范围：虚证。

注意事项：①辨imple虚实真假。②注意顾护脾胃。③补益之剂多滋腻碍胃，宜佐以健脾和胃理气之品，以助运化。④分清正虚和邪实轻重缓急。⑤文火久煎，空腹服用。

一、补气（气虚证）

四君子汤

【功效】益气健脾。

【主治】脾胃气虚证。面色苍白，食少气短，四肢无力，舌淡苔白，脉虚弱。

【方歌】四君子汤中和义，人参苓术甘草比，益气健脾基础剂，脾胃气虚治相宜。

【配伍特点】温而不燥，补而不峻。

参苓白术散

【功效】益气健脾，渗湿止泻。

【主治】脾虚夹湿证。饮食不化，胸脘痞闷，四肢乏力，形体消瘦，泄泻，舌苔白腻，脉虚缓。

【方歌】参苓白术扁豆陈，莲草山药砂苡仁，桔梗上浮兼保肺，枣汤调服益脾神。

【配伍特点】主以甘温补脾，纳芳化渗湿以助运止泻，佐引药入肺以培土生金。

补中益气汤

【功效】补中益气，升阳举陷。

【主治】①脾胃气虚；②气虚下陷；③气虚发热证。体倦乏力，少气懒言，面色苍白，脉虚缓无力。

【方歌】补中益气芪参术，炙草升柴归陈助，清阳下陷能升举，气虚发热甘温除。

【配伍特点】主以甘温，补中寓升，共成虚则补之、陷者升之、甘温除热之法。

生脉散

【功效】益气生津，敛阴止汗。

【主治】①温热、暑热、耗气伤阴证；②久咳肺虚，气阴两伤证。体倦气短，咽干，舌红，脉虚。

【方歌】生脉麦味与人参，保肺清心治暑淫，气少汗多兼口渴，病危脉绝急煎斟。

【配伍特点】甘温甘寒佐酸收，补敛气阴以复脉。

玉屏风散
【功效】益气，固表，止汗。

【主治】表虚自汗。自汗恶风，面色苍白，舌淡脉虚。

【方歌】玉屏组合少而精，芪术防风鼎足形，表虚汗多易感冒，固卫敛汗效出灵。

【配伍特点】甘温为主，辛散为辅，补中有散，散中寓补，相反相成，药简效专。

二、补血（血虚证）

四物汤
【功效】补血调血。

【主治】营血虚滞证。心悸失眠，头晕目眩，面色无华，舌淡，脉细。

【方歌】四物熟地归芍芎，补血调血此方宗，营血虚滞诸多症，加减运用贵变通。

【配伍特点】阴柔辛甘相伍，补中寓行，补血不滞血，行血不伤血。

当归补血汤
【功效】补气生血。

【主治】血虚发热证。肌热面红，烦渴欲饮，脉洪大而虚，重按无力。

【方歌】当归补血君黄芪，芪归用量五比一，补气生血代表剂，血虚发热此方宜。

【配伍特点】重用甘温以补气，阳生阴长以生血，药简效宏。

归脾汤
【功效】益气补血，健脾养心。

【主治】①心脾气血两虚证；②脾不统血证。心悸失眠，体倦食少，面色萎黄，便血崩漏，舌淡苔薄白，脉细弱。

【方歌】归脾汤用术参芪，归草茯神远志齐，酸枣木香龙眼肉，煎加姜枣益心脾。

【配伍特点】心脾同治，重在补脾；气血并补，重在补气。

三、气血双补（气血双亏证）

炙甘草汤
【功效】滋阴养血，益气温阳，复脉心悸。

【主治】①阴血不足，阳气虚弱证；②虚痨肺痿。脉结代，心动悸，虚羸少气，舌光少苔。

【方歌】炙甘草参枣地胶，麻仁麦桂姜酒煮，益气养血温通脉，结代心悸肺痿疗，加芍去参枣桂姜，加减复脉滋阴饶。

【配伍特点】气血阴阳并补，补中寓通，滋而不腻，温而不燥。

四、补阴（阴虚证）

六味地黄丸
【功效】填精滋阴补肾。

【主治】肾阴精不足证。腰膝酸软，头晕目眩，口燥咽干，舌红少苔，脉沉细数。

【方歌】六味地黄山药萸，泽泻苓丹三泻侣，三阴并补重滋肾，肾阴不足效可居，滋阴降火知柏需，养肝明目加杞菊，都气五味纳肾气，滋补肺肾麦味续。

【配伍特点】"三补"与"三泻"相伍，以补为主；肾肝脾三脏兼顾，以滋肾为主。

左归丸
【功效】滋阴补肾，填精益髓。

【主治】真阴不足证。头目眩晕，腰酸腿软，形体羸瘦，舌瘦质红少苔，脉细。

【方歌】左归丸内山药地，萸肉枸杞与牛膝，菟丝龟鹿二胶合，壮水之主方第一。

【配伍特点】纯甘补阴，纯补无泻，阳中求阴。

大补阴丸
【功效】滋阴降火。

【主治】阴虚火旺证。骨蒸潮

热，舌红少苔，尺脉数而有力。

【方歌】大补阴丸知柏黄，龟板脊髓蜜丸方，咳嗽咯血骨蒸热，阴虚火旺制元阳。

【配伍特点】甘咸苦寒合方，滋阴培本为主，降火清源为辅。

一贯煎

【功效】滋阴疏肝。

【主治】肝肾阴虚，肝气郁滞证。胁肋疼痛，吞酸吐苦，舌红少津，脉象弦。

【方歌】一贯煎中生地黄，沙参归杞麦冬藏，少佐川楝泻肝气，阴虚胁痛此方良。

【配伍特点】肝肾肺胃兼顾，旨在涵木；甘寒少佐辛疏，以适肝性。

五、补阳（阳虚证）

肾气丸

【功效】补肾助阳，化生肾气。

【主治】肾阳气不足证。腰痛脚软，小便不利及反多，舌淡胖，脉虚而尺部沉细。

【方歌】肾气丸主肾阳虚，干地山药及山萸，少量桂附茯苓丹，水中生火在温煦；济生加入车牛膝，温肾利水消肿膏；十补丸有鹿茸味，主治肾阳精血虚。

【配伍特点】重用"三补三泻"，以益精泻浊；少佐温热助阳，以"少火生气"。

右归丸

【功效】温补肾阳，填精益髓。

【主治】肾阳不足，命门火衰证。气怯神疲，畏寒肢冷，腰膝酸软，脉沉迟。

【方歌】右归丸中地附桂，山药萸萸菟丝归，杜仲鹿胶枸杞子，益火之源此方魁。

【配伍特点】补阳补阴相配，阴中求阳，纯补无泻。

六、阴阳双补（阴阳两虚证）

地黄饮子

【功效】滋肾阴，补肾阳，开窍化痰。

【主治】喑痱证。舌强不语，足废不用。

【方歌】地黄饮萸麦味斛，苁戟附桂阴阳补，化痰开窍菖远茯，加薄姜枣喑痱服。

【配伍特点】阴阳并补，上下并治，以补虚治下为主。

第十单元　固涩剂

药物组成：以收涩药为主。

功效：收敛固涩。

适用范围：气、血、精、津耗散滑脱之证。

注意事项：①固涩剂所治的耗散滑脱之证，多由正气亏虚所致，故应根据气、血、精、津耗伤程度的不同，选配相应的补益药物，以标本兼顾。②外邪未尽者，不宜过早使用，以免"闭门留寇"。③实邪所致诸证不宜使用。

一、固表止汗（自汗盗汗）

牡蛎散

【功效】益气固表，敛阴止汗。

【主治】自汗，盗汗。汗出，心悸短气，舌淡，脉细弱。

【方歌】牡蛎散内用黄芪，麻黄根与小麦齐，益气固表又敛阴，体虚自汗盗汗宜。

【配伍特点】涩补并用，以涩为主；气阴兼顾，以气为主。

二、敛肺止咳（久咳不已）

九仙散

【功效】敛肺止咳，益气养阴。

【主治】久咳伤肺证。久咳不止，气喘自汗，脉虚数。

【方歌】九仙罂粟乌梅味，参胶

桑皮款桔贝，敛肺止咳益气阴，久咳肺虚效堪。

【配伍特点】酸涩之中纳甘润以顾气阴，敛降之中佐宣升以适肺性。

三、涩肠固脱（久泻久痢）

真人养脏汤

【功效】涩肠固脱，温补脾肾。

【主治】久泻久痢，脾肾虚寒证。泻痢滑脱不禁，腹痛，食少神疲，舌淡苔白，脉迟细。

【方歌】真人养脏木香诃，当归肉蔻与粟壳，术芍参桂甘草共，肛脱久痢服之瘥。

【配伍特点】涩温相伍，涩中寓补，以涩为主；补中有行，重在补脾。

四神丸

【功效】温肾暖脾，固肠止泻。

【主治】脾肾阳虚之肾泄证。五更泄泻，不思饮食，食淡苔白，脉沉迟无力。

【方歌】四神故纸与吴萸，肉蔻五味四般齐，大枣生姜同煎合，五更肾泄最相宜。

【配伍特点】温涩并用，以温为主；脾肾并补，重在治肾。

四、涩精止遗（遗精滑泄、小便失禁）

桑螵蛸散

【功效】调补心肾，涩精止遗。

【主治】心肾两虚证。尿频或尿遗精，心神恍惚，舌淡苔白，脉细弱。

【方歌】桑螵蛸散龙龟甲，参归茯神菖远志，调补心肾又涩精，心肾两虚尿频抓。

【配伍特点】补涩并用，心肾兼顾，气血并调。

五、固精止带（崩漏带下）

固冲汤

【功效】益气健脾，固冲摄血。

【主治】脾气虚弱，冲脉不固证。出血量多，色淡质稀，腰膝酸软，脉微弱。

【方歌】固冲芪术山萸芍，龙牡倍椭苦海螵，益气健脾固摄血，脾虚冲脉不固疗。

【配伍特点】补涩相合，以涩为主；脾肾同调，主补脾气；寄行于收，止不留瘀。

固经丸

【功效】滋阴清热，固经止血。

【主治】阴虚血热之崩漏证。经水过多，崩中漏下，舌红，脉弦数。

【方歌】固经龟板芍药芩，黄柏椿根香附应，阴虚血热经量多，滋阴清热能固经。

【配伍特点】甘寒辅以苦寒，意在壮水泻火；酸收佐以辛行，意在涩而不滞。

易黄汤

【功效】补益脾肾，清热祛湿，收涩止带。

【主治】脾肾两虚，湿热带下证。带下黏稠量多，色黄如浓茶汁，其气腥秽，舌红，苔黄腻。

【方歌】易黄山药与芡实，白果黄柏车前子，能清带下黏稠秽，补肾清热又祛湿。

【配伍特点】补中有涩，涩中寓清，涩补为主，清利为辅。

第十一单元　安神剂

药物组成：以安神药为主。

功效：安神定志。

适用范围：神志不安的病证。

注意事项：①金石类（打碎先煎）、滋腻补�‍之品，不宜久服。②朱砂等具有一定毒性，久服可能引起慢性中毒。③注意心理疏导，改变生活方式。

一、重镇安神（实证）

朱砂安神丸
【功效】重镇安神，清热养血。
【主治】心火亢盛，阴血不足证。惊悸失眠，舌红，脉细数。
【方歌】朱砂安神东垣方，归连甘草合地黄，怔忡不寐心烦乱，养阴清热可复康。
【配伍特点】质重苦寒，镇清并用，清中兼补，治标为主。

二、滋养安神（虚证）

天王补心丹
【功效】滋阴养血，补心安神。
【主治】阴虚血少，神志不安证。心悸失眠，手足心热，舌红少苔，脉细数。
【方歌】补心地归二冬仁，远茯味砂桔三参，阴亏血少生内热，滋阴养血安心神。
【配伍特点】重用甘寒，补中寓清；心肾并治，重在养心。

酸枣仁汤
【功效】养血安神，清热除烦。
【主治】肝血不足，虚热扰神之虚烦不眠证。虚烦不眠，咽干口燥，舌红，脉弦细。
【方歌】酸枣仁汤治失眠，川芎知草茯苓煎，养血除烦清虚热，安然入睡梦乡甜。
【配伍特点】心肝同治，重在养肝；补中兼行，以适肝性。

第十二单元 开窍剂

药物组成：以芳香开窍药为主。
功效：开窍醒神。
适用范围：神昏窍闭证。
注意事项：①脱证禁用。②辨神昏之寒热虚实。③中病即止。④剂型多为丸、散，不作煎剂。⑤孕妇慎用。

一、凉开（热闭）

安宫牛黄丸
【功效】清热解毒，豁痰开窍。
【主治】邪热内陷心包证。神昏谵语，伴高热烦躁，舌红或绛，脉数。
【方歌】安宫牛黄开窍方，芩连栀郁朱雄黄，犀角珍珠冰麝箔，热闭心包功用良。
【配伍特点】苦寒清热与芳香开窍合法，主以清心泻火。

紫雪
【功效】清热开窍，息风止痉。
【主治】温热病，热闭心包及热盛动风证。高热烦躁，神昏谵语，痉厥，便秘，舌红绛苔干黄，脉数有力。
【方歌】紫雪犀羚朱朴硝，硝石金寒滑磁膏，丁沉木麝升玄草，热陷痉厥服之消。
【配伍特点】甘寒咸凉与芳香辛行、金石重镇相佐，开窍之中更具息风之效。

至宝丹
【功效】清热开窍，化浊解毒。
【主治】痰热内闭心包证。神昏谵语，身热烦躁，痰盛气粗。
【方歌】至宝朱珀麝息香，雄玳犀角与牛黄，金银两箔兼龙脑，开窍清热解毒良。
【配伍特点】芳香辟秽与清解镇心合法，主以化浊开窍。

二、温开（寒闭）

苏合香丸
【功效】温通开窍，行气止痛。
【主治】寒闭证。突然昏倒，不省人事，牙关紧闭，苔白，脉迟。
【方歌】苏合香丸麝息香，木丁熏陆荜檀香，犀冰术沉诃香附，再加龙脑温开方。
【配伍特点】芳香辛温相须，补敛寒镇相佐，温散开窍则无耗气伤正之虞。

第十三单元 理气剂（消法）

药物组成：以理气药为主。

功效：行气或降气。

适用范围：气滞或气逆证。

注意事项：①应用本类方剂，首先注意辨清气病的种类。②本类方剂多针对气滞或气逆之实证而设，若兼正气不足者，宜适当配伍补益之品，以防进一步损伤正气。③理气剂多由芳香辛燥药物组成，易耗津伤气，故应中病即止，勿使过剂，尤其对素体阴亏气弱者，用之更须谨慎。

一、行气（脾胃气滞、肝气郁滞）

越鞠丸

【功效】行气解郁。

【主治】六郁证。胸膈痞闷，脘腹胀痛，饮食不消。

【方歌】行气解郁越鞠丸，香附芎苍栀曲研，气血痰火湿食үү，随证易君并加减。

【配伍特点】五药治六郁，诸法并举，重在调理气机。

柴胡疏肝散

【功效】疏肝解郁，行气止痛。

【主治】肝气郁滞证。胁肋疼痛，胸闷善太息，情志抑郁或易怒，或嗳气，脘腹胀满，脉弦。

【方歌】柴胡疏肝芍川芎，枳壳陈皮草附行，疏肝行气兼活血，胁肋疼痛皆能除。

【配伍特点】辛疏酸敛合法，肝脾气血兼顾，主以辛散疏肝，辅以敛阴柔肝。

瓜蒌薤白白酒汤

【功效】通阳散结，行气祛痰。

【主治】胸痹。胸阳不振，痰气互结证。胸闷喘息短气，舌苔白腻，脉弦紧。

【方歌】瓜蒌薤白白酒汤，胸痹

胸闷痛难当，喘息短气时咳唾，难卧仍加半夏良。

【配伍特点】行气祛痰与温通胸阳并用，药简力专。

半夏厚朴汤

【功效】行气散结，降逆化痰。

【主治】梅核气。咽中如有物阻，吞吐不得，苔白腻，脉弦滑。

【方歌】半夏厚朴与紫苏，茯苓生姜共煎服，痰凝气聚成梅核，降逆开郁气自舒。

【配伍特点】辛苦行降，痰气并治，行中有宣，降中有散。

厚朴温中汤

【功效】行气除满，温中燥湿。

【主治】中焦寒湿气滞证。脘腹胀满或疼痛，舌苔白，脉沉弦。

【方歌】厚朴温中苓陈草，干姜生姜一齐熬，行气燥湿蔻木香，脘腹胀痛酒之消。

【配伍特点】辛苦温合法，辛行苦燥为主，佐以温散。

天台乌药散

【功效】行气疏肝，散寒止痛。

【主治】寒凝气滞证。小肠疝气，少腹痛引睾丸，舌淡苔白，脉沉弦。

【方歌】天台乌药木茴香，青姜巴豆制楝榔，行气疏肝散寒痛，寒滞疝痛酒调尝。

【配伍特点】辛香温行合法，重在行气疏肝，且寓去性存用之法。

二、降气（肺气上逆、胃气上逆）

苏子降气汤

【功效】降气平喘，祛痰止咳。

【主治】上实下虚之喘咳证。胸膈满闷，痰多稀白，苔白滑或白腻。

【方歌】苏子降气祛痰方，夏朴前苏甘姜姜，肉桂纳气归调血，上实下虚痰喘康。

【配伍特点】降以平上实，温以助下虚，肺肾兼顾，主以治上。

定喘汤

【功效】宣肺降气，清热化痰。

【主治】痰热内蕴，风寒外束之哮喘。痰多色黄，微恶风寒，苔黄腻，脉滑数。

【方歌】定喘白果与麻黄，款冬半夏白皮桑，苏子黄芩甘草杏，宣肺平喘效力彰。

【配伍特点】宣降清敛相伍，以适肺性，主以肃降肺气。

旋覆代赭汤

【功效】降逆化痰，益气和胃。

【主治】胃虚气逆痰阻证。心下痞硬，嗳气频作，呕逆，苔白滑，脉缓或滑。

【方歌】旋覆代赭重用姜，半夏人参甘枣尝，降逆化痰益胃气，胃虚痰阻痞噫康。

【配伍特点】沉降相须，消补相伍，下气而无伤正之虞。

第十四单元 理血剂（消法）

药物组成：以理血药为主。

功效：活血祛瘀或止血。

适用范围：瘀血或出血病证。

注意事项：①须辨清造成瘀血或出血的病因，分清标本缓急，做到急则治标，缓则治本，或标本兼顾。②活血祛瘀剂其性破泄，易于动血、伤胎，故凡妇女经期、月经过多及孕妇均当慎用或忌用。

一、活血祛瘀（血瘀证）

桃核承气汤

【功效】逐瘀泄热。

【主治】下焦蓄血证。少腹急结，小便自利，脉沉实或涩。

【方歌】桃核承气硝黄草，少佐桂枝温经妙，下焦蓄血小腹胀，泄热破瘀微利效。

【配伍特点】活血攻下，相辅相成；寒中寓温，以防凉遏。

血府逐瘀汤

【功效】活血化瘀，行气止痛。

【主治】胸中血瘀证。胸痛，痛有定处，舌暗红或有瘀斑。

【方歌】血府当归生地桃，红花枳壳草赤芍，柴胡芎桔牛膝等，血化下行不作劳。通窍全凭好麝香，桃红大枣与葱姜，归芎黄酒赤芍药，表里通经第一方。膈下逐瘀桃牡丹，赤芍乌药玄胡引，归芎灵脂红花壳，香附开郁血亦安。少腹逐瘀小茴香，玄胡没药芎引姜，官桂赤芍蒲黄脂，经暗腹痛快煎尝。身痛逐瘀桃归芎，脂芎附羌与地龙，牛膝红花没药草，通络止痛力量雄。

【配伍特点】活血与行气相伍，祛瘀与养血同施；升降兼顾，气血并调。

补阳还五汤

【功效】补气，活血，通络。

【主治】中风之气虚血瘀证。半身不遂，口眼歪斜，苔白，脉缓无力。

【方歌】补阳还五赤芍芎，归尾通经佐地龙，四两黄芪为主药，血中瘀滞用桃红。

【配伍特点】重用补气，佐以活血，气旺血行，补而不滞。

复元活血汤

【功效】活血祛瘀，疏肝通络。

【主治】跌打损伤，瘀血阻滞证。胁肋瘀肿，痛不可忍。

【方歌】复元活血汤柴�óng，桃红归甲蒌根甘，祛瘀疏肝又通络，损伤瘀痛加酒煎。

【配伍特点】破瘀疏肝通络合法，升降相合，气血并调。

温经汤

【功效】温经散寒，祛瘀养血。

【主治】冲任虚寒，瘀血阻滞证。月经不调，小腹冷痛，经有瘀块，时发烦热。

【方歌】温经汤用萸桂芎，归芍丹皮姜夏冬，参草益脾胶养血，调经重在暖胞宫。

【配伍特点】温清补消并用，以温经化瘀为主，温而不燥。

生化汤

【功效】养血活血，温经止痛。

【主治】血虚寒凝，瘀血阻滞证。产后恶露不行，小腹冷痛。

【配伍特点】生化汤是产后方，归芎桃草酒炮姜，消瘀活血功偏擅，止痛温经效亦彰。

【配伍特点】补消温相伍，养血活血之中寓祛瘀生新之法。

失笑散

【功效】活血祛瘀，散结止痛。

【主治】瘀血疼痛证。心腹刺痛，或妇人月经不调，少腹急痛。

【方歌】失笑灵脂蒲黄同，等量为散醋冲，瘀滞心腹时作痛，祛瘀止痛有奇功。

【配伍特点】独取祛瘀止痛之品，药简力专丸

桂枝茯苓丸

【功效】活血化瘀，缓消癥块。

【主治】瘀阻胞宫证。腹痛拒按，或漏下不止，血色紫黑晦暗，或妊娠胎动不安，或闭经。

【方歌】金匮桂枝茯苓丸，桃仁芍药与牡丹，等分为末蜜丸服，缓消癥块胎可安。

【配伍特点】温通活血之中寓凉血养血之法，消补并行，渐消缓散。

二、止血（出血证）

十灰散

【功效】凉血止血。

【主治】血热妄行之上部出血证。血色鲜红，舌红，脉数。

【方歌】十灰散用十般灰，柏茅茜荷丹棕煨，二蓟栀黄各炒黑，上部出血势能摧。

【配伍特点】炒炭存性，纳清降以助凉血，佐祛瘀以防留瘀。

咳血方

【功效】清肝宁肺，凉血止血。

【主治】肝火犯肺之咳血证。咳痰带血，胸胁作痛，舌红苔黄，脉弦数。

【方歌】咳血方中诃子收，瓜蒌海粉山栀投，青黛蜜丸口嚼化，咳嗽痰血服之瘳。

【配伍特点】肝肺同治，主以清肝，于清泻之中求止血之功。

小蓟饮子

【功效】凉血止血，利水通淋。

【主治】热结下焦之血淋、尿血。小便赤涩热痛，舌红，脉弦数。

【方歌】小蓟生地藕蒲黄，滑竹通栀归草襄，凉血止血利通淋，下焦瘀热血淋康。

【配伍特点】凉血清利合法，止血之中寓以化瘀，清利之中寓以养阴。

槐花散

【功效】清肠止血，疏风理气。

【主治】风热湿毒，壅遏大肠，损伤肠络之便血。血色鲜红或晦暗污浊，舌红，脉数。

【方歌】槐花侧柏朋枳壳，等分为末米饮调，清肠止血又疏风，血热肠风脏毒疗。

【配伍特点】寓行气于止血之中，寄疏风于清肠之内，相反相成。

黄土汤

【功效】温阳健脾，养血止血。

【主治】脾阳不足，脾不统血证。血色暗淡，舌淡苔白，脉沉细无力。

【方歌】黄土汤中�地黄，术附阿胶甘草尝，温阳健脾能摄血，便血崩漏服之康。

【配伍特点】寓止血于温阳滋阴之中，寒热并用，刚柔相济。

第十五单元　治风剂

药物组成：以辛散祛风或平肝息风药为主。

功效：疏散外风或平息内风。

适用范围：风证。

注意事项：①首辨风病的类型，外风宜疏散，内风宜平息。②辨别病邪的兼夹及病性的虚实，配伍相应的药物。③外风与内风相互影响，立法用方，应该分清主次，兼顾治之。

一、疏散外风（外风证）

川芎茶调散
【功效】疏风止痛。

【主治】外感风邪头痛。头痛，鼻塞。

【方歌】川芎茶调有荆防，辛芷薄荷甘草羌，目昏鼻塞风攻上，偏正头痛悉能康。

【配伍特点】辛散疏风于上，诸经兼顾；佐以苦凉之品，寓降于升。

大秦艽汤
【功效】祛风清热，养血活血。

【主治】风邪初中经络证。口眼歪斜，舌强不语，手足不能运动。

【方歌】大秦艽汤羌独防，辛芷芎芍二地黄，苓术石膏黄芩草，风邪初中经络康。

【配伍特点】辛温甘寒，外散内补，气血兼顾，清养并行。

小活络丹
【功效】祛风除湿，化痰通络，活血止痛。

【主治】风寒湿痹。肢体筋脉挛痛，关节屈伸不利，舌淡紫，苔白。

【方歌】小活络祛风湿寒，化痰活血三者兼，二乌南星乳没龙，寒湿痰瘀痹痛蠲。

【配伍特点】辛热温通，峻药缓用。

牵正散
【功效】祛风化痰，通络止痉。

【主治】风痰阻络之口眼歪斜。猝然口眼歪斜，舌淡红，苔白。

【方歌】牵正散治口眼斜，白附僵蚕合全蝎，等分为末黄酒下，祛风化痰痰能解。

【配伍特点】辛温上行以祛风痰，药简力宏。

消风散
【功效】疏风养血，清热除湿。

【主治】风疹，湿疹。皮肤瘙痒，疹出色红，或遍身云片斑点。

【方歌】消风散中有荆防，蝉蜕胡麻苦参苍，知膏牛蒡归地草，风疹湿疹服之康。

【配伍特点】辛散苦燥甘润相伍，外疏清利之中寓润养之法。

二、平息内风（内风证）

羚角钩藤汤
【功效】凉肝息风，增液舒筋。

【主治】肝热生风证。高热躁扰，手足抽搐，神昏，舌绛而干，脉弦数。

【方歌】羚角钩藤菊桑，地芍贝茹茯草襄，凉肝息风又养阴，肝热生风急煎尝。

【配伍特点】咸寒而甘与辛凉合方，清息之中寓辛疏酸甘之意，共成"凉肝息风"之法。

镇肝熄风汤
【功效】镇肝息风，滋阴潜阳。

【主治】类中风（阴虚阳亢，气血逆上）。头晕目眩，脑部热痛，面色如醉，心中烦热，脉弦长有力。

【方歌】镇肝熄风芍天冬，玄参龟板赭茵从，龙牡麦芽膝草楝，肝阳上亢能奏功。

【配伍特点】镇降下行，重在治标，滋潜清疏，以适肝性。

天麻钩藤饮
【功效】平肝息风，清热活血，补益肝肾。

【主治】肝阳偏亢，肝风上扰证。头痛，眩晕，失眠，舌红苔黄，脉弦。

【方歌】天麻钩藤石决明，栀牡寄生膝与芩，夜藤茯神益母草，主治眩晕与耳鸣。

【配伍特点】清平养并用，主以

平肝；心肝肾同治，重在治肝。

大定风珠

【功效】滋阴息风。

【主治】阴虚动风证。真阴大亏，虚风内动而见神倦，舌绛苔少，脉虚弱。

【方歌】大定风珠鸡子黄，麦门胶芍草麻桑，三甲并同五味子，滋阴息风是妙方。

【配伍特点】血肉有情之品与滋养潜镇之药合方，寓息风于滋养之中，共成"酸甘咸法"。

第十六单元　治燥剂

药物组成：以辛散轻宣或甘凉滋润药为主。

功效：轻宣燥邪或滋阴润燥。

适用范围：燥证。

注意事项：①分清内燥（部位）、外燥（温凉）。②燥邪化热，耗气伤阴，辛香、苦寒之品不宜，或配伍清热、益气生津之品。③治燥剂多甘凉滋腻，易助湿碍气，凡脾胃虚弱，痰湿内阻者应慎用。

一、轻宣外燥（外感凉燥或温燥证）

杏苏散

【功效】轻宣凉燥，理肺化痰。

【主治】外感凉燥证。恶寒无汗，咳嗽稀痰，咽干，苔白，脉数。

【方歌】杏苏散内夏陈前，枳桔苓草姜枣研，轻宣温润治凉燥，咳止痰化病自痊。

【配伍特点】苦辛微温，肺脾同治，重在治肺轻宣。

桑杏汤

【功效】轻宣温燥，润肺止咳。

【主治】外感温燥证。身微热，干咳无痰或痰少而黏，右脉数大。

【方歌】桑杏汤中浙贝宜，沙参栀豉与梨皮，干咳鼻涸又身热，清宣凉润温燥医。

【配伍特点】辛凉甘润，透散温

燥而不伤津，凉润肺金而不滋腻。

清燥救肺汤

【功效】清燥润肺，益气养阴。

【主治】温燥伤肺证。身热干咳少痰，气逆而喘，舌红少苔，脉虚大而数。

【方歌】清燥救肺桑麦膏，参胶胡麻杏杷草，清宣润肺养气阴，温燥伤肺气阴耗。

【配伍特点】宣清合法，宣中有降，清中有润，气阴双补，培土生金。

二、滋阴润燥（脏腑津液精血不足之内燥证）

麦门冬汤

【功效】润肺益胃，降逆下气。

【主治】①虚热肺痿。②胃阴不足证。咳唾涎沫，短气喘促，舌干少苔，脉虚数。

【方歌】麦门冬汤用人参，枣草粳米半夏存，肺痿咳逆因虚火，清养肺胃此方珍。

【配伍特点】重用甘寒清润，少佐辛温降逆，滋而不腻，温而不燥，培土生金，肺胃并治。

增液汤

【功效】增液润燥。

【主治】阳明温病，津亏肠燥便秘证。大便秘结，口渴，舌干红，脉细数或沉而无力。

【方歌】增液汤用玄地冬，滋阴润燥有殊功，热病津枯肠燥结，增水行舟便自通。

【配伍特点】重剂咸寒甘润，增水行舟，寓泻于补。

养阴清肺汤

【功效】养阴清肺，解毒利咽。

【主治】阴虚燥热之白喉。喉间起白如腐，不易拭去，咽喉肿痛，初起或发热或不发热，鼻干唇燥，或咳或不咳，呼吸有声，似喘非喘，脉数无力或细数。

【方歌】养阴清肺是妙方，玄参草芍冬地黄，薄荷贝母丹皮入，时

疫白喉急煎尝。】

【配伍特点】全方甘寒辛凉并用，清解之中寓以宣散之法，养阴扶正与清肺解毒相合，正邪兼治，标本兼顾。

百合固金汤

【功效】滋肾保肺，止咳化痰。

【主治】肺肾阴虚，虚火上炎证。咳嗽，咽喉燥痛，舌红少苔，脉细数。

【方歌】百合固金二地黄，玄参贝母桔梗藏，麦冬芍药当归配，喘咳痰血肺家伤。

【配伍特点】主以甘凉，肺肾同治，金水相生，润中寓清。

玉液汤

【功效】益气生津，润燥止渴。

【主治】消渴之气阴两虚证。口渴尿多，困倦气短，脉虚细无力。

【方歌】玉液汤中芪葛根，鸡金知味药花粉，饮一溲一消渴证，益气生津显疗能。

【配伍特点】甘温凉润合法，脾肾同治，寓固肾于补脾之中，纳清降于生津之内。

第十七单元　祛湿剂（消法）

药物组成：以祛湿药为主。

功效：化湿利水，通淋泄浊。

适用范围：水湿病证。

注意事项：①分清内、外湿及邪气兼夹。②芳香温燥与淡渗利之品易伤阴耗液。③水湿为病，缠绵难愈，易于反复。

一、燥湿和胃（湿浊中阻，脾胃失和）

平胃散

【功效】燥湿润脾，行气和胃。

【主治】湿滞脾胃证。脘腹胀满，舌苔厚腻。

【方歌】平胃散内君苍术，厚朴陈草姜枣煮，燥湿运脾又和胃，湿

滞脾胃胀满除。

【配伍特点】苦辛芳香温燥，主以燥化，辅以行气；主以运脾，兼以和胃。

藿香正气散

【功效】解表化湿，理气和中。

【主治】外感风寒，内伤湿滞证。恶寒发热，上吐下泻，舌苔白。

【方歌】藿香正气腹皮苏，甘桔陈苓朴白术，夏曲白芷加姜枣，风寒暑湿并能除。

【配伍特点】表里同治而以除湿治里为主，脾胃同调而以升清降浊为要。

二、清热祛湿（湿热外感、湿热内盛、湿热下注）

茵陈蒿汤

【功效】清热，利胆，退黄。

【主治】黄疸阳黄证。一身面目俱黄，黄色鲜明，舌红苔黄腻，脉沉数。

【方歌】茵陈蒿汤大黄栀，瘀热阳黄此方施，便难尿赤腹胀满，功在清热与利湿。

【配伍特点】苦寒清利通腑，分消退黄，药简效宏。

八正散

【功效】清热泻火，利水通淋。

【主治】湿热淋证。尿急尿频，溺时涩痛，舌苔黄腻，脉数。

【方歌】八正木通与车前，萹蓄大黄栀�ール，草梢瞿麦灯心草，湿热诸淋宜服煎。

【配伍特点】集寒凉降泻之品，纳通腑于清利之中。

二妙散

【功效】清热燥湿。

【主治】湿热下注证。筋骨疼痛，或湿热带下，或下部湿疮、湿疹，小便短赤，舌苔黄腻。

【方歌】二妙散中苍柏煎，若云其妙牛膝添，四妙再加薏苡仁，湿热下注痿痹蠲。

当归拈痛汤

【功效】利湿清热，疏风止痛。

【主治】湿热相搏，外受风邪证。遍身肢节烦痛，脚膝生疮，舌苔白腻，脉弦数。

【方歌】当归拈痛羌防升，猪泽黄芩葛茵陈，二术知苦人参草，疮疡湿热服皆应。

【配伍特点】辛散清利之中寓补气养血之法，表里同治，上下分消。

三仁汤

【功效】宣畅气机，清利湿热。

【主治】湿温初起及暑温夹湿之湿重于热证。头痛恶寒，身重疼痛，午后身热，苔白不渴。

【方歌】三仁杏蔻薏苡仁，朴夏通草滑竹存，宣畅气机清湿热，湿重热轻在气分。

【配伍特点】芳化苦燥寒清同用，宣上畅中渗下并行。

甘露消毒丹

【功效】利湿化浊，清热解毒。

【主治】湿温时疫，湿热并重证。发热倦怠，口渴尿赤，或咽颐肿痛，舌苔白腻或干黄，脉濡数。

【方歌】甘露消毒蔻藿香，茵陈滑石木通菖，芩翘贝母射干薄，湿热时疫是主方。

【配伍特点】苦寒芳化渗利同用，上解中化下利并行。

连朴饮

【功效】清热化湿，理气和中。

【主治】湿热霍乱。上吐下泻烦闷，小便短赤，舌苔黄腻，脉滑数。

【方歌】连朴饮用香豆豉，菖蒲半夏焦山栀，芦根厚朴黄连入，湿热霍乱此方施。

【配伍特点】苦辛合法，寒温并用，清化降利以和中。

三、利水渗湿（水湿内盛）

五苓散

【功效】利水渗湿，温阳化气。

【主治】①蓄水证。②痰饮。

③水湿内停证。小便不利，舌苔白，脉浮或缓。

【方歌】五苓散治太阳腑，白术泽泻猪苓茯，桂枝化气兼解表，小便通利水饮逐。

【配伍特点】主入下焦而兼运中州，渗利之中寓化气之法。

猪苓汤

【功效】利水渗湿，养阴清热。

【主治】水热互结伤阴证。小便不利，口渴身热，舌红，脉细数。

【方歌】猪苓汤内有茯苓，泽泻阿胶滑石并，小便不利兼烦渴，滋阴利水症自平。

【配伍特点】甘寒淡渗，寓养血于清利之中，利水而不伤阴。

防己黄芪汤

【功效】益气祛风，健脾利水。

【主治】气虚之风水、风湿证。汗出恶风，小便不利，苔白，脉浮。

【方歌】金匮防己黄芪汤，白术甘草加枣姜，益气祛风行水良，表虚风水风湿康。

【配伍特点】祛风除湿与益气固表并用，祛邪而不伤正，固表而不留邪。

四、温化寒湿（阳虚气不化水或湿从寒化）

苓桂术甘汤

【功效】温阳化饮，健脾利湿。

【主治】中阳不足之痰饮。胸胁支满，目眩心悸，舌苔白滑，脉弦滑。

【方歌】苓桂术甘仲景饮，温阳化饮又健脾，中阳不足饮停胃，胸胁支满悸眩施。

【配伍特点】淡渗甘温合法，温而不热，利而不峻，为治痰饮之和剂。

真武汤

【功效】温阳利水。

【主治】①脾肾阳寒，水气内停。②太阳病发汗太过，阳虚水泛。小便不利，肢体沉重或浮肿，苔白脉沉。

【方歌】真武附苓术芍姜，温阳利水壮肾阳，脾肾阳虚水气停，腹痛悸眩眴惕惢。

【配伍特点】辛热渗利合法，纳酸柔于温利之中；脾肾兼顾，重在温肾。

实脾散

【功效】温阳健脾，行气利水。

【主治】脾肾阳虚，水气内停之阴水。半身以下肿甚，胸腹胀满，舌淡苔腻，脉沉迟。

【方歌】实脾温阳行利水，干姜附苓术草随，木瓜香槟朴草果，阳虚阴水效堪夸。

【配伍特点】辛热与淡渗合法，纳行气于温利之中，脾肾兼顾，主以实脾。

五、祛湿化浊（湿浊下注）

萆薢分清饮

【功效】温肾利湿，分清化浊。

【主治】下焦虚寒之膏淋、白浊。小便频数，尿色混浊如米泔。

【方歌】萆薢分清益智仁，菖蒲乌药盐煎成，下焦虚寒得温利，分清化浊效如神。

【配伍特点】利温相合，通中寓涩，分清别浊，药简效专。

完带汤

【功效】补脾疏肝，化湿止带。

【主治】脾虚肝郁，湿浊下注之带下。带下清稀色白，舌淡苔白，脉濡缓。

【方歌】完带汤中二术陈，人参甘草车前仁，柴芍怀山黑芥穗，化湿止带她自珍。

【配伍特点】扶土抑木，补中寓散，升清除湿，肝脾同治，重在治脾。

六、祛风胜湿（风湿外袭）

羌活胜湿汤

【功效】祛风胜湿止痛。

【主治】风湿犯表之痹证。头项肩背腰脊重痛，苔白，脉浮。

【方歌】羌活胜湿独防风，蔓荆藁本草川芎，祛风胜湿止痛良，善治周身风湿痛。

【配伍特点】独取辛温行散之法，量小轻扬微汗蠲痹。

独活寄生汤

【功效】祛风湿，止痹痛，益肝肾，补气血。

【主治】痹证日久，肝肾两亏，气血不足证。腰膝疼痛，畏寒喜温，舌淡苔白，脉细弱。

【方歌】独活寄生艽芃辛，归芎地芍桂苓均，杜仲牛膝人参草，顽痹风寒湿是因。

【配伍特点】辛温行散与甘温滋柔合法，纳益肝肾、补气血于祛邪蠲痹之中，邪正兼顾。

第十八单元　祛痰剂（消法）

药物组成：以祛痰药为主。

功效：消除痰饮。

适用范围：痰饮证。

注意事项：①辨别痰证性质，分清寒热燥湿的不同。②痰嗽咳血者，则不宜应用辛温燥烈之剂。③表邪未解或痰多者，慎用滋润之品。

一、燥湿化痰（湿痰证）

二陈汤

【功效】燥湿化痰，理气和中。

【主治】湿痰证。咳嗽痰多易咳，舌苔白腻或白润，脉缓或而滑。

【方歌】二陈汤用半夏陈，苓草梅姜一并存，理气祛痰兼燥湿，湿痰为患此方珍。

【配伍特点】燥化之中寓行运之法，重在治脾以消痰。

温胆汤

【功效】理气化痰，清胆和胃。

【主治】胆胃不和，痰热内扰证。

舌苔白腻微黄，脉弦而滑或略见数。

【方歌】温胆夏茹枳陈助，佐以茯草姜枣煮，理气化痰利胆胃，胆郁痰扰诸症除。

【配伍特点】化痰与理气共施，温而不燥；清胆与和胃并行，凉而不寒。

二、清热化痰（热痰证）

清气化痰丸

【功效】清热化痰，理气止咳。

【主治】热痰咳嗽。咳嗽，痰稠色黄，苔黄，脉数。

【方歌】清气化痰胆星蒌，夏芩杏陈枳实投，茯姜姜汁糊丸服，气顺火清痰热瘳。

【配伍特点】苦寒与辛燥合法，清化佐以行降，气顺火清痰消。

小陷胸汤

【功效】清热涤痰，宽胸散结。

【主治】痰热互结之小结胸证。胸脘痞闷，按之则痛，苔黄腻，脉滑数。

【方歌】小陷胸汤连半蒌，宽胸开结涤痰优，膈上热痰痞满痛，苔黄腻服之休。

【配伍特点】苦辛润相合，辛开苦降，润燥相得，消痰除痞，药简效专。

三、润燥化痰（燥痰证）

贝母瓜蒌散

【功效】润肺清热，理气化痰。

【主治】燥痰咳嗽。咳痰不爽，咽喉干燥，苔白而干。

【方歌】贝母瓜蒌臣花粉，橘红茯苓加桔梗，肺痰有燥咳难出，润肺化痰此方珍。

【配伍特点】重用甘寒，清润化痰而不伤津。

四、温化寒痰（寒痰证）

三子养亲汤

【功效】温肺化痰，降气消食。

【主治】痰壅气逆食滞证。咳喘气逆，痰多，胸痞食少，苔腻，脉滑。

【方歌】三子养亲祛痰方，芥苏莱菔共煎汤，大便实硬加熟蜜，冬寒更可加生姜。

【配伍特点】祛痰理气消食共用，为药后治标之剂。

苓甘五味姜辛汤

【功效】温肺化饮。

【主治】寒饮咳嗽。咳嗽痰多，清稀色白，胸膈痞满，舌苔白滑，脉弦滑。

【方歌】苓甘五味姜辛汤，病属太阴里寒方，冲气不显胸满甚，温中逐饮祛寒凉。

【配伍特点】温散之中佐以酸收，开阖相济，温肺散饮。

五、治风化痰（风痰）

半夏白术天麻汤

【功效】化痰息风，健脾祛湿。

【主治】风痰上扰证。眩晕呕恶，舌苔白腻。

【方歌】半夏白术天麻汤，苓草橘红枣生姜，眩晕头痛风痰盛，痰化风息复正常。

【配伍特点】"二陈"治痰之法伍息风之品，肝脾同调而成治风痰之剂。

第十九单元 消食剂（消法）

药物组成：以消食药为主。

功效：消食导滞，消除痞满，消癥散结，消疮散痈。

适用范围：饮食积滞、痞满、癥积、疮痈等。

注意事项：①辨寒热虚实，区分兼加合部。②重视疾病不同阶段的病机演变。③不宜长期或过量服用，以免损伤正气。

一、消食化滞（食积停滞）

保和丸
【功效】消食化滞，理气和胃。

【主治】食积证。脘腹胀满，嗳腐厌食，苔厚腻，脉滑。

【方歌】保和山楂莱菔曲，夏陈茯苓连翘取，炊饼为丸白汤下，消食和胃食积去。

【配伍特点】消食之中兼以行气理脾，以消为主。

枳实导滞丸
【功效】消食导滞，清热祛湿。

【主治】湿热食积证。脘腹胀满，大便失常，苔黄腻，脉沉有力。

【方歌】枳实导滞曲连芩，大黄术泽与茯苓，食湿两滞生郁热，胸痞便秘效验灵。

【配伍特点】下消清利合法，以下助消，消中寓补。

二、健脾消食（脾胃虚弱，食积内停）

健脾丸
【功效】健脾和胃，消食止泻。

【主治】脾虚食积证。脘腹痞闷，食少难消，大便溏薄，苔腻微黄，脉虚弱。

【方歌】健脾参术苓草陈，肉蔻香连合砂仁，楂肉山药曲麦炒，消补兼施不伤正。

【配伍特点】消补兼施，补重于消，补而不滞。

第二十单元　驱虫剂（消法）

药物组成：以驱虫药为主。

功效：驱虫或杀虫。

适用范围：寄生虫病。

注意事项：①空腹服药为宜，忌油腻食物。②年老体弱者、孕妇慎用。③虫去而脾胃虚弱者，宜调补脾胃善后。④方剂中含有毒药物时注意剂量。

乌梅丸
【功效】温脏安蛔。

【主治】蛔厥证。腹痛时作，烦闷呕吐，常自吐蛔，手足厥冷。

【方歌】乌梅丸用细辛桂，黄连黄柏及当归，人参椒姜加附子，温肠清热又安蛔。

【配伍特点】酸苦辛并进，则蛔静伏而下；寒热佐甘温，则和肠胃扶正。

第二十一单元　治痈疡剂（消法）

药物组成：以清热解毒，活血化瘀药为主。

功效：解毒消肿，托里排脓，生肌敛疮。

适用范围：痈疽疮疡。

注意事项：辨寒热虚实，区分阴证阳证。

仙方活命饮
【功效】清热解毒，消肿溃坚，活血止痛。

【主治】痈疡肿毒初起。局部红肿灼痛，甚者伴有身热凛寒，脉数有力。

【方歌】仙方活命君银花，归芍乳没陈皂甲，防芷贝粉甘酒煎，阳证痈疡内消法。

【配伍特点】消清并举，清解之中寓活血祛瘀之法，佐辛透散结之品。

阳和汤
【功效】温阳补血，散寒通滞。

【主治】阴疽。患部漫肿无头，皮色不变，酸痛无热，脉迟细或沉细。

【方歌】阳和熟地鹿角胶，姜炭肉桂麻芥草，温阳补血散寒滞，阳虚寒凝阴疽疗。

【配伍特点】滋补之中寓温散之法，补而不滞。

大黄牡丹汤

【功效】泻热破瘀，消肿散结。

【主治】肠痈初起，湿热瘀滞证。少腹疼痛拒按，右足屈而不伸，舌苔黄，脉滑数。

【方歌】金匮大黄牡丹汤，桃仁芒硝瓜子囊，泻热破瘀散结肿，肠痈初起腹痛康。

【配伍特点】下消之中寓清利之能，以通为用。

苇茎汤

【功效】清肺化痰，逐瘀排脓。

【主治】肺痈，痰瘀互结，热毒壅滞证。胸痛，咳嗽，咳吐腥臭痰或脓血，舌红苔黄腻，脉数。

【方歌】苇茎瓜瓣苡桃仁，清肺化痰逐瘀能，热毒痰瘀致肺痈，脓成未成均胜任。

【配伍特点】药性平和，清化于上，降渗于下，凉而不寒。

中医经典

第一单元　内经

一、素问·上古天真论

1. 上古之人，其知道者，法于阴阳，和于术数，食饮有节，起居有常，不妄作劳，故能形与神俱，而尽终其天年，度百岁乃去。

2. 夫上古圣人之教下也，皆谓之虚邪贼风，避之有时，恬淡虚无，真气从之，精神内守，病安从来。是以志闲而少欲，心安而不惧，形劳而不倦，气从以顺，各从其欲，皆得所愿。故美其食，任其服，乐其俗，高下不相慕，其民故曰朴。是以嗜欲不能劳其目，淫邪不能惑其心，愚智贤不肖不惧于物，故合于道。所以能年皆度百岁而动作不衰者，以其德全不危也。

二、素问·四气调神大论

夫四时阴阳者，万物之根本也。所以圣人春夏养阳，秋冬养阴，以从其根，故与万物沉浮于生长之门。逆其根，则伐其本，坏其真矣。

三、素问·阴阳应象大论

1. 阴味出下窍，阳气出上窍。味厚者为阴，薄为阴之阳。气厚者为阳，薄为阳之阴。味厚则泄，薄则通。气薄则发泄，厚则发热。壮火之气衰，少火之气壮。壮火食气，气食少火。壮火散气，少火生气。

2. 善诊者，察色按脉，先别阴阳。审清浊，而知部分；视喘息，听音声，而知所苦；观权衡规矩，而知病所主；按尺寸，观浮沉滑涩，而知病所生。以治无过，以诊则不失矣。

3. 病之始起也，可刺而已；其盛，可待衰而已。故因其轻而扬之，因其重而减之，因其衰而彰之。形不足者，温之以气；精不足者，补之以味。其高者，因而越之；其下者，引而竭之；中满者，泻之于内。其有邪者，渍形以为汗；其在皮者，汗而发之；其慓悍者，按而收之；其实者，散而泻之。审其阴阳，以别柔刚，阳病治阴，阴病治阳，定其血气，各守其乡，血实宜决之，气虚宜掣引之。

四、素问·经脉别论

1. 勇者气行则已，怯者则着而为病也。

2. 生病起于过用。

3. 食气入胃，散精于肝，淫气于筋。食气入胃，浊气归心，淫精于脉。脉气流经，经气归于肺，肺朝百脉，输精于皮毛。毛脉合精，行气于府。府精神明，留于四脏，气归于权衡。权衡以平，气口成寸，以决死生。饮入于胃，游溢精气，上输于脾。脾气散精，上归于肺，通调水道，下输膀胱。水精四布，五经并行，合于四时五脏阴阳，揆度以为常也。

五、素问·太阴阳明论

1. 帝曰：脾病而四支不用何也？岐伯曰：四支皆禀气于胃而不得至经，必因于脾乃得禀也。今脾病不能为胃行其津液，四支不得禀水谷气，气日以衰，脉道不利，筋骨肌肉，皆无气以生，故不用焉。

2. 脾者土也，治中央，常以四时长四脏，各十八日寄治，不得独主于时也。

六、灵枢·本神

1. 所以任物者谓之心，心有所忆谓之意，意之所存谓之志，因志而存变谓之思，因思而远慕谓之虑，因虑而处物谓之智。

2. 故生之来谓之精，两精相搏谓之神，随神往来者谓之魂，并精而出入者谓之魄。

七、素问·生气通天论

1. 阴者藏精而起亟也，阳者卫外而为固也。

2. 阳气者，若天与日，失其所，则折寿而不彰，故天运当以日光明。是故阳因而上，卫外者也。

3. 阳气者，精则养神，柔则养筋。

4. 凡阴阳之要，阳密乃固。两者不和，若春无秋，若冬无夏，因而和之，是谓圣度。故阳强不能密，阴气乃绝；阴平阳秘，精神乃治；阴阳离决，精气乃绝。

八、素问·举痛论

1. 余知百病生于气也。怒则气上，喜则气缓，悲则气消，恐则气下，寒则气收，炅则气泄，惊则气乱，劳则气耗，思则气结。

2. 帝曰：愿闻人之五脏卒痛，何气使然？岐伯对曰：经脉流行不止，环周不休。寒气入经而稽迟，泣而不行，客于脉外则血少，客于脉中则气不通，故卒然而痛。

九、素问·至真要大论

1. 诸风掉眩，皆属于肝。诸寒收引，皆属于肾。诸气膹郁，皆属于肺。诸湿肿满，皆属于脾。诸热瞀瘛，皆属于火。诸痛痒疮，皆属于心。诸厥固泄，皆属于下。诸痿

喘呕，皆属于上。诸禁鼓栗，如丧神守，皆属于火。诸痉项强，皆属于湿。诸逆冲上，皆属于火。诸胀腹大，皆属于热。诸躁狂越，皆属于火。诸暴强直，皆属于风。诸病有声，鼓之如鼓，皆属于热。诸病胕肿，疼酸惊骇，皆属于火。诸转反戾，水液浑浊，皆属于热。诸病水液，澄澈清冷，皆属于寒。诸呕吐酸，暴注下迫，皆属于热。

2. 逆者正治，从者反治，从少从多，观其事也。帝曰：反治何谓？岐伯曰：热因热用，寒因寒用，塞因塞用，通因通用，必伏其所主，而先其所因，其始则同，其终则异，可使破积，可使溃坚，可使气和，可使必已。

十、灵枢·百病始生

风雨寒热，不得虚，邪不能独伤人。卒然逢疾风暴雨而不病者，盖无虚，故邪不能独伤人，此必因虚邪之风，与其身形，两虚相得，乃客其形，两实相逢，众人肉坚。其中于虚邪也，因于天时，与其身形，参以虚实，大病乃成。

十一、素问·热论

1. 治之各通其脏脉，病日衰已矣。其未满三日者，可汗而已；其满三日者，可泄而已。

2. 黄帝问曰：今夫热病者，皆伤寒之类也，或愈或死，其死皆以六七日之间，其愈皆以十日以上者，何也？不知其解，愿闻其故。岐伯对曰：巨阳者，诸阳之属也。其脉连于风府，故为诸阳主气也。人之伤于寒也，则为病热，热虽甚不死；其两感于寒而病者，必不免于死。

十二、素问·评热病论

1. 劳风法在肺下，其为病也，使人强上冥视，唾出若涕，恶风而振寒，此为劳风之病。帝曰：治之

奈何？岐伯曰：以救俯仰。巨阳引
精者三日，中年者五日，不精者七
日。咳出青黄涕，其状如脓，大如
弹丸，从口中若鼻中出，不出则伤
肺，伤肺则死也。

2. 黄帝问曰：有病温者，汗出
辄复热而脉躁疾，不为汗衰，狂言
不能食，病名为何？

岐伯对曰：病名阴阳交，交者，
死也。帝曰：愿闻其说。岐伯曰：
人所以汗出者，皆生于谷，谷生于
精。今邪气交争于骨肉而得汗者，
是邪却而精胜也。精胜，则当能食
而不复热。复热者，邪气也，汗者，
精气也，今汗出而辄复热者，是邪
胜也，不能食者，精无俾也，病而
留者，其寿可立而倾也。且夫《热
论》曰：汗出而脉尚躁盛者死。今
脉不与汗相应，此不胜其病也，其
死明矣。狂言者是失志，失志者死。
今见三死，不见一生，虽愈必死也。

十三、素问·咳论

黄帝问曰：肺之令人咳，何也？
岐伯对曰：五脏六腑皆令人咳，非
独肺也。帝曰：愿闻其状。岐伯曰：
皮毛者，肺之合也，皮毛先受邪气，
邪气以从其合也。其寒饮食入胃，
从肺脉上至于肺，则肺寒，肺寒则
外内合邪，因而客之，则为肺咳。
五脏各以其时受病，非其时，各传
以与之。人与天地相参，故五脏各
以治时，感于寒则受病，微则为咳，
甚者为泄为痛。乘秋则肺先受邪，
乘春则肝先受之，乘夏则心先受之，
乘至阴则脾先受之，乘冬则肾先
受之。

十四、素问·痹论

1. 凡痹之客五脏者，肺痹者，
烦满，喘而呕。心痹者，脉不通，
烦则心下鼓，暴上气而喘，嗌干，
善噫，厥气上则恐。肝痹者，夜卧
则惊，多饮，数小便，上为引如怀。

肾痹者，善胀，尻以代踵，脊以代
头。脾痹者，四肢解堕，发咳，呕
汁，上为大塞。肠痹者，数饮而不
得，中气喘争，时发飧泄。胞痹
者，少腹膀胱按之内痛，若沃以汤，
涩于小便，上为清涕。

2. 黄帝问曰：痹之安生？岐伯
对曰：风寒湿三气杂至，合而为痹
也。其风气胜者为行痹，寒气胜者
为痛痹，湿气胜者为着痹也。

十五、素问·痿论

1. 阳明者，五脏六腑之海，主
润宗筋，宗筋主束骨而利机关也。
冲脉者，经脉之海也，主渗灌溪谷，
与阳明合于宗筋，阴阳揔宗筋之会，
会于气街，而阳明为之长，皆属于
带脉，而络于督脉。故阳明虚则宗
筋纵，带脉不引，故足痿不用也。

2. 黄帝问曰：五脏使人痿，何
也？岐伯对曰：肺主身之皮毛，心
主身之血脉，肝主身之筋膜，脾主
身之肌肉，肾主身之骨髓。故肺热
叶焦，则皮毛虚弱，急薄着则生痿
躄也。心气热，则下脉厥而上，上
则下脉虚，虚则生脉痿，枢折挈，
胫纵而不任地也。肝气热，则胆泄
口苦，筋膜干，筋膜干则筋急而挛，
发为筋痿。脾气热，则胃干而渴，
肌肉不仁，发为肉痿。肾气热，则
腰脊不举，骨枯而髓减，发为骨痿。

十六、素问·异法方宜论

黄帝问曰：医之治病也，一病而
治各不同，皆愈，何也？岐伯对曰：
地势使然也。

十七、素问·汤液醪醴论

1. 帝曰：形弊血尽而功不立者
何？岐伯曰：神不使也。帝曰：何
谓神不使？

2. 平治于权衡，去宛陈莝，微
动四极，温衣，缪刺其处，以复其
形。开鬼门，洁净府，精以时服，

五阳以布，疏涤五脏。

十八、素问·标本病传论

小大不利治其标，小大利治其本。

十九、灵枢·决气

1. 黄帝曰：余闻人有精、气、津、液、血、脉，余意以为一气耳，今乃辨为六名，余不知其所以然。岐伯曰：两神相搏，合而成形，常先身生，是谓精。何谓气？

岐伯曰：上焦开发，宣五谷味，熏肤充身泽毛，若雾露之溉，是谓气。何谓津？岐伯曰：腠理发泄，汗出溱溱，是谓津。何谓液？岐伯曰：谷入气满，淖泽注于骨，骨属屈伸，泄泽，补益脑髓，皮肤润泽，是谓液。何谓血？岐伯曰：中焦受气取汁，变化而赤，是谓血。何谓脉？岐伯曰：壅遏营气，令无所避，是谓脉。

2. 精脱者，耳聋；气脱者，目不明；津脱者，腠理开，汗大泄；液脱者，骨属屈伸不利，色夭，脑髓消，胫酸，耳数鸣；血脱者，色白，夭然不泽，其脉空虚，此其候也。

第二单元　伤寒论

一、辨太阳病脉证并治

1. 太阳之为病，脉浮，头项强痛而恶寒。(1)

2. 太阳中风，阳浮而阴弱，阳浮者，热自发；阴弱者，汗自出，啬啬恶寒，淅淅恶风，翕翕发热，鼻鸣干呕者，桂枝汤主之。(12)

3. 太阳病，桂枝证，医反下之，利遂不止，脉促者，表未解也；喘而汗出者，葛根黄芩黄连汤主之。(34)

4. 太阳病，头痛发热，身疼腰痛，骨节疼痛，恶风无汗而喘者，麻黄汤主之。(35)

5. 伤寒表不解，心下有水气，干呕，发热而咳，或渴，或利，或噎，或小便不利、少腹满，或喘者，小青龙汤主之。(40)

6. 发汗后，不可更行桂枝汤，汗出而喘，无大热者，可与麻黄杏仁甘草石膏汤。(63)

7. 发汗过多，其人叉手自冒心，心下悸，欲得按者，桂枝甘草汤主之。(64)

8. 伤寒若吐、若下后，心下逆满，气上冲胸，起则头眩，脉沉紧，发汗则动经，身为振振摇者，茯苓桂枝白术甘草汤主之。(67)

9. 太阳病，发汗后，大汗出，胃中干，烦躁不得眠，欲得饮水者，少少与饮之，令胃气和则愈。若脉浮，小便不利，微热消渴者，五苓散主之。(71)

10. 发汗后，水药不得入口为逆，若更发汗，必吐下不止。发汗吐下后，虚烦不得眠，若剧者，必反复颠倒，心中懊憹，栀子豉汤主之；若少气者，栀子甘草豉汤主之；若呕者，栀子生姜豉汤主之。(76)

11. 伤寒五六日中风，往来寒热，胸胁苦满，嘿嘿不欲饮食，心烦喜呕，或胸中烦而不呕，或渴，或腹中痛，或胁下痞硬，或心下悸、小便不利，或不渴、身有微热，或咳者，小柴胡汤主之。(96)

12. 太阳病，过经十余日，反二三下之，后四五日，柴胡证仍在者，先与小柴胡。呕不止，心下急，郁郁微烦者，为未解也，与大柴胡汤，下之则愈。(103)

13. 太阳病不解，热结膀胱，其人如狂，血自下，下者愈。其外不解者，尚未可攻，当先解其外；外解已，但少腹急结者，乃可攻之，宜桃核承气汤。(106)

14. 小结胸病，正在心下，按

之则痛，脉浮滑者，小陷胸汤主之。（138）

15. 伤寒五六日，呕而发热者，柴胡汤证具，而以他药下之，柴胡证仍在者，复与柴胡汤。此虽已下之，不为逆，必蒸蒸而振，却发热汗出而解。若心下满而硬痛者，此为结胸也，大陷胸汤主之。但满而不痛者，此为痞，柴胡不中与之，宜半夏泻心汤。（149）

16. 伤寒发汗，若吐若下，解后，心下痞硬，噫气不除者，旋覆代赭汤主之。（161）

17. 伤寒吐下后，七八日不解，热结在里，表里俱热，时时恶风，大渴，舌上干燥而烦，欲饮水数升者，白虎加人参汤主之。（168）

18. 伤寒，脉结代，心动悸，炙甘草汤主之。（177）

二、辨阳明病脉证并治

1. 阳明之为病，胃家实是也。（180）

2. 阳明病，脉迟，虽汗出不恶寒者，其身必重，短气腹满而喘，有潮热者，此外欲解，可攻里也。手足濈然汗出者，此大便已硬也，大承气汤主之；若汗多，微发热恶寒者，外未解也，其热不潮，未可与承气汤；若腹大满不通者，可与小承气汤，微和胃气，勿令至大泄下。（208）

3. 三阳合病，腹满身重，难以转侧，口不仁，面垢，谵语遗尿。发汗则谵语。下之则额上生汗，手足逆冷。若自汗出者，白虎汤主之。（219）

4. 阳明病，发热汗出者，此为热越，不能发黄也。但头汗出，身无汗，剂颈而还，小便不利，渴引水浆者，此为瘀热在里，身必发黄，茵陈蒿汤主之。（236）

5. 食谷欲呕，属阳明也，吴茱

萸汤主之。得汤反剧者，属上焦也。（243）

6. 趺阳脉浮而涩，浮则胃气强，涩则小便数，浮涩相搏，大便则硬，其脾为约，麻子仁丸主之。（247）

三、辨少阳病脉证并治

少阳之为病，口苦，咽干，目眩也。（263）

四、辨太阴病脉证并治

1. 太阴之为病，腹满而吐，食不下，自利益甚，时腹自痛。若下之，必胸下结硬。（273）

2. 自利不渴者，属太阴，以其脏有寒故也。当温之，宜服四逆辈。（277）

五、辨少阴病脉证并治

1. 少阴之为病，脉微细，但欲寐也。（281）

2. 少阴病，始得之，反发热，脉沉者，麻黄细辛附子汤主之。（301）

3. 少阴病，得之二三日以上，心中烦，不得卧，黄连阿胶汤主之。（303）

4. 少阴病，二三日不已，至四五日，腹痛，小便不利，四肢沉重疼痛，自下利者，此为有水气。其人或咳，或小便利，或下利，或呕者，真武汤主之。（316）

5. 少阴病，下利清谷，里寒外热，手足厥逆，脉微欲绝，身反不恶寒，其人面色赤，或腹痛，或干呕，或咽痛，或利止脉不出者，通脉四逆汤主之。（317）

6. 少阴病，四逆，其人或咳，或悸，或小便不利，或腹中痛，或泄利下重者，四逆散主之。（318）

7. 少阴病，下利六七日，咳而呕渴，心烦不得眠者，猪苓汤主之。（319）

167

六、辨厥阴病脉证并治

1. 厥阴之为病，消渴，气上撞心，心中疼热，饥而不欲食，食则吐蛔。下之利不止。(326)

2. 伤寒脉微而厥，至七八日，肤冷，其人躁无暂安时者，此为脏厥，非蛔厥也。蛔厥者，其人当吐蛔。今病者静，而复时烦者，此为脏寒。蛔上入其膈，故烦，须臾复止，得食而呕，又烦者，蛔闻食臭出，其人常自吐蛔。蛔厥者，乌梅丸主之。又主久利。(338)

3. 手足厥寒，脉细欲绝者，当归四逆汤主之。(351)

4. 热利下重者，白头翁汤主之。(371)

七、辨霍乱病脉证并治

霍乱，头痛发热，身疼痛，热多欲饮水者，五苓散主之；寒多不用水者，理中丸主之。(386)

八、辨阴阳易差后劳复病脉证并治

伤寒解后，虚羸少气，气逆欲吐，竹叶石膏汤主之。(397)

第三单元　金匮要略

一、脏腑经络先后病脉证

1. 问曰：上工治未病，何也？师曰：夫治未病者，见肝之病，知肝传脾，当先实脾，四季脾王不受邪，即勿补之。中工不晓相传，见肝之病，不解实脾，惟治肝也。夫肝之病，补用酸，助用焦苦，益用甘味之药调之。酸入肝，焦苦入心，甘入脾。脾能伤肾，肾气微弱，则水不行，水不行，则心火气盛，则伤肺；肺被伤，则金气不行，金气不行，则肝气盛。故实脾，则肝自愈。此治肝补脾之要妙也。肝虚则

用此法，实则不在用之。经曰：虚虚实实，补不足，损有余。是其义也。余脏准此。

2. 夫人禀五常，因风气而生长，风气虽能生万物，亦能害万物，如水能浮舟，亦能覆舟。若五脏元真通畅，人即安和，客气邪风，中人多死。千般疢难，不越三条：一者，经络受邪，入脏腑，为内所因也；二者，四肢九窍，血脉相传，壅塞不通，为外皮肤所中也；三者，房室、金刃、虫兽所伤。以此详之，病由都尽。

若人能养慎，不令邪风干忤经络，适中经络，未流传脏腑，即医治之；四肢才觉重滞，即导引、吐纳、针灸、膏摩，勿令九窍闭塞；更能无犯王法、禽兽、灾伤；房室勿令竭乏，服食节其冷、热、苦、酸、辛、甘，不遗形体有衰，病则无由入其腠理。腠者，是三焦通会元真之处，为血气所注；理者，是皮肤脏腑之纹理也。

二、痉湿暍病脉证治

1. 太阳病，关节疼痛而烦，脉沉而细者，此名湿痹。湿痹之候，小便不利，大便反快，但当利其小便。

2. 风湿，脉浮，身重，汗出，恶风者，防己黄芪汤主之。

三、百合狐惑阴阳毒病证治

1. 百合病不经吐、下、发汗，病形如初者，百合地黄汤主之。

2. 狐惑之为病，状如伤寒，默默欲眠，目不得闭，卧起不安，蚀于喉为惑，蚀于阴为狐，不欲饮食，恶闻食臭，其面目乍赤、乍黑、乍白。蚀于上部则声喝。甘草泻心汤主之。

四、中风历节病脉证并治

1. 寸口脉浮而紧，紧则为寒，

浮则为虚；寒虚相搏，邪在皮肤；浮者血虚，络脉空虚；贼邪不泻，或左或右，邪气反缓，正气即急，正气引邪，㖞僻不遂。

邪在于络，肌肤不仁；邪在于经，即重不胜；邪入于腑，即不识人；邪入于脏，舌即难言，口吐涎。

2. 诸肢节疼痛，身体魁羸，脚肿如脱，头眩短气，温温欲吐，桂枝芍药知母汤主之。

五、血痹虚劳病脉证并治

1. 血痹阴阳俱微，寸口关上微，尺中小紧，外证身体不仁，如风痹状，黄芪桂枝五物汤主之。

2. 夫失精家少腹弦急，阴头寒，目眩，发落，脉极虚芤迟，为清谷，亡血，失精。脉得诸芤动微紧，男子失精，女子梦交，桂枝加龙骨牡蛎汤主之。

3. 虚劳里急，悸，衄，腹中痛，梦失精，四肢酸疼，手足烦热，咽干口燥，小建中汤主之。

4. 虚劳虚烦不得眠，酸枣仁汤主之。

六、肺痿肺痈咳嗽上气病脉证治

1. 大逆上气，咽喉不利，止逆下气者，麦门冬汤主之。

2. 咳而上气，喉中水鸡声，射干麻黄汤主之。

七、胸痹心痛短气病脉证治

1. 师曰：夫脉当取太过不及，阳微阴弦，即胸痹而痛，所以然者，责其极虚也。今阳虚知在上焦，所以胸痹、心痛者，以其阴弦故也。

2. 胸痹之病，喘息咳唾，胸背痛，短气，寸口脉沉而迟，关上小紧数，栝蒌薤白白酒汤主之。

八、腹满寒疝宿食病脉证治

1. 病腹满，发热十日，脉浮而数，饮食如故，厚朴七物汤主之。

2. 胁下偏痛，发热，其脉紧弦，此寒也，以温药下之，宜大黄附子汤。

九、五脏风寒积聚病脉证并治

1. 肾着之病，其人身体重，腰中冷，如坐水中，形如水状，反不渴，小便自利，饮食如故，病属下焦，身劳汗出，衣里冷湿，久久得之，腰以下冷痛，腹重如带五千钱，甘姜苓术汤主之。

2. 肝着，其人常欲蹈其胸上，先未苦时，但欲饮热，旋覆花汤主之。

十、痰饮咳嗽病脉证并治

1. 问曰：四饮何以为异？师曰：其人素盛今瘦，水走肠间，沥沥有声，谓之痰饮。饮后水流在胁下，咳唾引痛，谓之悬饮。饮水流行，归于四肢，当汗出而不汗出，身体疼重，谓之溢饮。咳逆倚息，短气不得卧，其形如肿，谓之支饮。

2. 夫短气有微饮，当从小便去之，苓桂术甘汤主之；肾气丸亦主之。

十一、消渴小便不利淋病脉证并治

小便不利者，有水气，其人若渴，用栝蒌瞿麦丸主之。

十二、水气病脉证并治

1. 师曰：病有风水，有皮水，有正水，有石水，有黄汗。风水，其脉自浮，外证骨节疼痛，恶风；皮水，其脉亦浮，外证胕肿，按之没指，不恶风，其腹如鼓，当发其汗；正水，其脉沉迟，外证自喘；石水，其脉自沉，外证腹满不喘；黄汗，其脉沉迟，身发热，胸满，四肢头面肿，久不愈，必致痈脓。

2. 师曰：诸有水者，腰以下

肿，当利小便；腰以上肿，当发汗乃愈。

3. 风水恶风，一身悉肿，脉浮不渴，续自汗出，无大热，越婢汤主之。

4. 气分，心下坚大如盘，边如旋杯，水饮所作。桂枝去芍药加麻黄细辛附子汤主之。

十三、黄疸病脉证并治

1. 寸口脉浮而缓，浮则为风，缓则为痹。痹非中风，四肢苦烦，脾色必黄，瘀热以行。

2. 黄疸病，茵陈五苓散主之。

十四、惊悸吐衄下血胸满瘀血病脉证治

1. 下血，先便后血，此远血也，黄土汤主之。

2. 下血，先血后便，此近血也，赤小豆当归散主之。

十五、呕吐哕下利病脉证治

1. 呕而肠鸣，心下痞者，半夏泻心汤主之。

2. 哕逆者，橘皮竹茹汤主之。

十六、妇人妊娠病脉证并治

妇人宿有癥病，经断未及三月，而得漏下不止，胎动在脐上者，为癥痼害。妊娠六月动者，前三月经水利时，胎也。下血者，后断三月衄也。所以血不止者，其癥不去故也。当下其癥，桂枝茯苓丸主之。

十七、妇人产后病脉证并治

1. 产后腹中疠痛，当归生姜羊肉汤主之；并治腹中寒疝，虚劳不足。

2. 产后中风发热，面正赤，喘而头痛，竹叶汤主之。

十八、妇人杂病脉证并治

1. 妇人咽中如有炙脔，半夏厚朴汤主之。

2. 妇人脏躁，喜悲伤欲哭，象如神灵所作，数欠伸，甘麦大枣汤主之。

3. 问曰：妇人年五十所，病下利，数十日不止，暮即发热，少腹里急，腹满，手掌烦热，唇口干燥，何也？师曰：此病属带下。何以故？曾经半产，瘀血在少腹不去。何以知之？其证唇口干燥，故知之。当以温经汤主之。

4. 妇人腹中诸疾痛，当归芍药散主之。

第四单元　温病学

一、温热论

1. 温邪上受，首先犯肺，逆传心包。肺主气属卫，心主血属营，辨营卫气血虽与伤寒同，若论治法则与伤寒大异也。

2. 盖伤寒之邪留恋在表，然后化热入里，温邪则热变最速。未传心包，邪尚在肺，肺主气，其合皮毛，故云在表。在表初用辛凉轻剂。夹风加薄荷、牛蒡子之属，夹湿加芦根、滑石之流。或透风于热外，或渗湿于热下，不与热相搏，势必孤矣。

3. 不尔，风夹温热而燥生，清窍必干，为水主之气不能上荣，两阳相劫也；湿与温合，蒸郁而蒙蔽于上，清窍为之壅塞，浊邪害清也。其病有类伤寒，其验之法，伤寒多有变证，温热虽久，在一经不移，以此为辨。

4. 前言辛凉散风，甘淡驱湿，若病仍不解，是渐欲入营也。营分受热，则血液受劫，心神不安，夜甚无寐，或斑点隐隐，即撤去气药。如从风热陷入者，用犀角、竹叶之属；如从湿热陷入者，犀角、花露之品，参入凉血清热方中。若加烦

躁，大便不通，金汁亦可加入，老年或平素有寒者，以人中黄代之，急急透斑为要。

5. 若斑出热不解者，胃津亡也，主以甘寒，重则如玉女煎，轻者如梨皮、蔗浆之类。或其人肾水素亏，虽未及下焦，先自仿徨矣，必验之于舌。如甘寒之中加入咸寒，务在先安未受邪之地，恐其陷入易耳。

6. 若其邪始终在气分流连者，可冀其战汗透邪，法宜益胃，令邪与汗并，热达腠开，邪从汗出。解后胃气空虚，当肤冷一昼夜，待气还自温暖如常矣。盖战汗而解，邪退正虚，阳从汗泄，故渐肤冷，未必即成脱证。此时宜令病者，安舒静卧，以养阳气来复，旁人切勿惊惶，频频呼唤，扰其元神，使其烦躁。但诊其脉，若虚软和缓，虽倦卧不语，汗出肤冷，却非脱证；若脉急疾，躁扰不卧，肤冷汗出，便为气脱之证矣。更有邪盛正虚，不能一战而解，停一二日再战汗而愈者，不可不知。

7. 再论气病有不传血分，而邪留三焦，亦如伤寒中少阳病也。彼则和解表里之半，此则分消上下之势，随证变法，如近时倍术、朴、苓等类，或如温胆汤之走泄。因其仍在气分，犹可望其战汗之门户，转疟之机括。

8. 大凡看法，卫之后方言气，营之后方言血。在卫汗之可也，到气才可清气，入营犹可透热转气，如犀角、玄参、羚羊角等物，入血就恐耗血动血，直须凉血散血，如生地、丹皮、阿胶、赤芍等物。否则，前后不循缓急之法，虑其动手便错，反致慌张矣。

9. 且吾吴湿邪害人最广，如面色白者，须要顾其阳气，湿胜则阳微也，法应清凉，然到十分之六七，既不可过于寒凉，恐成功反弃，何

以故耶？湿热一去，阳亦衰微也。面色苍者，须要顾其津液，清凉到十分之六七，往往热减身寒者，不可就云虚寒而投补剂，恐炉烟虽熄，灰中有火也，须细察精详，方少少与之，慎不可直率而往也。又有酒客里湿素盛，外邪入里，里湿为合。在阳旺之躯，胃湿恒多；在阴盛之体，脾湿亦不少，然其化热则一。热病救阴犹易，通阳最难。救阴不在血，而在津与汗；通阳不在温，而在利小便，然较之杂证，则有不同也。

10. 再论三焦不得从外解，必致成里结。里结于何？在阳明胃与肠也。亦须用下法，不可以气血之分，就不下也。但伤寒邪热在里，劫烁津液，下之宜猛；此多湿邪内搏，下之宜轻。伤寒大便溏为邪已尽，不可再下；湿温病大便溏为邪未尽，必大便硬，慎不可再攻也，以粪燥为无湿矣。

二、湿热病篇

1. 湿热证，始恶寒，后但热不寒，汗出胸痞，舌白，口渴不引饮。

2. 湿热证，恶寒，无汗，身重，头痛，湿在表分。宜藿香、香薷、羌活、苍术皮、薄荷、牛蒡子等味。头不痛者，去羌活。

3. 湿热证，恶寒，发热，身重，关节疼痛，湿在肌肉，不为汗解，宜滑石、大豆黄卷、茯苓皮、苍术皮、藿香叶、鲜荷叶、白通草、桔梗等味。不恶寒者，去苍术皮。

4. 湿热证，寒热如疟，湿热阻遏膜原，宜柴胡、厚朴、槟榔、草果、藿香、苍术、半夏、干菖蒲、六一散等味。

5. 湿热证，数日后，脘中微闷，知饥不食，湿邪蒙绕三焦，宜藿香叶、薄荷叶、鲜荷叶、枇杷叶、佩兰叶、芦尖、冬瓜仁等味。

6. 湿热证，初起发热，汗出，

胸痞，口渴，舌白，湿伏中焦，宜藿梗、蔻仁、杏仁、枳壳、桔梗、郁金、苍术、厚朴、草果、半夏、干菖蒲、佩兰叶、六一散等味。

7. 湿热证，舌根白，舌尖红，湿渐化热，余湿犹滞。宜辛泄佐清热，如蔻仁、半夏、干菖蒲、大豆黄卷、连翘、绿豆衣、六一散等味。

三、温病条辨

1. 温病者，有风温，有温热，有温疫，有温毒，有暑温，有湿温，有秋燥，有冬温，有温疟。

2. 太阴风温、温热、温疫、冬温，初起恶风寒者，桂枝汤主之；但热不恶寒而渴者，辛凉平剂银翘散主之。温毒、暑温、湿温、温疟不在此例。

3. 太阴温病，血从上溢者，犀角地黄汤合银翘散主之。有中焦病者，以中焦法治之。若吐粉红血水者，死不治；血从上溢，脉七八至以上，面反黑者，死不治；可用清络育阴法。

4. 太阴温病，寸脉大，舌绛而干，法当渴，今反不渴者，热在营中也，清营汤去黄连主之。

5. 邪入心包，舌蹇肢厥，牛黄丸主之，紫雪丹亦主之。

6. 头痛恶寒，身重疼痛，舌白不渴，脉弦细而濡，面色淡黄，胸闷不饥，午后身热，状若阴虚，病难速已，名曰湿温。汗之则神昏耳聋，甚则目瞑不欲言；下之则洞泄；润之则病深不解。长夏深秋冬日同法，三仁汤主之。

7. 面目俱赤，语声重浊，呼吸俱粗，便闭闭，小便涩，舌苔老黄，甚则黑有芒刺，但恶热不恶寒，日晡益甚者，传至中焦，阳明温病也。脉浮洪躁甚者，白虎汤主之；脉沉数有力，甚则脉体反小而实者，大承气汤主之。暑温、湿温、温疟不在此例。

8. 阳明温病，下之不通，其证有五：应下失下，正虚不能运药，不运药者死，新加黄龙汤主之。喘促不宁，痰涎壅满，右寸实大，肺气不降者，宣白承气汤主之。左尺牢坚，小便赤痛，时烦渴甚，导赤承气汤主之。邪闭心包，神昏舌短，内窍不通，饮不解痛者，牛黄承气汤主之。津液不足，无水舟停者，间服增液，再不下者，增液承气汤主之。

9. 阳明温病，无汗，实证未剧，不可下，小便不利者，甘苦合化，冬地三黄汤主之。

10. 风温、温热、温疫、温毒、冬温，邪在阳明久羁，或已下，或未下，身热面赤，口干舌燥，甚则齿黑唇裂，脉沉实者，仍可下之。脉虚大，手足心热甚于手足背者，加减复脉汤主之。

11. 夜热早凉，热退无汗，热自阴来者，青蒿鳖甲汤主之。

12. 治外感如将（兵贵神速，机圆法活，去邪务尽，善后务细，盖早平一日，则人少受一日之害）；治内伤如相（坐镇从容，神机默运，无功可言，无德可见，而人登寿域）。治上焦如羽（非轻不举）；治中焦如衡（非平不安）；治下焦如权（非重不沉）。

13. 温毒咽痛，喉肿，耳前耳后肿，颊肿，面正赤，或喉不痛，但外肿，甚则耳聋，俗名大头瘟、虾蟆瘟者，普济消毒饮去柴胡、升麻主之。初起一二日，再去芩、连，三四日加之佳。

14. 伏暑、暑温、湿温，证本一源，前后互参，不可偏执。

15. 阳明温病，无上焦证，数日不大便，当下之，若其人阴素虚，不可行承气者，增液汤主之。服增液汤已，周十二时观之，若大便不下者，合调胃承气汤微和之。热结液干之大实证，则用大承气；偏于热结而液不干者，旁流是也，则用调胃承气；偏于液干多而热结少者，则用增液，所以回护其虚，务存津液之心法也。

16. 湿聚热蒸，蕴于经络，寒战热炽，骨骱烦疼，舌色灰滞，面目萎黄，病名湿痹，宣痹汤主之。

17. 暑邪深入少阴消渴者，连梅汤主之；入厥阴麻痹者，连梅汤主之；心热烦躁神迷甚者，先与紫雪丹，再与连梅汤。

四、瘟疫论

1. 夫温疫之为病，非风，非寒，非暑，非湿，乃天地间别有一种异气所感，其传有九，此治法紧要关节。

2. 温疫初起，先憎寒而后发热，日后但热而无憎寒也。初得之二三日，其脉不浮不沉而数，昼夜发热，日晡益甚，头疼身痛。其时邪在伏脊之前，肠胃之后，虽有头疼身痛，此邪热浮越于经，不可认为伤寒表证，辄用麻黄、桂枝之类强发其汗。此邪不在经，汗之徒伤表气，热亦不减。又不可下，此邪不在里，下之徒伤胃气，其渴愈甚。宜达原饮。

达原饮

槟榔二钱　厚朴一钱　草果仁五分　知母一钱　芍药一钱　黄芩一钱　甘草五分

上用水二盅，煎八分，午后温服。

五、伤寒温疫条辨

升降散。温病亦杂气中之一也，表里三焦大热，其证治不可名状者，此方主之。

白僵蚕（酒炒）二钱　全蝉蜕（去土）一钱　广姜黄（去皮）三分　川大黄（生）四钱

称准，上为细末，合研匀。病轻者分四次服，每服重一钱八分二厘五毫，用黄酒一盅，蜂蜜五钱，调匀冷服，中病即止。病重者，分三次服，每服重二钱四分三厘三毫，黄酒盅半，蜜七钱五分，调匀冷服。最重者，分二次服，每服重三钱六分五厘，黄酒二盅，蜜一两，调匀冷服。胎产亦不忌。炼蜜丸，名太极丸，服法同前，轻重分服，用蜜、酒调匀送下。

按温病总计十五方。轻则清之，神解散、清化汤、芳香饮、大小清凉散、大小复苏饮、增损三黄石膏汤八方；重则泻之，增损大柴胡汤、增损双解散、加味凉膈散、加味六一顺气汤、增损普济消毒饮、解毒承气汤六方；而升降散，其总方也，轻重皆可可用也。察证切除，斟酌得宜，病之变化，治病之随机应变，又不可执方耳。按处方必有君、臣、佐、使，而又兼引导，此良工之大法也。是方以僵蚕为君，蝉蜕为臣，姜黄为佐，大黄为使，米酒为引，蜂蜜为导，六法俱备，而方乃成。

中医内科学

第一单元　肺系病证

一、感冒

1. 病因病机

病因：六淫病邪，风为主因，常兼夹他邪；非时之气，时行疫毒；体质因素。

病机：外邪表表，伤及肺卫，卫表失和，肺卫功能失调。

2. 辨证论治

（1）常人感冒

①风寒束表证

【证候】恶寒重，发热轻，无汗，头痛，肢节酸痛，鼻塞声重，或鼻痒喷嚏，时流清涕，咽痒，咳嗽，咳痰稀薄色白，口不渴或渴喜热饮，舌苔薄白，脉浮或浮紧。

【证治】辛温解表，宣肺散寒。荆防达表汤或荆防败毒散加减。

②风热犯表证

【证候】身热较著，微恶风，汗泄不畅，头胀痛，面赤，咳嗽，痰黏或黄，咽燥，或咽喉乳蛾红肿疼痛，鼻塞，流黄浊涕，口干欲饮，舌苔薄白微黄，舌边尖红，脉浮数。

【证治】辛凉解表，疏风清热。银翘散或葱豉桔梗汤加减。

③暑湿伤表证

【证候】身热微恶风，汗出不畅，肢体痠重或疼痛，头昏重胀痛，咳嗽痰黏，鼻流浊涕，心烦口渴，或口中黏腻，渴不多饮，胸闷脘痞，泛恶，腹胀，大便或溏，小便短赤，舌苔薄黄而腻，脉濡数。

【证治】清暑祛湿解表。新加香薷饮加减。

（2）虚体感冒

①气虚感冒

【证候】恶寒较甚，发热，无汗，头痛身楚，咳嗽，痰白，咳痰无力，平素神疲体弱，气短懒言，反复易感，舌淡苔白，脉浮而无力。

【证治】益气解表，调和营卫。参苏饮加减。

②阴虚感冒

【证候】身热，微恶风寒，无汗或少汗或盗汗，头昏，心烦，口干，干咳少痰，舌红少苔，脉细数。

【证治】滋阴解表。加减葳蕤汤化裁。

感冒四时风邪外袭，咳嗽头痛流鼻涕，恶寒发热身不适，解达法由表实立，荆防银翘香薷施，风寒暑湿岐，尚有气虚参苏施，加减葳蕤滋阴虚。

3. 鉴别诊断

（1）感冒与风温

风温：初起症状与感冒类似，但病势急骤，热势较高，汗出后不易迅速退，咳嗽，胸痛，头痛较剧，传入营血可见神昏，谵语，惊厥。

感冒：发热多不高，或无热，以解表宣肺药可汗出、热退、身凉，病势轻，病程短，不传变，预后好。

（2）普通感冒与时行感冒

普通感冒——气候变化时发病率升高，但无明显流行特点。若感冒1周以上不愈，发热不退或反见加重，应考虑继发他病。

时行感冒——病情较重，发病急，全身症状显著，可发生传变，化热入里，继发或合并他病，具有广泛的传染性、流行性。

二、咳嗽

1. 病因病机

病因：**外感六淫，内邪干肺，饮食不节，情志内伤，肺脏自病，他脏影响。**

病机：**外邪犯肺，或脏腑功能失调，导致肺失宣肃，肺气上逆。**

2. 辨证论治

（1）外感咳嗽

①风寒袭肺证

【证候】咳嗽声重，气急，咽痒，咳痰稀薄色白，常伴鼻塞，流清涕，头痛，肢体酸楚，或见恶寒发热、无汗等表证，舌苔薄白，脉浮或浮紧。

【证治】疏风散寒，宣肺止咳。三拗汤合止嗽散加减。

②风热犯肺证

【证候】咳嗽频剧，气粗或咳声嘶哑，喉燥咽痛，咳痰不爽，痰黏稠或黄，咳时汗出，常伴鼻流黄涕，口渴，头痛，或见恶风、身热等表证，舌苔薄黄，脉浮数或浮滑。

【证治】疏风清热，宣肺止咳。桑菊饮加减。

③风燥伤肺证

【证候】干咳，连声作呛，喉痒，咽喉干痛，唇鼻干燥，无痰或痰少而黏，不易咳出，或痰中带有血丝，口干，初起或伴鼻塞、头痛、恶寒、身热等表证，舌质红干而少津，苔薄白或薄黄，脉浮或小数。

【证治】疏风清肺，润肺止咳。桑杏汤（温燥）或杏苏散（凉燥）。

（2）内伤咳嗽

①痰湿蕴肺证

【证候】咳嗽反复发作，咳声重浊，痰多，因痰而嗽，咳出痰平，痰黏腻或稠厚成块，色白或带灰色，每于早晨或食后则咳甚痰多，进甘甜油腻食物加重，胸闷脘痞，呕恶食少，体倦，大便时溏，舌苔白腻，脉象濡滑。

【证治】燥湿化痰，理气止咳。二陈平胃散合三子养亲汤加减。

②痰热郁肺证

【证候】咳嗽，气息粗促，或喉中有痰声，痰多质黏厚或稠黄，咳吐不爽，或有热腥味，或咳血痰，胸胁胀满，咳引胸痛，面赤，或有身热，口干而黏，欲饮水，舌质红，舌苔薄黄腻，脉滑数。

【证治】清热肃肺，豁痰止咳。清金化痰汤加减。

③肝火犯肺证

【证候】咳嗽气逆阵作，表现为上气咳逆阵作，咳时面赤，咽干口苦，常感痰滞咽喉而咳之难出，量少质黏，或如絮条，胸胁胀痛，咳时引痛，症状可随情绪波动而增减，舌红或舌边红，舌苔薄黄少津，脉弦数。

【证治】清肺泻肝，化痰止咳。加减泻白散合黛蛤散加减。

④肺阴亏耗证

【证候】干咳，咳声短促，痰少黏白，或痰中带血丝，或声音逐渐嘶哑，口干咽燥，或午后潮热，颧红，盗汗，日渐消瘦，神疲，舌质红少苔，脉细数。

【证治】滋阴清热，润肺止咳。沙参麦冬汤加减。

咳为肺病气上逆，外感内伤两大纲，风寒三拗止嗽用，热菊燥杏俱有桑，二陈三子法中土，内伤痰热清金方，肝火泻白黛蛤合，肺亏沙参麦冬尝。

3. 鉴别诊断

（1）咳嗽与咳喘

咳嗽：咳嗽为主要症状，不伴喘促。

咳喘：咳而伴喘，常因咳致反复发作，因咳致喘，以咳喘为特点。

相同点：二者均兼有咳嗽，但各以咳、喘为其主要临床表现。

（2）咳嗽与肺胀

肺胀：兼有咳嗽、咳痰，但有

患咳、喘、哮病史，以胸部膨满、喘咳上气、烦躁心慌，甚至面目紫暗，肢体浮肿，病程长，缠绵难愈。

（3）咳嗽与肺痨

肺痨：咳嗽为其四大主症之一，以干咳或痰中带血或咳血为特征，常伴有低热、盗汗、形体消瘦，X线胸部检查能明确病灶。

（4）咳嗽与肺癌

肺癌：以咳嗽、咳血主要症状，多发于40岁上吸烟男性。其咳嗽多为刺激性咳嗽，病情发展迅速，呈恶病质，肺部X线检查及肺细胞学检查有助于诊断。

三、哮病

1. 病因病机

病因：外邪侵袭，饮食不当，情志刺激，体虚病后。

病机：宿痰遇感引触，痰随气升，气因痰阻，相互搏结，壅塞气道，肺管挛急狭窄，肺气宣降失常，引动停积之痰，而致痰鸣如吼，气息喘促（痰阻气道，肺失宣降）。

2. 辨证论治

（1）发作期

①冷哮证

【证候】喉中哮鸣有声，呼吸急促，喘憋气逆，胸膈满闷如塞，咳不甚，痰稀薄色白，咳吐不爽，口不渴或渴喜热饮，形寒怕冷，天冷或受寒易发，面色青晦，舌苔白滑，脉弦紧或浮紧。

【证治】宣肺散寒，化痰平喘。射干麻黄汤或小青龙汤加减。

②热哮证

【证候】喉中痰鸣如吼，喘而气粗息涌，胸高胁胀，咳呛阵作，咳痰色黄或白，黏浊稠厚，排吐不利，口苦，口渴喜饮，汗出，面赤，不恶寒，甚至有好发于夏季者，舌苔黄腻，质红，脉滑数或弦滑。

【证治】清热宣肺，化痰定喘。

定喘汤加减。

③寒包热哮证

【证候】喉中哮鸣有声，胸膈烦闷，呼吸急促，喘咳气逆，咳痰不爽，痰黏色黄或黄白相兼，烦躁，发热，恶寒，无汗，身痛，口干欲饮，大便偏干，舌苔白腻罩黄，舌尖边红，脉弦紧。

【证治】解表散寒，清化痰热。小青龙加石膏汤或厚朴麻黄汤加减。

④风痰哮证

【证候】喉中痰涎壅盛，声如拽锯，或喉声如吹竹笛，喘急胸满，但坐不得卧，咳痰黏腻难出，或为白色泡沫痰液，无明显寒热倾向，面色青晦，起病多急，常倏忽来去，发前自觉鼻、咽、眼、耳发痒，喷嚏，鼻塞，流涕，胸部憋塞，随之迅即发作，舌苔厚浊，脉滑实。

【证治】祛风涤痰，降气平喘。三子养亲汤加味。

⑤虚哮证

【证候】喉中哮鸣如鼾，声低，气短息促，动则喘甚，发作频繁，甚则持续喘哮，口唇、爪甲青紫，咳痰无力，痰涎清稀或质黏起沫，面色苍白或颧红唇紫，口干咽干口渴，形寒肢冷或烦热，舌质淡或偏红，或紫暗，脉沉细或细数。

【证治】补肺纳肾，降气化痰。平喘固本汤加减。

（2）缓解期

①肺虚证

【证候】喘促气短，语声低微，面色㿠白，自汗畏风，咳痰清稀色白，多因气候变化而诱发，发前喷嚏频作，鼻塞流清涕，舌淡苔白，脉细弱或虚大。

【证治】补肺益气。玉屏风散。

②脾虚证

【证候】倦怠无力，食少便溏，面色萎黄无华，腹中不适，咳吐不爽，胸脘满闷，恶心纳呆，或食油腻易腹泻，每因饮食不当而诱发，舌质淡，苔白滑或腻，脉细弱。

【证治】健脾益气。六君子汤。

③肾虚证

【证候】平素息促气短，动则为甚，呼吸微少，咳痰质稀起沫，脑转耳鸣，腰酸腿软，心慌，不耐劳累，或五心烦热，颧红，口干或畏寒肢冷，面色苍白，舌淡苔白质胖或舌红少苔，脉沉迟或细数。

【证治】补肾纳气。金匮肾气丸合七味都气丸加减。前方偏于温肾助阳，后方偏于滋肾纳气。

3. 鉴别诊断

（1）哮病与喘证

哮病：指声响言，为喉中哮鸣有声，是一种反复发作的疾病。

喘证：指气息言，为呼吸气粗困难，是多种急慢性肺系疾病的一个症状。

相同点：都有呼吸急促、困难，哮必兼喘，而喘未必兼哮。

（2）哮病与支饮

支饮：虽也有痰鸣气喘的症状，但多逐渐进行性加重，病势时轻时重，发作与间歇的界限不清，其咳与喘重于哮病。

哮病：反复间歇发作，突然发病，迅速缓解，哮吼声重而咳轻或不咳。

四、喘证

1. 病因病机

病因：外邪侵袭，饮食不当，情志所伤，劳欲久病。

病机：气机升降出纳失常，肺气上逆，宣降失职；或气失所主，肾失摄纳。实证为邪气壅塞，肺气不利；虚证则为气无所主，肾失摄纳，气机上逆而喘。

2. 辨证论治

（1）实喘

①风寒壅肺证

【证候】喘息咳逆，呼吸急促，胸部胀闷，痰多稀薄而带泡沫，色白质稀，常有头痛，恶寒，或有发

热，口不渴，无汗，苔薄白而滑，脉浮紧。

【证治】宣肺散寒。麻黄汤合华盖散加减。

②表寒肺热证

【证候】喘逆上气，息粗，鼻扇，胸胀或痛，咳而不爽，吐痰稠黏，伴形寒，身热，烦闷，身痛，有汗或无汗，口渴，舌质红，苔薄白或黄，脉浮数或滑。

【证治】解表清里，化痰平喘。麻杏石甘汤加味。

③痰热郁肺证

【证候】喘咳气涌，胸部胀痛，痰多质黏色黄，或为血痰，伴胸中烦闷，身热，有汗，口渴而喜冷饮，面赤，咽干，小便赤涩，大便或秘，舌红，舌苔薄黄或腻，脉滑数。

【证治】清热化痰，宣肺平喘。桑白皮汤加减。

④痰浊阻肺证

【证候】喘咳痰鸣，胸中满闷，甚则胸盈仰息，痰多黏腻色白，咳吐不利，兼有呕恶，食少，口黏不渴，舌淡苔白腻，脉滑或濡。

【证治】祛痰降逆，宣肺平喘。二陈汤合三子养亲汤加减。

⑤肺气郁痹证

【证候】每遇情志刺激而诱发，发时突然呼吸短促，息粗气憋，胸闷胸痛，咽中如窒，但喉中痰鸣不著。平素多忧思抑郁，失眠，心悸，心烦易怒，面红耳赤，舌质红，苔薄，脉弦。

【证治】开郁降气平喘。五磨饮子加减。

（2）虚喘

①肺气虚耗证

【证候】喘促短气，气怯声低，喉有鼾声，咳声低弱，痰吐稀薄，自汗畏风，或见咳呛，痰少质黏，烦热口干，咽喉不利，面颧潮红，舌质淡红或舌红，少苔，脉软弱或细数。

【证治】补肺益气。生脉散合补肺汤加减。

②肾虚不纳证

【证候】喘促日久，动则喘甚，呼多吸少，气不得续，形瘦神惫，跗肿，汗出肢冷，面青唇紫，舌淡苔白或黑而润，脉微细或沉弱；或见喘咳，面红烦躁，口咽干燥，足冷，汗出如油，舌红少津，脉细数。

【证治】补肾纳气。金匮肾气丸合参蛤散加减。

③正虚喘脱证

【证候】喘逆剧甚，张口抬肩，鼻扇气促，端坐不能平卧，稍动则咳喘欲绝，或有痰鸣，心悸，烦躁不安，面青唇紫，汗出如珠，肢冷，脉浮大无根，或脉微欲绝。

【证治】扶阳固脱，镇摄肾气。参附汤送服黑锡丹，配合蛤蚧粉。

喘分虚实肺肾关，张口抬肩鼻翼扇，风寒痰和里热型，麻杏桑白麻石甘，痰浊二陈三子合，肺气郁闭五磨专，生脉补肺肺金虚，肾虚肾气参蛤散。

3. 鉴别诊断

喘证与短气

喘证：呼吸困难，张口抬肩，甚则不能平卧。

短气：亦即少气，呼吸微弱而喘促，或短气不足以息，似喘而无声，尚可平卧。

五、肺痈

1. 病因病机

病因：感受外邪，痰热素盛，内外合邪。

病机：邪热内herb伤肺气，蒸酿成痈，痰热壅阻肺络，血滞为瘀，而致痰热与瘀血互结，酝酿成痈，血败肉腐，成痈化脓，肺络损伤，脓疡内溃外泄。

2. 辨证论治

（1）初期

【证候】恶寒发热，咳嗽，咳白

色黏痰，痰量日益增多，胸痛，咳则痛甚，呼吸不利，口干鼻燥，舌苔薄黄或薄白少津，脉浮数而滑。

【证治】疏散风热，清肺化痰。银翘散加减。

（2）成痈期

【证候】身热转甚，时时振寒，继则壮热，汗出身热不解，烦躁，咳嗽气急，胸满作痛，转侧不利，咳吐浊痰，呈黄绿色，自觉喉间有腥味，口干咽燥，舌质红，苔黄腻，脉滑数。

【证治】清肺解毒，化瘀消痈。千金苇茎汤合如金解毒散加减。

（3）溃脓期

【证候】咳吐大量脓痰，或如米粥，或痰血相兼，腥臭异常，有时咯血，胸中烦满而痛，甚则气喘不能卧，身热面赤，烦渴喜饮，舌苔黄腻，舌质红，脉滑数或数实。

【证治】排脓解毒。加味桔梗汤加减。

（4）恢复期

【证候】身热渐退，咳嗽减轻，咳吐脓痰渐少，臭味亦减，痰液转为清稀，精神渐振，食纳好转；或有胸胁隐痛，难以平卧，气短，自汗盗汗，低热，午后潮热，心烦，口燥咽干，面色无华，形体消瘦，精神萎靡，舌质红或淡红，苔薄，脉细或细数无力；或见咳嗽，咳吐脓血痰日久不净，或痰液一度清稀，复转稠浊，病情时轻时重，迁延不愈。

【证治】益气养阴清肺。沙参清肺汤合桔梗杏仁煎加减。

肺痈生疮成脓痰，风热болко灼瘀毒伤，咳吐腥臭脓血痰，邪盛正实辨证纲。初期清解银翘晁，成痈如金苇茎汤，溃脓加味桔梗施，恢复沙参桔梗匡。

3. 鉴别诊断

（1）肺痈与痰热蕴肺证

肺痈：痰热蕴结成痈，酝脓溃

破，咳大量腥臭脓血浊痰，病情较重。

痰热蕴肺证：气分邪热动血伤络，咳吐稠脓痰，量多，夹血色，病情较轻。

痰热蕴肺迁延失治，邪热进一步瘀阻肺络，也可发展为肺痈。

（2）肺痈与风温

风温：起病急，以发热、咳嗽、烦渴或伴气急胸痛，与肺痈相近。

肺痈：高热振寒，咳吐浊痰，喉中腥味明显。

风温在气分而解，如经一周身热不退，或退而复升，咳吐浊痰，应进一步考虑肺痈之可能。

六、肺痨

1. 病因病机

病因：感染痨虫；正气虚弱，禀赋不足，情志不遂，忧思过度，劳倦，病后失调，营养不良。

病机：正气虚弱，感染痨虫，侵蚀肺脏，耗损肺阴，以阴虚为主，并可导致气阴两虚，甚则阴损及阳，以致阴阳两虚。

2. 辨证论治

（1）初期肺阴亏损证

【证候】干咳，咳声短促，或咳少量黏痰，或痰中带有血丝，色鲜红，胸部隐隐闷痛，午后自觉手足心热，或见少量盗汗，皮肤干灼，口干咽燥。苔薄白，边尖红，脉细数。

【证治】滋阴润肺。月华丸加减。

（2）中期虚火灼肺证

【证候】呛咳气急，痰少质黏，或吐痰黄稠量多，时时咯血，血色鲜红，混有泡沫痰涎，午后潮热，骨蒸，五心烦热，颧红，盗汗量多，口渴心烦，失眠，性情急躁易怒，或胸胁掣痛，男子可见遗精，女子月经不调，形体日益消瘦，舌干而红，苔薄黄而剥，脉细数。

【证治】补益肺肾，滋阴降火。百合固金汤合秦艽鳖甲散加减。

（3）中后期气阴耗伤证

【证候】咳嗽无力，气短声低，咳痰清稀色白，量较多，偶或夹血，或咯血，血色淡红，午后潮热，伴有自汗或盗汗，纳少神疲，面色㿠白，颧红，舌质光淡，边有齿印，苔薄，脉细弱而数。

【证治】养阴润肺，益气健脾。保真汤或参苓白术散加减。

（4）晚期阴阳两虚证

【证候】咳逆喘息，少气，咳痰色白有沫，或夹血丝，血色暗淡，骨蒸潮热，自汗，盗汗，声嘶或失音，面浮肢肿，心慌，唇紫，肢冷，形寒，或见五更泄泻，口舌生糜，大肉尽脱，男子遗精阳痿，女子经闭，苔黄而剥，舌质淡体胖，或舌光质红少津，脉微细而数，或虚大无力。

【证治】滋阴补阳，培元固本。补天大造丸加减。

肺痨正虚痨虫雇，性属传染慢虚疾，咳嗽咯血形羸弱，潮热盗汗特征具。月华丸治肺阴虚，百合秦艽火旺医，保真苓术气阴耗，阴阳补天大造需。

3. 鉴别诊断

（1）肺痨与虚劳

虚劳：内伤亏损，五脏阴阳气血亏损，五脏并重，但以肾为主。五脏气、血、阴、阳、阴阳损证候，是多种虚性慢性虚损证候的总称。

肺痨：痨虫侵袭，阴虚火旺为病理特征，以肺为主，传及脾、肾等脏。咳嗽、咯血、潮热、盗汗、消瘦，具有传染性，是一个独立慢性疾病。

（2）肺痨与肺痿

肺痿：是由多种慢性疾患后期转归而成，如肺痈、肺痨、久咳等导致肺叶痿弱不用，以咳吐浊唾涎沫为主症。

肺痨：因于正气虚弱，感染痨虫所致，以咳嗽、咯血、潮热、盗汗、形体消瘦为特征。

相同点：病位在肺，都以虚损证候为主要临床表现。肺痨后期可以转成肺痿。

七、肺胀

1. 病因病机

病因：肺病迁延，六淫乘袭，年老体虚。

病机：病位在肺，继则影响脾、肾，后期及心。病理性质多由气虚、气阴两虚发展为阳虚，在病程中且可形成痰、饮、瘀等病理产物，标本虚实常相兼夹或互为影响，最后因邪盛正虚，而致气不摄血，痰蒙神窍，或喘脱等严重变证。

2. 辨证论治

（1）痰浊壅肺证

【证候】胸膺满闷，短气喘息，稍劳即著，咳嗽痰多，色白黏腻或呈泡沫，畏风易汗，脘腹纳少，倦怠乏力，舌暗，苔薄腻或浊腻，脉滑。

【证治】化痰降气，健脾益肺。苏子降气汤合三子养亲汤加减。

（2）痰热郁肺证

【证候】咳逆，喘息气粗，胸满，烦躁，目胀睛突，痰黄或白，黏稠难咳，或伴身热，微恶寒，有汗不多，口渴欲饮，溲黄赤，便干，舌边尖红，苔黄或黄腻，脉数或滑数。

【证治】清肺泄热，降逆平喘。越婢加半夏汤合桑白皮汤加减。

（3）痰蒙神窍证

【证候】胸部膨满，神志恍惚，表情淡漠，谵妄，烦躁不安，撮空理线，嗜睡，甚则昏迷，或伴肢体瞤动，抽搐，咳逆喘促，咳痰不爽，苔白腻或黄腻，舌质暗红或淡紫，脉细滑数。

【证治】涤痰，开窍，息风。涤

痰汤加减。

（4）肺肾气虚证

【证候】胸部膨满，呼吸浅短难续，声低气怯，甚则张口抬肩，倚息不能平卧，咳嗽，痰白如沫，咳吐不利，胸闷心慌，形寒汗出，或腰膝酸软，小便清长，或尿有余沥，舌淡或暗紫，脉沉细数无力，或有结代。

【证治】补肺纳肾，降气平喘。平喘固本汤合补肺汤加减。

（5）痰瘀阻肺证

【证候】咳嗽痰多，色白或呈泡沫，喉间痰鸣，喘息不能平卧，胸部膨满，憋闷如塞，面色灰白而暗，唇甲发绀，舌质暗或紫，舌下青筋增粗，苔腻或浊腻，脉弦滑。

【证治】涤痰祛瘀，泻肺平喘。葶苈大枣泻肺汤合桂枝茯苓丸加减。

（6）阳虚水泛证

【证候】胸部膨满，心悸，喘咳不能平卧，咳痰清稀，面浮，下肢浮肿，甚则一身悉肿，腹部胀满有水，脘痞，纳差，尿少，怕冷，面唇青紫，苔白滑，舌群质暗，脉沉细或结代。

【证治】温肾健脾，化饮利水。真武汤合五苓散加减。

（7）外寒里饮证

【证候】咳逆喘满不得卧，气短气急，咳痰白稀量多，呈泡沫状，胸部膨满，口干不欲饮，面色青暗，周身酸楚，头痛恶寒，无汗，舌质暗淡，苔白滑，脉浮紧。

【证治】温肺散寒，化饮降逆。小青龙汤加减。

肺气胀满多老年，喘咳上气病缠绵，苏子三子六君子，痰浊壅肺应精选。越婢桑白�52痰热，痰蒙神窍涤痰汤，平喘补肺金水虚，水泛真武五苓散，寒饮小青龙加减，痰瘀葶苈茯苓丸。

3. 鉴别诊断

肺胀与哮病、喘证

不同点：肺胀是多种慢性肺系疾病日久积渐而成，除咳喘外，尚有心悸、唇甲发绀、胸腹胀满、肢体浮肿等症状；哮是呈反复发作性的疾病，以喉中哮鸣有声为特征；喘是多种急慢性疾病的一个症状，以呼吸气促困难为主要表现。

相同点：肺胀与哮病、喘证均以咳而上气、喘满为主症，有其类似之处。从三者的相互关系来看，肺胀可以隶属于喘证的范畴，哮与喘病久不愈又可发展成为肺胀。

八、肺痿

1. 病因病机

病因：久病损肺，误治津伤，外感六淫，情志失调。

病机：肺脏虚损，津气大伤，失于濡养，以致肺叶枯萎。肺痿临床以虚热证为多见，但久延伤气，亦可转为虚寒证。

2. 辨证论治

（1）虚热证

【证候】咳吐浊唾涎沫，其质较黏稠，或咳痰带血，咳声不扬，甚则音哑，气急喘促，口渴咽燥，午后潮热，形体消瘦，皮毛干枯，舌红而干，脉虚数。

【证治】滋阴清热，润肺生津。麦门冬汤合清燥救肺汤加减。

（2）虚寒证

【证候】咳吐涎沫，其质清稀量多，不渴，短气不足以息，头眩，神疲乏力，食少，形寒，小便数，或遗尿，舌质淡，脉虚弱。

【证治】温肺益气，生津润肺。甘草干姜汤或生姜甘草汤加减。

肺痿病属慢性虚疾，主症咳吐浊涎沫，痿如草木萎不荣，日炽霜杀叶萎弱，肺中津气失濡养，虚冷较少虚火多，滋阴救肺麦门施，草姜姜草虚寒卓。

第二单元　心系病证

一、心悸

1. 病因病机

病因：体虚劳倦，七情所伤，感受外邪，药食不当。

病机：虚证为气、血、阴、阳亏损，心失所养，而致心悸；实证为痰火扰心，水饮上凌，或心血瘀阻，气血运行不畅所致。

2. 辨证论治

（1）心虚胆怯证

【证候】心悸不宁，善惊易恐，坐卧不安，不寐多梦而易惊醒，恶闻声响，食少纳呆，苔薄白，脉细略数或细弦。

【证治】镇惊定志，养心安神。安神定志丸加减。

（2）心血不足证

【证候】心悸气短，头晕目眩，失眠健忘，面色无华，倦怠乏力，纳呆食少，舌淡红，脉细弱。

【证治】补血养心，益气安神。归脾汤加减。

（3）阴虚火旺证

【证候】心悸易惊，心烦失眠，五心烦热，口干，盗汗，思虑劳心则症状加重，伴耳鸣腰酸，头晕目眩，急躁易怒，舌红少津，苔少或无，脉象细数。

【证治】滋阴清火，养心安神。天王补心丹合朱砂安神丸加减。

（4）心阳不振证

【证候】心悸不安，胸闷气短，动则尤甚，面色苍白，形寒肢冷，舌淡苔白，脉象虚弱或沉细无力。

【证治】温补心阳，安神定悸。桂枝甘草龙骨牡蛎汤合参附汤加减。

（5）水饮凌心证

【证候】心悸，眩晕气急，胸闷痞满，渴不欲饮，小便短少，或下肢浮肿，形寒肢冷，伴恶心、欲吐、流涎，舌淡胖，苔白滑，脉象弦滑或沉细而滑。

【证治】振奋心阳，化气行水，宁心安神。苓桂术甘汤加减。

（6）瘀阻心脉证

【证候】心悸不安，胸闷不舒，心痛时作，痛如针刺，唇甲青紫，舌质紫暗或有瘀斑，脉涩或结或代。

【证治】活血化瘀，理气通络。桃仁红花煎加减。

（7）痰火扰心证

【证候】心悸时发时止，受惊易作，胸闷烦躁，失眠多梦，口干口苦，大便秘结，小便短赤，舌红，苔黄腻，脉弦滑。

【证治】清热化痰，宁心安神。黄连温胆汤加减。

心虚胆怯安神志，心血不足归脾施，阴虚补心合朱砂，阳虚桂枝合参附，苓桂术甘水凌心，桃仁红花瘀阻治，痰火扰心黄莲汤，惊悸怔忡当细辨，斟酌病情分虚实。

"桂枝"即桂枝甘草龙骨牡蛎汤。

3. 鉴别诊断

（1）惊悸与怔忡

惊悸：多与情绪因素有关，可由骤遇惊恐、忧思恼怒、悲哀过极、过度紧张诱发，呈阵发性，时作时止，实证居多，病情较轻。

怔忡：多由久病体虚，心脏受损所致，无精神等因素亦可发作，持续心悸，心中惕惕，无时而作，虚证居多，或虚中夹实，病情较重。

（2）心悸与奔豚

奔豚：上下冲逆，发自少腹。

心悸：心中剧烈跳动，发自心。

相同点：奔豚发作时，也有心胸躁动不安。

二、胸痹

1. 病因病机

病因：寒邪内侵，饮食失调，劳倦内伤，年迈体虚，

病机：心脉痹阻。

2. 辨证论治证

（1）心血瘀阻证

【证候】心胸疼痛，如刺如绞，痛有定处，入夜为甚，甚则心痛彻背，背痛彻心，或痛引肩背，舌质紫暗或有瘀点、瘀斑，苔薄，脉弦涩。

【证治】活血化瘀，通脉止痛。血府逐瘀汤加减。

（2）气滞心胸证

【证候】心胸满闷，隐痛阵发，时欲太息，遇情志不遂时容易诱发或加重，或兼有胸胁胀满，得嗳气或矢气则舒，苔薄或薄腻，脉细弦。

【证治】疏肝理气，活血通络。柴胡疏肝散加减。

（3）痰浊闭阻证

【证候】胸闷重而心微痛，痰多气短，头身困重，形体肥胖，遇阴雨天而易发作或加重，伴有倦怠乏力，纳呆便溏，咳吐痰涎，舌体胖大且边有齿痕，苔浊腻或白滑，脉滑。

【证治】通阳泄浊，豁痰宣痹。瓜蒌薤白半夏汤合涤痰汤加减。

（4）寒凝心脉证

【证候】猝然心痛如绞，心痛彻背，喘不得卧，多因气候骤冷或骤感风寒而发病或加重，伴形寒，甚则手足不温，冷汗自出，胸闷气短，心悸，面色苍白，苔薄白，脉沉紧或沉细。

【证治】辛温散寒，宣通心阳。枳实薤白桂枝汤合当归四逆汤加减。

（5）心肾阴虚证

【证候】心痛憋闷，心悸盗汗，虚烦不寐，腰酸膝软，头晕耳鸣，口干便秘，舌红少津，苔薄或剥，脉细数或促代。

【证治】滋阴清火，养心和络。天王补心丹合炙甘草汤加减。

（6）气阴两虚证

【证候】心胸隐痛，时作时休，

心悸气短，动则益甚，伴神疲懒言，易自汗出，舌质淡红，舌体胖且边有齿痕，苔薄白，脉虚细缓或结代。

【证治】益气养阴，活血通脉。生脉散合人参荣汤加减。

（7）心肾阳虚证

【证候】心悸而痛，胸闷气短，动则更甚，自汗，面色㿠白，神倦怯寒，四肢欠温或肿胀，舌质淡胖，边有齿痕，苔白或腻，脉沉细迟。

【证治】温补阳气，振奋心阳。参附汤合右归饮加减。

胸痹寒痰气虚血瘀，本属阴损阳虚血虚，心血瘀阻血府逐，气滞心胸用柴胡，瓜蒌薤凉痰浊阻，枳蕴当归寒凝除，生脉养荣益气阴，心肾阴阳分两虚，炙甘草汤合补心，参附汤合右归饮。

3. 鉴别诊断

（1）胸痹与悬饮

胸痹：胸闷痛并向左肩或左臂内侧等部位放射，常因受寒、饱餐、情绪激动、劳累而突然发作，历时短暂，休息或用药后得以缓解。

悬饮：胸胁胀痛，持续不解。

相同点：二者均有胸痛。

（2）胸痹与胃脘痛

胸痹：以闷痛为主，为时短暂，虽与饮食有关，但休息、服药常可缓解。

胃脘痛：与饮食有关，以胀痛为主，局部有压痛，持续时间较长，常伴有泛酸、嘈杂、嗳气、呃逆等胃部症状。

相同点：心在胃上，胃在心下，故有胃脘当心而痛之称，以其部位相近。胸痹不典型者，其疼痛可在胃脘部，易于混淆。

三、心衰

1. 病因病机

病因：久病耗伤，感受外邪，情志失调，劳倦内伤。

病机：心之气血阴阳亏损，血脉瘀阻，痰浊、水饮停聚。

2. 辨证论治

（1）气虚血瘀证

【证候】胸闷气喘，喘息，心悸，活动后诱发或加剧，神疲乏力，倦怠懒言，自汗，口唇发绀，或胸部闷痛，或肢肿时作，喘息不得卧，舌淡胖或淡暗或有瘀斑，脉沉细或涩、结、代。

【证治】益气温阳，活血化瘀。保元汤合血府逐瘀汤加减。

（2）气阴两虚证

【证候】胸闷气短，喘息，心悸，动则加剧，神疲乏力，口干，五心烦热，两颧潮红，或胸痛，入夜尤甚，或伴腰膝酸软，头晕耳鸣，易汗，舌暗红少苔或少津，脉细数无力或结、代。

【证治】益气养阴，活血通脉。生脉散。

（3）阳虚水泛证

【证候】心悸，喘息不得卧，面浮肢肿，尿少，神疲乏力，畏寒肢冷，腹胀，便溏，口唇发绀，胸部刺痛，或胁下痞块坚硬，颈脉显露，舌淡胖有齿痕，或有瘀点、瘀斑，脉沉细结、代、促、代。

【证治】益气温阳，活血利水。真武汤合葶苈大枣泻肺汤加减。

（4）喘脱危证

【证候】面色晦暗，喘悸不休，或烦躁不安，或额汗如油，四肢厥冷，尿少肢肿，舌淡苔白，脉微细欲绝或疾数无力。

【证治】益气回阳固脱。四逆加人参汤。

四、不寐

1. 病因病机

病因：情志失常，饮食不节，劳倦、思虑过度及病后体虚等。

病机：阳盛阴衰，阴阳失交。一为阴虚不能纳阳，一为阳盛不能入于阴。

2. 辨证论治

（1）肝火扰心证

【证候】不寐多梦，甚则彻夜不眠，急躁易怒，伴头晕头胀，目赤耳鸣，口干而苦，不思饮食，便秘溲赤，舌红苔黄，脉弦而数。

【证治】疏肝泻火，镇心安神。龙胆泻肝汤加减。

（2）痰热扰心证

【证候】心烦不寐，胸闷脘痞，泛恶嗳气，伴头重，目眩，舌偏红，苔黄腻，脉滑数。

【证治】清化痰热，和中安神。黄连温胆汤加减。

（3）心肾不交证

【证候】心烦不寐，入睡困难，心悸多梦，伴头晕耳鸣，腰膝酸软，潮热盗汗，五心烦热，咽干口津，男子遗精，女子月经不调，舌红少苔，脉细数。

【证治】滋阴降火，交通心肾。六味地黄丸合交泰丸加减。

（4）心脾两虚证

【证候】不易入睡，多梦易醒，心悸健忘，神疲食少，伴头晕目眩，面色少华，四肢倦怠，腹胀便溏，舌淡苔薄，脉细无力。

【证治】补益心脾，养血安神。归脾汤加减。

（5）心胆气虚证

【证候】虚烦不寐，胆怯心悸，触事易惊，终日惕惕自汗，倦怠乏力，舌淡，脉弦细。

【证治】益气镇惊，安神定志。安神定志丸合酸枣仁汤加减。

不寐虚实道理深，肝火扰心龙胆泻，痰热内扰胃不和，黄连温胆妙绝伦，心脾两虚归脾煎，心肾不交六味治，心胆气虚安神枣。

3. 鉴别诊断

不寐应与一时性失眠、生理性少寐、他病痛苦引起的失眠相区别。

不寐：是指单纯以失眠为主症，表现为持续的、严重的睡眠困难。

生理性少寐：因一时性情志影响或生活环境改变引起，或老年人少寐早醒。

第三单元　脑系病证

一、头痛

1. 病因病机

病因：感受外邪，情志失调，先天不足或房事不节，饮食劳倦，头部外伤或久病入络。

病机：外感头痛的病机为风寒湿热之邪外袭，上扰清窍，清窍不利；内伤头痛的病机为肝、脾、肾功能失调，风、火、痰、瘀上扰清窍，气血阴精亏损，清窍失养。

2. 辨证论治

（1）外感头痛

①风寒头痛

【证候】头痛连及项背，常有拘急收紧感，或伴恶风畏寒，遇风尤剧，口不渴，舌淡红，苔薄白，脉浮紧。

【证治】疏散风寒止痛。川芎茶调散加减。

②风热头痛

【证候】头胀而痛，甚则头胀如裂，发热或恶风，面红目赤，口渴喜饮，大便不畅或便秘，溲赤，舌尖红，苔薄黄，脉浮数。

【证治】疏风清热和络。芎芷石膏汤加减。

③风湿头痛

【证候】头痛如裹，肢体困重，胸闷纳呆，大便或溏，小便不利，苔白腻，脉濡。

【证治】祛风胜湿通窍。羌活胜湿汤加减。

（2）内伤头痛

①肝阳头痛

【证候】头昏胀痛，两侧为重，心烦易怒，夜寐不宁，口苦面红，或兼胁痛，舌红苔薄黄，脉弦数。

【证治】平肝潜阳息风。天麻钩藤饮加减。

②血虚头痛

【证候】头痛隐隐，时时昏晕，心悸失眠，面色少华，神疲乏力，遇劳加重，舌质淡，苔薄白，脉细弱。

【证治】养血滋阴，和络止痛。加味四物汤加减。

③痰浊头痛

【证候】头痛昏蒙，胸脘满闷，纳呆呕恶，舌淡，舌苔白腻，脉滑或弦滑。

【证治】健脾燥湿，化痰降逆。半夏白术天麻汤加减。

④肾虚头痛

【证候】头痛且空，眩晕耳鸣，腰膝酸软，神疲乏力，滑精或带下，舌红少苔，脉细无力。

【证治】养阴补肾，填精生髓。大补元煎加减。

⑤瘀血头痛

【证候】头痛经久不愈，痛处固定不移，痛如锥刺，日轻夜重，或有头部外伤史，舌紫暗，或有瘀斑、瘀点，苔薄白，脉细或细涩。

【证治】活血化瘀，通窍止痛。通窍活血汤加减。

⑥气虚头痛

【证候】头痛隐隐，时发时止，遇劳加重，纳食减少，神疲乏力，气短懒言，舌质淡，苔薄白，脉细弱。

【证治】健脾益气升清，益气聪明汤加减。

头痛病因分内外，寒热湿邪夹风辨，风寒芎芷调热芎芷，湿郁需用羌活胜，内着肝阳四物血虚瘀，肝阳天麻痰夏府，血虚四物瘀通窍，肾虚头痛大补元，气虚益聪来加减。

3. 鉴别诊断

头痛与眩晕

不同点：头痛病因有外感与内伤两方面，眩晕则以内伤为主。临床表现，头痛以疼痛为主，实证较

多；而眩晕以昏眩为主，虚证较多。

相同点：二者可单独可同时出现。

二、眩晕

1. 病因病机

病因：情志失调，病后体虚，年老体弱，饮食不节，跌仆外伤，感受外邪。

病机：髓海不足，或气血亏虚，清窍失养；风、火、痰、瘀扰乱清空。

2. 辨证论治

(1) 肝阳上亢证

【证候】眩晕，耳鸣，头目胀痛，口苦，失眠多梦，遇烦劳郁怒则加重，甚则仆倒，颜面潮红，急躁易怒，肢麻震颤，舌红苔黄，脉弦或数。

【证治】平肝潜阳，清火息风。天麻钩藤饮加减。

(2) 痰湿中阻证

【证候】眩晕，头重昏蒙，或伴视物旋转，胸闷恶心，呕吐痰涎，食少多寐，舌苔白腻，脉濡滑。

【证治】化痰祛湿，健脾和胃。半夏白术天麻汤加减。

(3) 瘀血阻窍证

【证候】眩晕时作，头痛如刺，兼见健忘，失眠，心悸，精神不振，耳鸣耳聋，面唇紫暗，舌暗有瘀斑，脉涩或细涩。

【证治】活血通窍，祛瘀生新。通窍活血汤加减。

(4) 气血亏虚证

【证候】眩晕动则加剧，劳累即发，面色㿠白，神疲乏力，倦怠懒言，唇甲不华，发色不泽，心悸少寐，纳少腹胀，舌淡苔薄白，脉细弱。

【证治】补益气血，调养心脾。归脾汤加减。

(5) 肾精不足证

【证候】眩晕日久不愈，精神萎

麻，腰膝酸软，少寐多梦，健忘，两目干涩，视力减退；或遗精滑泄，耳鸣齿摇；或颧红咽干，五心烦热，舌红少苔，脉细数；或面色㿠白，形寒肢冷，舌淡嫩，苔白，脉弱尺甚。

【证治】滋养肝肾，益精填髓。左归丸加减。

诸风掉眩肝风荡，髓亏血乏痰火伤，眩晕呕恶汗自泄，急标缓本辨证昌，肝阳上亢天麻潜，气血亏虚归脾汤，痰浊中阻夏白术，肾亏左归瘀通窍。

3. 鉴别诊断

（1）眩晕与中风

中风：以猝然昏仆、不省人事，伴有口舌歪斜、半身不遂，或不经昏仆，以口舌歪斜、半身不遂为特征。中风昏仆与眩晕之仆倒相似，且眩晕多为中风先兆，但眩晕患者无半身不遂、昏仆不省人事、口舌歪斜及舌謇等表现。

（2）眩晕与厥证

厥证：以突然昏仆、不省人事、四肢厥冷为特征，发作后一般在短时间内苏醒，醒后无偏瘫、失语、口舌歪斜等后遗症，严重者也可一厥不复而死亡。眩晕发作重者也有欲仆或晕仆仆倒的表现，与厥证相似，但一般无昏迷、不省人事的表现。

（3）眩晕与痫病

痫病：以突然仆倒、昏不知人、口吐涎沫、两目上视、四肢抽搐，或口中如作猪羊叫声、移时苏醒、醒后一如常人为特征。痫病昏仆与眩晕密切，且其发作前多有头晕、乏力、胸闷等先兆，发作日久常有神疲乏力、眩晕时作等症状，故应与眩晕相鉴别。

三、中风

1. 病因病机

病因：内伤积损，劳欲过度，饮食不节，情志所伤。

病机：脏腑阴阳失调，气血逆乱，气血不足或肝肾阴虚是致病之本，风火痰瘀是发病之标，故总结虚（阴虚、气虚）、火（肝火、心火）、风（肝风、外风）、痰（风痰、湿痰）、气（气逆）、血（血瘀）为其病机六端。

2. 辨证论治

（1）急性期

1）中经络

①风痰入络证

【证候】平素头晕头痛，肌肤不仁，突然发生口舌歪斜，舌强语謇，甚则半身不遂，舌质暗淡，舌苔白腻，脉弦滑。

【证治】息风化痰，活血通络。半夏白术天麻汤合桃仁红花煎加减。

②风阳上扰证

【证候】平素常感急燥易怒，头晕头痛，耳鸣目眩，面红目赤，口苦咽干，尿赤，便干，突然发生口舌歪斜，舌强语謇，甚则半身不遂，舌质红苔黄，脉弦。

【证治】清肝泻火，息风潜阳。天麻钩藤饮加减。

③阴虚风动证

【证候】平素头晕耳鸣，双目干涩，腰酸，少眠多梦，突然发生口舌歪斜，言语不利，手指瞤动，甚或半身不遂，舌质红绛或暗红，苔少或无，脉弦细数。

【证治】滋养肝肾，潜阳息风。镇肝熄风汤加减。

2）中脏腑

①闭证

突然昏仆，不省人事，牙关紧闭，口噤不开，两手握固，大小便闭，肢体偏瘫、拘急、抽搐，是闭证的基本特征。由于有痰火和痰浊内闭之不同，故有阳闭、阴闭之分。

A. 阳闭证

【证候】除闭证主要症状外，兼见面红身热，气粗口臭，躁动不安，舌质红，苔黄腻，脉弦滑数有力。

【证治】清肝息风，豁痰开窍。

羚角钩藤汤合安宫牛黄丸加减。

B. 阴闭证（痰浊瘀闭证）

【证候】除闭证主要症状外，兼见面白唇暗，静卧不烦，四肢不温，痰涎壅盛，苔白腻，脉沉滑。

【证治】化痰息风，宣郁开窍。

涤痰汤合苏合香丸加减。

②脱证

【证候】突然昏仆，不省人事，目合口张，鼻鼾息微，手撒肢冷，汗多，大小便自遗，肢体软瘫，舌痿，脉细弱或脉微欲绝。

【证治】回阳救阴，益气固脱。

参附汤合生脉散加味。

（2）恢复期和后遗症期

①风痰瘀阻证

【证候】口舌歪斜，舌强语謇或失语，半身不遂，肢体麻木，苔滑腻，舌暗紫，脉弦滑。

【证治】搜风化痰，行瘀通络。

解语丹加减。

②气虚络瘀证

【证候】肢体偏枯不用，肢软无力，面色萎黄，舌质淡紫或有瘀斑，苔薄白，脉细涩或细弱。

【证治】益气养血，化瘀通络。

补阳还五汤加减。

③肝肾亏虚证

【证候】半身不遂，患肢僵硬，拘挛变形，舌强不语，或偏瘫，肢体肌肉萎缩，舌红脉细，或舌淡红，脉沉细。

【证治】滋养肝肾。左归丸合地黄饮子加减。

中风总括：中风猝起证多端，气血虚火及风痰，肝肾阴虚为根本，真中类中外邪辨。

中经络：络脉空虚风邪袭，风痰半麻合桃仁，阴虚风动风阳扰，镇肝熄风天麻藤。

中脏腑：中脏闭脱必分，突然昏倒不知人，口噤手握二便频，

脱则手撒汗如淋。阳闭羚角钩藤治，安宫牛黄丸灌进，阴闭涤痰苏合香，脱证参麦复阳阴。

后遗症：中风后遗治颇难，针灸推拿并锻炼，偏瘫补阳还五施，肝肾虚左地黄饮，风痰瘀阻解语丹。

3. 鉴别诊断

（1）中风与口僻：口僻俗称吊线风，主要症状是口舌歪斜，口角流涎，言语不清，但常伴外感表证或耳后疼痛，而无半身不遂或神志障碍等表现，不同年龄均可罹患。

（2）中风与厥证：厥证也有突然昏仆、不省人事的表现。一般而言，厥证神昏时间短暂，发作常伴四肢逆冷，移时多可自行苏醒，醒后无半身不遂、口舌歪斜、言语不利表现。

（3）中风与痉证：痉证以四肢抽搐、项背强直，甚至角弓反张为主症，可伴有神昏，需与中风闭证相鉴别。但痉证神昏多出现在抽搐之后，抽搐时间长，而中风患者多在起病时即有神昏，而后可以出现抽搐，且中风抽搐时间短，痉证患者无不半身不遂、口舌歪斜等症状。

（4）中风与痿证：痿证可有肢体瘫痪、活动无力等类似中风表现；中风后半身不遂日久不能恢复者，可见肌肉瘦削、筋脉弛缓，两者应予以区别。但痿证一般起病缓慢，以双下肢瘫痪或四肢瘫痪，或肌肉萎缩，筋脉纵弛为主；而中风肢体瘫痪多起病急骤，且以偏瘫不遂为主。痿证起病时无神昏，中风则常有不同程度的神昏。

（5）中风与痫病：痫病起病急骤，突然昏仆倒地，与中风相似。但痫病为阵发性神志异常的疾病，猝发仆地，常口中作声如猪羊嚎叫，四肢频抽而口吐白沫，中风仆地无声，一般无四肢抽搐及口吐涎沫表现。痫病之神昏短暂，醒后一如常人，可再发；中风患者昏仆倒地，

其神昏症状严重，持续时间长，难以自行苏醒，需及时治疗方可逐渐清醒。中风多伴半身不遂、口舌歪斜等症，亦与痫病不同。

四、癫狂

1. 病因病机

病因：先天因素，七情内伤，饮食不节。

病机：气、痰、火、瘀蒙蔽清窍，脏腑阴阳失调，神机逆乱。

2. 辨证论治

（1）癫证

①痰气郁结证

【证候】精神抑郁，表情淡漠，沉默痴呆，时时太息，言语无序，或喃喃自语，多疑多虑，喜怒无常，秽洁不分，不思饮食，舌红苔腻而白，脉弦滑。

【证治】疏肝解郁，化痰醒神。逍遥散合涤痰汤加减。

②心脾两虚证

【证候】神思恍惚，魂梦颠倒，心悸易惊，善悲欲哭，肢体困乏，饮食锐减，言语无序，舌淡，苔薄白，脉沉细无力。

【证治】健脾益气，解郁安神。养心汤合越鞠丸加减。

（2）狂证

①痰火扰神

【证候】起病先有性情急躁，头痛失眠，两目怒视，面红目赤，突然狂乱无知，骂詈号叫，不避亲疏，逾垣上屋，或毁物伤人，登高而歌，弃衣而走，不食不眠，舌质红绛，苔多黄腻，脉弦滑数。

【证治】镇心涤痰，清肝泻火。生铁落饮加减。

②痰热瘀结证

【证候】癫狂日久不愈，面色晦滞而秽，情绪躁扰不安，多言无序，恼怒不休，甚至登高而歌，弃衣而走，妄见妄闻，妄思离奇，头痛，心悸而烦，舌质紫暗，有瘀斑，少

苔或薄黄苔干，脉弦细或细涩。

【证治】豁痰化瘀，调畅气血。癫狂梦醒汤加减。

③火盛阴伤证

【证候】狂证日久，时作时止，势已较缓，精神疲惫，不寐，烦躁，形瘦，面红，五心烦热，口干便难，舌红无苔或少苔，脉细数。

【证治】滋阴降火，安神定志。二阴煎合琥珀养心丹。

癫狂多发青壮年，精神失常证易辨，肝胆心脾关系繁，气郁痰火阴阳乱。癫疾沉默神痴呆，语无伦次多喜欢，狂证喧扰躁妄骂，多怒不识六亲眷。癫证忧怒久致郁，气滞津聚伤心脾，痰气郁结逍遥涤，心脾两虚养心鞠。狂证痰火盛伤阴，生铁二阴琥珀养，痰热瘀结用癫狂。

五、痫证

1. 病因病机

病因：禀赋异常，情志失调，饮食不节，脑窍损伤。

病机：气机逆乱，元神失控。

2. 辨证论治

（1）发作期

①阳痫

【证候】突然昏仆，不省人事，面色潮红、紫红，继之转为青紫或苍白，口唇青紫，牙关紧闭，两目上视，项背强直，四肢抽搐，口吐涎沫，或喉中痰鸣，或发怪叫，甚则二便自遗，移时苏醒。病发前多有眩晕，头痛而胀，胸闷乏力，喜欠伸等先兆症状；平素多有情绪急躁，心烦失眠，口苦咽干，便秘尿黄，舌红，苔白腻或黄腻，脉弦数或弦滑。

【证治】急以开窍醒神，继以泻热涤痰熄风。黄连解毒汤合定痫丸加减。

②阴痫

【证候】突然昏仆，不省人事，面色晦暗青灰而黄，手足清冷，双

眼半开半合，肢体拘急，或抽搐时作，口吐涎沫，一般口不啼叫，或声音微小，醒后周身疲乏，或如常人，或仅表现为一过性呆木无知，不闻不见，不动不语，数秒至数分钟即可恢复，恢复后对上述症状全然不知，多则一日数次或十数次发作。平素神疲乏力，恶心泛呕，胸闷咳痰，纳差便溏。舌质淡，苔白腻，脉多沉细或沉迟。

【证治】急以开窍醒神，继以温化痰涎，顺气定痫。五生饮、二陈汤加减。

（2）休止期

①肝火痰热证

【证候】平时急躁易怒，面红目赤，心烦失眠，咳痰不爽，口苦咽干，便秘溲黄；发作时昏仆抽搐，吐涎，或有吼叫。舌质红，苔黄腻，脉弦滑而数。

【证治】清肝泻火，化痰宁心。龙胆泻肝汤合涤痰汤加减。

②脾虚痰盛证

【证候】平素神疲乏力，少气懒言，胸脘痞闷，纳差便溏；发作时面色晦滞或㿠白，四肢不温，蜷卧拘急，呕吐涎沫，叫声低怯。舌质淡，苔白腻，脉濡滑或弦细滑。

【证治】健脾化痰。六君子汤。

③肝肾阴虚证

【证候】痫证频发，神思恍惚，面色晦暗，头晕目眩，伴耳鸣不聪，耳轮焦枯不泽，健忘失眠，腰膝酸软，大便干燥，舌质红，苔薄白或薄黄少津，脉沉细数。

【证治】滋养肝肾，填精益髓。大补元煎。

④瘀阻脑络证

【证候】平素头晕头痛，痛有定处，常伴单侧肢体抽搐，或一侧面部抽动，颜面口唇青紫，舌质暗红或有瘀斑，苔薄白，脉涩或弦。多继发于中风、颅脑外伤、产伤、颅内感染性疾患后。

【证治】活血化瘀，息风通络。通窍活血汤。

六、痴呆

1. 病因病机

病因：禀赋不足，后天失养，年老肾虚，情志所伤，久病耗损。

病机：髓减脑消，神机失用。

2. 辨证论治

（1）髓海不足证

【证候】忘失前后，兴趣缺失，起居皆懵，动作笨拙，甚则振掉，行走缓慢，齿枯发焦，脑转耳鸣，目无所见，舌体瘦，舌色淡，脉沉细。

【证治】滋补肝肾，填精补髓。七福饮加减。

（2）脾肾两虚证

【证候】迷蒙善忘，兴趣缺失，反应迟钝，易惊善恐，食少纳呆，或呃逆不食，口涎外溢，四肢不温，小便混浊，或尿频数，或二便失禁，舌质淡，舌体胖大，有齿痕，苔白或腻，脉沉细弱，两尺尤甚。

【证治】温补脾肾，养元安神。还少丹加减。

（3）气血不足证

【证候】善忘茫然，找词困难，不识人物，言语颠倒，多梦易惊。少言寡语，倦怠少动，面唇无华，爪甲苍白，纳呆食少，大便溏薄，舌质淡，苔白，脉细弱。

【证治】益气健脾，养血安神。归脾汤。

（4）痰浊蒙窍证

【证候】多忘不慧，表情呆滞，迷路误事，不言不语，忽嗔忽笑，洁秽不分，亲疏不辨，口吐痰涎，纳呆呕恶，体肥懒动，苔黏腻痰浊，脉弦而滑。

【证治】化痰开窍，健脾醒神。洗心汤。

（5）瘀阻脑络证

【证候】喜忘，神呆不慧或不

语，反应迟钝，动作笨拙，或妄思离奇，头痛难愈，面色晦暗，常伴半身不遂，口眼㖞斜，肢体麻木，言语不利，舌质紫瘀斑，脉细弦或沉迟。

【证治】活血化瘀，通窍醒神。通窍活血汤。

（6）心肝火旺证

【证候】急躁易怒，烦躁不安，妄闻妄见，妄思妄行，或举止异常，噩梦纷纭，或梦幻游离，或梦寐喊叫，头晕目眩，灰赤便干，舌质红或绛，苔黄或黄腻，脉弦滑或弦数。

【证治】清心平肝，安神定志。天麻钩藤饮。

（7）热毒内盛证

【证候】无欲无语，迷蒙昏睡，不识人物，神呆遗尿，或二便失禁，身体蜷缩不动，或躁扰不宁，甚则狂越，或谵语妄言，肢体僵硬，或颤动，或痫痉，舌质红绛，苔少，或苔黏腻，或腐秽厚积，脉数。

【证治】清热解毒，通络达邪。黄连解毒汤。

第四单元　脾胃病证

一、胃痛

1. 病因病机

病因：外邪侵袭，饮食伤胃，情志失调，久病体虚。

病机：胃气郁滞，胃失和降，不通则痛。

2. 辨证论治

（1）寒邪客胃证

【证候】胃痛暴作，恶寒喜暖，得温痛减，遇寒加重，口淡不渴，或喜热饮，舌淡苔薄白，脉弦紧。

【证治】温胃散寒，行气止痛。香苏散合良附丸加减。

（2）饮食伤胃证

【证候】胃脘疼痛，胀满拒按，

嗳腐吞酸，或呕吐不消化食物，气味腐臭，吐后痛减，不思饮食，大便不爽，得矢气及便后稍舒，舌苔厚腻，脉滑。

【证治】消食导滞，和胃止痛。保和丸加减。

（3）肝气犯胃证

【证候】胃脘胀痛，痛连两胁，遇烦恼则痛作或痛甚，嗳气、矢气则痛舒，胸闷嗳气，喜长叹息，大便不畅，舌苔薄白，脉弦。

【证治】疏肝解郁，和胃止痛。柴胡疏肝散加减。

（4）肝胃郁热证

【证候】胃脘灼痛，烦躁易怒，烦热不安，胁胀不舒，泛酸嘈杂，口干口苦，舌质红，苔黄，脉弦或数。

【证治】疏肝泄热，和胃止痛。化肝煎加减。

（5）湿热中阻证

【证候】胃脘疼痛，痛势急迫，脘闷灼热，口干口苦，口渴而不欲饮，纳呆恶心，小便色黄，大便不畅，舌红，苔黄腻，脉滑数。

【证治】清热化湿，理气和胃。清中汤加减。

（6）瘀血停滞证

【证候】胃脘疼痛，如针刺，痛有定处，按之痛甚，痛时持久，食后加剧，入夜尤甚，或见吐血黑便，舌质紫暗或有瘀斑，脉涩。

【证治】化瘀通络，理气和胃。失笑散合丹参饮加减。

（7）胃阴不足证

【证候】胃脘隐隐灼痛，似饥而不欲食，口燥咽干，五心烦热，消瘦乏力，口渴思饮，大便干结，舌红少津，脉细数。

【证治】养阴益胃，和中止痛。益胃汤加减。

（8）脾胃虚寒证

【证候】胃痛隐隐，绵绵不休，喜温喜按，空腹痛甚，得食则缓，劳累或受凉后发作或加重，泛吐清水，神疲纳呆，四肢倦怠，手足不温，大便溏薄，舌淡苔白，脉虚弱或迟缓。

【证治】温中健脾，和胃止痛。黄芪建中汤加减。

胃痛良附合香苏，柴胡主疏气滞型，肝郁热化ын煎，消食积停，失笑丹参活瘀血，湿热中阻清中汤，胃阴不足益胃汤，黄芪建中温脾胃，通则不痛含义精。

3. 鉴别诊断

（1）胃痛与真心痛

真心痛：左胸膺部疼痛程度剧烈，疼痛时间短，多为发作性，疼痛性质为刺痛、绞痛，兼有胸闷汗出、心悸气短，病情危急，预后较差。

胃痛：心下胃脘部疼痛，疼痛程度较轻，疼痛时间长，多呈持续性，疼痛性质为隐痛、胀痛，多伴胃肠道症状，病情多缓，预后较好。

（2）胃痛（肝气犯胃）与胁痛

胁痛：以胁肋部疼痛为主症，可伴发热恶寒，或面目肌肤发黄，或胸闷善太息，少有嘈杂泛酸、嗳气吐痰。

胃痛（肝气犯胃）：可攻痛连胁，但以胃脘部疼痛为主症。

（3）胃痛与腹痛

腹痛：以胃脘以下、耻骨毛际以上部位疼痛为主症。

胃痛：以胃脘近心窝处疼痛为主症。

相同点：胃痛可以影响及腹，腹痛也可牵连及胃。

二、胃痞

1. 病因病机

病因：内伤饮食，情志失调，体虚久病，药毒误治。

病机：中焦气机不利，脾胃升降失职。

2. 辨证论治

（1）饮食内停证

【证候】脘腹痞闷而胀，进食尤甚，拒按，嗳腐吞酸，恶食呕吐，或大便不调，矢气频作，味臭如败卵，舌苔厚腻，脉滑。

【证治】消食和胃，行气消痞。保和丸加减。

（2）痰湿中阻证

【证候】脘腹痞塞不舒，胸膈满闷，头晕目眩，身重困倦，呕恶纳呆，口淡不渴，小便不利，舌苔白厚腻，脉沉滑。

【证治】除湿化痰，理气和中。二陈平胃汤加减。

（3）湿热阻胃证

【证候】脘腹痞闷，或嘈杂不舒，恶心呕吐，口干不欲饮，口苦，纳少，舌红苔黄腻，脉滑数。

【证治】清热化湿，和胃消痞。连朴饮加减。

（4）肝胃不和证

【证候】脘腹痞闷，胸胁胀满，心烦易怒，善太息，呕恶嗳气，或吐苦水，大便不爽，舌质淡红，苔薄白，脉弦。

【证治】疏肝解郁，和胃消痞。越鞠丸合枳术丸加减。

（5）脾胃虚弱证

【证候】脘腹满闷，时轻时重，喜温喜按，纳呆便溏，神疲乏力，少气懒言，语声低微，舌质淡，苔薄白，脉细弱。

【证治】补气健脾，升清降浊。补中益气汤加减。

（6）胃阴不足证

【证候】脘腹痞闷，嘈杂，饥不欲食，恶心嗳气，口燥咽干，大便秘结，舌红少苔，脉细数。

【证治】养阴益胃，调中消痞。益胃汤加减。

胃痞辨证分虚实，中焦气机失升降。实则肝脾痰食热，虚多脾胃胃气不足。肝胃越鞠加枳术，痰用二陈食保和，湿热中阻连朴饮。虚中再辨脾与胃，脾胃虚弱应补中，胃阴不足需益胃。

3. 鉴别诊断

（1）胃痞与鼓胀

相同点：均自觉腹部胀满。

胃痞：发于胃脘，自觉满闷不舒，外无胀形，按之柔软。

鼓胀：发于大腹，皮肤苍黄，青筋暴露，腹大如鼓，按之绷紧。

（2）胃痞与结胸

相同点：病位皆在胃脘部。

胃痞：心下胃脘满而不痛，触之无形。

结胸：心下至小腹硬满而痛，拒按。

三、呕吐

1. 病因病机

病因：外邪犯胃，胃失和降；饮食不节，伤胃滞脾；情志失调，肝气犯胃；体虚病劳，胃虚失和。

病机：胃失和降，胃气上逆。

2. 辨证论治

（1）外邪犯胃证

【证候】突然呕吐，胸脘满闷，发热恶寒，头身疼痛，舌苔白腻，脉濡缓。

【证治】疏邪解表，化浊和中。藿香正气散加减。

（2）食滞内停证

【证候】呕吐酸腐，脘腹胀满，嗳气厌食，大便或溏或结，舌苔厚腻，脉滑实。

【证治】消食化滞，和胃降逆。保和丸加减。

（3）痰饮中阻证

【证候】呕吐清水痰涎，脘闷不食，头眩心悸，舌苔白腻，脉滑。

【证治】温中化饮，和胃降逆。小半夏汤合苓桂术甘汤加减。

（4）肝气犯胃证

【证候】呕吐吞酸，嗳气频繁，胸胁胀痛，舌质淡红，苔薄腻，脉弦。

【证治】疏肝理气，和胃降逆。半夏厚朴汤合左金丸加减。

（5）脾胃虚寒证

【证候】饮食稍多即吐，时作时止，面色㿠白，倦怠乏力，喜暖恶寒，四肢不温，大便溏薄，舌质淡，脉濡弱。

【证治】温中健脾，和胃降逆。理中汤加减。

（6）胃阴不足证

【证候】呕吐反复发作，或时作干呕，恶心，似饥而不欲食，口燥咽干，舌红少津，脉细数。

【证治】滋养胃阴，降逆止呕。麦门冬汤加减。

胃失和降气上逆，虚实详辨定缓急，食伤外邪犯胃脐，保和丸施香正气。痰饮半夏合苓桂，疏肝夏朴左金一，理中脾胃虚寒型，麦门塞为胃阴虚。

3. 鉴别诊断

（1）呕吐与反胃

相同点：均属于胃部病变，病机都是胃失和降，气逆于上，都有呕吐的表现。

不同点：在病机上，反胃的病机是脾胃虚寒，胃中无火，难以腐熟水谷；呕吐的病机是外感、饮食、情志等致胃气上逆。在症状上，反胃的症状是朝食暮吐，暮食朝吐，吐出宿谷不化，吐后舒适；呕吐的症状是有声有物之呕吐，吐出当餐、当日之食物，吐无定时。

（2）噎膈与呕吐

相同点：皆有呕吐的症状。

不同点：噎膈进食梗阻不畅，或食不得入，或食入即吐，病位在食道，病程长，病情重，预后差。呕吐则进食顺畅，吐无定时，病位在胃，病程短，病情轻，预后良好。

四、噎膈

1. 病因病机

病因: 情志失调; 饮食不节; 年老体弱。

病机: 气、痰、瘀交结, 阻隔于食道、贲门而引起食道、贲门拘急、狭窄。

2. 辨证论治

(1) 痰气交阻证

【证候】吞咽梗阻, 胸膈痞满, 甚则疼痛, 情志舒畅时稍可减轻, 情志抑郁时则加重, 嗳气呃逆, 呕吐痰涎, 口干咽燥, 大便艰涩, 舌质红, 苔薄腻, 脉弦滑。

【证治】开郁化痰, 润燥降气。启膈散加减。

(2) 瘀血内结证

【证候】饮食难下, 或虽下而复吐出, 甚或呕出物如赤豆汁, 胸膈疼痛, 固着不移, 肌肤枯燥, 形体消瘦, 舌质紫暗, 脉细涩。

【证治】破血行瘀, 滋阴养血。通幽汤加减。

(3) 津亏热结证

【证候】食入格拒不下, 入而复出, 甚则水饮难进, 心烦口干, 胃脘灼热, 大便干结如羊屎, 形体消瘦, 皮肤干枯, 小便短赤, 舌质光红, 干裂少津, 脉细数。

【证治】滋阴清热, 润燥生津。沙参麦冬汤加减。

(4) 气虚阳微证

【证候】水饮不下, 泛吐多量黏液白沫, 面浮足肿, 面色㿠白, 形寒气短, 精神疲惫, 腹胀, 舌质淡, 苔白, 脉细弱。

【证治】温补脾肾。温脾: 补气运脾汤加减。

噎即噎塞膈为拒, 酒食所伤忧思郁, 标本虚实当首察, 启膈润燥利痰交。沙参津亏得良剂, 通幽瘀血最相宜, 气虚阳微实难治, 补气运脾延生机。

3. 鉴别诊断

(1) 噎膈与反胃

相同点: 皆有食入即吐。

噎膈: 多属阴虚。主要表现为吞咽困难, 阻塞不下。

反胃: 多属阳虚。主要表现为食尚能入, 但经久复出。

(2) 噎膈与梅核气

相同点: 均见咽中梗塞。

噎膈: 有形之物阻塞食道, 吞咽困难。

梅核气: 无形之气阻塞咽喉, 无吞咽困难或饮食不下。

五、呃逆

1. 病因病机

病因: 寒邪犯胃, 饮食不当, 情志不遂, 病后体虚。

病机: 胃失和降, 膈间气机不利, 气逆动膈。

2. 辨证论治

(1) 胃寒气逆证

【证候】呃声沉缓有力, 胸膈及胃脘不舒, 得热则减, 遇寒更甚, 进食减少, 喜食热饮, 口淡不渴, 舌苔白润, 脉迟缓。

【证治】温中散寒, 降逆止呃。丁香散加减。

(2) 胃火上逆证

【证候】呃声洪亮有力, 冲逆而出, 口臭烦渴, 多喜冷饮, 脘腹满闷, 大便秘结, 小便短赤, 舌质红, 苔黄燥, 脉滑数。

【证治】清胃泄热, 降逆止呃。竹叶石膏汤加减。

(3) 气机郁滞证

【证候】呃逆连声, 常因情志不畅而诱发或加重, 胸胁满闷, 脘腹胀满, 嗳气纳减, 肠鸣矢气, 苔薄白, 脉弦。

【证治】顺气解郁, 和胃降逆。五磨饮子加减。

(4) 脾胃阳虚证

【证候】呃声低长无力, 气不得

续，泛吐清水，脘腹不舒，喜温喜按，面色㿠白，手足不温，食少乏力，大便溏薄，舌质淡，苔薄白，脉细弱。

【证治】温补脾胃，降逆止呃。理中丸加减。

（5）胃阴不足证

【证候】呃声短促而不得续，口干咽燥，烦躁不安，不思饮食，或食后饱胀，大便干结，舌质红，苔少而干，脉细数。

【证治】养胃生津，降逆止呃。益胃汤加减。

胃气上逆呃呃不已，食乖正亏志不和，实证胃寒或火逆，丁香竹叶石膏汤。若属气机郁滞型，五磨顺气勿蹉跎，更有阳虚理中施，阴虚益胃功效卓。

3. 鉴别诊断

（1）呃逆与干呕

相同点：同属胃气上逆的表现。

干呕：属于有声无物之呕吐，乃胃气上逆，冲咽而出，发出呕吐之声。

呃逆：气从膈间上逆，气冲喉间，呃呃连声，声短而频，不能自制。

（2）呃逆与嗳气

共同点：均为胃气上逆。

嗳气：胃气阻郁，气逆于上，冲咽而出，发出沉缓的嗳气声，常伴酸腐气味，食后多发，故张景岳称之为"饱食之意"。

呃逆：喉间气逆而发出之呃呃连声，有膈间不利因素。

六、腹痛

1. 病因病机

病因：外感时邪，饮食不节，情志失调，禀赋不足，劳倦内伤，跌仆损伤，腹部手术。

病机：脏腑气机阻滞，气血运行不畅，经脉痹阻，不通则痛，或脏腑经脉失养，不荣则痛。

2. 辨证论治

（1）寒邪内阻证

【证候】腹痛拘急，遇寒痛甚，得温痛减，口淡不渴，形寒肢冷，小便清长，大便清稀或秘结，舌质淡，苔白腻，脉沉紧。

【证治】温中散寒，理气止痛。良附丸合正气天香散加减。

（2）湿热壅滞证

【证候】腹痛拒按，烦渴引饮，大便秘结，或溏垢不爽，潮热汗出，小便短黄，舌质红，苔黄燥或黄腻，脉滑数。

【证治】泄热通腑，行气导滞。大承气汤加减。

（3）饮食积滞证

【证候】脘腹胀满，疼痛拒按，嗳腐吞酸，厌食呕恶，痛而欲泻，泻后痛减，或大便秘结，舌苔厚腻，脉滑。

【证治】消食导滞，理气止痛。枳实导滞丸加减。

（4）肝郁气滞证

【证候】腹痛胀闷，痛无定处，痛引少腹，或兼痛窜两胁，时作时止，得嗳气或矢气则舒，遇忧思恼怒则剧，舌淡红，苔薄白，脉弦。

【证治】疏肝解郁，理气止痛。柴胡疏肝散加减。

（5）瘀血内停证

【证候】腹痛较剧，痛如针刺，痛处固定，经久不愈，舌质紫暗，脉细涩。

【证治】活血化瘀，和络止痛。少腹逐瘀汤加减。

（6）中虚脏寒证

【证候】腹痛绵绵，时作时止，喜温喜按，形寒肢冷，神疲乏力，气短懒言，胃纳不佳，面色无华，大便溏薄，舌质淡，苔薄白，脉沉细。

【证治】温中补虚，缓急止痛。小建中汤加减。

腹痛脏腑气血分，寒热虚实审

病因，寒则良附与正气，热承气，食导滞，肝郁气滞用柴胡，瘀血少腹逐瘀建中。

3. 鉴别诊断

（1）腹痛与胃痛

相同点：胃处于腹中，与肠相连，腹痛常伴有胃痛的症状，胃痛常伴有腹痛的症状。

胃痛：痛在胃脘部位，常伴恶心、嗳气等胃病症状。

腹痛：痛在胃脘以下，常兼便秘、腹泻或尿频、尿急等症状。

（2）腹痛与其他内科疾病中的腹痛症状

相同点：许多内科疾病常见腹痛的表现，此时腹痛为该病的症状。

痢疾：兼里急后重，痢下赤白脓血。

积聚：腹中包块，或痛或胀。

霍乱：兼吐泻交作。

鼓胀：腹部胀大如鼓。

（3）内科腹痛与外科、妇科腹痛

内科腹痛：先发热后腹痛，疼痛不著，痛无定处，腹软，压痛不明显。

外科腹痛：先腹痛后发热，痛剧，痛有定处，腹肌紧张，反跳痛。

妇科腹痛：可发热或不发热，多痛有定处，痛在小腹，腹肌紧张，反跳痛。

七、泄泻

1. 病因病机

病因：感受外邪，饮食所伤，情志失调，体虚久病。

病机：脾虚湿盛，肠道传导失司。

2. 辨证论治

（1）寒湿内盛证

【证候】泄泻清稀，甚则如水样，脘闷食少，腹痛肠鸣，或兼外感风寒，恶寒发热，头痛，肢体酸痛，舌苔白或白腻，脉濡缓。

【证治】芳香化湿，解表散寒。

藿香正气散加减。

（2）湿热伤中证

【证候】泄泻腹痛，泻下急迫，或泻而不爽，粪色黄褐，气味臭秽，肛门灼热，烦热口渴，小便短黄，舌质红，苔黄腻，脉滑数或濡数。

【证治】清热利湿，分利止泻。

葛根芩连汤加减。

（3）食滞肠胃证

【证候】腹痛肠鸣，泻下粪便臭如败卵，泻后痛减，脘腹胀满，嗳腐酸臭，不思饮食，舌苔垢浊或厚腻，脉滑。

【证治】消食导滞，和中止泻。

保和丸加减。

（4）脾胃虚弱证

【证候】大便时溏时泻，迁延反复，食少，食后脘闷不舒，稍进油腻食物则大便次数增加，面色萎黄，神疲倦怠，舌质淡，苔白，脉细弱。

【证治】健脾益气，化湿止泻。

参苓白术散加减。

（5）肾阳虚衰证

【证候】黎明前脐腹作痛，肠鸣即泻，完谷不化，腹部喜暖，泻后则安，形寒肢冷，腰膝酸软，舌淡苔白，脉沉细。

【证治】温补脾肾，固涩止泻。

四神丸加减。

（6）肝气乘脾证

【证候】泄泻肠鸣，泻后痛减，腹痛攻窜，矢气频作，伴有胸胁胀闷，嗳气食少，每因抑郁恼怒或情绪紧张而发，舌淡红，脉弦。

【证治】抑肝扶脾。痛泻要方加减。

泄泻便稀更衣烦，湿胜脾虚最关键，藿香正气除寒湿，湿热葛根汤芩连。痛泻要方肝乘脾，保和食滞肠胃间，参苓白术脾胃弱，四泻在黎明前。

3. 鉴别诊断

（1）泄泻与痢疾

相同点：两者均为大便次数增

多、粪质稀薄的病证，均有腹痛。

泄泻：大便次数增多，粪质稀薄，病机为脾虚湿盛。

痢疾：痢下赤白脓血，或纯下鲜血，或纯为白冻，伴肠鸣、里急后重；病机为时邪疫毒结于肠腑，脂膜血络受损，大肠传导失司。

（2）泄泻与霍乱

相同点：均有大便稀溏，便次增多。

霍乱：来势急骤，变化迅速，病情凶险，起病时先突然腹痛，继则吐泻交作，所吐之物均为未消化之食物，或伴恶寒发热，部分患者吐泻之后，津液耗伤，迅速消瘦，或发生转筋，腹中绞痛；若吐泻剧烈，可致面色苍白，目眶凹陷，汗出肢冷等津竭阳衰之危象。

泄泻：大便稀溏，次数增多，无剧烈呕吐，传变较少，预后良好。

八、痢疾

1. 病因病机

病因：外感时邪疫毒，饮食不节，脾胃虚弱。

病机：邪客肠腑，气血壅滞，肠道传导失司，脂络血络受伤，腐败化为脓血而成痢。

2. 辨证论治

（1）湿热痢

【证候】腹部疼痛，里急后重，痢下赤白脓血，色鲜如胶冻，腥臭，肛门灼热，小便短赤，舌苔黄腻，脉滑数。

【证治】清肠化湿，调气和血。芍药汤加减。

（2）疫毒痢

【证候】起病急骤，痢下鲜紫脓血，腹痛剧烈，后重感特著，壮热口渴，头痛烦躁，恶心呕吐，甚者神昏惊厥，舌质红绛，舌苔黄燥，脉滑数或脉微欲绝。

【证治】清热解毒，凉血止痢。

白头翁汤合芍药汤加减。

（3）寒湿痢

【证候】腹痛拘急，痢下赤白黏冻，白多赤少，或为纯白冻，里急后重，口淡乏味，脘腹痞满，头身困重，舌质或淡，舌苔白腻，脉濡缓。

【证治】温中燥湿，调气和血。不换金正气散加减。

（4）阴虚痢

【证候】痢下赤白，日久不愈，脓血黏稠，或下鲜血，脐下灼痛，虚坐努责，食少，心烦口干，至夜转剧，舌红绛少津，苔少或花剥，脉细数。

【证治】养阴和营，清肠化湿。黄连阿胶汤合驻车丸加减。

（5）虚寒痢

【证候】痢下赤白清稀，无腥臭，或为白冻，甚则滑脱不禁，肛门坠胀，便后更甚，腹部隐痛，缠绵不已，喜按喜温，形寒畏冷，四肢不温，食少神疲，腰膝酸软，舌淡苔薄白，脉沉细而弱。

【证治】温补脾肾，收涩固脱。桃花汤合真人养脏汤。

（6）休息痢

【证候】下痢时发时止，迁延不愈，常因饮食不当、受凉、劳累而发，发时大便次数增多，夹有赤白黏冻，腹胀食少，倦怠嗜卧，舌质淡，苔腻，脉濡软或虚数。

【证治】温中清肠，调气化滞。连理汤加减。

痢下赤白并腹痛，里急后重夏秋生，湿热疫毒内伤食，损伤脾胃肠辟成，疫毒白头合芍药，湿热芍药定权衡，寒湿不换金正气，阴虚驻车与黄胶，真人桃花虚寒痢，连理休息痢收功。

九、便秘

1. 病因病机

病因：饮食不节，情志失调，

感受外邪，体虚年高。

病机：大肠传导功能失常。

2. 辨证论治

（1）热秘

【证候】大便干结，腹胀腹痛，口干口臭，面红心烦，或有身热，小便短赤，舌红，苔黄燥，脉滑数。

【证治】泻热导滞，润肠通便。麻子仁丸加减。

（2）气秘

【证候】大便干结，或不甚干结，欲便不得出，或便而不爽，肠鸣矢气，腹中胀痛，嗳气频作，纳食减少，胸胁痞满，舌苔薄腻，脉弦。

【证治】顺气导滞，降逆通便。六磨汤加减。

（3）冷秘

【证候】大便艰涩，腹痛拘急，胀满拒按，胁下偏痛，手足不温，呃逆呕吐，舌苔白腻，脉弦紧。

【证治】温里散寒，通便止痛。大黄附子汤加减。

（4）气虚秘

【证候】大便并不干硬，虽有便意，但排便困难，用力努挣则汗出短气，便后乏力，面白神疲，肢倦懒言，舌淡苔白，脉弱。

【证治】补脾益肺，润肠通便。黄芪汤加减。

（5）血虚秘

【证候】大便干结，面色无华，皮肤干燥，头晕目眩，心悸气短，健忘少寐，口唇色淡，舌淡苔少，脉细。

【证治】养血滋阴，润燥通便。润肠丸加减。

（6）阴虚秘

【证候】大便干结，如羊屎状，形体消瘦，头晕耳鸣，两颧红赤，心烦少眠，潮热盗汗，腰膝酸软，舌红少苔，脉细数。

【证治】滋阴增液，润肠通便。增液汤加减。

（7）阳虚秘

【证候】大便干或不干，排出困难，小便清长，面色㿠白，四肢不温，腹中冷痛，或腰膝酸冷，舌淡苔白，脉沉迟。

【证治】补肾温阳，润肠通便。济川煎加减。

便秘脾肾关系密，胃肠传导论病机，不通艰涩便时长，治分热冷与气虚。热结麻丸冷大附，气结六磨能解气，黄芪汤擅气不运，尊生润肠治血虚，阴虚增液阳济川。

第五单元　肝胆病证

一、胁痛

1. 病因病机

病因：情志不遂，饮食不节，跌仆损伤，外邪内侵，劳欲久病。

病机：肝络失和。病理变化可归结为"不通则痛"和"不荣则痛"。

2. 辨证论治

（1）肝郁气滞证

【证候】胁肋胀痛，走窜不定，甚则引及胸背肩臂，疼痛每因情志变化而增减，胸闷腹胀，嗳气频作，得嗳气则胀痛稍舒，纳少口苦，舌苔薄白，脉弦。

【证治】疏肝理气。柴胡疏肝散加减。

（2）肝胆湿热证

【证候】胁肋胀痛或灼热疼痛，痛有定处，触痛明显。口苦口黏，胸闷纳呆，恶心呕吐，小便黄赤，大便不爽，或兼有身热恶寒，身目发黄，舌红苔黄腻，脉弦滑数。

【证治】清热利湿。龙胆泻肝汤加减。

（3）瘀血阻络证

【证候】胁肋刺痛，痛有定处，痛处拒按，入夜痛甚，胁肋下或见癥块，舌质紫暗，脉象沉涩。

【证治】祛瘀通络。血府逐瘀汤或复元活血汤加减。

（4）肝络失养证

【证候】胁肋隐痛，悠悠不休，遇劳加重，口干咽燥，心中烦热，头晕目眩，舌红少苔，脉细弦而数。

【证治】养阴柔肝。一贯煎加减。

胁痛病源主肝胆，实多虚少气血辨，滞瘀湿热肝阴虚，以通为主虚滋肝。气郁当疏柴胡散，瘀血逐瘀汤复元，肝胆湿热龙胆妙，养阴柔肝一贯煎。

3. 鉴别诊断

胁痛与悬饮：悬饮亦可见胁肋疼痛，但其表现为饮留胁下，胸胁胀痛，持续不已，伴见咳嗽、咳痰，咳嗽、呼吸时疼痛加重，常喜向病侧睡卧，患侧肋间饱满，叩诊呈浊音，或兼见发热，一般不难鉴别。

二、黄疸

1. 病因病机

病因：感受外邪，饮食所伤，脾胃虚寒，病后续发，其他。

病机：湿邪壅滞中焦，脾胃失健，肝气郁滞，疏泄不利，致胆汁输泄失常，胆液不循常道，外溢肌肤，下注膀胱，而发为目黄、肤黄、小便黄之病证。黄疸的病机关键是湿邪。

2. 辨证论治

（1）阳黄

①热重于湿证

【证候】身目俱黄，黄色鲜明，发热口渴，或见心中懊侬，腹部胀闷，口干而苦，恶心呕吐，小便短少黄赤，大便秘结，舌苔黄腻，脉象弦数。

【证治】清热利湿，凉血泄热。茵陈蒿汤加减。

②湿重于热证

【证候】身目俱黄，黄色不及前者鲜明，头重身困，脘闷痞满，食

欲减退，恶心呕吐，腹胀或大便溏垢，舌苔厚腻微黄，脉象濡数或濡缓。

【证治】化湿利小便，佐以清热。茵陈五苓散合甘露消毒丹加减。

③胆腑郁热证

【证候】身目发黄，黄色鲜明，上腹、右胁肋胀闷疼痛，牵引肩背，身热不退，或寒热往来，口苦咽干，呕吐呃逆，尿黄赤，大便秘，舌红苔黄，脉弦滑数。

【证治】疏肝泄热，利胆退黄。大柴胡汤加减。

④疫毒炽盛证（急黄）

【证候】发病急骤，黄疸迅速加深，其色如金，皮肤瘙痒，高热口渴，胁痛腹满，神昏谵语，烦躁抽搐，或见衄血、便血，或肌肤瘀斑，舌质红绛，苔黄而燥，脉弦滑或数。

【证治】清热解毒，凉血开窍。犀角地黄汤。

（2）阴黄

①寒湿阻遏证

【证候】身目俱黄，黄色晦暗，或如烟熏，脘腹痞胀，纳谷减少，大便不实，神疲畏寒，口淡不渴，舌淡苔腻，脉濡缓或沉迟。

【证治】温中化湿，健脾和胃。茵陈术附汤加减。

②脾虚湿滞证

【证候】面目及肌肤淡黄，甚则晦暗不泽，肢软乏力，心悸气短，大便溏薄，舌质淡苔薄，脉濡细。

【证治】健脾和血，利湿退黄。黄芪建中汤加减。

（3）黄疸消退后的调治

①湿热留恋证

【证候】黄疸消退后，脘腹腹胀，胁肋隐痛，饮食减少，口中干苦，小便黄赤，苔腻，脉濡数。

【证治】清热利湿。茵陈四苓散加减。

②肝脾不调证

【证候】黄疸消退后，脘腹痞

闷，肢倦乏力，胁肋隐痛不适，饮食欠香，大便不调，舌苔薄白，脉来细弦。

【证治】调和肝脾，理气助运。柴胡疏肝散或归芍六君子汤加减。

③气滞血瘀证

【证候】黄疸消退后，胁下结块，隐痛、刺痛不适，胸胁胀闷，面颈部见赤丝红纹，舌有紫斑或紫点，脉涩。

【证治】疏肝理气，活血化瘀。逍遥散合鳖甲煎丸。

黄疸病由湿邪生，色分暗滞与鲜明，阳黄热重茵陈施，湿多甘露配五苓。胆腑郁热大柴胡，急黄毒盛犀角解，阴黄术附寒湿凝，脾虚湿滞黄建中，尚有木郁瘀血积，逍遥鳖甲随证定，湿热留恋茵陈四。

3. 鉴别诊断

(1) 黄疸与萎黄：黄疸发病与感受外邪、饮食劳倦或病后有关；其病机为湿滞脾胃，肝胆失疏，胆汁外溢；主症为身黄、目黄、小便黄。萎黄病因与饥饱劳倦、食滞虫积或病后失血有关；其病机为脾胃虚弱，气血不足，肌肤失养；主症为肌肤萎黄不泽、目睛及小便不黄，常伴头昏倦怠、心悸少寐、纳少便溏等症状。

(2) 阳黄与阴黄：临床应根据黄疸的色泽，并结合症状、病史予以鉴别。阳黄色鲜明，发病急，病程短，常伴身热、口干苦、舌苔黄腻、脉弦数。急黄为阳黄之重症，病情急骤，色黄如金，兼见神昏、发斑、出血等危象。阴黄色晦暗，病程长，病缓缓起病，常伴纳少乏力、舌淡、脉沉迟或细缓。

三、积证

1. 病因病机

病因：情志失调、饮食所伤、感受外邪、他病续发、正气亏虚所致。

病机：气机阻滞，瘀血内结。

2. 辨证论治

(1) 气滞血瘀证

【证候】腹部积块质软不坚，固定不移，胁肋疼痛，脘腹痞满，舌暗苔薄白，脉弦。

【证治】理气活血，通络消积。大七气汤加减。

(2) 瘀血内结证

【证候】腹部积块明显，质地较硬，固定不移，隐痛或刺痛，时有寒热，面色晦暗黧黑，面颈胸臂或有血痣赤缕，女子可见月事不下，舌质紫或有瘀斑、瘀点，脉细涩。

【证治】祛瘀软坚。膈下逐瘀汤加减。

(3) 正虚瘀结证

【证候】久病体弱，积块坚硬，隐痛或剧痛，饮食大减，肌肉瘦削，神倦乏力，面色萎黄或黧黑，甚则面肢浮肿，或呕血、便血、衄血；舌质淡紫，或光剥无苔，脉细数或弦细。

【证治】补益气血，活血化瘀。八珍汤合化积丸加减。

四、聚证

1. 病因病机

病因：情志失调，食滞痰阻。

病机：气机逆乱。

2. 辨证论治

(1) 肝郁气滞证

【证候】腹中气聚，时聚时散，攻窜胀痛，脘胀胀闷不适，常随情绪变化而起伏，苔薄，脉弦。

【证治】疏肝解郁，行气散结，逍遥散加味。

(2) 食滞痰阻证

【证候】腹胀或痛，腹部时有条索状物聚起，按之胀痛更甚，便秘，纳呆，苔腻，脉弦滑。

【证治】理气化痰，导滞通便。六磨汤加减。

3. 鉴别诊断

（1）积聚与痞满：痞满是指脘腹部痞塞胀满，系自觉症状，而无块状物可扪及。积聚则是腹内结块，或痛或胀，不仅有自觉症状，而且有结块可扪及。

积聚与瘕聚：癥就是积。癥积指腹内结块有形，固定不移，痛有定处，病属血分，多为脏病，形成的时间较长，病情一般较重。瘕即是聚。瘕聚是指腹内结块聚散无常，痛无定处，病在气分，多为腑病，病史较短，病情一般较轻。

五、鼓胀

1. 病因病机

病因：酒食不节，情志所伤，他病继发，虫毒感染。

病机：肝、脾、肾三脏功能受损，气滞、血瘀、水饮互结于腹中。

2. 辨证论治

（1）气滞湿阻证

【证候】腹胀按之不坚，胁下胀满或疼痛，饮食减少，食后胀甚，得嗳气、矢气稍减，小便短少，舌苔薄白腻，脉弦。

【证治】疏肝理气，运脾利湿。柴胡疏肝散合胃苓汤加减。

（2）水湿困脾证

【证候】腹大胀满，按之如囊裹水，甚则颜面微浮，下肢浮肿，脘腹痞胀，得热则舒，精神困倦，怯寒懒动，小便少，大便溏，舌苔白腻，脉缓。

【证治】温中健脾，行气利水。实脾散加减。

（3）湿热蕴结证

【证候】腹大坚满，脘腹胀急，烦热口苦，渴不欲饮，小便赤涩，大便秘结或溏垢，舌边尖红，苔黄腻或兼灰黑，脉象弦数。

【证治】清热利湿，攻下逐水。中满分消丸加减。

（4）肝脾血瘀证

【证候】脘腹坚满，青筋显露，胁下癥结痛如刺，面色晦暗黧黑，或见赤丝血缕，面、颈、胸、臂出现血痣或蟹爪纹，口干不欲饮水，或见大便色黑，舌质紫暗或有紫斑，脉细涩。

【证治】活血化瘀，行气利水。调营饮加减。

（5）脾肾阳虚证

【证候】腹大胀满，形似蛙腹，朝宽暮急，面色苍黄，或呈苍白，脘闷纳呆，神倦怯寒，肢冷浮肿，小便短少不利，舌体胖，质紫，苔淡白，脉沉细无力。

【证治】温补脾肾，化气利水。附子理苓汤。

（6）肝肾阴虚证

【证候】腹大胀满，或见青筋暴露，面色晦滞，唇紫，口干而燥，心烦失眠，时或鼻衄，牙龈出血，小便短少，舌质红绛少津，苔少或光剥，脉弦细数。

【证治】滋肾柔肝，养阴利水。六味地黄丸合一贯煎加减。

（7）变证

①黄疸

【证候】身目黄染如金，倦怠乏力，烦躁不宁，纳食欠佳或不欲食，恶心厌油，肝区胀痛，腹部膨隆，双下肢水肿，尿少如浓茶，大便溏，舌暗红，苔黄腻，脉弦滑。

【证治】清热解毒，利湿退黄。甘露消毒丹。

②出血

【证候】轻者可见牙龈出血、鼻衄或肤下瘀斑，重者病势突变，大量呕吐鲜血或大便下血，舌红苔黄，脉弦数。

【证治】泻火解毒，凉血止血。犀角地黄汤。

③神昏

【证候】神昏谵语，昏不识人，发热，黄疸，烦躁不宁，口臭便秘，溲赤尿少，舌质红绛，苔黄燥，脉细数。

【证治】清热解毒，醒脑开窍。清营汤合安宫牛黄丸加减。前方清热凉血，后方豁痰开窍。

鼓胀气血水交凝，肝脾肾脏常俱病，气滞柴胡鳖茇选，水湿实脾阴温而行，湿热中满分消丸，肝脾血瘀需调营，六味一贯主阴虚，脾肾阳虚附理苓。

3. 鉴别诊断

鼓胀与肠覃：肠覃主要因湿热瘀毒流连肠道，阻滞气机而致。常见于下腹部肿块，早期肿块局限于下腹部，大如鸡卵，以后逐渐增大，可如怀胎之状，按之坚硬，推之可移，无水液波动感。早期以实证居多。肠覃为慢性耗损性疾病，若不积极治疗，后期可见腹部胀大，但触之常未见有形肿块，常伴水液停聚。

六、瘿病

1. 病因病机

病因：情志内伤，饮食及水土失宜，体质因素。

病机：气滞、痰凝、血瘀壅结颈前。

2. 辨证论治

（1）气郁痰阻证

【证候】颈前喉结两旁结块肿大，质软不痛，颈部觉胀，胸闷，喜太息，或兼胸胁窜痛，病情常随情志波动，苔薄白，脉弦。

【证治】理气舒郁，化痰消瘿。四海舒郁丸加减。

（2）痰结血瘀证

【证候】颈前喉结两旁结块肿大，按之较硬或有结节，病久经久未消，胸闷，纳差，舌质暗或紫，苔薄白或白腻，脉弦或涩。

【证治】理气活血，化痰消瘿。海藻玉壶汤加减。

（3）肝火旺盛证

【证候】颈前喉结两旁轻度或中

度肿大，一般柔软光滑，烦热，容易出汗，性情急躁易怒，眼球突出，手指颤抖，面部烘热，口苦，舌质红，苔薄黄，脉弦数。

【证治】清肝泻火，消瘿散结。栀子清肝汤合消瘰丸加减。

（4）心肝阴虚证

【证候】颈前喉结两旁结块或大或小，质软，病起较缓，心悸不宁，心烦少寐，易出汗，手指颤动，眼干，目眩，倦怠乏力，舌质红，苔少或无苔，舌体颤动，脉弦细数。

【证治】滋阴降火，宁心柔肝。天王补心丹或一贯煎加减。

3. 鉴别诊断

（1）瘿病与瘰疬：二者均可在颈项部出现肿块，但具体部位及肿块性状不一。瘿病肿块位于颈正前方，肿块一般较大；瘰疬病变部位在颈前两侧或颌下，肿块一般较小，每个约黄豆大，个数不等。

（2）瘿囊与瘿瘤：瘿囊颈前肿块较大，两侧比较对称，肿大光滑，柔软，主要病机为气郁痰阻，若日久兼瘀血内停者，局部可出现结节。瘿瘤表现为颈前肿块偏于一侧，或一侧较大，或两侧均大，瘿瘤大小如核桃，质较硬。病情严重者，肿块迅速增大，质地坚硬，表面高低不平。主要病机为气滞、痰结、血瘀。

七、疟疾

1. 病因病机

病因：感受"疟邪"。

病机：疟邪入侵，伏于半表半里之间，内搏五脏，横连募原，出与营卫相搏，正邪相争则疟病发作；至正胜邪退，与营卫相离，疟邪伏藏，则发作停止；当疟邪再次与营卫相搏时，则再次发作。

2. 辨证论治

（1）正疟

【证候】寒战壮热，休作有时，

先有哈欠乏力，继则寒栗鼓颔，寒罢则内外皆热，头痛面赤，口渴引饮，终则遍身汗出，热退身凉，舌红，苔薄白或黄腻，脉弦。

【证治】祛邪截疟，和解表里。柴胡截疟饮或截疟七宝饮加减。

（2）温疟

【证候】热多寒少，汗出不畅，头痛，骨节酸疼，口渴引饮，便秘尿赤，舌红苔黄，脉弦数。

【证治】清热解表，和解祛邪。白虎加桂枝汤或白虎加人参汤加减。

（3）寒疟

【证候】热少寒多，口不渴，胸闷痞闷，神疲体倦，舌苔白腻，脉弦。

【证治】和解表里，温阳达邪。柴胡桂枝干姜汤合截疟七宝饮加减。

（4）热瘴

【证候】热甚寒微，或壮热不寒，头痛，肢体烦疼，面红目赤，胸闷呕吐，烦渴饮冷，大便秘结，小便热赤，甚至神昏谵语，舌质红绛，苔黄腻或垢黑，脉洪数或弦数。

【证治】解毒除瘴，清热保津。清瘴汤加减。

（5）冷瘴

【证候】寒甚热微，或但寒不热，或呕吐腹泻，甚则神昏不语，嗜睡昏蒙，苔白厚腻，脉弦。

【证治】解毒除瘴，芳化湿浊。加味不换金正气散。

（6）劳疟

【证候】疟疾迁延日久，遇劳则发，寒热时作，倦怠乏力，短气懒言，纳少自汗，面色萎黄，形体消瘦，舌质淡，脉细无力。

【证治】益气养血，扶正祛邪。何人饮加减。

疟疾伏于少阳经，出入营卫正邪争。正疟发作有常时，柴胡截疟或七宝。温疟白虎寒柴桂，劳疟益气何人饮。瘴疟尤比疟证甚，热用清瘴冷不换。

3. 鉴别诊断

（1）疟疾与风温发热：风温初起，邪在卫分时，可见寒战发热，多伴有咳嗽气急、胸痛等肺经症状；若邪热壅盛，转入气分，则卫分症状消失，可见壮热，有汗不解，兼见咳嗽、口渴、烦躁、便秘等肺胃两经症状。疟疾则以寒热往来、汗出热退、休作有时为特征，无肺经症状。在发病季节上，风温多见于冬春，疟疾常发于夏秋。

（2）疟疾与淋证发热：淋证初起，湿热蕴蒸少阳，邪正相搏，亦常见寒战发热，但多兼小便频急、滴沥刺痛、腰部酸胀疼痛等症，可与疟疾相鉴别。

（3）寒疟、温疟与瘴疟：疟发寒重热轻，或但寒不热者，为偏于寒盛，属于寒疟；热重寒轻，或但热不寒者，为偏于热盛，属于温疟；如高热不退，头痛甚则出现惊厥、抽搐、颈项强直、昏迷等，为邪入心肝的危重证候，多属疫疟。

第六单元　肾系病证

一、水肿

1. 病因病机

病因：风邪袭表，疮毒内犯，外感水湿，饮食劳倦，体虚久病。

病机：肺失通调，脾失转输，肾失开阖，三焦气化不利，水液泛滥肌肤。

2. 辨证论治

（1）阳水

①风水相搏证

【证候】眼睑浮肿，继则四肢及全身皆肿，来势迅速，多有恶寒、发热，肢节酸楚，小便不利等症。偏于风热者，伴咽喉红肿疼痛，舌质红，脉浮滑数。偏于风寒者，兼恶寒、咳喘，舌苔薄白，脉浮滑或浮紧。

【证治】疏风清热，宣肺行水。越婢加术汤加减。

②湿毒浸淫证

【证候】眼睑浮肿，延及全身，皮肤光亮，尿少色赤，身发疮痍，甚则溃烂，恶风发热，舌质红，苔薄黄，脉浮数或滑数。

【证治】宣肺解毒，利湿消肿。麻黄连翘赤小豆汤合五味消毒饮加减。

③水湿浸渍证

【证候】起病缓慢，病程较长，全身水肿，下肢明显，按之没指，小便短少，身体困重，胸闷，纳呆，泛恶，苔白腻，脉沉缓。

【证治】运脾化湿，通阳利水。五皮饮合胃苓汤加减。

④湿热壅盛证

【证候】遍身浮肿，皮肤绷急光亮，胸脘痞闷，烦热口渴，小便短赤，或大便干结，舌红，苔黄腻，脉沉数或濡数。

【证治】分利湿热。疏凿饮子加减。

（2）阴水

①脾阳亏虚证

【证候】身肿日久，腰以下为甚，按之凹陷不易恢复，脘腹胀闷，纳减便溏，面色不华，神疲乏力，四肢倦怠，小便短少，舌质淡，苔白腻或白滑，脉缓弱或沉弱。

【证治】健脾温阳，行气利水。实脾饮加减。

②肾阳衰微证

【证候】水肿反复消长不已，面浮身肿，腰以下甚，按之凹陷不起，尿量减少或反多，四肢厥冷，怯寒神疲，面色㿠白，甚者心悸胸闷，喘促难卧，腹大胀满，舌质淡胖，苔白，脉沉细或沉迟无力。

【证治】温肾助阳，化气行水。济生肾气丸合真武汤加减。

③瘀水互结证

【证候】水肿延久不退，肿势轻

重不一，四肢或全身浮肿，以下肢为主，皮肤瘀斑，腰部刺痛，或伴血尿，舌紫暗，苔白，脉沉细涩。

【证治】活血祛瘀，化气行水。桃红四物汤合五苓散。

水肿原因水湿起，越婢加术风水瘀，五味消毒麻豆宜，湿毒浸淫用之宜，胃苓五皮水湿证，湿热壅盛疏凿立，脾阳虚衰实脾饮，济生真武肾虚易。

3. 鉴别诊断

阳水和阴水：阳水病因多为风邪、疮毒、水湿，发病较急，每成于数日之间，肿多由面目开始，自上而下，继及全身，肿处皮肤绷急光亮，按之凹陷即起，兼有寒热等表证，属表、属实，一般病程较短，《金匮要略》之风水、皮水多属此类。阴水病因多为饮食劳倦，先天或后天因素所致的脏腑亏损，发病缓慢，肿多由足踝开始，自下而上，继及全身，肿处皮肤松弛，按之凹陷不易恢复，甚则按之如泥，属里、属虚或虚实夹杂，病程较长，《金匮要略》之正水、石水多属此类。

二、淋证

1. 病因病机

病因：外感湿热，饮食不节，情志失调，禀赋不足或劳伤久病。

病机：湿热蕴结下焦，肾与膀胱气化不利。

2. 辨证论治

（1）热淋

【证候】小便频数短涩，灼热刺痛，溺色黄赤，少腹拘急胀痛，寒热起伏，口苦，呕恶，或有腰痛拒按，或有大便秘结，苔黄腻，脉滑数。

【证治】清热利湿通淋。八正散加减。

（2）石淋

【证候】尿中夹有砂石，排尿涩痛，或排尿时突然中断，尿道窘迫

疼痛，少腹拘急，往往突发，一侧
腰腹绞痛难忍，甚则牵及外阴，尿
中带血，舌红，苔薄黄，脉弦或
带数。

【证治】清热利湿，排石通淋。
石韦散加减。

（3）血淋

【证候】小便涩痛刺痛，尿色深
红，或夹有血块，疼痛满急加剧，
或见心烦，舌尖红，苔黄，脉滑数。

【证治】清热通淋，凉血止血。
小蓟饮子加减。

（4）气淋

【证候】郁怒之后，小便涩滞，
淋沥不宣，少腹胀满疼痛，苔薄白，
脉弦。

【证治】理气疏导，通淋利尿。
沉香散加减。

（5）膏淋

【证候】小便混浊，乳白或如米
泔水，上有浮油，置之沉淀，或伴
有絮状凝块物，或有血液、血块，
尿道热涩疼痛，尿时阻塞不畅，口
干，苔黄腻，舌质红，脉濡数。

【证治】清热利湿，分清泄浊。
程氏萆薢分清饮加减。

（6）劳淋

【证候】小便不甚赤涩，溺痛不
甚，但淋沥不已，时作时止，遇劳
即发，腰膝酸软，神疲乏力，病程
缠绵，舌质淡，脉细弱。

【证治】补脾益肾。无比山药丸
加减。

淋证涩痛小便频，湿热蕴结膀
胱肾，热淋通利用八正散，石淋排石
用石韦。气淋利气取沉香，血淋止
血用山药丸，膏淋证用清热渗，劳淋
无比山药丸，六淋转化要详珍。

3. 鉴别诊断

（1）淋证与癃闭：二者都有小
便量少、排尿困难之症状，但淋证
尿频而尿痛，每日排尿总量多为正
常。癃闭则无尿痛，每日排尿量少
于正常，严重时甚至无尿。癃闭

复感湿热，常可并发淋证，而淋证
日久不愈，亦可发展成癃闭。

（2）血淋与尿血：血淋与尿血
都有小便出血，尿色红赤，甚至溺
出纯血等症状。鉴别要点是有无尿
痛。痛者为血淋，不痛者为尿血。

（3）膏淋与尿浊：二者在小便
混浊症状上相似，但后者在排尿时
无疼痛滞涩感，可资鉴别。即如
《临证指南医案·淋浊》所言："大
凡痛则为淋，不痛为浊。"

（4）六种淋证：六种淋证均有
小便频涩，滴沥刺痛，小腹拘急引
痛。热淋起病多急骤，小便赤热，
溲时灼痛，或伴有发热，腰痛拒按。
石淋以小便排出砂石为主症，或排
尿时突然中断，或尿窘迫疼痛，或
腰腹绞痛难忍。气淋小腹胀较明
显，小便艰涩疼痛，尿后余沥不尽。
血淋为溺血而痛。膏淋症见小便混
浊如米泔水或滑腻如膏脂。劳淋小
便不甚赤涩，溺痛不甚，但淋沥不
已，时作时止，遇劳即发。

三、癃闭

1. 病因病机

病因：外感湿热、感受热毒、
饮食不节，情志内伤，尿路阻塞、
体虚久病、病毒所伤。

病机：肾与膀胱气化功能失调，
尿液生成或排泄障碍。

2. 辨证论治

（1）膀胱湿热证

【证候】小便点滴不通，或量极
少而短赤灼热，小腹胀满，口苦口
黏，或口渴不欲饮，或大便不畅，
舌质红，苔黄腻，脉数。

【证治】清利湿热，通利小便。
八正散加减。

（2）肺热壅盛证

【证候】小便不畅或点滴不通，
咽干，烦渴欲饮，呼吸急促，或有
咳嗽，舌红，苔薄黄，脉数。

【证治】清泄肺热，通利水道。

清肺饮加减。

（3）肝郁气滞证

【证候】小便不通或通而不爽，情志抑郁，或多烦善怒，胁腹胀满，舌红，苔薄黄，脉弦。

【证治】疏利气机，通利小便。沉香散加减。

（4）浊瘀阻塞证

【证候】小便点滴而下，或尿如细线，甚则阻塞不通，小腹胀满疼痛，舌紫暗，或有瘀点，脉涩。

【证治】行瘀散结，通利水道。代抵当丸加减。

（5）脾气不升证

【证候】小腹坠胀，时欲小便而不得出，或量少而不畅，神疲乏力，食欲不振，气短而语声低微，舌淡，苔薄，脉细。

【证治】升清降浊，化气行水。补中益气汤合春泽汤加减。

（6）肾阳衰惫证

【证候】小便不通或点滴不爽，排出无力，面色㿠白，神气怯弱，畏寒肢冷，腰膝冷而酸软无力，舌淡胖，苔薄白，脉沉细或弱。

【证治】温补肾阳，化气利水。济生肾气丸加减。

癃闭似淋闭不通，上焦不外肺热壅，中清不升浊弗降，下属湿热肾不充。清肺补中上中施，八正济生下辨明，更有沉香疏肝气，尿阻代抵当堪攻。

四、阳痿

1. 病因病机

病因：劳伤久病，情志失调，饮食不节，外邪侵袭。

病机：肝、肾、心、脾受损，气血阴阳亏虚，阴络失荣；或邪气郁阻，经络不畅，导致宗筋不用而成。

2. 辨证论治

（1）肝郁不舒证

【证候】临房不举，睡中自举，或起而不坚，情怀抑郁，胸胁胀痛，嗳气，脘闷不适，食少便溏，舌质淡，苔薄白，脉弦细。

【证治】疏肝解郁，行气起痿。柴胡疏肝散加减。

（2）湿热下注证

【证候】阳痿不举，阴茎弛长，睾丸坠胀作痛，阴囊瘙痒或潮湿多汗，泛恶口苦，胁胀腹闷，肢体困倦，尿黄灼痛，大便不爽，口黏口苦；舌质红，苔黄腻，脉滑数。

【证治】清利湿热。龙胆泻肝汤加减。

（3）命门火衰证

【证候】阳痿不举，性欲减退，或举而不坚，精薄清冷，神疲倦怠，畏寒肢冷，面色㿠白，头晕耳鸣，腰膝酸软，夜尿清长，五更泄泻，阴器冷缩，舌淡胖，苔薄白，脉沉迟或细。

【证治】温肾填精，壮阳起痿。赞育丸加减。

（4）心脾亏虚证

【证候】阳痿不举，遇劳加重，心悸，失眠多梦，神疲乏力，面色萎黄，食少纳呆，腹胀便溏，舌淡边有齿痕，苔薄白，脉细弱。

【证治】补益心脾，益气起痿。归脾汤加减。

（5）惊恐伤肾证

【证候】临房不举，时有自举，胆怯多疑，言迟声低，心悸易惊，夜寐多噩梦，常有被惊吓史，舌质淡，苔薄白，脉弦细。

【证治】益肾宁神。启阳娱心丹加减。

阳痿责之肝肾肾，湿热下注亦可致。虚有肾阳心脾亏，实有惊恐肝不舒。命门赞育心脾归，肝郁疏肝惊启阳，湿热下注用龙胆。

第七单元 气血津液病证

一、郁证

1. 病因病机

病因：情志内伤，思虑劳倦，脏气素虚。

病机：肝失疏泄，脾失健运，心失所养，脏腑阴阳气血失调。

2. 辨证论治

（1）肝气郁结证

【证候】精神抑郁，情绪不宁，胸部满闷，胁肋胀痛，痛无定处，脘闷嗳气，不思饮食，大便不畅，舌淡红，苔薄腻，脉弦。

【证治】疏肝解郁，理气畅中。柴胡疏肝散加减。

（2）气郁化火证

【证候】情绪不宁，急躁易怒，胸胁胀满，口苦而干，或头痛，目赤，耳鸣，或嘈杂吞酸，大便秘结，舌质红，苔黄，脉弦数。

【证治】疏肝解郁，清肝泻火。丹栀逍遥散加减。

（3）痰气郁结证

【证候】精神抑郁，胸部闷塞，胁肋胀满，咽中如有物梗塞，吞之不下，咳之不出，苔白腻，脉弦滑。《赤水玄珠·咽喉门》将本证称为"梅核气"。

【证治】行气开郁，化痰散结。半夏厚朴汤加减。

（4）心神失养证

【证候】精神恍惚，心神不宁，多疑易惊，悲忧善哭，喜怒无常，或时时欠伸，或手舞足蹈，骂詈喊叫，言语錯乱，脉弦。此种证候多见于女性，常因精神刺激而诱发。临床表现多种多样，但同一患者每次发作多为同样几种症状的重复。《金匮要略·妇人杂病脉证并治》称其为"脏躁"。

【证治】甘润缓急，养心安神。

甘麦大枣汤加减。

（5）心脾两虚证

【证候】情绪不宁，多思善疑，头晕神疲，心悸胆怯，失眠健忘，纳差，面色不华，舌质淡，苔薄白，脉细。

【证治】健脾养心，补益气血。归脾汤加减。

（6）心肾阴虚证

【证候】虚烦少寐，惊悸多梦，头晕耳鸣，健忘，腰膝酸软，五心烦热，盗汗，口咽干燥，男子遗精，女子月经不调，舌质红，少苔或无苔，脉细数。

【证治】滋养心肾。天王补心丹合六味地黄丸加减。

情志不舒郁证生，六郁总由气郁成，肝气郁结郁化火，柴胡丹栀证不同，半夏厚朴主梅核，甘麦忧郁伤神灵，心脾两虚归脾施，心肾天王合六味。

3. 鉴别诊断

（1）郁证梅核气与虚火喉痹：两者皆有咽部异物感。梅核气多见于青中年女性，因情志抑郁而起病，自觉咽中有物梗塞，但无咽痛及吞咽困难，咽中梗塞的感觉与情绪波动有关，在心情愉快、工作繁忙时，症状可减轻或消失，而当心情抑郁或注意力集中于咽部时，则梗塞感觉加重。虚火喉痹以青中年男性发病较多，多因感冒、长期吸烟饮酒及嗜食辛辣食物而引起，咽部除有异物感外，尚常咽干、灼热、咽痒，咽部症状与情绪无关，但过度辛劳或感受外邪易加剧。

（2）郁证梅核气与噎膈：两者皆有咽中有物梗塞感觉。噎膈多见于中老年人，男性居多，梗塞的感觉主要在胸骨后的部位，吞咽困难的程度日渐加重，做食管检查常有异常发现。

（3）郁证脏躁与癫证：两者均与五志过极，七情内伤有关，临床表现都有心神失常症状。脏躁多发于青中年妇女，在精神因素刺激下呈间歇性发作，不发时可如常人。癫证多发于青壮年，男女发病率无明显差别，病程迁延，主要表现为精神错乱，失去自控能力，心神失常症状极少自行缓解。

二、血证

1. 病因病机

病因：风热燥邪，侵犯脏腑；饮食辛热，血脉受损；情志过极，气乱血溢。

病机：可分为虚实两大类。虚证主要是气虚不能摄血和阴虚火旺灼伤血络，血溢脉外而出血；实证主要是气火亢盛，血热妄行而致出血。

2. 辨证论治

(1) 鼻衄

①热邪犯肺证

【证候】鼻燥衄血，其色鲜红，口干咽燥，或兼有身热、恶风、头痛、咳嗽、痰少等症，舌质红，苔薄。

【证治】清泄肺热，凉血止血。桑菊饮加减。

②胃热炽盛证

【证候】鼻衄，或兼齿衄，血色鲜红，口渴欲饮，鼻干，口干臭秽，烦躁，便秘，舌红，苔黄，脉数。

【证治】清胃泻火，凉血止血。玉女煎加减。

③肝火上炎证

【证候】鼻衄，血色鲜红，头痛，目眩，耳鸣，烦躁易怒，两目红赤，口苦，舌红，苔黄，脉弦数。

【证治】清肝泻火，凉血止血。龙胆泻肝汤加减。

④气血亏虚证

【证候】鼻衄，血色淡红，或兼齿衄、肌衄，神疲乏力，面色㿠白，头晕，耳鸣，心悸，夜寐不宁，舌质淡，脉细无力。

【证治】补气摄血。归脾汤加减。

(2) 齿衄

①胃火炽盛证

【证候】齿衄，血色鲜红，齿龈红肿疼痛，头痛，口臭，口渴，舌红，苔黄，脉洪数。

【证治】清胃泻火，凉血止血。加味清胃散合泻心汤加减。

②阴虚火旺证

【证候】齿衄，血色淡红，起病较缓，常因受热及烦劳所诱发，齿摇不坚，舌质红，少苔，脉细数。

【证治】滋阴降火，凉血止血。六味地黄丸合茜根散加减。

(3) 咳血

①燥热伤肺证

【证候】喉痒咳嗽，痰中带血，口干鼻燥，或有身热，舌质红，少津，苔薄黄，脉数。

【证治】清热润肺，宁络止血。桑杏汤加减（温燥）。

②肝火犯肺证

【证候】咳嗽阵作，痰中带血或纯血鲜红，胸胁胀痛，烦躁易怒，口苦，舌质红，苔薄黄，脉弦数。

【证治】清肝泻肺，凉血止血。泻白散合黛蛤散加减。

③阴虚肺热证

【证候】咳嗽痰少，痰中带血，或反复咳血，血色鲜红，口干咽燥，颧红，潮热盗汗，舌质红，少苔，脉细数。

【证治】滋阴润肺，宁络止血。百合固金汤。

(4) 吐血

①胃热壅盛证

【证候】脘腹胀闷，嘈杂不适，甚则作痛，吐血色红或紫暗，常夹有食物残渣，口臭，便秘，大便色黑，舌质红，苔黄腻，脉滑数。

【证治】清胃泻火，化瘀止血。泻心汤合十灰散加减。

②肝火犯胃证

【证候】吐血色淡红或紫暗，口

苦胁痛,心烦易怒,寐少梦多,舌质红,苔黄,脉弦数。

【证治】泻肝清胃,凉血止血。龙胆泻肝汤加减。

③气虚血溢证

【证候】吐血缠绵不止,时轻时重,血色暗淡,神疲乏力,心悸气短,面色苍白,舌质淡,脉细弱。

【证治】健脾益气摄血。归脾汤加减。

(5) 便血

①肠道湿热证

【证候】便血色红黏稠,大便不畅或稀溏,或有腹痛,口苦,舌质红,苔黄腻,脉濡数。

【证治】清化湿热,凉血止血。地榆散合槐角丸加减。

②热灼胃络证

【证候】便色如柏油,或稀或稠,常有饮食伤胃史,伴胃脘疼痛,口干尿赤,舌淡红,苔薄黄,脉弦细。

【证治】清胃止血。泻心汤合十灰散加减。

③气虚不摄证

【证候】便血色淡红或紫暗,食少,体倦,面色萎黄,心悸,少寐,舌质淡,脉细。

【证治】益气摄血。归脾汤加减。

④脾胃虚寒证

【证候】便血色紫暗,甚则黑色,腹部隐痛,喜热饮,面色不华,神倦懒言,便溏,舌质淡,脉细。

【证治】健脾温中,养血止血。黄土汤加减。

(6) 尿血

①下焦湿热证

【证候】小便黄赤灼热,尿血鲜红,心烦口渴,面赤口疮,夜寐不安,舌质红,脉数。

【证治】清热利湿,凉血止血。小蓟饮子加减。

②肾虚火旺证

【证候】小便短赤带血,头晕耳鸣,神疲,颧红潮热,腰膝酸软,舌质红,少苔,脉细数。

【证治】滋阴降火,凉血止血。犀角地黄汤合知柏地黄丸加减。

③脾不统血证

【证候】久病尿血,甚或兼见齿衄、肌衄,食少,体倦乏力,气短声低,面色不华,舌质淡,脉细弱。

【证治】补中健脾,益气摄血。归脾汤加减。

④肾气不固证

【证候】久病尿血,血色淡红,头晕耳鸣,精神困惫,腰脊酸痛,舌质淡,脉沉弱。

【证治】补益肾气,固摄止血。无比山药丸加减。

(7) 紫斑

①血热妄行证

【证候】皮肤出现青紫斑点或斑块,或伴有鼻衄、齿衄、便血、尿血,或有发热,口渴,便秘,舌质红,苔黄,脉弦数。

【证治】清热解毒,凉血止血。犀角地黄汤合十灰散加减。

②阴虚火旺证

【证候】皮肤出现青紫斑点或斑块,时发时止,常伴鼻衄、齿衄或月经过多,颧红,心烦,口渴,手足心热,或有潮热,盗汗,舌质红,少苔,脉细数。

【证治】滋阴降火,宁络止血。茜根散加减。

③气不摄血证

【证候】反复发生肌衄,久病不愈,神疲乏力,头晕目眩,面色苍白或萎黄,食欲不振,舌质淡,脉细弱。

【证治】补气摄血。归脾汤加减。

血证总括:血证病机归热虚,上溢下泄渗肌肤,辨清部位明脏腑,三大法则火虚气。

鼻衄:鼻衄热迫肺胃肝,桑菊玉女龙胆煎,归脾汤补气血亏,局部用药效更添。

齿衄：齿衄胃火循经冲，清胃泻心合方攻，肝肾阴亏相火浮，六味地黄茜根终。

吐血：吐血由胃呕吐出，泻心十灰胃热著，肝火犯胃龙胆泻，气虚血溢归脾主。

咳血：咳血总由肺中来，燥热桑杏汤化裁，肝火泻白黛蛤合，阴虚百合固金筛。

便血：便血肠道湿热致，地榆散或槐角施，热灼泻心合十灰，气虚黄土汤归脾，若由脾胃虚寒生，黄土汤方温而止。

尿血：尿血实热小蓟饮，虚热知柏合犀角，脾虚归脾汤堪用，肾虚山药功中肯。

紫斑：紫斑血热妄行伤，犀角十灰散最良，虚火茜根散增损，气不摄血归脾汤。

3. 鉴别诊断

（1）鼻衄

①内科鼻衄与外伤鼻衄：因碰伤、挖鼻等引起血管破裂而致鼻衄者，出血多在损伤的一侧，且经局部止血治疗后不再出血，没有全身症状，与内科所论鼻衄有别。

②内科鼻衄与经行鼻衄：经行鼻衄又名倒经、逆经，其发生与月经周期有密切关系，多于经行前期或经期出现，与内科所论鼻衄机理不同。

（2）齿衄

齿衄与舌衄：齿衄为血自齿缝、牙龈溢出；舌衄为血出自舌面，舌面上常有如针眼样出血点。

（3）咳血

①咳血与吐血：血液均经口出，但两者截然不同。咳血血由肺来，经气道随咳嗽而出，血色多鲜红，混有痰液，咳前有咳嗽、胸闷、喉痒症状，大量咳血后，见痰中带血数天，大便一般不呈黑色。吐血是血自胃而来，经呕吐而出，血色紫暗，

常夹食物残渣，吐血前多有胃脘不适或胃痛、恶心等症状，吐后无痰中带血，但大便多呈黑色。

②咳血与口腔出血：鼻咽部、齿龈及口腔其他部位出血患者，常为纯血或随唾液而出，血量少，并有口腔、鼻咽部病变的相应症状可寻，可与咳血相区别。

（4）吐血

吐血与鼻腔、口腔及咽喉出血：吐血经呕吐而出，血色紫暗，夹有食物残渣，常有胃病史。鼻腔、口腔及咽喉出血，血色鲜红，不夹食物残渣，在五官科做有关检查即可明确。

（5）便血

①便血与痢疾：痢疾初起有发热、恶寒等症，其便血与脓血相兼，且有腹痛、里急后重、肛门灼热等症。便血无里急后重，无脓血相兼。

②便血与痔疮：痔疮属外科疾病，其大便下血特点为便时或便后出血，常伴有肛门异物感或疼痛，做肛肠检查时，可发现内痔或外痔。

（6）尿血

①尿血与血淋：两者均表现为血由尿道而出，以小便时痛与不痛为其鉴别要点，不痛者为尿血，痛（滴沥刺痛）者为血淋。

②尿血与石淋：两者均有血随尿出。但石淋尿中时有砂石夹杂，小便涩滞不畅，时有小便中断或伴腰腹绞痛等证，若砂石从小便排出则痛止，此与尿血不同。

（7）紫斑

①紫斑与出疹：二者均有局部肤色的改变，紫斑呈点状者需与出疹的疹点区别。紫斑隐于皮内，压之不褪色，触之不碍手；疹高出于皮肤，压之褪色，摸之碍手。且二者成因、病位均有不同。

②紫斑与温病发斑：二者在皮肤表现的斑块方面，有时虽可类似，但病情、病势、预后有别。温病发

斑起病急骤，伴高热烦躁、头痛如劈、昏扰谵语、四肢抽搐、鼻衄、齿衄、便血、尿血、舌质红绛等，病情险恶多变。杂病发斑（紫斑）不如温病发斑急骤，常有反复发作史，也有突然发生者，虽时有热毒亢盛表现，但一般舌不红绛，不具有温病传变急速的特点。

③紫斑与丹毒：丹毒属外科皮肤病，以皮肤色红如红升得名，轻者压之褪色，重者压之不褪色，但其局部皮肤灼热肿痛，与紫斑有别。

三、痰饮

1. 病因病机

病因：外感寒湿，饮食所伤，劳欲体虚。

病机：肺、脾、肾功能失调，三焦气化失宣，津液停积机体某部位而成。

2. 辨证论治

（1）痰饮

①脾阳虚弱证

【证候】胸胁支满，心下痞闷，胃中有振水音，脘腹喜温畏冷，泛吐清水痰涎，饮入易吐，口渴不欲饮水，头晕目眩，心悸气短，食少，大便或溏，形体逐渐消瘦，舌苔白滑，脉弦细而滑。

【证治】温脾化饮。苓桂术甘汤合小半夏加茯苓汤加减。

②饮留胃肠证

【证候】心下坚满或痛，自利，利后反快，虽利，心下续坚满，或水走肠间，沥沥有声，腹满，便秘，口舌干燥，舌苔腻，色白或黄，脉沉弦或伏。

【证治】攻下逐饮。甘遂半夏汤或己椒苈黄丸加减。

（2）悬饮

①邪犯胸肺证

【证候】寒热往来，身热起伏，汗少，或发热不恶寒，有汗而热不解，咳嗽，痰少，气急，胸胁疼痛，

呼吸、转侧疼痛加重，心下痞硬，干呕，口苦，咽干，舌苔薄白或黄，脉弦数。

【证治】和解宣利。柴枳半夏汤加减。

②饮停胸胁证

【证候】胸胁疼痛，咳唾引痛，痛势较前减轻，而呼吸咳嗽加重，咳逆气喘，息促不能平卧，或仅能偏卧于停饮的一侧，病侧肋间胀满，甚则可见病侧胸廓隆起，舌苔白，脉沉弦或弦滑。

【证治】泻肺祛饮。椒目瓜蒌汤合十枣汤或控涎丹加减。

③络气不和证

【证候】胸胁疼痛，如灼如刺，胸闷不舒，呼吸不畅，或见闷咳，甚则迁延，经久不已，阴雨天更显，可见病侧胸廓变形，舌质暗，苔薄，脉弦。

【证治】理气和络。香附旋覆花汤加减。

④阴虚内热证

【证候】胸胁满满，咳呛时作，咳吐少量黏痰，口干咽燥，或午后潮热，颧红，心烦，手足心热，盗汗，或伴胸胁闷痛，病久不复，形体消瘦，舌质偏红，脉细数。

【证治】滋阴清热。沙参麦冬汤合泻白散加减。

（3）溢饮

表寒里饮证

【证候】身体沉重而疼痛，甚则肢体浮肿，恶寒，无汗，或有咳喘，痰多白沫，胸闷，干呕，口不渴，苔白，脉弦紧。

【证治】发表化饮。小青龙汤加减。

（4）支饮

①寒饮伏肺证

【证候】咳逆喘满不得卧，痰吐白沫量多，经久不愈，天冷受寒加重，甚则引起面浮跗肿。或平素伏而不作，遇寒即发，发则寒热，背

痛，腰痛，目泣自出，身体振振瞤动，舌苔白滑或白腻，脉弦紧。

【证治】宣肺化饮。小青龙汤加减。

②脾肾阳虚证

【证候】喘促动则为甚，心悸气短，或咳而气怯，痰多，食少，胸闷，怯寒肢冷，神疲，少腹拘急不适，脐下动悸，小便不利，足跗浮肿，或吐涎沫而头目眩晕，舌体胖大，质淡，苔白润或腻，脉沉细而滑。

【证治】温脾补肾，以化水饮。金匮肾气丸合苓桂术甘汤加减。

痰饮包括：痰饮确被水内停，医圣金匮论最精，痰悬溢支宜温化，阴盛阳虚标本明。

痰饮：饮留胃肠名痰饮，苓桂术甘半夏寻，甘遂半夏或己椒，虚实主次应细分。

悬饮：邪犯胸肺柴枳长，若停胸胁用十枣，椒目瓜蒌控涎良，络气不和香附续，阴虚内热沙麦白。

溢饮：淫溢肢体溢饮多，发表化饮症能平，小青龙汤加减用，肺脾水气定可清。

支饮：支饮触发为邪实，寒邪伏肺青龙施，苓桂术甘或肾气，缓解脾肾阳虚时。

3. 鉴别诊断

（1）溢饮与水肿之风水相搏证：水肿之风水相搏证可分为表实、表虚两个类型。表实者水肿而无汗，身体重痛，与溢饮基本相同；如见肢体浮肿而汗出恶风，则属表虚，与溢饮有异。

（2）悬饮与胸痹：两者均有胸痛。但胸痹为胸膺部或心前区闷痛，且可引及左侧肩背或左臂内侧，常于劳累、饱餐、受寒、情绪激动后突然发作，历时较短，休息或用药后得以缓解。而悬饮为胸胁胀痛，持续不解，多伴咳唾、转侧、呼吸时疼痛加重，肋间饱满，并有咳嗽、

咳痰等肺系证候。

四、消渴

1. 病因病机

病因：禀赋不足，饮食失节，情志失调，劳逸失度。

病机：阴津亏损，燥热偏盛。阴虚为本，燥热为标。

2. 辨证论治

（1）上消

肺热津伤证

【证候】口渴多饮，口舌干燥，尿频量多，烦热多汗，舌边尖红，苔薄黄，脉洪数。

【证治】清热润肺，生津止渴。消渴方加减。

（2）中消

①胃热炽盛证

【证候】多食易饥，口渴，尿多，形体消瘦，大便干燥，苔黄，脉滑实有力。

【证治】清胃泻火，养阴增液。玉女煎加减。

②气阴亏虚证

【证候】口渴引饮，能食与便溏并见，或饮食减少，精神不振，四肢乏力，体瘦，舌质淡红，苔白而干，脉弱。

【证治】益气健脾，生津止渴。七味白术散加减。

（3）下消

①肾阴亏虚证

【证候】尿频量多，混浊如膏脂，或尿甜，腰膝酸软，乏力，头晕耳鸣，口干唇燥，皮肤干燥，瘙痒，舌红，少苔，脉细数。

【证治】滋阴固肾。六味地黄丸加减。

②阴阳两虚证

【证候】小便频数，混浊如膏，甚至饮一溲一，面容憔悴，耳轮干枯，腰膝酸软，四肢欠温，畏寒肢冷，阳痿或月经不调，舌淡，苔白而干，脉沉细无力。

【证治】滋阴温阳，补肾固涩。金匮肾气丸加减。

消渴三多体羸常，病在水金燥土伤，食乖情志劳欲过，阴虚为本燥标彰。上消肺热消渴方，中消玉女胃火炀，气阴亏虚麦七白术，下消地黄肾阴亏，两虚金匮肾气丸。

3. 鉴别诊断

（1）消渴与口渴症：口渴症是指口渴饮水的一个临床症状，可出现于多种疾病过程中，尤以外感热病为多见。但这类口渴各随其所患病证的不同而出现相应的临床症状，不伴多食、多尿、消瘦等消渴的特点。

（2）消渴与瘿病：瘿病中气郁化火、阴虚火旺的类型，以情绪激动、多食易饥、形体日渐消瘦、颈部一侧或两侧肿大为特征。其中的多食易饥、消瘦类似消渴的中消，颈前瘿肿有形则与消渴有别，且无消渴的多饮、多尿等症。

五、汗证

1. 病因病机

病因：久病体虚，情志不调，饮食不节。

病机：阴阳失调，腠理不固，营卫失和，而致汗液外泄失常。

2. 辨证论治

（1）肺卫不固证

【证候】汗出恶风，稍劳汗出尤甚，或表现为半身、某一局部出汗，易于感冒，体倦乏力，周身酸楚，面色㿠白少华，苔薄白，脉细弱。

【证治】益气固表。玉屏风散加减。

（2）心血不足证

【证候】自汗或盗汗，心悸少寐，神疲气短，面色不华，舌质淡，脉细。

【证治】养血补心。归脾汤加减。

（3）阴虚火旺证

【证候】夜寐盗汗，或有自汗，五心烦热，或兼午后潮热，两颧色红，口渴，舌红，少苔，脉细数。

【证治】滋阴降火。当归六黄汤加减。

（4）邪热郁蒸证

【证候】蒸蒸汗出，汗黏，汗液易使衣服黄染，面赤烘热，烦躁，口苦，小便色黄，舌苔薄黄，脉弦数。

【证治】清肝泄热，化湿和营。龙胆泻肝汤加减。

古云盗汗多阴虚，自汗阳赢卫外疏，肺卫不固玉屏风，心血不足归脾汤。阴虚火旺归六黄，邪热郁蒸龙胆处。

3. 鉴别诊断

（1）汗证与脱汗：脱汗表现为大汗淋漓，汗出如珠，常同时出现声低息短，精神疲惫，四肢厥冷，脉微欲绝或散大无力，为病势危急之征象，故又称为绝汗。其汗出情况及病情的程度均较汗证为重。

（2）汗证与战汗：战汗主要出现于急性热病过程中，表现为突然恶寒战栗，全身汗出，发热，口渴，烦躁不安，为邪正交争的征象，与阴阳失调、营卫不和之汗证迥然有别。

（3）汗证与黄汗：黄汗汗出黄色，染衣着色，多见口中黏苦，渴不欲饮，小便不利，苔黄腻，脉弦滑等湿热内郁表现，可以与汗证中的邪热郁蒸型，但汗出色黄的程度较重。

六、内伤发热

1. 病因病机

病因：久病体虚，饮食劳倦，情志失调，外伤出血。

病机：气血阴阳亏虚，脏腑功能失调。

2. 辨证论治

（1）阴虚发热证

【证候】午后潮热，或夜间发热，

不欲近衣，手足心热，烦躁，少寐多梦，盗汗，口干咽燥，舌质红，或有裂纹，苔少甚至无苔，脉细数。

【证治】滋阴清热。清骨散加减。

（2）血虚发热证

【证候】发热，热势多为低热，头晕眼花，身倦乏力，心悸不宁，面白少华，唇甲色淡，舌质淡，脉细弱。

【证治】益气养血。归脾汤加减。

（3）气虚发热证

【证候】发热，热势或低或高，常在劳累后发作或加剧，倦怠乏力，气短懒言，自汗，易于感冒，食少便溏，舌质淡，苔薄，脉细弱。

【证治】益气健脾，甘温除热。补中益气汤加减。

（4）阳虚发热证

【证候】发热而欲近衣，形寒怯冷，四肢不温，少气懒言，头晕嗜卧，腰膝酸软，纳少便溏，面色㿠白，舌质淡胖或有齿痕，苔白润，脉沉细无力。

【证治】温补阳气，引火归原。金匮肾气丸加减。

（5）痰郁发热证

【证候】发热多为低热或潮热，热势常随情绪波动而起伏，精神抑郁，胁肋胀满，烦躁易怒，口干而苦，纳食减少，舌红，苔黄，脉弦数。

【证治】疏肝理气，解郁泄热。丹栀逍遥散加减。

（6）痰湿郁热证

【证候】低热，午后热甚，心内烦热，胸闷脘痞，不思饮食，渴不欲饮，呕恶，大便稀薄或黏滞不爽，舌苔白腻或黄腻，脉濡数。

【证治】燥湿化痰，清热和中。黄连温胆汤合中和汤加减。

（7）血瘀发热证

【证候】午后或夜晚发热，或自觉身体某些部位发热，口燥咽干，但不多饮，肢体或躯干有固定痛处或肿块，面色萎黄或晦暗，舌质青紫或有瘀点、瘀斑，脉弦或涩。

【证治】活血化瘀。血府逐瘀汤加减。

内伤发热病缠绵，气血精亏脏腑偏，情志饮食劳倦因，孟浪发散或苦寒，阴虚内热清骨散，补中归脾气血研，血府逐瘀神方妙，丹栀逍遥热郁肝，阳虚金匮痰黄中。

3. 鉴别诊断

内伤发热与外感发热：内伤发热的诊断要点已如上述，而外感发热表现的特点是：因感受外邪而起，起病较急，病程较短，发热初期大多伴有恶寒，其恶寒得衣被而不减。发热的热度大多较高，发热的类型随病种的不同而有所差异。初起常兼有头身疼痛、鼻塞、流涕、咳嗽、脉浮等表证。外感发热由感受外邪，正邪相争所致，属实证者居多。

七、虚劳

1. 病因病机

病因：禀赋薄弱，素质不强；烦劳过度，损伤五脏；饮食不节，损伤脾胃；大病久病，失于调理；误治失治，损耗精气。

病机：五脏功能衰退，气、血、阴、阳亏损。

2. 辨证论治

（1）气虚

①肺气虚证

【证候】咳嗽无力，痰液清稀，短气自汗，声音低怯，时寒时热，平素易于感冒，面白，舌质淡，脉弱。

【证治】补益肺气。补肺汤加减。

②心气虚证

【证候】心悸，气短，劳则尤甚，神疲体倦，自汗，舌质淡，脉弱。

【证治】益气养心。七福饮

加减。

③脾气虚证

【证候】饮食减少，食后胃脘不舒，倦怠乏力，大便溏薄，面色萎黄，舌质淡，脉弱。

【证治】健脾益气。加味四君子汤加减。

④肾气虚证

【证候】神疲乏力，腰膝酸软，小便频数而清，白带清稀，舌质淡，脉弱。

【证治】益气补肾。大补元煎加减。

（2）血虚

①心血虚证

【证候】心悸怔忡，健忘，失眠，多梦，面色不华，舌质淡，脉细。

【证治】养血宁心。养心汤加减。

②肝血虚证

【证候】头晕，目眩，胁痛，肢体麻木，筋惕拘急，或筋惕肉瞤，妇女月经不调甚则闭经，面色不华，舌质淡，脉弦细。

【证治】补血养肝。四物汤加减。

（3）阴虚

①肺阴虚证

【证候】干咳，咽燥，甚或失音，咯血，潮热，盗汗，面色潮红，舌红少津，脉细数。

【证治】养阴润肺。沙参麦冬汤加减。

②心阴虚证

【证候】心悸，失眠，烦躁，潮热，盗汗，或口舌生疮，面色潮红，舌红少津，脉细数。

【证治】滋阴养心。天王补心丹加减。

③脾胃阴虚证

【证候】口干唇燥，不思饮食，大便燥结，甚则干呕，呃逆，面色潮红，舌红少苔，脉细数。

【证治】养阴和胃。益胃汤加减。

④肝阴虚证

【证候】头痛，眩晕，耳鸣，目干畏光，视物不明，急躁易怒，或肢体麻木，筋惕肉瞤，面潮红，舌红少苔，脉弦细数。

【证治】滋养肝阴。补肝汤加减。

⑤肾阴虚证

【证候】腰酸，遗精，两足痿弱，眩晕，耳鸣，甚则耳聋，口干，咽痛，颧红，舌红，少津，脉沉细。

【证治】滋补肾阴。左归丸加减。

（4）阳虚

①心阳虚证

【证候】心悸，自汗，神倦嗜卧，心胸憋闷疼痛，形寒肢冷，面色苍白，舌淡或紫暗，脉细弱或沉迟。

【证治】益气温阳。保元汤加减。

②脾阳虚证

【证候】面色萎黄，食少，形寒，神倦乏力，少气懒言，大便溏薄，肠鸣腹痛，每因受寒或饮食不慎而加剧，舌淡，苔白，脉弱。

【证治】温中健脾。附子理中汤加减。

③肾阳虚证

【证候】腰背酸痛，遗精，阳痿，多尿不禁，面色苍白，畏寒肢冷，下利清谷或五更泄泻，舌质淡胖，有齿痕，脉沉迟。

【证治】温补肾阳。右归丸加减。

虚劳总括：五脏虚候立为目，气血阴阳大纲别。虚劳病势多缠绵，内因外因先后天。

气虚：气虚主在肺脾脏，补肺加味四君良，心脾气虚七福补元尝。

血虚：血虚须辨心与肝，养心四物汤效验。

阴虚：阴虚在肺沙麦擅，心亏天王补心丹，脾胃阴虚汤益胃，肝肾补肝左归丸。

阳虚：阳虚里寒为征象，心阳不足保元汤，附子理中温脾土，右归丸方复肾阳。

3. 鉴别诊断

虚劳与肺痨：肺痨系正气不足而被痨虫侵袭所致，主要病位在肺，具有传染性，以阴虚火旺为其病理特点，以咳嗽、咯血、潮热、盗汗、消瘦为主要临床症状。而虚劳则由多种原因所导致，久虚不复，病程较长，无传染性，以脏腑气、血、阴、阳亏虚为其基本病机，分别出现五脏气、血、阴、阳亏虚的多种症状。

八、癌病

1. 病因病机

病因：素体内虚，内伤七情，六淫邪毒。

病机：正气亏虚，脏腑功能失调，气机郁滞，痰瘀久稽酿毒而成有形之肿块。

2. 辨证论治

（1）气郁痰瘀证

【证候】胸膈痞闷，脘腹胀满，或胀痛不适，或隐痛或刺痛，善太息，神疲乏力，纳呆食少，便溏或呕血、黑便，或咳嗽咳痰，痰质稠黏，痰白或黄，舌质暗隐紫，苔薄腻，脉弦或细涩。

【证治】行气解郁，化痰祛瘀。越鞠丸合化积丸加减。

（2）热毒炽盛证

【证候】局部肿块灼热疼痛，发热，口咽干燥，心烦寐差，或热势壮盛，久稽不退，咳嗽无痰或少痰，或痰中带血，甚则咳血不止，胸痛或腰酸背痛，小便短赤，大便秘结或便溏，舌黄腻或薄黄少津，脉细数或弦细数。

【证治】清热凉血，解毒散瘀。

犀角地黄汤合犀黄丸加减。

（3）湿热郁毒证

【证候】时有发热，恶心，胸闷，口干口苦，心烦易怒，胁痛或腹部阵痛，身黄，目黄，尿黄，便中带血或黏液脓血便，里急后重，或大便干稀不调，肛门灼热，舌质红，苔黄腻，脉弦滑或滑数。

【证治】清热利湿，解毒散结。龙胆泻肝汤合五味消毒饮加减。

（4）瘀毒内阻证

【证候】局部肿块，质地坚硬，面色晦暗，或肌肤甲错，胸痛或腰腹疼痛，痛有定处，如锥如刺，痰中带血或尿血，血色暗红，口唇紫暗，舌质暗或有瘀点、瘀斑，苔薄或薄黄，脉涩或细弦或细涩。

【证治】化瘀软坚，理气止痛。血府逐瘀汤加减。

（5）气阴两虚证

【证候】神疲乏力，口咽干燥，盗汗，头晕耳鸣，视物昏花，五心烦热，腰膝酸软，纳差，大便秘结或溏烂，舌质淡，少苔，脉细或细数。

【证治】益气养阴，扶正抗癌。生脉地黄汤加减。

（6）气血两虚证

【证候】形体消瘦，面色无华，唇甲色淡，气短乏力，动辄尤甚，伴头昏心悸，目眩眼花，动则多汗，口干咽燥，纳呆食少，舌质红或淡，脉细或细弱。

【证治】益气养阴，扶正抗癌。十全大补丸加减。

癌病热盛气血郁，气郁越鞠与化积，热毒犀黄五味加龙胆，瘀毒内阻用血府，气阴两虚用生脉，气血双亏大补丸。

九、厥证

1. 病因病机

病因：情志内伤（恼怒致厥为多），体虚劳倦，亡血失津，饮食不节（过度饥饿或暴饮暴食）。

病机：气机逆乱，升降乖戾，气血阴阳不相顺接。

2. 辨证论治

（1）气厥

①实证

【证机】常因情志异常、精神刺激而发作，突然昏倒，不知人事，或四肢厥冷，呼吸气粗，口噤握拳，舌苔薄白，脉伏或沉弦。

【证治】开窍，顺气，解郁。通关散合五磨饮子加减。

②虚证

【证候】发病前有明显的情绪紧张、恐惧、疼痛或站立过久等诱发因素，发作时眩晕昏仆，面色苍白，呼吸微弱，汗出肢冷，舌淡，脉沉细微。本证临床较为多见，尤其体弱的年轻女性易于发生。

【证治】补气，回阳，醒神。急用生脉注射液、参附注射液，继用四味回阳饮加减。

（2）血厥

①实证

【证候】多因急躁恼怒而发，突然昏倒，不知人事，牙关紧闭，面赤唇紫，舌质红，脉弦有力。

【证治】平肝潜阳，理气通瘀。羚角钩藤汤或通瘀煎加减。

②虚证

【证候】常因失血过多，突然昏厥，面色苍白，口唇无华，四肢震颤，自汗肢冷，目陷口张，呼吸微弱，舌质淡，脉芤或细数无力。

【证治】补养气血。急用独参汤灌服，继服人参养荣汤加减。

（3）痰厥

【证候】素有咳喘宿痰，多湿多痰，恼怒或剧烈咳嗽后突然昏厥，喉有痰声或呕吐涎沫，呼吸气粗，苔白腻，脉沉滑。

【证治】行气豁痰。导痰汤加减。

厥证昏仆气逆乱，搐鼻参附针

为先，醒辨气血与痰食，虚实气厥不一般。虚证四味参附汤，血厥独参补通瘀，痰厥导痰汤为主。

3. 鉴别诊断

（1）厥证与中风：中风与厥证均可出现猝然昏仆。中风以中老年人为多见，常有素体肝阳亢盛。其中脏腑者，突然昏仆，并伴有口眼歪斜、偏瘫等症，神昏时间较长，苏醒后有偏瘫、口眼歪斜及失语等后遗症。厥证可发生于任何年龄，昏倒时间较短，醒后无后遗症。但血厥之实证若重者可发展为中风。

（2）厥证与痫病：厥证与痫病均有突然昏仆、不省人事的症状。痫病常有先天因素，以青少年为多见，病情重者，虽亦为突然昏仆、不省人事，但发作时间短暂，且发作时常伴有号叫、抽搐、口吐涎沫、两目上视、小便失禁等；常反复发作，每次症状均相类似，苏醒缓解后可如常人。厥证之昏倒仅表现为四肢厥冷，无叫吼、吐沫、抽搐等症。可做脑电图检查，以资鉴别。

（3）厥证与昏迷：昏迷为多种疾病发展到一定阶段所出现的危重证候。一般来说发生较为缓慢有一个昏迷前的临床过程，先轻后重，由烦躁、嗜睡、谵语渐次发展，一旦昏迷后，持续时间一般较长，恢复较难，苏醒后原发病仍然存在。厥证常为突然发生，昏倒时间较短，常因情志刺激、饮食不节、劳倦过度、亡血失津等导致发病。

第八单元　肢体经络病证

一、痹证

1. 病因病机

病因：感受外邪，饮食不节，劳逸不当，体质亏虚。

病机：邪气痹阻经脉，即风、寒、湿、热、痰、瘀等邪气滞留于肢体筋脉、关节、肌肉、经脉，气血痹阻不通，不通则痛。

2. 辨证论治

（1）风寒湿痹

①行痹

【证候】肢体关节、肌肉疼痛酸楚，屈伸不利，疼痛呈游走性，或肌肤麻木不仁，或遇寒加重，得热痛缓，舌苔薄白，脉弦紧或濡缓。

【证治】祛风通络，散寒除湿。防风汤加减。

②痛痹

【证候】肢体关节疼痛，病势较剧，部位固定，遇寒则痛甚，得热则痛缓，关节屈伸不利，局部皮肤或有寒冷感，舌质淡，舌苔薄白，脉弦紧。

【证治】温经散寒，祛风除湿。乌头汤加减。

③着痹

【证候】肢体关节、肌肉酸楚、重着、疼痛，肿胀散漫，关节活动不利，肌肤麻木不仁，舌质淡，舌苔白腻，脉濡缓。

【证治】除湿通络，祛风散寒。薏苡仁汤加减。

（2）风湿热痹

【证候】游走性关节疼痛，可涉及一个或多个关节，活动不便，局部灼热红肿，痛不可触，得冷则舒，可有皮下结节或红斑，常伴有发热、恶风、汗出、口渴、烦躁不安等全身症状，舌质红，舌苔黄或黄腻，脉滑数或浮数。

【证治】清热通络，祛风除湿。白虎加桂枝汤或宣痹汤加减。

（3）痰瘀痹阻证

【证候】痹证日久，肌肉关节刺痛，固定不移，或关节肌肤紫暗、肿胀，按之较硬，肢体顽麻或重着，或关节僵硬变形，屈伸不利，有硬结、瘀斑，面色暗黧，眼睑浮肿，或胸闷痰多，舌质紫暗或有瘀斑，舌苔白腻，脉弦涩。

【证治】化痰行瘀，蠲痹通络。双合汤加减。

（4）寒热错杂证

【证候】关节灼热肿痛，遇寒加重，或关节冷痛喜温，手心灼热，恶风怕冷，口干口苦，尿黄，舌红，苔白或黄，脉弦或紧或数。

【证治】温经散寒，清热除湿。桂枝芍药知母汤。

（5）气血虚痹证

【证候】关节疼痛、酸楚，时轻时重，气候变化、劳倦活动后加重，神疲乏力，面色少华，形体消瘦，肌肤麻木，短气自汗，唇甲淡白，头晕目花，舌淡苔薄，脉细弱。

【证治】益气养血，和营通络。黄芪桂枝五物汤。

（6）肝肾虚痹证

【证候】痹证日久不愈，关节屈伸不利，肌肉瘦削，腰膝酸软，或畏寒肢冷，阳痿、遗精，或骨蒸劳热，心烦口干，舌质淡红，舌苔薄白或少津，脉沉细弱或细数。

【证治】补益肝肾，舒筋活络。独活寄生汤加减。

痹证风寒湿热乘，闭而为痛痹斯名，风盛游走防风取，寒则痛剧乌头汤。着痹麻木薏苡仁，加乌加桂肝虎加桂宜，气血黄桂独肝肾，寒热错杂桂芍加，痰瘀痹阻双合汤。

3. 鉴别诊断

痹证与痿证：痹证是由风、寒、湿、热之邪流注肌腠经络，痹阻筋脉关节而致。鉴别要点首先在于痛与不痛，痹证以关节疼痛为主，而痿证则为肢体力弱，无疼痛症状。其次要观察肢体的运动障碍情况，痿证是无力运动，痹证则是因痛而影响活动。再者，部分痿证病初即有肌肉萎缩，而痹证则是由于疼痛甚或关节僵直不能活动，日久废而不用导致肌肉萎缩。

中内

二、痿证

1. 病因病机

病因：感受温毒，湿热浸淫，饮食毒物所伤，久病房劳，跌仆瘀阻。

病机：五脏受损，精津不足，气血亏耗，肌肉筋脉失养而发。

2. 辨证论治

（1）肺热津伤证

【证候】发病急，病起发热，或热后突然出现肢体软弱无力，可较快发生肌肉瘦削，皮肤干燥，心烦口渴，咳呛少痰，咽干不利，小便黄赤或热痛，大便干燥，舌质红，苔黄，脉细数。

【证治】清热润燥，养阴生津。清燥救肺汤加减。

（2）湿热浸淫证

【证候】起病较缓，逐渐出现肢体困重，痿软无力，尤以下肢或两足痿弱为甚，兼见微肿，手足麻木，扪及微热，喜凉恶热，或有发热，胸脘痞闷，小便赤涩热痛，舌苔黄腻，脉濡数或滑数。

【证治】清热利湿，通利经脉。加味二妙散加减。

（3）脾胃虚弱证

【证候】起病缓慢，肢体软弱无力逐渐加重，神疲肢倦，肌肉萎缩，少气懒言，纳呆便溏，面色㿠白或萎黄无华，面浮，舌淡苔薄白，脉细弱。

【证治】补中益气，健脾升清。参苓白术散合补中益气汤加减。

（4）肝肾亏损证

【证候】起病缓慢，渐见肢体痿软无力，尤以下肢明显，腰膝酸软，不能久立，甚至步履全废，腿胫大肉渐脱，或伴有眩晕耳鸣，舌咽干燥，遗精或遗尿，或妇女月经不调，舌红少苔，脉细数。

【证治】补益肝肾，滋阴清热。虎潜丸加减。

（5）脉络瘀阻证

【证候】久病体虚，四肢痿弱，肌肉瘦削，手足麻木不仁，四肢青筋显露，可伴有肌肉活动时隐痛不适，舌痿不能伸缩，舌质暗淡或有瘀点、瘀斑，脉细涩。

【证治】益气养营，活血行瘀。圣愈汤合补阳还五汤加减。

痿证湿热温毒因，房劳久病亦可至。肺热叶焦â敉肺，二妙湿热痿圣补。脾胃参苓与补中，肝肾不足虎潜丸。

三、颤证

1. 病因病机

病因：年老体虚，情志过极，饮食不节，劳逸失当。

病机：肝风内动，筋脉失养。风、火、痰、瘀四端，在一定条件下相互影响、相互转化，引起气血阴精亏虚，不能濡养筋脉；或痰浊、瘀血壅阻经脉，气血运行不畅，筋脉失养；或热甚动风，扰动筋脉，而致肢体拘急挐动而发颤证。

2. 辨证论治

（1）风阳内动证

【证候】肢体颤动粗大，程度较重，不能自制，眩晕耳鸣，面â烦躁，易激动，心情紧张时颤动加重，伴有肢体麻木，口苦而干，语言迟缓不清，流涎，尿赤，大便干，舌质红，苔黄，脉弦滑数。

【证治】镇肝息风，舒筋止颤。天麻钩藤饮合镇肝熄风汤加减。

（2）痰热风动证

【证候】头摇不止，肢麻震颤，重则手不能持物，头晕目眩，胸脘痞闷，口苦口黏，甚则口吐痰涎，舌体胖大，有齿痕，舌质红，舌苔黄腻，脉弦滑数。

【证治】清热化痰，平肝息风。导痰汤合羚角钩藤汤加减。

（3）气血亏虚证

【证候】头摇肢颤，面色㿠白，

表情淡漠,神疲乏力,动则气短,心悸健忘,眩晕,纳呆,舌体胖大,舌质淡红,舌苔薄白滑,脉沉濡无力或沉细弱。

【证治】益气养血,濡养筋脉。人参养荣汤。

(4)髓海不足证

【证候】头摇肢颤,持物不稳,腰膝酸软,失眠心烦,头晕,耳鸣,善忘,或神呆、痴傻,舌质红,舌苔薄白或红绛无苔,脉细数。

【证治】填精补髓,育阴息风。龟鹿二仙膏合大定风珠加减。

(5)阳气虚衰证

【证候】头摇肢颤,筋脉拘挛,畏寒肢冷,四肢麻木,心悸懒言,动则心短,口吐清长或自涩,大便溏,舌质淡,舌苔薄白,脉沉迟无力。

【证治】补肾助阳,温煦筋脉。地黄饮子。

颤病多因风内动,热极天麻合镇肝。痰热导痰与羚角,气血不足用人参。髓亏大风二仙膏,阳气虚衰地黄饮。

四、腰痛

1. 病因病机

病因:外邪侵表,年老体虚,跌仆闪挫。

病机:筋脉痹阻,腰府失养。

2. 辨证论治

(1)寒湿腰痛

【证候】腰部冷痛重着,转侧不利,静卧病痛不减,寒冷和阴雨天则加重,舌质淡,苔白腻,脉沉而迟缓。

【证治】散寒行湿,温经通络。甘姜苓术汤(又名肾着汤)。

(2)湿热腰痛

【证候】腰部疼痛,重着而热,暑湿阴雨天气加重,活动后或可减轻,身体困重,小便短赤,舌质红,

苔黄腻,脉濡数或弦数。

【证治】清热利湿,舒筋止痛。四妙丸。

(3)瘀血腰痛

【证候】腰痛如刺,痛有定处,痛处拒按,日轻夜重,轻者俯仰不便,重者不能转侧,舌质暗紫或有瘀斑,脉涩。部分患者有跌仆闪挫病史。

【证治】活血化瘀,通络止痛。身痛逐瘀汤。

(4)肾虚腰痛

①肾阴虚

【证候】腰部隐隐作痛,酸软无力,缠绵不愈,心烦少寐,口燥咽干,面色潮红,手足心热,舌红少苔,脉弦细数。

【证治】滋补肾阴,濡养筋脉。左归丸。

②肾阳虚

【证候】腰部隐隐作痛,酸软无力,缠绵不愈,局部发凉,喜温喜按,遇劳更甚,卧则减轻,常反复发作,面色㿠白,肢冷畏寒,舌质淡,苔薄白,脉沉细无力。

【证治】补肾壮阳,温煦经脉。右归丸。

腰痛悠悠酸无力,肾者沉沉不转移,若还湿热伴热感,痛如锥刺属血瘀。左右归丸肾虚主,甘姜术金匮立,四妙身痛逐瘀施,综合治疗勿劳欲。

3. 鉴别诊断

(1)腰痛与背痛、尻痛、胯痛:腰痛是指腰背及其两侧部位的疼痛。背痛为背部以上部位的疼痛。尻痛是尻骶部位的疼痛。胯痛是指尻尾以下及两侧胯部的疼痛。各自疼痛的部位不同,应予区别。

(2)腰痛与肾痹:腰痛是以腰部疼痛为主。肾痹是指腰背强直弯曲,不能屈伸,行动困难,多由骨痹日久发展而成。

中医外科学

第一单元　中医外科疾病辨证

一、阴阳辨证

局部症状辨别阴阳

辨证要点	阳证	阴证
发病缓急	急性发作	慢性发作
皮肤颜色	红活焮赤	紫暗或皮色不变
皮肤温度	灼热	微热或不热
肿形高度	肿胀形势高起	平坦下陷
肿胀范围	根盘收束	根盘散漫
肿块硬度	软硬适度	坚硬如石或柔软如棉
疼痛感觉	疼痛剧烈，拒按	疼痛和缓，隐痛、不痛、酸痛或抽搐
病位深浅	皮肤、肌肉	血脉、筋骨
脓液稀稠	脓质稠厚	脓质稀薄
溃疡形色	肉芽红活润泽	肉芽苍白或紫暗
病程长短	病程较短	病程较长
全身症状	初期常伴形寒发热、口渴纳呆、大便秘结、小便短赤，溃后渐消	初期无明显症状，酿脓时有虚热症状，溃后虚热相更甚
舌苔脉象	舌红苔黄，脉有余	舌淡少苔，脉不足
预后顺逆	易消、易溃、易敛，预后多顺	难消、难溃、难敛，预后多逆

二、经络辨证

1. 十二经脉气血多少与外科疾病的关系

（1）手足阳明经为多气多血之经——治疗时注重行气活血。

（2）手足太阳、厥阴经为多血少气之经（多发外疡）——治疗时注重破血、补托。

（3）手足少阳、少阴、太阴为多气少血之经——治疗时注重行气、滋养。

2. 引经药

经名	引经药
手太阳经	黄柏、藁本
足太阳经	羌活
手阳明经	升麻、石膏、葛根
足阳明经	升麻、石膏、白芷
手少阳经	柴胡、连翘、地骨皮（上）、青皮（中）、青皮（下）
足少阳经	柴胡、青皮
手太阴经	升麻、桔梗、白芷、葱白
足太阴经	升麻、苍术、白芍
手厥阴经	柴胡、丹皮
足厥阴经	柴胡、青皮、川芎、吴茱萸
手少阴经	黄连、细辛
足少阴经	独活、细辛、知母

三、局部辨证

1. 辨肿

（1）热肿：红肿热痛。见于阳证疮疡。

（2）寒肿：得暖则舒。见于冻疮、脱疽等。

（3）风肿：发病急骤，游走不

定。见于疖腮、大头瘟等。

（4）湿肿：皮肉重垂胀急，深按凹陷不起。见于股肿、湿疮。

（5）痰肿：肿势软如棉，或硬如馒。见于瘰疬、脂瘤等。

（6）气肿：按之凹陷，松手即起，似皮下藏气。见于气瘿、乳癖等。

（7）瘀血肿：色初暗褐，后转青紫。见于皮下血肿等。

（8）脓肿：按之应指。见于乳痈、肛痈。

（9）实肿：肿势高突，根盘收束。见于正盛邪实之疮疡。

（10）虚肿：肿势平坦，根盘散漫。见于正虚不能托毒之疮疡。

2. 辨肿块结节

（1）肿块：体内比较大的或体表显而易见的肿物。

（2）结节：较小，触之可及。见于皮肤或皮下组织。

3. 辨痛

（1）热痛：皮色焮红，灼热疼痛，遇冷则痛减。见于阳证疮疡。

（2）寒痛：皮色不红，不热，酸痛，得温则痛缓。见于脱疽、寒痹等。

（3）风痛：痛无定处，忽彼忽此，走注甚速，遇风则剧。见于行痹等。

（4）气痛：攻痛无常，时感抽掣，喜缓怒甚。见于乳癖等。

（5）湿痛：痛而酸胀，肢体沉重，按之出现可凹性水肿或见糜烂流滋。见于臁疮、股肿等。

（6）痰痛：疼痛轻缓，或隐隐作痛，皮色不变，压之酸痛。见于脂瘤、肉瘤。

（7）化脓痛：痛势急胀，痛无止时，如同鸡啄，按之中软应指。见于疮疡成脓期。

（8）瘀血痛：初起隐痛、胀痛，皮色不变或暗褐，或见皮色青紫、瘀斑。见于创伤或创伤性皮下

出血。

4. 辨痒 病因：①风、湿、热、虫之邪客于肌肤，皮肉间气血不和。②血虚风燥阻于皮肤，肤失濡养，内生虚热而发。

（1）风胜：走窜无定，遍体作痒，抓破血溢，随破随收，多为干性。见于牛皮癣、白疕、瘾疹。

（2）湿胜：浸淫四窜，黄水淋漓，最易沿表皮蚀烂，越腐越痒，多为湿性。见于急性湿疮、脓疱疮。

（3）热胜：皮肤瘾疹，灼热作痒，只发裸露部位，或遍布全身。见于接触性皮炎。

（4）虫淫：浸淫蔓延，黄水频流，状如虫行皮中，其痒尤甚，最易传染。见于手足癣、疥疮等。

（5）血虚：皮肤变厚、干燥、脱屑。见于牛皮癣、慢性湿疮。

（6）肿疡作痒：见于毒势炽盛，病变发展，或毒势已衰，气血通畅，病变消散之际。

（7）溃疡作痒：①脓区不洁，脓液浸渍皮肤。②汞剂、砒剂、敷贴膏药等引起皮肤过敏。③毒邪渐化，气血渐充，助养新肉，将要收口之象。

5. 辨脓 脓是由皮肉之间热胜肉腐蒸酿而成。疮疡出脓是正气载毒外出的现象。

（1）成脓的特点

①疼痛：阳证疮疡，灼热痛甚，拒按明显。阴证脓疡，痛热不甚，酸胀明显。

②肿胀：皮肤肿胀，皮薄光亮为有脓。深部脓肿，皮肤变化不明显，但胀感较甚。

③温度：阳证疮疡，局部温度增高。

④硬度：按之坚硬，指起不复，未有脓；按之半软半硬，已成脓；按之大软，指起即复，为脓成。

（2）确认成脓的方法

①按触法：检查时两手指腹放

于相对应位置，并在上下左右四处互相垂直方向检查，应指明显者为有脓。

②透光法：适用于指、趾部甲下辨脓。

③点压法：适用于指、趾部脓液很少者。

④穿刺法：适用于脓液不多且位于组织深部时，用按触法辨脓有困难者。

⑤B超：可准确地确定脓肿部位，判断脓肿大小，引导穿刺或切开排脓。

（3）辨脓的部位深浅：为切开引流提供进刀深度。

①浅部脓疡：患部高突红硬，中有软陷，轻按则痛且应指。

②深部脓疡：肿块散漫坚硬，按之隐隐软陷，重按方痛。

（4）辨脓的形质、色泽和气味

①脓的形质：宜稠不宜清。

②脓的色泽：宜明净不宜污浊。

③脓的气味：脓液一般略带腥味。

6. 辨溃疡

（1）辨溃疡色泽

①阳证溃疡：色泽红活鲜润，疮面脓液稠厚黄白，腐肉易脱，新肉易生，易收，知觉正常。

②阴证溃疡：疮面色泽灰暗，脓液清稀，或新肉不生，腐肉不脱，或新肉不生，疮口经久难敛，疮面不知痛痒。

（2）辨溃疡形态

①化脓性溃疡：疮面边沿整齐，周围皮肤微有红肿，一般口大底小，内有少量脓性分泌物。

②压迫性溃疡（缺血性溃疡）：初期皮肤暗紫，很快变黑并坏死，滋水、液化、腐烂，脓液有臭味，可深及筋膜、肌肉、骨膜。多见于褥疮。

③疮痨性溃疡：疮口多凹陷形或潜行空洞或漏管，疮面肉色不鲜、

脓水清稀，并夹有败絮状物，疮口愈合缓慢或反复溃破，经久难愈。

④岩性溃疡：疮面多翻花如岩穴，有的在溃疡底部见有珍珠样结节，内有紫黑坏死组织，渗流血水，伴腥臭味。

⑤梅毒性溃疡：多呈半月形，边缘整齐，坚硬削直如凿，略微内凹，基底面高低不平，存有稀薄臭秽分泌物。

7. 辨出血　便血、尿血最常见。

第二单元　中医外科疾病治法

一、内治法

1. 消法　是运用不同治疗方法和药物，使初起的肿疡得到消散，不使邪毒结聚成脓，是一切外科肿疡初起的治法总则。适用于尚未成脓的初期肿疡、非化脓性肿块性疾病及各种皮肤疾病等。

2. 托法　是用补益气血和透脓的药物，扶助正气，托毒外出，以免毒邪扩散和内陷的治疗法则。适用于外疡中期，即成脓期。分为补托法和透托法。

（1）补托法：适用于正虚毒盛者。

（2）透托法：适用于毒气虽盛而正气未衰者。

3. 补法　是用补养的药物，恢复其正气，是治疗虚证的法则。适用于溃疡后期。

二、外治法

1. 膏药、油膏的临床应用

（1）膏药（古代称薄贴，现称硬膏）：用于外科疾病各个阶段。

1）太乙膏、千捶膏：适用于阳证疮疡，为肿疡、溃疡通用方。

①太乙膏：性偏清凉，消肿、清火、解毒、生肌。

222

②千捶膏：性偏寒凉，消肿、解毒、提脓、去腐、止痛。

2) 阳和解凝膏：适用于疮形不红不热，漫肿无头之阴证疮疡未溃者。

3) 咬头膏（具有腐蚀性）：适用于肿疡脓成，不能自破，以及患者不愿接受手术切开排脓者。

注：薄型膏药多适用于溃疡，宜勤换；厚型膏药多适用于肿疡，宜少换，一般3～5天调换一次。

（2）油膏（现称软膏）：适用于肿疡、溃疡、皮肤病糜烂结痂渗液不多者，以及肛门病等。

1) 金黄膏、玉露膏：适用于疮疡阳证。

①金黄膏：长于除湿化痰，对肿而有结块之证及急性炎症控制后形成的慢性迁延性炎症更宜。

②玉露膏：性偏寒凉，对焮红灼热明显、肿势散漫者效果较佳。

2) 冲和膏：适用于半阴半阳证。

3) 回阳玉龙膏：适用于阴证。

4) 生肌玉红膏：适用于一切溃疡，腐肉未脱，新肉未生之时，或经久不能收口者。

5) 红油膏：适用于一切溃疡。

6) 生肌白玉膏：适用于溃疡腐肉已净，疮口不敛者，以及乳头皲裂、肛裂等。

7) 疯油膏：适用于牛皮癣、慢性湿疹、皲裂等。

8) 青黛散油膏：适用于蛇串疮、急慢性湿疹等皮肤焮红痒痛、渗液不多之症，痄腮，以及对各种油膏过敏者。

9) 消痔膏、黄连膏：适用于内痔脱出、赘皮外痔、血栓外痔等出血、水肿、疼痛之症。

注：溃疡期可选用生肌玉红膏、红油膏、生肌白玉膏。凡皮肤湿烂、疮口腐肉已尽者，油膏应薄而勤换。

2. 箍围药的适应证、用法及注意点

（1）概念：箍围药古称敷贴，是药粉和液体调制成的糊剂。

（2）作用：箍集围聚，收束疮毒。

（3）适应证：外疡初起、成脓及溃后，肿势散漫不聚，而无集中之硬块者。

（4）用法：①金黄散、玉露散：用于红肿热痛明显的阳证疮疡；②冲和膏：用于疮形平而不高，痛而不甚，微红微热，属半阴半阳证者；③回阳玉龙膏：用于疮形不红不热，漫肿无头属阴证者。

（5）调制：以醋调者，散瘀解毒；以酒调者，助行药力；以葱、姜、韭、蒜捣汁调者，辛香散邪；以菊花汁、丝瓜叶汁、金银花露调者，清凉解毒，而用丝瓜叶汁调制的玉露散治疗暑疖效果较好；以鸡子清调者，缓和刺激；以油类调者，润泽肌肤。总之，阳证多用菊花汁、金银花露或冷茶汁调制；半阴半阳证多用葱、姜、韭捣汁或用蜂蜜调制；阴证多用醋、酒调敷。

（6）注意点：凡外疡初起，肿块局限者，一般宜用消散剂。箍围药敷后干燥之时，宜用液体湿润。

3. 掺药的种类及临床应用

（1）概念：掺药古称散剂，现称粉剂，是将各种不同的药物研成粉末，根据制方规律，用时掺布于膏药或油膏上，或直接掺布于病变部位。

（2）分类

①消散药：适用于肿疡初起，而肿势局限尚未成脓者。

②提脓去腐药：适用于溃疡初期，脓栓未溶，腐肉未脱，或脓水不净，新肉未生之际。

③腐蚀药（追蚀药）与平胬药：适用于肿疡在脓未溃时；痔疮、瘰疬、赘疣、息肉等；溃疡破溃以

223

后、疮口太小、引流不畅者；疮口僵硬，胬肉突出，腐肉不脱者。

④祛腐生肌药：适用于溃疡日久，腐肉难脱，肉芽暗红；或腐肉已脱，肉芽灰白，新肉不长者。

⑤生肌收口药：适用于溃疡腐肉已脱，脓水将尽时。

⑥止血药：适用于溃疡或创伤出血，属于小络损伤而出血者。

⑦清热收涩药：适用于一切急性皮肤病或亚急性皮炎而渗液不多者。

⑧酊剂：适用于疮疡未溃及皮肤病等。红灵酒活血、消肿、止痛，用于冻疮、脱疽未溃之时。

⑨洗剂（混合振荡剂或振荡洗剂）：适用于急性、过敏性皮肤病，如酒渣鼻和粉刺等。

4. 切开法的具体运用及注意点

（1）选择有利时机：脓肿中央出现透脓点。

（2）切口选择：脓腔最低点或最薄弱处切开。一般疮疡宜循经直切。①乳房脓肿以乳头为中心，放射状切开；②肛旁低位脓肿，以肛管为中心做放射状切开；③面部脓肿应尽量沿皮肤自然纹理切开；④手指脓肿，应从侧方切开；⑤关节足附近的脓肿，切口尽量避免越过关节；⑥关节部脓肿，一般施行横切口、弧形切口或"S"形切口。

（3）切开原则：①进刀深浅以得脓为度；②刀口大小应根据脓肿范围大小及病变部位的肌肉厚薄而定，以脓流通畅为原则。

（4）操作方法：切开时以右手握刀，刀锋向外，拇食两指夹住刀口前进刀的1寸，其余三指把住刀柄，并把刀柄的末端顶在鱼际上1/3处，同时左手拇食两指按在所要进刀部位的两侧，进刀时刀刃宜向上，在脓点部位向内直刺，深入脓腔即止。

（5）注意点：辨清脓成熟的程度、脓的深浅、患部的血脉经络位置等情况，然后决定切开与否。

5. 砭镰法、挑治法、挂线法、结扎法的适应证及用法

（1）砭镰法：是用三棱针或刀锋在疮疡患处，浅刺皮肤或黏膜，放出少量血液，使内蕴热毒随血外泄的一种治疗方法。适用于急性阳证疮疡。

（2）挑治法：是在人体的腧穴、敏感点，或一定区域内，用三棱针挑破皮肤、皮下组织，挑断部分皮肉纤维，通过刺激皮肤经络，使脏腑得到调理的一种治疗方法。适用于内痔出血、肛裂、脱肛、肛门瘙痒、颈部多发性疖肿等。常用的方法有选点挑治、区域挑治和截疗法三种。

（3）挂线法：是采用普通丝线，或药制丝线，或纸裹药线，或橡皮筋线等来挂断瘘管或窦道的治疗方法。其机理是利用挂线的紧箍作用，促使气血阻绝，肌肉坏死，最终达到切开的目的。适用于疮疡溃后，脓水不净，经治疗后无效而形成瘘管或窦道者；或不宜采用切开手术者。

（4）结扎法（缠扎法）：是将线缠扎于病变部位与正常皮肉分界处，通过结扎，促使病变部位经络阻塞、气血不通，结扎远端的病变组织失去营养而致逐渐坏死脱落，从而达到治疗目的的一种方法。适用于瘤、赘疣、痔、脱疽等病，以及脉络断裂引起的出血之症。

6. 引流法、垫棉法、药筒拔法、针灸法、熏法、熨法、溻渍法、冷冻法、激光疗法的适应证、用法及注意点

（1）引流法：是在脓肿切开或自行溃破后，运用药线、导管或扩创等使脓液畅流，腐脱新生，防止毒邪扩散，促使溃疡愈合的一种治法。

①药线引流（俗称纸捻或药捻）：用于溃疡疮口过深过小，脓水不易排出者。

②导管引流：用于附骨疽、流痰、流注等脓腔较深、脓液多且不易畅流者。

③扩创引流：用于痈、有头疽等脓肿溃后有袋脓者，瘰疬溃后形成空腔或脂瘤染毒化脓等。

（2）垫棉法：是用棉花或纱布折叠成块以衬垫疮部的一种辅助疗法。适用于溃疡脓出不畅有袋脓者；或疮孔窦道形成，脓水不易排尽者；或溃疡脓腐已尽，新肉已生，但皮肉一时不能黏合者。

（3）药筒拔法：是采用一定的药物与竹筒者于同煎，趁热迅速扣于疮上，借助药筒吸取脓液毒力，从而达到脓毒自出、毒尽疮愈目的的方法。适用于有头疽坚硬散漫不收，脓毒不得外出；或疮疡已溃，疮口坚小，脓稠难出，有袋脓者；或毒蛇咬伤，肿势迅速蔓延，脓水不出者；或反复发作的流火等。

（4）针灸法：包括针法与灸法。

（5）熏法：是把药物燃烧后，取其烟气上熏，借着药力与热力的作用，使腠理疏通、气血流畅而达到治疗目的的一种治法。适用于肿疡、溃疡。

（6）熨法：是把药物加酒、醋炒热，布包熨摩患处，使腠理疏通而达到治疗目的的一种方法。适用于风、寒、湿、痰凝滞筋骨、肌肉等证，以及乳病的初起或回乳。一般阳证疮疡慎用。

（7）溻渍法：溻是将饱含药液的纱布或棉絮湿敷患处；渍是将患处浸泡在药液中。溻渍法是通过湿敷、淋洗、浸渍对患处的物理作用，以及不同药物对患部的药效作用，而达到治疗目的的一种方法。适用于阳证疮疡初起、溃后；半阴半阳

证及阴证疮疡；美容、保健等。

（8）冷冻法：是利用各种不同等级的低温作用于患病部位，使之冰寒凝集，气血阻滞，病变组织失去气血濡养而发生坏死脱落的一种治疗方法。适用于瘤、赘疣、痔核、痣、早期皮肤癌等。

（9）激光疗法：是用各种不同的激光治疗不同疾病的方法。目前常用的有二氧化碳激光、氦氖激光。

第三单元　疮疡

一、疖

1. 概述

（1）定义：是指发生在肌肤浅表部位、范围较小的急性化脓性疾病。

（2）特点：肿势局限，范围多在3cm左右，突起根浅，色红、灼热、疼痛，易脓、易溃、易敛。

2. 病因病机　常因内郁湿火，外感风邪，两相搏结，蕴阻肌肤所致；或夏秋季节感受暑毒而生；或因天气闷热，汗出不畅，暑湿热蕴蒸肌肤，引起痱子，复经搔抓，破伤染毒而成。

注意：患疖后若处理不当，疮口过小引起脓毒潴留，或搔抓染毒，导致脓毒旁窜，在头顶皮肉较薄处易蔓延、窜空而成蝼蛄疖。

3. 临床表现

（1）有头疖：疖处皮肤上有一红色结块，范围约3cm大小，灼热疼痛，突起根浅，中心有一脓头，出脓即愈。

（2）无头疖：皮肤上有一红色结块，范围约3cm，无脓头，表面灼热，触之疼痛，2～3天化脓，溃后多迅速愈合。

（3）蝼蛄疖：多发于儿童头部。临床常见两种类型：坚硬型、多发型。

（4）疖病：好发于项后发际、背部、臀部等，几个到几十个，反复发作，缠绵不愈；也可散发项、肿，一处将愈，他处续发，或间隔周余、月余再发。患消渴、习惯性便秘或营养不良者易患本病。

4. 辨证论治

（1）内治

①热毒蕴结证（常见于气实火盛患者）——清热解毒——五味消毒饮、黄连解毒汤加减。

②暑热浸淫证（发于夏秋季节，以小儿及产妇多见）——清暑化湿解毒——清暑汤加减。

③体虚毒恋，阴虚内热证（疖肿常此愈彼起）——养阴清热解毒——仙方活命饮合增液汤加减。

④体虚毒恋，脾胃虚弱证（疖肿泛发各处）——健脾和胃，清化湿热——五神汤合参苓白术散加减。

（2）外治：外敷；脓成宜切开排脓；蝼蛄疖宜作"＋"字形剪开。

二、疔

1. 疔的特点与种类

（1）定义：疔是一种发病迅速、易于变化而危险性较大的急性化脓性疾病。多发于颜面和手足等处。

（2）特点：疮形虽小，但根脚坚硬，状如钉丁，病情变化迅速，易蔓邪走散。发于颜面部的疔疮，易走黄而有生命危险；发于手足部的疔疮，易损筋伤骨而影响肢体功能。

（3）分类：根据发病部位和性质不同，疔可分为颜面部疔疮、手足部疔疮、红丝疔、烂疔、疫疔等。

2. 颜面部疔疮

（1）概述

①定义：是指发生于颜面部的急性化脓性疾病。

②临床特点：发于颜面部，病变迅速，疮形如粟，坚硬根深，状如钉丁，全身热度症状明显，易成走黄之变。

（2）病因病机：多因火热之毒为患，如饮食膏粱厚味辛辣之品，感受风热火毒，或皮肤破损染毒等。

（3）临床表现：多发于前额、颧、颊、鼻、口唇等部。

初期：在颜面部某处皮肤上隐起一米粒样脓头，或痒或麻，以后逐渐红肿热痛，肿势范围3～6cm，但根深坚硬，状如钉丁，重者有恶寒发热等症状。

中期：第5～7日，肿势逐渐增大，四周浸润明显，疼痛加剧，脓头破溃，伴发热口渴、便干溲赤等全身症状。

后期：第7～10日，肿势局限，顶高根软渐脓，脓栓（疔根）随脓外出，肿消痛止，身热减退，病程一般10～14天。

若处理不当，或妄加挤压，或不慎碰伤，或过早切开等，可引起走黄，见疔疮顶陷色黑无脓，四周皮肤暗红，头面、耳、项俱肿，伴壮热烦躁、神昏谵语、舌质红绛、苔黄糙、脉洪数等。

（4）辨证论治

1）内治法

①热毒蕴结证——清热解毒——五味消毒饮、黄连解毒汤加减。

②火毒炽盛证——凉血清热解毒——犀角地黄汤、黄连解毒汤、五味消毒饮加减。

2）外治法：①初起：箍毒消肿；②脓成：提脓祛腐；③溃后：提脓祛腐，生肌收口。

3. 手足部疔疮

（1）临床表现

1）蛇眼疔：初起时多局限于指甲一侧边缘的近端处，有轻微的红肿疼痛，2～3天成脓，待脓出后即能肿退痛除，迅速愈合；若脓出不畅，则可出现甲下溃空或有赘肉突出，甚至指（趾）甲脱落。

2）蛇头疔：初起指端感觉麻痒而痛，继而刺痛，灼热肿胀，色红不明显，随后肿势逐渐扩大。

3）蛇肚疔：发于指腹部，整个患指红肿疼痛，呈圆柱状，形似小红萝卜，关节轻度屈伸，若强行扳直即觉剧痛，7～10天成脓。

4）托盘疔：初起整个手掌肿胀高突，失去正常的掌心凹陷或稍凸起，手背肿势通常更为明显，甚则延及手臂，疼痛剧烈，或伴发红丝疔，伴有恶寒发热、头痛、纳呆等症状。

5）足底疔：初起足底部疼痛，不能着地，按之坚硬。3～5天有啄痛，修去老皮后可见到白色脓点。重者肿势蔓延到足背，痛连小腿，不能行走，伴有恶寒发热、头痛、纳呆等。溃后流出黄稠脓液，肿消痛止，全身症状也随之消失。

（2）手足部疔疮成脓期切开引流的要求：①一般应尽可能循经直开。②蛇眼疔宜沿甲旁0.2cm挑开引流。③蛇头疔宜在指掌面一侧做纵形切口，务必引流通畅，必要时可对口引流，不可在指掌面正中切开。④蛇肚疔宜在手指侧面做纵形切口，切口长度不得超过上下指关节面。⑤托盘疔应依掌横纹切开，切口宜大，保持引流通畅。

4. 红丝疔的定义、特点及治法

（1）定义：红丝疔是发于四肢、皮肤呈红丝显露、迅速向上走窜的急性感染性疾病，可伴恶寒发热，邪毒重者可见走黄。

（2）内治法：原则是清热解毒。

①火毒入络证——清热解毒——五味消毒饮加减。

②火毒入营证——凉血清营、解毒散结——犀角地黄汤、黄连解

毒汤、五味消毒饮加减。

（3）外治法：红丝细者，宜用砭镰法，挑破处均匀贴太乙膏掺红灵丹。初期可外敷金黄膏、玉露散；若结块成脓，则宜切开排脓，外敷红油膏；脓尽改用生肌散、白玉膏收口。

三、痈

1. 痈的定义与特点

（1）定义：痈是指气血被邪毒壅聚而发生的化脓性疾病。外痈是指发生于体表皮肉之间的急性化脓性疾病，相当于西医学的皮肤浅表脓肿、急性化脓性淋巴结炎等。内痈是指生于脏腑之间的化脓性疾患。

（2）特点：局部光软无头，红肿疼痛（少数初起皮色不变），结块范围有6～9cm，发病迅速，易肿、易脓、易溃、易敛，可伴有恶寒、发热、口渴等全身症状。

2. 痈的病因病机　外感六淫邪毒，或外来伤害、感染邪毒，或过食膏粱厚味，聚湿生浊，邪毒湿浊留阻肌肤，郁结不散，使营卫不和、气血凝滞、经络壅遏、化火成毒而成痈肿。

3. 痈的辨证论治方法

（1）内治法

①火毒凝结——清热解毒、行瘀活血——仙方活命饮加减。

②热胜肉腐证——和营清热、透脓托毒——仙方活命饮合五味消毒饮加减。

③气血两虚证——益气养血、托毒生肌——托里消毒散加减。

（2）外治法

①初起用金黄膏或金黄散，以冷开水调成糊状外敷。

②成脓宜切开排脓。

③溃后先用药线蘸八二丹插入疮口，三五日后改用九一丹，外盖金黄膏或玉露膏。

④有袋脓者，可先用垫棉法加

压包扎，如无效可扩创引流。

4. 颈痈的特点与治疗

（1）特点：颈痈是发生在颈部两侧的急性化脓性疾病，俗名痰毒，又称时毒。其特点是多见于儿童，冬春易发，初起时局部肿胀、灼热、疼痛而皮色不变，肿块边界清楚，具有明显的风温外感症状。

（2）治疗：风热痰毒证——散风清热，化痰消肿——牛蒡解肌汤或银翘散加减。

四、发

1. 概述

（1）定义：发是病变范围较痈大的急性化脓性疾病。

（2）特点：初起无头，红肿蔓延成片，中央明显，四周较淡，边界不清，灼热疼痛，有的3~5日后中央色褐腐溃，周围湿烂，全身症状明显。

2. 锁喉痈

（1）定义：锁喉痈是发于颈前正中结喉处的急性化脓性疾病，因其红肿绕喉故名。又称猛疽、结喉痈，俗称盘颈痰毒。

（2）特点：来势暴急，初起结喉处红肿绕喉，根脚散漫，坚硬灼热疼痛，范围较大，肿势蔓延至颈部两侧、腮、颊及胸前，可连及咽喉、舌下，并发喉风、重舌甚至痉厥等险症，伴壮热口渴、头痛项强等全身症状。

（3）辨证论治

1）内治法

①痰热蕴结证——散风清热，化痰解毒——普济消毒饮加减。

②热胜肉腐证——清热化痰，和营托毒——仙方活命饮加减。

③热伤胃阴证——清养胃阴，益胃汤加减。

2）外治法：初起用玉露散、金黄散或双柏散以金银花露或菊花露调敷。成脓后应及早切开，用九一

丹药线引流，外盖金黄膏或红油膏。脓尽用生肌散、白玉膏。

3. 臀痈

（1）定义：臀痈是发生于臀部肌肉丰厚处范围较大的急性化脓性疾病。由于肌内注射引起者，俗称针毒结块。

（2）特点：发病来势急，病位深，范围大，难以起发，成脓较快，但腐溃难收，收口亦慢。

（3）辨证论治

1）内治法

①湿火蕴结证——清热解毒，和营化湿——黄连解毒汤合仙方活命饮加减。

②湿痰凝滞证——和营活血，利湿化痰——桃红四物汤合仙方活命饮加减。

③气血两虚证——调补气血——八珍汤加减。

2）外治法

①未溃时红肿热明显用玉露膏；红热不显的用金黄膏或冲和膏外敷。

②成脓后宜切开排脓。切口应注意低位、够大够深，并清除腐肉。

③溃后用八二丹、红油膏盖贴，脓腔深者用药线引流；脓尽用生肌散、白玉膏收口；疮口有空腔不易愈合者，用垫棉法加压。

五、有头疽

1. 概述

（1）初起有粟粒样脓头，焮热红肿胀痛，迅速向深部及周围扩散。

（2）脓头相继增多，溃烂后状如莲蓬、蜂窝，范围常超过9cm，大者可在30cm以上。

（3）好发于项后、背部等皮肤厚韧之处。

（4）多见于中老年人及消渴患者，并容易发生内陷。

2. 病因病机　本病总由外感风温、湿热，内有脏腑蕴毒，内外邪毒互相搏结，凝聚肌肤，以致营卫

不和、气血凝滞、经络阻隔而成。素体虚弱时更易发生，如消渴患者常易并发本病。阴虚之体因水亏火炽，则热毒蕴结甚者；气血虚弱之体因正虚毒滞难化，不能透毒外出，均可使病情加剧，甚至发生疽毒内陷。

3. 临床表现　凡皮肤坚韧、肌肉丰厚之处均可发生，以项、背部为多见。好发于成年人，以中老年人居多。按局部症状可分为四候，每候约 7 天。

(1) 初期：局部红肿结块，肿块上有粟粒样脓头，作痒作痛，逐渐向周围和深部扩散，脓头增多，色红、灼热、疼痛。伴有恶寒发热，头痛，食欲不振，舌苔白腻或黄腻，脉多滑数或洪数等明显的全身症状。此为一候。

(2) 溃脓期：疮面腐烂，形似蜂窝，肿势范围大小不一，常超过 10cm，甚至大逾盈尺，伴高热口渴、便秘溲赤。当脓液畅泄，腐肉随脱，红肿热痛随之减轻，全身症状也渐减或消失。此为二至三候，病变范围大者往往需 3～4 周。

(3) 收口期：脓腐渐尽，新肉生长，肉色红活，逐渐愈合收口。少数病例腐肉虽脱，但新肉生长迟缓。此为四候，常需 1～3 周。

4. 辨证论治

(1) 内治法

①火毒凝结证（多见于壮年正实邪盛者）——清热泻火，和营托毒——黄连解毒汤合仙方活命饮加减。

②湿热壅滞证——清热化湿，和营托毒——仙方活命饮加减。

③阴虚火炽证（多见于消渴患者）——滋阴生津，清热托毒——竹叶黄芪汤加减。

④气虚毒滞证（多见于年迈体虚、气血不足者）——扶正托毒——八珍汤合仙方活命饮加减。

(2) 外治法：若疮肿有明显波动感，可采用手术扩创排毒，作"十"或"十十"字形切开，务求脓泄畅达。

六、丹毒

1. 概述

(1) 定义：丹毒是患部皮肤突然发红成片、色如涂丹的急性感染性疾病。

(2) 特点：①病起突然，恶寒发热。②局部皮肤忽然变赤，色如丹涂脂染，焮热肿胀。③边界清楚，迅速扩大，数日内可逐渐痊愈，但容易复发。

本病发无定处，根据其发病部位的不同又有不同的病名：①生于躯干部者，称内发丹毒。②发于头面部者，称抱头火丹。③发于小腿足部者，称流火。④新生儿多生于臀部，称赤游丹毒。

2. 病因病机　总由血热火毒为患。①发于头面部者，多夹风热。②发于胸腹腰胯部者，多夹肝脾郁火。③发于下肢者，多夹湿热。④发于新生儿者，多由胎热火毒所致。

3. 辨证论治

(1) 内治法

①风热毒蕴证（发于头面部）——疏风清热解毒——普济消毒饮加减。

②肝脾湿火证（发于胸腹腰胯部）——清肝泻火利湿——柴胡清肝汤、龙胆泻肝汤或化斑解毒汤加减。

③湿热毒蕴证（发于下肢）——利湿清热解毒——五神汤合萆薢渗湿汤加减。

④胎火蕴毒证（发于新生儿，多见于臀部）——凉血清热解毒——犀角地黄汤合黄连解毒汤加减。

（2）外治法

①外敷法：用玉露散或金黄散，以冷开水或鲜丝瓜叶捣汁或金银花露调敷。或鲜荷叶、鲜蒲公英、鲜地丁全草、鲜马齿苋、鲜冬青树叶等捣烂湿敷。干后调换，或以冷开水时时湿润。

②砭镰法：患处消毒后，用七星针或三棱针叩刺患部皮肤，放血泄毒。适用于下肢复发性丹毒。禁用于赤游丹毒、抱头火丹患者。

③若流火结毒成脓者，可在坏死部分做小切口引流，掺九一丹，外敷红油膏。

七、走黄与内陷

1. 概述

（1）走黄：继发于疔疮发生主要在于火毒炽盛，毒入营血，内攻脏腑。（邪盛）

（2）内陷：疽毒或疔疮以外的其他疮疡引起者，发生的根本原因在于正气内虚，火毒炽盛，加之治疗失时或不当，以致正不胜邪，反陷入里，客于营血，内犯脏腑。（正虚）

（3）内陷分类：根据病变不同阶段的临床表现分为三种。

①火陷：发生于有头疽的 1 ~ 2 候毒盛期。

②干陷：发生于有头疽的 2 ~ 3 候溃脓期。

③虚陷：发生于有头疽的 4 候收口期。

2. 治疗原则

（1）走黄：清热、凉血、解毒之品，直折其势。

（2）内陷：当扶正达邪，并审邪正之消长，随证治之。

①火陷证：邪盛热极，凉血清热解毒为主，顾扩津液。

②干陷证：正虚邪胜，当补养气血、托毒透邪。

③虚陷证：温补脾肾或生津养胃。

八、瘰疬

1. 概述

（1）定义：瘰疬是一种发生于颈部的慢性感染性疾病。因其结核累累如串珠状，故名瘰疬。本病相当于西医学的颈部淋巴结结核。

（2）特点：①多见于体弱儿童或青年人，多为女性，好发于颈部及耳后。②起病缓慢，初起时结核如豆，不红不痛，逐渐增大，融合成串，溃后脓水清稀，夹有败絮样物，此愈彼溃，经久难愈，形成窦道，愈后形成凹陷性瘢痕。

2. 病因病机

情志内伤，肝郁化火，肺痨阴虚。西医学认为，本病是颈部的淋巴结结核病，继发于肺结核或肺外器官结核。

3. 辨证论治

（1）内治法

①气滞痰凝证——疏肝理气，化痰散结——逍遥散合二陈汤加减。或选用内消瘰疬丸、小金丸（胶囊）。

②阴虚火旺证——滋阴降火——知柏地黄汤加减。

③气血两虚证——益气养血——香贝养荣汤加减。

（2）外治法

①初期：局部肿块外敷冲和膏或用阳和解凝膏掺黑退消。

②中期：潜行性穿刺抽脓、冲洗；或切开引流。

③后期：溃疡疮面外用七三丹或八二丹，红油膏或冲和膏外敷。腐脱新生时，外用生肌玉红膏或绵脱新生时，外用生肌玉红膏纱条；腐肉已尽，新肉鲜红时，用生肌散或白玉膏。形成空腔，皮肉不能黏合时，采用垫棉法；出现窦道时用药线引流，或扩创手术。

第四单元　乳房疾病

一、概述

1. 乳房与脏腑经络的关系

（1）足阳明胃经行贯乳中。

（2）足太阴脾经络胃上膈，布于胸中。

（3）足厥阴肝经上膈，布胸胁绕乳头而行。

（4）足少阴肾经上贯肝膈而与乳联。

（5）冲任两脉起于胞中，任脉循腹里，上关元至胸中；冲脉夹脐上行，至胸中而散。

故有称"男子乳头属肝，乳房属肾；女子乳头属肝，乳房属胃"。

2. 乳房肿块检查法（采用坐位或仰卧位）

（1）望诊：让患者坐正，将两侧乳房完全显露，以作详细比较。注意乳房的形状、大小、是否对称；乳房表面有无块状突起或凹陷；乳头的位置有无内缩或抬高；乳房皮肤有无发红、水肿或橘皮样、湿疹样改变等；乳房浅表静脉是否怒张；乳房皮肤如果有凹陷可让患者两臂高举过头，或用手抬高乳房，则凹陷部分更为明显。

（2）触诊：应先检查健侧乳房，再检查患侧，以便对比。正确的检查方法是四指并拢，用指腹平放乳上轻柔触摸，切勿用手指去抓捏，否则会将捏起的腺体组织错误地认为是乳腺肿块。其顺序是先触按整个乳房，然后按一定次序触摸乳房的四个象限：内上、外上（不要遗漏腋尾部）、外下、内下象限；继而触按乳晕部分，注意有无血液从乳头溢出；最后触摸腋窝、锁骨下及锁骨上区域。

二、乳痈

1. 病因病机

（1）乳汁淤积——最常见的原因。

（2）肝郁胃热。

（3）感受外邪。

2. 临床表现　多见于产后1个月以内的哺乳期妇女。

（1）初起：初起常有乳头皲裂，哺乳时感觉乳头疼痛，伴有乳汁郁积或结块，局部肿胀疼痛，皮色不红或微红，皮肤不热或微热。或伴有全身感觉不适，恶寒发热，食欲不振，脉滑数。

（2）成脓：患乳肿块逐渐增大，局部跳痛加重，有如鸡啄样疼痛，皮色焮红，皮肤灼热，同侧腋窝淋巴结肿大压痛。至乳房红肿热痛第10天左右，肿块中央渐渐变软，按之应指有波动感，穿刺抽吸有脓液，有时脓液可从乳窍中流出，全身症状加剧，壮热不退，口渴引饮，小便短赤，舌红苔黄腻，脉洪数。

（3）溃后：脓肿成熟，可破溃出脓，或手术切开排脓。若脓出通畅，则肿消痛减，寒热渐退，疮口逐渐愈合。若溃后脓出不畅，肿势不消，疼痛不减，身热不退，可能形成袋脓，或脓液波及其他乳络形成传囊乳痈。亦有溃后乳汁从疮口溢出者，久治不愈，形成乳漏。

3. 辨证论治

（1）内治法

①气滞热壅证——疏肝清胃，通乳消肿——瓜蒌牛蒡汤加减。

②热毒炽盛证——清热解毒，托里透脓——透脓散加减。

③正虚毒恋证——益气和营托毒——托里消毒散加减。

（2）外治法

①初起乳汁郁滞致乳房肿痛、结块，可用热敷加乳房按摩，以疏

通乳络。

②成脓脓肿形成时，应在波动感及压痛最明显处及时切开排脓。

③溃后切开排脓后，用八二丹或九一丹提脓拔毒，并用药线插入切口内引流，切口周围外敷金黄膏。

三、粉刺性乳痈

1. 概述 粉刺性乳痈即西医学"浆细胞性乳腺炎"。

（1）定义：粉刺性乳痈是一种以乳腺导管扩张，浆细胞浸润为病变基础的慢性非细菌性感染的乳腺化脓性疾病。

（2）特点：多在非哺乳期或非妊娠期发病，常有乳头凹陷或溢液，初起肿块多位于乳晕周围，化脓溃破后脓中夹有脂质样物质，易反复发作，形成瘘管，经久难愈，全身炎症反应较轻。

2. 鉴别诊断

（1）乳腺癌：炎性乳腺癌多见于妇女妊娠期及哺乳期，乳房迅速增大，发热，皮肤呈红色或紫红色，弥漫性肿大，无明显肿块，同侧腋窝淋巴结明显肿大，质硬固定，病变进展迅速，预后不良，甚至于发病数周后死亡。

（2）乳晕部痈疖：粉刺性乳痈在急性期局部有红肿热痛等炎症反应，常被误诊为乳晕部一般痈或疖。根据素有乳头凹陷、反复发作的炎症，以及切开排脓时脓液中夹有脂质样物等特点，可与一般乳晕部痈疖相鉴别。

（3）导管内乳头状瘤：导管内乳头状瘤有乳头凹陷，呈血性溢液黄色液体，有时乳晕部触及绿豆大圆形肿块，易与粉刺性乳痈相混淆。但导管内乳头状瘤无乳头凹陷畸形，乳孔无粉渣样物排出，肿块不会化脓。

（4）乳房部瘘管：多为急性乳腺炎、乳房蜂窝织炎或乳房结核溃后形成，病变在乳房部，瘘管与乳孔多不相通，无乳头凹陷畸形。

四、乳癖（乳腺增生症）

1. 概述

（1）定义：乳癖是乳腺组织的既非炎症也非肿瘤的良性增生性疾病。

（2）特点：单侧或双侧乳房疼痛并出现肿块，乳痛和肿块与月经周期及情志变化密切相关。乳房肿块大小不一，形态不一，边界不清，质地不硬，活动度好。本病好发于25~45岁的中青年妇女。

2. 病因病机

（1）情志不遂或受到精神刺激，导致肝气郁结，气机阻滞，蕴结于乳房胃络，乳络经脉阻塞，不通则痛而引起乳房疼痛；肝气郁久化热，热灼津液为痰，气滞痰凝血瘀即可形成乳房肿块。

（2）因冲任失调，使气血瘀滞；或阳虚痰湿内结，经脉阻塞，而致乳房结块、疼痛、月经不调。

3. 临床表现

（1）好发病年龄在25~45岁。

（2）乳房疼痛以胀痛为主，也有刺痛或牵拉痛。

（3）乳房肿块可发生于单侧或双侧，大多位于乳房的外上象限。

（4）肿块的形态有：①片块型。②结节型。③混合型。④弥漫型。

4. 辨证论治

（1）内治法

①肝郁痰凝证（多见于青壮年妇女）——疏肝解郁，化痰散结——逍遥蒌贝散加减。

②冲任失调证（多见于中年妇女）——调摄冲任——二仙汤合四物汤加减。

（2）外治法：中药局部外敷于乳房肿块外，多为辅助疗法，如用阳和解凝膏掺黑退消或桂麝散盖贴；

或以生白附子或鲜蟾蜍皮外敷，或用大黄粉以醋调敷。若对外用药过敏者，应忌用之。

五、乳核

1. 特点 乳核是乳房部最常见的良性肿瘤，相当于西医的乳腺纤维腺瘤。好发于 20～25 岁青年妇女，乳中结核，形如丸卵，边界清楚，表面光滑，推之活动。

2. 临床表现 肿块常单个发生，也可见于在单侧或双侧乳房内同时或先后出现。形状呈圆形或椭圆形，大小不一，边界清楚，质地坚实，表面光滑，按之有硬橡皮球之弹性，活动度大，触诊常有滑脱感。肿块一般无疼痛感，少数可有轻微胀痛，但与月经无关。一般生长缓慢，妊娠期可迅速增大，应排除恶变可能。

3. 辨证论治

（1）内治法

①肝气郁结证——疏肝解郁，化痰散结——逍遥散加减。

②血瘀痰凝证——疏肝活血，化痰散结——逍遥散合桃红四物汤加山慈菇、海藻。月经不调兼以调摄冲任。

（2）外治法：阳和解凝膏掺黑退消外敷，7 天换药 1 次。

六、乳岩

1. 概述 女性最常见的恶性肿瘤之一。乳房部出现无痛、无热、皮色不变而质地坚硬的肿块，推之不移，表面不光滑，凹凸不平，或乳头溢血，晚期溃烂，凹如泛莲。

2. 诊断

（1）临床表现：发病年龄一般在 40～60 岁，绝经期妇女发病率相对较高。

1）一般类型乳腺癌：常为乳房内无痛肿块，边界不清，质地坚硬，表面不光滑，不易推动，常与皮肤粘连，出现病灶中心酒窝征，个别可伴乳头溢液。

2）特殊类型乳腺癌

①炎性癌：临床少见，多发于青年妇女，半数发生在妊娠期或哺乳期。起病急骤，乳房迅速增大，皮肤水肿、充血、发红或紫红色、发热，但没有明显的肿块可扪及，转移甚广，对侧乳房往往不久即被侵及，并很早出现腋窝部、锁骨上淋巴结肿大。本病恶性程度极高，病程短促，常于 1 年内死亡。

②湿疹样癌：早期临床表现类似慢性湿疹，乳头和乳晕的皮肤发红，轻度糜烂，有浆液渗出，有时覆盖着黄褐色的鳞屑状痂皮。病变为皮肤甚硬，与周围分界清楚。多数患者感到奇痒，并有轻微灼痛。中期表现为数年后病变延到乳晕以外皮肤，色紫而硬，乳头凹陷。后期表现为溃后易于出血，乳头蚀落，疮口凹陷，边缘坚硬，乳房内也可出现坚硬的肿块。

（2）辅助检查：超声检查、钼靶 X 线摄片、磁共振等影像学检查是诊断乳腺癌的重要参考。

3. 辨证论治

（1）肝郁痰凝证——疏肝解郁，化痰散结——神效瓜蒌散合开郁散加减。

（2）冲任失调证——调摄冲任，理气散结——二仙汤合开郁散加减。

（3）正虚毒盛证——调补气血，清热解毒——八珍汤加减。酌加半枝莲、白花蛇舌草、砚穿、露蜂房等清热解毒之品。

（4）气血两亏证——补益气血，宁心安神——人参养荣汤加味。

（5）脾虚胃弱证——健脾和胃——参苓白术散或理中汤加减。

除以上几种常见类型外，可见到放化疗后肾阴虚、口腔糜烂、牙龈出血等症，治宜清养阴阳，方用益胃汤加减。

第五单元　瘿

一、气瘿

1. 病因病机　主要由于忧患情志内伤，以致肝脾气逆，脏腑失和而生。其与生活地区和所饮水质有关者，亦每因动气而增盛。

2. 临床表现　女性发病率较高。多发生在青春期，常见于入学年龄的儿童。初起时无明显不适感，甲状腺呈弥漫性肿大，腺体表面较平坦，质软无痛，皮色如常，腺体随吞咽动作而上下移动。如肿块进行性增大，可下垂，自觉沉重感，可压迫气管、食管、血管、神经等。

(1) 压迫气管，比较常见。自一侧压迫，可使气管向他侧移位或弯曲；自两侧压迫，气管变为扁平，由于气管内腔变窄，呼吸发生困难。

(2) 压迫食管，可引起吞咽不适感，但不会引起梗阻症状。

(3) 压迫颈深部大静脉，可引起头颈部的血液回流受阻，出现颈部和胸前表浅静脉的明显扩张。

(4) 压迫喉返神经，可引起声带麻痹，而出现发音嘶哑。

3. 辨证论治　肝郁气滞证——疏肝解郁，化痰软坚——四海舒郁丸加减。怀孕期或哺乳期，加菟丝子、何首乌、补骨脂。

二、肉瘿（甲状腺腺瘤或囊肿，属甲状腺的良性肿瘤）

1. 特点　颈前喉结一侧或两侧结块，柔韧而圆，如肉之团，随吞咽动作而上下移动，发展缓慢。好发于中青年女性。

2. 病因病机　由于忧思郁怒，气滞、痰浊、瘀血凝结而成。

3. 辨证论治

(1) 内治法

①气滞痰凝证——理气解郁，

化痰软坚——逍遥散合海藻玉壶汤加减。

②气阴两虚证——益气养阴，软坚散结——生脉散合海藻玉壶汤加减。

(2) 外治法：阳和解凝膏掺黑退消或桂麝散外敷。

三、慢性淋巴细胞性甲状腺炎

1. 概述　慢性淋巴细胞性甲状腺炎又称桥本甲状腺炎，是一种自身免疫性疾病。其临床特点是起病隐匿，发展缓慢，病程较长。主要表现为甲状腺肿大，多数为弥漫性，质地韧；大多发展成甲减，也可伴有甲亢。

2. 诊断

(1) 临床表现：多见于中年女性，起病隐匿，发展缓慢。主要表现为甲状腺弥漫性肿大，或伴有结节，表面光滑，质韧。可有颈部憋闷不适。伴有甲减时，表现为乏力、怕冷、心动过缓、肿胀等；伴有甲亢时，表现为怕热、心慌、消瘦、急躁、心动过速等。

(2) 辅助检查：抗甲状腺抗体TPOAb、TGAb 明显增高（特征）。甲状腺功能多数可有甲亢，亦可出现甲亢，或正常。B超示甲状腺弥漫性肿大，回声不均，可伴有结节。甲状腺穿刺细胞学检查有大量淋巴细胞浸润可确诊。

3. 辨证论治

(1) 内治法

①肝气郁滞证——疏肝理气，软坚散结——柴胡疏肝散加减。

②血瘀痰结证——活血祛瘀，化痰散结——桃红四物汤加减。

③气阴两虚证——益气养阴，化痰散结——生脉散合消瘰丸加减。偏阴虚火旺者宜养阴降火，方选知柏地黄汤加减。

④脾肾阳虚证——温补脾肾，散寒化瘀——金匮肾气丸合阳和汤

加减。

（2）外治法：可外贴冲和膏或阳和解凝膏。

四、石瘿（甲状腺癌）

1. 概述 瘿病坚硬如石不可移动者，称为石瘿。其特点是结喉处结块，坚硬如石，高低不平，推之不移。相当于西医的甲状腺癌。

2. 病因病机 情志内伤，肝脾气逆，痰湿内生，气滞则血瘀，瘀血与痰湿凝结，上逆于颈部而成。

3. 诊断

（1）临床表现：多见于40岁以上患者，女性多于男性，或既往有肉瘿病史。颈前多年存在肿块，生长迅速，质地坚硬如石，高低凹凸不平，推之不移，并可出现吞咽时移动受限，可伴有疼痛。

（2）辅助检查：甲状腺同位素^{131}I扫描，多显示为凉结节（或冷结节）；进行 B 型超声、CT 检查，以明确诊断。

4. 治疗 一旦确诊，宜早期手术切除。

（1）内治法

①痰瘀内结证——解郁化痰，活血消坚——海藻玉壶汤合桃红四物汤加白花蛇舌草、三棱、莪术等。

②瘀热伤阴证——和营养阴——通窍活血汤合养阴清肺汤加减。如出现气短四肢症状，宜益气养阴，可用黄芪鳖甲汤加减。

（2）外治法：可用阳和解凝膏掺阿魏粉敷贴。肿块疼痛灼热者，可用生商陆根捣烂外敷。

第六单元 瘤、岩

一、血瘤（血管瘤）

1. 概述 血瘤是指体表血络扩张，纵横丛集而形成的肿瘤。

2. 诊断

①毛细血管瘤：多在出生后1～2个月内出现，部分在 5 岁左右自行消失，多发生在颜面、颈部，可单发，也可多发。多数表现为在皮肤上有红色丘疹或小的红斑，逐渐长大，界限清楚，大小不等，质软可压破，色泽为鲜红色或紫红色，压之可褪色，抬手复原。

②海绵状血管瘤：表现为质地柔软似海绵，常呈局限性半球形、扁平或高出皮面的隆起物，具有很大压缩性，可因体位下垂而充盈，或随患肢抬高而缩小，在瘤内有时可扪及颗粒状的静脉石硬结，外伤后可引起出血，继发感染，可形成慢性出血性溃疡。

3. 辨证论治

（1）内治法

①心肾火毒证（多见于新生儿）——清心泻火，凉血解毒——芩连二母丸合凉血地黄汤加减。

②肝经火旺证（多发于头面或胸胁部）——清肝泻火，祛瘀解毒——丹栀逍遥散合清肝芦荟丸加减。

③脾统失司证——健脾益气，化湿解毒——顺气归脾丸加减。

（2）外治法

①对小面积毛细血管瘤及海绵状血管瘤可用五妙水仙膏外搽。

②清凉膏合藤黄膏外敷，包扎固定，1 日换药1次，以促其消散。

③若肿瘤出血，可用云南白药掺敷伤口，既可止血，又具消散作用。

（3）其他疗法：包括注射疗法、手术疗法、放射疗法、冷冻疗法等。

二、肉瘤（脂肪瘤）

1. 概述

（1）定义：肉瘤是发于皮里膜外、由脂肪组织过度增生而形成的良性肿瘤。

（2）特点：软似棉，肿似馒，皮色不变，不紧不宽，如肉之隆起。

2. 临床表现 多见于成年女性，可发于身体各部，好发于肩、背、腹、臀及前臂皮下。大小不一，边界清楚，皮色不变，生长缓慢，触之柔软，呈扁平团块状或分叶状，推之可移动，基底较广阔，一般无疼痛。

三、筋瘤（下肢静脉曲张）

1. 概述

（1）定义：筋瘤是以筋脉色紫、盘曲突起状如蚯蚓、形成团块为主要表现的浅表静脉病变。相当于西医的下肢静脉曲张。

（2）特点：筋瘤者，坚而色紫，累累青筋，盘曲甚者结若蚯蚓。

2. 辨证论治

（1）内治法

①劳倦伤气证——补中益气，活血舒筋——补中益气汤加减。

②寒湿凝筋证——暖肝散寒，益气通脉——暖肝煎合当归四逆汤加减。

③外伤瘀滞证——活血化瘀，和营消肿——活血散瘀汤加减。

（2）外治法：患肢穿医用弹力袜或用弹力绷带包扎，有助于使瘤体缩小或停止发展。并发青蛇毒、湿疮、臁疮者，参考有关章节治疗。

（3）其他疗法

①手术疗法：凡是诊断明确的筋瘤，无手术禁忌证者，都可手术治疗。

②硬化剂注射疗法：适用于程度较轻的单纯性下肢静脉曲张，亦可作为手术的辅助疗法，处理残留或复发的曲张静脉。

四、脂瘤（皮脂腺囊肿）

1. 概述 脂瘤是皮脂腺中皮脂潴留郁积而形成的囊肿，又称粉瘤。

其特点是皮肤间出现圆形质软的肿块，中央有粗大毛孔，可挤出有臭味的粉渣样物。

2. 临床表现 本病好发于青春期。多见于头面部、臀部、背部等皮脂腺、汗腺丰富的部位，生长缓慢，一般无明显自觉症状。肿块呈圆形或椭圆形，边界清楚，与皮肤无粘连，表皮紧张，中央导管开口处呈青黑色小孔，挤压后可有粉渣样内容物溢出，有臭味。

3. 辨证论治

（1）内治法

①痰气凝结——理气化痰散结——二陈汤合四七汤加减。

②痰湿化热——清热化湿，和营解毒——龙胆泻肝汤合仙方活命饮加减。

（2）外治法

①脂瘤染毒而未成脓者，予金黄膏、玉露膏外敷。

②脂瘤染毒成脓者，予"+"字形切开引流，清除皮脂、脓液后，用棉球蘸七三丹填塞腔内，待囊壁被腐蚀脱落后，再予生肌散生肌收口，以免复发。

五、失荣（颈部淋巴结转移癌、原发性恶性肿瘤）

1. 概述 失荣是发于颈部及耳之前后的岩肿，因其晚期气血亏乏，面容憔悴，形体消瘦，状如树木枝叶发枯，失去荣华而命名。

2. 病因病机 因足少阳胆经循行耳之前后，肝与胆相表里，故失荣的发生与肝胆关系密切。

3. 临床表现 一般表现为颈部淋巴结肿大，生长较快，质地坚硬。病变开始时多为单发结节，可活动；后期肿块体积增大，数量增多，融合成团块或联结成串，表面不平，固定不移。一般无压痛。日久癌肿溃破，疮面渗流血水，高低不平，形似翻花状。其肿痛波及范围可向面部、胸部、肩背部扩展。

4. 辨证论治

（1）内治法

①气郁痰结证——理气解郁，化痰散结——化痰开郁方（经验方）。

②阴毒结聚证——温阳散寒，化痰散结——阳和汤加减。

③瘀毒化热证——清热解毒，化痰散瘀——五味消毒饮合化坚二陈丸加减。

④气血两亏证——补益气血，解毒化瘀——八珍汤合四妙勇安汤加减。

（2）外治法

①早期颈部硬肿为气郁痰结者，可外贴太乙膏；或外敷天仙子膏，取天仙子50g，用醋、蜜各半调敷，每日换1次。

②早期颈部硬肿若为阴毒结聚者，可外贴阳和解凝膏或冲和膏。

③岩肿溃破窜肉翻花者，可用白降丹掺于疮面，其上敷太乙膏。若溃久气血衰败，疮面不鲜，可用神灯照法，疮面掺阴毒内消散，外敷阳和解凝膏。

第七单元　皮肤病和性传播疾病

一、概述

1. 病因病机

（1）外因：风、湿、热、虫、毒。

（2）内因：七情内伤、饮食劳倦、肝肾亏损。

（3）病机：因气血不和、脏腑失调、邪毒结聚而致生风、生湿、化燥、致虚、致瘀、化热、伤阴等。

（4）性传播疾病主要由性接触毒致病。

2. 辨证论治

（1）内治法

①祛风法：疏风清热——风热证（银翘散、桑菊饮、消风散）；疏风散寒——风寒证（麻黄汤、桂枝麻黄各半汤）；祛风胜湿——风湿证（独活寄生汤）；祛风潜镇——风邪久羁证或顽癣类皮肤病。

②清热法：清热解毒——实热证（五味消毒饮、黄连解毒汤）；清热凉血——血热证（犀角地黄汤、化斑解毒汤）。

③祛湿法：清热利湿——湿热证和暑湿证（茵陈蒿汤、龙胆泻肝汤、草薢渗湿汤）；健脾化湿——脾湿证（除湿胃苓汤）；滋阴除湿——渗利伤阴证（滋阴除湿汤）。

④润燥法：养血润燥——血虚风燥（四物汤、当归饮子）；凉血润燥——血热风燥证（凉血消风散）。

⑤活血法：理气活血——气滞血瘀（桃红四物汤）；活血化瘀——瘀血凝结证（通窍活血汤、血府逐瘀汤）。

⑥温通法：温阳通脉——寒湿阻络（当归四逆汤）；通络除痹——寒凝皮痹证（阳和汤）。

⑦软坚法：消痰软坚——痰核证（海藻玉壶汤）；活血软坚——瘀阻结块证（活血散瘀汤）。

⑧补肾法：滋阴降火——阴虚内热证或肝肾阴虚证（知柏地黄丸、大补阴丸）；温补肾阳——脾肾阳虚证（肾气丸、右归丸）。

（2）外治法

①根据病情阶段正确选择剂型。

②根据疾病性质合理选择药物。

③用药宜先温和后强烈。

④用药浓度宜先低后高。

⑤随时注意药敏反应。

二、热疮

1. 病因病机　外感风温热毒，阻于肺胃二经，蕴蒸皮肤而出；或由肝经湿热下注，阻于阴部而成疮；或因反复发作，热邪伤津，阴虚内热所致。

2. 诊断

（1）临床表现：本病多见于高热患者的发病过程中，好发于皮肤黏膜交界处，常见于口角、唇缘、鼻孔周围、面颊及外阴等部位。皮损初起为红斑，灼热而痒，继而形成针头大小簇集成群的水疱，内含透明浆液，破裂后露出糜烂面，逐渐干燥，结痂脱落而愈，留有轻微色素沉着。病程1～2周，易反复发作。一般无全身不适感。

（2）辅助检查：血常规、分泌物细胞培养等检查有助于诊断。

3. 辨证论治

（1）内治法

①肺胃热盛证——疏风清热——辛夷清肺饮合竹叶石膏汤加减。

②湿热下注证——清热利湿——龙胆泻肝汤加板蓝根、紫草、玄胡等。

③阴虚内热证——养阴清热——增液汤加板蓝根、紫草、马齿苋、石斛、生薏苡仁。

（2）外治法

①初起者局部酒精消毒，用三棱针于一次性5号注射针头浅刺放出疱液。

②局部外用药以清热解毒、燥湿收敛为主。可用紫金锭、金黄散、青吹口散油膏、黄连膏等。

三、蛇串疮（带状疱疹）

1. 概述

（1）定义：蛇串疮是一种皮肤上出现成簇水疱，多呈带状分布，痛如火燎的急性疱疹性皮肤病。

（2）特点：皮肤上出现红斑、水疱或丘疱疹，累累如串珠，排列成带状，沿一侧周围神经分布区出现，局部刺痛或伴臖核肿大。

2. 辨证论治

（1）肝经郁热证——清泻肝

火、解毒止痛——龙胆泻肝汤加紫草、板蓝根、延胡索等。

（2）脾虚湿蕴证——健脾利湿、解毒止痛——除湿胃苓汤加减。

（3）气滞血瘀证——理气活血、通络止痛——柴胡疏肝散合桃红四物汤加减。

四、疣

1. 概述 因其皮损形态及发病部位不同而名称各异：①发于手背、手指、头皮等处者，称千日疮、疣目、枯筋箭或瘊子。②发于颜面、手背、前臂等处者，称扁瘊。③发于胸背前有脐窝的赘疣，称鼠乳。④发于足距部者，称跖疣。⑤发于颈周围及眼睑部位，呈细软丝状突起者，称丝状疣或线瘊。

2. 辨证论治

（1）内治法

1）寻常疣（疣目）

①风热血燥证——养血活血、清热解毒——治瘊方加板蓝根、夏枯草。

②湿热血瘀证——清化湿热、活血化瘀——马齿苋合剂加薏苡仁、冬瓜仁。

2）扁平疣（扁瘊）

①风热蕴结证——疏风清热、解毒散结——马齿苋合剂去桃仁、红花，加木贼草、郁金、浙贝母、板蓝根。

②热瘀互结证——活血化瘀、清热散结——桃红四物汤加生黄芪、板蓝根、紫草、马齿苋、浙贝母、薏苡仁。

（2）外治法：各种疣均可选用木贼草、板蓝根、马齿苋、香附、苦参、白鲜皮、薏苡仁等中药，煎汤趁热洗涤患处，每天2～3次，可使部分皮疹脱落。

①疣目：可选用推疣法、鸦胆子散敷贴法、荸荠或菱蒂摩擦法。

②扁瘊：可选用洗涤法、涂法。

③鼠乳：用消毒针头挑破患处，挤尽白色乳酪样物，再用碘酒或浓石炭酸溶液点患处。若损害较多，应分批治疗，注意保护周围皮肤。

五、癣

1. 临床特点

（1）头癣

①白秃疮（白癣）：本病是头癣的一种，多见于学龄儿童，男性多于女性。皮损特征是在头皮有圆形或不规则的覆盖灰白鳞屑的斑片。青春期可自愈，秃发也能再生，不遗留瘢痕。

②肥疮（黄癣）：本病为头癣中最常见的一种，多见于农村，好发于儿童。其特征是有黄癣痂堆积，质脆易粉碎，有特殊的鼠尿臭，久之毛囊被破坏形而成永久性脱发。

（2）手足癣

①鹅掌风（手癣）：皮损特点是初起为掌心或指缝水疱或掌部皮肤角化脱屑、水疱，水疱多透明如晶，散在或簇集，瘙痒难忍。

②脚湿气（足癣）：本病以脚丫糜烂瘙痒伴有特殊臭味而得名。

（3）体癣：本病因皮损多呈钱币状、圆形，故名圆癣，亦称铜钱癣。发于股胯、外阴等处者，称阴癣（股癣）。以青壮年男性多见，多发于夏季，好发于面部、颈部、躯干及四肢近心端。

（4）花斑癣：本病常发于多汗体质青年，可在家庭中互相传染。皮损好发于颈项、躯干，尤其是多汗部位及四肢近心端，为大小不一、边界清楚的圆形或不规则的无炎症性斑块，色淡褐、灰褐至深褐色，或轻度色素减退，或附少许糠秕状细鳞屑，常融合成片。

2. 诊断

根据典型的皮损特征，结合真菌镜检及培养，可明确诊断。

3. 治疗

（1）白秃疮、肥疮：采用拔发疗法。

（2）鹅掌风、脚湿气：按水疱型、糜烂型、脱屑型而采取不同治法。

六、白屑风

1. 概述

（1）定义：白屑风是发生在皮脂溢出部位的慢性炎症性皮肤病。

（2）特点：以毛囊棘状隆起、糠状鳞屑为特征，一般无自觉症状，或有轻度瘙痒。本病病程长，青壮年患者为多，或在乳儿期发生。

2. 辨证论治

（1）肠胃湿热证——健脾除湿，清热止痒——参苓白术散合茵陈蒿汤。

（2）风热血燥证——祛风清热，养血润燥——消风散合当归饮子加减。

七、油风

1. 概述

（1）定义：油风是一种头发突然发生斑状脱落的慢性皮肤病。因头发脱落之处头皮光亮而得名，又称鬼舐头、鬼剃头。

（2）特点：突然发生斑片状脱发，脱发区头皮变薄，多无自觉症状。可发生于任何年龄，多见于青年，男女均可发病。

2. 辨证论治

（1）血热风燥证——凉血息风，养阴护发——四物汤合六味地黄汤加减。

（2）气滞血瘀证——通窍活血，祛瘀生发——通窍活血汤加减。

（3）气血两虚证——益气补血——八珍汤加减。

（4）肝肾不足证——滋补肝肾——七宝美髯丹加减。

中外

八、粉刺

1. 概述

（1）定义：粉刺是一种以颜面、胸、背等处见丘疹顶端如刺状，可挤出白色碎米样粉汁为主的毛囊、皮脂腺的慢性炎症。

（2）特点：丘疹、脓疱等皮疹多发于颜面、前胸、后背等处，常伴有皮脂溢出。多见于青春期男女。

2. 诊断

（1）临床表现：好发于颜面、颈、胸背等处。皮损初起为针头大小的毛囊性丘疹，或为白头粉刺、黑头粉刺，可挤出白色或淡黄色脂栓，因感染而成红色小丘疹，顶端可出现小脓疱。愈后可留暂时性色素沉着或轻度凹陷性瘢痕。严重者称聚合性痤疮，感染部位较深，出现紫红色结节、脓肿、囊肿，甚至破溃形成窦道和瘢痕，或呈橘皮样改变，常伴皮脂溢出。皮疹反复发生，常因饮食不节、月经前后而加重。自觉有轻度瘙痒，炎症明显时伴疼痛。病程长短不一，部分患者青春期后可逐渐痊愈。

（2）辅助检查：部分女性患者有性激素异常。

3. 辨证论治

（1）内治法

①肺经风热证——疏风清肺——枇杷清肺饮加减。

②肠胃湿热证——清热除湿解毒——茵陈蒿汤加减。

③痰湿瘀滞证——除湿化痰、活血散结——二陈汤合桃红四物汤加减。

（2）外治法

①皮疹较多者可用颠倒散茶水调涂患处，每日2次，或每晚涂1次，次晨洗去。

②脓肿、囊肿、结节较甚者，可外敷金黄膏，每日2次。

九、湿疮

1. 临床特点

皮损对称分布，多形损害，剧烈瘙痒，有渗出倾向，反复发作，易成慢性。

根据病程可分为急性、亚急性、慢性三类。急性湿疮以丘疱疹为主，渗出明显，易渗出；慢性湿疮以苔藓样变为主，易反复发作。

2. 病因病机

急性者以湿热为主；亚急性者多与脾虚湿恋有关；慢性者则多因病久耗伤阴血，血虚风燥，乃至肌肤甲错。本病的发生与心、肺、肝、脾的病变有密切的关系。

3. 辨证论治

急性者以清热利湿为主；慢性者以养血润肤为主。外治宜用温和的药物，以免加重病情。

（1）内治法

①湿热蕴结证——清热利湿止痒——龙胆泻肝汤合草薢渗湿汤加减。

②脾虚湿蕴证——健脾利湿止痒——除湿胃苓汤或参苓白术散加紫荆皮、地肤子、白鲜皮。

③血虚风燥证——养血润肤，祛风止痒——当归饮子或四物消风饮加丹参、鸡血藤、乌梢蛇。

（2）外治法

①急性湿疮：初起仅有潮红、丘疹，或少数水疱而无渗液时，外治宜清热安抚，避免刺激，可用清热止痒的中药苦参、黄柏、地肤子、荆芥等煎汤湿敷，或用三黄洗剂、炉甘石洗剂外搽。若水疱糜烂、渗出明显时，外治宜收敛、消炎，促进表皮恢复，可选用黄柏、生地榆、马齿苋、野菊花等煎汤，或10%黄柏溶液，或2%～3%硼酸溶液冷敷，再用青黛散麻油调搽。急性湿疮后期滋水减少时，外治宜保护皮损，避免刺激，促进角质新生，清除残余炎症，可选黄连膏、青黛

膏外搽。

②亚急性湿疮：外治原则为消炎、止痒、燥湿、收敛，选用三黄洗剂、3%黑豆馏油等外搽。

③慢性湿疮：可选用各种软膏剂、乳剂，根据瘙痒及皮肤肥厚程度加入不同浓度的止痒剂、角质促成剂和溶解药。一般可搽5%硫黄软膏、10%～20%黑豆馏油软膏。

4. 婴儿湿疮

（1）病因：由于禀性不耐，脾胃运化失常，内有胎火湿热，外受风湿热邪，两者蕴阻肌肤而成；或因消化不良、食物过敏、衣服摩擦、肥皂水洗涤刺激等而诱发。

（2）辨证论治

①胎火湿热证——凉血泻火，利湿止痒——消风导赤汤加减。

②脾虚湿蕴证——健脾利湿——小儿化湿汤加土茯苓、鱼腥草。

（3）外治法

①脂溢性和湿性：用生地榆、黄柏煎水或马齿苋合剂、2%硼酸水外用冷湿敷，待流滋、糜烂减轻后，选用青黛散油、黄连油或蛋黄油外搽。

②干性：用三黄洗剂、黄柏霜外搽。

十、接触性皮炎

1. 诊断要点
发病前有明显的接触史，有一定的潜伏期。一般急性发病，常见于暴露部位，如面、颈、四肢。

2. 辨证论治

（1）风热蕴肤证——疏风清热止痒——消风散加紫荆皮（花）、僵蚕。

（2）湿热毒蕴证——清热祛湿，凉血解毒——龙胆泻肝汤合化斑解毒汤加减。

（3）血虚风燥证——养血润肤，祛风止痒——当归饮子合消风散加减。

3. 鉴别诊断

（1）急性湿疮：无明显接触史，皮损呈多形性，多对称分布，易反复发作。

（2）颜面丹毒：无异物接触史；全身症状严重，常有寒战、高热、头痛、恶心等症状；皮疹以水肿性红斑为主，形如云片，色若涂丹；自感灼热、疼痛而无瘙痒。

十一、药毒

1. 病因病机
禀赋不耐，邪毒侵犯所致。

2. 诊断

（1）临床表现：①发病前有用药史。②有潜伏期，第一次发病多在用药后5～20天内，重复用药在24小时内发生，短者甚至在用药后瞬间或数分钟内发生。③突然发病，自觉灼热瘙痒，重者伴有发热、倦怠、纳差、大便干燥、小便黄赤等全身症状。④皮损形态多样，颜色鲜艳，分布为全身性、对称性，可泛发或仅限于局部。

（2）常见类型：①固定红斑型。②荨麻疹样型。③麻疹样或猩红热样型。④湿疹皮炎样型。⑤多形红斑型。⑥紫癜型。⑦大疱性表皮松解型。⑧剥脱性皮炎型。

3. 治疗

（1）辨证论治

①湿毒蕴肤证——清热利湿，解毒止痒——萆薢渗湿汤加减。

②热毒入营证——清热凉血，解毒护阴——清营汤加减。

③气阴两虚证——益气养阴清热——增液汤合益胃汤加减。

（2）外治法：可选用中药溻渍、中药熏洗、中药涂擦等。

（3）西医治疗：①一般药疹，使用抗组胺药物、维生素C和钙剂。②重症药疹，宜早期足量使用皮质类固醇激素。

十二、瘾疹

1. 病因病机 先天禀赋不足，卫外不固，风邪乘虚侵袭所致；或表虚不固，风寒、风热外袭，客于肌表，致使营卫失调而发；或饮食不节，过食辛辣肥厚，或肠道寄生虫，使肠胃积热，复感风邪，内不得疏泄，外不得透达，郁于皮毛腠理之间而发。此外，情志内伤，冲任不调，肝肾不足，血虚生风生燥，阻于肌肤也可发生。对食物、生物制品、肠道寄生虫等过敏亦可发作本病。

2. 临床表现

(1) 急性荨麻疹：皮疹为大小不等的风团，色鲜红，或为苍白色，孤立、散在或融合成片，数小时内风团减轻，变为红斑而渐消失。

(2) 慢性荨麻疹：全身症状一般较轻，风团时多时少，反复发生，病程在6周以上。大多数患者不能找到病因，有约50%的患者在5年内病情减轻，约20%患者病程可长达20年以上。

(3) 特殊类型荨麻疹

①皮肤划痕症：亦称人工荨麻疹。用钝器划或用手搔抓皮肤后，沿着划痕发生条状隆起，并有瘙痒，不久即消退。

②寒冷性荨麻疹：较常见。可分为家族性（较罕见）和获得性两种。好发于面部、手背等暴露部位，在接触冷水、冷空气、冷风或食冷物后，发生红斑、风团，有轻到中等度瘙痒。

③胆碱能性荨麻疹：即小丘疹状荨麻疹。在热水浴、进食辛辣的食物、饮料，饮酒，情绪紧张，工作紧张，剧烈运动等刺激后数分钟发生风团。

④压迫性荨麻疹：身体受压部位如臀部、上肢、掌跖等处受一定压力后，4～8小时局部发生肿胀性斑块，累及真皮和皮下组织，多数有痒感，或灼痛、刺痛等。

3. 治疗

(1) 内治法

①风寒束表证——疏风散寒止痒——麻黄桂枝各半汤加减。

②风热犯表证——疏风清热止痒——消风散加减。

③胃肠湿热证——疏风解表，通腑泄热——防风通圣散加减。

④血虚风燥证——养血祛风，润燥止痒——当归饮子加减。

(2) 外治疗法：①中药熏洗。②中药保留灌肠。

(3) 其他疗法

①西药治疗：急性荨麻疹可选用1～2种抗组胺药物。病情严重者可短期内应用类固醇皮质激素。

慢性荨麻疹应积极寻找病因，一般以抗组胺药物治疗为主，可根据风团发生的时间决定给药的时间。特殊类型荨麻疹常选用兼有抗5-羟色胺、抗乙酰胆碱的抗组胺药物，或与肥大细胞膜稳定剂联合应用。

②针灸疗法。

十三、牛皮癣

1. 概述 皮损多为圆形或多角形的扁平丘疹融合成片，自觉阵发性瘙痒，搔抓后皮损肥厚，皮沟加深，皮嵴隆起，极易形成苔藓样变。

2. 辨证论治

(1) 内治法

①肝郁化火证——疏肝理气，清肝泻火——龙胆泻肝汤加减。

②风湿蕴肤证——祛风利湿，清热止痒——消风散加减。

③血虚风燥证——养血润燥，息风止痒——当归饮子加减。

(2) 外治法：①中药熏洗。②中药熏蒸治疗。③中药涂搽。④封包疗法。

十四、白疕

1. 概述　皮损初起为针头大小的丘疹，逐渐扩大为绿豆、黄豆大小的淡红色或鲜红色丘疹或斑丘疹，可融合成形态不同的斑片，边界清楚，表面覆盖多层干燥银白色鳞屑，有薄膜现象和点状出血现象。

2. 辨证论治

（1）血热内蕴证——清热凉血，解毒消斑——犀角地黄汤加减。

（2）血虚风燥证——养血滋阴，润肤息风——当归饮子汤加减。

（3）气血瘀滞证——活血化瘀，解毒通络——桃红四物汤加减。

（4）湿毒蕴阻证——清利湿热，解毒通络——草薢渗湿汤加减。

（5）火毒炽盛证——清热泻火，凉血解毒——清瘟败毒饮加减。

十五、淋病

1. 病因病机　因宿娼恋色或误用污染之器具，湿热秽浊之气由下焦前阴窍口入侵，阻滞于膀胱及肝经，局部气血运行不畅，湿热熏蒸，精败肉腐，气化失司而成本病；病久及肾，导致肾虚阴亏，瘀结于内，由实转虚，形成虚证或虚实夹杂之证。

2. 诊断

（1）临床表现：有不洁性交或间接接触传染史。潜伏期一般为2～10天，平均3～5天。

1）男性淋病：一般症状和体征较明显。

①急性淋病：尿道口红肿、发痒及轻度刺痛，继而有稀薄黏液流出，引起排尿不适，24小时后症状加剧，尿道口溢脓。全身症状一般较轻，少数患者可伴有发热（38℃左右）、全身不适、食欲不振等。

②慢性淋病：尿痛轻微，排尿时仅感尿道灼热或轻度刺痛，常可见终末血尿。尿道外口不见排脓。

2）女性淋病：急性淋病的主要类型有三种。

①淋菌性宫颈炎：表现为大量脓性白带，宫颈充血、触痛，若阴道脓性分泌物较多者，常有外阴刺痒和烧灼感。因常与尿道炎并见，故也可有尿频、尿急等症状。

②淋菌性尿道炎：表现为尿道口充血、压痛，并有脓性分泌物，轻度尿频、尿急、尿痛，排尿时有烧灼感，挤压尿道旁腺有脓性分泌物。

③淋菌性前庭大腺炎：表现有前庭大腺红、肿、热、痛，严重时形成脓肿，触痛明显。全身症状有高热、畏寒等。

慢性淋病常由急性转变而来。一般症状较轻，部分患者有下腹坠胀、腰酸背痛、白带较多、下腹疼痛、月经过多，少数可引起不孕、宫外孕等。

（2）辅助检查：采取病损处分泌物或穿刺液涂片做革兰染色，在多形核白细胞内找到革兰染色阴性的淋球菌，可作初步诊断，经培养检查即可确诊。

3. 辨证论治

①湿热毒蕴证（急性淋病）——清热利湿，解毒化浊——龙胆泻肝汤酌加土茯苓、大血藤、草薢等。

②阴虚毒恋证（慢性淋病）——滋阴降火，利湿祛浊——知柏地黄丸酌加土茯苓、草薢等。

十六、梅毒

1. 病因病机　本病为淫秽疫毒与湿热、风邪杂合所致。

2. 诊断

（1）临床表现：一般有不洁性交史，或性伴侣有梅毒病史。

1）一期梅毒：主要表现为疳疮（硬下疳），一般无全身症状。

2）二期梅毒：主要表现为杨

梅疮。

3）三期梅毒：亦称晚期梅毒，主要表现为杨梅结毒。此期特点为病程长，易复发，除皮肤黏膜损害外，常侵犯多个脏器。

①三期皮肤梅毒：损害多为局限性、孤立性、浸润性斑块或结节，发展缓慢，破坏性大，愈后留有瘢痕。常见有结节性梅毒疹、树胶样肿、近关节结节。

②三期黏膜梅毒：主要见于口、鼻腔，为深红色的浸润型，上腭及鼻中隔黏膜树胶肿可侵犯骨质，产生骨坏死，可能排出，形成上腭、鼻中隔穿孔及马鞍鼻，引起吞咽困难及发音障碍，少数可发生咽喉树胶肿而引起呼吸困难、声音嘶哑。

③三期骨膜炎：以骨膜炎为多见，常侵犯长骨，损害较少，疼痛较轻，病程缓慢。其次为骨树胶肿，常见于扁骨，如颅骨，可形成死骨及皮肤溃疡。

④三期眼梅毒：可发生虹膜睫状体炎、视网膜炎及角膜炎等。

⑤三期心血管梅毒：主要有梅毒性主动脉炎、梅毒性主动脉瓣闭锁不全、梅毒性主动脉瘤和梅毒性冠状动脉狭窄等。

⑥三期神经梅毒、脑膜梅毒、脑血管梅毒及脊髓脑膜血管梅毒和脑实质梅毒可见麻痹性痴呆、脊髓痨、视神经萎缩等。

4）潜伏梅毒（隐性梅毒）：梅毒未经治疗或用药剂量不足，无临床症状，血清反应阳性，排除其他可引起血清反应阳性的疾病存在，脑脊液正常，这类患者称为潜伏梅毒。

5）胎传梅毒（先天梅毒）：胎传梅毒是母体内的梅毒螺旋体由血液通过胎盘传入胎儿血液中，导致胎儿感染的梅毒。

（2）辅助检查：梅毒螺旋体抗原血清试验阳性，或蛋白印迹试验

阳性，均有利于诊断。

3. 辨证论治

（1）肝经湿热证——清热利湿，解毒驱疮——龙胆泻肝汤酌加土茯苓、虎杖。

（2）血热蕴毒证——凉血解毒，泄热散瘀——清营汤合桃红四物汤加减。

（3）毒结筋骨证——活血解毒，通络止痛——五虎汤加减。

（4）肝肾亏损证——滋补肝肾，填髓熄风——地黄饮子加减。

（5）心肾亏虚证——养心补肾，祛瘀通阳——苓桂术甘汤加减。

第八单元　肛肠疾病

一、痔

1. 概述

（1）定义：痔是直肠末端黏膜下和肛管皮下的静脉丛发生扩大曲张所形成的柔软静脉团。好发于20岁以上的成年人。

（2）分类

①内痔：是发生于齿线上，由直肠上静脉丛瘀血、扩张、屈曲所形成的柔软静脉团，好发于肛门右前、右后和左侧正中部位即膀胱截石位3、7、11点处，以便血、痔核脱出为主要临床表现。

②外痔：是发生于齿线下，由痔外静脉丛扩大、曲张，或痔外静脉丛破裂，或反复发炎纤维增生所形成的疾病，以自觉坠胀、疼痛和有异物感为主要临床表现。常见外痔有结缔组织性外痔、静脉曲张性外痔、血栓性外痔、炎性外痔。

③混合痔：是直肠上、下静脉丛瘀血、扩张、屈曲、相互沟通吻合而形成的静脉团。其位于齿线上下同一点位，表面分别为直肠黏膜和肛管皮肤所覆盖。内痔发展到Ⅱ期以上时多形成混合痔。

2. 病因病机 痔的发生主要是由于先天性静脉壁薄弱，兼因饮食不节，燥热内生，下迫大肠，以及血行不畅，血液瘀积，热与血相搏，则气血纵横，筋脉交错，结滞不散而成。

3. 诊断

(1) 内痔分期

①Ⅰ期内痔：无明显自觉症状，痔核小，便时粪便带血，或滴血，量少，无痔核脱出，镜检痔核小，质软，色红。

②Ⅱ期内痔：周期性、无痛性便血，多滴血或射血状，量较多，痔核较大，便时痔核能脱出肛门，便后能自行还纳。

③Ⅲ期内痔：便血少或无便血，痔核大，呈灰白色，便时痔核经常脱出肛外，甚至行走、咳嗽、喷嚏、站立时也会脱出肛门，不能自行还纳，须用手托、平卧休息或热敷后方能复位。

④Ⅳ期内痔：平时或腹压稍大时痔核即脱出肛外，手托亦常不能复位，痔核经常位于肛外，易感染，形成水肿、糜烂和坏死，疼痛剧烈。

(2) 外痔分类：①结缔组织性外痔。②静脉曲张性外痔。③血栓性外痔。

(3) 临床表现

①症状：便血、脱出、疼痛、肿胀、异物感、黏液外溢、瘙痒、便秘等。

②体征：可见肛门缘周围有暗紫色椭圆形肿块突起，表面水肿。

③检查：痔主要靠肛门直肠检查诊断。首先做肛门视诊，内痔除Ⅰ期外，其余三期均可在视诊下见到；血栓性外痔表现为肛周暗紫色椭圆形肿物，表面皮肤水肿、质硬，触痛明显。

4. 治疗

(1) 治疗原则

①对静止、无症状状态的痔无须治疗，只需注意调控饮食，保持大便通畅，预防并发症的出现。

②有症状的痔如并发出血、血栓、痔核脱出及嵌顿时，仅需积极对症处理，无须力求根治。

③以非手术治疗为主，症状严重、反复发作者手术治疗。

(2) 一般治疗：在痔的初期或无症状静止期的痔，只需注意多摄入纤维性食物，养成良好的排便习惯，保持大便通畅，无须特殊治疗。热水坐浴可改善局部血液循环而减轻症状，痔核脱出外痔有时经局部坐浴、熏敷、外敷消炎止痛药，疼痛可缓解而不需手术，嵌顿内痔初期可用手法复位使脱出的痔块还纳肛门内，并防止其再脱出。

(3) 辨证论治

1) 内治法

①风伤肠络证——清热凉血祛风——凉血地黄汤加减。

②湿热下注证——清热利湿止血——脏连丸加减。

③气滞血瘀证——清热利湿，祛风活血——止痛如神汤加减。

④脾虚气陷证——补中益气——补中益气汤加减。

2) 外治法：①熏洗法。②外敷法。③塞药法。④枯痔法。⑤挑治法。

二、肛痈

1. 定义 肛痈是指肛管直肠周围间隙发生急慢性感染而形成的脓肿。相当于西医学的肛门直肠周围脓肿。

2. 病因病机 多因过食肥甘辛辣、醇酒等物，湿热内生，下注大肠，蕴阻肛门；或肛门破损染毒，致经络阻塞，气血瘀滞而成；也有因肺、脾、肾亏损，湿热乘虚下注而成。

3. 诊断

(1) 临床表现：发病男性多于

女性，尤以青壮年为多，主要表现为肛门周围疼痛、肿胀、有结块，伴有不同程度发热、倦怠等全身症状。

（2）实验室和其他辅助检查：①血常规。②超声波检查。

4. 治疗

（1）内治法

①热毒蕴结证——清热解毒——仙方活命饮、黄连解毒汤加减。若有湿热之象，可合用革薢渗湿汤。

②火毒炽盛证——清热解毒透脓——透脓散加减。

③阴虚毒恋证——养阴清热，祛湿解毒——青蒿鳖甲汤合三妙丸加减。

（2）外治法

①初起：实证用金黄膏、黄连膏外敷。

②成脓：宜早期切开引流，并根据脓肿部位深浅和病情缓急选择手术方法。

③溃后：用九一丹纱条引流，脓尽改用生肌散纱条。日久成漏者，按肛漏处理。

（3）手术方法

①脓肿一次切开法——浅部脓肿。

②一次切开挂线法——高位脓肿。

③分次手术——体质虚弱或不愿住院治疗的深部脓肿。

注意：①定位要准确。②切口。③引流要彻底。④预防肛漏形成。

三、肛漏

1. 概述 肛漏是指直肠或肛管与周围皮肤相通所形成的漏管，也称肛瘘。临床上分为化脓性和结核性两类。其特点是以局部反流脓、疼痛、瘙痒为主要症状，并可触及或探及漏管通到直肠。

2. 病因病机 肛痈溃后，余毒未尽，蕴结不散，血行不畅，疮口

不合，日久成漏；亦有虚劳久嗽，肺、脾、肾亏损，邪乘于下，郁久肉腐成脓，溃后成漏。

3. 诊断

（1）临床表现

1）肛漏的主要症状：本病可发生于各种年龄和不同性别，但以成年人为多见。通常有肛痈反复发作史，并有自行溃破或曾作切开引流的病史。

①流脓：局部间歇性或持续性流脓，久不收口。

②疼痛：当漏管通畅时，一般不觉疼痛，而仅有局部坠胀感。

③瘙痒：由于脓液不断刺激肛门周围皮肤而引起瘙痒，有时可伴发肛周湿疮。

2）分类：①单纯性肛漏。②复杂性肛漏。

（2）实验室和其他辅助检查：X线碘油造影术可为手术提供可靠依据。

4. 治疗

（1）切开疗法

适应证：低位单纯性肛漏和低位复杂性肛瘘。对高位肛瘘切开时，必须配合挂线疗法，以免造成肛门失禁。

禁忌证：肛门周围有皮肤病患者，漏管仍有酿脓现象存在者，有严重的肺结核病、梅毒等，或极度虚弱者，有癌变者。

治疗原理：该法是将漏管全部切开，必要时于漏管周围的瘢痕组织作适当修剪，使之引流通畅，创口逐渐愈合。手术成败的关键是于正确地找到内口，并将内口切开或切除，否则创口不能愈合，即使暂时愈合，日久又会复发。

（2）挂线疗法（操作简便，引流通畅，瘢痕小，对肛门功能无影响）

适应证：适用于距离肛门4cm以内，有内外口的低位肛漏；亦作

为复杂性肛漏切开疗法或切除疗法的辅助方法。

禁忌证：同切开法。

治疗原理：在于利用结扎线的机械作用，以其紧缚所产生的压力或收缩力，缓慢勒开管道，给断端以生长和周围组织产生炎症粘连的机会，以防止了肛管直肠环突然断裂回缩而引起的肛门失禁。

5. 肛漏手术注意事项

（1）探针由外口探入时，不能用力，以免造成假道。

（2）如漏管在肛管直肠环下方通过，可以一次全部切开漏管。如漏管通过肛管直肠环的上方，必须加用挂线疗法，即先切开外括约肌皮下浅部及其下方的漏管，然后用橡皮筋由剩余的管道口通入，由内口引出，缚在肛管直肠环上，这样可避免由一次切断肛管直肠环而造成失禁。如肛管直肠环已纤维化者，也可一次全部切开，无须挂线。

（3）漏管若在外括约肌深、浅两层之间通过者，该处肌肉未形成纤维化时，不能同时切断两处外括约肌，在切断外括约肌时，要与肌纤维成直角，不能斜向切断。

（4）高位肛漏通过肛尾韧带，可以作纵行切开，不能横行切断肛尾韧带，以免造成肛门向前移位。

四、肛裂（钩肠痔、裂痔）

1. 概述

（1）定义：肛管的皮肤全层纵行裂并形成感染性溃疡者称肛裂。本病好发于青壮年，女性多于男性。临床上以肛门周期性疼痛、出血、便秘为主要特点。

（2）病因病机：阴虚津乏，或热结肠燥，而致大便秘结，排便努责，而使肛门皮肤裂伤，然后染毒而逐渐形成慢性溃疡。

2. 诊断

（1）主要症状：疼痛、出血、

便秘，主要表现为便时疼痛，呈阵发性刀割样疼痛或灼痛，排便后数分钟到十余分钟内疼痛减轻或消失。

（2）专科检查：以肛门视诊为主，用两拇指将肛缘皮肤向两侧轻轻分开，并嘱患者放松肛门，可见肛管有纵行裂口或纵行梭形溃疡。必要时在局麻下行直肠指诊及肛门镜检查。

（3）临床分类

①早期肛裂：发病时间较短，仅在肛管皮肤见一个小的溃疡，创面浅而色鲜红，边缘整齐而有弹性。

②陈旧性肛裂：裂口边缘变硬变厚，裂口周围组织发炎、充血、水肿及结缔组织增生，形成赘皮性外痔。

3. 辨证论治

（1）血热肠燥证——清热润肠通便——凉血地黄汤合脾约麻仁丸。

（2）阴虚津亏证——养阴清热润肠——润肠汤。

（3）气滞血瘀证——理气活血，润肠通便——六磨汤加红花、桃仁、赤芍等。

4. 肛裂手术治疗的不同方法及其适应证

（1）扩肛法：用于早期肛裂，无结缔组织外痔、肛乳头肥大等合并症者。

（2）切开疗法：用于陈旧性肛裂，伴有结缔组织外痔、肛乳头肥大者。

（3）肛裂侧切术：用于不伴有结缔组织外痔、皮下瘘等的陈旧性肛裂。

（4）纵切横缝法：用于陈旧性肛裂伴有肛管狭窄者。

五、脱肛（直肠脱垂）

1. 概述　脱肛是直肠黏膜、肛管、直肠全层和部分乙状结肠向下移位，脱出肛门外的一种疾病。其特点是直肠黏膜及直肠反复脱出肛门外，伴肛门松弛。

2. 病因病机　中气不足，气虚下陷，固摄失司，以致肛管直肠向外脱出。

3. 临床表现　脱肛又称为直肠脱垂。多见于幼儿、老年人、久病体弱者及身高瘦弱者。女性因骨盆下口较大及多次分娩等因素，发病率高于男性。

4. 分类　直肠脱垂可分为三度：

（1）一度脱垂：脱出物长 3 ~ 5cm，触之柔软，无弹性，不易出血，便后自行回纳。

（2）二度脱垂：脱出物长 5 ~ 10cm，呈圆锥状，淡红色，表面为环状而有层次的黏膜皱襞，触之较厚，有弹性，肛门松弛，便后有时需用手回复。

（3）三度脱垂：脱出物长达 10cm 以上，呈圆柱形，触之很厚，肛门松弛无力。

5. 辨证论治

（1）脾虚气陷证——补气升提，收敛固涩——补中益气汤加减。

（2）湿热下注证——清热利湿——萆薢渗湿汤加减。

6. 其他疗法

（1）熏洗：以苦参汤加石榴皮、枯矾、五倍子，煎水熏洗，每天 2 次。

（2）外敷：五倍子散或马勃散外敷。

（3）注射法

①黏膜下注射法：适用于一、二度直肠脱垂，以一度直肠脱垂效果最好。

②直肠周围注射法：适用于二、三度直肠脱垂。

六、息肉痔

1. 概述　息肉痔是指直肠内黏膜上的赘生物，是一种常见的直肠良性肿瘤。其临床特点为：肿物蒂

小质嫩，其色鲜红，便后出血。

2. 病因病机　本病多因湿热下迫肠道气机不利，经络阻滞，瘀血浊气凝聚而成。

3. 诊断

（1）临床表现：因息肉的大小及位置高低而不同。位置较高的小息肉一般无症状；低位带蒂息肉，大便时可脱出肛外，小的能自行回纳，大的便后需用手推回，常伴有排便不畅、下坠，或有里急后重感。多发性息肉常伴腹痛、腹泻，排出血性黏液便，久之则体重减轻、体弱无力、消瘦、贫血等。

（2）专科检查：肛门指诊对低位息肉有重要诊断价值。可扪及圆形柔软肿物，表现光滑，活动度大，有长蒂时常有肿物逃出没不到的情况。多发性息肉则可触及直肠腔内有葡萄串样大小不等的球形肿物，指套染血或附有血性黏液。

4. 辨证论治

（1）内治法

①风伤肠络证——清热凉血，祛风止血——槐角丸加减。

②气滞血瘀证——活血化瘀，软坚散结——少腹逐瘀汤加减。

③脾气亏虚证——补益脾胃——参苓白术散加减。

（2）外治法

①灌肠法——适用于多发性息肉。

②注射疗法——适用于小儿无蒂息肉。

③结扎法——适用于低位带蒂息肉。

④电烙法——适用于较高位的小息肉。

⑤内镜下息肉切除术——适用于中高位直肠息肉及结肠息肉。

⑥直肠结肠切除术——适用于高位多发性腺瘤。

七、锁肛痔（肛管直肠癌）

1. 概述　锁肛痔是发生在肛管直肠的恶性肿瘤，病至后期，肿瘤阻塞，肛门狭窄，排便困难，犹如锁住肛门一样，故称为锁肛痔。本病的发病年龄多在 40 岁以上，偶见于青年人。

2. 临床表现　①便血（直肠癌最常见的早期症状）。②排便习惯改变。③大便变形。④转移征象。

3. 治疗原则　本病一经诊断，应及早采取根治性手术治疗。根据情况术前、术后应用中医药疗法、放疗或化疗可以提高疗效。

4. 辨证论治

（1）湿热蕴结证——清热利湿——槐角地榆丸加减。

（2）气滞血瘀证——行气活血——桃红四物汤合失笑散加减。

（3）气阴两虚证——益气养阴，清热解毒——四君子汤合增液汤加减。

第九单元　泌尿男性疾病

一、子痈（急慢性附睾炎或睾丸炎）

1. 概述　中医称睾丸和附睾为肾子。子痈是指睾丸及附睾的化脓性疾病。临证中分急性子痈与慢性子痈，以睾丸或附睾肿胀疼痛为特点。

2. 病因病机　湿热下注、气滞痰凝。

3. 诊断

（1）临床表现

①急性子痈：附睾与睾丸肿痛，突然发作，疼痛程度不一，行动或站立时加重。疼痛可沿输精管放射至腹股沟及下腹部。伴有恶寒发热、口渴欲饮、尿黄便秘等症状。附睾可触及肿块，触痛明显。溃破后阴囊红肿，可有波动感。溃破或切开

引流后，脓出毒泄，症状消退迅速，疮口容易愈合。

②慢性子痈：临床较多见。患者常有阴囊部胀痛、发胀、下坠感，疼痛可放射至下腹部及同侧大腿根部，可有急性子痈发作史。检查可触及附睾增大、变硬，伴轻度压痛，同侧输精管增粗。

（2）辅助检查：急性子痈者，血白细胞计数增高，尿中可有白细胞。

4. 治疗

（1）内治法

①湿热下注证——清热利湿，解毒消肿——枸橘汤或龙胆泻肝汤加减。疼痛剧烈者，加延胡索、金铃子。

②气滞痰凝证——疏肝理气，化痰散结——橘核丸加减。

（2）外治法

①急性子痈：未成脓者，可用金黄散或玉露散水调匀，冷敷。病灶有波动感，穿刺有脓，可切开引流。脓稠、腐肉较多时，可选用九一丹或八二丹药线引流。脓液已净，外用生肌白玉膏。

②慢性子痈：葱归溻肿汤坐浴，或冲和膏外敷。

（3）其他疗法：急性子痈主张早期应用抗生素。

二、子痰（附睾结核）

1. 概述　子痰是发于肾子的疮痨性疾病。其特点是附睾有慢性硬结，逐渐增大，形成脓肿，溃破后脓液稀薄如痰，并夹有败絮样物质，易成窦道，经久不愈。

2. 病因病机　因肝肾亏损，络空虚，浊液乘虚下注，结于肾子；或阴虚内热，相火偏旺，灼津为痰，阻于经络，痰瘀互结而成。浊痰日久，郁而化热，热盛肉腐成脓。

3. 诊断

（1）临床表现：本病多发于中

青年，以20～40岁居多。初起自觉阴囊坠胀，附睾尾部有不规则的局限性结节，质硬，触痛不明显，结节与阴囊皮肤粘连。日久结节逐渐增大，可形成肿胀，溃破后脓液清稀，或夹有豆腐渣样絮状物，易形成反复发作、经久不愈的窦道。输精管增粗变硬，呈串珠状。常有五心烦热、午后潮热、盗汗、倦怠乏力等症状。

（2）辅助检查：尿常规、脓液培养。

4. 治疗

（1）内治法

①浊痰凝结证（见于初起硬肿期）——温经通络，化痰散结——阳和汤加减，配服小金丹。

②阴虚内热证（见于中期成脓期）——养阴清热，除湿化痰，佐以透脓解毒——滋阴除湿汤合透脓散加减。

③气血两亏证（见于后期溃脓期）——益气养血，化痰消肿——十全大补汤加减，兼服小金丹。

（2）外治法：①未成脓者，宜消肿散结，外敷冲和膏，每天1～2次。②已成脓者，及时切开引流。③窦道形成者，选用腐蚀平胬药物制成药线或药条外用。

三、尿石症

1. 病因病机 本病多由肾虚和下焦湿热引起，病位在肾、膀胱和溺窍，肾虚为本，湿热为标。

2. 诊断

（1）临床表现

①上尿路结石：典型的临床症状是突然发作的肾或输尿管绞痛和血尿。

②膀胱结石：典型症状为排尿中断，并引起疼痛，放射至阴茎头和远端尿道。此时患者常手握阴茎，蹲坐哭叫，经变换体位又可顺利排尿。

③尿道结石：主要表现为排尿困难，排尿费力，呈点滴状，或出现尿流中断及急性尿潴留。排尿时疼痛明显，可放射至阴茎头部，后尿道结石可伴有会阴和阴囊部疼痛。

（2）辅助检查：尿路X线平片能显示结石大小、形态和位置。排泄性尿路造影、B超、膀胱镜、CT等检查有助于诊断。

3. 辨证论治

（1）内治法

①湿热蕴结证——清热利湿，通淋排石——三金排石汤加减。

②气血瘀滞证——理气活血，通淋排石——金铃子散合石韦散加减。

③肾气不足证——补肾益气，通淋排石——济生肾气丸加减。

（2）总攻疗法：结石横径＜1cm，表面光滑；双肾功能基本正常；无明显尿路狭窄或畸形。

（3）其他疗法：根据病情选择使用体外震波碎石或手术治疗。

四、精浊（前列腺炎）

1. 病因病机 相火妄动，所愿不遂，或忍精不泄，肾火郁而不散，离位之精化成白浊；或房事不洁，精室空虚，湿热从精道内侵，湿热壅滞，气血瘀阻而成；病久伤阴，肾阴暗耗，可出现阴虚火旺证候；亦有体质偏阳虚者，久则火势衰微，易见肾阳不足之象。

2. 诊断

（1）临床表现：临床症状表现不一，患者可出现轻微的尿频、尿急、尿痛、尿道内灼热不适或排尿不净之感；有的在排尿终末及大便用力时，自尿道滴出少量乳白色的前列腺液。

（2）直肠指检：前列腺多为正常大小，或稍大或稍小，触诊可有轻度压痛。

（3）实验室及其他辅助检查：

如前列腺分泌物涂片检查、尿三杯试验、前列腺液培养。

（4）鉴别诊断

①慢性子痈（附睾炎）：阴囊、腹股沟部隐痛不适，类似慢性前列腺炎。但慢性子痈（附睾炎）附睾部可触及结节，并伴轻度压痛。

②前列腺增生症：大多在老年人群中发病；尿频且伴排尿困难，尿线变细，残余尿增多；B超、肛诊检查可进行鉴别。

③精囊炎：精囊炎和慢性前列腺炎症状外，还有血精及射精疼痛的特点。

3. 辨证论治

（1）内治法

①湿热蕴结证——清热利湿——八正散或龙胆泻肝汤加减。

②气滞血瘀证——活血祛瘀，行气止痛——前列腺汤加减。

③阴虚火旺证——滋阴降火——知柏地黄汤加减。

④肾阳虚损证（多见于中年人）——补肾助阳——济生肾气丸加减。

（2）外治法

①温水坐浴，每次15分钟，每日1次。

②野菊花栓或前列安栓塞入肛门内3～4cm，每次1枚，每日2次。

五、精癃（前列腺增生症）

1. 诊断

（1）临床表现：多见于55岁以上的老年男性患者。逐渐出现进行性尿频，以夜间为甚，并伴排尿困难、尿线变细。

（2）辅助检查：直肠指检前列腺常有不同程度的增大，表面光滑，中等硬度而富有弹性，中央沟变浅或消失。

2. 辨证论治

（1）内治证

①湿热下注证——清热利湿，消癃通闭——八正散加减。

②脾肾气虚证——补脾益气，温肾利尿——补中益气汤加菟丝子、肉苁蓉、补骨脂、车前子等。

③气滞血瘀证——行气活血，通窍利尿——沉香散加减。

④肾阴亏虚证——滋补肾阴，通窍利尿——知柏地黄丸加丹参、琥珀、王不留行、地龙等。

⑤肾阳不足证——温补肾阳，通窍利尿——济生肾气丸加减。

（2）外治法：多为急则治标之法，如脐疗法、灌肠法，必要时可行导尿术。

第十单元　周围血管疾病

一、臁疮（下肢慢性溃疡）

1. 病因病机　本病多由久站或过度负重而致小腿筋脉横解，青筋显露，瘀停脉络，久而化热，或小腿皮肤破损染毒，湿热下注而成，疮口经久不愈。

2. 局部辨证　根据臁疮的局部特点临床中将其分为结核性、放射性、瘀滞性等范畴。本病的后期如果经久不愈，则有发生恶变的可能。

3. 辨证论治

（1）内治法

①湿热下注证——清热利湿，和营解毒——二妙丸合五神汤加减。

②气虚血瘀证——益气活血，祛瘀生新——补阳还五汤合四妙汤加减。

（2）外治法

①初期：局部红肿，溃破渗液较多者，宜用洗药。如马齿苋60g，黄柏20g，大青叶30g，煎水温湿敷，日3～4次。局部红肿，渗液量少者，宜金黄膏薄敷，日1次。亦

251

可加少量九一丹撒布于疮面上，再盖金黄膏。

疮口凹陷，疮面腐肉不脱，时流污水，用八二丹麻油调后，捺贴疮面，并用绷带缠缚，每周2次换药。腐肉已脱，露新肉者，用生肌散外盖生肌玉红膏。周围有湿疹者，用青黛散调麻油盖贴。

二、青蛇毒（血栓性浅静脉炎）

1. 病因病机

病因：本病多由湿热蕴结，寒湿凝滞，痰浊瘀阻，脾虚失运，外伤血脉等因素致使气血运行不畅，留滞脉中而发病。

病机：本病系外由湿邪为患，与热而蕴结，与寒而凝滞，与内湿相合，困脾而生痰，是病之标；经脉受损，气血不畅，络道瘀阻，为病之本。

2. 临床表现

发病多见筋瘤后期，部位则以四肢多见（尤其多见于下肢），次为胸腹壁等处。

（1）初期（急性期）：在浅层脉络（静脉）径路上出现条索状柱，其处疼痛，皮肤发红，触之较硬，扪之发热，按压疼痛明显，肢体沉重。一般无全身症状。

（2）后期（慢性期）：患处遗有一条索状物，其色黄褐，按之如弓弦，可有按压疼痛，或结节破溃形成臁疮。

3. 辨证论治

（1）内治法

①湿热瘀阻证——清热利湿，解毒通络——二妙散合茵陈赤豆汤加减。

②血瘀湿阻证——活血化瘀，行气散结——活血通络汤加减。

③肝郁蕴结证——疏肝解郁，活血解毒——柴胡清肝汤或复元活血汤。

（2）外治法

①初期：消炎软膏或金黄散软膏外敷，每日换药1次。局部红肿渐消，可选用拔毒膏贴敷。

②后期：可用熏洗疗法。

三、股肿（血栓性深静脉炎）

1. 概述

（1）定义：股肿是指血液在深静脉血管内发生异常凝固，而引起静脉阻塞、血液回流障碍的疾病。

（2）发病特点：肢体肿胀、疼痛，局部皮温升高和浅静脉怒张四大症状，好发于下肢髂股静脉和股腘静脉，可并发肺栓塞和肺梗死而危及生命。

2. 病因病机

本病的病因主要是因为创伤或产后长期卧床，以致肢体气血运行不畅，气滞血瘀，瘀血阻于脉络，脉络滞塞不通，营血回流受阻，水津外溢，聚而为湿，而发本病。

3. 诊断

（1）临床表现：主要表现为肢体水肿、疼痛、浅静脉曲张三大主症，疾病后期还可伴有小腿色素沉着、皮炎、臁疮等。由于阻塞的静脉部位不同，临床表现又不一。

（2）实验室及辅助检查：放射性纤维蛋白原试验、核素静脉造影、多普勒血流和体积描记仪检查、静脉造影等。

4. 辨证论治

（1）内治法

①湿热下注证——清热利湿，活血化瘀——四妙勇安汤加味。

②血脉瘀阻证——活血化瘀，通络止痛——活血通脉汤加减。

③气虚湿阻证——益气健脾，祛湿通络——参苓白术散加味。

（2）外治法

①急性期可用芒硝加冰片外敷：方法是芒硝500g，冰片5g，共研成粉状，混合后装入纱布袋中，敷于

患肢小腿肚及小腿内侧，待芒硝结块干结时，重新更换，发病后连用数日，可减轻患肢疼痛等症状。

②慢性期可用中药煎汤趁热外洗患肢，可选用活血止痛散，每日1次，每次30～60分钟。

四、脱疽

1. 概述

（1）定义：脱疽是指发于四肢末端，严重时趾（指）节坏疽脱落的周围血管疾病，又称脱骨疽。

（2）临床特点：好发于四肢末端，以下肢多见，初起肢末端发凉、怕冷、苍白、麻木，可伴间歇性跛行，继则疼痛剧烈，日久患趾（指）坏死变黑，甚至趾（指）节脱落。

2. 病因病机

（1）病因：脾气不健，肾阳不足，复又外受寒冻，寒湿之邪入侵而发病。本病的发生还与长期吸烟、饮食不节、环境、遗传及外伤等因素有关。

（2）病机：脾气不健，化生不足，气血亏虚，气阴两伤，内不能荣养脏腑，外不能充养四肢。脾肾阳气不足，不能温养四肢，复受寒湿之邪，则气血凝涩，经络阻塞，不通则痛，四肢气血不充，失于濡养则皮肉枯槁，坏死脱落。若寒邪久蕴，则郁而化热，湿热浸淫，则患趾（指）坏溃脓。或热盛伤阴，阴虚火旺，病久可致阴血亏虚，肢节失养，坏疽脱落。本病的发生以脾肾亏虚为本，寒湿外伤为标，气血凝滞、经脉阻塞为其主要病机。

3. 诊断

（1）临床表现：血栓闭塞性脉管炎多发于寒冷季节，以20～40岁男性多见。常先一侧下肢发病，继而累及对侧，少数患者可累及上肢。患者多有受冷、潮湿、嗜烟、外伤等病史。本病病程较长，常在寒冷季节加重，治愈后又可复发。

根据疾病的发展过程，临床一般可分为三期：

一期（局部缺血期）：患肢末端发凉、怕冷、麻木、酸痛，间歇性跛行。患肢可出现轻度肌肉萎缩，皮肤干燥，皮温稍低于健侧，皮肤指压试验可见充盈缓慢，足背动脉、胫后动脉搏动减弱，部分患者小腿可出现游走性红硬条索（游走性血栓性浅静脉炎）。

二期（营养障碍期）：患肢发凉、怕冷、麻木、坠胀疼痛，间歇性跛行加重，并出现静息痛。患肢肌肉明显萎缩，皮肤干燥，汗毛脱落，趾甲增厚且生长缓慢，皮肤苍白或潮红或发绀，患侧足背动脉、胫后动脉搏动消失。

三期（坏死期或坏疽期）：坏疽先为一趾或数趾，逐渐向上发展，合并感染时，足趾紫红肿胀、溃烂坏死，呈湿性坏疽，或足趾发黑、干瘪，呈干性坏疽。病程日久，患者可出现疲乏无力、不欲饮食、口干、形体消瘦，甚则壮热神昏。

根据肢体坏死的范围，将坏疽分为3级：1级坏疽局限于足趾或手指部位；2级坏疽局限于足跖部位；3级坏疽发展至足背、足踝、踝关节及其上方。

（2）辅助检查：肢体动脉彩色多普勒超声、血流图、甲皱微循环、计算机扫描断层三维成像（CTA）、动脉造影等影像学检查及血脂、血糖等实验室检查。

4. 辨证论治

（1）内治法

①寒湿阻络证——温阳散寒，活血通络——阳和汤加减。

②血脉瘀阻证——活血化瘀，通络止痛——桃红四物汤加减。

③湿热毒盛证——清热利湿，解毒活血——四妙勇安汤加减。

④热毒伤阴证——清热解毒，

养阴活血——顾步汤加减。

⑤气阴两虚证——益气养阴——黄芪鳖甲汤加减。

(2)外治法

①未溃者：可选用冲和膏、红灵丹油膏外敷；亦可用当归15g，独活30g，桑枝30g，威灵仙30g，煎水熏洗，每日1次；或用附子、干姜、吴茱萸各等份研末，蜜调，敷于患足涌泉穴，每日换药1次，如发生药疹即停用；或用红灵酒少许揉擦患肢足背、小腿，每次20分钟，每日2次。

②已溃者：溃疡面积较小者，可用上述中药熏洗后，外敷生肌玉红膏；溃疡面积较大，坏死组织难以脱落者，可先用冰片锌氧油（冰片2g，氧化锌油98g）软化创面硬结痂皮，按疏松程度，依次清除坏死痂皮，先除软组织，后除腐骨，彻底的清创术必须待炎症完全消退后方可施行。

5. 其他疗法

(1)手术疗法：包括坏死组织清除术（清创术）、坏死组织切除缝合术、截肢术、植皮术。

(2)病因治疗

①动脉硬化性闭塞症：可应用降血脂、降血压药物。

②糖尿病足：积极控制血糖，规范治疗，防治感染，促进肢体血液循环的恢复。

(3)其他治疗：包括血运重建术、干细胞移植术。

第十一单元　其他外科疾病

一、烧伤

1. 烧伤面积的计算

(1)手掌法：伤员本人五指并拢时，一只手掌的面积占体表面积的1%。此法常用于小面积或散在烧伤的计算。

(2)中国九分法：将全身体表面积分为11个9等份。成人头、面、颈部为9%；双上肢为2×9%；躯干前后包括外阴部为3×9%；双下肢包括臀部为5×9%+1%=46%。

(3)儿童烧伤面积计算法：小儿的躯干和双上肢的体表面积所占百分比与成人相似。特点是头大下肢小，随着年龄的增长，其比例也不同。计算公式如下：

头颈部面积：9 +（12 - 年龄）

双下肢：46 -（12 - 年龄）

2. 烧伤深度的计算　烧伤深度一般采用三度四分法，即Ⅰ°、Ⅱ°（又分浅Ⅱ°、深Ⅱ°）和Ⅲ°烧伤。

分度	深度	创面表现	创面无感染时的愈合过程
Ⅰ°（红斑）	达表皮角质层	红肿热痛，感觉较敏，表面干燥	2～3天后脱屑痊愈，无瘢痕
浅Ⅱ°（水疱）	达真皮浅层，部分生发层健在	剧痛，感觉过敏，有水疱，水疱基部呈均匀红色，潮湿，局部肿胀	1～2周愈合，无瘢痕，有色素沉着
深Ⅱ°	达真皮深层，有皮肤附件残留	痛觉较迟钝，有水疱，基底苍白，间有红色斑点，潮湿	3～4周愈合，有瘢痕
Ⅲ°（焦痂）	达皮肤全层，甚至伤及皮下组织、肌肉和骨骼	痛觉丧失，无弹力，坚硬如皮革样，蜡白焦黄或炭化，干后皮下静脉阻塞如树枝状	2～4周焦痂脱落，形成肉芽创面，除小面积外，一般均需植皮才能愈合，可有瘢痕增生和瘢痕挛缩

3. 重度烧伤的辨证分型、治疗原则

(1)辨证分型：火毒伤津证、阴伤阳脱证、火毒内陷证、气血两虚证、脾虚阴伤证。

(2)治疗原则：清热解毒，益气养阴。

4. 中小面积烧伤创面的正确处理

（1）一般四肢部位、中小面积烧伤创面多采用包扎疗法。

（2）头面、颈部、会阴部和大面积创面多采用暴露疗法。

（3）中小面积Ⅰ°、Ⅱ°烧伤可外涂京万红烫伤药膏、清凉膏、紫草膏、万花油等，暴露或包扎；或用地榆粉、大黄粉各等份，麻油调敷后包扎，隔日换药一次。

二、冻疮

1. 临床表现

（1）局部性冻疮：主要发生在手足、耳郭、面颊等暴露部位，多呈对称性。

①轻者：受冻部位先有寒冷感和针刺样疼痛，皮肤苍白、发凉，继则出现红肿、硬结或斑块，自觉灼痛、麻木、瘙痒。

②重者：受冻部位皮肤呈灰白、暗红或紫色，并有大小不等的水疱或肿块，疼痛剧烈，或局部感觉消失。如果出现紫血疱，势将腐烂，溃后流脓、流水，甚至形成溃疡。严重的可伤及肌肉，筋骨损伤。

（2）全身性冻疮：开始时全身血管收缩产生寒战，随着体温的下降，患者出现疼痛性发冷、发绀、知觉迟钝、头晕、四肢无力、昏昏欲睡等表现。继而出现意识模糊、僵硬、幻觉、视力或听力减退、意识模糊、呼吸浅快、脉搏细弱、知觉消失甚至昏迷，如不及时抢救，可导致死亡。

冻伤的程度：根据冻疮复温解冻后的损伤程度，可将其分为4度。

Ⅰ°冻疮（红斑性冻疮）：损伤在表皮层。局部皮肤红斑、水肿，自觉发热、瘙痒或灼痛。

Ⅱ°冻疮（水疱性冻疮）：损伤达真皮层。皮肤红肿更加显著，有

水疱或大疱形成，疱内液体色黄或成血性。疼痛较剧烈，对冷、热、针刺感觉不敏感。

Ⅲ°冻疮（腐蚀性冻疮）：损伤达全皮层或深及皮下组织，创面由苍白变为黑褐色，皮肤温度极低，痛觉迟钝或消失。

Ⅳ°冻疮（坏死性冻疮）：损伤深达肌肉、骨骼。

2. 严重全身冻疮的急救和复温方法

（1）急救：迅速使患者脱离寒冷环境，首先脱去冰冷潮湿的衣服、鞋袜（如衣服、鞋袜连同肢体冻结者，不可勉强，以免造成皮肤撕脱，可立即浸入40℃左右温水中，待融化后脱下或剪开）。必要时还应施行人工呼吸和抗休克等各种对症处理。

（2）复温方法

①对冻僵患者立即施行局部或全身快速复温，用38～42℃恒温水浸泡伤肢或浸泡全身。局部20分钟，全身30分钟，体温迅速提高至接近正常，以指（趾）甲床出现潮红有温热感为止，不宜过久。

②可给予姜汤、糖水、茶水等温热饮料，亦可考虑适量饮酒。

③早期复温过程中，严禁用雪搓、火烤或冷水浴等。在急救时，如一时无法获得热水，可将冻肢置于救护者怀中或腋下复温。

三、毒蛇咬伤

1. 概述

（1）常见毒蛇种类：①神经毒者有银环蛇、金环蛇、海蛇；②血循毒者有蝰蛇、尖吻蝮蛇、竹叶青蛇和烙铁头蛇；③混合毒者有眼镜蛇、眼镜王蛇和蝮蛇。

（2）有毒蛇与无毒蛇的区别：①有毒蛇咬伤后，患部一般有粗大而深的毒牙痕，一般有2～4个毒牙痕。②无毒蛇咬伤后牙痕呈锯齿状或弧形，数目多，浅小，大小一致，

中外

间距密。

2. 病因病机

（1）病因：风、火二毒侵袭。

（2）病机：毒蛇咬伤人体后，风火邪毒壅滞不通，化热腐肌溶肉。风火相扇，蛇毒鸱张，则邪毒内陷。毒热炽盛，内传营血，耗血动血。火毒炽盛伤阴，热极生风则神昏谵语、抽搐。若邪毒内陷厥阴，毒入心包，可发生邪毒蒙闭心包的闭证；或邪热耗伤心阳的脱证。

3. 治疗措施

（1）局部处理：早期结扎、扩创排毒、烧灼、针刺、火罐排毒、封闭疗法、局部用药等。

（2）辨证论治：分为风毒证、火毒证、风火毒证、蛇毒内陷证四个证型。

（3）抗蛇毒血清治疗：抗蛇毒血清又名蛇毒抗毒素。抗蛇毒血清特异性较高，效果确切，应用越早，疗效越好。

四、破伤风

1. 病因病机

（1）病因：创伤和感受风毒。

（2）病机：创伤后，皮破血损，卫外失固，风毒之邪从伤口侵袭人体，从外达里而发病。风为阳邪，善行数变，通过经络、血脉入里传肝，外风引动内风。肝风内动，筋脉失养，而出现牙关紧闭、角弓反张、四肢抽搐。重者可导致脏腑功能失和，筋脉拘急不止，甚至造成呼吸、循环衰竭和全身衰竭而危及生命。

2. 临床表现

（1）潜伏期：长短不一，一般为 4～14 天，短者 24 小时之内，长者数月或数年不等。潜伏期越短，病情越严重，预后也越差，死亡率也越高。

（2）前驱期：一般 1～2 天，患者常有头痛、头晕、乏力、多汗、烦躁不安、打呵欠，下颌微感紧张酸胀，咀嚼无力，张口略感不便，伤口往往干陷无脓，周围皮肤暗红，创口疼痛并有紧张牵制感。

（3）发作期：典型的发作症状是全身或局部肌肉强直性痉挛和阵发性抽搐。

①肌肉强直性痉挛：首先从头面部开始，进而延展至躯干四肢。

②阵发性抽搐：是在肌肉持续性痉挛的基础上，轻微的刺激，如声音、光亮、震动、饮水、注射等均可诱发强烈的阵发性抽搐。

（4）后期：因长期肌肉痉挛和频繁抽搐，大量消耗体力，水、电解质紊乱或酸中毒，可致全身衰竭而死亡。

3. 治疗原则 息风、镇痉、解毒。

五、肠痈

1. 病因病机 饮食不节。

2. 诊断

（1）临床表现

①初期：腹痛多起于脐周或上腹部，数小时后腹痛转移并固定在右下腹部，疼痛呈持续性、进行性加重。一般可伴有轻度发热，恶心纳减，舌苔白腻，脉弦滑或弦紧等。

②酿脓期：若病情发展，渐至化脓，则腹痛加剧，右下腹明显压痛、反跳痛，局限性腹皮挛急；或右下腹可触及包块；壮热不退，恶心呕吐，纳呆，口渴，便秘或腹泻，舌红苔黄腻，脉弦数或细数等。

③溃脓期：腹痛扩展至全腹，腹皮挛急，全腹压痛、反跳痛；恶心呕吐，大便秘结或似利不爽，壮热自汗，口干唇燥，舌质红或绛，苔黄糙，脉洪数或细数等。

（2）实验室和其他辅助检查：包括血常规检查、尿常规检查。

3. 辨证论治

（1）内治法

①瘀滞证——行气活血，通腑泄热——大黄牡丹汤合红藤煎剂加减。

②湿热证——通腑泄热，解毒利湿透脓——复方大柴胡汤加减。

③热毒证——通腑排脓，养阴清热——大黄牡丹汤合透脓散加减。

（2）外治法：包括中药外敷、中药灌肠。

（3）其他疗法：包括液体疗法、胃肠减压、应用抗生素。

（4）手术疗法。

（5）针刺疗法。

中医妇科学

第一单元　绪论

各历史时期中医妇科主要著作及对中医妇科学发展的重要影响

（1）夏商周时期：《列女传》记载了最早的"胎教"内容。

（2）春秋战国时期——中医妇科学形成的奠基时期

①马王堆帛书《胎产书》是我国目前已知的最早的以"胎产"命名的产科专著。

②《素问·上古天真论》是我国现存最早的对女子生理病理有较系统论述的医籍。

③《素问·腹中论》中出现了妇科历史上第一首治疗血枯经闭的"四乌鲗骨一藘茹丸"，为妇科历史上有记载的第一首方。

（3）秦汉时期——中医妇科学的雏形期

①秦代已有妇产科病案，《史记·扁鹊仓公列传》记载，太仓公淳于意首创《诊籍》是最早的妇产科病案。

②秦汉时期成书的《难经》，创立了左肾右命门学说。

③《神农本草经》在紫石英条下首见"子宫"之名。

④汉代张仲景《金匮要略》是现存中医古籍中最早设妇科专篇的医著，开创了妇科辨证论治及外治法治疗妇科病的先河。

⑤《华佗传》中记录了华佗诊治死胎、双胎的案例。

（4）三国两晋南北朝时期

①晋代王叔和所撰的《脉经》中第九卷，首先提出了"月经"之

名及临产"离经脉"，又提出了"居经""避年""激经"和"五崩"的证候。

②北齐徐之才著有《逐月养胎方》，论述了胎儿逐月发育的情况，以及孕妇各月饮食起居应注意的问题和针灸禁忌，成为中医人体胚胎理论知识的主要内容。

③南齐《褚氏遗书·求嗣门》中有反对早婚早育的记载。

（5）隋唐五代时期

①隋代《诸病源候论》中有8卷专论损伤胞宫、冲任是妇科疾病主要的病机。

②唐代咎殷著《经效产宝》，是我国现存理论和方药较完备的产科专著。

③唐代孙思邈很重视妇产科，在其所著《备急千金要方》中，专设"妇人方"3卷，列于卷首。

（6）两宋时期

①宋代是世界医事制度上妇产科最早独立分科的年代。

②杨子健的《十产论》，详细记载了各种异常胎位的助产方法。

③朱端章的《卫生家宝产科备要》收集了宋以前的产科论著，还明确记述了产后"三冲"危急证，即冲心、冲胃、冲肺的证候和治疗方法。

④陈自明编著的《妇人大全良方》，全书分9门，共260余论，首先提出了"妇人以血为基本"的学术观点，并继承发展了《诸病源候论》突出冲任损伤的病机。该书是妇产科史上划时代的著作。

（7）辽夏金元时期

①刘完素在《素问病机气宜保

258 中

命集·妇人胎产论》中提出："妇人童幼天癸未行之间，皆属少阴；天癸既行，皆从厥阴论之；天癸已绝，乃属太阴经也。"率先提出妇人不同生理阶段应分别从肾、肝、脾论治。

②朱丹溪在《格致余论·受胎论》中指出："阴阳交媾，胎孕乃成，所藏之处，名曰子宫，一系在下，上有两歧，一达于左，一达于右。"第一次明确描述了子宫的形态。对妊娠安胎提出了"产前当清热养血"、"产前安胎，黄芩、白术为妙药也"。

（8）明代：明代的妇科专著中，比较著名的有《证治准绳·女科》（王肯堂）、《万氏妇人科》（万全）、《景岳全书·妇人规》（张景岳）、《女科撮要》（薛立斋）等。

①《广嗣纪要·择偶篇》指出了"五不女"（螺、纹、鼓、角、脉），即生殖器畸形不能婚配生育。

②明代赵献可《邯郸遗稿》中提出天癸是生长发育生殖的主导物质。其倡导命门学说，重视脾肾二天。

（9）清代、民国时期：明末清初傅山所撰《傅青主女科》中载有名方如完带汤、易黄汤、生化汤等，对后世妇产科学影响颇大。

第二单元　女性生殖器官

一、外生殖器

1. 阴户的位置　阴户，又称廷孔、四边，指阴道口。

2. 阴户的功能　阴户是抵御外邪的第一道关口，具有保护女性生殖器官的作用。玉门，是阴道口的总称，包括处女膜的部位，系指尚未经历性生活女性的阴道口。玉门是排出月经、分泌带下，也是娩出胎儿、排出恶露的关口。

二、内生殖器

1. 阴道的位置及功能　阴道又称产道，是连接胞宫与阴户的通道。阴道的功能首先是保护胞宫免受外邪的侵犯；其次是排出月经、带下和恶露的通道，也是阴阳交媾及娩出胎儿的通道。

2. 子门的位置及功能　子门即子宫颈口，是预防外邪入侵的第二道关口，是排泄月经、分泌带液、娩出胎儿的通道。

3. 子宫的位置形态及功能和特性　子宫，又称胞宫、女子胞。胞宫位于小腹正中，带脉之下，前为膀胱，后为直肠，下接阴道，形如合钵，如倒置的梨形。胞宫者有恒之脏，具有亦藏亦泻、定期藏泻的特点。胞宫的主要功能是排泄月经、孕育胎儿，其生理特点具有周期性、节律性。

第三单元　女性生殖生理

一、月经的生理

1. 月经的生理现象

（1）月经初潮：妇女一生中第一次月经来潮，称为初潮。初潮年龄一般为 13～15 岁，平均 14 岁。

（2）月经周期：月经有明显的节律性和周期性。出血的第 1 天为月经周期的开始，两次月经第 1 天的间隔时间为一个月经周期，一般为 21～35 天，平均 28 天。

（3）经期：每次月经的持续时间称为经期，正常为 2～8 天，多数在 4～6 天。

（4）月经的量、色、质：一般在经期第 2～3 天经量较多。月经量为一次月经的失血量，常难以准确测量，一般 20～60mL。经质稀稠适中，不凝固，无血块，无臭气。

（5）月经期表现：行经前，可

出现胸乳略胀，小腹略坠，腰微酸，情绪易波动，一般经来自消，不作病论，大多数妇女可以自我调节而无特殊症状。

（6）绝经：妇女到49岁左右月经自然停止12个月称为绝经。绝经年龄一般为45～55岁，平均49.5岁。绝经表明行经步入老年期。

（7）月经的特殊现象：如定期两月一至者，称为"并月"；三月一至者，称为"居经"或"季经"；一年一至者，称为"避年"；终生不行经而能受孕者，称为"暗经"。妊娠初期，有的妇女仍然会以往月经周期中出现少量阴道流血，不伴有腹痛和腰酸，亦无损于胎儿者，称为"激经"，又称"盛胎"或"垢胎"。

2. 月经产生的机理

（1）脏腑与月经：月经产生的机理与肾、心、肝、脾关系尤为密切。

（2）天癸与月经：天癸，男女皆有，是肾精、肾气充盛到一定程度时体内出现的具有促进人体生长、发育和生殖的一种精微物质。天癸是肾主生殖的物质基础。天癸源自先天肾气。天癸至，月事以时下。天癸竭，地道不通，故无子也。天癸主宰月经的潮与止。

（3）气血与月经：妇人以血为本，月经的主要成分是血。

（4）经络与月经：月经与冲、任、督、带关系最密切。

（5）胞宫与月经：胞宫是化生月经和受孕育胎的内生殖器官。

脏腑、天癸、气血、冲、任、督、带与胞宫是月经产生的生理基础，其中肾、天癸、冲任、胞宫是产生月经的中心环节，各环节之间互相联系，不可分割，称为肾－天癸－冲任－胞宫生殖轴。

3. 月经的周期变化与调节

（1）月经周期节律：月经具有

周期性、节律性，是女性生殖生理过程中肾阴阳消长、气血盈亏规律性变化的体现。月经周期包括：①行经期：行经第1～5天。②经后期：第6～13天。③经间期：第14～15天。此时正值两次月经中间，故称之为经间期，是重阴转阳、阴盛阳动之际，正是种子之时（即西医之排卵期）。④经前期：第16～28天。

（2）月经周期的调节机理：在月经周期的调节中，肾为元阴元阳，心为五脏六腑之大主，脑主神明。其共同作用产生天癸、气血，输注冲任，任通冲盛，气血和调，作用于胞宫，依时行经，发生周期性的变化。

4. 绝经机理
中医认为，"七七"之年，肾气虚，任虚冲衰，天癸竭，最终导致自然绝经。

二、带下生理

1. 带下的生理现象及作用
①带下属津液：就生理性带下的性状和作用而言，属液为多。②带下具有周期性：在月经前后、经间期，带下的量稍有增多。③带下量随妊娠期增多。④带下泽胞宫、阴道。

2. 带下产生的机理
带下的产生是脏腑、津液、经络协调作用于胞宫的结果。由肾精所化生，由任脉总司，督脉温化，带脉约束。

三、妊娠生理

1. 受孕机理
受孕的机理在于肾气充盛，天癸成熟，冲任脉通盛，男女之精适时相合，便可构成胎孕。

2. 妊娠的生理现象
①月经停闭。②脉滑。③妊娠反应：3个月内逐渐消失。④子宫增大：子宫容量非孕时至妊娠足月时约增加1000倍。子宫重量非孕时至足月妊娠时约增加20倍。⑤乳房变化：妊娠4～5个月，挤压乳头可有少量乳

汁。⑥下腹膨隆：妊娠3个月以后，可于下腹部手测子宫底高度以候胎之长养。每次妊娠一般一胎，若一孕二胎者称"双胎"或"骈胎"，一孕三胎称"品胎"。

3. 预产期的计算方法 妊娠全程40周，即280天。预产期的计算公式是：从末次月经的第一天算起，月数加9（或减3）、日数加7（阴历则加14）。

四、产褥生理

1. 临产先兆

（1）释重感：妊娠末期胎头入盆后，孕妇骤然释重，呼吸变得轻松，但可能感到行走不便和尿频。

（2）弄胎（假宫缩）：《医宗金鉴·妇科心法要诀》云："若月数已足，腹痛或作或止，腰不痛者，此名弄胎。"月数不足，称为试胎，即妊娠八九月时，或腹中痛，痛定仍如常者。

2. 正产现象

（1）见红：接近分娩发动或分娩已发动时，阴道有少量血性分泌物和黏液。

（2）离经脉：临产时可扪得产妇中指本节有脉搏跳动，称为离经脉。

（3）阵痛：从有规律的宫缩开始至产门开全（子宫颈口完全扩张）的腹部పి发性疼痛，称阵痛，开始时阵痛间隔时间约15分钟，逐渐缩短为5～6分钟，最后为2～3分钟，这一现象称开口期，分娩正式发动。

3. 产褥期生理 分娩结束后，产妇逐渐恢复到孕前状态，需要6～8周，此期称为"产褥期"，又称"产后"。产褥期的生理特点是"多虚多瘀"。

恶露是产后自子宫排出的余血浊液，先是暗红色的血性恶露，也称红恶露，持续3～4天干净；后渐

变淡红，量由多渐少，称为浆液性恶露，7～10天干净；继后渐为不含血色的白恶露，2～3周干净。

五、哺乳生理

乳汁由精血、津液所化，赖气以行。哺乳次数应按需供给。顺产者，产后30分钟即可开始哺乳，哺乳时间一般以8个月为宜。3个月后婴儿适当增加辅食。停止哺乳后，应及时回乳。

第四单元 月经病

一、概述

1. 月经病的定义 月经病是以月经的周期、经期、经量异常为主症，或伴随月经周期，或以绝经前后出现明显症状为特征的疾病。

2. 月经病的病因病机 月经病多因寒热湿邪侵袭、情志因素、房劳所伤、饮食失宜、劳倦过度等引起脏腑功能失常，气血失调，间接或直接地损伤冲、任、督、带和胞宫、胞脉、胞络，以至肾－天癸－冲任－胞宫生殖轴功能失调所致。

3. 月经病的辨证 注意月经的期、量、色、质的异常及伴随月经周期或绝经前后出现明显不适的症状，同时结合全身证候，运用四诊八纲辨其脏腑、气血、经络的寒热虚实。

4. 月经病的治疗原则 ①重在治本以调经。②分清先病与后病的论治原则。③本着"急则治其标，缓则治其本"的原则。

5. 治疗中应注意的问题 ①顺应月经周期中阴阳气血的变化规律。②顺应不同年龄阶段论治的规律，如青春期少年重治肾、生育期中年重治肝、更年期或老年重治脾。③掌握虚实补泻规律：治疗虚证月经病多以补肾扶脾养血为主，治疗

实证月经病多以疏肝理气活血为主。

二、月经先期

1. 概述 月经周期提前 7 天以上，甚至 10 余日一行，连续出现两个周期以上者，称为月经先期。

2. 病因病机 本病的病因，主要是气虚和血热。气虚则统摄无权，冲任不固；血热则热伏冲任，伤及子宫，血海不宁，均可使月经先期而至。

3. 辨证论治 治疗原则是益气固冲，清热调经。

（1）气虚证

①脾气虚证——补脾益气，摄血调经——补中益气汤。

②肾气虚证——补益肾气，固冲调经——固阴煎。

（2）血热证

①阳盛血热证——清热凉血调经——清经散。

②阴虚血热证——养阴清热调经——两地汤。

③肝郁血热证——疏肝清热，凉血调经——丹栀逍遥散。

三、月经后期

1. 概述 月经周期延长 7 天以上，甚至 3～5 个月一行，连续出现 3 个周期以上者，称为月经后期。

2. 病因病机 虚者多因肾虚、血虚、虚寒导致精血不足，冲任不充，血海不能按时满溢而经迟；实者多因血寒、气滞等导致血行不畅，冲任受阻，血海不能如期满盈，致使月经后期而至。

3. 辨证论治 治疗原则是重在调理冲任、疏通胞脉以调经，虚者补之，实者泻之，寒者温之，滞者行之，痰者化之。

（1）肾虚证——益精养血，补肾调经——当归地黄饮。

（2）血虚证——补血填精，益气调经——大补元煎。

（3）血寒证

①虚寒证——温阳散寒，养血调经——温经汤（《金匮要略》）。

②实寒证——温经散寒，活血调经——温经汤（《妇人大全良方》）。

（4）气滞证——理气行滞，和血调经——乌药汤。

（5）痰湿证——燥湿化痰，理气调经——苍附导痰丸。

四、月经先后无定期

1. 概述 月经周期时或提前、时或延后 7 天以上，交替不定且连续 3 个周期以上者，称为月经先后无定期。

2. 病因病机 主要是肝、肾、脾功能失调，冲任功能紊乱，血海蓄溢失常。其病因多为肝郁、肾虚。

3. 辨证论治 治疗原则是疏肝补肾，调和冲任。

（1）肝郁证——疏肝解郁，和血调经——逍遥散。

（2）肾虚证——补肾益气，养血调经——固阴煎。

五、月经过多

1. 概述 一般认为月经量以 20～60mL 为适宜，超过 80mL 为月经过多。

2. 病因病机 月经过多的主要病机是冲任不固，经血失于制约。常见的病因有气虚、血热、血瘀。

3. 辨证论治 治疗原则经期重在固冲调经，平时重在调理气血。

（1）气虚证——补气摄血固冲——举元煎（《景岳全书》）。

（2）血热证——清热凉血，固冲止血——保阴煎加地榆、苎草。

（3）血瘀证——活血化瘀止血——失笑散加益母草、三七、苎草。

六、月经过少

1. 概述 一般认为月经量少于20mL为月经过少。

2. 病因病机 虚者多因精亏血少，冲任血海亏虚，经血乏源；实者多由瘀血内停，或痰湿阻滞，冲任壅塞，血行不畅而成月经过少。

3. 辨证论治 治疗原则重在补肾养血，活血调经，虚者补之，实者泻之。

（1）肾虚证——补肾益精，养血调经——归肾丸。

（2）血虚证——养血益气调经——滋血汤（《女科证治准绳》）。

（3）血瘀证——活血化瘀调经——桃红四物汤。

（4）痰湿证——化痰燥湿调经——苍附导痰丸。

七、经期延长

1. 概述 月经周期基本正常，行经时间超过7天，甚或淋沥半月方净者，称为经期延长。

2. 病因病机 本病的发病机理多由气虚冲任不固；或热扰冲任，血海不宁；或瘀阻冲任，扰动血海；或痰湿阻冲任，血行不畅所致。临床常见病因有气虚、虚热、血瘀等。

3. 辨证论治 治疗原则重在调经止血，缩短经期。

（1）气虚证——补气摄血，固冲调经——举元煎加阿胶、炒艾叶、乌贼骨。

（2）虚热证——养阴清热止血——两地汤合二至丸。

（3）血瘀证——活血祛瘀止血——桃红四物汤合失笑散加味。

（4）湿热蕴结证——清热祛湿，止血调经——固经丸。

八、经间期出血

1. 概述 两次月经中间，即氤

氲之时，出现周期性的少量阴道出血者，称为经间期出血。

2. 病因病机 若肾阴不足，或脾气虚弱，或湿热内蕴，或瘀阻胞络，当阳气内动之时，阴阳转化不协调，阴络易伤，损及冲任，血海固藏失职，血溢于外，酿成经间期出血。

3. 辨证论治

（1）肾阴虚证——滋肾养阴，固冲止血——两地汤合二至丸或加减一阴煎。

（2）脾气虚证——健脾益气，固冲摄血——归脾汤。

（3）湿热证——清利湿热，固冲止血——清肝止淋汤去阿胶、红枣，加小蓟、茯苓。

（4）血瘀证——化瘀止血——逐瘀止血汤。

九、崩漏

1. 概述 崩漏是指经血非时暴下不止或淋漓不尽，前者谓之崩中，后者谓之漏下。

2. 病因病机 崩漏的病因较为复杂，但可概括可为热、虚、瘀三个方面。其主要发病机理是劳伤血气，脏腑损伤，血海蓄溢失常，冲任二脉不能约制经血，以致经血非时而下。

3. 崩漏治疗原则及塞流、澄源、复旧的含义

（1）治疗原则："急则治其标，缓则治其本"。

（2）塞流、澄源、复旧的含义

①塞流：即止血。用于暴崩之际，急当塞流止血防脱。

②澄源：即正本清源，亦是求因治本。一般用于出血减缓后的辨证论治。

③复旧：即固本善后，用于止血后恢复健康，调整月经周期使之恢复旧有的正常状态。

4. 辨证论治

（1）脾虚证——补气升阳，止血调经——举元煎合安冲汤加炮姜炭。

（2）肾虚证

①肾阳虚证——温肾固冲，止血调经——右归丸去肉桂，加补骨脂、淫羊藿。

②肾阴虚证——滋肾益阴，止血调经——左归丸去牛膝合二至丸。

（3）血热证

①虚热证——养阴清热，止血调经——上下相资汤（《石室秘录》）。

②实热证——清热凉血，止血调经——清热固经汤。

（4）血瘀证——活血化瘀，止血调经——四草汤加三七、蒲黄。

十、闭经

1. 概述 原发性闭经是指女性年逾16岁，虽有第二性征发育但无月经来潮，或年逾14岁，尚无第二性征发育及月经。继发性闭经是指月经来潮后停止3个周期或6个月以上。

2. 病因病机 闭经的病因病机首分虚实两类。虚者多因精血匮乏，冲任不充，血海空虚，无血可下；实者多为邪气阻隔，冲任瘀滞，脉道不通，经不得下。

3. 辨证论治

（1）气血虚弱证——益气养血调经——人参养荣汤。

（2）肾气亏虚证——补肾益气，调理冲任——大补元煎加淫羊藿、紫河车。

（3）阴虚血燥证——养阴清热调经——加减一阴煎加丹参、黄精、女贞子、制香附。

（4）气滞血瘀证——理气活血，祛瘀通经——血府逐瘀汤。

（5）痰湿阻滞证——燥湿化痰，活血通经——苍附导痰丸。

（6）寒凝血瘀证——温经散寒，活血通经——温经汤（《妇人大全良方》）。

十一、痛经

1. 概述 痛经是指妇女正值经期或经行前后，出现周期性小腹疼痛，或伴腰骶酸痛，甚至剧痛晕厥，影响正常工作及生活的疾病。

2. 病因病机 痛经病因有生活所伤、情志不和、六淫为害。痛经的病位在冲任与胞宫。病机可概括为"不荣则痛"与"不通则痛"，其证重在明辨虚实寒热。

3. 辨证论治

（1）气滞血瘀证——理气行滞，化瘀止痛——膈下逐瘀汤。

（2）寒凝血瘀证——温经散寒，化瘀止痛——少腹逐瘀汤。

（3）湿热瘀阻证——清热除湿，化瘀止痛——清热调血汤加车前子、败酱草、薏苡仁与银甲丸。

（4）气血虚弱证——益气养血，调经止痛——圣愈汤。

（5）肝肾亏损证——补养肝肾，调经止痛——益肾调经汤或调肝汤。

十二、经行乳房胀痛

1. 概述 每于行经前后，或正值经期，出现乳房作胀，或乳头胀痒疼痛，甚至不能触衣者，称为经行乳房胀痛。

2. 病因病机 肝气郁结，不通则痛；或肝肾亏虚，不荣则痛；或脾胃虚弱，运化失职，水湿聚而成痰，冲气夹痰湿阻络，乳络不畅，遂作乳房胀痛或痒痛。

3. 辨证论治 治疗以疏肝、养肝，通络止痛为原则。

（1）肝气郁结证——疏肝理气，通络止痛——柴胡疏肝散。

（2）肝肾亏虚证——滋肾养肝，通络止痛——一贯煎。

（3）胃虚痰滞证——健胃祛痰，活血止痛——四物汤合二陈汤。

十三、经行头痛

1. 概述 每逢经期或行经前后，出现以头痛为主要症状，经后辄止者，称为经行头痛。

2. 病因病机 本病属内伤性头痛范畴，其发作与月经密切相关。因头为诸阳之会，脏腑之气皆上荣于头，足厥阴肝经上行巅顶。肝为藏血之脏，经行时气血下注冲任而益亏，阴血相对不足，故凡外感、内伤均可在此时引起脏腑气血失调而为患。常见的病因有情志内伤，肝郁化火，上扰清窍；或瘀血内阻，络脉不通；或痰湿上扰，阻滞脑络；或素体血虚，经行时阴血益感不足，脑失所养。

3. 辨证论治 以调理气血、通经活络为主。

（1）肝火证——清热平肝，息风止痛——羚角钩藤汤。

（2）血瘀证——活血化瘀，通窍止痛——通窍活血汤。

（3）血虚证——养血益气，活络止痛——八珍汤加蔓荆子、何首乌。

（4）痰湿中阻证——燥湿化痰，通络止痛——半夏白术天麻汤加葛根、丹参。

十四、经行感冒

1. 概述 每值经行前后或正值经期，出现感冒症状，经后逐渐缓解者，称经行感冒。

2. 病因病机 本病以感受风邪为主，夹寒则为风寒，夹热则为风热。

3. 辨证论治

（1）风寒证——解表散寒，和血调经——荆穗四物汤。

（2）风热证——疏风清热，和血调经——桑菊饮加当归、川芎。

（3）邪入少阳证——和解表里——小柴胡汤。

十五、经行身痛

1. 概述 每逢经行前后或正值经期，出现以身体疼痛为主症者，称为经行身痛。

2. 病因病机 素体正气不足，营卫失调，筋脉失养（血虚）不荣则痛；或素有寒湿留滞，经行时则乘虚而发（血瘀）——不通则痛。

3. 辨证论治

（1）血虚证——养血益气，柔筋止痛——当归补血汤加白芍、鸡血藤、丹参、玉竹。

（2）血瘀证——活血通络，散寒止痛——趁痛散。

十六、经行泄泻

1. 概述 每值经行前后或经期，大便溏薄，甚或水泻，日解数次，经净自止者，称为经行泄泻。

2. 病因病机 本病的发生主要责之于脾肾虚弱。脾主运化，肾主温煦，为胃之关，主司二便，经行时脾肾更虚，遂致泄泻。

3. 辨证论治

（1）脾气虚证——健脾益气，除湿止泻——参苓白术散。

（2）肾阳虚证——温肾扶阳，暖土固肠——健固汤（《傅青主女科》）合四神丸（《证治准绳》）。

十七、经行浮肿

1. 概述 每逢经行前后或正值经期，头面四肢浮肿者，称为经行浮肿。

2. 病因病机 本病多因素体脾肾阳虚，正值经期，气血下注胞宫，脾肾益虚，水湿不运；或肝郁气滞，血行不畅，滞而作胀。

3. 辨证论治

（1）脾肾阳虚证——温肾化

气，健脾利水——肾气丸（《金匮要略》）合苓桂术甘汤（《伤寒论》）。

（2）气滞湿阻证——理气行滞，化湿消肿——八物汤加泽泻、益母草。

十八、经行吐衄

1. 概述 每逢经前后或正值经期，出现周期性的吐血或衄血者，称为经行吐衄。常伴经量减少，类似月经倒行逆上，故亦有"倒经""逆经"之称。本病相当于西医学的"代偿性月经"。

2. 病因病机 本病主要病机为血热而冲气上逆，迫血妄行所致。出于口者为吐，出于鼻者为衄。临床以鼻衄为多。常由肝经郁火、肺肾阴虚所致。

3. 辨证论治 治疗原则为"热者清之""逆者平之"。

（1）肝经郁火证——清肝调经——清肝引经汤。

（2）肺肾阴虚证——滋阴养肺——顺经汤（《傅青主女科》）。

十九、经行口糜

1. 概述 经前或经行时，口舌糜烂，如期反复发作，经后渐愈者，称为经行口糜。

2. 病因病机 本病病位主要在口、舌，而舌为心之苗，口为胃之门户，故其病机多由心、胃之火上炎所致。

3. 辨证论治

（1）阴虚火旺证——滋阴降火——知柏地黄汤（《医宗金鉴》）。

（2）胃热熏蒸证——清胃泄热——凉膈散（《太平惠民和剂局方》）。

二十、经行风疹块

1. 概述 每值临经时或行经期间，周身皮肤突起红疹，或起风团，瘙痒异常，经净渐退者，称为经行风疹块。

2. 病因病机 本病多因风邪为患，缘于素体本虚，适值经行，气血益虚，风邪乘虚而入，郁于皮肤肌腠之间而诱发本病，有内风、外风之别。

3. 辨证论治 治疗应根据"治风先治血，血行风自灭"的原则。

（1）血虚证——养血祛风——当归饮子（《外科正宗》）。

（2）风热证——疏风清热——消风散（《外科正宗》）。

二十一、经行发热

1. 概述 每值经期或行经前后，出现以发热为主症者，称为经行发热。

2. 病因病机 本病属内伤发热范畴，主要责之于气血营卫失调。

3. 辨证论治

（1）肝肾阴虚证——滋养肝肾，养阴清热——两地汤。

（2）气血虚弱证——补益气血，甘温除热——补中益气汤。

（3）瘀热壅阻证——化瘀清热——血府逐瘀汤加丹皮。

二十二、经行情志异常

1. 概述 每值行经前后，或正值经期，出现烦躁易怒，悲伤啼哭，或情志抑郁，喃喃自语，或彻夜不眠，甚或狂躁不安，经后复如常人，称为经行情志异常。

2. 病因病机 本病多由于情志内伤，肝气郁结，痰火内扰，遇经行气血骤变，扰动心神而致。常见病因有心血不足、肝经郁热、痰火上扰。

3. 辨证论治

（1）心血不足证——补血养心，安神定志——甘麦大枣汤合养心汤去川芎、半夏曲。

（2）肝经郁热证——清肝泄

热，解郁安神——丹栀逍遥散酌加
川楝子、生龙齿、赭石。

（3）痰火上扰证——清热化
痰，宁心安神——生铁落饮加郁金、
川黄连。

二十三、绝经前后诸证

1. 概述 妇女在绝经期前后，
出现烘热汗出，烦躁易怒，潮热面
红，失眠健忘，精神倦怠，头晕目
眩，耳鸣心悸，腰背酸痛，手足心
热，或伴月经紊乱等与绝经有关的
症状，称为绝经前后诸证。

2. 病因病机 本病之本在肾，
常累及心、肝、脾等脏，致其证候
复杂。本病的主要病机以肾虚为主，
常见的有肾阴虚、肾阳虚、肾阴阳
两虚及心肾不交。

3. 辨证论治

（1）肾阴虚证——滋养肾阴，
佐以潜阳——左归丸加减。

（2）肾阳虚证——温肾扶阳——
右归丸加减。

（3）肾阴阳俱虚证——阴阳双
补——二仙汤加减。

（4）心肾不交证——滋阴补
血，养心安神——天王补心丹。

二十四、经水早断

1. 概述 女性40岁之前出现
月经停止3个周期以上或6个月以
上，伴潮热汗出、性欲低下、性交
痛、心烦失眠、不孕等症状，称为
"经水早断"。

2. 病因病机 本病的发生是
肾-天癸-冲任-胞宫轴失衡的结
果，肾虚是其根本，心、肝、脾功
能失调是重要因素。常见病病病机
是肝肾阴虚、肾虚肝郁、脾肾阳虚、
心肾不交、肾虚血瘀、气血虚弱。

3. 辨证论治 本病以肾虚为
本，累及心、肝、脾多脏。补肾贯
穿治疗始终。在治疗中勿破血行气；
应补中有通，通中有养；补肾兼顾

养血、疏肝、健脾、清心之法。

（1）肝肾阴虚证——滋补肝
肾，养血调经——左归丸或百灵育
阴汤。

（2）肾虚肝郁证——补肾疏
肝，理气调经——一贯煎。偏于肝
郁者可用百灵调肝汤。

（3）脾肾阳虚证——温肾健
脾，养血调经——毓麟珠。

（4）心肾不交证——清心降
火，补肾调经——黄连阿胶汤。

（5）肾虚血瘀证——补肾益
气，活血调经——归肾丸合失笑散。

（6）气血虚弱证——补气养
血，和营调经——人参养荣汤。

二十五、经断复来

1. 概述 绝经期妇女月经停止
1年及1年以上，又再次出现子宫
出血，称为经断复来。

2. 病因病机 妇女进入老年期
后，肾阴虚逐渐影响他脏，或脾虚
肝郁、冲任失固，或湿热下注，或
血热，或湿毒瘀结，损伤冲任以致
经断复行。

3. 辨证论治 治疗首分良恶。
良性者当以固摄冲任为大法，或补
虚，或攻邪，或扶正祛邪；恶性病
变者应采用多种方法（包括手术、
放疗、化疗）综合治疗。

（1）气虚证——补气养血，固
冲止血——固老汤。

（2）肾阴虚证——滋阴清热，
安冲止血——知柏地黄丸加阿胶、
龟甲。

（3）湿热下注证——清热利
湿，凉血止血——易黄汤加黄芩、
茯苓、泽泻、侧柏叶、大小蓟。

（4）血热证——清热凉血，固
冲止血——益阴煎加生牡蛎、茜根、
地榆。

（5）湿毒瘀结证——利湿解
毒，化瘀止血——萆薢渗湿汤合桂
枝茯苓丸去滑石，加黄芪、三七。

第五单元 带下病

一、概述
1. 定义 带下病是指带下量明显增多或减少，色、质、气味发生异常，或伴有全身或局部症状者。
2. 治疗原则
(1) 带下过多：带下俱是湿证，故治疗以祛湿止带为基本原则。
(2) 带下过少：治疗重在滋补肝肾之阴精，佐以养血、化瘀等。用药不可肆意攻伐，过用辛燥苦寒之品，以免耗伤津伤阴，犯虚虚之戒。

二、带下过多
1. 概述 带下过多是指带下量明显增多，色、质、气味异常，或伴有局部及全身症状者。古代有"白沃""赤白沥""下白物"等名称。
2. 病因病机 带下过多系湿邪为患，而脾肾功能失常是发生的内在条件，感受湿热、湿毒之邪是重要的外在病因。任脉不固，带脉失约是带下过多的核心病机。
3. 辨证论治
(1) 脾虚证——健脾益气，升阳除湿——完带汤（《傅青主女科》）。若脾虚湿郁化热——健脾祛湿，清热止带——易黄汤。
(2) 肾阳虚证——温肾培元，固涩止带——内补丸。
(3) 阴虚夹湿证——滋肾益阴，清热利湿——知柏地黄汤。
(4) 湿热下注证——清热利湿，佐以解毒杀虫——止带方（《世补斋医书》）。若肝经湿热下注——清肝利湿止带——龙胆泻肝汤。若湿浊偏甚——清热利湿，疏风化浊——萆薢渗湿汤加苍术、藿香。
(5) 热毒蕴结证——清热解

毒——五味消毒饮（《医宗金鉴》）加土茯苓、薏苡仁、败酱草、鱼腥草。

三、带下过少
1. 概述 带下过少是指带下量明显减少，导致阴中干涩痒痛，甚至阴部萎缩者。
2. 病因病机 本病的主要病机是阴液不足，不能润泽阴道。其病因有二：一是肝肾亏损，阴精津液亏少，不能润泽阴户；二是瘀血阻滞冲任，阴液不能达达阴窍，均可导致带下过少。
3. 辨证论治
(1) 肝肾亏损证——滋补肝肾，养精益血——左归丸（《景岳全书》）加知母、肉苁蓉、紫河车、麦冬。
(2) 血瘀津亏证——补血益精，活血化瘀——小营煎（《景岳全书》）加丹参、桃仁、川牛膝。

第六单元 妊娠病

一、概述
1. 妊娠病的定义 妊娠期间，发生与妊娠有关的疾病，称为妊娠病。
2. 妊娠病的诊断 首先要明确妊娠诊断。根据停经史、早孕反应、脉滑等临床表现，结合辅助检查，如妊娠试验、基础体温、B超等判断是否妊娠。
3. 妊娠病的发病机理
(1) 阴血虚：阴血素虚，孕后阴血下聚以养胎元，阴血益虚，可致阴虚阳亢而发病。
(2) 脾肾虚：脾虚则气血生化乏源，胎失所养，若脾虚湿聚，则泛溢肌肤或水湿停聚为病。肾虚则肾精匮乏，胎失所养；或肾气虚弱，胎失所系，胎元不固。

（3）冲气上逆：孕后经血不泻，聚于冲任、子宫以养胎，冲脉气盛。冲脉隶于阳明，若胃气素盛，冲气上逆犯胃，胃失和降则呕恶。

（4）气滞：素多忧郁，气机不畅，腹中胎体渐大，易致气机升降失常，气滞则血瘀水停而致病。

4. 妊娠病的治疗原则 以胎元的正常与否为前提。胎元正常者，宜治病与安胎并举。安胎之法，以补肾健脾、调理气血为主。若胎元不正，胎堕难留，或胎死不下，或孕妇有病不宜继续妊娠者，则宜从速下胎以益母。

5. 妊娠期间用药的注意事项

凡峻下、滑利、祛瘀、破血、耗气、散气及一切有毒药品，都应慎用或禁用。如果病情确实需要，亦可适当选用，但须严格掌握剂量，"衰其大半而止"，以免动胎伤胎。

二、妊娠恶阻

1. 概述 妊娠早期出现恶心呕吐、头晕厌食，甚至食入即吐者，称为恶阻。

2. 病因病机 恶阻的发生，主要是冲脉之气上逆，胃失和降所致。

3. 辨证论治

（1）脾胃虚弱证——健脾和胃，降逆止呕——香砂六君子汤。

（2）肝胃不和证——清肝和胃，降逆止呕——橘皮竹茹汤或苏叶黄连汤加姜半夏、枇杷叶、竹茹、乌梅。

（3）痰滞证——化痰除湿，降逆止呕——青竹茹汤（《济阴纲目》）。

三、异位妊娠

1. 概述 异位妊娠是指受精卵在子宫体腔以外着床发育，俗称"宫外孕"。但两者含义有所不同。宫外孕是指子宫以外的妊娠，如输卵管妊娠、卵巢妊娠、腹腔妊娠、

阔韧带妊娠等；异位妊娠较"宫外孕"的含义更广。

输卵管妊娠破裂或流产是妇科临床上最常见的急腹症，处理不当可危及生命。

2. 病因病机 输卵管妊娠的主要病机是冲任不畅，少腹血瘀。

3. 异位妊娠的临床表现

（1）多有停经史及早孕反应。

（2）未破损型多无明显腹痛，或仅有下腹一侧隐痛。

（3）已破损型如有腹痛、阴道不规则出血、晕厥与休克等表现。

（4）当输卵管破裂时患者突感下腹一侧撕裂样剧痛，可波及下腹或全腹，有的还引起肩胛部放射性疼痛。

4. 辨证论治

（1）未破损期——活血化瘀，消癥杀胚——宫外孕Ⅱ号方加蜈蚣、全蝎、紫草。

（2）已破损期

①休克型——益气固脱，活血祛瘀——生脉散合宫外孕Ⅰ号方。

②不稳定型——活血祛瘀，佐以益气——宫外孕Ⅰ号方。

③包块型——活血祛瘀消癥——宫外孕Ⅱ号方。

四、胎漏、胎动不安

1. 概述 妊娠期间，阴道不时有少量出血，时出时止，或淋漓不断，而无腰酸、腹痛下坠者，称为胎漏。妊娠期间出现腰酸、腹痛、小腹下坠，或伴有少量阴道出血者，称为胎动不安。

2. 病因病机 胎漏、胎动不安主要发病机理是冲任气血失调，胎元不固。而胎漏以气虚、血虚兼见血热、肾虚、血瘀更多见。

3. 辨证论治 胎漏、胎动不安是妊娠病，临床应首辨胚胎、胎儿是否存活。本病以补肾固冲为治疗大法，并依据不同证型采用固肾、

中妇

269

益气、养血、清热、利湿、化瘀等法。

（1）肾虚证——固肾安胎，佐以益气——寿胎丸加减（《医学衷中参西录》）。

（2）气血虚弱证——补气养血，固肾安胎——胎元饮加减。

（3）血热证——清热凉血，养血安胎——保阴煎加减。

（4）跌仆伤胎证——补气和血，安胎——圣愈汤合寿胎丸。

（5）癥瘕伤胎证——祛瘀消癥，固冲安胎——桂枝茯苓丸合寿胎丸。

五、堕胎、小产

1. 概述　凡妊娠12周内，胚胎自然殒堕者，称为堕胎；妊娠12~28周内，胎儿已成形而自然殒堕者，称为小产，亦称半产；怀孕1月不知其受孕而殒堕者，称为暗产。

2. 病因病机　本病发病机理主要是冲任损伤，胎元受损或胎结不实，而致胚胎、胎儿自然殒堕，离宫而下。其病因与胎漏、胎动不安基本相同。常见病因有肾虚、气血不足、热病伤胎和跌仆伤胎。

3. 辨证论治　本病的治疗原则以下胎益母为主；若胎堕完全者应按产后处理，以调养气血为主。

（1）胎堕难留证——祛瘀下胎——脱花煎或生化汤加益母草。

（2）胎堕不全证——益气祛瘀——脱花煎加人参、益母草、炒蒲黄。

六、滑胎

1. 概述　凡堕胎或小产连续发生3次或3次以上者，称为滑胎，亦称数堕胎。

2. 病因病机　本病主要的发病机制是冲任损伤，胎元不固；或胎元不健，不能成形，故而屡孕屡堕。

病因主要有肾虚、气血虚弱、血瘀。

3. 辨证论治　孕前需"预培其损"。

（1）肾虚证

①肾气不足——补肾健脾，固冲安胎——补肾固冲丸。

②肾阳亏虚证——温补肾阳，固冲安胎——肾气丸合寿胎丸。

③肾精亏虚证——补肾填精，固冲安胎——育阴汤。

（2）气血虚弱证——益气养血，固冲安胎——泰山磐石散。

（3）血热证——清热养血，滋肾安胎——保阴煎合二至丸。

（4）血瘀证——祛瘀消癥，固冲安胎——桂枝茯苓丸合寿胎丸。

孕后，立即参照"胎动不安"辨证安胎治疗。对于宫颈功能不全者，可在孕前或孕后行宫颈内口环扎术，配合补肾健脾、益气固冲治疗。

七、鬼胎

1. 概述　妊娠数月，腹部异常增大，隐隐作痛，阴道反复流血，或下水泡者，称为"鬼胎"，亦称"伪胎"。

2. 病因病机　本病主要发病机制是素体虚弱，七情郁结，痰浊凝滞不散，精血虽凝而终不成形，遂为鬼胎。主要病因有气血虚弱、气滞血瘀、寒湿瘀滞、痰浊瘀滞。

3. 辨证论治　中医治疗以下胎祛瘀益母为主，佐以调补气血。

（1）气血虚弱证——益气养血，活血下胎——救母丹。

（2）气滞血瘀证——理气活血，祛瘀下胎——荡鬼汤。

（3）寒湿瘀滞证——散寒除湿，逐水化痰下胎——芫花散。

（4）痰浊凝滞证——化痰除湿，行气下胎——平胃散。

八、胎萎不长

1. 概述 妊娠4～5月后，孕妇腹形与官体增大明显小于正常妊娠月份，胎儿存活而生长迟缓者，称为胎萎不长。

2. 病因病机 本病的主要发病机制是父母禀赋虚弱，或孕后将养失宜，以致胞脏虚损，胎养不足，而生长迟缓。病因主要有气血虚弱、脾肾不足、血寒宫冷。

3. 辨证论治 治疗重在养精血，补脾胃、滋生源。若发现畸形、死胎情况时，则应下胎益母。

（1）气血虚弱证——补气益血养胎——胎元饮。

（2）脾肾不足证——补益脾肾，养胎长胎——寿胎丸合四君子汤。

（3）血寒宫冷证——温肾扶阳，养血育胎——长肾白术散加巴戟天、艾叶。

（4）血热证——滋阴清热，养血育胎——保阴煎。

（5）血瘀证——祛瘀消癥，固冲育胎——桂枝茯苓丸合寿胎丸。

九、子满

1. 概述 妊娠5～6个月后出现腹大异常，胸膈满闷，甚则遍身俱肿，喘息不得卧者，称为子满。

2. 病因病机 本病的主要发病机制是水湿无制，水渍胞中。病因主要有脾气虚弱、气滞湿阻。

3. 辨证论治 本虚标实证——健脾利水，养血安胎——鲤鱼汤加黄芪、桑白皮或当归芍药散。

十、子肿

1. 概述 子肿又称"妊娠肿胀"，其主症是妊娠中晚期，孕妇出现肢体面目肿甚。子气：自膝至足肿，小水长者。皱脚：两脚肿而肤

厚者。脆脚：两脚肿而皮薄者。

2. 病因病机 脾虚阳虚、水湿不化，或气滞湿停为妊娠肿胀的主要发病机理。

3. 辨证论治 子肿的治疗原则以利水化湿为主，脾虚者健脾利水，肾虚者温肾利水，气滞者理气化湿。并根据"治病与安胎并举"的原则，随症加入养血安胎之品。

（1）脾虚证——健脾除湿，行水消肿——白术散（《全生指迷方》）加砂仁。

（2）肾虚证——补肾温阳，化气利水——真武汤或肾气丸。

（3）气滞证——理气行滞，化湿消肿——天仙藤散或正气天香散（《证治准绳》）。

十一、子晕

1. 概述 子晕又称"妊娠眩晕"，是指妊娠期出现以头晕目眩，状若眩冒为主症，甚或眩晕欲厥者。子晕有轻重之分，若发生在妊娠中后期，多属重证，往往伴有视物模糊、恶心欲吐、头痛等，多为子痫先兆。

2. 病因病机 本病发生的主要机理是阴血不足、肝阳上亢或痰浊上扰。阴虚肝旺、脾虚肝旺属子晕重证，尤应预防子痫的发生。

3. 辨证论治 治疗以平肝潜阳为主，或佐以滋阴潜阳、健脾利湿等法。

（1）阴虚肝旺证——滋阴补肾，平肝潜阳——杞菊地黄丸加龟甲、石决明、钩藤、白蒺藜等。

（2）脾虚肝旺证——健脾化湿，平肝潜阳——半夏白术天麻汤加钩藤、丹参、蔓荆子。

（3）气血虚弱证——调补气血——八珍汤加何首乌、钩藤、石决明。

中妇

十二、子痫

1. 子痫的定义 又称"子冒""妊娠痫证"，其主症是妊娠晚期或临产前及新产后，突然发生眩晕倒仆，昏不知人，两目上视，牙关紧闭，四肢抽搐，全身强直，须臾醒，醒复发，甚至昏迷不醒。

2. 子痫的诊断

（1）病史：妊娠中晚期有高血压、水肿或蛋白尿史。

（2）临床表现：妊娠晚期，或临产时及新产后，突然眩晕倒仆，昏不知人，两目上视，牙关紧闭，四肢抽搐，腰背反张，须臾醒，醒复发，甚或昏迷不醒。

（3）检查：子痫发作前血压可明显升高≥160/110mmHg，尿蛋白≥5g/24h，或有血小板减少、血清转氨酶升高、凝血障碍等见。

3. 急症处理原则 一经确诊，立即住院治疗，积极处理。治疗原则为解痉、降压、镇静、合理扩容，必要时利尿、适时终止妊娠，中西医配合抢救。

十三、妊娠小便不通

1. 概述 妊娠期间，小便不通，甚至小腹胀急疼痛，心烦不得卧，称"妊娠小便不通"，古称"转胞"或"胞转"。以妊娠晚期7～8个月时较为多见。

2. 病因病机 本病的主要病机为肾虚或气虚无力举胎，压迫膀胱，致膀胱不利，水道不通，溺不得出，属本虚标实证。临床有肾虚、气虚之分。

3. 辨证论治 本着"急则治其标，缓则治其本"的原则。

（1）肾虚证——温肾补阳，化气行水——肾气丸去丹皮、附子，加巴戟天、菟丝子。

（2）气虚证——补中益气，导溺举胎——益气导溺汤。

十四、妊娠小便淋痛

1. 概述 妊娠期间出现尿频、尿急、淋沥涩痛等症，称"妊娠小便淋痛"，俗称"子淋"。

2. 病因病机 本病主要的发病机制是膀胱郁热，气化失司。其热有虚实之分，虚者阴虚津亏，实者由心火偏亢、湿热下注所致。

3. 辨证论治 本病治疗上均以清润为主，不宜过于苦寒通利，以免重耗阴液，损伤胎元。

（1）阴虚津亏证——滋阴清热，润燥通淋——知柏地黄丸加麦冬、五味子、车前子。

（2）心火偏亢证——清心泻火，润燥通淋——导赤散加玄参、麦冬。

（3）湿热下注证——清热利湿，润燥通淋——加味五苓散（《医宗金鉴》）。

十五、妊娠咳嗽

1. 概述 妊娠期间，咳嗽不已，称为"妊娠咳嗽"，亦称"子嗽""子咳"。

2. 病因病机 本病病位在肺，关系到脾，主要病机是肺失濡润，清肃失职。常由阴虚、痰饮、痰火、外感所致。

3. 辨证论治 本病治疗以清热润肺、化痰止咳为主，重在治肺，兼顾治脾。因本病发生在妊娠期间，须遵循治病与安胎并举的原则，治咳兼顾胎元，必要时加用安胎之药，慎用降气、豁痰、滑利之品。

（1）阴虚证——养阴润肺，止咳安胎——百合固金汤。

（2）痰饮证——健脾除湿，化痰止咳——六君子汤。

（3）痰火证——清热降火，化痰止咳——清金化痰汤。

（4）外感证

①风寒证——祛风散寒，宣肺

止咳——桔梗散。

②风热证——疏风清热，宣肺止咳——桑菊饮。

第七单元　产后病

一、概述

1. 产后病的定义　产妇在产褥期内发生的与分娩或产褥有关的疾病，称为产后病。产后7日内，称为"新产后"。

2. 产后"三冲""三病""三急"的含义　产后三病，即病痉、病郁冒、大便难；产后三冲，即冲心、冲肺、冲胃；产后三急，即呕吐、盗汗、泄泻。

3. 产后病的病因病机　一是亡血伤津；二是元气受损；三是血瘀内阻；四是外感六淫或饮食房劳所伤。

4. 产后病的诊断与产后"三审"　在应用四诊采集病史、体征资料，进行八纲、脏腑、气血辨证之时，还须根据新产后的生理、病因病机特点进行"三审"，即先审小腹痛与不痛，以辨有无恶露的停滞；次审大便通与不通，以验津液之盛衰；三审乳汁的行与不行及饮食之多少，以察胃气的强弱。

5. 产后病的治疗原则　"勿拘于产后，亦勿忘于产后"。

6. 产后用药"三禁"　"三禁"即禁大汗以防亡阳，禁峻下以防亡阴，禁通利小便以防亡津液。

二、产后血晕

1. 概述　产妇分娩后突然头晕眼花，不能起坐，或心胸满闷，恶心呕吐，痰涌气急，心烦不安，甚则神昏口噤，不省人事，称为产后血晕。可与西医"产后出血"和"羊水栓塞"互参。

2. 病因病机　本病主要病机有外虚实两端，虚者多为阴血暴亡，心神失守；实者多因瘀血上攻，扰乱心神。

3. 急症处理　中医治病应本着"急则治标，缓则治本"的治疗原则。当产后血晕发生休克时，应首先抗休克，促其复苏，采取下列措施：

（1）立即将产妇置于头低脚高的仰卧体位，同时予以保温。

（2）针刺眉心、人中、涌泉等穴，强刺激以促速醒。

（3）酮参注射液、参麦注射液或酮附注射液静脉推注或滴注，迅速补充血容量以抗休克。

（4）结合西医有关"产后出血"的原因，即子宫收缩乏力、胎盘因素、软产道裂伤、凝血功能障碍等，进行中西医结合抢救。

三、产后发热

1. 概述　产褥期内，尤以新产后出现发热为主，表现为持续发热，或突然寒战高热，或发热恶寒，或乍寒乍热，或低热缠绵等症状者，称为产后发热。若产后24小时至10天内出现体温≥38℃，大多数情况下表示有产褥感染。除发热之外，常伴有恶露异常和小腹疼痛，尤其以恶露异常为辨证要点。

2. 病因病机　与本病关系密切的主要病因病机有感染邪毒，正邪交争；外邪表侵，营卫不和；阴血骤虚，阳气外散；败血停滞，营卫不通。

3. 急症处理　感染邪毒所致的产后发热，是产科危急重症，此时应参照"产褥感染"，积极进行中西医结合救治。

4. 辨证论治

（1）感染邪毒证——清热解毒，凉血化瘀——五味消毒饮合失笑散加减或解毒活血汤加减（《医林改错》）。若热毒与瘀血互结胞中——清热逐瘀，排脓通脐——大黄牡丹皮汤加败酱草、大血藤、益母草。如有盆腔脓肿，则要切开引流。胞盘残留官腔者，在抗炎下清官。

（2）外感证——养血祛风，疏解表邪——荆防四物汤加减。若外感风热——辛凉解表，疏风清热——银翘散。若邪入少阳——和解少阳——小柴胡汤。若外感暑热，气津两伤——清暑益气，养阴生津——清暑益气汤。

血瘀证——活血化瘀，和营除热——生化汤加味（《傅青主女科》）。

（4）血虚证——养血益气，和营退热——八珍汤加减。

四、产后腹痛

1. 概述 产后腹痛于产后1~2日出现，持续2~3日消失，属生理现象，一般不需治疗。

2. 病因病机 本病主要病机是气血运行不畅，不荣则痛；或不通则痛，主要由气血两虚、瘀滞客宫。

3. 辨证论治

（1）气血两虚证——补血益气，缓急止痛——肠宁汤（《傅青主女科》）。

（2）瘀滞子官证——活血化瘀，温经止痛——生化汤。

（3）热结证——泄热逐瘀，活血止痛——大黄牡丹汤。

五、产后身痛

1. 概述 产妇在产褥期内，出现肢体或关节酸楚、疼痛、麻木、重着者，称为产后身痛，又称"产后辨证""产后痛风"，俗称"产后风"。

2. 病因病机 主要病机为产后气血虚弱，风、寒、湿之邪乘虚而入，经脉痹阻，"不通则痛"；或经脉失养，"不荣则痛"。

3. 辨证论治

（1）血虚证——养血益气，温经止痛——黄芪桂枝五物汤加当归、秦艽、丹参、鸡血藤。

（2）外感证——养血祛风，散寒除湿——独活寄生汤。

（3）血瘀证——养血活血，化瘀祛湿——身痛逐瘀汤（《医林改错》）加毛冬青、忍冬藤、益母草、木瓜。

（4）肾虚证——补肾养血，强腰壮骨——养荣壮肾汤（《叶氏女科证治》）加熟地黄、秦艽。

六、产后恶露不绝

1. 概述 产后血性恶露持续2周以上，仍淋漓不尽者，称为产后恶露不绝。

2. 病因病机 产后恶露不绝的主要病机是胞宫藏泻失度，冲任不固，血海不宁。常见病因有气虚、血热、血瘀。

3. 辨证论治

（1）气虚证——补气摄血固冲——补中益气汤加艾叶、阿胶、益母草。

（2）血瘀证——活血化瘀止血——生化汤加益母草、炒蒲黄。

（3）血热证——养阴清热止血——保阴煎加益母草、七叶一枝花、贯众。

七、缺乳

1. 概述 产后哺乳期内，产妇乳汁甚少或无乳可下者，称"缺乳"，又称"产后乳汁不行"。

2. 病因病机 缺乳的主要病机为乳汁化源不足，无乳可下；或乳汁运行受阻，乳不得下。主要病因有气血虚弱、肝郁气滞、痰湿阻滞。此外，精神紧张、劳逸失常、营养不良或哺乳方法不当等，均可造成乳汁分泌不足。

3. 辨证论治

（1）气血虚弱证——补气养血，佐以通乳——通乳丹。

（2）肝郁气滞证——疏肝解郁，通络下乳——下乳涌泉散。

（3）痰浊阻滞证——健脾化痰通乳——苍附导痰丸合漏芦散。

八、乳汁自出

1. 概述 哺乳期内，产妇乳汁不经婴儿吸吮而自然流出者，称乳汁自出，亦称"漏乳"。

2. 病因病机 本病主要病机为胃气不固，气虚失摄；或肝经郁热，迫乳外溢。

3. 辨证论治

（1）气虚失摄证——补气养血，佐以固摄——补中益气汤。

（2）肝经郁热证——疏肝解郁，清热敛乳——丹栀逍遥散。

九、产后自汗、盗汗

1. 概述 产妇于产后涔涔汗出，持续不止，动则益甚者，称为"产后自汗"；若寐中汗出湿衣，醒来自止者，为"产后盗汗"，统称为"产后汗证"。

2. 病因病机 气虚、阴虚为本病主因。多由素体虚弱，产后耗气伤血，气虚腠理不密；或阴血骤虚，阳气外越，迫津外泄而致。

3. 辨证论治

（1）气虚证——益气固表，和营止汗——黄芪汤。

（2）阴虚证——益气养阴，生津敛汗——生脉散。

十、产后大便难

1. 概述 产后饮食如常，大便数日不解，或艰涩难以排出者，称为"产后大便难"，又称"产后大便不通""产后便秘"。

2. 病因病机 本病主要病机为血虚津亏，肠燥失润；或脾肺气虚，

传导无力；或阳明腑实，肠道阻滞。

3. 辨证论治

（1）血虚津亏证——滋阴养血，润肠通便——四物汤。

（2）脾肺气虚证——补脾益肺，润肠通便——润燥汤。

（3）阳明腑实证——通腑泄热，养血通便——玉烛散。

十一、产后情志异常

1. 概述 产妇在产褥期出现精神抑郁，沉默寡言，情绪低落，或心烦不安，失眠多梦，或神志错乱，狂言妄语等，称为"产后情志异常"，通常在产后2周内出现症状。

2. 病因病机 本病主要发病机制为产后多虚，心血不足，心神失养；或情志所伤，肝气郁结，肝血不足，魂失潜藏；或产后多瘀，瘀血停滞，上攻于心。

3. 辨证论治 治疗以调和气血，安神定志为主。同时配合心理治疗。临证需注意观察，及时发现情志异常程度的变化，尽量早给予干预，防止不良事件的发生。

（1）心血不足证——养血滋阴，补心安神——天王补心丹。

（2）肝气郁结证——疏肝解郁，镇静安神——逍遥散。

（3）血瘀证——活血化瘀，镇静安神——癫狂梦醒汤。

十二、产后小便不通

1. 病因病机 肺气的通调、脾气的转输和肾气的开阖失调，影响膀胱的气化功能，而致小便不通为其主要病机。常见的病因有气虚、肾虚和血瘀。

2. 辨证论治

（1）气虚证——补气升清，化气行水——补中益气汤去升麻，加桔梗、茯苓、通草。

（2）肾虚证——温补肾阳，化气行水——济生肾气丸或金匮肾

气丸。

(3) 血瘀证——活血祛瘀，行气利水——加味四物汤（《医宗金鉴》）或小蓟饮子。

(4) 气滞证——疏肝理气，行水利尿——木通散。

十三、产后小便淋痛

1. 概述 产后出现尿频、尿急、淋沥涩痛等症状，称产后小便淋痛。

2. 病因病机 产后小便淋痛的主要病机是膀胱气化失司，水道不利。主要病因有湿热蕴结、肾阴亏虚、肝经郁热。

3. 辨证论治

(1) 湿热蕴结证——清热利湿通淋——加味五淋散加益母草，或八正散，或分清饮。

(2) 肾阴亏虚证——滋肾养阴通淋——知柏地黄汤。

(3) 肝经郁热证——疏肝清热通淋——沉香散（《医宗必读》）。

第八单元　妇科杂病

一、概述

1. 妇科杂病的定义 凡不属经、带、胎、产和前阴疾病范畴，而又与女性解剖、生理特点有密切关系的疾病，称为"妇科杂病"。

2. 妇科杂病的范围 常见的妇科杂病有癥瘕、盆腔炎、不孕症、阴痒、阴疮、子宫脱垂、妇人脏躁。

3. 病因病机 其一，起居不慎，感受外邪；其二，脏腑气血阴阳失调；其三，禀赋不足，或情志因素、心理因素、环境刺激等导致疾病的产生。

4. 妇科杂病的治疗 治疗必须以脏腑、经络、气血为核心辨证施治。

二、癥瘕

1. 概述 妇人下腹结块，伴有或胀，或痛，或满，或异常出血，并常致月经或带下异常，甚至影响生育的疾病，称为癥瘕。

2. 病因病机 本病的发生主要是机体正气不足，风寒湿热之邪内侵，或七情、房事、饮食所伤，脏腑功能失调，致体内气滞、瘀血、痰湿、湿热等病理产物聚结于冲任、胞宫、胞脉、胞络，日久聚成癥瘕。

3. 辨证论治

(1) 气滞血瘀证——行气活血，化瘀消癥——香棱丸或大黄䗪虫丸。

(2) 痰湿瘀结证——化痰除湿，活血消癥——苍附导痰丸合桂枝茯苓丸。

(3) 肾虚血瘀证——补肾活血，消癥散结——肾气丸合桂枝茯苓丸。

(4) 湿热瘀阻证——清热利湿，化瘀消癥——大黄牡丹汤。

(5) 寒凝血瘀证——温经散寒，祛瘀消癥——少腹逐瘀汤。

(6) 气虚血瘀证——补气活血，化瘀消癥——理冲汤。

三、盆腔炎性疾病

1. 概述 盆腔炎性疾病指女性上生殖道及其周围组织的一组感染性疾病，主要包括子宫内膜炎、输卵管炎、输卵管卵巢脓肿、盆腔腹膜炎。炎症可局限于一个部位，也可同时累及几个部位，以输卵管炎、输卵管卵巢炎最常见。

2. 诊断

(1) 多有近期妇产科手术史；或经期产后摄生不慎，或房事不洁史；或慢性生殖器炎症史。

(2) 下腹部或全腹部疼痛难忍，高热伴恶寒寒战，头痛下量多或赤白兼杂，甚至如脓血，可伴腹胀、腹泻、尿频、尿急等。

（3）妇科检查：阴道可见脓臭分泌物；宫颈举痛或充血，或见脓性分泌物从宫颈口流出；子宫体增大、压痛明显，附件区压痛明显，甚至触及包块；伴腹膜炎时，下腹部有压痛、反跳痛及腹肌紧张；盆腔脓肿形成位置较低者则后穹隆饱满，有波动感。

（4）辅助检查：①血常规示白细胞总数及中性粒细胞数增高。②血沉 > 20mm/h。③宫颈管分泌物病原体检测、培养及药敏试验。④B超可见盆腔积液或包块。⑤后穹隆穿刺：抽出脓液即可确诊，穿刺物涂片检查或细菌培养可明确病原体。⑥腹腔镜检查。

3. 辨证论治　本病以中西医结合治疗为主，控制感染，选择广谱抗生素或联合用药。如盆腔脓肿已形成，可手术切除病灶并引流。中医药治疗应以"急则治其标"为原则，治以清热解毒利湿，凉血行气止痛以祛邪泄实；合并脓肿者，又当消肿排脓；热减或热退后，以清热除湿，行气活血消瘀为主。

（1）热毒炽盛证——清热解毒，凉血消痈——五味消毒饮合大黄牡丹汤。

（2）湿毒壅盛证——解毒利湿，活血止痛——银翘红酱解毒汤。

（3）湿热蕴结证——清热利湿，活血止痛——仙方活命饮。

4. 盆腔炎性疾病后遗症

（1）概述：盆腔炎性疾病后遗症是盆腔炎性疾病的遗留病变，以不孕、输卵管妊娠、慢性盆腔痛、炎症反复发作为主要临床表现，严重影响妇女的生殖健康和生活质量。根据发病部位及病理不同，可分为慢性输卵管炎与输卵管积水、输卵管卵巢炎及输卵管卵巢囊肿、慢性盆腔结缔组织炎。

（2）病因病机：病因较复杂，可概括为湿、热、瘀、寒、虚5个方面。湿热是本病主要的致病因素，瘀血阻滞为本病的根本病机。常见病因病机有湿热瘀结、气滞血瘀、寒湿凝滞、气虚血瘀、肾虚血瘀。

（3）诊断

①大多有盆腔炎性疾病发作史，或宫腔、盆腔手术史，或不洁性生活史。

②下腹部疼痛或坠胀痛，痛连腰骶，常在劳累、性交后及月经前后加重。可伴有低热起伏，易疲劳，劳则发发，带下增多，月经不调，不孕等。

③妇科检查：子宫常后倾后屈，压痛，活动受限或粘连固定；宫体一侧或两侧附件增厚，或触及呈条索状增粗的输卵管，或触及囊性肿块，压痛；宫骶韧带增粗、变硬，触痛。

④辅助检查：白带常规、细菌性阴道病相关检查、宫颈分泌物检测及血沉、血常规；B超检查（可有一侧或两侧附件液性包块）；子宫输卵管造影检查；腹腔镜检查等。

（4）辨证论治：治疗以活血化瘀，行气止痛为主，配合清热利湿、疏肝行气、散寒除湿、补肾健脾益气等治疗。在内治法的基础上，配合中药直肠导入、中药外敷、中药离子导入等综合疗法。

①湿热瘀结证——清热利湿，化瘀止痛——银甲丸。

②气滞血瘀证——疏肝行气，化瘀止痛——膈下逐瘀汤。

③寒湿瘀滞证——祛寒除湿，化瘀止痛——少腹逐瘀汤合桂枝茯苓丸。

④气虚血瘀证——益气健脾，化瘀止痛——理冲汤。

⑤肾虚血瘀证——温肾益气，化瘀止痛——温胞饮合失笑散。

四、不孕症

1. 概述 女子婚后未避孕，有正常性生活，同居1年，而未受孕者；或曾有过妊娠，而后未避孕，又连续1年未再受孕者，称"不孕症"。前者为原发性不孕，古称"全不产"；后者为继发性不孕，古称"断绪"。

2. 病因病机 本病主要病机为肾气不足，冲任气血失调。主要病因有肾虚、肝气郁结、痰湿内阻、瘀滞胞宫。

3. 辨证论治

(1) 肾虚证

①肾气虚证——补肾益气，调补冲任——毓麟珠。

②肾阳虚证——温肾助阳，调补冲任——温胞饮或右归丸。

③肾阴虚证——滋肾养血，调补冲任——养精种玉汤。

(2) 肝气郁结证——疏肝解郁，理血调经——开郁种玉汤加减。

(3) 瘀滞胞宫证——活血化瘀，调经助孕——少腹逐瘀汤加减。

(4) 痰湿内阻证——燥湿化痰，理气调经——苍附导痰丸。

五、阴痒

1. 概述 妇女外阴及阴道瘙痒，甚则痒痛难忍，坐卧不宁，或伴带下增多等，称为"阴痒"。

2. 病因病机 本病主要发病机制有虚实两个方面。因肝肾阴虚、精血亏损、外阴失养而致阴痒者，属虚证。因肝经湿热下注，带下浸渍阴部；或湿热生虫，虫蚀阴中以致阴痒者，为实证。

3. 辨证论治

(1) 肝肾阴虚证——滋阴补肾，清肝止痒——知柏地黄汤酌加当归、栀子、白鲜皮。

(2) 肝经湿热证——清热利湿，杀虫止痒——龙胆泻肝汤或萆

薢渗湿汤（《疡科心得集》），外用蛇床子散。

(3) 湿虫滋生证——清热利湿，解毒杀虫——草薢渗湿汤。

4. 阴痒的外治法 选用蛇床子、苦参、花椒等煎水，趁热先熏后坐浴，每日1次，每次20分钟，10次为一疗程。若阴痒破溃者，则去花椒。

六、阴疮

1. 概述 妇人阴户生疮，结块红肿、热痛，或化脓腐烂，黄水淋沥，甚则溃疡如虫蚀，或者肿块位于阴道边沿，如有蚕茧，称为"阴疮""阴蚀""阴茧"。本病多见于西医的"外阴溃疡""前庭大腺脓肿"。

2. 病因病机 主要由热毒炽盛或寒湿凝滞，侵蚀外阴部肌肤所致。常见病因有热毒、寒湿。

3. 辨证论治

(1) 热毒证——清热利湿，解毒消疮——龙胆泻肝汤。

(2) 寒湿证——温经散寒，除湿消疮——阳和汤（《外科全生集》）或托里消毒散。

七、阴挺

1. 概述 子宫从正常位置沿阴道下降，宫颈外口达坐骨棘水平以下，甚至子宫全部脱出于阴道口以外，称"阴挺"，亦有"阴菌""阴痔""产肠不收"之称。

2. 病因病机 本病主要病机为气虚下陷与肾虚不固致胞络受损，带脉提摄无力，而子宫脱出。主要病因有气虚、肾虚。

3. 子宫脱垂的诊断与分度

(1) 病史：多有分娩损伤史；产后过早操劳；产育过多史；慢性疾病，如长期咳嗽、便秘史。

(2) 症状：有物自阴道下坠，甚至脱出阴道口外，卧床休息可变

小或消失，站立过久或劳累后症状明显。伴腰骶部酸痛，小腹下坠，排尿困难、尿频或癃闭、失禁，大便秘结。若摩擦日久，可致宫颈和阴道壁溃疡，带下量多，黄水淋沥。

（3）妇科检查：患者取膀胱截石位，检查判断子宫脱垂的程度、阴道前后壁膨出及会阴撕裂的程度。以患者平卧用力向下屏气时子宫下降最低点为分度标准，将子宫脱垂分为3度。

Ⅰ度 轻型：宫颈外口距处女膜缘＜4cm，未达处女膜缘。

重型：宫颈已达处女膜缘，阴道口可见子宫颈。

Ⅱ度 轻型：宫颈脱出阴道口，宫体仍在阴道内。

重型：部分宫体脱出阴道口外。

Ⅲ度 宫颈与宫体全部脱出阴道口外。

4. 辨证论治

（1）气虚证——补中益气，升阳举陷——补中益气汤加金樱子、杜仲、续断。

（2）肾虚证——补肾固脱，益气升提——大补元煎加黄芪。

八、阴吹

1. 概述 妇人阴道中时时出气，或气出有声，状如矢气者，称为"阴吹"。若偶有此症而无其他伴随症状者，可不作病论。

2. 病因病机 多因脾胃素虚，中气不足，腑气不循常道而走于前阴；或由胃燥、郁滞或痰湿等，致使大便坚硬，阻滞肠道，或中焦壅塞，腑气不通，迫走前阴而致阴吹。常见病因为气虚、胃燥、气郁、痰湿。

3. 辨证论治 治疗当分清虚实。本着"陷者升之""塞者通之"的原则，属于虚证者，宜补中升提，使气走常道；属于实证者，以通腑导滞、疏通谷道为主。

（1）气虚证——补中益气，升清降浊——补中益气汤。

（2）胃燥证——泄热润燥，通腑导滞——麻子仁丸。

（3）气郁证——疏肝解郁，行气导滞——逍遥散。

（4）痰湿证——健脾化湿，行气祛痰——橘半桂苓枳姜汤。

第九单元 计划生育

一、避孕

1. 工具避孕 宫内节育器、阴茎套、阴道隔膜。

2. 药物避孕

（1）适应证：凡身体健康、愿意避孕且月经基本正常的育龄妇女均可使用。

（2）禁忌证：严重高血压、糖尿病、肝肾疾病及甲状腺功能亢进者不宜应用；血栓性疾病、充血性心力衰竭、血液病及哺乳期妇女不宜应用；子宫肌瘤、恶性肿瘤或乳房内有肿块者不宜应用。

二、人工流产

1. 人工流产的适应证和禁忌证

（1）适应证：妊娠10周内要求终止妊娠而无禁忌证者；妊娠10周内因某种疾病而不宜继续妊娠者。

（2）禁忌证：生殖器官急性炎症，如阴道炎、宫颈炎、盆腔炎等（治疗后方可手术）；各种疾病的急性期，或严重的全身性疾病不能耐受手术者；术前相隔4小时两次体温在37.5℃以上者。

2. 人工流产并发症的诊断与防治

（1）术中出血：可在扩宫后，注射缩宫素促进子宫收缩，同时尽快钳取或吸取胎盘及胚胎。

（2）子宫穿孔：器械进入宫腔突然出现"无底"感觉，或其深度明显超过检查时子宫的大小，提示子宫穿孔。应立即停止手术，给予缩宫素和抗生素，严密观察患者生命体征、腹痛、阴道流血及腹腔内出血征象。

（3）人流综合征：指受术者在人工流产术中或结束时，出现恶心呕吐、心动过缓、心律失常、面色苍白、出冷汗、头晕、胸闷，甚至血压下降、晕厥和抽搐等迷走神经兴奋症状。出现症状应立即停止手术，给予吸氧，一般能自行恢复，重者静脉注射阿托品 0.5～1mg。

（4）吸宫不全：宫腔内部分妊娠组织物残留，术后阴道流血时间长，血量过多或流血停止后又有多量流血，应考虑为吸宫不全，B 超检查有助于诊断。如无明显感染征象，尽早行清刮术，刮出物送病理检查，术后用抗生素预防感染。伴感染者，应控制感染后再行刮宫术。

（5）漏吸：确定为宫内妊娠，术中未能吸到胚胎及胎盘绒毛，术中吸出物过少，尤其未见胚囊时，应复查子宫位置、大小及形状，并重新探查宫腔。确属漏吸，应再次行负压吸引术。

（6）羊水栓塞：偶可发生在人工流产钳刮术中。

（7）感染：术后 2 周内出现下腹疼痛、发热、腰痛、阴道分泌物混浊、白细胞增高、中性为主；妇检示子宫体稍大而软，双侧附件增厚或有包块，压痛明显。严格把握适应证，术中注意无菌操作，术后注意外阴卫生，禁性交 1 个月，同时予广谱抗生素 1 周以上治疗。

（8）远期并发症：宫颈粘连、宫腔粘连、慢性盆腔炎、月经失调、继发性不孕等。

3. 药物流产的适应证和禁忌证

（1）适应证：正常宫内妊娠，孕龄 7 周以内，本人自愿，18～40 岁的健康育龄妇女，超声确诊为宫内妊娠且胎囊最大径线 ≤2.5cm。高危人流对象，如有瘢痕子宫、哺乳期、多次人工流产及严重骨盆畸形等；对手术流产有恐惧或顾虑心理者。

（2）禁忌证：①有使用米非司酮的禁忌证。②有使用前列腺素药物禁忌证。③其他，如过敏体质、带器妊娠、异位妊娠或可疑异位妊娠、妊娠剧吐，或长期服用抗结核、抗癫痫、抗抑郁、抗前列腺素药物等。

第十单元　女性生殖功能的调节与周期性变化

一、卵巢的功能及周期性变化

1. 卵巢功能的周期性变化　卵子未受精，在排卵后 9～10 日黄体开始萎缩，黄体衰退后月经来潮。一般黄体寿命为 12～16 日，平均 14 日。

2. 卵巢分泌的激素及其功能　卵巢合成及分泌的性激素均为甾体激素，主要有雌激素（雌二醇及雌酮）、孕激素和少量雄激素。

（1）雌激素的生理作用（为排卵、受精、着床做准备）

①促进卵泡的发育。

②促使子宫发育，使肌层增厚，能增加子宫平滑肌对子宫缩素的敏感性和收缩力。

③促使子宫内膜增生。

④能使子宫颈管黏液分泌量增多，质变稀薄，易拉成丝状，以利于精子通过。

⑤能促进输卵管发育，并加强输卵管节律性收缩的振幅，有利于卵的输送。

⑥使阴道上皮细胞增生和角化，细胞内糖原增多，保持阴道呈酸酸性，使阴唇发育、丰满，色素加深。

⑦促进乳腺管增生，乳头、乳

晕着色，促进其他第二性征的发育。

⑧通过对下丘脑和垂体的正负反馈调节，控制促性腺激素的分泌，从而间接对卵巢功能产生调节作用。

⑨促进水钠潴留，降低循环中胆固醇水平，可以防止冠状动脉硬化的发生。

⑩促进骨中钙的沉积，加速骨骺闭合，缺乏时可致骨质疏松。

（2）孕激素的生理作用（为了保护胎儿做准备）

①使子宫内膜由增生期转变为分泌期，为受精卵的着床做好准备。

②降低子宫平滑肌兴奋性及其对缩宫素的敏感性，抑制子宫收缩，以利于受精卵植入和胚胎发育。

③使宫颈口闭合，黏液分泌减少，性状变黏稠。

④抑制输卵管节律性收缩的振幅。

⑤使阴道上皮细胞脱落加快，糖原沉积和阴道乳酸杆菌减少，酸性降低。

⑥促进乳腺腺泡发育，大剂量孕激素对乳汁的分泌有一定的抑制作用。

⑦兴奋下丘脑体温调节中枢，使基础体温在排卵后上升 0.3 ～ 0.5℃。临床上可以此作为判定排卵日期的标志之一。

⑧在月经中期具有增强雌激素对垂体 LH 排卵峰释放的正反馈作用；在黄体期对下丘脑、垂体有负反馈作用，抑制促性腺激素分泌。

⑨能促进水钠排泄。

雌激素、孕激素，二者既有协同作用，也有拮抗作用。协同作用表现为在雌激素作用的基础上，孕激素进一步促进生殖器官和乳房的发育，为妊娠准备条件。拮抗作用表现在雌激素促进子宫内膜增生与修复，孕激素则限制子宫内膜过度增生，使增生期子宫内膜转变为分泌内膜，为孕卵植入做准备。此

外，在子宫收缩、输卵管蠕动、宫颈黏液变化、阴道上皮角化和脱落，以及钠和水的潴留与排泄等方面，均表现出拮抗作用。

（3）雄激素的生理作用

①雄激素可促使阴蒂、阴唇和阴阜的发育，促进阴毛、腋毛的生长。

②促进蛋白合成，促进肌肉生长，并刺激骨髓中红细胞的增生。

③在性成熟期前，促使长骨骨基质生长和钙的保留。在性成熟后可致骨骺闭合、生长停止。

④促进水、钠的重吸收并保留钙。

⑤大量雄激素与雌激素有拮抗作用。

二、子宫内膜的周期性变化

1. 增生期　月经周期的第 5 ～ 14 日，相当于卵泡发育成熟阶段。在雌激素作用下，子宫内膜修复，逐渐生长变厚，逐渐生长变厚。增生期又可分早、中、晚 3 期。

（1）增生期早期：月经周期第 5 ～ 7 日。

（2）增生期中期：月经周期第 8 ～ 10 日。

（3）增生期晚期：月经周期第 11 ～ 14 日。该期决定了月经周期的长短。

2. 分泌期　月经周期的第 15 ～ 28 日（黄体期时间固定为 14 日）。排卵后，卵巢内形成黄体，分泌雌激素与孕激素，能使子宫内膜继续增厚，腺体增大。分泌期也分早、中、晚期 3 期。

（1）分泌期早期：月经周期第 15 ～ 19 日，开始出现含糖原小泡。

（2）分泌期中期：月经周期第 20 ～ 23 日。

（3）分泌期晚期：月经周期第 24 ～ 28 日。

3. 月经期　在月经周期的第

1～4日。体内雌激素水平很低，无孕激素存在。

三、下丘脑－垂体－卵巢轴的相互关系

1. 反馈作用

（1）正反馈：（排卵前）卵巢内膜细胞分泌雌激素（浓度≥200pg/mL）→促进垂体分泌黄体生成素（LH）→促进下丘脑分泌促性腺激素释放激素（GnRH）。

（2）负反馈：（排卵后）黄体分泌孕激素增多→抑制垂体分泌黄体生成素（LH）→调节下丘脑。

2. 调节功能

下丘脑分泌促腺激素释放激素（GnRH）→垂体释放促性腺激素［卵泡刺激素（FSH）＋黄体生成素（LH）］→卵巢生成雌激素＋孕激素。

第十一单元 妇产科特殊检查与常用诊断技术

1. 妇科检查

（1）双合诊：检查者一手的两指或一指放入阴道，另一手在腹部配合检查，称为双合诊。目的在于检查阴道、宫颈、宫体、输卵管、卵巢、宫旁结缔组织及盆腔内壁有无异常。

（2）三合诊：即腹部、阴道、直肠联合检查。目的是弥补双合诊的不足。

2. 妇科特殊诊断技术

（1）基础体温测定：在月经后及卵泡期基础体温较低，排卵后有黄体形成，产生的孕酮作用于下丘脑体温调节中枢，使体温上升0.3～0.5℃，一直持续到经前1～2日或月经第1日，体温又降至原来水平。

①适应证：指导避孕与受孕，协助诊断妊娠，协助诊断月经失调。

②方法：早晨醒后用口表测体温，记录并绘成基础体温曲线图，

以了解卵巢功能，有无排卵、排卵日期及卵巢黄体功能。

（2）生殖道脱落细胞检查：①阴道涂片。②宫颈脱落细胞学检查：筛查早期宫颈癌的常用方法是宫颈刮片。③宫颈管涂片。④宫腔吸片。⑤局部印片。

（3）宫颈黏液检查：宫颈黏液结晶检查、宫颈黏液拉丝试验。

（4）常用女性内分泌激素测定：①下丘脑促性腺激素释放激素（GnRH）测定。②促性腺激素测定：FSH、LH是腺垂体分泌的促性腺激素，均为糖蛋白。育龄期妇女此类激素随月经周期变化。③垂体催乳素测定。④卵巢性激素测定：雌激素、孕激素。⑤雄激素测定。⑥人绒毛膜促性腺激素测定。

（5）活体组织检查：外阴活组织检查、宫颈活组织检查。

（6）诊断性刮宫

①适应证：异常子宫出血或阴道排液，需证实或排除子宫内膜癌、宫颈管癌，或其他病变如流产、子宫内膜炎等；不孕症需了解有无排卵或疑有子宫内膜结核者；月经失调如排卵障碍性异常子宫出血或闭经，需了解子宫内膜变化及其对性激素的反应；因宫腔内有组织残留或排卵障碍性异常长期多量出血时，刮宫不仅有助于诊断，还有止血作用。

②方法：用专用活检钳，以取到适量的子宫内膜组织为标准。如果没有专用活检钳，可用小刮匙代替，由内向外沿宫腔四壁及两侧宫角有次序地将内膜刮出，并注意宫腔壁有无变形及高低不平。夹出组织，置于无菌纱布上。收集全部组织固定于10%甲醛溶液或95%乙醇中，送病理检查。

（7）后穹隆穿刺：直肠子宫陷凹是直立位时腹腔最底部位，故腹腔内的积血、积液、积脓易积于此。

经阴道后穹隆顶端与直肠子宫陷凹贴近，由此处行经阴道后穹隆穿刺术。

（8）输卵管通畅检查

①输卵管通液术：适用于不孕症，男方精液正常，疑输卵管堵塞者；或检查和评价输卵管绝育术、输卵管再通术或输卵管形成术的效果；对输卵管黏膜轻度粘连有疏通作用。

②输卵管造影术（HSG）。

③妇产科内镜输卵管通畅检查。

（9）超声检查：B型超声检查、彩色多普勒超声检查、三维超声诊断。

中医儿科学

第一单元　儿科学基础

一、小儿年龄分期

1. 胎儿期　由男女生殖之精相结合而受孕，直至分娩断脐，胎儿出生，称为胎儿期。

（1）妊娠早期12周的胚胎期，从受精卵细胞至基本形成胎儿，最易受到各种病理因素伤害，造成流产、死胎或先天畸形。

（2）妊娠中期15周，胎儿各器官迅速增长，功能逐渐成熟。

（3）妊娠晚期13周，胎儿以肌肉发育和脂肪积累为主，体重增长快。

2. 新生儿期　自出生后脐带结扎时起至生后满28天，称为新生儿期。常有产伤、感染、窒息、出血、溶血及先天畸形等。

3. 婴儿期　出生28天后至1周岁为婴儿期，亦称乳儿期。易发生肺系疾病、脾系疾病及各种传染病。

4. 幼儿期　从1周岁至满3周岁，称为幼儿期。易发生各种脾系疾病，传染病发病率增高，易发生中毒、烫伤等意外事故。

5. 学龄前期　3周岁后至7周岁为学龄前期，也称幼童期，是小儿性格特点形成的关键时期，也是智能发育的最佳年龄段。本期内还容易发生溺水、烫伤、坠床、误服药物等各种意外事件。

6. 学龄期　7周岁后至青春期来临（一般为女12岁，男13岁），为学龄期。这一时期儿童的发病率下降，但应注意防治龋齿，保护

视力，注意身心健康。

7. 青春期　女孩自11～12岁到17～18岁，男孩自13～14岁到18～20岁，为青春期。青春期形体增长出现第二次高峰，精神发育由不稳定趋向成熟，是人生观和世界观形成的关键时期。本期突出特点为生殖系统迅速发育成熟。此期女孩乳房隆起、月经来潮；男孩喉结显现、变音、长胡须、遗精等。应做好此期生理卫生教育，进行正确的心理引导，保障青春期的身心健康。

二、小儿生长发育

1. 体重测量方法、正常值及临床意义

（1）测量方法及正常值：测量体重，应在清晨空腹、排空大小便、仅穿单衣的状况下进行。

3～12个月　体重(kg) = (月龄 + 9)/2

1～6岁　体重(kg) = 8 + 年龄×2

7～12岁　体重(kg) = (年龄×7 - 5)/2

（2）临床意义：体重是衡量小儿体格生长和营养状况的指标之一。体重是临床计算用药量的主要依据之一。体重增长过速可能为肥胖症；体重低于正常均值的85%者为营养不良。

2. 身长（高）测量方法、正常值及临床意义

（1）测量方法及正常值：3岁以下小儿仰卧位以量床测量从头顶至足底的长度，称身长。3岁以上可用身高计或固定于墙上的软尺测量身高。

身高（cm）=75＋7×年龄

（2）临床意义：身高（长）是反映骨骼发育的重要指标之一，其增长与种族、遗传、体质、营养、运动、疾病等因素有关。身高的显著异常是疾病的表现，如身高低于正常均值的70%，应考虑侏儒症、克汀病、营养不良等。

3. 囟门测量方法、闭合时间及临床意义

（1）测量方法及正常值：前囟是额骨和顶骨之间的菱形间隙；后囟是顶骨和枕骨之间的三角形间隙。前囟的大小是指囟门对边中点间的连线距离。

（2）临床意义：①囟门早闭且头围明显小于正常者，为头小畸形。②囟门迟闭及头围大于正常者，常见于解颅（脑积水）、佝偻病等。③囟门凹陷，多见于腹泻或反复高热阴伤液竭之失水。④囟门凸出，多见于热炽气营之脑炎、脑膜炎等。

4. 头围的测量方法、正常值及临床意义

（1）测量方法及正常值：自双眉弓上缘处，经过枕骨结节，绕头一周的长度为头围。

足月儿出生时头围为33～34cm，出生后前3个月和后9个月各增长6cm，1周岁时约为46cm，2周岁时约为48cm，15岁时接近成人。

（2）临床意义：头围的大小与脑和颅骨的发育有关。头围小者提示脑发育不良。头围增长过速预提示为解颅。

5. 胸围的测量方法、正常值及临床意义

（1）测量方法及正常值：用软尺由乳头下缘（乳腺已发育的女孩，固定于胸骨中线第4肋间）向背后绕两侧肩胛角下缘1周，取呼气和吸气的平均值。

新生儿胸围约32cm，1岁时约44cm，2岁后胸围渐大于头围。

（2）临床意义：胸围反映胸廓、胸背的肌肉、皮下脂肪及肺的发育程度。营养不良或缺少锻炼的小儿胸廓发育差，胸围超过头围的时间较晚；反之，营养状况良好的小儿，胸围超过头围的时间较早。

6. 乳牙和恒牙的萌出时间、数目正常值及临床意义

（1）牙齿萌出时间及正常值：乳牙出生后4～10个月开始萌出，2～2.5岁出齐，出齐为20颗。恒牙6岁开始萌出，出齐为32颗。

（2）临床意义：出牙时间推迟或出牙顺序混乱，常见于佝偻病、呆小病、营养不良等。

7. 呼吸、脉搏、血压的正常值及与年龄增长的关系

（1）呼吸、脉搏与年龄的关系：年龄越小，呼吸及脉搏越快。

年龄	呼吸（次/分）	脉搏（次/分）	呼吸：脉搏
新生儿	45～40	140～120	1:3
≤1岁	40～30	130～110	1:(3～4)
1+～3岁	30～25	120～100	1:(3～4)
3+～7岁	25～20	100～80	1:4
7+～14岁	20～18	90～70	1:4

（2）血压与年龄的关系

收缩压（mmHg）=80＋2×年龄

舒张压（mmHg）=收缩压×2/3

8. 感知、运动、语言、性格发育特点

（1）感知发育

①视觉：新生儿出生后对光感已有反应，强光可引起闭目，能看见15～20cm以内的物体；2～3个月出现实眼的协调运动；4～5个月时开始认识母亲的面容，初步分辨颜色。

②听觉：3～7天新生儿听力就相当好，对声音有呼吸节律减慢等反应；3个月出现头转向声源（定向反应）；6个月对母亲的语言有明

中儿

285

显的反应；1岁时听懂自己的名字；4岁时听觉发育完善。

③嗅觉和味觉：新生儿对甜、酸、苦已有不同反应；4～5个月的婴儿对食物的微小改变很敏感；6个月以后才能分辨香臭。

④皮肤感觉：新生儿触觉敏感，眼、口、手掌、足底等部位触之即有反应；3个月时已能区分31.5℃与33℃的水温差别。

⑤知觉：5～6个月时已有手眼协调动作；1岁末开始有时间和空间知觉；3岁辨上下，4岁辨前后；5岁辨自身左右；4～5岁有早上、晚上、今天、明天、昨天的时间概念；5～6岁能区别前天、大前天、后天、大后天。

（2）运动发育

①粗动作：1个月小儿睡醒后常做伸欠动作；2个月时扶坐或侧卧时能勉强抬头；4个月时可用手掌撑起上半身；6个月时能独坐片刻；8个月会爬；10个月可站立扶走；12个月后能独走；18个月可跑步和倒退行走；24个月可双足并跳；36个月会骑三轮车。

②细动作：新生儿时双手握拳；3～4个月可自行玩耍，并企图抓东西；5个月时眼与手的动作取得协调，能有意识地抓取面前的物品；5～7个月时出现换手与捏、敲等探索性的动作；9～10个月时可用拇指、食指拾东西；12～15个月时学会用勺，乱涂画；18个月时能搭积木2～3块方形木；2岁时会粗略地翻书页；3岁会简单的穿衣服。

（3）语言发育：新生儿会哭叫；2个月时能发出和谐悦耳的发出喃喃之声；5～6个月会发出单调音节；7～8个月会发复音；1岁时能说出简单的生活语；15个月能说出自己名字；18个月能讲单句，能用语言表达自己的要求；2岁后能简单地交谈；4～5岁能用完

整的语言表达自己的意思；7岁以上能较好掌握语言。

（4）性格发育

①婴儿期：2～3个月的小儿以笑、停止啼哭、伸手、眼神或发出声音等表示见到父母的愉快；3～4个月会对外界感到高兴的事情表现出大笑；7～8个月对不熟悉的人表现出认生；9～12个月对外界不同的事情做出许多不同的面部表情反应。

②幼儿期：表现为相依情感与自主情感或行为交替出现的性格特征。小儿在2岁左右就表现出对父母的依赖性减弱，不再认生，较前易与父母分开；3岁后可与小朋友做游戏，能表现出自尊心、害羞等。

③学龄前期：有一定独立性、自主性。

④学龄期：在学习方面经常得到别人的表扬会越来越上进。反之，如果学习上遭到失败，受到批评，则易形成厌学、自卑感。

⑤青春期：心理适应能力有很大发展，有明确的身份意识及未来目标。

三、小儿生理、病因、病理特点

1. 生理特点及临床意义

（1）脏腑娇嫩，形气未充——稚阴稚阳：小儿脏腑娇嫩，五脏六腑的形与气皆属不足，其中肺、脾、肾三脏不足更为突出。形气未充表现为五脏六腑的功能不够稳定、尚未完善。

（2）生机蓬勃，发育迅速——纯阳：指小儿在生长发育过程中，无论机体的形态结构方面，还是各种生理活动方面，都是在迅速地、不断地发育完善。

"纯阳"学说，"纯"指小儿初生，未经太多的外界因素影响，胎元之气尚未耗散；"阳"指以阳为用，即生机。小儿在生长发育过程

中，表现出生机旺盛、发育迅速的生理现象。

2. 病因特点及临床意义 儿科常见的发病原因与成人大致相同，但先天因素是儿科特有的病因。年龄越小，六淫邪气的易感程度越高；年龄越小，因乳食而伤的情况越多。

（1）外感因素：稚阴稚阳，脏腑娇嫩，卫外功能弱。

（2）乳食因素：脾常不足，易为乳食所伤。

（3）先天因素：胎产因素、遗传病因、妊娠期损伤。

（4）情志因素：最常见的是惊恐。

（5）意外因素：意外伤害。

（6）其他因素：如污染、放射等。

3. 病理特点及临床意义

（1）发病容易，传变迅速：①肺常不足；肺系疾病发病率最高；②脾常不足；脾系病发病率居第二位；③肾常虚；先天禀赋不足疾病；④易虚易实，易寒易热。

（2）脏气清灵，易趋康复（来得快，去得快）。

四、儿科四诊特点

1. 望诊特点及临床意义

（1）望形态

①望形：头小畸形——头顶尖小，颅缝闭合过早；五迟证——头方发稀，囟门宽大，当闭不闭；解颅——头大颅缩，前囟宽大，头缝开解，目晴下垂；婴幼儿泄泻阴伤液脱——前囟及眼窝凹陷，皮肤干燥。

②毛发：头发稀细，色枯不泽——肾气亏虚或阴血内亏；发如结穗，色黄不荣——气血亏虚，积滞血瘀；头发脱落，见于枕部——气虚多汗之枕秃。

③面色：面容瘦削，气色不华——气血不足；面部浮肿，睑肿如蚕——水湿泛溢；耳下腮部肿胀——邪毒窜络之痄腮或发颐；颌下肿胀热痛——热毒壅结之臖核肿大；五官不正，眼距缩小，鼻梁扁平，口张舌伸——先天禀赋异常之痴呆；口眼歪斜，眼睑不合，偏侧留涎，表情不对称——风邪留络之面瘫；面呈苦笑貌——风毒从创口内侵之破伤风；面肌抽搐——风邪走窜经络之惊风或痫证；小儿面部表情异常，或眨眼，或搐鼻，或咧嘴，或龇牙，噘嘴——抽动障碍。

④躯体：胸廓前凸形如鸡胸——佝偻病、哮喘；腹部膨大，肢体瘦弱，发稀，颏上有青筋显现——疳积。

（2）辨斑疹：发热3～4天出疹，疹形细小，状如麻粒，口腔黏膜出现"麻疹黏膜斑"者，为麻疹；若低热出疹，分布稀疏，色泽淡红，出没较快，常为风痧；若发热3～4天后热退疹出，疹细稠密，如玫瑰红色，常为奶麻；若壮热，肤布疹点，舌绛如草莓，常为丹痧或皮肤黏膜淋巴结综合征；若斑丘疹大小不一，如云出没，瘙痒难忍，常见于瘾疹；若丘疹、疱疹、结痂并见，疱疹内有水液色清，见于水痘。

（3）察二便：初生婴儿的胎粪呈暗绿色或赤褐色，黏稠无臭；母乳喂养儿，大便呈卵黄色，稠而不成形，常发酸臭气；牛奶、羊奶喂养儿，大便呈淡黄白色，质地较硬，有臭气；婴幼儿大便呈果酱色，伴阵发性哭闹，为肠套叠，大便色灰白不臭，多系胆道阻塞。

（4）察指纹：正常小儿指纹大多淡紫色隐隐在风关之内。浮沉分表里、红紫辨寒热、淡滞定虚实、三关测轻重。

2. 切诊特点及临床意义

按诊

①按头囟：囟门凹陷为囟陷，

多见于阴伤液竭之失水或极度消瘦者；囟门隆凸，按之紧张，为囟填，多见于热炽气营之脑炎、脑膜炎；颅骨开解，头缝四破，头大颌缩，囟门宽大者，为解颅，多属先天肾气不足或后天髓热膨胀之故。

②按颈腋：耳下腮部肿胀疼痛，咀嚼障碍者，多是痄腮；触及质地较硬之圆形肿块，推之可移，头面口咽有炎症感染者，属痰热壅结之瘰核肿痛；若仅见增大，按之不痛，质坚成串，为瘰疬。

③按胸膺：胸骨高突，按之不痛者为"鸡胸"；脊背高突，弯曲隆起，按之不痛，为"龟背"；胸胁触及串珠，两肋外翻，为佝偻病；胸胸疼痛，按之痛减，并可触及条索状包块者，多为蛔虫病。

④按四肢：四肢厥冷，多属阳虚；手足心热，多属阴虚内热或内伤乳食；高热时四肢厥冷，为热深厥甚。

⑤按肌肤：肤热无汗，为热炽所致；肌肤肿胀，按之随手而起，为阳水水肿；肌肤肿胀，按之凹陷难起，属阴水水肿。

第二单元　新生儿疾病

一、胎怯

1. 概述　胎怯是指新生儿体重低下，身材短小，脏腑形气均未充实的一种病证，以出生时体重低于2500g为客观指标，包括早产儿和小于胎龄儿。

2. 病因病机　病因为先天禀赋不足，病变脏腑主要在脾与肾。发病机制为先天禀赋不足，化源未充，涵养不足，脾肾两虚，五脏失养。

3. 诊断要点　有早产、多胎、孕妇体弱、疾病、胎养不足等原因造成先天不足的各种病因，以及胎盘、脐带异常等。新生儿出生时形

体瘦小，肌肉瘠薄，面色无华，精神委靡，气弱声低，吮乳无力，筋弛肢软。一般体重低于2500g，身长少于46cm。

4. 辨证论治

（1）肾精薄弱证——益精充髓，补肾温阳——补肾地黄丸。

（2）脾肾两虚证——健脾益肾，温运脾阳——保元汤。

二、硬肿症

1. 概述　硬肿症是新生儿时期特有的一种严重疾病，是由多种原因引起的局部甚至全身皮肤和皮下脂肪硬化及水肿，常伴有低体温及多器官功能低下的综合征。其中只硬不肿者称新生儿皮脂硬化症；由于受寒所致者称新生儿寒冷损伤综合征。

该病多发生于寒冷地区和寒冬季节，以生后7～10天的新生儿尤其是胎怯患儿多见。

2. 病因病机　内因为肾阳虚衰，外因为感受寒邪。本病的病变脏腑在脾、肾。本病的主要病机是阳气虚衰，寒凝血涩。

3. 诊断要点

（1）病史：寒冷季节，环境温度过低，保温不足；早产或足月小样儿多见；窒息、产伤等所致的摄入不足或能量供给低下；严重感染史。

（2）临床表现：①多于生后1周内发病。早期哺乳差，哭声低，反应低下。②低体温。③皮肤硬肿。

4. 辨证论治

（1）寒凝血涩证——温经散寒，活血通络——当归四逆汤。

（2）阳气虚衰证——益气温阳，通经活血——参附汤。

三、胎黄（新生儿黄疸）

1. 概述　胎黄以婴儿出生后皮肤、面目出现黄疸为主要特征，因

其产生的原因与胎裏有关，故称"胎黄"或"胎疸"。

2. 病因病机 病由因为湿热内蒸、寒湿阻滞、气滞血瘀。病变脏腑在肝胆、脾胃。病机关键为胎裏湿蕴。

3. 病理性黄疸的诊断

（1）病史：孕母可有内蕴湿热之毒或阳虚寒湿，或滥用药物病史，或患儿胎产之时有感受湿热或寒湿病史。

（2）临床表现：出现早（出生后24小时以内）、发展快（血清总胆红素每天增加超过85μmol/L）、程度重（足月儿总胆红素超过221μmol/L，早产儿总胆红素超过257μmol/L）、消退迟（超过2～3周）或黄疸退而复现。足月儿总胆红素过高可引起胆红素脑病（核黄疸），损害中枢神经系统，遗留后遗症。

4. 辨证论治

（1）湿热郁蒸证——清热利湿退黄——茵陈蒿汤。

（2）寒湿阻滞证——温中化湿退黄——茵陈理中汤。

（3）气滞血瘀证——行气化瘀消积——血府逐瘀汤。

（4）胎黄动风证——平肝息风，利湿退黄——羚角钩藤汤。

（5）胎黄虚脱证——大补元气，温阳固脱——参附汤合生脉散。

第三单元　肺系病证

一、感冒

1. 概述 感冒是以发热、恶寒、鼻塞、流涕、喷嚏、咳嗽、头痛、全身酸痛等卫表症为主要临床表现的肺系外感疾病，俗称"伤风"。本病一年四季均可发生，气候骤变和冬春时节发病率较高。

2. 病因病机 病因以感受风邪为主，常兼夹寒、热、暑、湿、燥邪等，亦有感受实邪疫毒所致者。病变部位在肺卫，病机为肺卫失宣。

3. 诊断要点

（1）病史：气候骤变，冷暖失调，感受外邪，或与感冒患者接触，有感受外邪病史。

（2）临床表现：发热、恶寒、鼻塞流涕、喷嚏、微咳、头痛、全身酸痛为主症。

4. 辨证论治

（1）风寒感冒证——辛温解表，疏风散寒——荆防败毒散。

（2）风热感冒证——辛凉解表，疏风清热——银翘散。

（3）暑邪感冒证——清暑解表，化湿和中——新加香薷饮。

（4）时邪感冒证——清瘟解表——银翘散合普济消毒饮。

（5）感冒夹痰证

①风寒夹痰者——辛温解表，宣肺化痰——在疏风解表基础上加二陈汤、三拗汤。

②风热夹痰者——辛凉解表，清肺化痰——在疏风解表基础上加桑菊饮、黛蛤散。

（6）感冒夹滞证——解表兼以消食导滞——在疏风解表基础上加用保和丸。

（7）感冒夹惊证——解表兼以清热镇惊——在疏风解表基础上加用镇惊丸。

二、乳蛾

1. 概述 乳蛾是以咽喉两侧喉核（即腭扁桃体）红肿疼痛，形似乳头，状如蚕蛾为主要症状的喉病。

2. 病因病机 本病的发生多因风热侵袭、脾胃积热、肺肾阴亏、虚火上炎所致。病位在肺、胃。病机为热毒壅结咽喉。

3. 诊断要点

（1）病史：常有受凉、疲劳、烟酒过度、外感或咽痛反复发作史。

（2）临床症状：发病急者，咽部剧烈疼痛，痛连耳窍，吞咽时加剧，伴见高热、恶寒、头身疼痛。病久不愈者，咽干痒，哽哽不利，咽部异物感，或咽痛、发热反复发作。

（3）局部检查：喉核红肿，连及喉关，喉核上可有黄白色脓点，甚者喉核表面脓点融合片如伪膜，不超出喉核，且易拭去，颌下有瘰核。迁延日久可见喉关暗红，喉核肥大或触之石硬，表面凹凸不平，色暗红，挤压喉核有白色腐物自喉核隐窝口溢出。

4. 辨证论治

（1）风热搏结证——疏风清热，消肿利咽——银翘马勃散。

（2）热毒炽盛证——清热解毒，利咽消肿——牛蒡甘桔汤。

（3）肺胃阴虚证——养阴润肺，软坚利咽——养阴清肺汤。

三、咳嗽

1. 概述 咳嗽是小儿常见的肺系病证，以咳嗽为主症。临床上以外感咳嗽为多见。

本病一年四季均可发生，冬春季多见。小儿年龄越小，患病率越高。

2. 病因病机 病因为外邪犯肺、痰浊内生、脏腑亏虚。病位在肺，常涉及脾。病机为肺脏受邪，失于宣降，肺气上逆。

3. 诊断要点

（1）病史：好发于冬春二季，常因气候变化而发病，病前多有感冒病史。

（2）临床表现：以咳嗽、咳痰为主症。肺部听诊两肺呼吸音粗糙，可闻及干啰音或不固定的粗湿啰音。

（3）辅助检查：X线检查、血常规检查、病原学检查。

4. 辨证论治

（1）风寒咳嗽证——疏风散寒，宣肺止咳——杏苏散、金沸草散。

（2）风热咳嗽证——疏风解热，宣肺止咳——桑菊饮。

（3）风燥咳嗽证——疏风清肺，润燥止咳——清燥救肺汤、桑杏汤。

（4）痰热咳嗽证——清热化痰，宣肺止咳——清金化痰汤、清气化痰汤。

（5）痰湿咳嗽证——燥湿化痰，宣肺止咳——二陈汤。

（6）气虚咳嗽证——健脾补肺，益气化痰——六君子汤。

（7）阴虚咳嗽证——滋阴润燥，养阴清肺——沙参麦冬汤。

四、肺炎喘嗽

1. 概述 肺炎喘嗽是小儿时期常见的肺系疾病之一，以发热、咳嗽、气促、痰鸣为主要临床特征，俗称"马脾风"。本病一年四季均可发生，多见于冬春季节，任何年龄组可患病，年龄越小，发病率越高，病情越重。

2. 病因病机 外因为感受风邪或由其他疾病传变而来；内因为小儿肺脏娇嫩，卫外不固。病变部位在肺，常累及于脾，重者可内窜心肝。病机关键为肺气郁闭。

3. 诊断要点

（1）病史：患儿病前常有感冒、咳嗽，或麻疹、水痘等病史。

（2）临床表现：①起病急有气喘、咳嗽、痰鸣、发热等症。②肺部可闻及中细湿啰音。③新生儿常以不乳、精神萎靡、口吐白沫等症状为主，而无上述典型表现。

（3）辅助检查：胸部X线检查、血常规检查、病原学检查。

4. 辨证论治

（1）风寒闭肺证——辛温宣肺，化痰止咳——华盖散。

（2）风热闭肺证——辛凉宣

肺，化痰止咳——麻杏石甘汤。

（3）痰热闭肺证——清热涤痰，开肺定喘——麻杏石甘汤合葶苈大枣泻肺汤。

（4）毒热闭肺证——清热解毒，泻肺开闭——黄连解毒汤合麻杏甘石汤。

（5）阴虚肺热证——养阴清肺，润肺止咳——沙参麦冬汤。

（6）肺脾气虚证——补肺益气，健脾化痰——人参五味子汤。

（7）心阳虚衰证——温补心阳，救逆固脱——参附龙牡救逆汤。

（8）邪陷厥阴证——平肝息风，清心开窍——羚角钩藤汤合牛黄清心丸。

五、哮喘

1. 概述 哮喘是小儿时期常见的一种反复发作的哮鸣气喘性肺系疾病。临床以反复发作性喘促气急，喉间哮鸣，呼气延长，严重者不能平卧、张口抬肩、摇身撷肚、唇口青紫为特征。常在清晨或夜间发作或加剧。

2. 病因病机 内因为正虚痰伏、禀赋因素；诱因有外感六淫、接触异物、饮食不慎、劳倦所伤、情志失调。病机为外因诱发，触动伏痰，痰随气升，气因痰阻，相互搏结，阻塞气道，宣肃失常，气逆而上，出现咳嗽、气喘、哮鸣、呼吸困难。

3. 诊断要点

（1）病史：多有婴儿期湿疹史、过敏史、家族哮喘史。有反复发作的病史。发作与某些诱因有关，如气候骤变、受凉受热、进食或接触某些过敏物质等。

（2）临床表现：常突然发作，发作前多有喷嚏、咳嗽等先兆症状。发作时喘促、气急、哮鸣、咳嗽，甚者不能平卧、烦躁不安、口唇青紫。查体可见桶状胸、三凹征，发

作时两肺闻及哮鸣音，以呼气时显著，呼气延长。支气管哮喘如有继发感染，可闻及干细湿啰音。

（3）辅助检查：血常规检查、肺功能检查、胸部 X 线检查、过敏原测试。

4. 辨证论治

（1）发作期

①寒性哮喘证——温肺散寒，涤痰定喘——小青龙汤合三子养亲汤。

②热性哮喘证——清肺涤痰，止咳平喘——麻杏石甘汤合苏葶丸。

③外寒内热证——解表清里，止咳定喘——大青龙汤。

④肺实肾虚证——泻肺平喘，补肾纳气——偏于肺实者，苏子降气汤；偏于肾虚者，射干麻黄汤合都气丸。

（2）缓解期

①肺脾气虚证——补肺固表，健脾益气——玉屏风散合人参五味子汤。

②脾肾阳虚证——温补脾肾，固摄纳气——金匮肾气丸。

③肺肾阴虚证——养阴清热，敛肺补肾——麦味地黄丸。

六、反复呼吸道感染

1. 概述 反复呼吸道感染是指一年内发生呼吸道感染次数过于频繁，超过一定的范围的疾病。多见于 6 个月～6 岁的小儿，其中 1～3 岁的幼儿发病率最高，学龄期前后发病次数明显减少。

2. 病因病机 病因为禀赋不足、喂养不当、顾护失宜、不耐寒热。病位在肺，常涉及脾、肾。病机责之于虚实两端。

3. 诊断要点 按不同年龄每年呼吸道感染的次数诊断。

年龄 （岁）	上呼吸道感染 （次/年）	下呼吸道感染（次/年）	
		气管支气管炎	肺炎
0~2	7	3	2
2~5	6	2	2
5~14	5	2	2

4. 辨证论治

（1）肺脾气虚证——补肺固表，健脾益气——玉屏风散合六君子汤。

（2）肺脾阴虚证——养阴润肺，益气健脾——生脉散合沙参麦冬汤。

（3）肺胃实热证——清泻肺胃——凉膈散。

（4）营卫失调证——调和营卫，益气固表——黄芪桂枝五物汤。

（5）脾肾两虚证——温补肾阳，健脾益气——金匮肾气丸合理中丸。

第四单元　脾系病证

一、鹅口疮

1. 概述
鹅口疮是以口腔黏膜、舌上散在或满布白屑为主要临床特征的一种口腔疾病。本病一年四季均可发生，多见于新生儿及久病体虚婴幼儿。

2. 病因病机
病因为心脾积热、虚火上浮。主要病变部位在心、脾、肾，病机关键是火热之邪循经上炎，熏灼口舌。

3. 诊断要点

（1）病因：多见于新生儿，或久病体虚患儿、久泻儿，或有长期使用广谱抗生素或肾上腺糖皮质激素或免疫抑制剂者。

（2）临床表现：口腔黏膜上出现乳白色斑膜，形似奶块。常见于颊黏膜、舌、齿龈、上腭及唇内黏膜，可蔓延至咽部。初起呈点状和小片状，逐渐融合成大片状，擦去

斑膜后，可见红色创面。婴幼儿常表现为拒食，吮乳时啼哭。本病常累及食管、肠道、喉、气管、肺等，可出现呕吐、吞咽困难、声音嘶哑、呼吸困难而危及生命。

（3）辅助检查：取白屑少许涂片，置显微镜下可见白色念珠菌芽孢及菌丝。

4. 辨证论治

（1）心脾积热证——清心泻脾——清热泻脾散。

（2）虚火上浮证——滋阴降火——知柏地黄丸。

二、口疮

1. 概述
口疮，小儿较为常见，是以口腔黏膜、舌体及齿龈等处出现大小不等的淡黄色或灰白色溃疡，局部灼热疼痛，或伴发热、流涎为特征的口腔疾病。

2. 病因病机
病因为风热乘脾、心脾积热、虚火上浮。病位主要在心、脾、肾。病机关键在心、脾、肾三经素蕴积热，或阴虚火旺，复感邪毒熏蒸口舌所致。

3. 诊断要点

（1）病史：有护养过温，或喂养不当，或过食炙煿厚味，或外感发热病史。

（2）临床表现：常见齿龈、舌体、两颊、上腭等黏膜处出现黄白色溃疡，大小不等，甚则满口糜烂，疼痛流涎，进食困难，可伴发热或有颌下臖核肿大、疼痛。口疮整个病程为7~10天。

4. 辨证论治

（1）风热乘脾证——疏风散火，清热解毒——银翘散。

（2）心火上炎证——清心凉血，泻火解毒——泻心导赤散。

（3）虚火上浮证——滋阴降火，引火归原——六味地黄丸加肉桂。

三、泄泻

1. 概述 泄泻是以大便次数增多，粪质稀薄或如水样为特征的小儿常见病。本病一年四季均可发生，夏秋季节发病率高，2 岁以下小儿发病率高。

2. 病因病机 病因为感受外邪、伤于饮食、脾胃虚弱、脾肾阳虚。病位主要在脾、胃。病机关键为脾困湿盛，升降失司，水反为湿，谷反为滞，清浊合而下降，形成泄泻。

3. 诊断要点

（1）病史：有乳食不节、饮食不洁或感受外邪病史。

（2）临床表现：大便次数较平时明显增多，严重者达每天 10 次以上。粪便呈淡黄色或清水样，或夹奶块、不消化物，或黄绿稀溏，或色褐而臭，或少夹黏液。同时可伴有恶心、呕吐、纳减、腹痛、发热、口渴等症。重症泄泻可见小便短少、高热烦渴、神疲委顿、皮肤干瘪、囟门凹陷、目眶下陷、啼哭无泪等脱水症状，以及口唇樱红、呼吸深长、腹胀、四肢厥冷等症。

（3）辅助检查：大便常规检查、大便病原学检查。

4. 辨证论治

（1）常证

①湿热泻证——清肠解热，化湿止泻——葛根黄芩黄连汤。

②风寒泻证——疏风散寒，化湿和中——藿香正气散。

③伤食泻证——运脾和胃，消食化滞——保和丸。

④脾虚泻证——健脾益气，助运止泻——参苓白术散。

⑤脾肾阳虚泻证——温补脾肾，固涩止泻——附子理中丸合四神丸。

（2）变证

①气阴两伤证——益气养阴——人参乌梅汤。

②阴竭阳脱证——回阳固脱——生脉散合参附龙牡救逆汤。

四、厌食

1. 概述 厌食是以较长时期厌恶进食、食量减少为特征的一种小儿常见病症。可发生于任何季节，夏季暑湿当令之时，症状可加重。各年龄儿童均可发病，以 1～6 岁多见。

2. 病因病机 病因为喂养不当、病传药害、外邪直中、情志失调、先天胎禀不足。病变脏腑主要在脾、胃。病机关键为脾胃失健，纳化失和。

3. 诊断要点

（1）病史：有喂养不当、病后失调、先天不足或情志失调史。

（2）临床表现：长期食欲不振，厌恶进食，食量明显少于同龄儿童，面色少华，形体偏瘦，精神尚好，活动如常。

4. 辨证论治

（1）脾失健运证——调和脾胃，运脾开胃——不换金正气散。

（2）脾胃气虚证——健脾益气，佐以助运——异功散。

（3）脾胃阴虚证——滋脾养胃，佐以助运——养胃增液汤。

五、积滞

1. 概述 积滞是小儿内伤乳食，停聚中焦，积而不化，气滞不行所形成的一种胃肠疾病。以不思乳食，食而不化，脘腹胀满或疼痛，嗳气酸腐或呕吐，大便酸臭溏薄或秘结为临床特征。各年龄均可发病，婴幼儿多见。

2. 病因病机 病因为乳食内积、脾虚夹积。病位在脾、胃。基本病机为乳食停聚不消，积而不化，气滞不行。

3. 诊断要点

（1）病史：有乳伤、伤食史。

（2）临床表现：不思乳食，食而不化，脘腹胀满，大便溏泄、酸臭或夹奥如败卵，或便秘。

4. 辨证论治

（1）乳食内积证——消乳化食，和中导滞——乳积者，消乳丸；食积者，保和丸。

（2）脾虚夹积证——健脾助运，消食化滞——健脾丸。

六、疳证

1. 概述　疳证是由喂养不当或多种疾病影响，导致脾胃受损，气液耗伤，不能濡养脏腑、经脉、筋骨、肌肤而形成的一种慢性消耗性疾病。临床以形体消瘦、面色无华、毛发干枯、精神萎靡或烦躁、饮食异常、大便不调为特征。多见于5岁以下小儿。

2. 病因病机　病因为喂养不当、疾病影响及先天禀赋不足。病变部位主要在脾、胃，可涉及五脏。病机关键为脾胃亏损，津液耗伤。

3. 诊断要点

（1）病史：有喂养不当或病后饮食失调及长期消瘦病史。

（2）临床表现：形体消瘦，体重比正常同龄儿童平均值低15%以上，面色不华，毛发稀疏，有饮食异常、大便干稀不稠、脘腹胀满等明显脾胃功能失调症状，兼有精神不振、烦躁易怒、喜揉眉擦眼、吮指磨牙等症。

4. 辨证论治

（1）疳气证——调脾健运——资生健脾丸。

（2）疳积证——消积理脾——肥儿丸。

（3）干疳证——补益气血——八珍汤。

（4）眼疳证——养血柔肝，滋阴明目——石斛夜光丸。

（5）口疳证——清心泻火，滋阴生津——泻心导赤散。

（6）疳肿胀证——健脾温阳，利水消肿——防己黄芪汤合五苓散。

七、腹痛

1. 概述　腹痛是指胃脘以下、脐之两旁及耻骨以上部位的疼痛。其中发生在胃脘以下、脐部以上部位的疼痛称为大腹痛；发生在脐周部位的疼痛，称为脐腹痛；发生在小腹两侧或一侧部位的疼痛，称为少腹痛；发生在下腹部正中部位的疼痛，称为小腹痛。

2. 病因病机　病因为腹部中寒、乳食积滞、胃肠热结、脾胃虚寒和瘀血内阻。病位主要在脾、胃、大肠，亦与肝有关。病机关键为脾胃肠腑气滞，不通则痛。

3. 诊断要点

（1）病史：患儿可有外感寒邪、伤于乳食、脾胃虚寒、情志不畅等病史或诱因。

（2）临床表现：胃脘部、脐周部位、小腹两侧或一侧部位、下腹部正中部位疼痛；腹痛时作时止、时轻时重，常有反复发作、发作后自行缓解的特点；疼痛的性质可有隐痛、钝痛、胀痛、刺痛、掣痛，伴随腹痛出现的症状不多，可有啼哭不宁、腹胀等。

4. 辨证论治

（1）腹部中寒证——温中散寒，理气止痛——养脏汤。

（2）乳食积滞证——消食导滞，行气止痛——香砂平胃散。

（3）胃肠结热证——通腑泄热，行气止痛——大承气汤。

（4）脾胃虚寒证——温中理脾，缓急止痛——小建中汤合理中丸。

（5）气滞血瘀证——活血化瘀，行气止痛——少腹逐瘀汤。

八、便秘

1. 概述　便秘是指大便秘结不

通、排便次数减少或间隔时间延长，或便意频而大便艰涩排出困难的病证。可见于任何年龄，一年四季均可发病。

2. 病因病机 病因为乳食积滞、邪热伤津、气机郁滞、气血亏虚。主要病位在大肠，与脾、肝、肾三脏相关。病机关键是大肠传导功能失常。

3. 诊断要点

（1）病史：患儿可有喂养不当、挑食、偏食、外感时邪、情志不畅、脏腑virtual损等病史。

（2）临床表现：不同程度的大便干燥，轻者仅大便前部干硬，重者大便坚硬，状如羊屎。排便次数减少，间隔时间延长，常2～3日排便1次，甚者可达6～7日1次；或虽排便间隔时间如常，但排便艰涩或时间延长，或便意频频，难以排出或排净。伴有腹胀、腹痛、食欲不振、排便哭闹等症。可因便秘而发生肛裂、便血、痔疮。部分患儿左下腹部可触及粪块。

4. 辨证论治

（1）食积便秘证——消积导滞通便——枳实导滞丸。

（2）燥热便秘证——清热润肠通便——麻子仁丸。

（3）气滞便秘证——理气导滞通便——六磨汤。

（4）气虚便秘证——益气润肠通便——黄芪汤。

（5）血虚便秘证——养血润肠通便——润肠丸。

九、营养性缺铁性贫血

1. 概述 营养性缺铁性贫血是由于体内贮存铁缺乏，导致血红蛋白合成减少所致。临床以皮肤黏膜苍白或苍黄、倦怠乏力、食欲不振、烦躁不安为特征。具有小细胞低色素性、血清铁和转铁蛋白饱和度降低、铁剂治疗效果良好等特点。多见于婴幼儿，尤以6个月～3岁常见。

2. 病因病机 病因为先天禀赋不足、脾胃虚弱、心脾两虚、肝肾阴虚、脾肾阳虚、精血丢失。病位主要在脾、胃，涉及心、肝、肾。病机关键为气血不足，血脉不荣。

3. 诊断要点

（1）病史：具有明确的缺铁病史，如铁供给不足、吸收障碍、需要增多或慢性失血等。

（2）临床表现：轻度贫血者常无自觉症状；中度以上贫血者，皮肤、黏膜逐渐苍白或苍黄，以唇、口腔黏膜、甲床及手掌最为明显，容易神疲乏力、烦躁不安或萎靡不振，注意力不集中，记忆力减退，理解力降低，对周围环境不感兴趣，食欲减退，不喜活动，呕吐，腹泻，口炎，舌炎，贫血较重时心率增快，心脏扩大，重者可发生心力衰竭。年长儿有头晕、眼前发黑、耳鸣等症状。部分患儿可有肝、脾及淋巴结肿大。年龄越小，病程越久，贫血越重，肝脾肿大越明显。

（3）实验室检查：血气分析、骨髓像、铁代谢。

（4）铁剂治疗有效：用铁剂治疗4周后，血红蛋白上升20g/L以上。

（5）病情分度：

①轻度：血红蛋白，6个月～6岁90～110g/L，6岁以上90～120g/L；红细胞（3～4）×10^{12}/L。

②中度：血红蛋白60～90g/L，红细胞（2～3）×10^{12}/L。

③重度：血红蛋白30～60g/L，红细胞（1～2）×10^{12}/L。

④极重度：血红蛋白＜30g/L，红细胞＜1×10^{12}/L。

4. 辨证论治

（1）脾胃虚弱证——健运脾胃，益气养血——六君子汤。

（2）心脾两虚证——补脾养

心，益气生血——归脾汤。

（3）肝肾阴虚证——滋养肝肾，益精止血——左归丸。

（4）脾肾阳虚证——温补脾肾，益阴摄血——右归丸。

第五单元　心肝病证

一、夜啼

1. 概述　夜啼是指婴儿入夜啼哭不安，或每夜定时啼哭，甚则通宵达旦，但白天如常的一种病证。多见于新生儿及婴儿。

2. 病因病机　病因为脾寒气滞、心经积热、惊恐伤神。病位主要在心、脾。病机为脾寒，寒则痛而啼；心热，热则烦而啼；惊恐，惊则神不安而啼。

3. 诊断要点

（1）病史：有腹部受寒、护养过温、暴受惊恐等病史。

（2）临床表现：多见于新生儿或婴儿，入夜啼哭，不得安睡，时哭时止，或每夜定时啼哭，甚则通宵达旦，而白天如常。全身情况一般良好，并无外感发热、口疮、肠套叠、寒疝等疾病引起的啼哭。

4. 辨证论治

（1）脾寒气滞证——温脾散寒，行气止痛——乌药散合匀气散。

（2）心经积热证——清心导赤，泻火安神——导赤散。

（3）惊恐伤神证——定惊安神，补气养心——远志丸。

二、汗证

1. 概述　汗证是指小儿由于阴阳失调、腠理不固，而致汗液外泄异常的一种病证。多发生于5岁以内的小儿。

2. 病因病机　病因为先天禀赋不足，后天调护失宜。病机为肌表疏松，腠理开泄，或汗液不能自藏

而外泄，或热迫津外泄。

3. 诊断要点

（1）病史：先天禀赋不足，后天调护失宜，患儿素体虚弱，或在热性病后，或有久病病史，或长期使用易致汗的药物。

（2）临床表现：小儿在安静状态下及正常环境中，全身或局部出汗过多，甚则大汗淋漓。寐则汗出，醒时汗止，称为盗汗；不分寤寐而汗出过多者，称为自汗。排除因环境、活动等客观因素及风湿热、结核病等疾病引起的汗出。

4. 辨证论治

（1）肺卫不固证——益气固表敛汗——玉屏风散合牡蛎散。

（2）营卫失调证——调和营卫——黄芪桂枝五物汤。

（3）气阴亏虚证——益气养阴——生脉散、当归六黄汤。

（4）湿热迫蒸证——清热泻脾——泻黄散。

三、病毒性心肌炎

1. 概述　病毒性心肌炎是由病毒侵犯心脏，引起的以局限性或弥漫性心肌炎性病变为主的疾病，部分可累及心包或心内膜。临床可见心悸、胸闷、乏力、气短、面色苍白、肢冷、多汗等症。发病以3～10岁小儿为多。

2. 病因病机　病因为正气不足，或外感风温、湿热邪毒。病机为心脉痹阻，气阴耗伤。

3. 诊断要点

（1）病史：发病前有感冒、泄泻、风疹等病史。

（2）临床表现：心功能不全、心源性休克或心脑综合征。有明显心悸、胸闷、乏力、气短、面色苍白、肢冷、多汗、脉结代等表现。心脏听诊可有心音低钝、心率加快、心律不齐、奔马律等。

（3）辅助检查：①X线或超声

心动图示心脏扩大。②心电图改变。③血清肌酸激酶同工酶（CK－MB）升高，心肌肌钙蛋白（cTnI或cTnT）阳性。

（4）分期：急性期（半年以内）、迁延期（半年以上）、慢性期（1年以上）。

4. 辨证论治

（1）风热犯心证——清热解毒，宁心复脉——银翘散。

（2）湿热侵心证——清热化湿，宁心复脉——葛根黄芩黄连汤。

（3）气阴亏虚证——益气养阴，宁心复脉——炙甘草汤合生脉散。

（4）痰瘀阻络证——豁痰化瘀，宁心通络——瓜蒌薤白半夏汤合失笑散。

（5）心阳虚弱证——温振心阳，宁心复脉——桂枝甘草龙骨牡蛎汤。

四、注意缺陷多动障碍

1. 概述 注意缺陷多动障碍，是一种较常见的儿童时期行为障碍性疾病。临床以与年龄不相应的注意缺陷、多动、冲动为主要特征。本病多见于学龄期儿童，男孩多于女孩。

2. 病因病机 病因为先天禀赋不足、后天护养不当、教育不当、环境影响等。病位主要在心、肝、脾、肾。病机关键为脏腑阴阳失调，阴失内守，阳躁于外。

3. 诊断要点

（1）病史：有多动、品行障碍、精神障碍等病史及家族史；有铅中毒、锌缺乏等病史。

（2）临床表现：活动过多，注意力不集中，情绪不稳，冲动任性，学习困难。

（3）辅助检查：体格检查动作不协调，翻手试验、对指试验、指鼻试验、指指试验可呈阳性。注意

力测试常呈阳性。

4. 辨证论治

（1）痰火内扰证——清热泻火，化痰宁心——黄连温胆汤。

（2）肝肾阴虚证——滋养肝肾，平肝潜阳——杞菊地黄丸。

（3）心脾两虚证——养心安神，健脾益气——归脾汤合甘麦大枣汤。

五、抽动障碍

1. 概述 抽动障碍是起病于儿童或青少年时期的一种神经精神障碍性疾病。以不自主、反复、突发、快速的重复、无节律性的一个或多个部位运动抽动和/或发声抽动为主要特征。本病好发于5～10岁儿童，男孩多于女孩，男女比例为（3～5）：1。

2. 病因病机 病因与先天禀赋不足、感受外邪、情志失调、饮食所伤、疾病影响，以及学习紧张、劳累疲倦等因素有关。病位在肝，亦可涉及心、脾、肺、肾。病机关键为风痰胶结，肝亢风动。

3. 诊断要点

（1）病史：病于儿童或青少年时期，可有疾病后及情志失调的诱因或有家族史。

（2）临床表现：抽动障碍以运动性抽动和发声性抽动为临床核心症状。抽动突发发作，有迅速、突发、刻板的特点，呈多发性、慢性、波动性，可受意志的暂时控制，可因外因而加重或反复。

4. 辨证论治

（1）外风引动证——疏风解表，息风止动——银翘散。

（2）肝亢风动证——平肝潜阳，息风止动——天麻钩藤饮。

（3）痰火扰神证——清热化痰，息风止动——黄连温胆汤。

（4）脾虚肝旺证——扶土抑木，调和肝脾——缓肝理脾汤。

（5）阴虚风动证——滋水涵木，柔肝息风——大定风珠。

六、惊风

（一）急惊风

1. 概述 来势急骤，以高热、抽搐、昏迷为主要表现，痰、热、惊、风四证俱备。

2. 病因病机 病因为外感风热、感受疫毒及暴受惊恐。病位主要在心、肝。病机关键为邪陷厥阴，蒙蔽心窍，引动肝风。

3. 诊断要点

（1）病史：患儿常有感受风热、疫毒之邪或暴受惊恐病史。

（2）临床表现：3 岁以下婴幼儿多见，5 岁以上逐渐减少；以高热、抽搐、昏迷为主要表现；可有原发性疾病的特征表现。

4. 辨证论治

（1）风热动风证——疏风清热，息风定惊——银翘散。

（2）邪陷心肝证——清心开窍，平肝息风——羚角钩藤汤。

（3）气营两燔证——清气凉营，息风开窍——清瘟败毒饮。

（4）湿热疫毒证——清热化湿，解毒息风——黄连解毒汤合白头翁汤。

（5）惊恐惊风证——镇惊安神，平肝息风——琥珀抱龙丸。

（二）慢惊风

1. 概述 慢惊风以来势缓慢，抽搐无力，时作时止，反复难愈为特征，常伴昏迷、瘫痪等症。

2. 病因病机 病因为大病、久病，如暴吐、暴泻、久吐、久泻等。病位主要在脾、肾、肝，病性以虚为主。病机为脾胃虚弱，脾虚肝旺；或脾肾阳虚，失于温煦；或热病伤阴，筋脉失养。

3. 诊断要点

（1）病史：具有反复呕吐、长期泄泻、急惊风、佝偻病等病史。

（2）临床表现：起病缓慢，病程较长。症见面色苍白、嗜睡无神、抽搐无力、时作时止、两手颤动、筋惕肉瞤、脉细无力。

4. 辨证论治

（1）脾虚肝亢证——温中健脾，缓肝理脾——缓肝理脾汤。

（2）脾肾阳衰证——温补脾肾，回阳救逆——固真汤合逐寒荡惊汤。

（3）阴虚风动证——育阴潜阳，滋肾养肝——大定风珠。

七、痫病

1. 概述 痫病是以突然仆倒，昏不识人，口吐涎沫，两目上视，肢体抽搐，惊掣啼叫，喉中异声，片刻即醒，醒后如常人为特征的疾病。本病一般具有反复性、发作性、自然缓解性的特点。

2. 病因病机 病因为胎禀不足、胎产损伤、胎中受惊，以及痰浊内伏、感受惊恐、惊风频发、瘀血阻络。病位在心、肝、脾、肾。病机关键为痰气逆乱，蒙蔽心窍，引动肝风。

3. 诊断要点

（1）病史：患儿可有宫内窘迫、早产难产、产伤、缺氧窒息等脑损伤病史。

（2）临床表现：突然仆倒，不省人事，四肢抽搐，项背强直，口吐涎沫，牙关紧闭，目睛上视，瞳孔散大，对光反射迟钝或消失。

（3）辅助检查：脑电图表现异常。

4. 辨证论治

（1）惊痫证——镇静安神，镇惊丸。

（2）痰痫证——豁痰开窍，涤痰汤。

（3）风痫证——息风止痉，定痫丸。

（4）瘀血痫证——化瘀通窍——

通窍活血汤。

（5）脾虚痰盛证——健脾化痰——六君子汤。

（6）脾肾两虚证——补益脾肾——河车八味丸。

第六单元　肾系病证

一、水肿

1. 概述　水肿为小儿时期常见的病证，以头面、眼睑、四肢，甚至全身浮肿及小便短少为特征，有阳水、阴水之分。急性肾炎可发病于任何年龄，以3～12岁多见，2岁以下少见，常于感染后发病，多由溶血性链球菌感染引起。

2. 病因病机　病因为感受风邪、湿热内侵，肺脾气虚、脾肾两虚。病位主要在肺、脾、肾。病机关键为外邪诱发肺、脾、肾功能失调，气化失常，水液内停，泛溢肌肤。

3. 急性肾小球肾炎与肾病综合征的诊断

（1）急性肾小球肾炎

①病史：急性起病，1～3周前有呼吸道感染或皮肤感染史。

②临床表现：典型表现为血尿、少尿、非指凹性水肿、高血压。

③辅助检查 尿常规见红细胞、蛋白；抗"O"升高、补体 C_3 规律性改变。

（2）肾病综合征（原发性）

①病史：部分患儿有感染史。

②临床表现：水肿是最常见的临床表现，可为眼睑、颜面浮肿，甚至全身浮肿，水肿为凹陷性；重者腹及浆膜腔，出现胸水、腹水、阴囊水肿。水肿明显时尿量减少，尿液有较多泡沫。

③辅助检查：尿液检查显示尿蛋白定量在（＋＋＋）以上，24小时尿蛋白定量≥50mg/kg。血浆检查显

血清总蛋白降低，血浆白蛋白＜25g/L，白球比值倒置，血浆胆固醇＞5.7mmol/L。

4. 辨证论治

（1）常证

①风水相搏证——疏风宣肺，利水消肿——麻黄连翘赤小豆汤合五苓散。

②湿热内侵证——清热利湿，凉血止血——五味消毒饮合小蓟饮子。

③肺脾气虚证——益气健脾，利水消肿——参苓白术散合玉屏风散。

④脾肾阳虚证——温肾健脾，利水消肿——真武汤。

⑤气阴两虚证——益气养阴，利水消肿——六味地黄汤加黄芪。

（2）变证

①水凌心肺证——泻肺逐水，温阳扶正——己椒苈黄丸合参附汤。

②邪陷心肝证——平肝息风，泻火利水——龙胆泻肝汤合羚角钩藤汤。

③水毒内闭证——辛开苦降，辟秽解毒——温胆汤合附子泻心汤。

二、尿频

1. 概述　尿频是儿科临床常见病症，以小便频数为特征。临床以泌尿系感染和白天尿频综合征（神经性尿频）最为常见。

2. 病因病机　病因为湿热下注、脾肾两虚、阴虚内热。病位在肾与膀胱。主要病机为膀胱气化功能失常。

3. 诊断要点　本病常见尿路感染、白天尿频综合征两种疾病。

（1）泌尿系感染

①病史：有外阴不洁或坐地嬉戏等湿热外侵病史。

②临床表现：起病急，以小便频数，或淋沥涩痛，或伴发热、腰痛等为特征。小婴儿往往尿急、尿频

等症状不突出，可见排尿时哭闹，或以发热等全身症状为主。慢性患儿症状不典型，多见面色苍白、消瘦、发育缓慢等。

③实验室检查：尿常规白细胞增多或见脓细胞，可见白细胞管型。中段尿细菌培养阳性。

白天尿频综合征

①病史：多发生在婴幼儿时期。

②临床表现：以醒时尿频，点滴淋沥，但入眠消失，反复发作为特征。一般无其他病苦，精神、饮食均正常。

③实验室检查：尿常规、尿培养无阳性发现。

4. 辨证论治

（1）湿热下注证——清热利湿，通利膀胱——八正散。

（2）脾肾气虚证——温补脾肾，升提固摄——缩泉丸。

（3）阴虚内热证——滋阴补肾，清热降火——知柏地黄丸。

三、遗尿

1. 概述　遗尿是指5岁以上的小儿不能自主控制排尿，经常睡中小便自遗，醒后方觉的一种病证，又称尿床、遗溺。本病多见于10岁以下的儿童，男孩多于女孩，部分有家族遗传倾向。

2. 病因病机　病因为下元虚寒、肺脾气虚、心肾失交、肝经湿热。病位主要在膀胱，与肾、脾、肺密切相关。病机为三焦气化失司，膀胱约束不利。

3. 诊断要点

（1）病史：有不良排尿习惯及过度疲劳、精神紧张等病史。

（2）临床表现：发病年龄在5岁以上，寐中小便自出，醒后方觉。每周至少有2次出现症状，持续3个月以上；或自幼遗尿，没有连续6个月以上的不尿床期。

（3）辅助检查：尿常规及尿培

养无异常发现。部分患儿腰骶部X线摄片显示隐性脊柱裂。

4. 辨证论治

（1）肾气不足证——温补肾阳，固涩膀胱——菟丝子散。

（2）肺脾气虚证——补肺益脾，固涩膀胱——补中益气汤合缩泉丸。

（3）心肾失交证——清心滋肾，安神固脬——交泰丸合导赤散。

（4）肝经湿热证——清热利湿，泻肝止遗——龙胆泻肝汤。

四、五迟、五软

1. 概述　五迟、五软是小儿生长发育障碍的病证。五迟指立迟、行迟、齿迟、发迟、语迟；五软指头项软、口软、手软、足软、肌肉软。

2. 病因病机　①先天因素。②后天因素：分娩时难产、产伤、颅内出血，或生产过程中胎盘早剥、脐带绕颈，或生后护理不当，发生窒息、中毒，或温热病后，因高热惊厥、昏迷造成脑髓受损，或乳食不足，喂养失调，致脾胃亏损，气血虚弱，精髓不充，而致生长发育障碍。

3. 诊断要点

（1）可有孕期调护失宜，药物损害，产伤，窒息，早产，以及喂养不当史，或有家族史，父母为近亲结婚史。

（2）小儿2～3岁还不能站立、行走，为立迟、行迟；初生无发或少发，随年龄增长，仍稀疏难长，为发迟；12个月时尚未出牙以及此后牙齿萌出过慢，为齿迟；1～2岁还不会说话，为语迟。

（3）小儿半岁前后颈项软弱下垂，为头项软；咀嚼无力，时流清涎，为口软；手臂不能握举，为手软；2岁以后尚不能站立、行走，为足软；宽窄肌肉松软无力，为肌肉软。

（4）五迟、五软不一定悉具，但见一二症者可分别做出诊断。临床还应根据小儿生长发育规律，及早发现生长发育迟缓的变化。

4. 辨证论治

（1）肝肾亏损证——补肾填髓，养肝强筋——加味六味地黄丸。

（2）心脾两虚证——健脾养心，补益气血——调元散。

（3）痰瘀阻滞络——涤痰开窍，活血通络——通窍活血汤合二陈汤。

第七单元　传染病

一、麻疹

1. 概述　麻疹是感受麻疹时邪（麻疹病毒）引起的急性出疹性时行疾病。临床以发热、咳嗽、鼻塞流涕、泪水汪汪、口腔两颊黏膜可见麻疹黏膜斑、周身皮肤按序布发红色斑丘疹、疹退时皮肤有糠麸样脱屑和棕色色素沉着斑为特征。本病一年四季均可发病，好发于冬春季节；任何年龄均可发病，6个月～5岁小儿多见。其传染性较强，常可引起流行。

2. 病因病机　病因为感受麻疹时邪。病机为邪犯肺脾，肺脾热炽，外发肌肤。

3. 诊断要点

（1）病史：易感儿，流行季节，近期有麻疹接触史。

（2）临床表现：典型麻疹临床分为三期。

①初热期：为2～4天。表现为发热，咳嗽，喷嚏，鼻塞流涕，泪水汪汪，畏光羞明，口腔两颊黏膜近白齿处可见多个0.5～1mm大小的白色斑点，周围有红晕，为麻疹黏膜斑，同时可伴有腹泻、呕吐等症。

②出疹期：为3～5天。表现为热盛出疹，皮疹按序透发，一般多起于耳后发际，沿头面颈项、躯干四肢、手足心、鼻准部透发，3～4天出齐。皮疹初为淡红色斑丘疹，后转为暗红色，疹间皮肤颜色正常。邪毒深重者，皮疹稠密，融合成片，疹色紫暗；邪毒内陷者，可见皮疹隐没，或疹稀色淡。

③收没期：为3～5天。表现为皮疹透齐后身热渐平，皮疹渐退，皮肤留下糠麸样脱屑和棕色色素沉着斑。

（3）辅助检查：血常规检查、血清抗体检测、细胞学检查和病毒抗原检查。

4. 辨证论治

（1）顺证

①邪犯肺卫证（初热期）——辛凉透表，清宣肺卫——宣毒发表汤。

②邪入肺胃证（出疹期）——清热解毒，透疹达邪——清解透表汤。

③阴津耗伤证（收没期）——养阴益气，清解余邪——沙参麦冬汤。

（2）逆证

①邪毒闭肺证——宣肺开闭，清热解毒——麻杏甘石汤。

②邪毒攻喉证——清热解毒，利咽消肿——清咽下痰汤。

③邪陷心肝证——平肝息风，清心开窍——羚角钩藤汤。

二、奶麻

1. 概述　即幼儿急疹，是外感幼儿急疹时邪引起的一种急性出疹性时行疾病。临床以突然高热，持续3～4天后体温骤降，同时全身出现玫瑰红色斑丘疹，疹退后无痕迹遗留为特征。

2. 病因病机　病因为感受幼儿急疹时邪。病机为邪由口鼻而入，侵袭肺卫，正邪相争，时邪出于肺胃，疹透于肌表，邪毒外泄。部分患儿疹出后气阴损耗，调养后可恢复。

3. 诊断要点

（1）发病年龄多在2岁以内，尤以6~12个月婴儿多见。

（2）起病急骤，常突然高热，持续3~4天后热退，但全身症状轻微。

（3）身热始退，或热退稍后，即出现玫瑰红色皮疹。

（4）皮疹出现部位以躯干、腰部、臀部为主，面部及四肢较少。皮疹出现1~2天后消退，疹退后无脱屑及色素沉着。

4. 辨证论治

（1）邪郁肌表证——疏风清热，宣透邪毒——银翘散。

（2）毒透肌肤证——清热生津，以助康复——银翘散合养阴清肺汤。

三、风痧

1. 概述

即风疹，是由感受风疹时邪（风疹病毒）引起的急性出疹性时行疾病。临床以轻度发热，咳嗽，全身皮肤出现淡红色细小斑丘疹，耳后及枕部臖核肿大为特征。风疹多见于1~5岁小儿，冬春季节好发，有一定传染性，易在托幼机构中流行。

2. 病因病机

病因为感受风疹时邪。病机为邪犯肺卫，与气血相搏，邪毒外泄，发于肌肤。

3. 诊断要点

（1）病史：本病流行期间，患儿有风疹接触史。

（2）临床表现：初期类似感冒；发热1天左右，皮肤出现淡红色细小斑丘疹；再1天后皮疹布满全身；出疹1~2天后，发热渐退，皮疹逐渐隐没；皮疹消退后无皮肤脱屑，但无色素沉着。一般全身症状较轻，但常伴耳后及枕部臖核肿大、左胁下痞块（脾脏轻度肿大）。

4. 辨证论治

（1）邪犯肺卫证——疏风清热透邪——银翘散。

（2）邪入气营证——清气凉营解毒——透疹凉解汤。

四、丹痧

1. 概述

即猩红热，是感受猩红热时邪引起的急性出疹性时行疾病。临床以发热，咽喉肿痛或伴糜烂，全身布发猩红色皮疹，疹后脱屑脱皮为特征。本病一年四季都可发生，但以冬春两季为多。任何年龄都可发病，3~7岁儿童发病率较高。

2. 病因病机

病因为感受猩红热时邪。病变部位主要在肺、胃，可累及心、肝、肾。病机为邪侵肺胃，邪炽气营，上蒸咽喉，外透肌肤，内迫营血，疹后可致肺胃阴伤。

3. 诊断要点

（1）病史：流行季节，易感儿童有猩红热接触史。

（2）临床表现：典型病例的临床表现可分为三期。

①前驱期：一般不超过24小时，少数可达2天。起病急骤，高热，畏寒，咽痛，吞咽时加剧，咽及扁桃体有脓性渗出物。软腭充血，有细小红疹或出血点，称为黏膜内疹，每先于皮疹前出现。舌苔白，舌尖和边缘红肿，突出的舌乳头呈白色，称为"白草莓舌"。

②出疹期：发热24小时内出疹，皮疹最早见于耳后、颈部、上胸部、腋下，然后迅速由上而下波及全身。皮疹特点是全身皮肤弥漫性发红，其上有红色细小丘疹，呈鸡皮样，抚摸时似砂纸感，压之退色。皮疹密集，疹间皮肤红晕，偶可见正常皮肤，用手指按压皮疹，

皮疹色退，暂呈苍白，10 余秒后恢复原状，称"贫血性皮肤划痕"。皮肤皱褶处如腋窝、肘窝、腹股沟等处，皮疹密集成线状排列，可夹有出血点，形成明显的横纹线，称为"帕氏线"。起疹 4~5 天时，白苔脱落，舌面光滑鲜红，舌乳头红肿突起，称"红草莓舌"。面部潮红，无皮疹分布，口唇周围苍白，形成"环口苍白圈"。颈及颌下淋巴结肿大、压痛。

（3）实验室检查：血常规检查、细胞学检查

4. 辨证论治

（1）邪侵肺卫证——辛凉宣透，清热利咽——解肌透痧汤。

（2）毒炽气营证——清气凉营，泻火解毒——凉营清气汤。

（3）疹后阴伤证——养阴生津，清热润喉——沙参麦冬汤。

五、水痘

1. 概述 水痘是由水痘时邪（水痘-带状疱疹病毒）引起的以皮肤出疹为主的急性呼吸道传染病。临床以发热，皮肤黏膜分批出现红色斑丘疹、疱疹、结痂，且同时存在为主要特征。本病一年四季均可发生，以冬春两季发病最多。任何年龄都可发病，以 6~9 岁学龄期儿童最为多见。

2. 病因病机 病因为感受水痘时邪。病位在肺、脾。病机为时邪蕴郁肺脾，湿热蕴蒸，透于肌表。

3. 诊断要点

（1）病史：常在发病前 2~3 周

有水痘接触病史。

（2）临床表现：典型的水痘分为疹前期和出疹期。

①疹前期：起病急，初起发热，体温大多不高，有咳嗽、清涕、食少等症。

②出疹期：全身皮疹常在 1~2 天内出现，始见于头皮、面部，为红色斑丘疹，很快变成疱疹，疱疹呈椭圆形，大小不一，内含水液，疱浆清亮，周围红晕，常伴有瘙痒，继而结痂，痂盖脱离后不留瘢痕。皮疹以躯干部较多，四肢较少，分批出现，此起彼落，在同一时期，斑丘疹、疱疹、干痂并见。

（3）辅助检查：血常规检查示白细胞计数正常或稍高。

4. 辨证论治

（1）邪伤肺卫证——疏风清热，利湿解毒——银翘散。

（2）邪炽气营证——清气凉营，解毒化湿——清胃解毒汤。

六、手足口病

1. 概述 手足口病是由感受手足口病时邪引起的急性发疹性传染病。临床以手掌、足跖、口腔及臀等部位出现斑丘疹、疱疹，或伴发热为特征。本病一年四季均可发生，夏秋季多见。好发于学龄期儿童，以 3 岁以下发病率最高。本病传染性强，易暴发流行。

2. 病因病机 病因为感受手足口病时邪。病位在肺、脾。病机为邪蕴肺脾，外透肌表。

3. 诊断要点

（1）病史：流行季节发病，常在发病前 1~2 周有与手足口病患者接触史。

（2）临床表现

①普通病例：发热伴手掌、足跖、口腔、臀部疱疹。起病急，发热多在 38℃ 左右，伴头痛、咳嗽、流涕、口痛、纳差、恶心、呕吐等

症。发热同时口腔黏膜出现疱疹，继而手足、臀部出现斑丘疹、疱疹。疱疹手足部多见，部分患儿腿、臀等部位也可见疱疹，呈离心性分布，躯干及颜面部极少。疱疹一般7～10天消退，疹退后无瘢痕及色素沉着。

②重症病例：可见高热不退，头痛烦躁，嗜睡易惊，肢体抖动，甚至喘憋发绀、昏迷抽搐、汗出肢冷、脉微欲绝等症。

3. 辅助检查：血常规检查、血生化检查、病原学检查、血清学检查。

4. 辨证论治

（1）邪犯肺脾证——宣肺解表，清热化湿——甘露消毒丹。

（2）湿热蒸盛证——清热凉营，解毒祛湿——清瘟败毒饮。

七、痄腮

1. 概述　流行性腮腺炎，是由腮腺炎时邪（流行性腮腺炎病毒）引起的一种时行疾病。临床以发热，耳下腮部肿胀、疼痛为主要临床特征。本病一年四季均可发生，冬春季易于流行。多见于3岁以上儿童，尤以学龄期儿童高发。

2. 病因病机　病因为外感腮腺炎时邪。病机为腮腺炎时邪壅阻少阳经脉，凝滞腮部。

3. 诊断要点

（1）病史：好发于冬春季，发病前2～3周有流行性腮腺炎患者接触史。

（2）临床表现：病初可有发热、头痛、呕吐等症状。腮腺肿胀常先起于一侧，2～3天后对侧亦肿大，其肿大范围以耳垂为中心，向前、后、下扩展，边缘不清。表皮不红，具有弹性及压痛。腮腺管口可见红肿，可有颔下腺、舌下腺肿大。可并发脑膜脑炎、睾丸炎、卵巢炎、胰腺炎等。

4. 辨证论治

（1）常证

①邪犯少阳证——疏风清热，消肿散结——柴胡葛根汤。

②热毒蕴结证——清热解毒，软坚散结——普济消毒饮。

（2）变证

①邪陷心肝证——清热解毒，息风开窍——清瘟败毒饮。

②毒窜睾腹证——清肝泻火，活血止痛——龙胆泻肝汤。

八、顿咳

1. 概述　顿咳即百日咳，是由百日咳时邪（百日咳杆菌）引起的急性时行疾病。临床以阵发性痉挛性咳嗽，咳毕伴有特殊的鸡鸣样吸气性吼声为主要特征。本病一年四季均可发病，以冬春季节为多见。

2. 病因病机　病因为邪犯肺卫，肺失宣降；或邪壅气道，肺气上逆；或气阴耗伤，肺脾两伤。病机为邪郁于肺经，化火生痰，交结气道，导致肺失清肃，肺气上逆。

3. 诊断要点

（1）病史：有百日咳接触史，常未接种百白破疫苗。潜伏期一般7～14天，最长21天。

（2）临床表现

①初咳期：自发病至出现阵发痉挛性咳嗽，一般为7～10天。最初有上呼吸道感染的症状，如咳嗽、喷嚏、发热等2～3天后，咳嗽为突出表现，且日渐加重，常日轻夜重。

②痉咳期：出现明显的阵发性痉挛性咳嗽，一般持续2～6周，亦可长达2个月以上。痉咳特点为成串的、接连不断的痉挛性咳后，伴一次深长吸气，发出特殊的高音调鸡样吸气性吼声。

③恢复期：痉咳消失，咳嗽减少，病程为2～3周。并发肺炎、肺不张等其他病症者，可迁延不愈，

持续数月。**辅助检查：**血常规检查、细菌培养、抗原抗体检测。

4. 辨证论治

（1）邪犯肺卫证（初咳期）——疏风祛邪，宣肺止咳——三拗汤。

（2）痰火阻肺证（痉咳期）——清热泻肺，涤痰镇咳——桑白皮汤合葶苈大枣泻肺汤。

（3）气阴耗伤证（恢复期）——养阴润肺，健脾益气——肺阴亏虚证用沙参麦冬汤，肺脾亏虚证用人参五味子汤。

第八单元　虫证

一、蛔虫病

1. 概述　蛔虫病是感染蛔虫卵引起的小儿常见肠道寄生虫病。临床表现以反复发作的脐周疼痛，时作时止，饮食异常，面色苍黄，大便下虫，或粪便镜检有蛔虫卵为主要特征。

2. 诊断要点

（1）病史：可有吐蛔、排蛔史。

（2）临床表现：脐周疼痛反复发作，腹部按之可有条索状物或团块，轻揉可散，食欲异常，形体消瘦，可见挖鼻、咬指甲、寐中齿、面部白斑。

3. 辨证论治

（1）肠虫证——驱蛔杀虫，调理脾胃——使君子散。

（2）蛔厥证——安蛔定痛，继则驱虫——乌梅丸。

（3）虫瘕证——行气通腑，散蛔驱虫——驱蛔承气汤。

二、蛲虫病

1. 概述　蛲虫病是由蛲虫寄生人体引起的小儿常见肠道寄生虫病。临床以饮食异常、夜寐不宁、夜间肛门周围及会阴部瘙痒或见到蛲虫为特征。

2. 诊断要点

（1）病史：患儿有喜以手搔取食物、吮手指等不良的卫生习惯。

（2）临床表现：以肛门及会阴部瘙痒，夜间明显，睡眠不安为主要临床表现，可并见腹痛、尿频、遗尿等症。大便或肛周可见 8 ~ 13mm 长白色线状成虫。

3. 辨证论治

（1）虫扰魄门证——杀虫止痒，结合外治——驱虫粉。

（2）脾虚虫扰证——杀虫止痒，调理脾胃——驱虫粉合参苓白术散。

第九单元　其他病证

一、夏季热

1. 概述　夏季热又称暑热症，是婴幼儿在暑天发生的特有的季节性疾病。临床以长期发热、口渴、多饮、多尿、少汗或汗闭为特征。本病多见于 3 岁以内的婴幼儿，6 个月以内或 5 岁以上者少见。

2. 病因病机　病因为小儿体质不能耐受夏季炎暑。病位主要在肺、胃，可涉及脾、肾。病机关键为患儿正气虚弱，不耐暑气熏蒸，气阴耗伤所致。

3. 诊断要点

（1）多见于早产儿或体质较差儿。

（2）发热、少汗或闭汗、多饮多尿、口渴。

（3）病初一般情况良好，发热持续不退时可伴食欲减退、形体消瘦、面色少华，或伴倦怠乏力、烦躁不安，但很少发生惊厥。

4. 辨证论治

（1）暑伤肺胃证——清暑益气，养阴生津——王氏清暑益气汤。

（2）上盛下虚证——温补肾

阳，清心护阴——温下清上汤。

二、紫癜

1. 概述 紫癜亦称紫斑，是小儿时期常见的出血性疾病之一。临床以血液溢于皮肤、黏膜之下，出现瘀点瘀斑，压之不褪色为特征。常伴有鼻衄、齿衄、尿血、呕血、便血等症状。

2. 病因病机 内因为小儿素体正气亏虚；外因为外感风热时邪及其他异气。病位在心、肝、脾、肾。病机为外感风热邪毒及异气之邪，蕴阻肌表血分，迫血妄行，外溢肌肤；或素体心脾气血不足，气阴亏损，虚火上炎，血不归经，外溢肌肤，发为本病。

3. 辨证论治

（1）风热伤络证——疏风清热，凉血安络——银翘散。

（2）血热妄行证——清热解毒，凉血止血——犀角地黄汤。

（3）气不摄血证——健脾养心，益气摄血——归脾汤。

（4）阴虚火旺证——滋阴降火，凉血止血——知柏地黄丸。

三、皮肤黏膜淋巴结综合征

1. 概述 皮肤黏膜淋巴结综合征又名川崎病，是一种以全身血管炎性病变为主要病理改变的急性热性出疹性疾病。临床以发热、皮疹、球结膜充血、草莓舌、颈淋巴结肿大、手足硬肿为特征。

2. 病因病机 病因为感受温热邪毒。病变脏腑以肺、胃为主，常累及心、肝、肾诸脏。病机为温热邪毒，初犯肺卫，蕴于肌腠，郁而发热。

3. 诊断要点

（1）发热为最早出现的症状，持续 7～14 天或更长，体温常达 39℃ 以上，抗生素治疗无效。

（2）双眼球结膜充血，无脓性

分泌物。口唇潮红，口腔黏膜弥漫充血，草莓舌。

（2）急性期手足硬性水肿和掌跖红斑。恢复期于甲床皮肤移行处出现特征性指趾端膜样脱皮，指甲可见横沟纹，称 Beau 线。

（4）发热 2～4 天，躯干部出现弥漫性红斑或多形性红斑样皮疹，持续 4～5 天后消退。肛周皮肤发红、脱皮。

（5）一过性颈部淋巴结肿大，单侧或双侧，有触痛，表面不红，为急性非化脓性肿大。

（6）重症患儿可合并冠状动脉病变、胆囊积液、关节炎、无菌性脑脊髓膜炎、面神经瘫痪、高热惊厥等并发症，偶见肺梗死、虹膜睫状体炎等。

4. 辨证论治

（1）卫气同病证——辛凉透表，清热解毒——银翘散。

（2）气营两燔证——清气凉营，解毒化瘀——清瘟败毒饮。

（3）气阴两伤证——益气养阴，清解余热——沙参麦冬汤。

四、维生素 D 缺乏性佝偻病

1. 概述 维生素 D 缺乏性佝偻病简称佝偻病，是由于儿童体内维生素 D 不足，致使钙磷代谢失常的一种慢性营养缺乏性疾病。临床以正在生长的骨骺端软骨板不能正常钙化，造成骨骼畸形为特征，以多汗、夜啼、烦躁、枕秃、肌肉松弛、囟门迟闭，甚至鸡胸肋翻、下肢弯曲等为主要临床表现，是小儿时期常见的疾病之一。2 岁以下婴幼儿，特别是 1 岁以内小婴儿，体格生长快，户外活动少，是易发本病的高危人群。

2. 病因病机 病因为先天禀赋不足，后天调护失宜。病位主要在脾、肾，先天之本不足，后天化生无力，病变亦可涉及五脏。病机为脾肾亏虚，常累及心、肺、肝。

3. 诊断要点

（1）病史：有维生素 D 缺乏史，多见于 3 个月~2 岁户外活动少的婴幼儿。

（2）临床表现：临床上按活动程度将本病分为 4 期，即初期、激期、恢复期、后遗症期。

①初期：多见 6 个月以内，特别是 3 个月以内的小婴儿。多为神经兴奋性增高的表现。血液生化改变轻微，一过性血钙下降，血磷降低，碱性磷酸酶正常或稍高。此期常无骨骼病变，骨骼 X 线可正常或钙化带稍模糊。

②激期：多汗、夜惊、易激惹等症状更加明显。体征方面主要是骨骼的改变，表现部位与该年龄骨骼生长速度较快的部位相一致。6 月龄以内婴儿以颅骨改变为主，如颅骨软化；6 月龄以后可出现方颅、佝偻病串珠、佝偻病手镯或脚镯样改变；小儿开始站立与行走后可出现股骨、胫骨、腓骨弯曲，形成"O"形或"X"形腿，有时有"K"形下肢畸形；患儿会坐与站立后可出现脊柱畸形。严重低血磷使肌肉糖代谢障碍，出现全身肌肉松弛、肌张力降低和肌力减弱。此期血生化除血钙稍低外，其余指标改变更加显著，$25-(OH)D_3 < 8ng/mL$。X 线摄片有明显改变。

③恢复期：患儿经治疗或日光照射后，临床症状和体征逐渐减轻或消失。X 线示临时钙化带重现，血生化恢复正常。

④后遗症期：重症患儿常残留不同程度的骨骼畸形或运动功能障碍，多见于 2 岁以上小儿，临床症状消失，血生化正常，骨骼 X 线摄片干骺端病变消失。

（3）辅助检查：血液生化检查、X 线摄片检查。

4. 辨证论治

（1）肺脾气虚证——健脾补肺，益气固表——人参五味子汤。

（2）脾虚肝旺证——健脾助运，平肝息风——益脾镇惊散。

（3）脾肾亏损证——补肾填精，佐以健脾——补肾地黄丸。

五、传染性单核细胞增多症

1. 概述 传染性单核细胞增多症简称"传单"，是由 EB 病毒引起的急性感染性疾病。临床表现多样化，以发热、咽峡炎、淋巴结及肝脾肿大、周围血象异型淋巴细胞和单核细胞增多为主要特征。本病秋冬季发病率稍高，多为散发，偶见流行。

2. 病因病机 病因为外感温热病邪。病机为热毒内传，灼津为痰，熬血成瘀，痰瘀互结，耗气伤阴。

3. 诊断要点

（1）病史：发病前 1~2 周有传单接触史。

（2）临床表现：①起病初始，可有轻重不同的前驱症状，如全身不适、畏寒发热、乏力、恶心呕吐、食欲不振等。②发病期典型表现为不规则发热、咽喉结肿大、咽峡炎、肝脾肿大、皮疹。③本病累及心、肺、肾、脑等器官，可出现咳喘、惊厥、血尿、水肿、失语、偏瘫等症状。

（3）辅助检查：血常规白细胞计数增高，淋巴细胞和单核细胞增多，异型淋巴细胞 10% 以上；嗜异性凝集试验阳性；EB 病毒特异性抗体阳性。

4. 辨证论治

（1）邪犯肺胃证——疏风清热，宣肺利咽——银翘散。

（2）气营两燔证——清气凉营，解毒化痰——普济消毒饮。

（3）痰热流注证——清热化痰，通络散瘀——清肝化痰丸。

（4）湿热蕴滞证——清热解毒，行气化湿——甘露消毒丹。

（5）正虚邪恋证——益气生津，清解余热——气虚邪恋，竹叶石膏汤；阴虚邪恋，青蒿鳖甲汤、沙参麦冬汤。

针灸学

第一单元　经络系统

一、经络系统的组成

1. 经脉包括十二经脉、奇经八脉，以及附属于十二经脉的十二经别、十二经筋、十二皮部。

2. 络脉包括十五络脉和难以计数的浮络、孙络等。

二、十二经脉

十二经脉是手三阴经(肺、心包、心)、手三阳经(大肠、三焦、小肠)、足三阳经(胃、胆、膀胱)、足三阴经(脾、肝、肾)的总称，是经络系统的主体，又称为"正经"。

1. 十二经脉的名称　十二经脉的名称分别为手太阴肺经、手阳明大肠经、足阳明胃经、足太阴脾经、手少阴心经、手太阳小肠经、足太阳膀胱经、足少阴肾经、手厥阴心包经、手少阳三焦经、足少阳胆经和足厥阴肝经。

十二经脉的名称是根据手足、脏腑、阴阳来命名的。阴气最盛为太阴，其次为少阴，再次为厥阴；阳气最盛为阳明，其次为太阳，再次为少阳。

2. 十二经脉的体表分布规律

(1) 十二经脉左右对称地分布于头面、躯干和四肢，纵贯全身。

六阴经——脏，分布于四肢内侧和胸腹，如手三阴经、足三阴经。

六阳经——腑，分布于四肢外侧和头面、躯干，如手三阳经、足三阳经。

(2) 十二经脉在四肢的分布呈现一定规律，具体表述如下：

①阳经为阳明在前、少阳在中、太阳在后 (阳明少太阳)。

②阴经为太阴在前、厥阴在中、少阴在后 (太阴厥少阴)。

注：足三阴经在足内踝上 8 寸以下为厥阴在前、太阴在中、少阴在后，至内踝上 8 寸以上，太阴交出于厥阴之前。

3. 十二经脉的属络表里关系

(1) 阴经属脏络腑主里，阳经属腑络脏主表。

(2) 十二经脉之间存在着表里配对关系，即中医基础理论之五脏六腑之表里 (注意心包与三焦相表里)。

4. 十二经脉与脏腑器官的联络

经络名称	联络的脏腑	联络的器官
手太阴肺经	起于中焦，属肺，络大肠，还循胃口	喉咙
手阳明大肠经	属大肠，络肺	入下齿，夹口，夹鼻
足阳明胃经	属胃，络脾	起于鼻，入上齿，环口夹唇，循喉咙
足太阴脾经	属脾，络胃，流注心中	夹咽，连舌本，散舌下
手少阴心经	属心，络小肠，上肺	夹咽，系目系
手太阳小肠经	属小肠，络心，抵胃	循咽，至目内外眦，入耳中，抵鼻
足太阳膀胱经	属膀胱，络肾	起于目内眦，至耳上角，入络脑
足少阴肾经	属肾，络膀胱，上贯肝，入肺中，络心	循喉咙，夹舌本

经脉名称	联络的脏腑	联络的器官
手厥阴心包经	属心包，络三焦	
手少阳三焦经	属三焦，络心包	系耳后，出耳上角，入耳中，至目锐眦
足少阳胆经	属胆，络肝	起于目锐眦，下耳后，入耳中，出耳前
足厥阴肝经	属肝，络胆，夹胃	过阴器，连目系，环唇内

注：①连舌的描述（脾经连舌本，散舌下；肾经循喉咙，夹舌本）。②大肠连上齿，胃连上齿（上胃下大肠）。③脾经联络咽部，肾经入咽喉夹舌尖，心经缺陷是肺系肺属。④小肠经既到目内眦，也走目外眦。

5. 十二经脉的循行走向与交接规律

（1）循行走向规律：手三阴经从胸走手，手三阳经从手走头，足三阳经从头走足，足三阴经从足走腹胸。

（2）循行交接规律

①相表里的阴经与阳经在手足末端交接。

②同名的阳经与阳经在头面部交接，如手足阳明经交接于鼻旁，手足太阳经皆通于目内眦，手足少阳经皆通于目外眦。

③相互衔接的阴经与阴经在胸中交接，如足太阴经与手少阴经交接于心中，足少阴经与手厥阴经交接于胸中，足厥阴经与手太阴经交接于肺中。

6. 十二经脉的气血循环流注

肺→大→胃→脾→心→小→膀→肾→包→三→胆→肝。

三、奇经八脉

1. 奇经八脉的名称
奇经八脉是指督脉、任脉、冲脉、带脉、阴维脉、阳维脉、阴跷脉、阳跷脉8条经脉，因与十二经脉不同而别道奇行，故称为奇经八脉。

2. 奇经八脉的循行分布和作用

（1）循行分布

任脉：妊养六阴经，调节全身阴经经气，故称"阴脉之海"。

督脉：督养六阳经，调节全身阳经经气，故称"阳脉之海"。

冲脉：涵蓄十二经气血，故称"十二经之海""血海"。

带脉：约束纵行诸经。

阴维脉：维系全身阴经。

阳维脉：维系全身阳经。

阴跷脉、阳跷脉：调节下肢运动，司瞑寐。

（2）奇经八脉纵横交错地循行分布于十二经脉之间，主要作用体现在两个方面：其一，沟通了十二经脉之间的联系，将部位相近、功能相似的经脉联系起来，达到统帅有关经脉气血，协调阴阳的作用。其二，对十二经脉气血有着蓄积和渗灌的调节作用。

四、十五络脉

十二经脉和任、督二脉各自别出一络，加上脾之大络，总称十五络脉，或十五别络。十五络脉分别以其所别出处的腧穴命名。

1. 十五络脉的分布
①十二络脉在四肢肘膝关节以下本经络穴分出后，均走向其相表里的经脉。②任脉的别络，从胸骨剑突下鸠尾分出后，散布于腹部。③督脉的别络，从尾骨下长强分出后，散布于头部，并走向背部两侧的足太阳经。④脾之大络，出于腋下大包穴，散布于胸胁部。

2. 十五络脉的作用
①四肢部的十二经别络，加强了十二经中相表里两经的联系，沟通了表里两经的经气，补充了十二经脉循行的不足。②躯干部的任脉别络、督脉别络和脾之大络，分别沟通了腹、背和全身经气，输布气血以濡养全身组织。

五、十二经别

十二经别是十二正经别行深入体腔的支脉。

1. 十二经别的分布 十二经别的循行分布具有离、入、出、合的特点，多从四肢肘膝关节附近正经别出（离），经过躯干深入体腔与相关的脏腑联系（入），再浅出体表上行头项部（出），在头项部，阳经经别合于本经的经脉，阴经经别合于其相表里的阳经经脉（合），由此十二经别按阴阳表里关系会合成六组，称为"六合"。

2. 十二经别的作用及临床意义 ①加强了表里两经的联系作用。②加强经脉与脏腑的联系作用。③加强了十二经脉与头部的联系作用。④经别还弥补了十二经脉的不足。如足太阳膀胱经的承山穴能够治疗肛肠疾患，也是因为其经别"别入于肛"。

六、十二经筋

十二经筋是十二经脉之气濡养筋肉骨节的体系，是附属于十二经脉的筋肉系统。

1. 十二经筋的分布 十二经筋均起于四肢末端，上行于头面胸腹部。行于体表，不入内脏。具有结、聚、散、络的特点。

（1）三阳经筋分布于项背和四肢外侧：足三阳经筋起于足趾，循股外上行结于（面）；手三阳经筋起于手指，循臑外上行结于角（头）。

（2）三阴经筋分布于胸腹和四肢内侧：足三阴经筋起于足趾，循股内上行结于阴器（腹）；手三阴经筋起于手指，循臑内上行结于贲（胸）。

（3）足厥阴肝经除结于阴器外，还能总诸诸筋（肝主筋）。

2. 十二经筋的作用及临床意义 经筋的作用主要是约束骨骼，利于

关节屈伸活动，以保持人体正常的运动功能。

经筋为病以转筋、筋痛、弛纵等表现为主，如痹证、口眼歪斜、痿证等。针灸治疗经筋病多局部取穴，且多用燔针劫刺，"以痛为腧"。

七、十二皮部

十二皮部是十二经脉功能活动反映于体表的部位，也是络脉之气在皮肤所散布的部位。

第二单元 经络的作用和经络学说的临床应用

一、经络的作用

1. 联系脏腑，沟通内外。
2. 运行气血，协调阴阳。
3. 抗御病邪，反映病候。
4. 传导感应，调整虚实。

二、经络学说的临床应用

1. 诊断方面

（1）确定疾病所属经脉。

（2）帮助诊断疾病：经络按诊的部位多为背俞穴，其次是募穴、原穴、郄穴、合穴或阿是穴等。

2. 治疗方面

（1）指导针灸临床选穴：《四总穴歌》所载"肚腹三里留，腰背委中求，头项寻列缺，面口合谷收"就是循经取穴的具体体现。

（2）指导药物归经：金元四大家中的张洁古（名元素）、李果（字东垣）还根据经络学说，创立了"引经报使药"理论。

第三单元 腧穴的分类

一、腧穴的概念

腧穴是人体脏腑经络之气血输

注于体表的特殊部位。

二、腧穴的分类

1. 十四经穴　是指分布在十二经脉和任督二脉上的腧穴，即归属于十四经的穴位，总称"十四经穴"，简称"经穴"。其具有固定的名称和位置，分布在十四经循行路线上，有明确的主治病证，是腧穴的主要组成部分。经穴共有 362 穴。

2. 经外奇穴　是指未归属于十四经穴范围，但有固定名称和位置的经验穴位，统称"经外奇穴"，简称"奇穴"。

3. 阿是穴　既无具体名称，又无固定位置，而是以压痛点或其他反应点作为针灸施术的部位，叫作"阿是穴"，又称"天应穴""不定穴""压痛点"。

第四单元　腧穴的主治特点和规律

一、主治特点

1. 近治作用　腧穴所在，主治所在。

2. 远治作用　经脉所过，主治所及。

3. 特殊作用　某些腧穴具有双向良性调节作用。腧穴还具有相对的特异性，可特异地治疗某些疾病，如大椎穴退热、至阴穴矫正胎位。

二、主治规律

大体上，四肢部经穴以分经主治为主，头身部经穴以分部主治为主。

1. 分经主治规律　治疗该经循行部位及其相应脏腑的病证。

2. 分部主治规律　腧穴所在，主治所在。

第五单元　特定穴

特定穴是指十四经中具有特殊治疗作用，并有特定称号的腧穴。根据其不同的分布特点、含义和治疗作用，将特定穴分为五输穴、原穴、络穴、郄穴、下合穴、背俞穴、募穴、八会穴、八脉交会穴和交会穴等 10 类。

一、五输穴

五输穴是指十二经脉位于肘膝关节以下的五个腧穴，称为井、荥、输、经、合。有关记载首见于《灵枢·九针十二原》："所出为井，所溜为荥，所注为输，所行为经，所入为合。"

少商鱼际与太渊，经渠尺泽肺相连；商阳二三间合谷，阳溪曲池大肠牵；

厉兑内庭陷谷胃，冲阳解溪三里连；隐白大都足太阴，太白商丘并阴陵；

少冲少府属于心，神门灵道少海寻；少泽前谷后溪腕，阳谷小海小肠经；

至阴通谷束京骨，昆仑委中膀胱焉；涌泉然骨与太溪，复溜阴谷肾经传；

中冲劳宫心包络，大陵间使曲泽连；关冲液门中渚焦，阳池支沟天井寻；

窍阴侠溪临泣胆，丘墟阳辅阳陵泉；大敦行间太冲看，中封曲泉属于肝。

1. 分布特点与组成　五输穴按井、荥、输、经、合的顺序，从四肢末端向肘、膝方向依次排列。五输穴不仅有经脉归属，还配属五行。《灵枢·本输》指出阴经井穴属木，阳经井穴属金，以此类推。

2. 临床应用　五输穴的临床运用主要归纳为以下三点：

（1）按五输穴主病特点选用：《灵枢·顺气一日分为四时》云："病在脏者，取之井；病变于色者，取之荥；病时间时甚者，取之输；病变于音者，取之经；经满而血者，病在胃及以饮食不节得病者，取之合。"《难经·六十八难》又作了补充："井主心下满，荥主身热，输主体重节痛，经主喘咳寒热，合主逆气而泄。"井穴多用于急救（中风闭证用之），荥穴多用于治疗热证（胃火用内庭，肝火用行间，胆热用侠溪），输穴多用于治疗关节疼痛，经穴治疗作用不典型，合穴多用于治疗相关脏腑病证。

（2）按五行生克关系选用：五输穴具有五行属性，虚证用母穴，实证用子穴。这一取穴法亦称为子母补泻取穴法。在具体运用时，分本经子母补泻和他经子母补泻两种方法。

（3）按时选用：《难经·七十四难》云："春刺井，夏刺荥，季夏刺输，秋刺经，冬刺合。"

二、原穴

十二经脉在腕、踝关节附近各有一个腧穴，是脏腑原气经过和留止的部位，称为原穴，又名"十二原"。

原穴分布在腕、踝关节附近的十二经上。阴经以输为原。

三、络穴

络穴是指络脉从本经别出的部位。

1. 部位　十二经的络穴都位于肘膝关节以下。任脉之络穴鸠尾散于腹，督脉之络穴长强散于头上，脾之大络大包穴布于胸胁。共十五穴，故称为"十五络穴"。

2. 临床应用　因络穴能沟通表里两经，故有"一络通二经"，即可治疗本经及相表里之经的病证。

临床上，把先病经脉的原穴和后病的相表里经脉的络穴相配合，称为"原络配穴法"或"主客原络配穴法"，是表里配穴法的典型用法。

手太阴肺经太渊列缺，手厥阴心包经大陵内关，手少阴心经神门通里，足太阴脾经太白公孙，足厥阴肝经太冲蠡沟，足少阴肾经太溪大钟，手阳明大肠经合谷偏历，手少阳三焦经阳池外关，手太阳小肠经腕骨支正，足阳明胃经冲阳丰隆，足少阳胆经丘墟光明，足太阳膀胱经京骨飞扬。

四、背俞穴、募穴

背俞穴是脏腑之气输注于背腰部的腧穴。募穴是脏腑之气结聚于胸腹部的腧穴。

1. 分布特点与组成　背俞穴分布于背腰部的膀胱经第1侧线上（后正中线旁开1.5寸）。募穴分布在胸腹部相关经脉上，又称为"腹募穴"，多位于脏腑附近的部位。

2. 临床应用

（1）脏病用背俞穴：脏为阴，阴病求阳，故取属阳性的背俞穴（背为阳）。

（2）腑病用募穴：腑为阳，阳病求阴，故取属阴性的募穴（腹为阴）。

（3）俞、募穴密切联系脏腑之气，所以临床上常用俞募配穴法，是前后配穴法的实例。

三椎肺俞厥阴四，心五肝九十一胆俞，十一脾俞十二胃，十三三焦椎旁居，肾俞却与命门平，十四椎外穴是真，大肠十六小十八，膀胱俞与十九平。

五、八脉交会穴

1. 分布特点与组成　八脉交会穴均分布于肘膝以下，包括公孙、内关、后溪、申脉、足临泣、外关、列缺、照海。

2. 临床应用

穴名	主治	相配合主治
公孙	冲脉病证	心、胸、胃疾病
内关	阴维脉病证	
后溪	督脉病证	目内眦、颈项、耳、肩胛部疾病
申脉	阳跷脉病证	
足临泣	带脉病证	目锐眦、耳后、颊、颈、肩胛部疾病
外关	阳维脉病证	
列缺	任脉病证	肺系、咽喉、胸膈疾病
照海	阴跷脉病证	

六、八会穴

八会穴分布在躯干和四肢部,其中脏、腑、气、血、骨之会穴位于躯干部,筋、脉、髓之会穴位于四肢部。

脏会中脘脏章门,髓会绝骨筋阳陵,骨会大杼血膈俞,脉会太渊气膻中。

七、郄穴

1. 分布特点和组成 十二经脉和奇经八脉中的阴跷脉、阳跷脉、阴维脉、阳维脉之经气深聚的部位称为郄穴。郄穴大多分布在四肢肘膝关节以下。

肺向孔最取,大肠温溜医。胃经取梁丘,脾经地机宜。心郄是阴郄,小肠寻养老。膀胱金门守,肾向水泉觅。心包刺郄门,三焦会宗持。胆经是外丘,肝经中都立。阳跷走跗阳,阴跷交信期。阳维阳交穴,阴维筑宾知。

2. 临床应用 郄穴多用于治疗本经循行部位及所属脏腑的急性病症。阴经郄穴多治疗血证;阳经郄穴多治疗急性痛证。

八、下合穴

下合穴是指六腑之气下合于足三阳经的六个腧穴,又称六腑下合穴。下合穴分布在足三阳经膝关节及以下部位。

手三阳有下合穴,大肠合于上巨虚,小肠合于下巨虚,三焦合于委阳穴,膀胱委中胆阳陵,胃合三里治内腑。

九、交会穴

交会穴是指两经或数经相交合的腧穴。交会穴多分布于头面、躯干部位。

第六单元　腧穴的定位方法

1. 骨度分寸定位法。
2. 体表解剖标志定位法。
3. 手指同身寸定位法。
4. 简便定位法。

第七单元　手太阴肺经、腧穴

1. 经脉循行

(1)《灵枢·经脉》:肺手太阴之脉:起于中焦,下络大肠,还循胃口,上膈,属肺。从肺系,横出腋下,下循臑内,行少阴、心主之前,下肘中,循臂内上骨下廉,入寸口,上鱼,循鱼际,出大指之端。

其支者,从腕后,直出次指内廉,出其端。

(2)循行方向:胸→手。

(3)起止穴:中府→少商。

(4)联系脏腑器官:胃、肺、大肠、喉咙。

2. 主治概要

(1)胸、肺、咽喉部与肺系相关病证:咳嗽、气喘、咯血、咽喉肿痛、胸痛等。

(2)经脉循行部位的其他病证:肩背痛、肘臂挛痛、手腕痛等。

3. 常用腧穴的定位、主治要点和操作

(1)中府(LU 1)　肺募穴;手、足太阴经交会穴

【定位】在胸部,横平第1肋间隙,锁骨下窝外侧,前正中线旁开6寸。

【主治】①咳嗽、胸痛、咯血、肺胀满、胸中烦满、气喘等肺胸病证;②肩臂痛。

【操作】直刺0.8~1.2寸,或点刺出血。

(2)尺泽(LU 5) 合穴

【定位】在肘区,肘横纹上,肱二头肌腱桡侧缘凹陷中。

【主治】①咳嗽、气喘、咽喉肿痛、咯血等肺系病证;②肘臂挛痛;③小儿惊风、急性腹痛、吐泻等急症。

【操作】直刺0.8~1.2寸,或点刺出血。

(3)孔最(LU 6) 郄穴

【定位】在前臂前区,腕掌侧远端横纹上7寸,尺泽与太渊连线上。

【主治】①咳嗽、气喘、鼻衄、咽喉肿痛等肺系病证;②肘臂挛痛;③痔疮出血。

【操作】直刺0.5~1.0寸。

(4)列缺(LU 7) 络穴;八脉交会穴,通任脉

【定位】在前臂,腕掌侧远端横纹上1.5寸,拇短伸肌腱与拇长展肌腱之间,拇长展肌腱沟的凹陷中。简便取穴法:两手虎口自然平直交叉,一手食指按在另一手桡骨茎突上,指尖下凹陷中是穴。

【主治】①咳嗽、气喘、咽喉肿痛等肺系病证;②外感头痛、项强、齿痛、口喝等头面五官疾患;③手腕痛。

【操作】向肘部斜刺0.5~0.8寸。

(5)太渊(LU 9) 输穴;原穴;八会穴之脉会

【定位】在腕前区,桡骨茎突与手舟骨之间,拇长展肌腱尺侧凹陷中。

【主治】①咳嗽、气喘、咳血、喉痹等肺系病证;②无脉症;③胸痛、缺盆中痛、腕臂痛。

【操作】避开桡动脉,直刺0.3~0.5寸。

(6)鱼际(LU 10) 荥穴

【定位】在手外侧,第1掌骨桡侧中点赤白肉际处。

【主治】①咳嗽、气喘、咳血、失音、喉痹、咽干等肺系热性病证;②外感发热,掌中热;③小儿疳积。

【操作】直刺0.5~0.8寸。

(7)少商(LU 11) 井穴

【定位】在手指,拇指末节桡侧,指甲根角侧上方0.1寸。

【主治】①咳嗽、气喘、咽喉肿痛、鼻衄等肺系实热性病证;②中暑,发热;③昏迷,癫狂;④指肿、麻木。

【操作】浅刺0.1寸,或点刺出血。

第八单元 手阳明大肠经、腧穴

1. 经脉循行

(1)《灵枢·经脉》:大肠手阳明之脉,起于大指次指之端,循指上廉,出合谷两骨间,上入两筋之中,循臂上廉,入肘外廉,上臑外前廉,上肩,出髃骨之前廉,上出于柱骨之会上,下入缺盆,络肺,下膈,属大肠。

其支者,从缺盆上颈,贯颊,入下齿中;还出夹口,交人中——左之右、右之左,上夹鼻孔。

(2)循行方向:手→头。

(3)起止穴:商阳→迎香。

(4)联系脏腑器官:肺、大肠、下齿、鼻。

2. 主治概要

(1)头面五官病证:头痛、鼻衄、齿痛、咽喉肿痛、口眼歪斜、耳聋等。

（2）肠腑病证：腹胀、腹痛、肠鸣、泄泻等。

（3）皮肤病证：风疹、湿疹、瘾疹、荨麻疹、痤疮等。

（4）神志病证：昏迷、癫狂等。

（5）热病：发热、热病汗出等。

（6）经脉循行部位的其他病证：手臂、肩部酸痛麻木，上肢不遂等。

3. 常用腧穴的定位、主治要点和操作

（1）合谷（LI 4） 原穴

【定位】 在手背，第2掌骨桡侧的中点处。

【主治】①头痛、齿痛、目赤肿痛、咽喉肿痛、牙关紧闭、口喝、鼻衄、耳聋、痄腮等头面五官病证；②发热恶寒等外感病；④无汗或多汗；⑤经闭、滞产、月经不调、痛经、胎衣不下、恶露不止、乳少等妇科病证；⑥上肢疼痛、不遂；⑦皮肤瘙痒、荨麻疹等皮肤科病证；⑧小儿惊风；⑨腹痛、痢疾、便秘等肠腑病证；⑩牙拔出术、甲状腺手术等面口五官及颈部手术针麻常用穴。

【操作】 直刺0.5~1.0寸。孕妇不宜针。

（2）阳溪（LI 5） 经穴

【定位】 在腕区，腕背侧远端横纹桡侧，桡骨茎突远端，解剖学"鼻烟窝"凹陷中。

【主治】①头痛、目赤肿痛、咽喉肿痛、齿痛、耳聋、耳鸣等头面五官病证；②手腕痛，手指拘急。

【操作】 直刺0.5~0.8寸。

（3）偏历（LI 6） 络穴

【定位】 在前臂，腕背侧远端横纹上3寸，阳溪与曲池连线上。

【主治】①耳赤、咽喉肿痛、耳聋、鼻衄等五官病证；②水肿，小便不利；③手臂酸痛；④腹部胀满。

【操作】 直刺或斜刺0.3~0.5寸。

（4）手三里（LI 10）

【定位】 在前臂，肘横纹下2寸，阳溪与曲池连线上。

【主治】①手臂麻痛、肘挛不伸、上肢不遂等上肢病证；②腹胀、泄泻等肠腑病证；③齿痛颊肿。

【操作】 直刺0.8~1.2寸。

（5）曲池（LI 11） 合穴

【定位】 在肘区，尺泽与肱骨外上髁连线的中点处。

【主治】①目赤肿痛、齿痛、咽喉肿痛等五官热性病证；②热病；③手臂肿痛、上肢不遂等上肢病证；④风疹、瘾疹、湿疹、丹毒、瘰疬等皮肤病证；⑤腹痛、吐泻、痢疾等肠腑病证；⑥头痛，眩晕；⑦癫狂等神志病。

【操作】 直刺1.0~1.5寸。

（6）肩髃（LI 15） 手阳明经与阳蹻脉的交会穴

【定位】 在三角肌区，肩峰外侧缘前端与肱骨大结节两骨间凹陷中。

【主治】①肩痛不举，上肢不遂；②瘰疬；③瘾疹。

【操作】 直刺或向下斜刺0.8~1.5寸。

（7）扶突（LI 18）

【定位】 在胸锁乳突肌区，横平喉结，胸锁乳突肌前、后缘中间。

【主治】①咽喉肿痛、暴喑、吞咽困难、呃逆等咽喉病证；②瘿气，瘰疬；③咳嗽，气喘；④颈部手术针麻常用穴。

【操作】 直刺0.5~0.8寸。避开颈动脉，不可深刺。一般不使用电针，以免引起迷走神经反应。

（8）迎香（LI 20）

【定位】 在面部，鼻翼外缘中点旁，鼻唇沟中。

【主治】①鼻塞、鼻衄、鼻渊等鼻病；②口喝、面痒、面肿等口面部病证；③胆道蛔虫病。

【操作】 略向内上方斜刺或平

刺 0.3 ~ 0.5 寸。

第九单元　足阳明胃经、腧穴

1. 经脉循行

(1)《灵枢·经脉》：胃足阳明之脉，起于鼻，交頞中，旁约太阳之脉，下循鼻外，入上齿中，还出夹口，环唇，下交承浆，却循颐后下廉，出大迎，循颊车，上耳前，过客主人，循发际，至额颅。

其支者，从大迎前下人迎，循喉咙，入缺盆，下膈，属胃，络脾。

其直者，从缺盆下乳内廉，下夹脐，入气街中。

其支者，起于胃口，下循腹里，下至气街中而合，以下髀关，抵伏兔，下膝膑中，下循胫外廉，下足附，入中指（"指"通"趾"，以下足经均同）内间（指中趾与次趾间）。

其支者，下膝三寸而别，下入中指外间。

其支者，别跗上，入大指间，出其端。

(2) 循行方向：头→足。

(3) 起止穴：承泣→厉兑。

(4) 联系脏腑器官：胃、脾、鼻、眼、口、上齿、乳房。

2. 主治概要

(1) 脾胃肠病证：胃痛、呕吐、腹痛、腹胀、肠鸣、泄泻、便秘等。

(2) 头面五官病证：头痛、眩晕、面痛、口㖞、眼睑瞤动、齿痛、目赤肿痛、近视等。

(3) 神志病证：癫狂、谵语、吐舌等。

(4) 热病。

(5) 经脉循行部位的其他病证：下肢痿痹、中风瘫痪、足背肿痛、乳痈等。

3. 常用腧穴的定位、主治要点和操作

(1) 承泣（ST 1）　足阳明经

与任脉的交会穴

【定位】在面部，眼球与眶下缘之间，瞳孔直下。

【主治】①目赤肿痛、迎风流泪、近视、夜盲等眼病；②口㖞、眼睑瞤动等面部病证。

【操作】以左手拇指向上轻推固定眼球，右手持针紧靠眶缘缓慢直刺 0.5 ~ 1 寸，不宜提插和大幅度捻转，以防刺破血管引起血肿。出针时稍加按压，以防出血；禁灸。

(2) 四白（ST 2）

【定位】在面部，眶下孔处。

【主治】①目赤肿痛、目翳、近视等眼病；②口㖞、眼睑瞤动、头痛、眩晕、面痛等头面部病证。

【操作】直刺或向上斜刺 0.3 ~ 0.5 寸。

(3) 地仓（ST 4）　手、足阳明经与任脉的交会穴

【定位】在面部，口角旁开 0.4 寸（指寸）。

【主治】口㖞、眼睑瞤动、流涎、齿痛、颊肿等面部五官病证。

【操作】斜刺或平刺 0.3 ~ 0.8 寸，可向颊车穴透刺。

(4) 颊车（ST 6）

【定位】在面部，下颌角前上方一横指（中指）。

【主治】口㖞、口噤、齿痛、面痛等面口病证。

【操作】直刺 0.3 ~ 0.5 寸，或向地仓穴透刺 1.5 ~ 2 寸。

(5) 下关（ST 7）

【定位】在面部，颧弓下缘中央与下颌切迹之间凹陷中。

【主治】①牙关不利、面痛、齿痛、口㖞等面口病证；②耳鸣、耳聋、聤耳等耳部病证。

【操作】直刺 0.5 ~ 1 寸。

(6) 头维（ST 8）　足阳明经与足少阳经和阳维脉的交会穴

【定位】在头部，额角发际直上 0.5 寸，头正中线旁开 4.5 寸。

【主治】头痛、眩晕、目痛、迎风流泪、眼睑眴动等头面五官病证。

【操作】平刺0.5～1寸。

（7）人迎（ST 9）

【定位】在颈部，横平喉结，胸锁乳突肌前缘，颈总动脉搏动处。

【主治】①咽喉肿痛、瘰气、瘿瘤等咽喉、颈部病证；②胸满、气喘；③原发性高血压。

【操作】避开颈总动脉，直刺0.3～0.8寸。

（8）梁门（ST 21）

【定位】在上腹部，脐中上4寸，前正中线旁开2寸。

【主治】纳少、胃痛、呕吐、腹胀等脾胃病证。

【操作】直刺0.8～1.2寸。

（9）天枢（ST 25）　大肠募穴

【定位】在腹部，横平脐中，前正中线旁开2寸。

【主治】①绕脐腹痛、腹胀、便秘、泄泻、痢疾等脾胃肠病证；②癥瘕、月经不调、痛经等妇科病证。

【操作】直刺1～1.5寸。

（10）归来（ST 29）

【定位】在下腹部，脐中下4寸，前正中线旁开2寸。

【主治】①小腹胀痛、疝气；②月经不调、经闭、痛经、带下、阴挺等妇科病证。

【操作】直刺1～1.5寸。

（11）梁丘（ST 34）　郄穴

【定位】在股前区，髌底上2寸，股外侧肌与股直肌肌腱之间。

【主治】①急性胃痛；②膝肿痛、下肢不遂等下肢病证；③乳痈、乳痛等乳房病证。

【操作】直刺1～1.2寸。

（12）足三里（ST 36）　合穴、胃下合穴

【定位】在小腿外侧，犊鼻下3寸，犊鼻与解溪连线上。

【主治】①胃痛、呕吐、腹胀、泄泻、痢疾、便秘、肠痈等脾胃肠病证；②膝痛、下肢痿痹、中风瘫痪等下肢病证；③癫狂、不寐等神志病证；④气喘、痰多；⑤乳痈；⑥虚劳诸证，为强壮保健要穴。

【操作】直刺1～2寸。

（13）上巨虚（ST 37）　大肠下合穴

【定位】在小腿外侧，犊鼻下6寸，犊鼻与解溪连线上。

【主治】①肠鸣、腹中切痛、泄泻、便秘、肠痈等肠腑病证；②下肢痿痹、中风瘫痪等下肢病证。

【操作】直刺1～2寸。

（14）条口（ST 38）

【定位】在小腿外侧，犊鼻下8寸，犊鼻与解溪连线上。

【主治】①下肢痿痹、跗肿、转筋等下肢病证；②肩臂痛；③脘腹疼痛。

【操作】直刺1～1.5寸。

（15）下巨虚（ST 39）　小肠下合穴

【定位】在小腿外侧，犊鼻下9寸，犊鼻与解溪连线上。

【主治】①泄泻、痢疾、小腹痛等肠腑病证；②下肢痿痹；③乳痈。

【操作】直刺1～1.5寸。

（16）丰隆（ST 40）　络穴

【定位】在小腿外侧，外踝尖上8寸，胫骨前肌的外缘。

【主治】①头痛、眩晕等头部病证；②癫狂；③咳嗽、哮喘、痰多等痰饮病证；④下肢痿痹；⑤腹胀、便秘。

【操作】直刺1～1.5寸。

（17）解溪（ST 41）　经穴

【定位】在踝区，踝关节前面中央凹陷中，当拇长伸肌腱与趾长伸肌腱之间。

【主治】①头痛、眩晕等头部病证；②癫狂、谵语等神志病证；③下肢痿痹、足踝肿痛、足下垂等下肢病证；④腹胀、便秘。

【操作】直刺0.5～1寸。

（18）内庭（ST 44） 荥穴

【定位】在足背，第2、3趾间，趾蹼缘后方赤白肉际处。

【主治】①胃痛、吐酸、泄泻、痢疾、便秘等胃肠病证；②足背肿痛；③齿痛、咽喉肿痛、鼻衄等五官病证；④热病。

【操作】直刺或斜刺 0.5～0.8 寸，可灸。

（19）厉兑（ST 45） 井穴

【定位】在足趾，第2趾末节外侧，趾甲根角侧后方 0.1 寸（指寸）。

【主治】①齿痛、咽喉肿痛、鼻衄等五官病证；②热病；③梦魇不宁、癫狂等神志病证。

【操作】浅刺 0.1 寸。

第十单元　足太阴脾经、腧穴

1. 经脉循行

（1）《灵枢·经脉》：脾足太阴之脉：起于大指之端，循指内侧白肉际，过核骨后，上内踝前廉，上腨内，循胫骨后，交出厥阴之前，上循膝股内前廉，入腹，属脾，络胃，上膈，夹咽，连舌本，散舌下。

其支者，复从胃别，上膈，注心中。

脾之大络，名曰大包，出渊腋下三寸，布胸胁。

（2）循行方向：足→腹。

（3）起止穴：隐白→大包。

（4）联系脏腑器官：脾、胃、心、咽、舌。

2. 主治概要

（1）脾胃病证：腹满、腹胀、食不化、胃痛、呕吐、腹痛、泄泻、痢疾等。

（2）妇科病证：月经不调、痛经、经闭、崩漏等。

（3）前阴病证：阴挺、遗尿、癃闭、阳痿、疝气等。

（4）经脉循行部位的其他病

证：胸胁胀痛、下肢痿痹、足踝肿痛等。

3. 常用腧穴的定位、主治要点和操作

（1）隐白（SP 1） 井穴

【定位】在足趾，大趾末节内侧，趾甲根角侧后方 0.1 寸（指寸）。

【主治】①月经过多、崩漏等妇科病证；②鼻衄、便血、尿血等出血证；③腹满、呕吐、泄泻等脾胃病证；④癫狂、多梦等神志病证；⑤惊风。

【操作】浅刺 0.1 寸。

（2）太白（SP 3） 输穴；原穴

【定位】在跖区，第1跖趾关节近端赤白肉际凹陷中。

【主治】①肠鸣、腹胀、泄泻、胃痛、便秘等脾胃病证；②足痛、足肿等足部病证；③体重节痛。

【操作】直刺 0.5～0.8 寸。

（3）公孙（SP 4） 络穴；八脉交会穴，通冲脉。

【定位】在跖区，第1跖骨底的前下缘赤白肉际处。

【主治】①胃痛、呕吐、肠鸣腹胀、腹痛、痢疾等脾胃肠病证；②心烦不寐、狂证等神志病证；③逆气里急、气上冲心（奔豚气）等冲脉病证。

【操作】直刺 0.6～1.2 寸。

（4）三阴交（SP 6） 足三阴经的交会穴

【定位】在小腿内侧，内踝尖上3寸，胫骨内侧缘后际。

【主治】①肠鸣腹胀、泄泻、便秘等脾胃肠病证；②月经不调、经闭、痛经、带下、阴挺、不孕、滞产等妇产科病证；③心悸、不寐、癫狂等心神病证；④小便不利、遗尿、遗精、阳痿等生殖、泌尿系统病证；⑤下肢痿痹；⑥湿疹、荨麻疹等皮肤病证；⑦阴虚诸证。

【操作】直刺 1～1.5 寸。孕妇禁针。

(5) 地机 (SP 8)　郄穴

【定位】在小腿内侧，阴陵泉下 3 寸，胫骨内侧缘后际。

【主治】①痛经、崩漏、月经不调、癥瘕等妇科病证；②腹胀、腹痛、泄泻等脾胃肠病证；③小便不利，水肿，遗精；④下肢痿痹。

【操作】直刺 1～2 寸。

(6) 阴陵泉 (SP 9)　合穴

【定位】在小腿内侧，胫骨内侧髁下缘与胫骨内侧缘之间的凹陷中。

【主治】①腹胀、泄泻、水肿、黄疸等脾胃湿证；②小便不利、遗尿、癃闭等泌尿系统病证；③遗精、阴茎痛等男科病证；④带下、妇人阴痛等妇科病证；⑤膝痛、下肢痿痹。

【操作】直刺 1～2 寸。

(7) 血海 (SP 10)

【定位】在股前区，髌底内侧端上 2 寸，股内侧肌隆起处。

【主治】①月经不调、痛经、经闭、崩漏等妇科病证；②湿疹、瘾疹、丹毒、皮肤瘙痒等皮外科病证；③膝股内侧痛。

【操作】直刺 1～1.5 寸。

(8) 大横 (SP 15)　足太阴脾经与阴维脉的交会穴

【定位】在腹部，脐中旁开 4 寸。

【主治】①腹痛、泄泻、便秘等脾胃肠病证；②肥胖症。

【操作】直刺 1～2 寸。

(9) 大包 (SP 21)

【定位】在胸外侧区，第 6 肋间隙，在腋中线上。

【主治】①气喘；②胸胁痛；③周身疼痛、四肢无力等肌肉病证。

【操作】斜刺或向外平刺 0.5～0.8 寸。

第十一单元　手少阴心经、腧穴

1. 经脉循行

(1)《灵枢·经脉》：心手少阴之脉，起于心中，出属心系，下膈，络小肠。

其支者，从心系，上夹咽，系目系。

其直者，复从心系，却上肺，下出腋下，下循臑内后廉，行太阴心主之后，下肘内，循臂内后廉，抵掌后锐骨之端，入掌内后廉，循小指之内，出其端。

(2) 循行方向：胸→手。

(3) 起止穴：极泉→少冲。

(4) 联系脏腑器官：心、小肠、肺、心系、咽、目。

2. 主治概要

(1) 心系病证：心痛、心悸、怔忡等。

(2) 神志病证：癫狂痫、痴症、不寐等。

(3) 经脉循行部位的其他病证：肩臂疼痛、胸胁痛、肘臂挛痛、小指疼痛等。

3. 常用腧穴的定位、主治要点和操作

(1) 极泉 (HT 1)

【定位】在腋区，腋窝中央，腋动脉搏动处。

【主治】①心痛、心悸等心系病证；②胁肋疼痛；③肩臂疼痛、肘臂冷痛、上肢不遂等上肢病证；④瘰疬；⑤上肢针麻用穴。

【操作】避开腋动脉，直刺或斜刺 0.5～0.8 寸。

(2) 少海 (HT 3)　合穴

【定位】在肘前区，横平肘横纹，肱骨内上髁前缘。

【主治】①心痛、癔症、癫狂痫证等心疾、神志病证；②肘臂挛痛、麻木，手颤；③腋胁痛，头项

痛；④瘰疬。

【操作】直刺 0.5 ~ 1 寸。

（3）通里（HT 5）络穴

【定位】在前臂前区，腕掌侧远端横纹上 1 寸，尺侧腕屈肌腱的桡侧缘。

【主治】①心悸、怔忡等心疾；②暴喑、舌强不语等舌窍病证；③肘臂挛痛、麻木、手颤等上肢病证。

【操作】直刺 0.5 ~ 1 寸。

（4）阴郄（HT 6）郄穴

【定位】在前臂前区，腕掌侧远端横纹上 0.5 寸，尺侧腕屈肌腱的桡侧缘。

【主治】①心痛、心悸、惊恐等心疾；②吐血、衄血等血证；③骨蒸盗汗。

【操作】直刺 0.3 ~ 0.5 寸。

（5）神门（HT 7）输穴；原穴

【定位】在腕前区，腕掌侧远端横纹尺侧端，尺侧腕屈肌腱的桡侧缘。

【主治】①心痛、心烦、惊悸、怔忡等心疾；②不寐、健忘、痴呆、癫狂痫等神志证；③胸胁痛。

【操作】直刺 0.3 ~ 0.5 寸。

（6）少冲（HT 9）井穴

【定位】在手指，小指末节桡侧，指甲根角侧上方 0.1 寸（指寸）。

【主治】①心悸、心痛等心疾；②癫狂、昏迷等神志病证；③目赤；④热病；⑤胸胁痛。

【操作】浅刺 0.1 寸，或点刺出血。

第十二单元　手太阳小肠经、腧穴

1. 经脉循行

（1）《灵枢·经脉》：小肠手太阳之脉，起于小指之端，循手外侧上腕，出踝中，直上循臂骨下廉，

出肘内侧两骨之间，上循臑外后廉，出肩解，绕肩胛，交肩上，入缺盆，络心，循咽，下膈，抵胃，属小肠。

其支者，从缺盆循颈，上颊，至目锐眦，却入耳中。

其支者，别颊上，抵鼻，至目内眦（斜络于颧）。

（2）循行方向：手→头。

（3）起止穴：少泽→听宫。

（4）联系脏腑器官：心、小肠、胃、咽、鼻、目、耳。

2. 主治概要

（1）头面五官病证：头痛、眩晕、目翳、耳鸣、耳聋、咽喉肿痛等。

（2）热病。

（3）神志病：癫、狂、痫等。

（4）经脉循行部位的其他证：肩臂酸痛、肘臂疼痛、颈项强痛、小指麻木疼痛等。

3. 常用腧穴的定位、主治要点和操作

（1）少泽（SI 1）　井穴

【定位】在手指，小指末节尺侧，指甲根角侧上方 0.1 寸（指寸）。

【主治】①肩臂后侧痛、小指麻木疼痛等上肢病证；②乳痈、乳少、产后缺乳等乳房病证；③昏迷、癫狂等神志病证；④头痛、咽喉肿痛、目翳、胬肉攀睛、耳聋、耳鸣等头面五官病证。

【操作】浅刺 0.1 寸或点刺出血。孕妇慎用。

（2）后溪（SI 3）　输穴；八脉交会穴，通督脉

【定位】在手内侧，第 5 掌指关节尺侧近端赤白肉际凹陷中。

【主治】①头项强痛、腰背痛、手指及肘臂挛痛等痛证；②耳聋、目赤、咽喉肿痛等五官病证；③癫、狂、痫等神志病证；④疟疾。

【操作】直刺 0.5 ~ 1 寸。治手指挛痛可透刺合谷穴。

（3）养老（SI 6）　郄穴

【定位】在前臂后区，腕背横纹上1寸，尺骨头桡侧凹陷中。

【主治】①肩、背、肘、臂酸痛，项强等经脉循行所过部位病证；②急性腰痛；③目视不明。

【操作】直刺或斜刺0.5～0.8寸。

（4）支正（SI 7）　络穴

【定位】在前臂后区，腕背侧远端横纹上5寸，尺骨尺侧与尺侧腕屈肌之间。

【主治】①头痛、眩晕、项强等头项病证；②肘臂酸痛；③热病；④癫狂；⑤疣症。

【操作】直刺或斜刺0.5～0.8寸。

（5）天宗（SI 11）

【定位】在肩胛区，肩胛冈中点与肩胛骨下角连线的上1/3与下2/3交点凹陷中。

【主治】①肩胛疼痛；②气喘；③乳痈、乳癖等乳房病证。

【操作】直刺或斜刺0.5～1寸。遇到阻力不可强行进针。

（6）颧髎（SI 18）

【定位】在面部，颧骨下缘，目外眦直下凹陷中。

【主治】口喎、眼睑瞤动、齿痛、面痛等头面五官病证。

【操作】直刺0.3～0.5寸，斜刺或平刺0.5～1寸。

（7）听宫（SI 19）

【定位】在面部，耳屏正中与下颌骨髁状突之间的凹陷中。

【主治】①耳鸣、耳聋、聤耳等耳部病证；②齿痛、齿痛等口面病证；③癫、狂、痫等神志病。

【操作】微张口，直刺0.5～1寸。

第十三单元　足太阳膀胱经、腧穴

1. 经脉循行

（1）《灵枢·经脉》：膀胱足太阳之脉，起于目内眦，上额交巅。

其支者，从巅至耳上角。

其直者，从巅入络脑，还出别下项，循肩膊内，夹脊抵腰中，入循膂，络肾，属膀胱。

其支者，从腰中，下夹脊，贯臀，入腘中。

其支者，从膊内左右别下贯胛，夹脊内，过髀枢，循髀外后廉下合腘中，以下贯腨内，出外踝之后，循京骨至小指外侧。

（2）循行方向：头→足。

（3）起止穴：睛明→至阴。

（4）联系脏腑器官：膀胱、肾、脑、目、耳。

2. 主治概要

（1）脏腑病证：背部第一侧线的背俞穴及第二侧线的腧穴，主治与其相关的脏腑病证和有关的组织器官病证。

（2）神志病证：癫、狂、痫等。

（3）头面五官病证：头痛、鼻塞、鼻衄等。

（4）经脉循行部位的其他病证：项、背、腰、下肢痹痛等。

3. 常用腧穴的定位、主治要点和操作

（1）睛明（BL 1）

【定位】在面部，目内眦内上方眶内侧壁凹陷中。

【主治】①目赤肿痛、流泪、视物不明、目眩、近视、夜盲、色盲、目翳等目病；②急性腰痛；③心悸、怔忡等心疾。

【操作】嘱患者闭目，医者左手轻推眼球向外侧固定，右手缓慢进针，紧靠眶缘直刺0.5～1寸。遇到阻力时，不宜强行进针，应改变

进针方向或退针。不捻转，不提插（或只轻微地捻转和提插）。出针后按压针孔片刻，以防出血。针具宜细，消毒宜严。慎灸。

(2) 攒竹（BL 2）

【定位】在面部，眉头凹陷中，额切迹处。

【主治】①头痛、面痛、眉棱骨痛、面瘫等头面诸证；②眼睑眴动、眼睑下垂、目视不明、流泪、目赤肿痛等眼疾；③呃逆；④急性腰扭伤。

【操作】可向眉中或向眼眶内缘平刺或斜刺 0.5～0.8 寸，或直刺 0.2～0.3 寸。禁灸。

(3) 天柱（BL 10）

【定位】在颈后区，横平第2颈椎棘突上际，斜方肌外缘凹陷中。

【主治】①后头痛、项强、肩背痛；②眩晕、咽喉肿痛、鼻塞、目赤肿痛、近视等头面五官病证；③热病；④癫狂病。

【操作】直刺或斜刺 0.5～0.8寸。不可向内上方深刺，以免伤及延髓。

(4) 大杼（BL 11）　八会穴之骨会

【定位】在脊柱区，第1胸椎棘突下，后正中线旁开1.5寸。

【主治】①咳嗽，发热；②项强，肩背痛；③颈椎病、腰椎病、膝骨关节炎、齿痛等骨病。

【操作】斜刺 0.5～0.8寸。本经背部诸穴，不宜深刺，以免伤及内部重要脏器。

(5) 风门（BL 12）

【定位】在脊柱区，第2胸椎棘突下，后正中线旁开1.5寸。

【主治】①感冒、发热、头痛、咳嗽、哮喘等外感病证、肺系病证；②项强，胸背痛。

【操作】斜刺 0.5～0.8寸。热证宜点刺放血。

(6) 肺俞（BL 13）　肺之背俞穴

【定位】在脊柱区，第3胸椎棘突下，后正中线旁开1.5寸。

【主治】①鼻塞、咳嗽、气喘、咯血等肺系病证；②骨蒸潮热、盗汗等阴虚病证；③皮肤瘙痒、瘾疹。

【操作】斜刺 0.5～0.8寸。热证宜点刺放血。

(7) 心俞（BL 15）　心之背俞穴

【定位】在脊柱区，第5胸椎棘突下，后正中线旁开1.5寸。

【主治】①心痛、惊悸、不寐、健忘、癫痫等心神病证；②胸闷、胸痛、咳嗽、吐血等肺胸病证；③遗精、白浊等男科病证；④盗汗。

【操作】斜刺 0.5～0.8寸。

(8) 膈俞（BL 17）　八会穴之血会

【定位】在脊柱区，第7胸椎棘突下，后正中线旁开1.5寸。

【主治】①胃痛；②呕吐、呃逆、咳嗽、气喘等气逆之证；③吐血、便血等血证；④瘾疹、皮肤瘙痒等皮肤病证；⑤潮热、盗汗等阴虚证。

【操作】斜刺 0.5～0.8寸。

(9) 肝俞（BL 18）　肝之背俞穴

【定位】在脊柱区，第9胸椎棘突下，后正中线旁开1.5寸。

【主治】①胁痛、黄疸等肝胆病证；②目赤、目视不明、夜盲、迎风流泪等目疾；③眩晕、癫狂病；④脊背痛，角弓反张，转筋。

【操作】斜刺 0.5～0.8寸。

(10) 胆俞（BL 19）　胆之背俞穴

【定位】在脊柱区，第10胸椎棘突下，后正中线旁开1.5寸。

【主治】①胁痛、黄疸、口苦等肝胆病证；②肺痨，潮热。

【操作】斜刺 0.5～0.8寸。

(11) 脾俞（BL 20）　脾之背

俞穴

【定位】在脊柱区，第11胸椎棘突下，后正中线旁开1.5寸。

【主治】①腹胀、纳呆、呕吐、泄泻、痢疾、便血、多食善饥、身体消瘦等脾胃病证；②黄疸，水肿；③背痛。

【操作】斜刺0.5~0.8寸。

(12) 胃俞（BL 21）　胃之背俞穴

【定位】在脊柱区，第12胸椎棘突下，后正中线旁开1.5寸。

【主治】胃痛、呕吐、腹胀、肠鸣、多食善饥、身体消瘦等脾胃病证。

【操作】斜刺0.5~0.8寸。

(13) 肾俞（BL 23）　肾之背俞穴

【定位】在脊柱区，第2腰椎棘突下，后正中线旁开1.5寸。

【主治】①头晕、耳鸣、耳聋、慢性腹泻、气喘、腰酸痛、遗精、阳痿、不育等肾虚病证；②遗尿、癃闭等前阴病证；③月经不调、带下、不孕等妇科病证；④消渴。

【操作】直刺0.5~1寸。

(14) 大肠俞（BL 25）　大肠之背俞穴

【定位】在脊柱区，第4腰椎棘突下，后正中线旁开1.5寸。

【主治】①腰痛；②腹胀、泄泻、便秘等肠腑病证。

【操作】直刺0.8~1.2寸。

(15) 膀胱俞（BL 28）　膀胱之背俞穴

【定位】在骶区，横平第2骶后孔，骶正中嵴旁开1.5寸。

【主治】①石淋、癃闭、遗尿等膀胱气化功能失调病证；②腰骶痛；③腹泻、便秘等肠腑病。

【操作】直刺或斜刺0.8~1.2寸。

(16) 次髎（BL 32）

【定位】在骶区，正对第2骶后孔中。

【主治】①月经不调、痛经、阴挺、带下等妇科病证；②遗精、阳痿等男科病证；③小便不利、癃闭、遗尿、疝气等前阴病证；④腰骶痛，下肢痿痹。

【操作】直刺1~1.5寸。

(17) 承扶（BL 36）

【定位】在股后区，臀沟的中点。

【主治】①腰腿痛、下肢痿痹等下肢病证；②痔疾。

【操作】直刺1~2寸。

(18) 委阳（BL 39）　三焦下合穴

【定位】在膝部，腘横纹上，股二头肌腱的内侧缘。

【主治】①腹满、癃闭；②腰脊强痛，腿足挛痛。

【操作】直刺1~1.5寸。

(19) 委中（BL 40）　合穴；膀胱下合穴

【定位】在膝后区，腘横纹中点。

【主治】①腰背痛、下肢痿痹等；②急性腹痛、急性吐泻等急症；③癃闭、遗尿等泌尿系病证；④丹毒、瘾疹、皮肤瘙痒、疔疮等血热病证。

【操作】直刺1~1.5寸，或用三棱针点刺腘静脉出血。针刺不宜过快、过强、过深，以免损伤血管和神经。

(20) 膏肓（BL 43）

【定位】在脊柱区，第4胸椎棘突下，后正中线旁开3寸。

【主治】①咳嗽、气喘、肺痨等肺系虚损病证；②肩胛痛；③健忘、遗精、盗汗、羸瘦等虚劳诸证。

【操作】斜刺0.5~0.8寸。此穴多用灸法。

(21) 志室（BL 52）

【定位】在腰区，第2腰椎棘突下，后正中线旁开3寸。

【主治】①遗精、阳痿、癃闭、遗尿、水肿等肾虚病证；②腰脊强痛。

【操作】斜刺0.5~0.8寸。

(22) 秩边（BL 54）

【定位】在骶区，横平第4骶后孔，骶正中嵴旁开3寸。

【主治】①腰骶痛，下肢痿痹；②癃闭、便秘、痔疾、阴痛等前后二阴病证。

【操作】直刺1.5~3寸。

(23) 承山（BL 57）

【定位】在小腿后区，腓肠肌两肌腹与肌腱交角处。

【主治】①腰腿拘急、疼痛；②痔疾、便秘；③腹痛、疝气。

【操作】直刺1~2寸。不宜过强地刺激，以免引起腓肠肌痉挛。

(24) 飞扬（BL 58）络穴

【定位】在小腿后区，昆仑直上7寸，腓肠肌外下缘与跟腱移行处。

【主治】①头痛、眩晕、鼻塞、鼻衄；②颈痛，腰腿痛；③痔疾。

【操作】直刺1~1.5寸。

(25) 昆仑（BL 60）经穴

【定位】在踝区，外踝尖与跟腱之间的凹陷中。

【主治】①后头痛、目眩、项强等头项病证；②腰骶疼痛，足踝肿痛；③癫痫；④滞产。

【操作】直刺0.5~0.8寸。孕妇禁用，经期慎用。

(26) 申脉（BL 62）八脉交会穴，通阳跷脉；足太阳经与阳跷脉的交会穴

【定位】在踝区，外踝尖直下，外踝下缘与跟骨之间凹陷中。

【主治】①头痛、眩晕等头部疾病；②癫、狂、痫等神志病证；③嗜睡、不寐等睡眠开合不利等病证；④腰腿酸痛，下肢运动不利。

【操作】直刺0.3~0.5寸。

(27) 束骨（BL 65）输穴

【定位】在跖区，第5跖趾关节的近端，赤白肉际处。

【主治】①头痛、项强、目眩等头项部病证；②腰腿痛；③癫狂。

【操作】直刺0.3~0.5寸。

(28) 至阴（BL 67）井穴

【定位】在足趾，小趾末节外侧，趾甲根角侧后方0.1寸（指寸）。

【主治】①胎位不正、滞产、胞衣不下等胎产病证；②头痛、目痛、鼻塞、鼻衄等头面五官病证。

【操作】浅刺0.1寸。胎位不正用灸法。

第十四单元　足少阴肾经、腧穴

1. 经脉循行

(1)《灵枢·经脉》：肾足少阴之脉，起于小指之下，斜走足心，出于然谷之下，循内踝之后，别入跟中，以上腨内，出腘内廉，上股内后廉，贯脊属肾，络膀胱。

其直者，从肾上贯肝膈，入肺中，循喉咙，夹舌本。

其支者，从肺出，络心，注胸中。

(2) 循行方向：足→腹。

(3) 起止穴：涌泉→俞府。

(4) 联系脏腑器官：肾、膀胱、肝、肺、心、喉、舌根。

2. 主治概要

(1) 头及五官病证：头痛、目眩、咽喉肿痛、齿痛、耳聋、耳鸣等。

(2) 妇科病证、前阴病证：月经不调、遗精阳痿、小便频数等。

(3) 经脉循行部位的其他病证：下肢厥冷、内踝肿痛等。

3. 常用腧穴的定位、主治要点和操作

(1) 涌泉（KI 1）井穴

【定位】在足底，屈足卷趾时

足心最凹陷中。

【主治】①昏厥、中暑、小儿惊风等急症；②癫狂痫、头痛、头晕、目眩、失眠等神志病证；③咽喉肿痛、喉痹、失音等头面五官病证；④大便难、小便不利等前后二阴病证；⑤足心热；⑥奔豚气。

【操作】直刺 0.5~1.0 寸。针刺时要防止刺伤足底动脉。临床常用灸法或药物贴敷。

（2）然谷（KI 2） 荥穴

【定位】在足内侧，足舟骨粗隆下方，赤白肉际处。

【主治】①月经不调、阴痒、带下病、阴挺、白浊等妇科病证；②遗精、阳痿等男科病证；③癃闭、小便不利等泌尿系病证；④咯血、咽喉肿痛；⑤消渴、腹泻等下肢痿痹，足背痛；⑦小儿脐风、口噤。

【操作】直刺 0.5~0.8 寸。

（3）太溪（KI 3） 输穴；原穴

【定位】在踝区，内踝尖与跟腱之间的凹陷中。

【主治】①头晕目眩、不寐、健忘、遗精、阳痿、月经不调等肾虚证；②咽喉肿痛、齿痛、耳聋、耳鸣、咳血等肺系病证；③咳嗽、胸痛、咳血等肺系病证；④消渴、小便频数、便秘；⑤腰脊痛，足跟痛，下肢厥冷。

【操作】直刺 0.5~0.8 寸。

（4）大钟（KI 4） 络穴

【定位】在跟区，内踝后下方，跟骨上缘，跟腱附着部前缘凹陷中。

【主治】①遗尿、癃闭、便秘等前后二阴病证；②咽痛、咳血、气喘；③痴呆；④月经不调，足跟痛。

【操作】直刺 0.3~0.5 寸。

（5）照海（KI 6） 八脉交会穴，通阳跷脉

【定位】在踝区，内踝尖下 1 寸，内踝下缘边际凹陷中。

【主治】①月经不调、痛经、阴痒、赤白带下等妇科病证；②癫痫、

不寐、嗜卧、癔症等神志病证；③咽喉干痛，目赤肿痛；④小便频数，癃闭；⑤便秘。

【操作】直刺 0.5~0.8 寸。

（6）复溜（KI 7） 经穴

【定位】在小腿内侧，内踝尖上 2 寸，跟腱前缘。

【主治】①腹胀、泄泻、癃闭、水肿；②盗汗、汗出不止或热病无汗等津液输布失调病证；③下肢痿痹，腰脊强痛。

【操作】直刺 0.5~1 寸。

（7）肓俞（KI 16） 足少阴经与冲脉的交会穴

【定位】在腹部，脐中旁开 0.5 寸。

【主治】①绕脐痛、腹胀、痢疾、泄泻、便秘等脾胃病证；②疝气；③月经不调。

【操作】直刺 0.8~1.2 寸。

第十五单元　手厥阴心包经、腧穴

1. 经脉循行

（1）《灵枢·经脉》：心主手厥阴心包络之脉，起于胸中，出属心包，下膈，历络三焦。

其支者，循胸出胁，下腋三寸，上抵腋下，循臑内，行太阴、少阴之间，入肘中，下臂，行两筋之间，入掌中，循中指，出其端。

其支者，别掌中，循小指次指出其端。

（2）循行方向：胸→手。

（3）起止穴：天池→中冲。

（4）联系脏器官：心包、三焦。

2. 主治概要

（1）心胸、神志病证：心痛、心悸、心烦、胸闷、癫狂病等。

（2）胃腑病证：胃痛、呕吐等。

（3）经脉循行部位的其他病证：上臂内侧痛、肘臂挛痛、腕痛、掌中热等。

3. 常用腧穴的定位、主治要点和操作

（1）天池（PC 1）　手厥阴经与足少阳的交会穴

【定位】在胸部，第4肋间隙，前正中线旁开5寸。

【主治】①咳嗽、气喘、胸闷、痰多、胸痛等肺胸病证；②腋下肿痛，乳痈，乳少；③瘰疬。

【操作】斜刺或平刺0.3～0.5寸，不可深刺，以免伤及心、肺。

（2）曲泽（PC 3）　合穴

【定位】在肘前区，肘横纹上，肱二头肌腱的尺侧缘凹陷中。

【主治】①心痛、心悸、善惊等心疾；②胃痛、呕吐、泄泻等胃肠热性病证；③热病，中暑；④肘臂挛痛，上肢颤动。

【操作】直刺1～1.5寸，或三棱针点刺出血。

（3）郄门（PC 4）　郄穴

【定位】在前臂前区，腕掌侧远端横纹上5寸，掌长肌腱与桡侧腕屈肌腱之间。

【主治】①心痛、心悸、心烦、胸痛等心胸病证；②咳血、呕血、衄血等血证；③疔疮；④癫痫。

【操作】直刺0.5～1寸。

（4）间使（PC 5）　经穴

【定位】在前臂前区，腕掌侧远端横纹上3寸，掌长肌腱与桡侧腕屈肌腱之间。

【主治】①心痛、心悸等心疾；②胃痛、呕吐等胃肠病证；③热病，疟疾；④癫狂痫等神志病证；⑤肘臂挛痛。

【操作】直刺0.5～1寸。

（5）内关（PC 6）　络穴；八脉交会穴，通阴维脉

【定位】在前臂前区，腕掌侧远端横纹上2寸，掌长肌腱与桡侧腕屈肌腱之间。

【主治】①心痛、心悸、胸闷等心胸病证；②胃痛、呕吐、呃逆等

胃脘病证；③不寐、郁病、癫狂痫等神志病证；④中风，眩晕，偏头痛；⑤胁痛，胁下痞块，肘臂挛痛。

【操作】直刺0.5～1寸。注意穴位深层有正中神经。

（6）大陵（PC 7）　输穴，原穴

【定位】在腕前区，腕掌侧远端横纹中，掌长肌腱与桡侧腕屈肌腱之间。

【主治】①心痛、心悸、胸胁胀痛等心胸病证；②胃痛、呕吐、口臭等胃肠病证；③喜笑悲恐、癫狂痫等神志病证；④手、臂挛痛。

【操作】直刺0.3～0.5寸。

（7）劳宫（PC 8）　荥穴

【定位】在掌区，横平第3掌指关节近端，第2、3掌骨之间偏于第3掌骨。简便取穴：握拳，中指尖下是穴。

【主治】①中风昏迷、中暑等急症；②心痛、烦闷等心疾；③癫狂痫等神志病证；④口疮，口臭；⑤鹅掌风。

【操作】直刺0.3～0.5寸。为急救要穴之一。

（8）中冲（PC 9）　井穴

【定位】在手指，中指末端最高点。

【主治】①中风昏迷、舌强不语、中暑、昏厥、小儿惊风等急症；②高热；③舌下肿痛。

【操作】浅刺0.1寸，或点刺出血。为急救要穴之一。

第十六单元　手少阳三焦经、腧穴

1. 经脉循行

（1）《灵枢·经脉》：三焦手少阳之脉，起于小指次指之端，上出两指之间，循手表腕，出臂外两骨之间，上贯肘，循臑外上肩，而交出足少阳之后，入缺盆，布膻中，

散络心包，下膈，遍属三焦。

其支者，从膻中，上出缺盆，上项，系耳后，直上出耳上角，以屈下颊至颧。

其支者，从耳后入耳中，出走耳前，过客主人，前交颊，至目锐眦。

(2) 循行方向：手→头。

(3) 起止穴：关冲→丝竹空。

(4) 联系脏腑器官：心包、三焦、耳、目。

2. 主治概要

(1) 头面五官病证：头、目、耳、颊、咽喉病等。

(2) 热病。

(3) 经脉循行部位的其他病证：胸胁痛，肩臂外侧痛，上肢挛急、麻木、不遂等。

3. 常用腧穴的定位、主治要点和操作

(1) 关冲 (TE 1)　井穴

【定位】在手指，第4末末节尺侧，指甲根角侧上方0.1寸（指寸）。

【主治】①头痛、目赤、咽喉痛、耳鸣、耳聋、舌强等头面五官病证；②热病，中暑。

【操作】浅刺0.1寸，或点刺出血。

(2) 中渚 (TE 3)　输穴

【定位】在手背，第4、5掌骨间，第4掌指关节近端凹陷中。

【主治】①手指屈伸不利，肘臂肩背痛；②头痛、耳鸣、耳聋、聤耳、目赤、咽喉肿痛等头面五官病证；③热病，疟疾。

【操作】直刺0.3~0.5寸。

(3) 阳池 (TE 4)　原穴

【定位】在腕后区，腕背侧远端横纹上，指伸肌腱的尺侧缘凹陷中。

【主治】①手指屈伸不利、疼痛、麻木，腕痛，肘臂肩痛等上肢病证；②耳聋、目赤肿痛、咽喉肿

痛、头痛等头面五官病证；③消渴。

【操作】直刺0.3~0.5寸。

(4) 外关 (TE 5)　络穴；八脉交会穴，通阳维脉

【定位】在前臂后区，腕背侧远端横纹上2寸，尺骨与桡骨间隙中点。

【主治】①耳鸣、耳聋、聤耳、目赤肿痛、目生翳膜、目眩、咽喉肿痛、口噤、口㖞、齿痛、面痛等头面五官病证；②头痛，颈项及肩部疼痛，胁肋痛，上肢痹痛；③热病，疟疾，防风感冒；④瘰疬。

【操作】直刺0.5~1.0寸。

(5) 支沟 (TE 6)　经穴

【定位】在前臂后区，腕背侧远端横纹上3寸，尺骨与桡骨间隙中点。

【主治】①便秘；②热病；③耳鸣、耳聋、咽喉肿痛、暴喑、头痛等头面五官病证；④肘臂痛，胁肋痛，落枕；⑤瘰疬。

【操作】直刺0.5~1.0寸。

(6) 肩髎 (TE 14)

【定位】在三角肌区，肩峰角与肱骨大结节两骨间凹陷中。

【主治】①肩臂挛痛，不遂；②风疹。

【操作】直刺0.8~1.5寸。

(7) 翳风 (TE 17)　手、足少阳经的交会穴

【定位】在颈部，耳垂后方，乳突下端前方凹陷中。

【主治】①耳鸣、耳聋、聤耳等耳病；②眼睑𥇥动、颊肿、口㖞、牙关紧闭、齿痛等面口病证；③瘰疬。

【操作】直刺0.5~1.0寸。

(8) 角孙 (TE 20)

【定位】在头部，耳尖正对发际处。

【主治】①耳部肿痛、耳聋、目赤肿痛、视物不明、目翳等官窍病证；②偏头痛，项强；③颊肿，痄

腮，齿痛。

【操作】平刺 0.3 ~ 0.5 寸。治疗小儿腮腺炎常用灯草灸。

（9）耳门（TE 21）

【定位】在耳区，耳屏上切迹与下颌骨髁突之间的凹陷中。

【主治】①耳鸣、耳聋、聤耳等耳病；②面痛、齿痛、牙关拘急、口㖞等口面病证。

【操作】直刺 0.3 ~ 0.5 寸，微张口。

（10）丝竹空（TE 23） 手、足少阳经的交会穴

【定位】在面部，眉梢凹陷中。

【主治】①头痛、眩晕、目赤肿痛、眼睑瞤动、视物不清等头目病证；②癫痫；③齿痛，牙关拘急，口㖞。

【操作】平刺 0.3 ~ 0.5 寸；不灸。

第十七单元　足少阳胆经、腧穴

1. 经脉循行

（1）《灵枢·经脉》：胆足少阳之脉，起于目锐眦，上抵头角，下耳后，循颈，行手少阳之前，至肩上，却交出手少阳之后，入缺盆。

其支者，从耳后入耳中，出走耳前，至目锐眦后。

其支者，别锐眦，下大迎，合于手少阳，抵于㑡，下加颊车，下颈，合缺盆。以下胸中，贯膈，络肝，属胆，循胁里，出气街，绕毛际，横入髀厌中。

其直者，从缺盆下腋，循胸，过季胁，下合髀厌中。以下循髀阳，出膝外廉，下外辅骨之前，直抵绝骨之端，下出外踝之前，循足跗上，入小指次指之间。

其支者，别跗上，入大指之间，循大指岐骨内，出其端；还贯爪甲，出三毛。

（2）循行方向：头→足。

（3）起止穴：瞳子髎→足窍阴。

（4）联系脏腑器官：肝、胆、耳、目。

2. 主治概要

（1）头面五官病证：侧头、目、耳、咽喉病等。

（2）肝胆病证：黄疸、口苦、胁痛等。

（3）神志病证：癫狂等。

（4）热病。

（5）经脉循行部位的其他病证：胁肋痛，下肢痹痛、麻木、不遂等。

3. 常用腧穴的定位、主治要点和操作

（1）瞳子髎（GB 1） 手、足少阳经及手太阳经的交会穴

【定位】在面部，目外眦外侧 0.5 寸凹陷中。

【主治】①目痛、目赤、目翳等目疾；②头痛、口㖞、面痛等头面病证。

【操作】平刺 0.3 ~ 0.5 寸，或用三棱针点刺出血。

（2）听会（GB 2） 手、足少阳经的交会穴

【定位】在面部，耳屏间切迹与下颌骨髁状突之间的凹陷中。

【主治】①耳鸣、耳聋、聤耳等耳病；②齿痛、口㖞、面痛等面口病证。

【操作】张口，直刺 0.5 ~ 1 寸。

（3）率谷（GB 8）

【定位】在头部，耳尖直上入发际 1.5 寸。

【主治】①偏头痛，眩晕；②小儿急、慢惊风。

【操作】平刺 0.5 ~ 0.8 寸。

（4）完骨（GB 12） 足少阳经与足太阳经的交会穴

【定位】在头部，耳后乳突的后下方凹陷中。

【主治】①头痛，颈项强痛；

②不寐；③齿痛、口㖞、口噤不开、颊肿等面颊部病证。

【操作】直刺0.5~0.8寸。

(5) 阳白（GB 14）　足少阳经与阳维脉的交会穴

【定位】在头部，眉上1寸，瞳孔直上。

【主治】①前额痛，眩晕；②视物模糊、目痛、眼睑𥆧动、眼睑下垂等目疾。

【操作】平刺0.3~0.5寸。

(6) 头临泣（GB 15）　足少阳经、足太阳经与阳维脉的交会穴

【定位】在头部，前发际上0.5寸，瞳孔直上。

【主治】①头痛，眩晕；②流泪、鼻塞、鼻渊等头面五官病证；③癫痫等神志病证；④小儿惊风。

【操作】平刺0.3~0.5寸。

(7) 风池（GB 20）　足少阳经与阳维脉的交会穴

【定位】在颈后区，枕骨之下，胸锁乳突肌上端与斜方肌上端之间的凹陷中。

【主治】①中风、头痛、眩晕、不寐、癫痫等内风所致病证；②恶寒发热、口眼歪斜等外风所致病证；③目赤肿痛、视物不明、鼻塞、鼻渊、耳鸣、咽喉肿痛等五官病证；④颈项强痛。

【操作】向鼻尖方向斜刺0.8~1.2寸；或平刺透风府穴。深部中间为延髓，必须严格掌握针刺的角度与深度。

(8) 肩井（GB 21）　手、足少阳经与阳维脉的交会穴

【定位】在肩胛区，第7颈椎棘突与肩峰最外侧点连线的中点。

【主治】①颈项强痛等头项部病证；②肩背疼痛，上肢不遂；③瘰疬；④乳痈、乳少、难产、胞衣不下等妇科病证。

【操作】直刺0.3~0.5寸，切忌深刺、捣刺。孕妇禁用。

(9) 日月（GB 24）　胆募穴；足少阳经、足太阴经与阳维脉的交会穴

【定位】在胸部，第7肋间隙中，前正中线旁开4寸。

【主治】①黄疸、呕吐、吞酸等胆腑病证；②胁肋胀痛。

【操作】斜刺或平刺0.5~0.8寸。

(10) 带脉（GB 26）　足少阳经与带脉的交会穴

【定位】在侧腹部，第11肋游离端垂线与脐水平线的交点上。

【主治】①带下、月经不调、阴挺、经闭、小腹痛等妇科病证；②疝气；③胁痛，腰痛。

【操作】直刺0.8~1.0寸。

(11) 环跳（GB 30）　足少阳经与足太阳经的交会穴

【定位】在臀区，股骨大转子最凸点与骶管裂孔连线的外1/3与内2/3交点处。

【主治】①下肢痿痹，半身不遂，腰腿痛；②风疹。

【操作】直刺2~3寸。

(12) 风市（GB 31）

【定位】在股外侧，腘横纹上9寸，髂胫束后缘。直立垂手，掌心贴于大腿时，中指尖所指凹陷中，髂胫束后缘。

【主治】①下肢痿痹；②遍身瘙痒。

【操作】直刺1~2寸。

(13) 阳陵泉（GB 34）　合穴；胆下合穴；八会穴之筋会

【定位】在小腿外侧，腓骨头前下方凹陷中。

【主治】①黄疸、口苦、呕吐、胁痛等胆腑病证；②下肢痿痹、膝髌肿痛、肩痛等筋病；③小儿惊风。

【操作】直刺1~1.5寸。

(14) 光明（GB 37）　络穴

【定位】在小腿外侧，外踝尖上5寸，腓骨前缘。

【主治】①目痛、夜盲、目视不明等目疾；②乳房胀痛、乳少等乳疾。

【操作】直刺1~1.5寸。

（15）悬钟（GB 39）　八会穴之髓会

【定位】在小腿外侧，外踝尖上3寸，腓骨前缘。

【主治】①中风、颈椎病、腰椎病等骨、髓病；②颈项强痛、偏头痛、咽喉肿痛；③胸胁胀痛；④下肢痿痹，脚气。

【操作】直刺0.5~0.8寸。

（16）丘墟（GB 40）　原穴

【定位】在踝区，外踝的前下方，趾长伸肌腱的外侧凹陷中。

【主治】①偏头痛，胸胁胀痛；②下肢痿痹，外踝肿痛，足下垂，脚气；③疟疾。

【操作】直刺0.5~0.8寸。

（17）足临泣（GB 41）　输穴；八脉交会穴，通带脉

【定位】在足背，第4、5跖骨底结合部的前方，第5趾长伸肌腱外侧凹陷中。

【主治】①偏头痛、眩晕、目赤肿痛、目涩、耳鸣、耳聋等头面五官病证；②乳痈、乳胀、月经不调等妇科病证；③胁肋胀痛，足跗疼痛；④瘰疬；⑤疟疾。

【操作】直刺0.3~0.5寸。

（18）侠溪（GB 43）　荥穴

【定位】在足背，第4、5趾间，趾蹼缘后方赤白肉际处。

【主治】①头痛、眩晕、目赤肿痛、耳鸣、耳聋等头面五官病证；②胁痛；③乳痈；④热病。

【操作】直刺0.3~0.5寸。

（19）足窍阴（GB 44）　井穴

【定位】在足趾，第4趾末节外侧，趾甲根角侧后方0.1寸（指寸）。

【主治】①目赤肿痛、耳鸣、耳聋、咽喉肿痛等五官病证；②头痛、

不寐，多梦；③热病；④胁痛，足跗肿痛。

【操作】浅刺0.1~0.2寸，或点刺出血。

第十八单元　足厥阴肝经、腧穴

1. 经脉循行

（1）《灵枢·经脉》：肝足厥阴之脉，起于大指丛毛之际，上循足跗上廉，去内踝一寸，上踝八寸，交出太阴之后，上腘内廉，循股阴，入毛中，环阴器，抵小腹，夹胃，属肝，络胆，上贯膈，布胁肋，循喉咙之后，上入颃颡，连目系，上出额，与督脉会于颠。

其支者，从目系下颊里，环唇内。

其支者，复从肝别贯膈，上注肺。

（2）循行方向：足→腹。

（3）起止穴：大敦→期门。

（4）联系脏腑器官：胃、肺、肝、胆、喉、目、唇内。

2. 主治概要

（1）肝胆病证：黄疸、胸胁胀痛、呕逆、中风、头痛、眩晕、惊风等。

（2）妇科病和前阴病证：月经不调、痛经、崩漏、带下、遗尿、小便不利等。

（3）经脉循行部位的其他病证：下肢痿痹、麻木、不遂等。

3. 常用腧穴的定位、主治要点和操作

（1）大敦（LR 1）　井穴

【定位】在足趾，大趾末节外侧，趾甲根角侧后方0.1寸（指寸）。

【主治】①疝气，少腹痛；②遗尿、癃闭、淋证等泌尿系证；③月经不调、经闭、崩漏、阴挺等妇科病证；④癫痫。

【操作】浅刺 0.1 ~ 0.2 寸，或点刺出血。

（2）行间（LR 2）　荥穴

【定位】在足背，第 1、2 趾之间，趾蹼缘后方赤白肉际处。

【主治】①头痛、目眩、目赤肿痛、青盲、口喎等头面五官热性病证；②月经过多、崩漏、痛经、带下等妇科病证；③阴中痛，疝气；④小便不利、癃闭，尿痛；⑤胁痛，黄疸。

【操作】直刺 0.5 ~ 0.8 寸。

（3）太冲（LR 3）　输穴；原穴

【定位】在足背，第 1、2 跖骨间，跖骨底结合部前方凹陷中，或触及动脉搏动处。

【主治】①中风、癫狂病、头痛、眩晕、口眼歪斜、小儿惊风等内风所致病证；②目赤肿痛、口喎、青盲、咽喉干痛、耳鸣、耳聋等头面五官热性病证；③月经不调、崩漏、痛经、难产等妇科病证；④黄疸、胁痛、腹胀、呕逆等肝胃病证；⑤下肢痿痹，足附肿痛。

【操作】直刺 0.5 ~ 1 寸。

（4）蠡沟（LR 5）　络穴

【定位】在小腿内侧，内踝尖上 5 寸，胫骨内侧面的中央。

【主治】①睾丸肿痛、阳强挺长等男科病证；②月经不调、带下等妇科病证；③外阴瘙痒、小便不利、遗尿等前阴病证；④足胫疼痛。

【操作】平刺 0.5 ~ 0.8 寸。

（5）曲泉（LR 8）　合穴

【定位】在膝部，腘横纹内侧端，半腱肌肌腱内缘凹陷中。

【主治】①小便不利、淋证、癃闭等泌尿系病证；②月经不调、带下、阴挺、阴痒等妇科病证；③遗精、阳痿等男科病证；④膝股疼痛。

【操作】直刺 0.8 ~ 1 寸。

（6）章门（LR 13）　八会穴之脏会；脾募穴；足厥阴经与足少阳

经的交会穴

【定位】在侧腹部，在第 11 肋游离端的下际。

【主治】①腹胀、泄泻、痞块等胃肠病；②胁痛、黄疸、痞块等肝胆脾病证。

【操作】直刺 0.8 ~ 1 寸。

（7）期门（LR 14）　肝募穴；足厥阴经与足太阴经的交会穴

【定位】在胸部，第 6 肋间隙，前正中线旁开 4 寸。

【主治】①胸胁胀痛；②腹胀、呃逆、吞酸等肝胃病证；③郁病，奔豚气；④乳痈。

【操作】斜刺 0.5 ~ 0.8 寸。

第十九单元　督脉、腧穴

1. 经脉循行　督脉者，起于下极之输，并于脊里，上至风府，入脑，上颠，循额，至鼻柱。

2. 主治概要

（1）脏腑病证：胸背腰段的腧穴主治与其相关的脏腑病证和有关的组织器官病证。

（2）神志病：癫狂痫等。

（3）热病。

（4）头面五官病证：头痛、口喎、面肿等。

（5）经脉循行部位的其他病证：腰骶、背项疼痛等。

3. 常用腧穴的定位、主治要点和操作

（1）腰阳关（GV 3）

【定位】在脊柱区，第 4 腰椎棘突下凹陷中，后正中线上。

【主治】①月经不调、带下等妇科病证；②遗精、阳痿等男科病证；③腰骶疼痛，下肢痿痹。

【操作】直刺或向上斜刺 0.5 ~ 1 寸。

（2）命门（GV 4）

【定位】在脊柱区，第 2 腰椎棘突下凹陷中，后正中线上。

【主治】①月经不调、痛经、经闭、带下、不孕等妇科病证；②遗精、阳痿、不育等男科病证；③五更泄泻、小便频数、癃闭等肾虚病证；④腰脊强痛，下肢痿痹。

【操作】向上斜刺0.5~1寸。

（3）至阳（GV 9）

【定位】在脊柱区，第7胸椎棘突下凹陷中，后正中线上。

【主治】①胸胁胀满、黄疸；②咳嗽、气喘；③腰背疼痛、脊强。

【操作】向上斜刺0.5~1寸。

（4）身柱（GV 12）

【定位】在脊柱区，第3胸椎棘突下凹陷中，后正中线上。

【主治】①身热、头痛、咳嗽、气喘等外感病证；②惊厥、癫狂痫等神志病证；③脊背强痛；④疔疮发背。

【操作】向上斜刺0.5~1寸。

（5）大椎（GV 14）　督脉与足三阳经的交会穴

【定位】在脊柱区，第7颈椎棘突下凹陷中，后正中线上。

【主治】①恶寒发热、疟疾等外感病证；②热病，骨蒸潮热；③咳嗽、气喘等肺气失于宣降证；④癫狂痫、小儿惊风等神志病证；⑤风疹、痤疮等皮肤疾病；⑥项强、脊痛等脊柱病证。

【操作】直刺0.5~1寸。

（6）哑门（GV 15）　督脉与阳维脉的交会穴

【定位】在颈后区，第2颈椎棘突上际凹陷中，后正中线上。

【主治】①暴喑、舌强不语、聋哑；②癫狂痫、癔症等神志病证；③头痛，项强。

【操作】伏案正坐位，头微前倾，项肌放松，向下颌方向缓慢刺入0.5~1寸。不可向上斜刺或深刺，以免刺入枕骨大孔，伤及延髓。

（7）风府（GV 16）　督脉与阳维脉的交会穴

【定位】在颈后区，枕外隆凸直下，两侧斜方肌之间凹陷中。

【主治】①中风、头痛、眩晕、痴呆等内风所致病证；②恶寒发热、项强等外感病证；③癫狂痫、癔症等神志病证；④目痛、鼻衄、咽喉肿痛、失音等五官病证。

【操作】伏案正坐位，头微前倾，项肌放松，向下颌方向缓慢刺入0.5~1寸。不可向上斜刺或深刺，以免刺入枕骨大孔，伤及延髓。

（8）百会（GV 20）　督脉与足太阳经的交会穴

【定位】在头部，前发际正中直上5寸。

【主治】①晕厥、中风、失语、痴呆、癫狂、不寐、健忘等神志病证；②头风、颠顶痛、眩晕、耳鸣等头面病证；③脱肛、阴挺、胃下垂等气虚下陷证。

【操作】平刺0.5~0.8寸，升阳固脱多用灸法。

（9）上星（GV 23）

【定位】在头部，前发际正中直上1寸。

【主治】①头痛、眩晕、目痛、鼻渊、鼻衄等头面五官病证；②癫狂；③热病，疟疾。

【操作】平刺0.5~0.8寸。

（10）神庭（GV 24）　督脉与足太阳经、足阳明经的交会穴

【定位】在头部，前发际正中直上0.5寸。

【主治】①癫狂痫、不寐、惊悸等神志病；②头痛、眩晕、目赤、目翳、鼻渊、鼻衄等头面五官病证。

【操作】平刺0.5~0.8寸。

（11）印堂（GV 24⁺）

【定位】在头部，两眉毛内侧端中间的凹陷中。

【主治】①不寐、健忘、痴呆、痫证、小儿惊风等神志病；②头痛、眩晕、鼻渊、鼻鼽、鼻衄等头面五官病证；③小儿惊风、产后血晕、

子病。

【操作】平刺 0.3～0.5 寸，或三棱针点刺出血。

(12) 素髎 (GV 25)

【定位】在面部，鼻尖的正中央。

【主治】①惊厥、昏迷、晕厥、脱证等急症；②鼻渊、鼻衄等鼻病。

【操作】向上斜刺 0.3～0.5 寸，或点刺出血。

(13) 水沟 (GV 26)　督脉与手、足阳明经的交会穴

【定位】在面部，人中沟的上 1/3 与下 1/3 交点处。

【主治】①昏迷、晕厥、中风、中暑、脱证等急症，为急救要穴之一；②癫狂痫、癔症、急慢惊风等神志病；③闪挫腰痛、脊背强痛；④口喝、面肿、鼻塞、牙关紧闭等头面五官病证。

【操作】向上斜刺 0.3～0.5 寸，强刺激；或指甲按掐。

第二十单元　任脉、腧穴

1. 经脉循行　任脉者，起于中极之下，以上毛际，循腹里，上关元，至咽喉，上颐，循面，入目。

2. 主治概要

(1) 脏腑病：腹部、胸部相关脏腑病。

(2) 妇科病、男科病及前阴病：月经不调、赤带、带下、遗精、阳痿、遗尿、小便不利等。

(3) 神志病：癫痫、失眠等。

(4) 虚证：部分腧穴具有强壮作用，主治各种虚证、虚劳、虚脱等。

(5) 经脉循行部位的其他病证：颈、头、胸、腹的局部病证。

3. 常用腧穴的定位、主治要点和操作

(1) 中极 (CV 3)　膀胱之募穴；任脉与足三阴经的交会穴

【定位】在下腹部，脐中下 4 寸，前正中线上。

【主治】①遗尿、癃闭、尿频、尿急等泌尿系病证；②遗精、阳痿、不育等男科病证；③崩漏、月经不调、痛经、经闭、不孕、带下等妇科病证。

【操作】直刺 1～1.5 寸，应在排尿后针刺，以免伤及深部膀胱。孕妇慎用。

(2) 关元 (CV 4)　小肠之募穴；任脉与足三阴经的交会穴

【定位】在下腹部，脐中下 3 寸，前正中线上。

【主治】①中风脱证、虚劳羸瘦、脱肛、阴挺等元气虚损所致病证；②遗精、阳痿、早泄、不育等男科病证；③崩漏、月经不调、痛经、闭经、不孕、带下等妇科病证；④遗尿、癃闭、尿频、尿急等泌尿系病证；⑤腹痛、泄泻、脱肛、便血等肠腑病证；⑥保健要穴。

【操作】直刺 1～1.5 寸，应在排尿后针刺，以免伤及深部膀胱。孕妇慎用。

(3) 气海 (CV 6)

【定位】在下腹部，脐中下 1.5 寸，前正中线上。

【主治】①中风脱证、虚劳羸瘦、脱肛、阴挺等气虚证；②遗精、阳痿、疝气、不育等男科病证；③崩漏、月经不调、痛经、经闭、不孕、带下等妇科病证；④遗尿、癃闭等泌尿系病证；⑤水谷不化、绕脐疼痛、便秘、泄泻等肠腑病证；⑥保健要穴。

【操作】直刺 1～1.5 寸，孕妇慎用。

(4) 神阙 (CV 8)

【定位】在脐区，脐中央。

【主治】①中风脱证、虚脱、脱肛、阴挺、胃下垂等元气虚损性病证；②腹胀、腹痛、肠鸣、泄泻、痢疾、便秘、水肿等脾肾虚损所致病证；

③保健要穴。

【操作】此穴禁针，多用艾条灸或隔盐灸。

（5）下脘（CV 10） 任脉与足太阴经的交会穴

【定位】在上腹部，脐中上2寸，前正中线上。

【主治】①胃痛、呕吐、完谷不化、食欲不振、腹胀、泄泻、小儿疳积等脾胃病证。

【操作】直刺1~1.5寸。

（6）建里（CV 11）

【定位】在上腹部，脐中上3寸，前正中线上。

【主治】①胃痛、呕吐、食欲不振、腹胀、腹痛等脾胃病证；②水肿，小便不利。

【操作】直刺1~1.5寸。

（7）中脘（CV 12） 胃之募穴；八会穴之腑会；任脉与手太阳经、手太阳经、足阳明经的交会穴

【定位】在上腹部，脐中上4寸，前正中线上。

【主治】①胃痛、呕吐、完谷不化、食欲不振、腹胀、泄泻、小儿疳积等脾胃病证；②癫狂、不寐等神志病；③黄疸。

【操作】直刺1~1.5寸。

（8）上脘（CV 13） 任脉与手少阳经、足阳明经的交会穴

【定位】在上腹部，脐中上5寸，前正中线上。

【主治】①胃痛、呕吐、呃逆、腹胀等脾胃病证；②癫痫。

【操作】直刺1~1.5寸。

（9）膻中（CV 17） 心包之募穴；八会穴之气会

【定位】在胸部，横平第4肋间隙，前正中线上。

【主治】①咳嗽、气喘、胸闷等胸中气机不畅病证；②心痛、心悸等心疾；③产后乳少、乳痈、乳癖等乳病；④呕吐、呃逆等胃气上逆证。

【操作】平刺0.3~0.5寸，或平刺。

（10）天突（CV 22） 任脉与阴维脉的交会穴

【定位】在颈前区，胸骨上窝中央，前正中线上。

【主治】①咳嗽、气喘、咽喉肿痛、胸痛等肺系病证；②暴喑、梅核气、瘿气等咽部病证。

【操作】先直刺0.2寸，然后将针尖转向下方，紧靠胸骨后方、气管前缘缓慢刺入1~1.5寸。必须严格掌握针刺的角度和深度，以防刺伤肺和有关动、静脉。

（11）廉泉（CV 23） 任脉与阴维脉的交会穴

【定位】在颈前区，喉结上方，舌骨上缘凹陷中，前正中线上。

【主治】中风舌强不语、舌缓流涎、舌下肿痛、咽喉肿痛、暴喑、吞咽困难、喉痹等咽喉口舌病证。

【操作】向舌根斜刺0.5~0.8寸。

（12）承浆（CV 24） 任脉与督脉及手、足阳明经的交会穴

【定位】在面部，颏唇沟的正中凹陷处。

【主治】①口喎、流涎、齿龈肿痛、口舌生疮等面口舌病证；②癫狂；③暴喑。

【操作】斜刺0.3~0.5寸。

第二十一单元 奇穴

常用奇穴的定位、主治要点和操作

1. 太阳

【定位】在头部，眉梢与目外眦之间，向后约一横指的凹陷中。

【主治】①头痛；②目赤肿痛，眼睑瞤动，色盲；③面瘫。

【操作】直刺0.3~0.5寸，或点刺出血。

2. 金津、玉液

【定位】在口腔内，舌下系带静脉上，左侧称金津，右侧称玉液。

【主治】①舌强，舌肿，口疮，喉痹；②消渴，呕吐，泄泻；③失语。

【操作】点刺出血。

3. 牵正（治面瘫效穴）

【定位】在面颊部，耳垂前0.5~1寸。

【主治】口㖞，口疮。

【操作】向前斜刺0.5~1寸。

4. 安眠

【定位】在项部，翳风穴与风池穴连线的中点。

【主治】失眠、头痛、眩晕、心悸、癫狂等心神病。

【操作】直刺0.5~1寸。

5. 三角灸

【定位】在下腹部，以患者两口角之间的长度为一边，做等边三角形，将顶角置于患者脐心，底边呈水平线，两底角处取穴。

【主治】①疝气，奔豚，绕脐疼痛；②不孕症。

【操作】艾炷灸5~7壮。

6. 定喘

【定位】在脊柱区，横平第7颈椎棘突下，后正中线旁开0.5寸。

【主治】①哮喘，咳嗽；②肩背痛，落枕。

【操作】直刺0.5~1寸。

7. 夹脊

【定位】在脊柱区，第1胸椎至第5腰椎棘突下两侧，后正中线旁开0.5寸，一侧17穴。

【主治】上背部的夹脊穴治疗心肺及上肢病证，下背部的夹脊穴治疗胃肠病证，腰部的夹脊穴治疗腰腹及下肢病证。

【操作】直刺0.5~1寸，或梅花针叩刺。

8. 胃脘下俞

【定位】在脊柱区，横平第8胸椎棘突下，后正中线旁开1.5寸。

【主治】①消渴；②胃痛，腹痛，胸胁痛。

【操作】斜刺0.3~0.5寸。

9. 腰眼

【定位】在腰区，横平第4腰椎棘突下，后正中线旁开约3.5寸凹陷中。

【主治】①腰痛；②月经不调，带下；③虚劳。

【操作】直刺0.5~1寸。

10. 十七椎（EX-B8）

【定位】在腰区，第5腰椎棘突下凹陷中。

【主治】①腰腿痛，下肢瘫痪；②崩漏，痛经，月经不调；③小便不利。

【操作】直刺0.5~1寸。

11. 腰痛点

【定位】在手背，第2、3掌骨间及第4、5掌骨间，腕背侧远端横纹与掌指关节的中点处，一手2穴。

【主治】急性腰扭伤。

【操作】直刺0.3~0.5寸。

12. 八邪

【定位】在手背，第1~5指间，指蹼缘后方赤白肉际处，左右共8穴。

【主治】①毒蛇咬伤；②手指拘痛、麻木，手背肿痛；③目痛，烦热。

【操作】斜刺0.5~0.8寸，或点刺出血。

13. 四缝

【定位】在手指，第2~5指掌面的近侧指间关节横纹的中央，一手4穴。

【主治】①小儿疳积；②百日咳。

【操作】直刺0.1~0.2寸，点刺出血或挤出少许黄白色透明黏液。

14. 十宣

【定位】在手指，十指尖端，距指甲游离缘0.1寸（指寸），左右共10穴。

【主治】①中风、昏迷、晕厥等神志病；②中暑、高热等急症；③咽喉肿痛；④手指麻木。

【操作】直刺 0.1～0.2 寸，或点刺出血。

15. 外劳宫

【定位】在手背，第 2、3 掌骨间，掌指关节后 0.5 寸（指寸）凹陷中。

【主治】①落枕；②手背红肿，手指麻木；③脐风。

【操作】直刺 0.5～0.8 寸。

16. 内膝眼

【定位】在膝部，髌韧带内侧凹陷处的中央。

【主治】①膝痛，腿痛；②脚气等下肢病证。

【操作】向膝中斜刺 0.5～1 寸，或透刺对侧膝眼。

17. 胆囊

【定位】在小腿外侧，腓骨小头直下 2 寸。

【主治】①胁痛、胆道蛔虫症等胆道病证；②下肢痿痹。

【操作】直刺 1～1.5 寸。

18. 阑尾

【定位】在小腿外侧，髌韧带外侧凹陷下 5 寸，胫骨前嵴外一横指（中指）。

【主治】①腹痛，胃痛，消化不良；②下肢痿痹。

【操作】直刺 1～1.5 寸。

19. 八风

【定位】在足背，第 1～5 趾间，趾蹼缘后赤白肉际处，左右共 8 穴。

【主治】①足跗肿痛，足趾麻木无力；②毒蛇咬伤；③脚气。

【操作】斜刺 0.5～0.8 寸，或点刺出血。

第二十二单元　毫针刺法

一、针刺准备

1. 消毒

（1）针具的消毒：①高压蒸汽灭菌法；②药液浸泡消毒法；③煮沸消毒法。

（2）医生双手消毒：用肥皂水洗净后使用 75% 酒精棉球擦拭。

（3）针刺部位消毒：75% 酒精棉球擦拭消毒；或先用 2% 碘酊涂擦，稍干后再用 75% 酒精棉球擦拭脱碘（擦拭时应从腧穴中心点向外绕圈消毒）。

（4）治疗室消毒。

2. 体位
仰卧位、侧卧位、俯卧位、仰靠坐位、俯伏坐位、侧伏坐位。

注意：对初诊、精神紧张或年老、体弱、病重的患者，应尽量采取卧位，以防患者感到疲劳或晕针；对患有严重心脏病和严重呼吸系统疾病的患者应慎用俯卧位。

二、进针方式

一般将持针的手称为"刺手"，辅助刺针的手称为"押手"。

1. 指切进针法　用于短针的进针。

2. 夹持进针法　用于长针的进针。

3. 舒张进针法　用于皮肤松弛部位的腧穴。

4. 提捏进针法　用于皮肉浅薄部位的腧穴，如印堂。

三、针刺的方向、角度和深度

1. 方向　针刺的方向是指进针时针尖的朝向，一般依经脉循行的方向、腧穴部位的特点和治疗的需要而确定。

2. 角度

（1）**直刺**：针身与皮肤表面呈90°刺入。适用于大部分腧穴。

（2）**斜刺**：针身与皮肤表面约呈45°刺入。适用于肌肉浅薄处，或者内有重要脏器，或不宜深刺、直刺的腧穴。

（3）**平刺**：针身与皮肤表面约呈15°或沿皮以更小角度刺入。适用于皮薄肉少的部位，如头部腧穴。

3. 深度

（1）把握针刺深度的原则：既要得气，又不能伤及脏腑组织器官。

（2）不同季节对针刺深浅的要求也不同，一般原则是春夏宜浅，秋冬宜深。

（3）深刺多用直刺，浅刺多用斜刺、平刺（头面、胸腹、皮薄肉少处）。

四、行针手法

1. 基本手法

（1）**提插法**：刺入腧穴一定深度后，施以上提下插的操作手法。

注意：以3～5分钟为宜，频率不宜过快，每分钟60次左右。

（2）**捻转法**：刺入腧穴一定深度后，使针向前向后捻转使针反复旋转的行针手法。

注意：不能单向捻针，否则针身易被肌纤维等缠绕。

2. 辅助手法（有催气、行气的作用）

（1）循法：医者用手指顺着经脉的循行路径，在腧穴的上下部轻柔地循按。

（2）弹法：以手指弹动针尾或针柄，使针体震摇。可用于一些不宜施行大角度捻转的腧穴。

（3）刮法：以拇指或食指的指腹抵住针尾，用拇指、食指或中指指甲，频频刮动针柄。可用于一些不宜施行大角度捻转的腧穴。

（4）摇法：手持针柄，将针轻

轻摇动。其法有二：一是直立针身而摇，以加强得气的感应；二是卧倒针身而摇。用于较为浅表部位的腧穴。

（5）飞法：刺手拇、食指执持针柄，细细捻搓数次，然后张开两指，一搓一放，反复数次，状如飞鸟展翅。宜在肌肉丰厚处施术。

（6）震颤法：手持针柄，用小幅度、快频率的提插、捻转手法，使针身轻微震颤。可用于较为浅表部位的腧穴。

五、得气

1. 概念
得气，古称"气至"，近称"针感"。

①患者体会：当针刺得气时，患者的针刺部位有酸、麻、胀、重等自觉反应。

②医者体会：医者的刺手亦能体会到针下沉紧、涩滞或针体颤动等反应。

2. 临床意义
得气是施行针刺产生治疗作用的关键。在临床上针刺不得气时，要分析原因，并重新调整腧穴的针刺部位、角度、深度和相应手法。

六、针刺补泻

1. 捻转补泻　顺时针为补，逆时针为泻。

2. 提插补泻　重插轻提为补，轻插重提为泻。

3. 徐疾补泻　慢入快出为补，快入慢出为泻。

4. 迎随补泻　顺之为补，逆之为泻。

5. 呼吸补泻　呼进吸出为补，吸进呼出为泻。

6. 开阖补泻　出针后迅速揉按针孔为补，出针时摇大针孔而不按为泻。

7. 平补平泻　进针得气后，施行均匀的提插、捻转手法。

七、针刺异常情况

1. 晕针

处理措施：停针并起出所有针。患者平卧，注意保暖；应给温开水或糖水；重者针刺人中穴等。

预防：安抚好初次针刺或紧张者。

2. 滞针

处理措施：紧张者，可稍留针时间；或循按叩弹针柄，或在滞针附近刺针；行针不当，捻转太过造成者，可反向捻转。

预防：安抚好紧张者；注意行针手法。

3. 弯针

处理措施：不可再行针，顺着弯曲方向取出针具。如因患者移动体位所致，应使之慢慢恢复原来体位。切忌强行拔针。

预防：避免进针过速过猛；嘱患者不随意变换体位。

4. 断针

处理措施：医者必须从容镇定，安抚患者。针身若露于体外可用镊子起出；针身若与皮肤相平或少凹陷于体内，按针孔两侧使针身露出；如没入体内，采用外科手术方法取出。

预防：检查针具；避免过猛进针；嘱咐患者莫随意改变体位。

5. 血肿

处理措施：微量皮下出血而局部小块青紫，不必处理。如疼痛剧烈，青紫块大，先冷敷止血，再热敷。

预防：检查针具；避开血管针刺；出针时应立即消毒干棉球揉按压迫针孔。

6. 刺伤内脏

处理措施：损伤轻者，卧床休息一段时间可自愈。损伤较重或有持续出血倾向者，应用止血药等对症处理，并严密观察病情及血压

变化。

预防：术者应熟悉人体解剖部位、明确腧穴下的脏器组织；掌握腧穴结构。

7. 刺伤脑与脊髓

处理措施：及时出针。轻者需安静休息，经过一段时间后，可自行恢复。重者应配合神经外科进行及时抢救。

预防：针刺头项及背腰部腧穴时，注意掌握正确的针刺角度和方向，不宜大幅度提插。禁深刺。

8. 外周神经损伤

处理措施：勿继续提插捻转，应缓慢出针，做相应处理。可应用B族维生素等药物治疗。如在相应经络腧穴上用B族维生素类药物穴位注射，严重者可根据病情需要进行临床救治。

预防：针刺神经干附近穴位时，手法宜轻；出现触电感时，不可再使用强刺激手法。

八、针刺注意事项

1. 施术部位的宜忌
①避开重要脏器。②避开重要组织器官。③避开某些特殊部位。

2. 患者状态的宜忌
①体质状态。②机能状态。

3. 病情性质的宜忌
①病情程度。②疾病性质。

第二十三单元　灸法

一、灸法的作用

①温经散寒；②扶阳固脱；③消瘀散结。④防病保健（关元、气海、命门、足三里）。⑤引热外行。

二、灸法的种类

1. 灸法的分类

（1）艾灸法：艾炷灸（直接灸、间接灸）、艾条灸（悬起灸、

针灸

实按灸）、温针灸、温灸器灸。

（2）非艾灸法：灯火灸、天灸
（白芥子灸、蒜泥灸、斑蝥灸）。

2. 艾灸灸

（1）直接灸

①瘢痕灸：用于治疗哮喘、肺
痨、瘰疬等慢性顽疾。

②无瘢痕灸。

（2）间接灸

①隔姜灸（温胃止呕，散寒止
痛）：用于因寒而致的呕吐、腹痛，
以及风寒痹痛等病证。

②隔蒜灸（清热解毒，杀虫）：
用于肺痨、瘰疬、肿疬初起等病证。

③隔盐灸（回阳救逆，固脱）：
用于伤寒阴证或吐泻并作、中风脱
证等病证。

④隔附子饼灸（温补肾阳）：
用于命门火衰之阳痿、早泄，或疮
疡久溃不敛等病证。

3. 艾条灸

（1）悬起灸：①温和灸。②雀
啄灸。③回旋灸。

（2）实按灸：①太乙神针。
②雷火神针。

4. 温针灸　适用于既需要留针
而又适宜用艾灸的病证。

三、灸法的注意事项

1. 施灸的先后顺序　临床上一
般是先灸上部，后灸下部；先灸阳
部，后灸阴部。壮数是先少后多。
艾炷是先小后大。特殊情况下可酌
情而施：如脱肛时，可先灸长强以
收肛，后灸百会以举陷。

2. 施灸的禁忌

（1）对实热证、阴虚发热者，
一般不适宜灸法。

（2）对颜面、五官和大血管部
位及关节部位，不宜采用瘢痕灸。

（3）孕妇的腹部和腰骶部也不
宜施灸。

（4）一般空腹、过饱、极度疲
劳和对灸法恐惧者，应慎施灸。

（5）对于体弱患者，灸治时艾
炷不宜过大，刺激量不可过强，以
防晕灸。一旦发生晕灸，应立即停
止施灸，并做出及时处理，其方法
同晕针。

3. 灸后处理　施灸过量，时间
过长，局部会出现水疱，只不擦
破，可任其自然吸收；如水疱较大，
可用消毒毫针刺破，放出水液，再
涂以烫伤油或消炎药膏等。

第二十四单元　拔罐法

1. 拔罐的操作方法

（1）留罐法：一般留罐 5 ～ 15
分钟。

（2）走罐法：适于面积大、肌
肉丰厚部位。

（3）闪罐法：多用于局部皮肤
麻木疼痛或功能减退者，尤其适于
不宜留罐的部位。

（4）刺血拔罐法：多用于热
证、实证、瘀血证及某些皮肤病。

（5）留针拔罐法：针罐配合。

2. 拔罐的作用和适用范围

（1）拔罐法具有通经活络、行
气活血、消肿止痛，祛风散寒等
作用。

（2）拔罐法适用范围较为广
泛，一般多用于风寒湿痹、腰背肩
臂腿痛、关节痛、软组织挫扭伤、
伤风感冒、头痛、咳嗽、哮喘、胃
脘痛、呕吐、腹痛、痛经、中风偏
枯、瘀血痹阻等。此外可用于防病
保健、消除疲劳。

3. 拔罐的注意事项

（1）留罐过程中，若出现疼痛
可减压放气或立即起罐。

（2）起罐时不可硬拉或旋转罐
具，以免引起疼痛或损伤。

（3）不宜拔罐的情况：①皮肤
过敏、溃疡、水肿及心脏大血管分
布部位。②孕妇的腹部、腰骶部位。
③有自发性出血倾向疾患、高热、

抽搐等禁止拔罐。

第二十五单元　其他针法

一、电针法

（1）连续波：①疏波：用于痿证、慢性疼痛和各种肌肉、关节韧带、肌腱的损伤。②密波：用于止痛、镇静、缓解肌肉和血管痉挛等。

（2）疏密波：用于扭挫伤、关节炎、坐骨神经痛、面瘫、肌无力、局部冻伤等。

（3）断续波：用于痿证、瘫痪。

二、三棱针法

三棱针法又名"刺血络""刺络""络刺""赞刺""豹纹刺"。

（1）点刺法：多用于指趾末端的十宣、十二井穴，耳尖，以及头面的攒竹、上星、太阳等穴。

（2）散刺法：多用于局部瘀血、扭伤或水肿、顽癣。

（3）刺络法：多用于曲泽、委中等穴，治疗急性吐泻、疼痛、中暑、发热等。

（4）挑刺法：用于肩周炎、胃痛、颈椎综合征、失眠、支气管哮喘、血管神经性头痛。

三、皮肤针法

皮肤针法又名"梅花针""七星针""罗汉针"。

（1）叩刺：叩击时针尖与皮肤必须垂直。

①循经叩刺：常用于督脉和膀胱经，以及四肢肘膝以下的经络。

②穴位叩刺：常用于特定穴、华佗夹脊穴、阿是穴。

③局部叩刺：如扭伤后局部的瘀肿疼痛及脱发等，可在局部进行围刺或散刺。

（2）滚刺：用特制的滚刺筒消毒后在皮肤上来回滚动。

四、火针法

火针法古称"焠刺"。

（1）火针常用刺法：点刺法、密刺法、散刺法、围刺法、刺络法。

（2）针刺深度：应根据病情、体质和针刺部位等情况而定。一般而言，四肢、腰腹部针刺稍深，可刺5～12mm；胸背部针刺宜浅，可刺1.5～5mm；痣、疣的针刺深度应以达其基底的深度为宜。

（3）适用范围：本法具有温经散寒、活血化瘀、软坚散结、祛腐生肌等作用。

五、穴位注射法

穴位注射法，又称"水针"，是以中西医理论为指导，依据穴位作用和药物性能，在穴位内注入药物以防治疾病的方法。该方法将针刺和药物的双重刺激作用有机地结合起来，具有操作简便、用药量小、适应证广、作用迅速等特点。

第二十六单元　头针法、耳针法

一、头针法

（一）额区

1. 额中线

【定位】在额部正中，前发际上下各0.5寸，即从督脉神庭穴向下前1寸。

【主治】头痛、强笑、自哭、失眠、健忘、多梦、癫狂痫、鼻病等。

2. 额旁1线

【定位】在额部，直对目内眦，发际上各半寸，即从膀胱经眉冲穴向下1寸。

【主治】冠心病、心绞痛、支气管哮喘、支气管炎、失眠等。

3. 额旁2线

【定位】在额部，直对瞳孔，发际上下各半寸，即从胆经头临泣穴向下1寸。

【主治】急慢性胃炎、胃及十二指肠溃疡、肝胆疾病等。

4. 额旁3线

【定位】在额部，从胃经头维穴的内侧0.75寸处向下1寸。

【主治】功能性子宫出血、阳痿、遗精、子宫脱垂、尿频、尿急等下焦病证。

（二）顶区

1. 顶中线

【定位】在头顶正中线上，从督脉百会穴向前至前顶穴1.5寸。

【主治】腰、腿、足病证（如瘫痪、麻木、疼痛等），皮层性多尿，小儿夜尿，脱肛，胃下垂，子宫脱垂，高血压，头顶痛等。

2. 顶颞前斜线

【定位】在头侧面，从督脉前顶穴至胆经悬厘穴的连线。

【主治】对侧肢体中枢性运动功能障碍。将全线分成5等分，上1/5治疗对侧下肢中枢性瘫痪，中2/5治疗对侧上肢中枢性瘫痪，下2/5治疗对侧中枢性面瘫、运动性失语、流涎、脑动脉硬化等。

3. 顶颞后斜线

【定位】在头侧面，从督脉百会穴至胆经曲鬓穴的连线。

【主治】对侧肢体中枢性感觉障碍。将全线分成5等分，上1/5治疗对侧下肢感觉异常，中2/5治疗对侧上肢感觉异常，下2/5治疗对侧头面部感觉异常。

4. 顶旁1线

【定位】在头顶部，顶中线左右各旁开1.5寸，从膀胱经承光穴向后1.5寸。

【主治】腰、腿、足病证（如瘫痪、麻木、疼痛等）。

5. 顶旁2线

【定位】在头顶部，顶中线左右各旁开2.25寸，从胆经正营穴向后1.5寸。

【主治】肩、臂、手病证，如瘫痪、麻木、疼痛等。

（三）颞区

1. 颞前线

【定位】在头侧面，从胆经颔厌穴到悬厘穴。

【主治】偏头痛、运动性失语、周围性面瘫、口腔疾病等。

2. 颞后线

【定位】在头侧面，从胆经率谷穴到曲鬓穴。

【主治】偏头痛、眩晕、耳聋、耳鸣等。

（四）枕区

1. 枕上正中线

【定位】在枕部，枕外隆凸上方正中的垂直线。从督脉强间穴至脑户穴。

【主治】眼病。

2. 枕上旁线

【定位】在枕部，枕上正中线平行向外0.5寸。

【主治】皮层性视力障碍、白内障、近视眼等。

3. 枕下旁线

【定位】在枕部，从膀胱经玉枕穴向下引一直线，长2寸。

【主治】小脑疾病引起的平衡障碍、后头痛等。

二、耳针法

（一）选穴原则

①按相应部位选穴。②按脏腑辨证选穴。③按经络辨证选穴。④按西医理论选穴。⑤按临床经验选穴。

（二）注意事项

1. 严格消毒，防止感染。针刺后如针孔发红、肿胀，应及时涂碘酒消毒消炎，防止化脓性软骨膜炎的发生。

2. 对扭伤和运动障碍的患者，进针后应嘱其适当活动患部，有助于提高疗效。

3. 有习惯性流产的孕妇应禁针。

4. 患有严重器质性病变和伴有高度贫血者不宜针刺，对严重心脏病、高血压者不宜行强刺激。

5. 耳针治疗时亦应注意防止发生晕针，一旦发生应及时处理。

第二十七单元　针灸治疗总论

一、针灸治疗原则

1. 治神守气

（1）治神主要包括两方面：一是在针灸操作过程中，医者专一其神，意守神气，患者神情安定，意守感传；二是在施治前后注重调治患者的精神状态。

（2）守气意即守住所得之气。而得气的快慢、气行的长短、气至病所的效应，常常又与患者的体质、对针刺的敏感度，以及医者取穴的准确性，针刺的方向、角度、深度、强度及补泻手法等因素密切相关。

（3）守气必先治神，守气的过程中也要治神。

2. 补虚泻实

（1）虚则补之（背俞穴、原穴），陷下则灸之（百会、神阙、气海、关元）。

（2）实则泻之（井穴、募穴），菀陈则除之（清除瘀血的刺血疗法，如三棱针、皮肤针）。

（3）不盛不虚，以经取之（本经自病，不涉他脏，虚实表现不明显者，则取本经之穴，平补平泻）。

3. 清热温寒

（1）热则疾之：浅刺疾出或点刺放血，手法宜轻而快。

（2）寒则留之：深刺而久留针。

4. 治病求本

（1）急则治标：标病急于本病，先治标病。

（2）缓则治本：适用于慢性病

和急性病的恢复期。

（3）标本同治：当标病和本病处于俱重或俱缓的状态时，应标本同治。

5. 三因制宜　因人制宜、因时制宜、因地制宜。

二、针灸治疗作用

①疏通经络。②调和阴阳。③扶正祛邪。

三、针灸处方

1. 选穴原则

（1）近部选穴：腧穴所在，主治所在。

（2）远部选穴：经脉所通，主治所在。

（3）辨证选穴：证候所见，对应选穴。

（4）对症选穴：经验效穴。

经验效穴总结

病证	效穴	病证	效穴
痰证	丰隆	水湿	阴陵泉
高血压	曲池	瘀血	血海、膈俞
汗证心	复溜	外感有汗或无汗	合谷
调经	三阴交	呕吐	内关
治疣	支正（便秘效穴）	心绞痛	内关
少乳	少泽	痛经	次髎
疳积	鱼际	清热	曲池、大椎
牙痛	合谷	胆道蛔虫病	迎香
舌强不语	通里	奔豚气	期门、公孙、涌泉
双向调节大便	天枢	咽喉肿痛	少商
滞产	（孕妇忌用）合谷、三阴交、至阴	惠风止痉	合谷、太冲

辨证	配穴
祛风	带风字的穴位、合谷、列缺、外关
风热	曲池、大椎、外关
痰热	丰隆、曲池、大椎
气滞	太冲、期门、膻中、气海
阴虚	太溪、三阴交、肾俞
里热	井穴、荥穴
血瘀	血海、膈俞、三阴交
风寒	风池、风门、合谷、列缺
痰湿	丰隆、阴陵泉、中脘
肝阳亢	太冲、太溪
气血虚	脾俞、胃俞、足三里、气海、血海
阳虚	肾俞、命门、关元
寒湿	命门、腰阳关
食积	足三里、中脘

2. 配穴方法

（1）按部位配穴法：①远近配穴。②上下配穴（八脉交会穴配对应用）。③前后配穴（俞募配穴）。④左右配穴。

（2）按经脉配穴法：①本经配穴。②表里经配穴。③同名经配穴。

第二十八单元　内科病证的针灸治疗

一、头痛

1. 头痛的辨证要点　病位在头，与手足三阳经、足厥阴经、督脉密切相关。

（1）经络辨证

①太阳头痛：枕部疼痛或下连于项者。

②阳明头痛：额痛或兼眉棱、鼻根部痛者。

③少阳头痛：两侧头部疼痛者。

④厥阴头痛：颠顶痛或连于目系者。

（2）八纲辨证

①外感头痛：风寒头痛、风热

头痛、风湿头痛。

②内伤头痛：肝阳上亢头痛、痰浊头痛、瘀血头痛、血虚头痛。

2. 头痛的治法　调和气血，通络止痛——循经取穴和阿是穴。

3. 头痛的选穴

（1）主穴：百会、风池、太阳、合谷、阿是穴。

（2）配穴：太阳头痛——天柱、昆仑、后溪。阳明头痛——印堂、内庭。少阳头痛——率谷、足临泣、外关。厥阴头痛——四神聪、太冲、内关。风寒头痛——风门、列缺。风热头痛——曲池、大椎。风湿头痛——头维、阴陵泉。肝阳头痛——太溪、太冲。痰浊头痛——中脘、丰隆。瘀血头痛——脾俞、血海、足三里。肾精不足——肾俞、太溪、三阴交。

4. 头痛的基本治疗操作　毫针虚补实泻法。寒证加灸；瘀血头痛可在阿是穴点刺出血；头痛剧烈者，阿是穴可采用强刺激并久留针。

附：偏头痛

1. 偏头痛的辨证要点　病位在头，与肝胆关系密切。侧头部为足少阳胆经循行部位。

（1）主症：头痛多为一侧，常局限于额部、颞部和枕部，以早晨起床时多发。典型的偏头痛有先兆症状，如眼前闪烁暗点、视野缺损、单盲或同侧偏盲。

（2）八纲辨证：肝阳上亢、痰湿偏盛、瘀血阻络。

2. 偏头痛的治法　疏泄肝胆，通经止痛——手足少阳、足厥阴经穴及局部穴为主。

3. 偏头痛的选穴

（1）主穴：外关、风池、足临泣、太冲、率谷、阿是穴。

（2）配穴：肝阳上亢——百会、行间。痰湿偏盛——中脘、丰隆。瘀血阻络——血海、膈俞。

4. 偏头痛的基本治疗操作 毫针泻法。当偏头痛发作时以远端穴为主，用较强刺激。

二、面痛

1. 面痛的辨证要点 病位在面部，与手、足三阳经密切相关。

（1）主症：面部突发疼痛，呈闪电样、刀割样、针刺样、电灼样剧痛，痛时可引起面部肌肉抽搐，多伴有面部潮红、流泪、流涎、流涕等。常因说话、吞咽、刷牙、洗脸、冷刺激、情绪变化等诱发。轻触鼻翼、颊部和舌可以诱发，称为扳机点。

（2）经络辨证

①足太阳经病证：眼部痛，为三叉神经第 1 支，即眼支痛。

②手足阳明经病证：上颌部痛，为三叉神经第 2 支，即上颌支痛。

③手太阳经病证：下颌部痛，为三叉神经第 3 支，即下颌支痛。

（3）八纲辨证：外感风寒、外感风热、气血瘀滞、肝胃郁热、阴虚阳亢。

2. 面痛的治法 疏通经络，祛风止痛——手、足阳明和足太阳经穴为主。

3. 面痛的选穴

（1）主穴：四白、攒竹、合谷、地仓、太冲、内庭、下关。

（2）配穴：眼部疼痛——丝竹空、阳白、外关。上颌支痛——颧髎、迎香。下颌支痛——承浆、颊车、翳风。外感风寒——风池、列缺。外感风热——曲池、外关。气血瘀滞——内关、三阴交。肝胃郁热——行间、内庭。阴虚阳亢——风池、太溪。

4. 面痛的基本治疗操作 毫针泻法。针刺时宜先取远端穴，重刺激。面部腧穴在急性期宜轻刺。风寒证可酌情加灸。

三、腰痛

1. 腰痛的辨证要点 病位在腰部，与足少阴肾经及足太阳膀胱经、督脉等关系密切。

（1）经络辨证

①督脉病证：疼痛在腰脊中部者。

②足太阳经证：疼痛在腰脊两侧者。

（2）八纲辨证：寒湿腰痛、瘀血腰痛、肾虚腰痛。

2. 腰痛的治法 通经止痛——局部阿是穴及足太阳经穴为主。

3. 腰痛的选穴

（1）主穴：大肠俞、委中、阿是穴。

（2）配穴：督脉病证——后溪。足太阳经证——申脉。腰椎病变——腰夹脊。寒湿腰痛——命门、腰阳关。瘀血腰痛——膈俞、次髎。肾虚腰痛——命门、太溪。

4. 腰痛的基本治疗操作 毫针虚补实泻法。寒湿腰痛或肾虚腰痛，加灸法；瘀血腰痛，阿是穴用刺络拔罐；痛势较急者，委中点刺放血。

四、痹证

1. 痹证的辨证要点 病位在肉、筋、骨。

（1）主症：关节肌肉疼痛，屈伸不利。

（2）分类

①行痹：痛无定处。

②痛痹：疼痛剧烈，痛有定处，遇寒痛剧。

③着痹：疼痛重着，或肿胀麻木。

④热痹：红肿热痛。

2. 痹证的治法 通经止痛——局部穴位为主，配合循经取穴及辨证选穴。

3. 痹证的选穴

（1）主穴：阿是穴、局部经穴。

（2）配穴：行痹——血海、膈俞。痛痹——肾俞、关元。着痹——阴陵泉、足三里。热痹——大椎、曲池。

4. 痹证的基本治疗操作　毫针泻法或平补平泻。痛痹、着痹者，加灸法；大椎、曲池可点刺放血；局部腧穴可加拔罐法。

五、坐骨神经痛

1. 坐骨神经痛的辨证要点　坐骨神经痛病位主要在足太阳、足少阳经脉和经筋。

（1）经络辨证

①足太阳经证：疼痛以下肢后侧为主者。

②足少阳经证：疼痛以下肢外侧为主者。

（2）八纲辨证：寒湿、瘀血阻络、气血不足。

2. 坐骨神经痛的治法　通经止痛——足太阳、足少阳经穴为主。

3. 坐骨神经痛的选穴

（1）主穴

①足太阳经证：承山、昆仑、腰夹脊、委中、秩边、阿是穴。

②足少阳经证：腰夹脊、环跳、丘墟、悬钟、阳陵泉、阿是穴。

（2）配穴：寒湿——命门、腰阳关。瘀血阻络——血海、阿是穴。气血不足——足三里、三阴交。

4. 坐骨神经痛的基本治疗操作　毫针虚补实泻法。秩边、环跳以针感沿腰腿部足太阳、足少阳经向下传导为佳，但不宜多次重复。

六、中风

1. 中风的辨证要点　病位在脑，与心、肝、脾肾关系密切。病机为脏腑阴阳失调，气血逆乱。

2. 中经络

（1）主症：意识清楚，半身不遂，口角㖞斜，语言不利。

（2）治法：疏通经络，醒脑调神——督脉、手厥阴及足太阴经穴为主。

（3）选穴

①主穴：水沟、内关、三阴交、委中、尺泽、极泉。

②配穴：肝阳暴亢（目赤口苦、脉弦）——太冲、太溪。风痰阻络（肢体麻木拘急、苔腻脉滑）——丰隆、风池。痰热腑实（痰多、便秘、舌红、脉弦滑）——曲池、内庭、丰隆。气虚血瘀（体软、半身麻木）——气海、血海、足三里。阴虚风动（肢麻拘挛、舌红少苔、脉细数）——太溪、风池。上肢拘挛——肩髃、曲池、手三里、合谷。下肢拘挛——环跳、足三里、风市、阳陵泉、悬钟、太冲。口角㖞斜——地仓、颊车、合谷、太冲。语言謇涩——廉泉、通里、哑门。吞咽困难——廉泉、金津、玉液。病侧肢体屈伸拘挛者——肘（曲泽）、腕（大陵）、膝（太溪）、踝（太溪）、足内翻（丘墟透照海）、足外翻（太溪、中封）、足下垂（解溪）。

3. 中脏腑

（1）主症：突然昏仆，不省人事，或神志恍惚、嗜睡，兼半身不遂，口角㖞斜。

（2）治法

①闭证：平肝息风，醒脑开窍——督脉、手厥阴经穴和十二井穴为主。

②脱证：回阳固脱——任脉经穴为主。

（3）选穴

①闭证：十二井、水沟、太冲、丰隆、劳宫。

②脱证：关元、神阙。

4. 中风的基本治疗操作

①水沟向上方斜刺，用雀啄法，以眼球湿润为度。

②内关用泻法；三阴交用补法。

③刺极泉时，在原穴位置下1寸心经上取穴，避开动脉，直刺进针，用提插泻法。

④尺泽、委中直刺，用提插法使肢体有抽动感。

⑤十二井穴用三棱针点刺出血；太冲、丰隆、劳宫用泻法。

⑥神阙用隔盐灸；关元用大艾炷灸，至四肢转温为止。

七、眩晕

1. 眩晕的辨证要点　本病病位在脑，与肝、脾、肾相关。

（1）主症：头晕目眩，视物旋转。

（2）辨证分型：肝阳上亢、痰湿中阻、气血两虚、肾精不足。

2. 眩晕的治法

（1）实证：平肝潜阳，化痰定眩——足少阳、足厥阴经穴及督脉穴为主。

（2）虚证：益气养血，填精定眩——督脉穴和相应背俞穴为主。

3. 眩晕的选穴

（1）实证

①主穴：百会、风池、太冲、内关。

②配穴：肝阳上亢——行间、侠溪、太溪。痰湿中阻——头维、中脘、丰隆。

（2）虚证

①主穴：肝俞、肾俞、百会、足三里、风池。

②配穴：气血两虚——气海、脾俞、胃俞。肾精不足——太溪、悬钟、三阴交。

4. 眩晕的基本治疗操作　实证，用毫针用泻法。虚证，百会、风池用平补平泻法，余穴用补法，可灸。

八、面瘫

1. 面瘫的辨证要点　本病病位在面部，与少阳、阳明经筋有关。

（1）主症：以口眼歪斜为特点。常急性发作，睡醒时发现额纹消失，露睛流泪，鼻唇沟变浅，口角下垂歪向健侧，病侧不能皱眉、蹙额、闭目、露齿、鼓颊。

（2）经络辨证

①眼睑不能闭合者——足太阳、足阳明经。

②口喝者——手太阳、手足阳明经。

2. 面瘫的治法　祛风通络，疏调经筋——局部穴、手足阳明经穴为主。

3. 面瘫的选穴

（1）主穴：阳白、四白、攒竹、合谷、地仓、颧髎、颊车、太冲、翳风。

（2）配穴：风寒外袭——风池、风府。风热侵袭——外关、关冲。气血不足——足三里、气海。眼睑闭合不全——鱼腰、丝竹空、申脉。鼻唇沟变浅——迎香。人中沟歪斜——人中（水沟）。颏唇沟歪斜——承浆。乳突部疼痛——翳风。舌麻、味觉减退——廉泉。

4. 面瘫的基本治疗操作　面部腧穴均行平补平泻法，恢复期可加灸法。发病初期，面部腧穴手法不宜过重，针刺不宜过深；肢体远端腧穴行泻法且手法宜重。恢复期，足三里行补法，合谷、太冲行平泻法。

九、痿证

1. 痿证的辨证要点　病位在筋脉肌肉，与肺、脾、肝、肾有关。

（1）主症：肢体软弱无力，筋脉弛缓，甚则肌肉萎缩或瘫痪。

（2）辨证分型：肺热津伤、湿热浸淫、脾胃虚弱、肝肾亏虚。

2. 痿证的治法 祛邪通络，濡养筋脉——手、足阳明经穴和夹脊穴为主。

3. 痿证的选穴

（1）主穴

上肢痿证：颈、胸段夹脊穴、外关、曲池、肩髃、合谷。

下肢痿证：解溪、悬钟（绝骨）、三阴交、阳陵泉、腰部夹脊穴、髀关、足三里。

（2）配穴：肺热津伤——尺泽、大椎。湿热浸淫——阴陵泉、内庭。脾胃虚弱——脾俞、胃俞。肝肾亏虚——肝俞、肾俞。上、下肢肌肉萎缩，分别配手、足阳明经穴排刺。

4. 痿证的基本治疗操作 毫针刺，虚补实泻法。尺泽可点刺出血。

十、痫病

1. 痫病的辨证要点 病位在脑，与肝、心、脾、肾功能失调有关。

2. 发作期

（1）主症

①大发作：突然昏仆，四肢抽搐，口吐白沫，或发怪叫，二便自遗，发作后平复如常人。

②小发作：动作突然中断，头部低垂，两目瞪视，呼之不应，数秒至数分钟后即可恢复。

（2）治法：醒脑开窍——督脉穴、手厥阴经穴为主。

（3）选穴

①主穴：百会、内关、后溪、太冲、水沟。

②配穴：大发作——十宣、涌泉。小发作——神门、神庭。

（4）治疗操作：毫针泻法，水沟穴宜强刺激。

3. 间歇期

（1）辨证分型：痰火扰神、风痰闭阻、瘀阻脑络、心脾两虚、肝肾阴虚。

（2）治法：化痰息风，理气通

络——任脉穴及手足厥阴经穴为主。

（3）选穴

①主穴：太冲、间使、鸠尾、印堂、腰奇、丰隆。

②配穴：痰火扰神——神门、行间、内庭。风痰闭阻——合谷、风池、阴陵泉。瘀阻脑络——内关、膈俞、血海。心脾两虚——心俞、脾俞、足三里。肝肾阴虚——肝俞、肾俞、三阴交。

（4）治疗操作：太冲、丰隆行泻法，其余主穴行平补平泻法。

十一、不寐

1. 不寐的辨证要点 病位在心，与肝、脾、肾等脏腑功能失调密切相关。

（1）主症：轻者入寐困难或寐而易醒，醒后不寐；重者彻夜难眠。

（2）辨证分型：心脾两虚、心肾不交、心胆气虚、肝火扰神、脾胃不和。

2. 不寐的治法 舒脑宁心，安神利眠——督脉穴、手少阴、足太阴经穴及八脉交会穴为主。

3. 不寐的选穴

（1）主穴：三阴交、照海、百会、神门、申脉、安眠。

（2）配穴：心脾两虚——心俞、脾俞。心肾不交——太溪、肾俞。心胆气虚——心俞、胆俞。肝火扰神——行间、侠溪。脾胃不和——足三里、内关。噩梦多——厉兑、隐白。头晕——风池、悬钟。重症不寐——夹脊、四神聪。

4. 不寐的基本治疗操作 毫针平补平泻法。配穴则虚补实泻；照海用补法，申脉用泻法；心胆气虚者可配合灸法。

十二、郁证

1. 郁证的辨证要点 病位在肝，可涉及心、脾、肾。

（1）主症：精神抑郁善忧，情

绪不宁或易怒易哭。

（2）辨证分型：肝气郁结、气郁化火、痰气郁结、心神惑乱、心脾两虚、肝肾阴虚。

2. 郁证的治法　调神解郁，疏利气机——督脉、手足厥阴、手少阴经穴为主。

3. 郁证的选穴

（1）主穴：内关、神门、印堂、水沟、太冲、百会。

（2）配穴：肝气郁结——膻中、期门。气郁化火——行间、侠溪。痰气郁结——丰隆、天突、阴陵泉。心神惑乱——通里、心俞、三阴交。心脾两虚——心俞、脾俞、足三里、三阴交。肝肾阴虚——肝俞、肾俞、太溪、三阴交。咽部异物感明显——天突、照海。

4. 郁证的基本治疗操作　水沟行泻法，其余主穴行平补平泻法。

十三、痴呆

1. 痴呆的辨证要点　病位在脑，与肝、心、脾、肾等脏腑功能失常关系密切。

（1）主症：呆傻愚笨。轻者神情淡漠，寡言少语，反应迟钝，记忆减退等；重者神情呆滞，言辞颠倒，行为怪癖，记忆障碍，智力衰退，生活不能自理等。

（2）辨证分型：肝肾亏虚、气血不足、痰浊蒙窍、瘀血阻络。

2. 痴呆的治法　醒脑调神，充髓益智——督脉、手厥阴、足少阴经穴为主。

3. 痴呆的选穴

（1）主穴：四神聪、内关、百会、太溪、悬钟、印堂。

（2）配穴：肝肾亏虚——肝俞、肾俞。气血不足——足三里、气海、血海。痰浊蒙窍——丰隆、中脘。瘀血阻络——膈俞、内关。

4. 痴呆的基本治疗操作　太溪、悬钟行补法，其余主穴平补平

泻法。

十四、心悸

1. 心悸的辨证要点　病位在心，与胆、脾、肾功能失调密切相关。

（1）主症：自觉心中悸动，惊惕不安，甚则不能自主。

（2）辨证分型：心虚胆怯、心脾两虚、阴虚火旺、水气凌心、心脉瘀阻。

2. 心悸的治法　宁心安神，定悸止惊——心俞、手厥阴经穴及相应脏腑俞募穴为主。

3. 心悸的选穴

（1）主穴：心俞、巨阙、内关、神门、郄门。

（2）配穴：心虚胆怯——胆俞。心脾两虚——脾俞、足三里。阴虚火旺——太溪、肾俞。水气凌心——气海、阴陵泉。心脉瘀阻——膻中、膈俞。

4. 心悸的基本治疗操作　毫针平补平泻法。心脉瘀阻者，膈俞可用刺络拔罐法。

十五、感冒

1. 感冒的辨证要点　病位在肺卫。

（1）主症：恶寒发热（表证），鼻塞流涕，咳嗽，头痛，周身酸楚不适。

（2）辨证分型：风寒感冒、风热感冒、夹湿、夹暑、体虚感冒。

2. 感冒的治法　祛风解表——手太阴、手阳明经穴及督脉穴为主。

3. 感冒的选穴

（1）主穴：合谷、大椎、风池、列缺、太阳。

（2）配穴：风寒感冒——风门、肺俞。风热感冒——曲池、尺泽。夹湿——阴陵泉。夹暑——委中。体虚感冒——足三里。咽喉肿痛——少商、商阳。鼻塞——迎香。全身

酸楚——身柱。

4. 感冒的基本治疗操作 主穴用毫针泻法。配穴中足三里用补法，尺泽、委中、少商、商阳可点刺出血。风寒感冒，可加灸法；风热感冒，大椎可行刺络拔罐法。

十六、咳嗽

1. 咳嗽的辨证要点 病位在肺，与肝、脾、肾关系密切。

2. 外感咳嗽

（1）主症：起病急，病程短，常伴肺卫表证。

（2）辨证分型：风寒袭肺、风热犯肺。

（3）治法：疏风解表，宣肺止咳——手太阴、手阳明经穴为主。

①主穴：肺俞、列缺、合谷。

②配穴：风寒袭肺——风门、太渊。风热犯肺——曲池、大椎。咽喉肿痛——少商。

（5）治疗操作：毫针泻法；少商点刺出血；风寒袭肺者宜针灸并用，或针后在背部腧穴拔罐。

3. 内伤咳嗽

（1）主症：反复发作，病程长，可伴他脏见症。

（2）辨证分型：痰湿阻肺、肝火灼肺、肺阴亏虚。

（3）治法：肃肺理气，止咳化痰——手太阴经穴为主。

（4）选穴

①主穴：三阴交、太渊、肺俞。

②配穴：痰湿阻肺——丰隆、阴陵泉。肝火灼肺——行间、鱼际。肺阴亏虚——膏肓、孔最。胸痛——阳陵泉。咽喉干痒——太溪。盗汗——阴郄。气短乏力——足三里、气海。

（5）治疗操作：毫针平补平泻法，酌情加灸。

十七、哮喘

1. 哮喘的辨证要点 病位在肺，与脾、肾关系密切。病机为痰壅气道，肺失宣降。

2. 实喘

（1）主症：病程短，或当发作期，哮喘声高气粗，呼出为快，体质强，脉象有力。

（2）辨证分型：风寒外袭、痰热阻肺。

（3）治法：祛邪肃肺，化痰平喘——手太阴经穴及相应背俞穴为主。

（4）选穴

①主穴：肺俞、中府、列缺、尺泽、定喘。

②配穴：风寒外袭——风门、合谷。痰热阻肺——丰隆、曲池。喘甚——天突。

（5）治疗操作：毫针常规刺，用泻法。风寒者可酌情加灸或拔罐。

3. 虚喘

（1）主症：病程长，反复发作或当缓解期，哮喘声低气怯，深吸为快，体质虚弱，脉弱无力。

（2）辨证分型：肺气虚、肾气虚。

（3）治法：补益肺肾，止哮平喘——相应背俞穴和手太阴、足少阴经穴为主。

（4）选穴

①主穴：太渊、太溪、足三里、膏肓、肾俞、肺俞、定喘。

②配穴：肺气虚——气海。肾气虚——关元。

（5）治疗操作：毫针常规刺，用补法。肺肾气虚者，可酌加灸或拔罐。

十八、呕吐

1. 呕吐的辨证要点 病位在胃，与肝、脾有关。病机为胃失和降，胃气上逆。

350

（1）主症

①实证：一般发病急，呕吐量多，吐出物多酸臭味。

②虚证：病程较长，发病较缓，时作时止，吐出物不多，腐臭味不甚。

（2）辨证分型：寒邪客胃、热邪内蕴、饮食停滞、肝气犯胃、痰饮内停、脾胃虚寒。

2. 呕吐的治法　和胃理气，降逆止呕——胃的募穴及足阳明、手厥阴经穴为主。

3. 呕吐的选穴

（1）主穴：足三里、中脘、内关。

（2）配穴：寒邪客胃——上脘、公孙。热邪内蕴——合谷、金津、玉液。饮食停滞——梁门、天枢。肝气犯胃——期门、太冲。痰饮内停——丰隆、公孙。脾胃虚寒——脾俞、胃俞。

4. 呕吐的基本治疗操作　主穴毫针平补平泻法。寒气客胃或脾胃虚寒者，宜配合灸法；热邪内蕴者，金津、玉液点刺出血。

十九、胃痛

1. 胃痛的辨证要点　病位在胃，与肝、脾有关。

（1）主症

①实证：病势较急，痛势较剧，痛处拒按，食后痛增。

②虚证：病势较缓，痛势较轻，痛处喜按，空腹痛甚。

（2）辨证分型：寒邪客胃、饮食伤胃、肝气犯胃、瘀血停胃、脾胃虚寒、胃阴不足。

2. 胃痛的治法　和胃止痛——胃的募穴、下合穴为主。

3. 胃痛的选穴

（1）主穴：足三里、中脘、内关。

（2）配穴：寒邪客胃——胃俞。饮食伤胃——梁门、下脘。肝气犯

胃——期门、太冲。瘀血停胃——膈俞、三阴交。脾胃虚寒——关元、脾俞、胃俞。胃阴不足——胃俞、三阴交、内庭。

4. 胃痛的基本治疗操作　虚补实泻。寒邪客胃、脾胃虚寒者，宜加用灸法。疼痛发作时可适当加强刺激，持续运针 1～3 分钟。中脘等局部穴以捻转为主，中等刺激。

二十、泄泻

1. 泄泻的辨证要点　病位在肠，与脾胃关系密切，也与肝、肾有关。病机为脾虚湿盛，肠道传化失常，清浊不分而发生泄泻。脾失健运是病机关键。

2. 急性泄泻

（1）主症：发病急，病程短，泄泻次数多，多实证。

（2）辨证分型：寒湿内盛、肠腑湿热、食滞胃肠。

（3）治法：除湿导滞，通调腑气——足阳明、足太阴经穴为主。

（4）选穴

①主穴：天枢、上巨虚、阴陵泉、水分。

②配穴：寒湿内盛——神阙。肠腑湿热——内庭、曲池。食滞胃肠——中脘。泻下脓血——曲池、三阴交、内庭。

3. 慢性泄泻

（1）主症：发病缓，病程长，泄泻次数较少，且间歇性发作，多为虚证或虚实夹杂。

（2）辨证分型：脾气虚弱、肾阳虚衰、肝气乘脾。

（3）治法：健脾温肾，固本止泻——任脉穴和足阳明、足太阴经穴为主。

（4）选穴

①主穴：神阙、天枢、足三里、公孙。

②配穴：脾气虚弱——脾俞、太白。肾阳虚衰——肾俞、关元。

久泻虚陷——百会。

4. 泄泻的基本治疗操作 神阙穴用隔盐灸或隔姜灸，其他腧穴常规针刺。寒湿及脾虚、肾虚宜针灸并用；肾阳虚衰者可用隔附子饼灸。

二十一、便秘

1. 便秘的辨证要点 病位在肠，与脾、胃、肺、肝、肾的功能失调有关。病机为大肠传导失司，气机不畅，糟粕内停。

（1）主症：大便秘结不通，排便艰涩难解。

（2）辨证分型：热秘、气秘、冷秘、虚秘。

2. 便秘的治法 理肠通便——大肠的背俞穴、募穴及下合穴为主。

3. 便秘的选穴

（1）主穴：天枢、支沟、大肠俞、上巨虚。

（2）配穴：热秘——合谷、曲池。气秘——太冲、中脘。冷秘——神阙、关元。虚秘——足三里、脾俞、气海。阴伤津亏——照海、太溪。

4. 便秘的基本治疗操作 毫针实泻虚补。冷秘、虚秘宜配合灸法。

二十二、癃闭

1. 癃闭的辨证要点 病位主要在膀胱，与三焦、肺、脾、肾关系密切。病机为膀胱气化失调。

2. 癃闭的主症 排尿困难。

3. 实证

（1）辨证分型：膀胱湿热、肺热壅盛、肝郁气滞、浊瘀阻塞。

（2）治法：清热利湿，行气活血——足太阳、足太阴经穴及相应俞募穴为主。

（3）选穴

①主穴：膀胱俞、秩边、中极、阴陵泉、三阴交。

②配穴：膀胱湿热——委阳。肺热壅盛——尺泽。肝郁气滞——

太冲。浊瘀阻塞——次髎、血海。

4. 虚证

（1）辨证分型：脾虚气弱、肾气亏虚。

（2）治法：温补脾肾，益气启闭——足太阳、足太阴经穴及相应背俞穴为主。

（3）选穴

①主穴：脾俞、肾俞、三焦俞、秩边、关元。

②配穴：脾虚气弱——气海、足三里。肾气亏虚——太溪、命门。

5. 癃闭的基本治疗操作 膀胱充盈者，中极、关元等小腹部穴不能直刺，应向下斜刺、浅刺，虚证可用温针灸。

二十三、消渴

1. 消渴的辨证要点 消渴的病变脏腑主要在肺、胃、肾，又以肾为关键。病机为阴津亏损，燥热偏盛。

（1）主症：多饮，多食，多尿，形体消瘦，或尿有甜味（三多一少）。

（2）辨证分型：肺燥津伤（上消）、胃热津伤（中消）、肾阴亏虚（下消）、阴阳两虚。

2. 消渴的治法 养阴生津，清热润燥——相应背俞穴及足太阴、足少阴经穴为主。

3. 消渴的选穴

（1）主穴：肺俞、脾俞、肾俞、三阴交、胃脘下俞（胰俞）、太溪。

（2）配穴：肺燥津伤——太渊、少府。胃热津伤——内庭、地机。肾阴亏虚——复溜、太冲。阴阳两虚——关元、命门。下肢痛麻——肩髃、曲池、合谷。上肢痛麻——风市、阳陵泉、解溪。皮肤瘙痒——风池、曲池、血海。

4. 消渴的基本治疗操作 肾俞、太溪行毫针补法，其余主穴行平补平泻法。阴阳两虚者可配合灸法。

第二十九单元 妇儿科病证的针灸治疗

一、月经不调

月经不调的辨证要点:病位在胞宫,与冲任二脉及肾、肝、脾关系密切。

(一)月经先期

1. 主症 月经周期提前7天以上,连续2个周期以上。

2. 病机 热扰血海,或虚热扰动冲任,或气虚不能统血。

3. 辨证分型 实热证、虚热证、气虚证。

4. 治法 调理冲任,清热调经——任脉、足太阴经穴为主。

5. 选穴

(1)主穴:关元、三阴交、血海。

(2)配穴:实热证——行间。虚热证——太溪。气虚证——足三里、脾俞。月经过多——隐白。

6. 治疗操作 毫针刺,实证用泻法,虚证可加灸法。

(二)月经后期

1. 主症 月经周期推迟7天以上,连续2个周期以上。

2. 病机 寒凝经脉,或血虚乏源。

3. 辨证分型 寒凝证、血虚证。

4. 治法 温经散寒,行血调经——任脉、足太阴经穴为主。

5. 选穴

(1)主穴:归来、气海、三阴交。

(2)配穴:寒凝证——关元、命门。血虚证——足三里、血海。

6. 治疗操作 毫针补法,可加灸法。关元穴,隔姜灸,适用于月经后期。

(三)月经先后无定期

1. 主症 月经周期或提前或延后7天以上,连续2个周期以上。

2. 病机 肝郁扰动冲任,或肾虚精血不足。

3. 辨证分型 肝郁证、肾虚证。

4. 治法 调补肝肾,理血调经——任脉、足太阴经穴为主。

5. 选穴

(1)主穴:关元、肝俞、三阴交。

(2)配穴:肝郁证——期门、太冲。肾虚证——肾俞、太溪。脾虚证——脾俞、足三里。

6. 治疗操作 毫针虚补实泻法。

二、痛经

痛经的辨证要点:病位在胞宫、冲任,与肝、肾关系密切。

(一)实证

1. 主症 疼痛发于经前或经行之初,以绞痛、灼痛、刺痛为主,拒按。

2. 辨证分型 气滞血瘀、寒凝血瘀。

3. 治法 行气活血,调经止痛——任脉、足太阴经穴为主。

4. 选穴

(1)主穴:三阴交、次髎、中极、地机、十七椎。

(2)配穴:气滞血瘀——太冲、血海。寒凝血瘀——关元、归来。

5. 治疗操作 毫针泻法,寒凝者加艾灸。

(二)虚证

1. 主症 月经将净或经后始作痛者,喜按。

2. 辨证分型 气血虚弱、肾气亏虚。

3. 治法 调补气血,温养冲任——任脉、足太阴、足阳明经穴为主。

4. 选穴

（1）主穴：三阴交、关元、足三里、次髎、十七椎。

（2）配穴：气血虚弱——气海、脾俞。肾气亏虚——太溪、肾俞。

5. 治疗操作 毫针补法，可加灸。关元、气海灸，隔附子饼灸3～5壮，隔日1次，用于虚证、寒凝血瘀证。

三、崩漏

崩漏的辨证要点：病位在胞宫，与冲、任二脉及肝、脾、肾关系密切。病机为子宫藏泻失常，冲任不固，不能制约经血。

（一）实证

1. 主症 经血非时暴下，量多势急，经血色红质稠。

2. 辨证分型 血热、血瘀、湿热、气郁。

3. 治法 清热利湿，固经止血——任脉穴、足太阴经穴为主。

4. 选穴

（1）主穴：关元、三阴交、隐白。

（2）配穴：血热——中极、血海。血瘀——血海、膈俞。湿热——中极、阴陵泉。气郁——膻中、太冲。

5. 治疗操作 毫针刺，关元用平补平泻法，其余穴位用泻法，隐白灸艾炷灸。

（二）虚证

1. 主症 久崩久漏，淋漓难尽，经血色淡质稀。

2. 辨证分型 脾虚、肾虚。

3. 治法 健脾补肾，固冲止血——任脉穴及足太阴、足阳明经穴为主。

4. 选穴

（1）主穴：肾俞、气海、足三里、三阴交。

（2）配穴：脾虚——百会、脾俞。肾虚——太溪、肾俞。

5. 治疗操作 毫针补法，可灸。

四、绝经前后诸证

1. 绝经前后诸证的辨证要点 病位在肾，与肝、脾、心关系密切。

（1）主症：月经紊乱，潮热汗出，心悸，情绪不稳定。

（2）辨证分型：肾阴虚、肾阳虚、肝阳上亢、痰气郁结。

2. 绝经前后诸证的治法 滋补肝肾，调理冲任——任脉穴、足太阴经穴及相应背俞穴为主。

3. 绝经前后诸证的选穴

（1）主穴：三阴交、太溪、气海、肾俞、肝俞。

（2）配穴：肾阴虚——照海、阴谷。肾阳虚——关元、命门。肝阳上亢——风池、太冲。痰气郁结——中脘、丰隆。烦躁失眠——心俞、神门。纳少便溏——中脘、阴陵泉。

4. 绝经前后诸证的基本治疗操作 毫针补法或平补平泻法。

五、带下病

1. 带下病的辨证要点 病位在胞宫，与带脉、任脉及脾、肾关系密切。

（1）主症：带下量明显增多，色、质、味异常。

（2）辨证分型：湿热下注、脾虚、肾虚。

2. 带下病的治法 利湿化浊，固摄带脉——足少阳、足太阴经穴及任脉穴为主。

3. 带下病的选穴

（1）主穴：三阴交、中极、带脉、白环俞、阴陵泉。

（2）配穴：湿热下注——行间、水道、次髎。脾虚——气海、足三里、脾俞。肾虚——关元、肾俞、照海。阴痒——蠡沟、太冲。

4. 带下病的基本治疗操作 毫针平补平泻法。

六、缺乳

1. 缺乳的辨证要点 病位在乳房，与胃、肝、脾关系密切。

（1）主症

①实证：乳少汁稠，乳房胀满疼痛，胸胁胀满，情志抑郁，舌红，苔薄黄，脉弦，为肝气郁结；乳少汁稠，乳房硕大，胸闷痰多，纳呆呕恶，腹胀便溏，舌淡胖，苔腻，脉滑，为痰浊阻滞。

②虚证：乳少汁稀，乳房柔软无胀感，面色少华，神疲乏力，唇甲无华，食少便溏，舌淡，苔薄白，脉细，为气血不足。

（2）辨证分型：肝郁气滞、气血虚弱、痰浊阻滞。

2. 缺乳的治法 调理气血，疏通乳络——局部腧穴足阳明经穴为主。

3. 缺乳的选穴

（1）主穴：膻中、少泽、乳根、肩井。

（2）配穴：气血不足——气海、足三里。肝气郁结——太冲、期门。痰浊阻络——丰隆、中脘。

4. 缺乳的基本治疗操作 乳根针尖向乳房基底部横刺至双乳微胀为佳；膻中向两侧乳房横刺 0.5～1 寸；少泽点刺出血。气血不足者可加灸。

七、遗尿

1. 遗尿的辨证要点 病位在膀胱，与任脉及肾、肺、脾、肝关系密切。

（1）主症：睡中经常遗尿，多则一夜数次，醒后方觉（3周岁以下小儿属生理状态）。

（2）辨证分型：肾气不足、肺脾气虚、肝经郁热。

2. 遗尿的治法 调理膀胱，温肾健脾——任脉、足太阴经穴及膀胱的背俞穴、募穴为主。

3. 遗尿的选穴

（1）主穴：膀胱俞、中极、三阴交、关元。

（2）配穴：肾气不足——肾俞、命门、太溪。肺脾气虚——肺俞、气海、足三里。肝经郁热——行间、阳陵泉。夜梦多——百会、神门。

4. 遗尿的基本治疗操作 毫针补法或平补平泻法，可灸。下腹部穴位针尖向下斜刺，以针感到达前阴部为佳。

八、注意缺陷多动障碍

1. 注意缺陷多动障碍的辨证要点 病位在心、脑，与肝、脾、肾关系密切。病机为禀赋不足，肾精虚衰，虚风内动；或髓海空虚，元神失养；或心脾两虚，气血不足，心神失养。

（1）主症：本病以注意力不集中、活动过多、情绪不稳、冲动任性为主，伴有不同程度的学习困难，但智力正常或基本正常。

（2）辨证分型：肝肾阴虚、心脾两虚、痰火内扰。

2. 注意缺陷多动障碍的治法 健脑益智，安神定志——督脉穴及手少阴、手厥阴经穴为主。

3. 注意缺陷多动障碍的选穴

（1）主穴：印堂、四神聪、太溪、风池、神门、内关。

（2）配穴：肝肾阴虚——三阴交、太溪。心脾两虚——心俞、脾俞。痰火内扰——丰隆、劳宫。烦躁不安——照海、神庭。记忆力差——悬钟。盗汗——阴郄、复溜。纳少——中脘、足三里。遗尿——中极、膀胱俞。

4. 注意缺陷多动障碍的基本治疗操作 毫针刺，虚补实泻。

第三十单元　皮外伤科病证的针灸治疗

一、瘾疹

1. 瘾疹的辨证要点　瘾疹病位在肌肤腠理，与感受风邪及脏腑气血盛衰关系密切。

（1）主症：起病急骤，皮肤突发瘙痒不止，可见大小不等、形状各异的风团，淡红或白色，边界清楚，此起彼伏。

辨证分型：风热袭表、风寒袭表、胃肠积热、血虚风燥。

2. 瘾疹的治法　疏风和营——手阳明、足太阴经穴为主。

3. 瘾疹的选穴

（1）主穴：合谷、曲池、膈俞、血海。

（2）配穴：风热袭表——大椎、风池。风寒袭表——风门、肺俞。胃肠积热——天枢、足三里。血虚风燥——三阴交、足三里。呼吸困难——天突。恶心呕吐——内关。

4. 瘾疹的基本治疗操作　毫针泻法。膈俞可点刺出血。风寒束表者可灸；血虚风燥者只针不灸。

二、蛇串疮

1. 蛇串疮的辨证要点　病位在皮部，主要与肝、脾相关。

（1）主症：初起时患部皮肤灼热刺痛、发红，继则出现簇集性粟粒大小丘状疱疹，多呈带状排列，多发生于身体一侧腰、胁部（相当于带状疱疹）。

辨证分型：肝经火毒、脾经湿热、瘀血阻络。

2. 蛇串疮的治法　泻火解毒，清热利湿——局部阿是穴及相应夹脊穴为主。

3. 蛇串疮的选穴

（1）主穴：局部阿是穴、相应夹脊穴。

（2）配穴：肝经火毒——行间、侠溪。脾经湿热——阴陵泉、血海。瘀血阻络——合谷、血海。便秘——天枢。心烦——神门。

4. 蛇串疮的基本治疗操作　毫针泻法，强刺激。皮损局部阿是穴用围针法，即在疱疹带的头、尾各刺一针；两旁则根据疱疹带的大小选取数点，向疱疹带中央沿皮平刺。

三、神经性皮炎

1. 神经性皮炎的辨证要点　病位在肌肤腠理络脉，与肺、肝关系密切。基本病机是风热外袭或郁火外窜肌肤，化燥生风，肌肤失养。

（1）主症：发病初期，仅有瘙痒而无皮疹，或丘疹呈正常皮色或红色，食辛辣食物加重，兼心烦易怒，每因情志刺激后诱发或加重，病久丘疹融合成片，皮肤增厚、干燥粗糙、色素沉着，或有灰白鳞屑，夜间瘙痒加剧。

（2）辨证分型：风热侵袭、肝郁化火、血虚风燥。

2. 神经性皮炎的治法　祛风止痒，清热润燥——局部阿是穴及手阳明、足太阴经穴为主。

3. 神经性皮炎的选穴

（1）主穴：合谷、曲池、膈俞、血海、阿是穴。

（2）配穴：风热侵袭——外关、风池。肝郁化火——行间、肝俞。血虚风燥——肝俞、三阴交、足三里。

4. 神经性皮炎的基本治疗操作　阿是穴毫针围刺，针尖沿病灶基底部皮下向中心平刺；余穴毫针虚补实泻法。

四、乳癖

1. 乳癖的辨证要点　病位在乳房部，与胃、肝、脾关系密切。病机为气滞痰凝，冲任失调。

（1）主症：乳痛，肿块，质不硬，活动度好，边界不清，与月经周期密切相关。

（2）辨证分型：肝郁气滞、痰浊凝结、冲任失调。

2. 乳癖的治法 理气化痰，调理冲任——局部腧穴及足阳明、足厥阴经穴为主。

3. 乳癖的选穴

（1）主穴：乳根、膻中、屋翳、期门、太冲、足三里。

（2）配穴：肝郁气滞——肝俞、太冲。痰浊凝结——丰隆、中脘。冲任失调——关元、肝俞、肾俞。

4. 乳癖的基本治疗操作 毫针泻法。膻中向患侧乳房横刺；乳根向上刺入乳房底部；屋翳、期门沿肋间隙向外斜刺。诸穴不可直刺、深刺，以免伤及内脏。

五、颈椎病

1. 颈椎病的辨证要点 病位在颈部筋骨，与督脉及手足太阳、少阳经脉关系密切。基本病机是筋骨受损，经络气血阻滞不通。

（1）主症：头枕、颈项、肩背、上肢等部位疼痛，以及进行性肢体感觉和运动功能障碍。

（2）经络辨证

①太阳经：后项部疼痛。

②少阳经：颈项侧后方疼痛。

③阳明经：颈项前方疼痛。

④督脉：后项正中疼痛。

（3）八纲辨证：外邪内侵、气滞血瘀、肝肾不足。

2. 颈椎病的治法 通经止痛——局部腧穴和手、足三阳经穴、督脉穴为主。

3. 颈椎病的选穴

（1）主穴：风池、曲池、悬钟、颈夹脊、天柱、阿是穴。

（2）配穴：太阳经——申脉。少阳经——外关。阳明经——合谷。

督脉——后溪。外邪内侵——合谷、列缺。气滞血瘀——膈俞、合谷。肝肾不足——肝俞、肾俞。上肢麻痛——合谷、手三里。头晕头痛——百会或四神聪。恶心呕吐——中脘、内关。耳鸣耳聋——听宫、外关。

4. 颈椎病的基本治疗操作 夹脊穴宜直刺或向颈椎斜刺，得气后行平补平泻法；余穴用泻法。

六、落枕

1. 落枕的辨证要点 病位在颈项部经筋，与督脉、手足太阳经和足少阳经密切相关。基本病机是经筋受损，筋络拘急，气血阻滞不通。

（1）经络辨证

①督脉与太阳经：项背部强痛，低头加重，项背部压痛明显。

②少阳经：颈肩部疼痛，头部歪向患侧，颈肩部压痛明显。

③八纲辨证：风寒袭络、气滞血瘀。

2. 落枕的治法 疏经活络，调和气血——局部阿是穴和手太阳、足少阳经穴为主。

3. 落枕的选穴

（1）主穴：天柱、后溪、悬钟、外劳宫、阿是穴。

（2）配穴：督脉、太阳经——大椎、束骨。少阳经——风池、肩井。风寒袭络——风池、合谷。气滞血瘀——内关、合谷。肩痛——肩髎。背痛——天宗。

4. 落枕的基本治疗操作 毫针泻法。

七、漏肩风

1. 漏肩风的辨证要点 病位在肩部经筋。手三阳经及手太阴经循行于肩前、肩外、肩后及肩内侧。

（1）经络辨证

①手阳明经：疼痛以肩前外部为主。

②手少阳经：疼痛以肩外侧为主。

③手太阳经：疼痛以肩后部为主。

④手太阴经：疼痛以肩前部为主。

（2）八纲辨证：外邪内侵、气滞血瘀。

2. 漏肩风的治法　通经活络，舒筋止痛——局部穴位为主，配合循经远端取穴。

3. 漏肩风的选穴

（1）主穴：肩贞、阳陵泉、条口透承山、肩髃、肩髎、阿是穴。

（2）配穴：手阳明经——合谷。手少阳经——外关。手太阳经——后溪。手太阴经——列缺。外邪内侵——合谷、风池。气滞血瘀——内关、膈俞。气血虚弱——足三里、气海。

4. 漏肩风的基本治疗操作　毫针泻法或平补平泻法。先刺远端穴，行针后让患者运动肩关节。局部穴可加灸法。

八、扭伤

1. 扭伤的辨证要点　本病多发于腰、踝、膝、腕、肘、髋等部位，病位在经筋。新伤疼痛肿胀，活动不利者为气滞血瘀。若为陈伤，遇天气变化反复发作者为寒湿侵袭，瘀血阻络。

2. 扭伤的治法　祛瘀消肿，舒筋通络——扭伤局部腧穴为主。

3. 扭伤的选穴

主穴：阿是穴、局部腧穴。

腰部：腰痛点、阿是穴、大肠俞、委中。

颈部：阿是穴、后溪、风池、绝骨。

肩部：阿是穴、肩贞、肩髃、肩髎。

肘部：阿是穴、天井、小海、曲池。

腕部：阿是穴、阳池、阳溪、阳谷。

髋部：阿是穴、秩边、居髎、环跳。

膝部：阿是穴、膝阳关、梁丘、膝眼。

踝部：申脉、解溪、丘墟、阿是穴。

4. 扭伤的基本治疗操作　毫针泻法。陈旧性损伤留针加灸法，或用温针灸。急性扭伤者，常先针刺远端穴位，并令患者同时活动患部，常有针入痛止之效。

九、肘劳

1. 肘劳的辨证要点　病位在肘部手三阳经筋。

经络辨证

①手阳明经筋证（网球肘）——肘关节外上方（肱骨外上髁周围）明显压痛。

②手太阳经筋证（高尔夫球肘）——肘关节内下方（肱骨内上髁周围）明显压痛。

③手少阳经筋证（学生肘或矿工肘）——肘关节外部（尺骨鹰嘴处）明显压痛。

2. 肘劳的治法　舒筋通络——局部阿是穴为主。

3. 肘劳的选穴

（1）主穴：阿是穴。

（2）配穴：手阳明经筋证——曲池、手三里、三间。手太阳经筋证——阳谷、小海。手少阳经筋证——外关、天井。

4. 肘劳的基本治疗操作　毫针泻法。压痛点局部采用多向透刺法或齐刺法，得气后留针，局部可加温和灸或电针。

第三十一单元 五官科病证的针灸治疗

一、目赤肿痛

1. 目赤肿痛的辨证要点 病位在目。六阳经除手阳明大肠经外，其余五条阳经皆直接联系眼睛，但与肝、胆两经关系最为密切。

（1）主症：目赤肿痛，羞明，流泪，眵多。

辨证分型：外感风热、肝胆火盛。

2. 目赤肿痛的治法 疏风散热，消肿止痛——近部取穴为主，配手阳明、足厥阴经穴为主。

3. 目赤肿痛的选穴

（1）主穴：晴明、太阳、合谷、风池、太冲。

（2）配穴：外感风热——少商、外关。肝胆火盛——行间、侠溪。

4. 目赤肿痛的基本治疗操作 毫针泻法。太阳、少商点刺出血。

二、耳鸣、耳聋

耳鸣、耳聋的辨证要点：病位在耳，与肝、胆、肾关系密切。

（一）实证

1. 主症 暴病耳聋，或耳中觉胀，耳鸣如潮，鸣声隆隆不断，按之不减。

2. 辨证分型 外感风邪、肝胆火盛、痰火郁结。

3. 治法 疏风泻火，通络开窍——局部腧穴及手、足少阳经穴为主。

4. 选穴

（1）主穴：侠溪、听会、中渚、翳风。

（2）配穴：外感风邪——外关、合谷。肝胆火盛——行间、丘墟。痰火郁结——丰隆、阴陵泉、侠溪。

（二）虚证

1. 主症 久病耳聋，耳鸣如蝉，时作时止，劳累则加剧，按之鸣声减弱。

2. 辨证分型 肾精亏虚、脾胃虚弱。

3. 治法 补肾养窍——局部腧穴及足少阴经穴为主。

4. 选穴

（1）主穴：肾俞、听官、太溪、翳风。

（2）配穴：脾胃虚弱——气海、足三里。

5. 耳鸣、耳聋的基本治疗操作 听会、听官、翳风的针感以向耳底或耳周传导为佳，余穴常规针刺，虚证可加灸。

三、鼻衄

1. 鼻衄的辨证要点 病位在鼻窍，与肺、胃、肝、心等关系密切。基本病机是火热气盛，迫血妄行；或阴虚火旺，气不摄血。

2. 鼻衄的治法 清热泻火，凉血止血——局部腧穴、督脉穴及手阳明经穴为主。

3. 鼻衄的选穴

（1）主穴：迎香、印堂、风池、合谷、足三里。

（2）配穴：肺气虚寒——肺俞、气海。脾气虚弱——脾俞、胃俞。肾阳亏虚——肾俞、命门。

4. 鼻衄的基本治疗操作 毫针平补平泻法。印堂由上往下沿皮直刺至鼻根部；迎香由下往上沿鼻唇沟斜刺。

四、牙痛

1. 牙痛的辨证要点 病位在齿。手、足阳明经分别入下齿、上齿，故本病与胃、肾关系密切。

（1）主症：牙齿疼痛。

（2）辨证分型：风火牙痛、胃火牙痛、虚火牙痛。

2. 牙痛的治法 祛风泻火，通络止痛——手、足阳明经穴为主。

3. 牙痛的选穴

（1）主穴：合谷、下关、颊车。

（2）配穴：风火牙痛——外关、风池。胃火牙痛——内庭、二间。虚火牙痛——太溪、行间。

4. 牙痛的基本治疗操作 毫针泻法或平补平泻法。循经远取可在右交叉刺。合谷持续行针1～2分钟。虚火牙痛者，太溪可用补法。

五、咽喉肿痛

咽喉肿痛的辨证要点:病位在咽喉，与肺、胃、肾等脏腑关系密切。基本病机是火热或虚火上灼咽喉（实火、虚火）。

主症：咽喉部红肿疼痛，吞咽不适。

（一）实证

1. 辨证分型 外感风热、肺胃热盛。

2. 治法 清热利咽，消肿止痛——局部穴、手太阴、手阳明经穴为主。

3. 选穴

（1）主穴：廉泉、合谷、尺泽、关冲、少商。

（2）配穴：外感风热——外关、风池。肺胃热盛——内庭、鱼际。

4. 治疗操作 实证用泻法。少商、关冲点刺出血。

（二）虚证

1. 辨证分型 阴虚火旺。

2. 治法 滋阴降火，利咽止痛——手太阴、足少阴经穴为主。

3. 处方 主穴：照海、太溪、列缺、鱼际。

4. 治疗操作 虚证用补法或平补平泻法。列缺、照海行针时可配

合做吞咽动作。

六、近视

1. 近视的辨证要点 病位在目，与心、肝、脾、肾关系密切。

（1）主症：视近清晰，视远模糊，视力减退。

（2）辨证分型：心脾两虚、肝肾不足。

2. 近视的治法 调气活血，养肝明目——局部腧穴及足太阳、足少阳经穴为主。

3. 近视的选穴

（1）主穴：睛明、光明、承泣、风池。

（2）配穴：心脾两虚——心俞、脾俞、神门、足三里。肝肾不足——肝俞、肾俞、太溪、太冲。

4. 近视的基本治疗操作 主穴宜平补平泻；配穴均用补法，可加灸。

第三十二单元　急症及其他病证的针灸治疗

一、晕厥

1. 晕厥的辨证要点 病位在脑，与肝、心、脾关系密切。

（1）主症：突然昏倒，不省人事，四肢厥冷，少时苏醒。

（2）辨证分型：实证、虚证。

2. 晕厥的治法 苏厥醒神——督脉及手厥阴经穴为主。

3. 晕厥的选穴

（1）主穴：内关、水沟、涌泉。

（2）配穴：虚证——气海、关元。实证——合谷、太冲。

4. 晕厥的基本治疗操作 毫针虚补实泻法。

二、内脏绞痛

（一）心绞痛

1. 辨证要点 病位在心。病机为心脉痹阻。

2. 辨证分型 气滞血瘀、寒邪凝滞、痰浊阻络、阳气虚衰。

3. 治法 通阳行气，活血止痛——手厥阴、手少阴经穴为主。

4. 选穴

（1）主穴：郄门、阴郄、膻中、内关。

（2）配穴：气滞血瘀——太冲、血海。寒邪凝滞——神阙、至阳。痰浊阻络——中脘、丰隆。阳气虚衰——心俞、至阳。

5. 治疗操作 毫针泻法。寒证、虚证加艾灸。

（二）胆绞痛

1. 辨证要点 病位在胆。病机为胆腑气机壅阻，不通则痛。

2. 辨证分型 肝胆湿热、肝胆气滞、蛔虫妄动。

3. 治法 疏肝利胆，行气止痛——胆的俞募穴、下合穴为主。

4. 选穴

（1）主穴：胆囊穴、胆俞、阳陵泉、日月。

（2）配穴：肝胆湿热——内庭、阴陵泉。肝胆气滞——太冲、丘墟。蛔虫妄动——迎香透四白。发热寒战——大椎、曲池。恶心呕吐——内关、足三里。黄疸——至阳。

5. 治疗操作 毫针泻法。日月、胆俞注意针刺方向，勿深刺。

（三）肾绞痛

1. 辨证要点 病位在肾，与膀胱、脾关系密切。病机为湿热蕴结下焦，煎熬尿液成石，阻于水道，通降失利。

2. 辨证分型 下焦湿热、肾气不足。

3. 治法 清利湿热，通淋止痛——足太阴经穴与相应俞募穴为主。

4. 选穴

（1）主穴：肾俞、膀胱俞、中极、三阴交。

（2）配穴：下焦湿热——委阳、阴陵泉。肾气不足——水分、关元。尿中砂石——次髎、水道。尿血——地机、血海。尿路上段结石——京门、天枢。尿路中、下段结石——水道、次髎。

5. 治疗操作 毫针泻法。

三、肥胖症

1. 肥胖症的辨证要点 肥胖与胃、肠、脾、肾关系密切。

（1）主症：形体肥胖，面肥颈臃，项厚背宽，腹大腰粗，臀丰腿圆。

（2）辨证分型：实证、虚证。

2. 肥胖症的治法 祛湿化痰，通经活络——任脉穴及手足阳明、足太阴经穴为主。

3. 肥胖症的选穴

（1）主穴：阴陵泉、天枢、曲池、太冲、丰隆、中脘。

（2）配穴：胃肠积热——上巨虚、内庭。脾胃虚弱——脾俞、足三里。肾阳亏虚——肾俞、关元。心悸——神门、内关。胸闷——膻中、内关。嗜睡——照海、申脉。腹部肥胖——大横、归来、下脘、中极。便秘——支沟、上巨虚。性功能减退——关元、肾俞。下肢水肿——三阴交、水分。

4. 肥胖症的基本治疗操作 毫针虚补实泻法。

针灸

内科学

第一单元　呼吸系统疾病

一、慢性阻塞性肺疾病

1. 概述　慢性阻塞性肺疾病（COPD）是一种以持续存在的气流受限和相应的呼吸系统症状（呼吸困难、咳嗽、咳痰）为特征的异质性疾病。其病理学改变主要是气道（支气管炎、细支气管炎）和/或肺泡异常（肺气肿）。持续气流受限是诊断COPD的必备条件。吸入支气管扩张剂后，第一秒用力呼气容积（FEV_1）与用力肺活量（FVC）的比值（FEV_1/FVC）< 70% 表明存在持续气流受限。

2. 病因　①吸烟。②燃料烟雾。③空气污染。④职业粉尘和化学物质。⑤下呼吸道感染。⑥个体因素，如遗传、高龄、低体重指数、肺的发育不良、支气管哮喘及气道高反应性等。

3. 临床表现

（1）症状：①慢性咳嗽。②咳痰（一般为白色黏痰或浆液泡沫状痰）。③气短及呼吸困难（典型症状）。④喘息和胸闷。

（2）体征：早期可无异常；随疾病发展出现桶状胸，呼吸变浅，频率增快，语颤减弱，叩诊呈过清音，心油音界缩小，肺下界和肝浊音界下降，呼吸音减弱，呼气延长，部分患者可闻及湿啰音和/或干啰音。

4. 实验室检查及其他检查

（1）肺功能检查：判断气流受限的主要客观指标，对COPD诊断、严重程度评估、疾病进展、预后及治疗反应等有重要意义。

（2）胸部X线检查：主要作为确定肺部并发症及排除其他肺部疾病之用。

（3）胸部CT：不作为常规检查，高分辨CT对疑难病例的鉴别诊断有一定意义。

（4）动脉血气分析：可确定是否发生呼吸衰竭及其类型。

5. 诊断　根据吸烟等高危因素史、症状、体征及肺功能等综合分析确定。不完全可逆的气流受限是COPD诊断的必备条件。吸入支气管扩张剂后第一秒用力呼气量/用力肺活量（FEV_1/FVC）< 70%，即可诊断。

6. 病情评估

（1）严重程度评估

Ⅰ级（轻度）：FEV_1/FVC < 70%，FEV_1% ≥80% 预计值，有或无慢性咳嗽、咳痰症状。

Ⅱ级（中度）：FEV_1/FVC < 70%，80% > FEV_1% ≥50% 预计值，有或无慢性咳嗽、咳痰症状。

Ⅲ级（重度）：FEV_1/FVC < 70%，50% > FEV_1% ≥30% 预计值，有或无慢性咳嗽、咳痰症状。

Ⅳ级（极重度）：FEV_1/FVC < 70%，FEV_1% < 30% 预计值；或 FEV_1% <50% 预计值，伴呼吸衰竭或心衰。

（2）分期评估：①急性加重期：指14天内，出现呼吸困难和/或咳嗽、咳痰增加，可伴有呼吸急促和/或心动过速，通常与感染、污染或其他气道损伤因素引起的局部和全身炎症增加有关。②稳定期：

咳嗽、咳痰、气短等症状稳定或较轻，病情基本恢复到急性加重前的状态。

7. 治疗

（1）稳定期：①戒烟，脱离污染环境。②扩张支气管：β₂ 受体激动剂（主要有沙丁胺醇和特布他林气雾剂）、抗胆碱能药（主要有异丙托溴铵气雾剂）、茶碱类药物。③祛痰：氨溴索等。④糖皮质激素：对于已充分使用长效支气管扩张剂维持治疗，急性加重仍未控制的部分患者，可考虑联合应用糖皮质激素治疗。⑤其他药物：磷酸二酯酶-4抑制剂、免疫调节剂等。⑥长期家庭氧疗：应在Ⅳ级即极重度COPD患者应用。

（2）急性加重期：①控制感染：细菌感染是导致COPD急性加重的重要原因。②扩张支气管。③控制性氧疗。④糖皮质激素的使用。⑤祛痰。

二、慢性肺源性心脏病

1. 概述　慢性肺源性心脏病是指肺、胸廓疾病或肺血管病变所引起的肺循环阻力增加、肺动脉高压，进而到右心室肥厚、扩大，甚至发生右心衰竭的心脏病。

2. 病因与发病机制

（1）病因：①慢性支气管、肺疾病：以慢性阻塞性肺疾病最常见。②严重的胸廓畸形。③肺血管疾病。④神经肌肉疾病。

（2）发病机制：①肺动脉高压形成。②右心功能改变。

3. 临床表现

（1）肺、心功能代偿期

1）肺原发疾病表现：①长期慢性咳嗽、咳痰或喘息病史，逐渐出现乏力、呼吸困难，活动后心悸、气促加重。②肺气肿体征。③由于肺和支气管病变，肺部听诊常有干、湿啰音。

2）肺动脉高压与右心室肥大体征：①肺动脉瓣区第二心音亢进。②三尖瓣区出现收缩期杂音或剑突下的心脏收缩期搏动，多提示有右心室肥厚、扩大。③颈静脉充盈，肝下缘可以在肋下触及，类似右心功能不全的体征，但此时静脉压无明显升高，肝颈无淤血、前后挤压而不增大，且无压痛，可予鉴别。

（2）肺、心功能失代偿期

1）呼吸衰竭：主要表现为缺氧和二氧化碳潴留的症状。

2）心力衰竭：以右心衰竭为主。

4. 实验室检查及其他检查
①胸部X线检查。②心电图检查。③超声心动图和肺动脉压力测定。④动脉血气分析。⑤血液检查。

5. 诊断与鉴别诊断

（1）诊断：结合病史、体征及实验室检查，综合判断。在慢性肺、胸疾患的基础上，一旦发现有肺动脉压力、右心室肥大的体征或者有右心病变的征象，同时排除其他引起右心病变的心脏病，即可诊断本病。

（2）鉴别诊断：本病应与冠状动脉粥样硬化性心脏病、风湿性心脏病、原发性扩张型心肌病相鉴别。

6. 病情评估

（1）分期：①肺、心功能代偿期（缓解期）。②肺、心功能失代偿期（急性加重期）。

（2）预后：慢性肺心病常反复急性加重，随着肺功能的损害病情逐渐加重，多数预后不良，死亡率在10%～15%。

7. 治疗

（1）急性加重期：①控制感染。②改善呼吸功能，抢救呼吸衰竭。③纠正心力衰竭：适当选用利尿剂（短疗程，小剂量，间歇联合使用排钾和保钾利尿剂）、强心剂、血管扩张剂的应用。④控制心律失常。⑤应用糖皮质激素。⑥抗凝。

西内

⑦处理并发症。

（2）缓解期：①呼吸锻炼。②增强机体免疫力。③长期家庭氧疗。

三、支气管哮喘

1. 概念、病因与发病机制

（1）概念：支气管哮喘是一种以慢性炎症和气道高反应性为特征的异质性疾病。主要特征包括气道慢性炎症，气道对多种刺激因素呈现的高反应性，多变的可逆性气流受限，以及随病程延长而导致的一系列气道结构的改变，即气道重构。临床表现为反复发作的喘息、气急、胸闷或咳嗽等症状，常在夜间及凌晨发作或加重，其呼吸道症状可随时间变化，且严重程度可变。

（2）病因与发病机制

1）气道免疫－炎症机制：①气道炎症形成机制，目前认为以Ⅰ型变态反应是产生哮喘临床症状的重要机制。②气道高反应性，是哮喘的基本特征。

2）神经调节机制：主要是β肾上腺素受体功能低下，胆碱能神经张力的增加。

2. 临床表现

（1）症状：①呼吸困难。②胸闷。③咳嗽。

（2）体征：①哮鸣音（最具特征）。②肺过度充气。③其他体征："三凹征"，严重者可有奇脉、胸腹矛盾运动，甚至导致呼吸衰竭。

3. 实验室检查及其他检查

（1）血常规检查。

（2）痰液检查。

（3）肺功能检查

1）通气功能检测：哮喘发作时呈阻塞性通气功能障碍表现，用力肺活量（FVC）正常或下降，第一秒用力呼气容积（FEV$_1$）、1秒率（FEV$_1$/FVC）以及呼气峰流量（PEF）均下降，残气量及残气量与肺总量比值均增加。其中以 FEV$_1$/

FVC < 70% 为判断气流受限的最重要指标。

2）支气管激发试验：常用吸入激发剂为醋甲胆碱和组胺。吸入后 FEV$_1$ 下降 ≥20%，判断结果为阳性，提示存在气道高反应性。

3）支气管舒张试验：吸入支气管扩张剂后，FEV$_1$ 增加 ≥12%，且其绝对值增加 ≥200mL，判断结果为阳性，提示存在可逆性的气道阻塞。

4）呼气峰流量（PEF）及其变异率测定：哮喘发作时 PEF 下降。PEF 平均每日昼夜变异率 >10%，或 PEF 周变异率 >20%，提示存在气道可逆性的改变。

（4）免疫学及过敏原检测。

（5）胸部 X 线检查。

（6）动脉血气分析。

（7）呼出气一氧化氮（FeNO）检测。

4. 诊断与鉴别诊断

（1）诊断：①反复发作喘息、气急、胸闷或咳嗽，多与接触变应原、冷空气、物理、化学性刺激、病毒性上呼吸道感染、运动等有关。②发作时双肺可闻及散在或弥漫性以呼气相为主的哮鸣音，呼气相延长。③上述症状可经治疗缓解或自行缓解。④除外其他疾病所引起的喘息、气急、胸闷和咳嗽。⑤下列3项中至少1项阳性：支气管激发试验阳性；或支气管舒张试验阳性；或 PEF 平均每日昼夜变异率 >10% 或 PEF 周变异率 >20%。

（2）鉴别诊断：本病应与心源性哮喘、COPD、支气管肺癌、肺嗜酸性粒细胞浸润症相鉴别。

5. 病情评估

（1）严重度分级：轻度、中度、重度、危重。

（2）分期：①急性发作期。②慢性持续期。

6. 治疗

（1）脱离变应原环境。

（2）药物治疗：①β₂受体激动剂。②茶碱类药物。③抗胆碱药物。④糖皮质激素。⑤白三烯调节剂。⑥生物制剂。

（3）急性发作期的治疗：①轻度，只需短效抗胆碱药，加吸入型糖皮质激素的剂量。②中度，联合雾化吸入短效抗胆碱药、激素混悬液，也可联合静脉注射茶碱类。如治疗效果欠佳，尤其是在控制性药物治疗中发生的急性发作，应尽早口服激素，同时吸氧。③重度至危重度，联合雾化吸入短效抗胆碱药、激素混悬液以及静脉茶碱类药物，吸氧。尽早静脉应用激素，待病情控制和缓解后改为口服给药。维持水、电解质平衡，纠正酸碱失衡，当 pH <7.20 且合并代谢性酸中毒时，应适当补碱。经过上述治疗，临床症状和肺功能无改善甚至恶化，应及时给予机械通气。此外，应预防呼吸道感染等。

（4）慢性持续期的治疗：应在评估和监测患者哮喘控制水平的基础上，定期根据长期治疗分级方案进行调整。

（5）免疫疗法。

四、肺炎

1. 概述

（1）概念：肺炎是指包括终末气道、肺泡腔和肺间质等在内的肺实质的急性炎症。可由多种原因（如细菌、病毒、真菌、寄生虫、放射线、化学及过敏因素等）引起。

（2）分类

1）按照解剖分类：①大叶性（肺泡性）肺炎。②小叶性（支气管性）肺炎。③间质性肺炎。

2）按照病因分类：①细菌性肺炎。②非典型病原体肺炎；③病毒性肺炎。④肺真菌病。⑤其他病原

所致的肺炎。⑥理化因素所致的肺炎。

3）按照患病环境分类：①社区获得性肺炎。②医院内获得性肺炎。

2. 肺炎链球菌肺炎

（1）病因与发病机制：肺炎链球菌进入下呼吸道，在肺泡内繁殖而发病。肺炎链球菌不产生毒素，其荚膜是主要致病物质。

（2）临床表现：短暂的上呼吸道症状，其后寒战、高热、胸痛、咳嗽、咳脓痰或"铁锈色痰"、呼吸困难和胸痛。本病多发于寒冬或早春，常见于青壮年。本病自然病程1～2周。

（3）实验室检查及其他检查：①血常规检查。②病原学检查：痰涂片、痰培养。③胸部 X 线检查。

（4）诊断与鉴别诊断：

1）诊断：根据典型症状与体征，结合胸部 X 线检查，可做出初步诊断。确诊有赖于病原菌检测。

2）鉴别诊断

①干酪性肺炎：常有低热乏力，痰中容易找到结核分枝杆菌，可形成空洞和肺内传播，抗结核治疗有效。

②金黄色葡萄球菌肺炎：多发于年老体弱者或儿童，咳脓血痰或脓性痰，肺部 X 线检查常为多发性病灶，可并发气胸、脓胸。

③肺炎克雷白杆菌肺炎：多发于年老体弱、咳砖色胶冻样痰；X 线表现为肺叶实变，中有蜂窝状透亮区，叶间隙下坠。

④其他革兰阴性杆菌肺炎：多发于年老体弱、慢性心肺疾病或免疫缺陷患者，多为院内获得性感染。

⑤病毒、支原体引起的肺炎：病情较轻，白细胞常无明显增加，痰液病原体分离和血清免疫学试验有助于判断。

⑥肺炎肺脓肿：早期临床表现与肺炎链球菌肺炎相似，但随病程

进展，咳出大量脓臭痰为其特征性表现。X线检查可见脓腔及液平面。

（2）治疗：①一般治疗。②对症治疗。③抗菌药物治疗。④感染性休克的处理：一般处理，补充血容量，纠正水、电解质和酸碱平衡紊乱，糖皮质激素的应用，血管活性药物的应用，积极抗炎，防治心肾功能不全。

3. 肺炎支原体肺炎

（1）病因与发病机制：肺炎支原体通过诱导免疫损伤及释放毒性代谢产物，如过氧化氢（H_2O_2）和超氧化物等，引起支气管、细支气管黏膜层破坏，纤毛运动减弱甚至消失，并可累及间质、肺泡壁等。

（2）临床表现：起病缓慢，初起有数天至一周的无症状期，继而乏力、头痛、咽痛、肌肉酸痛，咳嗽明显，多为发作性干咳，夜间为重，也可产生少量黏痰。持久的阵发性剧咳为支原体肺炎较为典型的表现。一般为中等度发热，也可以不出现发热。胸部体征不明显，很少肺实体征。

（3）实验室检查及其他检查：①血液学检查：血白细胞计数正常或略增高，分类以中性粒细胞为主。如血清支原体 IgM 抗体≥1:64，或恢复期抗体滴度有 4 倍增高，可进一步确诊。②X 线检查：显示肺部多种形态的浸润影，呈节段性分布，以肺下野为多见。

（4）诊断与鉴别诊断：综合临床症状、X 线影像学表现及血清学检查结果可做出诊断。本病应与病毒性肺炎、军团菌肺炎等鉴别。外周血嗜酸性粒细胞增多时，可与肺嗜酸性粒细胞浸润症相鉴别。

（5）治疗：早期使用适当抗生素可减轻症状及缩短病程。本病有自限性，多数病例不经治疗可自愈。大环内酯类抗生素为首选。因肺炎支原体无细胞壁，青霉素或头孢菌素类抗生素无效。

五、原发性支气管肺癌

1. 病因
①吸烟。②空气污染。③职业致癌因子。④电离辐射。⑤其他因素：包括遗传因素、免疫状况、内分泌因素、饮食营养因素、社会心理因素、肺结核、病毒感染、慢性支气管炎等。

2. 病理与分类
（1）按解剖学部位分类：①中央型肺癌（段支气管以上位于肺门附近，约占 3/4）。②周围型肺癌。

（2）按组织病理学分类
1）非小细胞肺癌（NSCLC）：①鳞癌（多见于老年男性；多有吸烟史；生长缓慢，转移晚）。②腺癌（女性多见，与吸烟关系不大，与肺组织炎性瘢痕关系密切；富含血管，故局部浸润和血行转移较鳞癌早，易转移至肝、脑和骨，易累及胸膜）。③大细胞癌。④其他（有腺鳞癌、类癌、肉瘤样癌等）。

2）小细胞肺癌（SCLC）：恶性程度最高，患者年龄较轻，多有吸烟史。生长快，侵袭力强，远处转移早。确诊时多数患者受侵或转移。对放疗和化疗比较敏感。

3. 临床表现
（1）原发肿瘤引起的表现：①咳嗽咳痰。②咯血。③喘鸣。④全身表现：体重下降、发热。

（2）肺外胸内扩散引起的表现：①胸痛。②呼吸困难。③吞咽困难。④声音嘶哑。⑤上腔静脉综合征。⑥Horner 综合征。

（3）远处转移引起的表现：肺癌转移至脑、肝、骨骼、肾上腺、皮肤等可出现相应的表现。锁骨上淋巴结是肺癌常见的转移部位。

（4）肺外表现：又称为副癌综合征，表现有：①杵状指（趾）和肥大性骨关节病，以长骨远端多见。②高钙血症。③分泌促性腺激素，引起男性乳房发育。④分泌促肾上腺皮质激素样物质，引起 Cushing 综合征。⑤分泌抗利尿激素，引起稀释性低钠血症。⑥神经肌肉综合征。⑦类癌综合征。

4. 实验室检查及其他检查

（1）胸部影像学检查：X 线检查（常规）、CT、MRI 等。

（2）痰液脱落细胞检查。

（3）支气管镜检查：是确诊肺癌的重要检查方法。

（4）肿瘤标志物检测：癌胚抗原（CEA）、神经元特异性烯醇化酶（NSE）、细胞角蛋白 19 片段（CY-FRA21－1）及胃泌素释放肽前体（ProGRP）联合检测，对诊断肺癌及进行病情监测有一定的临床价值。

（5）基因检测。

（6）肺组织针吸活检。

5. 诊断与鉴别诊断

（1）诊断：肺癌的早期诊断极为重要。影像学、细胞学和病理学检查是诊断肺癌的必要手段。

（2）鉴别诊断：本病应与肺结核、肺炎链球菌肺炎、肺脓肿、结核性胸膜炎相鉴别。

6. 治疗原则 强调个体化的综合性治疗。通常 SCLC 发现时已转移，难以通过外科手术根治，主要依赖化疗或放、化疗综合治疗。NSCLC 可为局限性，外科手术或放疗效果好，但对化疗及放疗的反应较 SCLC 差。

六、慢性呼吸衰竭

1. 概述

（1）呼吸衰竭：在海平面正常大气压、静息状态、自由呼吸空气的条件下，动脉血氧分压（PaO_2）低于 60mmHg，伴或不伴有动脉二氧化碳分压（$PaCO_2$）高于 50mmHg。

（2）呼吸衰竭根据病理生理和动脉血气分析结果，分为 I 型呼吸

衰竭和 II 型呼吸衰竭：①I 型：换气功能障碍（缺氧，不伴有二氧化碳潴留）。②II 型：通气功能障碍（缺氧，伴二氧化碳潴留）。

2. 病因与发病机制

（1）病因：①支气管、肺疾病。②肺血管疾病。③胸廓与胸膜病变。④神经及肌肉疾病。

（2）发病机制：①肺泡通气不足。②通气/血流比例（V/Q）失调。③弥散障碍。④机体氧耗量增加。

3. 临床表现 ①呼吸困难。②发绀。③精神神经症状。④血液循环系统表现。⑤消化系统和泌尿系统表现。

4. 实验室检查及其他检查

（1）动脉血气分析：对诊断呼吸衰竭和酸碱失衡的严重程度及指导治疗具有重要意义。

（2）肺功能检测。

（3）胸部影像学检查：用于进一步明确原发病，了解肺部感染情况，随访治疗效果。

（4）纤维支气管镜检查。

5. 诊断与鉴别诊断 慢性呼吸衰竭的诊断以基础原发病为前提，结合缺氧和/或二氧化碳潴留的临床表现、动脉血气分析结果等，综合做出诊断。本病应注意与急性呼吸衰竭进行鉴别。

6. 病情评估 ①明确呼吸衰竭的病变部位。②明确呼吸衰竭的类型。③判断严重程度及预后。

7. 治疗

（1）保持呼吸道通畅：①清除呼吸道分泌物。②解除支气管痉挛。③建立人工气道。

（2）氧疗原则：慢性呼吸衰竭应采用控制性氧疗，吸氧浓度控制在 25%～33%。

（3）增加通气量，减少二氧化碳潴留：①应用呼吸兴奋剂。②合理应用机械通气。

西内

（4）控制感染。

（5）纠正酸碱平衡失调和电解质紊乱。

（6）应用糖皮质激素。

（7）防治消化道出血。

（8）防止休克。

（9）其他：患者精神症状明显时，可给予小量地西泮肌内注射，或水合氯醛保留灌肠，禁用对呼吸中枢有抑制作用的吗啡、哌替啶、巴比妥类、氯丙嗪或异丙嗪等药物。

第二单元　循环系统疾病

一、心力衰竭概述

1. 分类

（1）按发生的部位分类：左心衰竭、右心衰竭和全心衰竭。

（2）按发生的速度分类：急性心衰、慢性心衰。

（3）按左心室射血分数（LVEF）分类：①LVEF≤40%者称为射血分数降低型心力衰竭（HFrEF），即传统概念中的收缩性心衰。②LVEF41%～49%者称为射血分数轻度降低型心力衰竭（HFmrEF），以轻度收缩功能障碍为主。③LVEF＞50%者称为射血分数保留型心力衰竭（HFpEF），通常存在充盈压升高、舒张功能受损的表现，既往被称为舒张性心衰。

2. 基本病因

（1）原发性心肌损害：①缺血性心肌损害，以冠心病最常见。②心肌炎和心肌病。③心肌代谢障碍性疾病，如糖尿病心肌病、甲状腺功能亢进或减低的心肌病及心肌淀粉样变性等。

（2）心脏负荷过重：①压力负荷过重，如高血压、主动脉瓣狭窄、肺动脉高压、肺动脉瓣狭窄等。②容量负荷过重，如二尖瓣关闭不全、主动脉瓣关闭不全、室间隔缺损、

动脉导管未闭等。

3. 诱因　①感染：最主要、最常见，尤其是肺部感染。②心律失常。③血容量增加。④过度体力活动或情绪激动。⑤治疗不当。⑥其他。

4. 发病机制与病理生理

（1）心脏本身机制：Frank - Starling机制、收缩功能不全、舒张功能不全。

（2）神经体液机制：交感－肾上腺髓质系统增强、肾素－血管紧张素－醛固酮系统（RAAS）增强、钠尿肽系统增强、其他体液因子参与。

（3）心室重塑。

二、急性心力衰竭（急性左心衰竭）

1. 临床表现

（1）急性肺水肿：突发严重呼吸困难，呼吸频率为30～50次/分；端坐呼吸，面色灰暗，口唇发绀，大汗，烦躁，咳嗽，咳粉红色泡沫样痰；听诊两肺满布湿啰音和哮鸣音，心率增快，心尖区可有舒张早期奔马律。

（2）心源性休克：在血容量充足的情况下存在组织低灌注的表现，少尿甚至无尿，皮肤苍白和发绀，四肢湿冷，脉压减小或血压下降，意识障碍，代谢性酸中毒。

2. 诊断与鉴别诊断

（1）诊断：根据病史、典型症状与体征，一般不难做出诊断。

（2）鉴别诊断：心源性哮喘应与支气管哮喘相鉴别；发生心源性休克时应与其他原因所致的休克鉴别。

3. 治疗　①保持正确体位。②吸氧。③镇静。④快速利尿。⑤扩张血管。⑥应用正性肌力药增强心肌收缩力：如洋地黄类药物、多巴酚丁胺。⑦应用血管收缩剂。⑧抗凝治疗。⑨非药物治疗，如主

动脉内球囊反搏等。

三、慢性心力衰竭

1. 临床表现

（1）左心衰竭：以肺淤血及心排血量降低的表现为主。

1）症状：①呼吸困难：劳力性呼吸困难（左心衰竭最早出现的症状）、端坐呼吸、夜间阵发性呼吸困难（又称心源性哮喘）。②咳嗽、咳痰、咯血。③乏力、疲倦、头昏、心慌。④肾功能损伤。

2）体征：①肺部体征：因肺毛细血管压增高，液体渗出肺泡致两肺底湿啰音，与体位变化有关。心源性哮喘时两肺可满布粗大湿啰音，并常伴有哮鸣音。可见单侧或双侧胸腔积液体征。②心脏体征：除原有心脏病体征外，慢性左心衰竭一般有心脏扩大、心率加快、肺动脉瓣区第二心音亢进、心尖区可闻及舒张期奔马律和/或收缩期杂音、交替脉等。

（2）右心衰竭：以体循环淤血的表现为主。

1）症状：内脏淤血：①胃肠道及肝脏淤血引起腹胀、食欲不振、恶心、呕吐等，是右心衰竭最常见的症状。②严重肝淤血可引起黄疸，且因肝功能异常加重消化道症状。③长期肾淤血可引起肾功能减退，表现为夜尿增多、少尿和蛋白尿。④亦有呼吸困难的表现。

2）体征：①心脏体征：除原有心脏病体征外，右心衰竭时若右心室显著扩大，形成功能性三尖瓣关闭不全，可有收缩期杂音。②颈静脉怒张和/或肝－颈静脉回流征阳性。③肝肿大，有压痛。④下垂部位凹陷性水肿。⑤胸水和/或腹水。⑥发绀。

（3）全心衰竭：左、右心力衰竭均存在，有肺淤血、心排血量降低和体循环淤血的相关症状和体征。

右心衰竭时，因右心排血量减少，呼吸困难等肺淤血表现有不同程度的减轻。

2. 实验室检查及其他检查
①利钠肽及肌钙蛋白检测。②胸部 X 线检查。③超声心动图检查。④放射性核素检查。⑤心脏磁共振检查。⑥冠状动脉造影检查。⑦心电图检查。⑧有创性血流动力学检查。⑨6 分钟步行试验。⑩心－肺运动试验。

3. 诊断与鉴别诊断

（1）诊断：有明确的器质性心脏病病史，结合症状、体征、实验室及其他检查可做出诊断。左心衰竭以呼吸困难为诊断的重要依据；右心衰竭以颈静脉怒张、肝肿大、下垂性水肿为诊断的重要依据。

（2）鉴别诊断：本病应与肺部疾病、心包积液、缩窄性心包炎、其他引起水肿的疾病相鉴别。

4. 病情评估
美国纽约心脏病学会（NYHA）的心功能分级：

Ⅰ级：活动不受限，日常体力活动不引起明显的气促、疲乏或心悸。

Ⅱ级：体力活动轻度受限，休息时无症状，日常活动可引起明显的气促、疲乏或心悸。

Ⅲ级：体力活动明显受限，休息时无症状，轻于日常活动即引起明显的气促、疲乏或心悸。

Ⅳ级：休息时也有症状，任何体力活动均会引起不适。

5. 治疗

（1）病因/诱因治疗：治疗原发病，如冠心病、心肌炎、心肌病等；消除诱因，肺部感染为最常见的诱因。

（2）一般治疗：改善生活方式，注意休息，监测体重，控制钠盐摄入。

（3）药物治疗：①利尿剂，包括袢利尿剂（如呋塞米）、噻嗪类利尿剂（如氢氯噻嗪）、保钾利尿剂（螺内酯、氨苯蝶啶、阿米洛利）、AVP 受体拮抗剂。②RAAS 抑制剂，包括血管紧张素转换酶抑制剂（ACEI）、血管紧张素受体拮抗剂（ARB）、血管紧张素脑啡肽酶抑制剂。③β 受体阻滞剂，所有 HFrEF 和 HFmrEF 患者除非存在禁忌，均推荐使用。④醛固酮受体拮抗剂，推荐用于各类型症状性慢性心衰患者。⑤钠－葡萄糖共转运蛋白 2 抑制剂。⑥洋地黄类药物。⑦伊伐布雷定。⑧可溶性鸟苷酸环化酶刺激剂。⑨扩血管药物。

（4）非药物治疗：心脏再同步治疗、植入型心律转复除颤器、左室辅助装置及心脏移植。

四、心律失常

1. 分类 按照其发生原理，心律失常可分为以下 4 类。

（1）冲动形成异常：①窦性心律失常。②异位心律：被动性异位心律（逸搏、逸搏心律）、主动性异位心律（期前收缩、心动过速、心房扑动、心房颤动、心室扑动、心室颤动）。

（2）冲动传导异常：①干扰及干扰性房室脱节（生理性）。②传导阻滞：窦房传导阻滞、房内及房间传导阻滞、房室传导阻滞、室内传导阻滞。③房室间传导途径异常：预激综合征。

（3）自律性与传导性并存的心律失常：①并行心律。②异位节律伴传导阻滞。③混合性心律失常。

（4）起搏心律失常：①起搏异常。②感知功能异常。③起搏器诱发的心律失常。

临床中结合上述分类，按照心律失常发生时心率的快慢，又可将其分为快速性心律失常与缓慢性心律失常两大类。

2. 发生机制

（1）冲动形成异常：①自律性

异常。②触发活动。

（2）冲动传导异常：①折返。②传导阻滞。③异常传导。

3. 常用抗心律失常药物分类

（1）抗快速性心律失常药物

Ⅰ类：阻断快速钠通道。

Ⅰa 类：如奎尼丁、普鲁卡因胺、丙吡胺等。

Ⅰb 类：如美西律、苯妥英钠、利多卡因等。

Ⅰc 类：如氟卡尼、恩卡尼、普罗帕酮、莫雷西嗪等。

Ⅱ类：阻断 β 肾上腺素受体，如美托洛尔、阿替洛尔、比索洛尔等。

Ⅲ类：阻断钾通道、延长复极，如胺碘酮、索他洛尔等。

Ⅳ类：阻断慢钙通道，如维拉帕米、地尔硫䓬等。

（2）抗缓慢性心律失常药物：①β 受体兴奋剂，如异丙肾上腺素、麻黄碱等。②M 胆碱能受体阻断剂，如阿托品、颠茄类。③非特异性兴奋剂、传导促进剂，如糖皮质激素、氨茶碱等。

4. 过早搏动 是指起源于窦房结以外的异位起搏点提前发出的激动，是临床上最常见的心律失常。

（1）病因：①生理情况。②器质性心脏病。③药物过量或中毒。④电、化学及机械刺激。⑤电解质紊乱。

（2）临床表现：①症状：期前收缩可无症状，亦可有心悸，表现为短暂心搏停止的漏搏感。②体征：听诊时发现心律不齐，有提前出现的心脏搏动，其后有较长的停搏间歇。

（3）心电图诊断

1）房性过早搏动：①提前出现的 P' 波与窦性 P 波形态各异；P'R 间期 ≥ 0.12 秒。②提前出现的 QRS 波群形态通常正常，有时亦可出现宽大畸形的 QRS 波群，称为室内差异性传导。有时 P'波发生过早，P'波后无 QRS 波，称房早未下传。③代偿间歇常不完全。

2）房室交界区性过早搏动：①提前出现的 QRS-T 波群，形态与窦性相同，部分可伴室内差异性传导而呈宽大畸形。②逆行 P 波，可出现在 QRS 波群之前、之后，也可埋藏在 QRS 波群之中。③完全代偿间歇。

3）室性过早搏动：①提前发生的宽大畸形的 QRS 波群，时限通常 >0.12 秒，T 波方向多与 QRS 波群的主波方向相反。②提前出现的 QRS 波群前无 P 波或无相关的 P 波。③完全代偿间歇。

（4）治疗与预防

1）房性过早搏动

①无器质性心脏病者：一般无须治疗，症状显著者可使用 β 受体阻滞剂等。

②伴有器质性心脏病者：应针对原发病治疗。

③可诱发室上性心动过速或心房颤动者：可选用 β 受体阻滞剂、普罗帕酮、胺碘酮或维拉帕米等。

2）房室交界区性过早搏动：主要进行病因治疗和去除诱因，一般无须应用抗心律失常药物。

2）室性过早搏动

①无器质性心脏病者：避免诱因；若无效应药物治疗，包括镇静剂、抗心律失常药物等，β 受体阻滞剂为首选。

②器质性心脏病者：应加强病因治疗及去除诱因，纠正酸碱平衡及离子紊乱，注意补钾、补镁等；对复杂室性过早搏动者可应用 β 受体阻滞剂或胺碘酮；对有严重器质性心脏病的患者，如急性心肌梗死应早期应用 β 受体阻滞剂，减少致命性心律失常的发生，不主张预防性应用多卡因。

5. 阵发性心动过速　由于发作

时异位节律点起源不同，可分为房性心动过速、交界区性心动过速及室性心动过速。房性和交界区性心动过速时因 P'波不易辨认，因而统称为室上性心动过速。

（1）折返性心动过速（阵发性室上性心动过速最常见的类型）

1）病因：患者通常无器质性心脏病的客观证据。

2）临床表现：心动过速发作具有突然发作、突然终止的特点，症状包括心悸、胸闷、焦虑，可表现为心力衰竭、休克、心绞痛、眩晕，甚至晕厥。心动过速可反复发作，持续心动过速的患者可通过兴奋迷走神经的方法终止心动过速，包括 Valsalva 动作（深吸气后屏息，再用力做呼吸动作）、咳嗽、平躺后平静呼吸、刺激咽喉催吐等。心脏听诊，心音强度恒定，可发现规则快速的心率。

3）心电图诊断：①心率 150～250 次/分，节律规则。②QRS 波群形态与时限均正常，也可增宽、畸形。③P 波为逆行性（Ⅱ、Ⅲ、aVF 导联倒置），常埋藏于 QRS 波群内或位于其终末部分。P 波与 QRS 波群保持固定关系。④起始突然，通常由一个房性期前收缩触发，其下传的 PR 间期显著延长，随之引起心动过速发作。⑤心电生理检查时，心动过速可被期前收缩诱发和终止。

4）治疗：根据患者有无器质性心脏病、既往的发作情况、治疗经过等做出相应处理。发作频繁且药物治疗效果不佳或不能耐受药物不良反应的患者，进行射频导管消融能达到根治的目的，是治疗的首选。

（2）室性心动过速

1）病因：①器质性心脏病：为室速的主要病因，最常见的为冠心病，特别是心肌梗死或心力衰竭。②药物。③酸碱平衡失调、电解质紊乱。④如先天性或获得性长 QT

间期综合征，麻醉、心脏手术和心导管操作等。

2）临床表现：①症状：非持续性室速（发作时间小于30秒，能自行终止），通常无症状。持续性室速（发作时间大于30秒，需药物或电复律始能终止），常有心悸、胸闷、低血压、少尿、晕厥、气促、心绞痛等症状。严重者易引起休克、Adams-Stokes 综合征、急性心力衰竭，甚至猝死。②体征：听诊心律可轻度不规则，可有第一、第二心音分裂，心电图可随心搏变化。

3）心电图检查：①连续出现的3个或3个以上畸形、增宽的 QRS 波群，QRS 间期一般≥0.12秒，伴有继发性 ST-T 改变，心室率100～250次/分。②大多数患者室速发作时的心室率快于心房率，心房和心室分离。P 波与 QRS 波群无关或埋藏在增宽畸形的 QRS 波群及 ST 段上而不易辨认。③心室夺获。④室性融合波。⑤室速常由室性期前收缩诱发。

4）治疗：①治疗原则：立即终止发作，去除诱发因素，积极治疗原发病，预防复发。②终止发作：药物治疗、电学治疗。③预防复发：除针对病因治疗外，还包括药物治疗、射频导管消融及外科手术治疗等。

6. 心房颤动

（1）病因：房颤常发生于器质性心脏病者，多见于高血压性心脏病、冠心病、风湿性心脏病二尖瓣狭窄、心肌病，以及甲状腺功能亢进症、缩窄性心包炎、慢性肺源性心脏病、预激综合征和老龄也可引起房颤。正常人可见，在情绪激动、外科手术、运动或过量饮酒时发生。

（2）临床表现：房颤症状的轻重受心室率快慢的影响。房颤并发血栓栓塞的危险性甚大，尤以脑栓塞危害最大，常可危及生命并严重

影响患者的生存质量。典型的房颤体征为心律绝对不规则、第一心音强弱不等、脉搏短绌。

一旦房颤患者的心室律变得规则，应考虑以下可能性：①恢复窦性心律。②转变为房性心动过速。③转变为房扑（固定的房室传导比率）。④发生房室交界区性心动过速或室性心动过速。如心室律变为慢而规则（30～60次/分），提示可能出现完全性房室传导阻滞。心电图检查有助于确立诊断。

房颤患者并发房室交界区性与室性心动过速或完全性房室传导阻滞，最常见的原因为洋地黄中毒。

（3）心电图诊断：①P 波消失，代之以小而不规则的房颤波（350～600次/分）。②心室率极不规则。③QRS 波群形态正常。

（4）治疗

1）治疗目标：寻找与纠正诱因和病因；终止房颤，恢复窦性；控制心室率；预防房颤复发；预防血栓栓塞并发症。

2）基本原则：在对病因、诱因治疗的基础上，控制心室率和/或复律治疗，以及必要时给予抗凝治疗。

3）非药物治疗：电复律、射频消融治疗（RFCA）。

4）药物治疗：①药物复律：胺碘酮、普罗帕酮或氟卡尼。②控制心室率：β受体阻滞剂、非二氢吡啶类钙通道阻滞剂、胺碘酮、洋地黄类药物。③预防栓塞事件：抗凝治疗。

5）不同类型房颤的处理。

7. 房室传导阻滞

（1）病因：大多见于器质性疾病。偶可见于正常人，与迷走神经张力增高有关。

（2）心电图诊断

1）一度房室传导阻滞：PR 间期延长，大于0.20秒。每个 P 波后均有 QRS 波。

2）二度房室传导阻滞

①二度Ⅰ型房室传导阻滞（文氏现象）：PR间期进行性延长，直至一个P波后脱漏QRS波。相邻的RR间期进行性缩短，直至P波不能下传心室，发生心室脱漏。包含P波在内的RR间期小于正常窦性PP间期的两倍。

②二度Ⅱ型房室传导阻滞：P波规则出现，QRS波群周期性脱落，PR间期固定，长RR间期等于短RR间期的两倍或整数倍。房室传导比例可固定或不定。下传的QRS波可正常或宽大畸形。

3）三度房室传导阻滞：全部P波不能下传，心室PP与RR间隔各有其固定的规律，P波和QRS波没有固定关系。心房率超过心室率。心室率慢而规则，心室起搏点如在房室束分叉以上，心室率40～60次/分，QRS波群正常；心室率如在房室束分叉以下（室内传导系统的远端），心室率常在40次/分以下，QRS波群增宽。

（3）治疗：一度房室传导阻滞与二度房室传导阻滞心室率不太慢，无须特殊治疗。二度Ⅱ型与三度房室传导阻滞如心室率显著缓慢，伴有明显症状或血流动力学障碍，甚至Adams－Stokes综合征者，应给予起搏治疗。

阿托品可提高房室传导阻滞患者的心率，适用于阻滞位于房室结的患者。异位肾上腺素适用于任何部位的房室传导阻滞，但应用于急性心肌梗死时应十分慎重，因其可能导致严重的室性心律失常，加上药物使用超过数天，往往效果不佳且易发生严重的不良反应，仅适用于无心脏起搏条件的应急情况。

8. 病态窦房结综合征

（1）病因：①窦房结纤维化与脂肪浸润、硬化与退行性变、淀粉样变性、甲状腺功能减退、某些感

染（布鲁氏菌病、伤寒）等。②窦房结动脉供血减少、窦房结周围神经和心房心肌的病变。③颈动脉窦过敏、脑血管意外、高血钾、迷走神经张力增高，应用某些抗心律失常药物如洋地黄类药物、乙酰胆碱等。

（2）临床表现：主要是与心动过缓有关的心、脑等脏器供血不足的症状，如发作性头晕、黑矇、心悸、乏力和运动耐力下降等；严重者可出现心绞痛、心力衰竭、短暂意识障碍或晕厥，甚至猝死。如有心动过速发作，则可出现心悸、心绞痛等症状。

（3）心电图诊断

1）心电图的主要表现：①非药物引起的持续而显著的窦性心动过缓（50次/分以下）。②窦性停搏或窦性静止、窦房传导阻滞。③窦房传导阻滞与室房传导阻滞并存。④心动过缓－心动过速综合征，简称慢－快综合征，是指心动过缓与房性快速性心律失常（心房扑动、心房颤动或房性心动过速）交替发作。

2）其他心电图改变：①未应用抗心律失常药物的情况下，心房颤动的心室率缓慢，或其发生前后有窦性心动过缓和/或一度房室传导阻滞。②变时功能不全，表现为运动后心率提高不显著。③房室交界性逸搏心律等。

（4）治疗：①病因治疗。②若无心动过缓相关症状，仅定期随诊观察。对于有症状的病态窦房结综合征患者，应接受永久起搏器植入治疗。慢－快综合征患者发生心动过速，通常需在接受起搏治疗后再使用抗心动过速药物治疗。合并心房扑动或心房颤动者应考虑抗栓治疗。

五、原发性高血压

1. 病因与发病机制

（1）病因

1）遗传因素：本病的发病具有

西内

373

较明显的家族聚集性。

2）高血压的危险因素：①高钠低钾饮食。②超重和肥胖。③精神因素。④吸烟、饮酒。⑤增龄。⑥空气污染、肿瘤治疗、高海拔居住、缺乏体力活动等。

3）发病机制：①交感神经系统活性亢进。②肾素-血管紧张素-醛固酮系统（RAAS）激活。③血管内皮细胞功能紊乱。④胰岛素抵抗。⑤体液因素。

2. 临床表现　头痛、头晕、心悸、后颈部疼痛、后枕部或颞部搏动感，还有的表现为神经症状，如失眠、健忘等。病程后期心、脑、肾等靶器官受损，有并发症时可出现相应的症状。

3. 并发症

（1）心脏：左心室肥大。

（2）脑：脑血管并发症是我国原发性高血压最常见的并发症。早期可有短暂性脑缺血发作，长期血压增高时并发腔隙性脑梗死、动脉硬化性脑梗死、脑出血等。

（3）肾：肾脏受累时可有蛋白尿，早期出现夜尿增多等肾小管功能异常的表现，晚期多并发慢性肾衰竭。

（4）眼：眼底血管被累及可出现视力进行性减退。

（5）其他：长期严重高血压可引起主动脉夹层并破裂，可致命。

4. 实验室检查及其他检查　24小时动态血压监测、超声心动图、颈动脉超声、血糖、葡萄糖耐量试验及血浆胰岛素测定、尿白蛋白定量、眼底检查、胸部X线检查、脉搏波传导速度及踝肱指数等。

5. 诊断与鉴别诊断

（1）诊断标准：静息坐位肱动脉部位血压值，非同日测量3次血

压均高于正常（收缩压≥140mmHg和/或舒张压≥90mmHg），可诊断为高血压。

（2）鉴别诊断：本病应与肾实质性疾病、肾血管疾病、嗜铬细胞瘤、原发性醛固酮增多症相鉴别。

6. 病情评估

（1）诊断性评估：对已经明确诊断的高血压患者，诊断性评估包括是否有影响预后的心血管危险因素、是否存在靶器官损害、是否合并其他临床疾患。

1）心血管危险因素

①用于危险性分层的危险因素：收缩压和舒张压水平（1～3级），男性大于55岁，女性大于65岁，吸烟，总胆固醇>5.72mmol/L，早发心血管疾病家族史（一级亲属发病年龄<50岁）。

②影响预后的其他危险因素：高密度脂蛋白胆固醇降低，低密度脂蛋白胆固醇升高；被动吸烟；空腹血糖受损和/或糖耐量受损；腹型肥胖或肥胖；高同型半胱氨酸血症。

2）靶器官损害：左心室肥厚（心电图或超声心动图）、颈动脉超声IMT≥0.9mm或动脉粥样斑块、颈-股动脉脉搏波速度≥12m/s、踝肱指数<0.9、eGFR降低或血清肌酐轻度升高、微量白蛋白尿。

3）伴有的临床疾病：脑血管病（脑出血、缺血性脑卒中、短暂性脑缺血发作）、心脏疾病、肾脏疾病、外周血管疾病、视网膜病变、糖尿病。

（2）危险分层：高血压患者的诊断和治疗只根据血压水平，必须对患者进行心血管风险的评估与分层。高血压明确诊断后，危险分层越高的患者越应积极有效地进行干预。

其他心血管危险因素和疾病史	血压（mmHg）			
	SBP130~139 和/或 DBP85~89	SBP140~159 和/或 DBP90~99	SBP160~179 和/或 DBP100~109	SBP ≥ 180 和/或 DBP≥110
无	低危	低危	中危	高危
1~2 个其他危险因素	低危	中危	中/高危	很高危
≥3 个其他危险因素，靶器官损害，或 CKD3 期，无并发症的糖尿病	中/高危	高危	高危	很高危
临床并发症，或 CKD≥4 期，有并发症的糖尿病	高/很高危	很高危	很高危	很高危

注：SBP 收缩压，DBP 舒张压，CKD 慢性肾脏疾病

7. 治疗

（1）治疗目标：①心血管风险高危/很高危的高血压患者以及有合并症的高血压患者，在可耐受的条件下，推荐诊室血压目标为＜130/80mmHg。②无合并症的一般高血压患者，推荐降至＜140/90mmHg，如能耐受，应进一步降至＜130/80mmHg。③老年高血压患者，65~79 岁老年人推荐降压目标＜140/90mmHg，如能耐受，可降至＜130/80mmHg；80 岁及以上高龄老年人降压目标＜150/90mmHg，如能耐受，可降至＜140/90mmHg。

（2）非药物治疗：①控制体重。②减少钠盐摄入，补充钾盐。③戒酒或限制饮酒。④戒烟。⑤增加体力活动。⑥减轻精神压力，保持心理平衡。

（3）药物治疗

1）药物治疗原则：小剂量、优先选择长效制剂、联合用药、个体化。

2）临床常用降压药物

①利尿剂：有噻嗪类、袢利尿剂和保钾利尿剂三类。噻嗪类使用最多，常用的有氢氯噻嗪，适用于轻、中度高血压。

②β 受体拮抗剂：普萘洛尔、美托洛尔等。

③钙通道阻滞剂（CCB）：分二氢吡啶类（硝苯地平）和非二氢吡啶类（维拉帕米和地尔硫䓬）。

④血管紧张素转化酶抑制剂（ACEI）：卡托普利、培哚普利等。其不良反应主要是刺激性干咳和血管性水肿。高钾血症、妊娠妇女和双侧肾动脉狭窄患者禁用。

⑤血管紧张素 II 受体拮抗剂（ARB）：治疗对象和禁忌证与 ACEI 相同。

⑥血管紧张素受体脑啡肽酶抑制剂（ARNI）：常用沙库巴曲缬沙坦。其适应证和禁忌证与 ACEI 相似。以上 6 种降压药物均可作为高血压起始和维持治疗的一线药物。

⑦其他：如 α₁ 受体阻滞剂、肾素抑制剂等非一线用药。

六、冠状动脉粥样硬化性心脏病

1. 概述 冠状动脉粥样硬化性心脏病是指冠状动脉粥样硬化使管腔狭窄或阻塞，或/和因冠状动脉功能性改变（痉挛）导致心肌缺血缺氧或坏死而引起的心脏病。

2. 危险因素 血脂异常、高血压、吸烟、糖尿病或糖耐量异常、年龄、性别。

3. 临床分型 本病分为慢性冠脉综合征（CCS，也称慢性冠状动

西内

脉疾病）和急性冠脉综合征（ACS）。ACS是一组综合病征，包括不稳定型心绞痛、非ST段抬高型心肌梗死和ST段抬高型心肌梗死、冠心病猝死。CCS包括伴稳定心绞痛症状和/或呼吸困难的疑似冠病患者；新发心力衰竭或左心室功能障碍的疑似冠心病患者；ACS后1年内或近期血运重建的无症状或症状稳定患者；初次诊断或血运重建1年以上的无症状或有症状患者；疑似血管痉挛或微血管疾病的心绞痛患者；筛查时发现的CAD患者。

4. 稳定型心绞痛

（1）发病机制：当心脏负荷突然增加，需血量增多，超过了冠状动脉供血的代偿能力；或需血量虽不增多，但冠脉痉挛，减少了供血量；或上述因素同时存在，都可引起心肌急剧、暂时缺血缺氧而发生心绞痛。

（2）临床表现

1）典型心绞痛发作

①诱因：体力劳动、情绪激动、饱食、寒冷、心动过速等可诱发，胸痛发生于诱因出现的当时。

②部位：在胸骨体上段或中段之后，可放射至肩、左臂内侧甚至达无名指和小指，边界模糊，范围约1个手掌大小。

③性质：常为压迫感、紧缩感、压榨感，多伴有濒死感。

④持续时间：一般短暂，约3～5分钟，很少超过15分钟。

⑤缓解方式：去除诱因和/或舌下含服硝酸甘油可迅速缓解。

2）不典型心绞痛：是指典型心绞痛的5个特点中某些表现不典型，一般出现胸痛部位、疼痛性质不典型。疼痛感可出现在下颌至上腹部的任何部位，或没有痛感，仅有显著的胸闷感。

3）体征：发作时常有心率增快、血压升高、皮肤湿冷、出汗等。

有时可出现第四心音或第三心音奔马律；暂时性心尖部收缩期杂音，第二心音分裂或交替脉。

（3）实验室检查及其他检查

1）心电图：心绞痛发作时心电图暂时性ST段压低≥0.1mV，可伴有T波倒置，发作缓解后恢复。

2）冠状动脉造影：选择性冠状动脉造影可使左、右冠状动脉及其主要分支显影，用以判断冠脉的狭窄程度及部位，还可评估心肌血流灌注情况。

3）心脏CTA：多排或双源CT是无创性用于诊断冠状动脉病变的常用检查方法，可作为冠状动脉狭窄筛查的有效检查手段。

4）动态心电图、心电图负荷试验、放射性核素检查及其他。

（4）诊断：根据典型心绞痛的发作特点和体征，含服硝酸甘油后可短时间内缓解，结合年龄和存在冠脉病危险因素，除外其他原因所致的心绞痛，一般即可诊断。必要时行选择性冠状动脉造影确诊。

（5）病情评估：心绞痛严重程度分级，根据加拿大心血管病学会（CCS）分级分为四级：

Ⅰ级：一般体力活动（如步行和登楼）不受限，仅在强、快或持续用力时发生心绞痛。

Ⅱ级：一般体力活动轻度受限。快步、饭后、寒冷或刮风中、精神应激或醒后数小时内发生心绞痛。一般情况下平地步行200m以上或登楼一层以上受限。

Ⅲ级：一般体力活动明显受限，一般情况下平地步行200m，或登楼一层引起心绞痛。

Ⅳ级：轻微活动或休息时即可发生心绞痛。

（6）治疗

1）发作时治疗：①发作时立刻休息。②药物治疗：可含服作用较快的硝酸酯制剂，如硝酸甘油、硝酸异山梨酯。

2）缓解期治疗：①调整生活方式，避免诱因。②药物治疗：硝酸酯类、β受体阻滞剂、钙通道阻滞剂、曲美他嗪等。③介入治疗。④外科治疗，主要是施行主动脉-冠状动脉旁路移植手术。⑤其他治疗。

5. 不稳定型心绞痛和非 ST 段抬高型心肌梗死

（1）概述

不稳定型心绞痛（UA）和非 ST 段抬高型心肌梗死（NESTEMI）合称为非 ST 段抬高型急性冠脉综合征。UA 有新发心肌缺血但不伴有心肌坏死；NESTEMI 心肌缺血更严重，且伴有心肌坏死。不稳定型心绞痛未及时有效治疗，很可能发展成心肌梗死。

不稳定心绞痛分类：①静息型心绞痛，休息时发作，持续时间通常 > 20 分钟。②初发型心绞痛，通常在首发症状 1 ～ 2 个月内，很轻的体力活动即可诱发。③恶化型心绞痛，在相对稳定的劳力性心绞痛基础上心绞痛逐渐增强（疼痛更剧烈、时间更长或更频繁）。

（2）病因和发病机制：主要为在不稳定粥样硬化斑块破裂、糜烂或侵蚀基础上血小板聚集，并发血栓形成、冠状动脉痉挛收缩、微血管栓塞，导致急性或亚急性心肌供氧减少和缺血加重。

（3）临床表现

1）症状：不稳定型心绞痛患者胸部不适的性质与典型稳定型心绞痛相似，但程度更重，持续时间更长，可达数十分钟。胸痛在休息时也可发生。有如下临床表现者有助于诊断：①诱发心绞痛的体力活动阈值突然或持久降低。②心绞痛发生频率、持续时间和严重程度增加。③出现静息或夜间心绞痛。④胸痛放射至新的部位。⑤发作时伴有新

的相关症状，如出汗、恶心、呕吐、心悸或呼吸困难。⑥常规休息或舌下含服硝酸甘油只能暂时缓解，甚至不能完全缓解。但症状不典型者也不少见，尤其是老年女性和糖尿病患者。

2）体征：可发现一过性第三音或第四心音，以及由于二尖瓣反流引起的一过性收缩期杂音。

（4）实验室检查及其他检查

1）心电图：大多数患者胸痛发作时有一过性 ST 段和 T 波（低平或倒置）改变。其中 ST 段的动态改变（≥ 0.1 mV 的抬高或压低）是严重冠状疾病的表现，可能会发生急性心肌梗死或猝死。

2）冠状动脉造影：可明确冠脉的狭窄程度和部位，指导治疗并评价预后。

3）冠脉 CTA、心肌损伤标志物、其他检查。

（5）诊断：根据典型的心绞痛症状、缺血性心电图改变（新发或一过性 ST 段压低 ≥ 0.1 mV 或 T 波改变 ≥ 0.2 mV），以及心肌损伤标志物测定，可初步做出诊断。

（6）病情评估：入院后 24 小时内完成的 GRACE 风险评分能评估院内死亡风险，GRACE 评分 > 140 分，为高危；109 ～ 140 分，为中危；≤ 108 分，为低危。UA/NESTEMI 的危险分层是选择个体化治疗方案，尤其是介入性治疗策略时机的重要参考。

（7）治疗

1）一般治疗：立即卧床休息，消除紧张情绪和顾虑，保持环境安静，可以应用小剂量镇静剂和抗焦虑药物。对于有发绀、呼吸困难或其他高危表现的患者，应给予吸氧，监测血氧饱和度，维持 $SaO_2 > 90\%$。同时，积极处理可能引起心肌耗氧量增加的疾病。

2）药物治疗：硝酸酯类药物、

β受体阻滞剂、钙通道阻滞剂、伊伐布雷定、抗血小板治疗、抗凝治疗、调脂治疗、RAAS抑制剂、经皮冠状动脉介入术、冠状动脉旁路移植术。

6. 急性ST段抬高型心肌梗死

（1）发病机制：急性ST段抬高型心肌梗死（STEMI）绝大多数为在冠脉不稳定斑块破裂、糜烂、侵蚀基础上继发血栓形成导致的冠脉血管持续、完全闭塞。少部分为冠脉矛状动脉夹层撕裂累及冠脉开口；或为医源性的，如经导管主动脉瓣植入术导致的冠脉口堵塞；其他少见的原因包括血栓栓塞、自发性夹层或持续的冠脉痉挛。

（2）临床表现

1）先兆表现：半数以上的患者在发病前有先兆症状，其中最常见的是原有的稳定型心绞痛变为不稳定型，或突然出现心绞痛发作等。

2）症状：①疼痛，最早出现和最突出。②心律失常，以室性心律失常最多见。③低血压和休克。若疼痛缓解后而收缩压仍低于80mmHg，伴有烦躁不安、面色苍白、皮肤湿冷、脉细而快、大汗淋漓、尿量减少、意识模糊甚至昏厥，应考虑发生了休克。④心力衰竭，主要是急性左心衰竭。⑤胃肠道症状。⑥其他，坏死心肌组织吸收可引起发热、心悸等。

3）体征：①心脏浊音界可轻至中度增大；心率增快或减慢；心尖区第一心音减弱；可出现舒张期奔马律；二尖瓣乳头肌功能失调或断裂，出现心尖区粗糙的收缩期杂音或伴有收缩中晚期喀喇音。②血压早期可增高，随后均降低。③发生心律失常、休克或心力衰竭时，出现相关体征。

（3）实验室检查及其他检查

1）心电图：①特征性改变。ST段抬高反映心肌损伤；病理性Q波，反映心肌坏死；T波倒置，反映心肌缺血。②定位和定范围。心肌梗死的心电图定位诊断部位：

部位	特征性心电图改变导联	对应性改变导联
前间壁	$V_1 \sim V_3$	
局限前壁	$V_3 \sim V_5$	
前侧壁	$V_5 \sim V_7$、Ⅰ、Ⅱ、aVL	
广泛前壁	$V_1 \sim V_6$	
下壁	Ⅱ、Ⅲ、aVF	Ⅰ、aVL
下间壁	Ⅱ、Ⅲ、aVF	Ⅰ、aVL
下侧壁	Ⅱ、Ⅲ、aVF、$V_5 \sim V_7$	Ⅰ、aVL
高侧壁	Ⅰ、aVL、"高" $V_4 \sim V_6$	Ⅱ、Ⅲ、aVF
正后壁	$V_7 \sim V_9$	$V_1 \sim V_3$导联R波增高
右心室	$V_3R \sim V_7R$	多伴下壁梗死

2）实验室检查：①血常规示中性粒细胞增多，嗜酸性粒细胞减少或消失；血沉增快；CRP增高。②血心肌坏死标志物，血肌酸激酶同工酶（CK－MB）及肌钙蛋白（T或I）升高是诊断急性心肌梗死的重要指标。

（4）诊断与鉴别诊断：根据典型的临床表现、典型的心电图改变及血清肌钙蛋白和心肌酶的改变，一般可确诊。本病应与心绞痛、主动脉夹层分离、急性肺动脉栓塞、急腹症、急性心包炎相鉴别。

（5）病情评估：采用 Killip 分级。

Ⅰ级：尚无明显的心力衰竭。

Ⅱ级：有左心衰竭，肺部啰音 <50%。

Ⅲ级：有急性肺水肿，全肺有干啰音及大、小湿啰音。

Ⅳ级：有心源性休克等不同程度或阶段的血流动力学改变。

（6）治疗

1）监护和一般治疗：①休息与护理。②吸氧与监护。③建立静脉通道。

2）解除疼痛：哌替啶肌内注射或吗啡皮下注射；硝酸甘油或硝酸异山梨酯舌下服用或静脉滴注。

3）再灌注治疗：起病 3～6 小时（不超过 12 小时）进行直接冠状动脉介入治疗（PCI）或溶栓治疗。

4）抗血小板治疗。

5）抗凝治疗。

6）消除心律失常。

7）控制休克。

8）治疗心力衰竭。

9）并发症的处理。

七、心脏瓣膜病

1. 二尖瓣狭窄

（1）病因：主要病因是风湿热。

（2）临床表现

1）症状：①呼吸困难：最常见的早期症状。②咯血：可为首发症状。③咳嗽咳痰。④声音嘶哑、吞咽困难等。

2）体征：①视诊：重度二尖瓣狭窄常见"二尖瓣面容"，双颧绀红。②触诊：明显右心室肥厚者心尖搏动弥散、左移，胸骨左缘第 3～4 肋间右心室收缩期抬举性搏动，心尖区可触及舒张期震颤。③叩诊：

心浊音界向左扩大，呈梨形。④听诊：心尖区舒张中、晚期低调的隆隆样杂音，呈递增型，较局限，左侧卧位明显，用力呼气或体力活动后更清楚。心尖部第一心音亢进和开瓣音，提示瓣膜尚有弹性，活动度好；如瓣叶钙化僵硬，则第一心音减弱，开瓣音消失。

（3）诊断与鉴别诊断：如有二尖瓣区隆隆样舒张中、晚期杂音及左心房扩大的证据，即可诊断为二尖瓣狭窄，超声心动图检查可确诊。但应与其他引起心尖部舒张期杂音的疾病相鉴别。

（4）并发症：①心房颤动（最常见）。②血栓栓塞。③急性肺水肿。④充血性心力衰竭。⑤呼吸道感染。⑥感染性心内膜炎。

（5）治疗

1）一般治疗。

2）介入和手术治疗：介入方式为经皮球囊二尖瓣成形术（PB-MV）。手术方式包括闭式二尖瓣分离术、直视二尖瓣分离术、瓣膜修补术或人工瓣膜替换术，是治疗本病的有效方法。

3）并发症的处理：①大量咯血：应取坐位，同时使用镇静剂及静脉使用利尿剂，以降低肺静脉压。②急性肺水肿。③心房颤动。④预防栓塞。⑤右心衰竭。

2. 二尖瓣关闭不全

（1）病因

1）慢性病变。

2）急性病变：①腱索断裂。②乳头肌坏死或断裂。③瓣膜毁损或破裂，多见于感染性心内膜炎。④心瓣膜替换术后人工瓣膜裂开。

（2）临床表现

1）症状：轻度二尖瓣关闭不全可终身无症状。一旦出现症状，多已有不可逆的心功能损害，且进展迅速。常见有疲乏无力、劳力性呼吸困难、端坐呼吸等心排血量减少及肺淤血症状。后期出现右心衰竭及体循环淤血症状。急性二尖瓣关闭不全者则更快发生急性心力衰竭，甚至心源性休克。

2）体征：①视诊：心尖搏动向左下移位。②触诊：心尖搏动向左下移位，常呈抬举性。③叩诊：心浊音界向左下，后期亦可向右扩大。④听诊：心尖部第一心音减弱，心尖部较粗糙的吹风样全收缩期杂音范围广泛，常向右腋下及左肩胛下角传导，有时掩盖第一心音；主动脉瓣第二心音分裂，严重反流可出现低调第三心音。肺动脉高压时可闻及肺动脉瓣区第二心音亢进、分裂。

（3）诊断与鉴别诊断

①诊断：根据典型的心尖区全收缩期吹风样杂音伴有左心房、左心室肥大，诊断应不困难。但应结合起病缓急、患者年龄、病情严重程度、房室肥大情况及相应辅助检查来确定诊断及明确病因。

②鉴别诊断：本病应与相对性二尖瓣关闭不全、二尖瓣脱垂、三尖瓣关闭不全、室间隔缺损、生理性杂音等进行鉴别。

（4）治疗

1）急性者：治疗目的是减少反流量，降低肺静脉压，增加心排出量。内科治疗一般为术前过渡，外科治疗为根本措施。一般而言，经药物改善症状后应立即采取人工瓣膜置换术，以防止变为慢性而影响预后。积极的内科治疗仅为手术争取时间。

2）慢性者：由于长期无症状，一般仅需定期随访，避免过度的体力劳动及剧烈运动，限制钠盐摄入，保护心功能。对风心病患者积极预防链球菌感染与风湿活动及感染性心内膜炎。

人工瓣膜替换术是几乎所有二尖瓣关闭不全病例的首选治疗方法。

3. 主动脉瓣狭窄

（1）病因：①先天性病变。②退行性变。③炎症性病变。

（2）临床表现

1）症状：出现较晚，呼吸困难、心绞痛和晕厥为典型主动脉瓣狭窄"三联征"。劳力性呼吸困难为常见首发症状。

2）体征：①视诊：心尖搏动向左下移位。②触诊：心尖搏动向左下移位。③叩诊：心浊音界向左下扩大。④听诊：第一心音正常。因左室射血时间延长，主动脉瓣区第二心音减弱或消失，也可出现第二心音逆分裂。典型杂音为主动脉瓣听诊区可听到高调、粗糙的递增－递减型收缩期喷射性杂音，向颈部传导。⑤其他体征：重度狭窄可有收缩压低，脉压减小，脉搏细弱，后期可有心衰体征。

（3）诊断与鉴别诊断

1）诊断：根据胸骨右缘第2肋间响亮粗糙的喷射性收缩期杂音、收缩期震颤及第二心音减弱、左心室增大等，可做出主动脉瓣狭窄的诊断，超声心动图检查可确诊。

2）鉴别诊断：①梗阻性肥厚型心肌病：收缩期杂音在心尖与胸骨左缘之间，不向颈部及锁骨下传导，不占整个收缩期，很少有收缩期震颤，无收缩早期喷射音。超声心动图能发现左室流出道梗阻和非对称性室间隔肥厚，舒张期室间隔与左室后壁厚度之比≥1.3，二尖瓣收缩期前移，无主动脉瓣狭窄。②先天性主动脉瓣狭窄。

（4）治疗：①内科治疗：主动脉瓣狭窄时内科主要的治疗是预防感染性心内膜炎。无症状者无须治疗，应定期随访。轻度狭窄者，体力活动不受限制，每2年复查一次；中度及重度狭窄者应避免剧烈体力活动，每6～12个月复查一次。一旦出现症状，即需手术治疗。②手术治疗：包括人工瓣膜置换术、直视下主动脉瓣分离术、经皮主动脉瓣球囊成形术、经皮主动脉瓣置换术。

4. 主动脉瓣关闭不全

（1）病因：①主动脉瓣膜结构改变。②升主动脉壁扩张。

（2）临床表现

1）症状：可多年无症状，甚至可耐受运动。最早的主诉常为心悸、心前区不适、头部强烈搏动感等（与心搏量增多有关）。常有体位性头昏，晕厥罕见。

2）体征：①视诊：颜面较苍白，颈动脉搏动明显，心尖搏动向左下移位且范围较广，可见点头运动及毛细血管搏动。②触诊：心尖搏动向左下移位并呈抬举性，有水冲脉。③叩诊：心浊音界向左下扩大，心腰明显，呈靴形。④听诊：心尖部第一心音减弱；主动脉瓣区第二心音减弱或消失；主动脉瓣第二听诊区可闻及叹气样递减型舒张期杂音，可向心尖部传导，前倾位和深呼气更易听到；重度关闭不全，尚可在心尖区闻及舒张中期柔和低调的隆隆样杂音（Austin‐Flint 杂音），系反流血液冲击二尖瓣前叶所致。⑤周围血管征：点（点头征）、水（水冲脉）、枪（动脉枪击音）、双（杜氏双重杂音）、毛（毛细血管搏动征）。

（3）诊断与鉴别诊断

1）诊断：根据主动脉瓣第二听诊区有舒张期递减型吹风样杂音，左室增大及周围血管征等，可诊断主动脉瓣关闭不全，超声心动图检查可确诊。如有风湿热病史，或同时有二尖瓣损害，除外其他原因所致的主动脉瓣关闭不全，可诊断为风心病主动脉瓣关闭不全。

2）鉴别诊断：本病应与动脉粥样硬化性主动脉瓣关闭不全、肺动脉瓣关闭不全、梅毒性主动脉瓣关闭不全相鉴别。

（4）治疗

1）慢性病变：①一般治疗：适当限制体力劳动，预防感染。②应用血管扩张剂：应选用主要扩张小动脉的药物，如钙拮抗剂、血管紧张素转化酶抑制剂及 α 受体阻滞剂等。③对症治疗：左心衰竭者给予利尿剂和 ACEI，必要时加用洋地黄制剂；心律失常者可按心律失常的处理原则进行治疗。

2）急性病变：尽早做人工瓣膜置换术。感染性心内膜炎引起者，应先积极抗感染治疗。

第三单元　消化系统疾病

一、慢性胃炎

1. 病因与发病机制　①幽门螺杆菌（Hp）感染（最主要病因）。②自身免疫机制和遗传因素。③其他因素。

2. 病理　病理学特征包括炎症、萎缩和肠化生。胃上皮或化生的肠上皮异型增生是胃癌的癌前病变。

3. 临床表现

（1）症状：①有消化不良的表现，进刺激性食物引起症状或使症状加重。②胃黏膜有糜烂者可有上消化道出血，长期少量出血可引起缺铁性贫血，以黑便或大便隐血阳性为主。③恶性贫血者常有全身衰弱、疲软，可出现明显的厌食、体重减轻、贫血，一般消化道症状较少。

（2）体征：多不明显，有时可有上腹轻压痛。

4. 实验室检查及其他检查

①胃镜及活组织病理学检查。②幽门螺杆菌检测：阳性。③自身抗体：慢性萎缩性胃炎患者血清自身抗胃壁细胞抗体（PCA）常呈阳性。

西内

④血清胃泌素、胃蛋白酶原。

5. 诊断与鉴别诊断　确诊主要依赖于胃镜检查和活组织病理学检查。Hp检测有助于病因诊断。怀疑自身免疫性胃炎应检测血清胃泌素和相关的自身抗体等。

6. 治疗

（1）饮食疗法：少食多餐，软食为主。

（2）药物疗法：①根除Hp。②抑酸或抗酸治疗：选用抗酸剂、H_2受体阻滞剂、质子泵抑制剂。③针对十二指肠-胃反流，应用胃黏膜保护剂、促胃动力药等。④增强胃黏膜防御力。⑤促动力剂。⑥中药。⑦其他：抗抑郁剂、镇静剂，适用于睡眠差、有明显精神因素者。维生素B_{12}，适用于慢性萎缩性胃炎伴有恶性贫血者。

（3）异型增生的治疗：对肯定的重度异型增生者建议采用内镜下胃黏膜切除术或手术治疗。

二、消化性溃疡

1. 病因与发病机制　①幽门螺杆菌感染。②非甾体抗炎药（NSAID）：具有胃肠道毒性，轻者引起恶心和消化不良症状，重者导致胃肠道出血和穿孔。③胃酸和胃蛋白酶分泌增多。④其他与消化性溃疡（PU）发病有关的因素：如吸烟、遗传、急性应激、胃及十二指肠运动异常。

2. 病理

（1）十二指肠溃疡（DU）多发生在球部，前壁比较常见；胃溃疡（GU）多发生在胃角和胃窦小弯。

（2）溃疡一般为单个，也可为多个，呈圆形或椭圆形。

（3）DU直径多小于1cm，GU直径稍大。

3. 临床表现

（1）症状：①上腹部疼痛：特

点为慢性、周期性、节律性。性质可为钝痛、烧灼痛、胀痛或饥饿痛。十二指肠溃疡的疼痛常于空腹和凌晨发作，进食或服抗酸药缓解。胃溃疡的疼痛多于餐后1小时出现，至下次餐前缓解。②其他症状：常有反酸、嗳气、恶心、呕吐等消化道症状；可有失眠、多汗等全身症状。

（2）体征：溃疡发作期上腹部可有局限性压痛，但并无特异性；若并发梗阻、穿孔、出血时则出现重要体征。

4. 并发症　①出血。②穿孔。③幽门梗阻。④癌变。

5. 实验室检查及其他检查

（1）胃镜检查和黏膜活检：是确诊的首选方法。

（2）X线钡餐检查：由钡剂充填溃疡凹陷而显示的龛影，是诊断溃疡病的可靠依据。

（3）Hp检测：侵入性检测可通过胃镜钳取胃黏膜活检进行检测，主要包括快速尿素酶试验、组织学检查和Hp培养；非侵入性可进行^{13}C或^{14}C尿素呼气试验、粪便Hp抗原检测及血清学检查（定性检测血清抗Hp IgG抗体）。

（4）胃液分析和血清胃泌素测定：主要用于胃泌素瘤的诊断。

6. 诊断和鉴别诊断

（1）诊断：慢性、周期性、节律性的上腹疼痛，且疼痛可为进食或抗酸药缓解是诊断消化性溃疡的重要线索。X线钡餐检查发现龛影提示溃疡。胃镜检查是确诊依据。

（2）鉴别诊断：①慢性胃炎。②功能性消化不良。③慢性胆囊炎和胆石症。④胃癌：难以区分时可行胃镜、活检组织病理学检查，可确诊。胃癌的胃镜特点：溃疡一般较大，形状不规则；底部不平，苔污秽；溃疡边缘呈结节状隆起，周围皱襞中断；胃壁僵硬、蠕动减弱。

7. 治疗 消化性溃疡治疗原则：消除病因，控制症状，促进溃疡愈合，预防复发和防治并发症。

（1）一般治疗：生活、饮食规律，避免过度劳累和精神紧张，戒烟酒，慎用或停用 NSAID 药物。

（2）药物治疗：主要包括根除 Hp、抑酸及保护胃黏膜。治疗 DU 的重点在于根除 Hp 与抑酸；GU 的治疗侧重于保护胃黏膜。

1）抑制胃酸：①H_2 受体拮抗剂：西咪替丁、雷尼替丁等。②质子泵抑制剂（PPI）：具有强有力的抑制胃酸分泌作用，如奥美拉唑、兰索拉唑、泮托拉唑。

2）加强胃黏膜保护：①铋剂。②硫糖铝。③前列腺素 E。

3）根除幽门螺杆菌：根除 Hp 的治疗方案目前推荐四联疗法，即一种 PPI 和一种铋剂加上阿莫西林、克拉霉素、呋喃唑酮、甲硝唑（或替硝唑）或某些喹诺酮类（如左氧氟沙星）等抗生素中的两种，疗程为 10 天，可根据情况延长至 14 天。

（3）并发症治疗：①急性穿孔：尽早行外科手术治疗。②幽门梗阻：应先积极内科治疗，措施包括：禁食和持续胃肠减压，以解除胃潴留。静脉输液，纠正水、电解质紊乱和代谢性碱中毒。每晚用生理盐水洗胃并抽出胃内容物以减轻炎症及水肿。营养状况较差者，应及时给予胃肠外营养。应用 H_2 受体拮抗剂或 PPI 抑制胃酸分泌。应用多潘立酮、西沙必利等促胃动力药物，禁用抗胆碱能药物。经 1～2 周内科积极治疗无效者，应考虑手术治疗。

三、胃癌

1. 病因与发病机制 胃癌的病因与发病机制至今尚未完全明了，可能与下列因素有关：①幽门螺杆菌感染。②饮食因素。③环境因素。④遗传因素。⑤癌前状态：包括癌前疾病（慢性萎缩性胃炎、腺瘤型息肉、胃溃疡、残胃炎）与癌前病变（肠型化生、异型增生）。

2. 病理

（1）好发部位：依次为胃窦、胃体、贲门。

（2）转移途径：①淋巴转移（最早和最常见）。②血行转移：最常转移至肝脏。③种植转移。④直接蔓延。

3. 临床表现

（1）症状：上腹疼痛（最常见）、食欲减退、消瘦、恶心呕吐、呕血、黑便、腹胀、排便习惯改变、发热、癌肿转移的症状。

（2）体征：上腹部可有深压痛，部分患者体检时可扪及上腹部肿块和左锁骨上淋巴结肿大。胃癌晚期转移可有肝大、黄疸、腹水等体征。

4. 实验室检查及其他检查 ①胃镜及活组织检查：最重要、最可靠的手段。②超声内镜检查。③X线钡餐检查和 CT 检查。④粪便隐血试验。⑤血液检查：呈低色素性贫血，血沉增快，血清癌胚抗原（CEA）可呈阳性。

5. 诊断与鉴别诊断

（1）诊断：主要依靠内镜结合胃黏膜活检及 X 线钡餐检查。40 岁以上，特别是男性，出现不明原因的上腹部不适、食欲不振、体重明显减轻者，应警惕。

（2）鉴别诊断：本病应与慢性萎缩性胃炎、良性胃溃疡、胃内其他恶性肿瘤相鉴别。

6. 治疗原则

（1）一般治疗：适当增加营养，纠正贫血，对症治疗，解除疼痛，同时注意并发症的治疗。

（2）手术治疗：是目前治疗胃癌的主要方法。

（3）内镜下治疗：极大地提高

了患者的生活质量，已广泛应用于临床。

（4）化学治疗：中、晚期胃癌手术切除后必须给予化疗。化疗还用于晚期复发患者的姑息治疗。

四、溃疡性结肠炎

1. 概述 溃疡性结肠炎（UC）是一种病因尚不明确的大肠黏膜的慢性非特异性炎症和溃疡性病变。主要限于直肠与乙状结肠的黏膜与黏膜下层。临床表现为腹泻、黏液脓血便、腹痛，病程迁延，轻重不等，常反复发作。

2. 病因与发病机制 ①免疫因素。②遗传因素。③感染因素。④精神神经因素。

3. 病理 病变主要位于直肠和乙状结肠，可扩展至降结肠、横结肠，甚至全结肠。病变一般局限于黏膜及黏膜下层，故少见穿孔、周围脓肿或瘘管等并发症。

4. 临床表现

（1）消化系统表现：①腹泻和黏液脓血便（最主要的症状）。②腹痛。③其他症状：可有腹胀，严重病例有食欲不振、恶心、呕吐。④体征：轻型甚至中型患者大多无阳性体征。

（2）全身表现：活动期可有发热。病情持续活动或重度患者常伴有衰弱、消瘦、贫血、低蛋白血症、脱水、电解质紊乱等表现。尤易发生低钾血症。

（3）肠外表现：如关节炎、结节性红斑、虹膜炎、骶髂关节炎、强直性脊柱炎、坏疽性脓皮病、复发性口腔溃疡等。可随表现可随肠炎控制而缓解或消失。

5. 实验室检查及其他检查

（1）血液检查：血红蛋白降低，为小细胞低色素性贫血。血沉增快和C反应蛋白增高，是活动期的标志。白细胞计数及中性粒细胞

可增高。

（2）粪便检查：包括常规及病原学检查，排除感染性结肠炎。

（3）结肠镜检查：是确诊本病的主要方法。

（4）X线检查：常用X线气钡双重对比造影，其主要征象：①黏膜粗乱和/或颗粒样改变。②多发性浅溃疡见小龛影，亦可有炎症性息肉而表现为多个小的圆形或卵圆形充盈缺损。③结肠袋消失，肠壁变硬，肠管缩短、变细，可呈铅管状。

6. 诊断与鉴别诊断

（1）诊断：慢性或反复发作性腹泻、黏液脓血便、腹痛，伴有不同程度的全身症状；多次粪检无病原体发现；结肠镜检查及X线钡剂灌肠显示结肠炎病变。完整诊断包括临床类型、严重程度、病变范围、病情分期及并发症。

（2）鉴别诊断

①细菌性痢疾：关键在于病原学检查，最可靠的方法是细菌培养，结肠镜检查时取黏液脓性分泌物培养的阳性率较高，粪便检查可分离出痢疾杆菌，抗菌药物治疗有效。

②阿米巴痢疾：粪便检查可找到溶组织阿米巴滋养体或包囊。

③血吸虫病：有疫水接触史，常有肝脾肿大，粪便检查可发现血吸虫卵。

④克罗恩病：腹泻，一般无肉眼血便，结肠镜及X线检查病变主要在回肠末段和邻近结肠，且呈非连续性、非弥漫性分布。

⑤大肠癌：经直肠指检常可触及肿块，结肠镜与X线钡剂灌肠检查对鉴别诊断有价值，内镜检查取活检，有助于确诊。

⑥肠易激综合征：粪便有黏液但无脓血，显微镜镜检正常或仅见少许白细胞，结肠镜检查无器质性病变证据。

7. 病情评估

(1) 临床分型：初发型、慢性复发型。

(2) 病变范围评估：根据蒙特利尔分型，可将溃疡性结肠炎分为三型：①E_1（直肠型）。②E_2（左半结肠型）。③E_3（广泛结肠型）。

(3) 临床分期：活动期、缓解期。

(4) 严重程度分级：活动期按严重程度分为轻、中、重度。重度，腹泻每日 6 次以上，有明显黏液脓血便。

8. 治疗
主要采用内科治疗。治疗的目的是控制急性发作，缓解症状，减少复发，防治并发症。

(1) 一般治疗：强调充分休息，注意饮食、营养及心理疏导。

(2) 药物治疗：①氨基水杨酸制剂：柳氮磺胺吡啶（SASP）、5－氨基水杨酸。②糖皮质激素：适用于重型或暴发型。③免疫抑制剂：上述两类药物治疗无效者可试用环孢素。④沙利度胺：适用于难治性溃疡性结肠炎治疗，不作为首选治疗药物。⑤生物制剂：如英夫利普单抗，适用于激素和免疫抑制剂治疗无效或不能耐受的患者。

(3) 手术治疗：①紧急手术指征：并发大出血、肠穿孔、重型患者特别是合并中毒性巨结肠经积极内科治疗无效且伴严重毒血症状者。②择期手术指征：并发癌变以及长期内科治疗无效者。

五、肝硬化

1. 概述
肝硬化是由各种病因长期损害肝脏所引起的，以肝组织弥漫性纤维化、假小叶和再生结节形成为特征的慢性肝病。临床主要表现为肝功能减退和门静脉高压，晚期可出现多种严重并发症。

2. 病因
①病毒性肝炎（我国肝硬化最常见病因）。②慢性酒精中毒（欧美国家肝硬化最常见病因）。③长期胆汁淤积。④肝脏循环障碍。⑤非酒精性脂肪性肝病。

3. 临床表现

(1) 代偿期：常见的症状类似普通肝炎，无特异性表现。

(2) 失代偿期

1) 肝功能减退的临床表现：①全身表现：肝病面容（乏力、皮肤干枯、面色晦暗无光泽，伴色素沉着），夜盲，浮肿，舌淡。②消化道症状：食欲不振、恶心、呕吐。③出血倾向和贫血。④内分泌紊乱：肝功能减退时对雌激素、醛固酮和抗利尿激素的灭能作用减弱，引起这些激素在体内蓄积，表现为男性睾丸萎缩、性欲减退、毛发脱落、乳房发育，女性月经失调、闭经、不孕等，并可出现肝掌、蜘蛛痣。糖皮质激素分泌减少，可见皮肤色素沉着、面部黝黑。醛固酮、抗利尿激素增多，导致钠、水潴留，引起腹水。

2) 门静脉高压症的表现：①脾肿大：多为轻、中度肿大。上消化道大出血时，脾可短暂缩小。②侧支循环建立和开放：食管、胃部静脉曲张；腹壁和脐周静脉曲张；痔静脉曲张及腹腔后间隙静脉曲张。其中食管、胃部静脉曲张常因食物的摩擦、反流到食管的胃液侵蚀、门静脉压力显著增高等引起破裂大出血。

3) 腹水：是肝硬化失代偿期最突出的体征之一。

4. 并发症

(1) 上消化道出血：最常见。

(2) 肝性脑病：最严重。
①发病机制：氨中毒学说等。②常见诱因：上消化道出血，高蛋白饮食，感染，大量利尿或放腹水，水、电解质紊乱及酸碱平衡失调，饮酒，手术麻醉等。③临床表现：前驱期轻度性格

改变和行为失常，扑翼样震颤，脑电图多正常。昏迷前期以意识错乱、行为失常及睡眠障碍为主，有明显的神经体征，扑翼样震颤易查出，脑电图异常。昏睡期以昏睡和严重精神错乱为主，各种神经体征持续或加重，扑翼样震颤仍可引出，脑电图异常。昏迷期神志完全丧失，不能唤醒，无法引出扑翼样震颤，脑电图明显异常。

(3) 肝肾综合征：自发性少尿、无尿、氮质血症、稀释性低钠血症和低importantKali钠。

(4) 感染：自发性腹膜炎、肺炎、胆道感染等。

(5) 原发性肝癌。

(6) 其他：如电解质和酸碱平衡紊乱、肝肺综合征、门静脉血栓形成、门脉高压性胃病等。

5. 实验室检查及其他检查

(1) 实验室检查：①血液检查：肝功能代偿期的血象规多在正常范围。失代偿期可出现轻重不等的贫血。②粪便检查：消化道出血时可见黑便或大便隐血阳性。③肝功能检查：白蛋白降低，球蛋白升高。④血清免疫学检查：肝硬化活动时，甲胎蛋白（AFP）升高。

(2) 影像学检查：①食管钡餐X线检查。②B超检查。③CT、MRI。

(3) 特殊检查：①腹水检查：多呈漏出液。②肝穿刺活组织检查：若见假小叶形成即可确诊。③腹腔镜检查：可准确诊断肝硬化，且可取活组织检查进行肝硬化病理分型。④胃镜：可直接观察静脉曲张的程度与范围。

6. 诊断与鉴别诊断

(1) 诊断：①病史：患者往往有病毒性肝炎、中毒性肝炎、酗酒、血吸虫病、胆道疾病、药物性肝病等病史，以病毒性肝炎最多见。②临床表现：代偿期和失代偿期表现。③辅助检查。

(2) 鉴别诊断

①肝硬化肝脏肿大的鉴别：少数肝硬化肝肝肿大，表面不平，应与原发性肝癌鉴别，后者病情进行性加重，病程短，AFP多呈阳性，B超等影像学检查可鉴别。

②慢性肝炎：早期肝硬化与慢性肝炎的临床表现相同，后者多有血清酶学改变，肝脏质地中等，表面光滑，超声检查有辅助鉴别诊断意义。

③失代偿期肝硬化腹水的鉴别诊断：结核性及腹膜癌肿包括腹膜种植转移的腹水，多为渗出性或血性，进行腹水常规或癌细胞检查容易鉴别。

④肝静脉和/或下腔静脉阻塞综合征的腹水：其脐水平以下的曲张静脉血流向上，恰与肝硬化患者相反。此外，血管超声或血管造影有助于鉴别。

⑤肝硬化脾脏肿大的鉴别：根据各自病病的临床特点，结合血象、病毒标志物、肝脾影像学、骨髓穿刺或活检等相应检查可做出上述疾病的诊断。

7. 治疗
肝硬化的治疗原则为针对病因治疗、一般支持治疗、抗纤维化治疗，以及对各种并发症的积极治疗。

(1) 一般治疗：注意休息，合理饮食。

(2) 药物治疗：应用保护肝细胞药物、抗肝纤维化药物、抗病毒药物。

(3) 腹水的治疗：限制水、钠摄入量，利尿，提高血浆胶体渗透压，放腹水。

(4) 并发症治疗：如并发肝性脑病，应去除诱因，减少肠道氨的生成和吸收（饮食、灌肠或导泻、调整肠道内环境），应用降低血氨的药物，纠正氨基酸代谢紊乱。

(5) 肝移植：对于各种不可逆

的终末期肝病，肝移植是一种公认的有效的治疗方法。

六、原发性肝癌

1. 概述 原发性肝癌是指发生于肝细胞或肝内胆管细胞的恶性肿瘤。临床表现为肝区疼痛、进行性肝肿大、食欲减退、消瘦、黄疸等。

2. 病因 ①病毒性肝炎。②黄曲霉素污染。③肝硬化。④家族史及遗传因素。⑤其他：酒精中毒、铁代谢障碍等。

3. 病理

(1) 分型：①大体形态分型：块状型、结节型、弥漫型、小癌型；②组织学分型：肝细胞型（约占90%）、胆管细胞型、混合型。

(2) 转移途径：①肝内转移（最早且最常发生，常见部位肝门静脉）。②肝外转移：血行转移、淋巴转移、种植转移。

4. 临床表现 原发性肝癌的症状取决于病期、肿瘤速度及并发症的发生。早期可无明显症状与体征，中晚期患者可出现：①肝区疼痛。②进行性肝肿大：为中晚期的主要体征。③黄疸。④肝硬化征象。⑤恶性肿瘤的全身表现。⑥伴癌综合征。

5. 实验室检查及其他检查

(1) 肝癌标志物检测：①甲胎蛋白（AFP）检测：目前诊断肝癌最特异的标志物。②其他肝癌标志物。

(2) 影像学检查：①B超检查：肝癌筛查的首选方法，能检出肝内直径>1cm的占位性病变。②增强CT、MRI：能更客观及更敏感地显示肝癌。③肝动脉造影：是目前用于小肝癌定位诊断的最佳方法。④肝组织活检及细胞学检查。

6. 诊断与鉴别诊断

(1) 诊断：满足下列三项中的任一项，即可诊断肝癌。

①具有两种典型的肝癌影像学（增强CT、MRI或选择性肝动脉造影）表现，病灶>2cm。

②一项典型的肝癌影像学表现，病灶>2cm，AFP>400μg/L。

③肝脏活检阳性。

(2) 鉴别诊断：本病应与肝硬化结节、继发性肝癌、活动性病毒性肝炎、肝脓肿、肝脏良性肿瘤性疾病相鉴别。

7. 治疗 肝癌治疗力争达到三点目标：①根治。②延长生存期。③减轻痛苦，提高生存质量。

(1) 手术治疗：手术切除是原发性肝癌的主要和首选治疗方法。

(2) 肝动脉栓塞化疗（TA-CE）：肝癌非手术疗法中的首选方法。

(3) 射频消融治疗。

(4) 放射治疗。

(5) 全身化疗。

(6) 肝移植。

七、急性胰腺炎

1. 概述 急性胰腺炎（AP）是指多种病因引起的胰酶激活，继以胰腺局部炎症反应为主要特征，病情较重者可发生全身炎症反应综合征（SIRS）并可伴有器官功能障碍的疾病。

2. 病因和发病机制 ①胆道疾病：为最常见的病因。②大量饮酒和暴饮暴食。③胰管梗阻。④手术与创伤。⑤感染。⑥其他：高钙血症、药物（糖皮质激素、噻嗪类利尿剂、硫唑嘌呤、磺胺类等）因素。

3. 临床表现

(1) 症状：①腹痛：为本病主要和首发症状。常于饱餐、饮酒或脂肪餐后突然发作，腹痛剧烈，呈绞痛、钻痛或刀割样，为持续性疼痛伴阵发性加剧，可向腰背部呈束带状放射，弯腰抱膝位疼痛可稍减轻。腹痛多位于中上腹或左上腹，并发腹膜炎时可扩散至全腹痛。②恶心、呕吐。③发热。④休克。⑤其他：多有轻重不等的脱水。低钙血症可引起手足抽搐，为预后不良的征兆。

（2）体征：①轻症急性胰腺炎：腹部体征较轻，与腹痛程度常不相称。多数有上腹部压痛，无腹肌紧张和反跳痛，肠鸣音可减少。②重症急性胰腺炎：腹肌强直，全腹明显压痛、反跳痛，肠鸣音减弱或消失；脐周皮肤出现青紫，称为Cullen征；两侧腹部皮肤呈暗灰蓝色，称为Grey–Turner征。

4. 实验室检查及其他检查

（1）血液一般检查：白细胞计数增多，中性粒细胞核左移。

（2）血清淀粉酶测定。

（3）血清脂肪酶测定。

（4）血生化检查：①暂时性血糖升高。②暂时性血钙降低。③血清 AST、LDH、胆红素可升高。④血尿素氮、肌酐常有不同程度的升高。⑤可出现高甘油三酯血症。⑥C反应蛋白在急性胰腺炎发病72小时后超过 150mg/L，提示胰腺组织坏死。

（5）腹部超声检查：可作为常规初筛检查，以初步判断胰腺组织形态学变化。

（6）腹部 CT 检查：诊断 AP 的标准影像学方法。

（7）腹部 X 线平片检查：对排除其他急腹症如内脏穿孔等有重要意义，还可发现麻痹性肠梗阻征象。增强 CT 是诊断胰腺坏死的最佳方法，疑有胰腺坏死合并感染者，可行 CT 引导下穿刺。

5. 诊断与鉴别诊断

（1）诊断：AP 的诊断依据包括临床特征、血清胰酶浓度及 CT 检查。临床上符合以下 3 项特征中的 2 项即可诊断 AP：①与 AP 相符合的腹痛。②血清淀粉酶和/或脂肪酶浓度至少高于正常上限值 3 倍。③腹部影像学检查符合 AP 影像学改变。

（2）鉴别诊断：本病应与消化性溃疡急性穿孔、胆石症和急性胆囊炎、急性肠梗阻、急性心肌梗死相鉴别。

6. 病情评估

（1）尽早判断重症急性胰腺炎（SAP）。

（2）病程分期：早期（急性期）、中期（进展期）、后期（感染期）。

7. 治疗与预防

（1）内科治疗：①一般治疗：严密监测生命体征；积极补充血容量，维持水、电解质和酸碱平衡；疼痛剧烈者给予哌替啶；SAP 应加强全身营养支持，治疗早期采用全胃肠外营养（TPN），待病情趋向缓解时，尽早实施空肠插管给予肠内营养（EN），以预防肠源性感染和肠道衰竭。②减少胰腺分泌：禁食，抑制胃酸分泌，应用生长抑素。③抑制胰酶活性；④防治感染。

（2）外科治疗：不主张早期手术。理想的手术时机是发病 4 周以后。胰腺及胰周坏死合并感染是外科治疗的指征。

八、急性上消化道出血

1. 概述
上消化道出血是指屈氏韧带以上的消化器官，包括食管、胃、十二指肠、胰腺、胆道，以及胃、空肠吻合术后的上段空肠等部位的病变引起的出血。

2. 病因
临床常见四大病因：①消化性溃疡（占 50% 以上）。②食管–胃底曲张静脉破裂。③急性糜烂性出血性胃炎。④胃癌。

3. 临床表现

（1）呕血与黑便：最直接的证据。

（2）失血性周围循环衰竭：头晕、乏力、心悸，常伴冷汗、四肢厥冷、血压下降等失血性休克表现。少数患者在出血后有一过性晕厥或意识障碍（系暂时性或一过性脑缺血所致）。

（3）发热：低热，可持续3～5天。

（4）贫血和血象变化。

（5）氮质血症：肠源性尿素氮增高。

4. 诊断 根据呕血、黑便和失血性周围循环衰竭的临床表现；呕吐物或黑便隐血试验呈强阳性；血红蛋白浓度、红细胞计数及红细胞比容下降的实验室证据，可做出上消化道大出血的诊断。

（1）出血量的判断：每日消化道出血量达5mL以上，粪便隐血试验即可呈阳性。超过50mL时，粪便可呈黑色，较黏稠，如柏油状。若胃内积存的血量达250～300mL时，可引起呕血。

（2）上消化道出血的病因诊断：①实验室检查：红细胞、血红蛋白及血小板都减少。②X线钡餐检查：钡餐检查在出血停止、病情稍稳定后进行。③胃镜检查：是确定上消化道出血病因的首选检查。必要时应在发病24小时内进行。④选择性血管造影：不能明确出血病因时采用。

5. 治疗

（1）一般急救措施：患者应卧位休息，保持呼吸道通畅，避免呕出物反流引起窒息，必要时吸氧，活动性出血期应禁食。严密监测患者生命体征，如心率、血压、呼吸、尿量及神志变化。观察呕血与黑便情况。定期复查红细胞计数、血红蛋白浓度、血尿素氮等。必要时行中心静脉压测定。对老年患者根据情况进行心电监护。

（2）积极补充血容量。

（3）止血措施：①食管－胃底曲张静脉破裂大出血：药物止血

（血管升压素、生长抑素及其类似物）、内镜治疗（首选硬化栓塞疗法，其次食管曲张静脉结扎术）、三腔二囊管压迫止血、外科手术或经颈静脉肝内门体静脉分流术（TIPS）。②非曲张静脉上消化道大出血：除食管－胃底曲张静脉破裂出血之外的其他病因引起的上消化道大出血，以消化性溃疡所致出血最为常见。

第四单元　泌尿系统疾病

一、慢性肾小球肾炎

1. 病因 慢性肾小球肾炎病因不明。A族溶血性链球菌感染后可引起急性链球菌感染后肾炎，但大多数慢性肾炎并非由此形成。

2. 临床表现

（1）基本临床表现：①蛋白尿。②血尿。③高血压。④水肿。⑤肾功能异常。

（2）早期表现：乏力、疲倦、腰部疼痛、纳差等。

（3）急性发作表现：大量蛋白尿和血尿，管型增多，水肿、高血压和肾功能损害加重。

3. 实验室检查及其他检查

①尿液检查：可见轻重不等的蛋白尿，多为非选择性蛋白尿。镜下血尿见于绝大多数患者，尿畸形红细胞超过80%，尿红细胞平均细胞体积（MCV）小于75fL，可见颗粒管型。②肾功能检查：尿素氮、肌酐、尿酸。③肾穿刺检查。④肾脏超声检查。

4. 诊断与鉴别诊断

（1）诊断：凡存在临床表现如血尿、蛋白尿、水肿和高血压者均应警惕慢性肾炎的可能。但确诊前需排除继发性肾小球疾病，如系统性红斑狼疮、糖尿病、高血压肾病的可能。诊断疑难时，应做肾穿刺病理检查。

（2）鉴别诊断：本病应与继发性肾小球病变、原发性高血压肾损害、慢性肾盂肾炎、其他原发性肾小球疾病相鉴别。

5. 病情评估　慢性肾炎呈进行性进展，最终发展至终末期肾衰竭，进展的速度主要取决于肾炎的病理类型。

6. 治疗

（1）饮食治疗：低蛋白、低盐、低磷饮食。

（2）控制高血压，减少蛋白尿：首选 ACEI、ARB。降压治疗一般都联合用药，血压控制不达标时联合应用钙拮抗剂、β 受体阻滞剂和利尿剂等。

（3）抗血小板聚集。

（4）糖皮质激素和细胞毒药物：不作常规应用。

（5）避免加重肾脏损害的因素：积极防治各种感染，禁用或慎用肾毒性药物，积极纠正高脂血症、高血糖、高尿酸血症。可选用人工虫草制剂和黄葵胶囊。

二、尿路感染

1. 概述　尿路感染（UTI）简称尿感，是各种病原微生物直接侵袭泌尿系统所致的感染性炎症，可分为上尿路感染（主要是肾盂肾炎）和下尿路感染（主要是膀胱炎）。

2. 病因与发病机制　任何细菌入侵尿路均可引起尿感，最常见的是革兰阴性杆菌，其中大肠埃希菌占 80% ～90%。

（1）感染途径：①上行感染（最多见）。②血行感染：金黄色葡萄球菌败血症患者常见血源性感染。③直接感染。④淋巴道感染。

（2）易感因素：①尿路梗阻（诱发尿感并易于上行的最主要原因）。②膀胱输尿管反流、其他尿路

畸形和结构异常。③器械使用。④代谢因素。

3. 临床表现

（1）急性膀胱炎：有排尿不适感，常伴有尿频、尿急、尿痛，可有尿液混浊。

（2）急性肾盂肾炎：①泌尿系统症状：膀胱刺激征，腰痛，肾脊角及输尿管点压痛，肾区叩痛。②全身症状：寒战，头痛，恶心，呕吐，白细胞计数升高，血沉增快，体温多超过 38℃。

（3）慢性肾盂肾炎：病程隐蔽，少数可间歇发生症状性肾盂肾炎，但更为常见的是间歇性无症状细菌尿和间歇性尿急、尿频等下路感染症状，可有间歇性低热。疾病后期，肾小管功能损害，可出现多尿、夜尿增多、电解质紊乱、肾小管性酸中毒等。最终可致肾小球功能受损而导致肾衰竭。

4. 实验室检查及其他检查

（1）血常规。

（2）尿常规：尿沉渣镜检白细胞≥5/HP，对尿感诊断意义较大。有白细胞管型，多提示肾盂肾炎。

（3）尿细菌学检查：尿标本可取清洁中段尿，必要时导尿或膀胱穿刺取材。

（4）亚硝酸还原试验。

（5）影像学检查：尿路 X 线（腹部平片和静脉肾盂造影）及 B 超检查。

5. 诊断与鉴别诊断

（1）诊断

1）急性膀胱炎：常以尿路刺激征为突出表现，一般少有发热、腰痛。尿白细胞增多，尿细菌培养阳性即可确诊。

2）急性肾盂肾炎：常有全身（发热、寒战，甚至毒血症状）、局部（明显腰痛，输尿管点和/或肋脊点压痛，肾区叩痛）症状和体征。

3）慢性肾盂肾炎：①反复发作

的尿感病史。②影像学肾外形凹凸不平且双肾大小不等，或静脉肾盂造影见肾盂肾盏变形、缩窄。③合并持续性肾小管功能损害即可确诊。

（2）鉴别诊断

①全身性感染疾病：注意尿感的局部症状，并做尿沉渣和细菌学检查，鉴别不难。

②急性尿道综合征：尿路刺激症状明显，但多次检查无真性细菌尿。

③肾结核：膀胱刺激征更为明显，尿标本分枝杆菌培养可呈阳性，抗结核治疗有效。

6. 病情评估 根据临床症状的有无，尿感可分为有症状尿感和无症状菌尿。根据感染发生的部位可分为上尿路感染和下尿路感染，前者主要为肾盂肾炎，后者主要为膀胱炎。肾盂肾炎又可分为急性肾盂肾炎和慢性肾盂肾炎。根据有无尿路功能或解剖学异常等，尿感还可以分为复杂性尿感和非复杂性尿感。根据感染是初发还是再发，可分为初发尿感（首次发作）和再发性尿感（6个月内发作≥2次或1年内≥3次），后者又分为复发和重新感染。

7. 治疗 尿路感染的治疗原则是：积极彻底进行抗菌治疗，消除诱发因素，防止复发。

（1）一般治疗：有发热等感染症状时应卧床休息。鼓励患者多饮水，勤排尿。

（2）抗菌药物及选用原则：合理使用抗菌药物，降低不良反应，提高治疗效果，应遵循以下原则：①选择对致病菌敏感的药物。②选择血和肾内浓度高的抗菌药。③联合使用抗生素。

（3）各种临床型尿路感染的治疗

1）急性膀胱炎：目前推荐短疗程（3天）疗法。选用氟喹诺酮类、

半合成青霉素、头孢类及磺胺类等抗菌药物中的一种，连用3天治愈率达90%，可显著降低复发率。

2）急性肾盂肾炎：尿标本采集后立即进行治疗，一般首选对革兰阴性杆菌有效的抗生素，但应兼顾革兰阳性菌感染。治疗72小时无效者根据药敏结果调整用药。常用抗菌药物有喹诺酮类、半合成青霉素类、头孢类，必要时联合用药。热退后连续用药3天改为口服。

3）慢性肾盂肾炎：常为复杂性尿感，治疗的关键是去除易感因素。急性发作时，治疗同急性肾盂肾炎。

三、慢性肾衰竭

1. 概述 慢性肾衰竭（CRF）简称慢性肾衰，是各种慢性肾脏病（CKD）因肾单位受损而出现的缓慢进行性肾功能减退乃至衰竭。临床主要表现为肾小球滤过率（GFR）下降，代谢产物潴留，水、电解质和酸碱平衡失调，各系统损害的综合征。CRF的终末期称为终末期肾病（ESRD），又称尿毒症。慢性肾脏病是指各种原因引起的慢性肾脏结构和功能障碍（肾脏损伤病史超过3个月），包括肾小球滤过率（GFR）正常和不正常的病理损伤、血液或尿液成分异常，及影像学检查异常，或不明原因的 GFR 低于 $60mL/min$ 超过3个月。

2. 病因与发病机制 我国慢性肾衰的病因以原发性慢性肾小球肾炎多见，其中最常见的是 IgA 肾病。在继发性肾脏病中以糖尿病肾病、狼疮性肾炎、高血压肾硬化等最为常见。

3. 临床表现

（1）早期：无任何症状或仅有乏力、腰痛。

（2）内环境紊乱：①代谢性酸中毒。②水钠代谢紊乱：水钠滞留。③高钾血症。④钙、磷代谢紊乱。

高钙低磷，激发甲状旁腺功能亢进症、肾性骨病。⑤镁代谢紊乱。

(3) 各系统表现：①心血管系统：最常见的死亡原因。②消化系统：最常见和最早期的表现，主要有为消化道炎症和溃疡、上消化道出血。③神经系统：中枢神经系统表现为抽搐、意识模糊，周围神经系统表现为肢体麻木、疼痛。④血液系统：肾性贫血。⑤呼吸系统：过度换气、呼吸困难。⑥肾性骨病、皮肤瘙痒。

4. 实验室检查及其他检查
红常规：红细胞、血红蛋白下降，正细胞正色素性贫血。

(2) 尿常规：尿量减少，晚期可无尿。尿沉渣检查显示红细胞、白细胞、上皮细胞和颗粒管型，蜡样管型。

(3) 肾功能检查：肌酐清除率（Ccr）下降，血肌酐上升。

5. 诊断
原有慢性肾脏病史，出现厌食、恶心呕吐、腹泻、头痛、意识障碍，肾功能检查有不同程度的减退，应考虑本病。对因乏力、厌食、恶心、贫血、高血压等就诊者，均应排除本病。

6. 病情评估
现按 GFR 进行临床分期，慢性肾衰竭是慢性肾脏病的中后期，包括 4~5 期。

分期	特征	GFR[mL/(min·1.73m²)]
1	GFR 正常或增加	≥90
2	GFR 轻度下降	60~89
3a	GFR 轻到中度下降	45~59
3b	GFR 中到重度下降	30~44
4	GFR 重度下降	15~29
5	肾衰竭	<15 或透析

7. 治疗
(1) 延缓 CRF 进程：①控制高血压：(120 ~ 130)/(75 ~

80mmHg)。②严格控制血糖：空腹 5.0 ~ 7.2mmol/L，睡前 6.1 ~ 8.3mmol/L，糖化血红蛋白低于7%。③控制蛋白尿：<0.5g/24h。④营养疗法：饮食应低蛋白、低磷、适当的钙。⑤应用 ACEI 和 ARB。

(2) CRF 的非透析治疗：①纠正水、电解质失衡和酸中毒。②控制高血压。③纠正贫血。④治疗低血钙、高血磷与肾性骨病。⑤防治感染。⑥治疗高脂血症。⑦应用吸附剂治疗。

(3) 肾脏替代疗法
1) 透析：腹膜透析、血液透析。目前认为，GFR < 6mL/（min·1.73m²）即可开始透析治疗。进行透析治疗的指征：①血肌酐 ≥ 707.2μmol/L。②尿素氮 ≥ 28.6mmol/L。③高钾血症。④代谢性酸中毒。⑤尿毒症症状。⑥水潴留（浮肿、血压升高、高容量性心力衰竭）⑦并发贫血、心包炎、高血压、消化道出血、肾性骨病、尿毒症脑病等。
2) 肾移植。

第五单元 血液系统疾病

一、贫血概述
贫血是指外周血中血红蛋白（Hb）量、红细胞（RBC）数和/或血细胞比容（HCT）低于正常范围下限的一种病理状态。我国沿海和平原地区诊断贫血的标准为成年男性 Hb < 120g/L，成年女性（非妊娠）Hb < 110g/L、孕妇 Hb < 100g/L。

1. 病因和发病机制
①红细胞生成不足。②红细胞破坏增多。③失血。

2. 分类
(1) 贫血的形态学分类

类型	MCV (fl)	MCH（pg）	MCHC（g/L）	常见疾病
大细胞性贫血	>100	>34	320~360	巨幼细胞贫血、某些溶血性疾病、骨髓增生异常综合征、肝病
正常细胞性贫血	80~100	27~34	320~360	再生障碍性贫血、纯红细胞再生障碍性贫血、某些溶血性贫血、急性失血性贫血、血液肿瘤
小细胞低色素性贫血	<80	<27	<320	缺铁性贫血、珠蛋白生成障碍性贫血、铁粒幼细胞性贫血

（2）根据病因和发病机制分类：分为 RBC 生产减少、RBC 破坏增多和失血（急性失血和慢性失血）。

（3）按骨髓红系增生情况分类：骨髓增生程度分为增生性贫血和增生不良性贫血（如再生障碍性贫血）。

3. 临床表现

（1）一般表现：贫血早期常见疲倦、乏力。皮肤黏膜苍白是贫血最常见的体征，在指甲、口唇及睑结膜等处观察较可靠。

（2）呼吸、循环系统：体力活动后感觉心悸、气促为贫血最突出的症状之一；心尖部可听到吹风样收缩期杂音，心率增快。急性失血患者可出现眩晕，甚至失血性休克。长期慢性贫血可导致贫血性心脏病，患者心脏扩大，心电图出现 ST 段降低及 T 波低平倒置等。长期严重贫血可导致全心扩大，甚至充血性心力衰竭。

（3）中枢神经系统：常见头痛、头晕、目眩、耳鸣、嗜睡、注意力不集中等。

（4）消化系统：出现食欲不振、恶心、呕吐、腹胀甚至腹泻。恶性贫血患者可有明显舌炎、舌质绛红（牛肉舌）、舌乳头萎缩等。长期慢性溶血可伴发胆道结石。

（5）泌尿生殖系统：血管内溶血可导致血红蛋白尿，严重者可导致急性肾衰竭；失血性休克患者可出现少尿，甚至无尿。慢性贫血患者可有月经失调及性欲减退等表现。

（6）原发病的临床表现：溶血性贫血患者可伴有皮肤黏膜黄染；急性溶血患者可有腰痛、酱油样小便等表现，间接胆红素水平升高；消化道失血者可伴有呕血、黑便；肾性贫血可见肾功能异常表现；维生素 B_{12} 缺乏还可引起周围神经病变和亚急性脊髓联合变性，表现为感觉麻木、深感觉障碍和共济失调。

4. 辅助检查

（1）周围血细胞检查：①血细胞计数。②平均细胞体积（MCV）和平均细胞血红蛋白浓度（MCHC）的测定，网织红细胞计数。③外周血涂片检查，观察红细胞、白细胞和血小板形态，注意有无异常细胞。

（2）骨髓检查：通常采用骨髓涂片检查，必要时应做骨髓活检。骨髓检查必须包括铁染色。贫血可根据骨髓增生程度分为增生性贫血和增生不良性贫血。

（3）其他检查：如各种溶血性贫血的检查（抗人球蛋白试验、酸溶血试验、血红蛋白电泳等）、游离铁和铁蛋白、维生素 B_{12}、叶酸水平的测定，以及血液、骨髓细胞免疫学检查，细胞遗传学、分子生物学检查等。另外，尿液检查、肝肾功能测定、大便潜血试验、粪便虫卵检查、胸部 X 线检查及胃镜检查等，对贫血的病因诊断均有重要意义。

5. 诊断 包括两个方面：一是明确贫血的有无、程度和类型；二是

西内

是查明贫血的原因或原发病。明确贫血的病因是合理有效治疗贫血的关键。

6. 病情评估 贫血严重程度可根据血红蛋白水平分为4度：①轻度贫血：Hb > 90g/L。②中度贫血：Hb 在 61～90g/L 之间。③重度贫血：Hb 在 30～60g/L 之间。④极重度贫血：Hb < 30g/L。注意，贫血程度不能直接反映患者疾病的严重程度，病因才是判断病情的重要因素。

7. 治疗

（1）消除病因（首要）。

（2）补充造血要素：营养性贫血，如缺铁性贫血和巨幼细胞贫血等，应补充造血要素，如铁剂、维生素 B_{12} 或叶酸等。非营养不良性贫血补充造血原料多无效。

（3）刺激红细胞生成：对再生障碍性贫血、阵发性睡眠性血红蛋白尿症、骨髓增生异常综合征（MDS）可给予雄激素类药物刺激红细胞生成。EPO 多用于肾病衰竭性疾病贫血、癌症贫血、肾性贫血。

（4）免疫抑制：对于自体免疫性溶血性贫血、阵发性睡眠性血红蛋白尿症、纯红细胞再生障碍性贫血患者可应用糖皮质激素；再生障碍性贫血及某些类型的骨髓增生异常综合征，可选用环孢素 A、抗胸腺细胞免疫球蛋白、抗淋巴细胞球蛋白治疗。

（5）脾切除：主要用以治疗脾功能亢进所致的贫血和遗传性球形红细胞增多症等。

（6）输血：急性大量失血引起的贫血应积极输血。难治性贫血如再生障碍性贫血、MDS、重型地中海贫血等须长期输注红细胞。过多的输血可引起铁过载，导致含铁黄素沉着症等铁中毒表现，须严格掌握输血指征。

（7）造血干细胞移植：主要用于重型再生障碍性贫血及重症 β 地中海贫血，有些患者可获得长期缓解或治愈。

二、缺铁性贫血

1. 病因与发病机制 ①慢性失血：最常见原因。②铁需求量增加而摄入量不足。③铁吸收障碍。

2. 临床表现

（1）贫血的表现：皮肤苍白，观察指甲、皮肤皱纹处、口唇黏膜和眼结膜等较为可靠。

（2）组织缺铁和含铁酶活性低的表现：①黏膜的改变：口角炎、舌炎、舌乳头萎缩。②皮肤和指甲的改变：皮肤干燥，指甲扁平甚至反甲。③对身体和智力发育的影响：儿童生长发育迟缓，体重低于同龄儿童。④行为异常：注意力不集中、异食癖等。⑤乏力。

（3）原发病的表现：如月经过多、便血、黑便、腹泻等表现。

3. 实验室检查及其他检查

（1）血象：表现为小细胞低色素性贫血。

（2）骨髓象：骨髓增生活跃，幼红细胞增生，中幼红细胞及晚幼红细胞比例增高。

（3）铁代谢测定：血清铁浓度降低，总铁结合力升高，转铁蛋白饱和度降低，血清铁蛋白水平降低。

（4）缺铁性红细胞生成检查：红细胞游离原卟啉（FEP）缺铁时增高，FEP ≥ 4.5μg/g Hb 有诊断意义。

4. 诊断与鉴别诊断

（1）诊断：缺铁性贫血的诊断包括缺铁的诊断和缺铁病因的诊断。诊断依据：有明确的缺铁病因和临床表现；小细胞低色素性贫血；血清铁等铁代谢测定及 FEP 测定异常；骨髓铁染色阴性。

（2）鉴别诊断：本病应与珠蛋白生成障碍性贫血、慢性病贫血、铁粒幼细胞贫血。

5. 治疗

（1）病因治疗：在治疗前尽可能明确病因，针对病因治疗。单纯铁剂治疗有可能使血象好转，如忽视病因诊断及治疗，可造成病情延误。

（2）补充铁剂：①口服补充铁剂（首选），如硫酸亚铁、琥珀酸亚铁。②注射铁剂。

三、再生障碍性贫血

1. 病因与发病机制

（1）病因：先天性再生障碍性贫血（简称再障）与遗传因素有关，最常见的是范可尼贫血；大多数获得性再障原因未明，称之为原发性再障；另一部分可以找到明确的病因，称之为继发性再障，病因包括：①化学因素。②电离辐射。③生物因素：主要是病毒感染。④其他因素：自身免疫功能紊乱和妊娠（妊娠期）再障。

（2）发病机制：①造血干细胞受损。②造血微循环缺陷。③免疫功能异常。

2. 临床表现　再障主要临床表现为进行性贫血、出血及感染，按照症状的严重程度分为重型再障与非重型再障。

（1）重型再障（SAA）：①起病急，症状重，病情进展迅速。②常以感染发热和出血为主要表现。③早期症状不明显，但进行性加重。④白细胞水平较低，粒细胞缺乏，患者常并发严重感染，呼吸系统感染最多见。⑤出血部位广泛，可见皮肤、牙龈、鼻腔、泌尿生殖系统、消化道和颅内出血。

（2）非重型再障（NSAA）：①起病和进展缓慢。②贫血为首发表现。③出血发生率不高，多为皮肤和牙龈出血，内脏出血可能性极小。感染轻。④少数慢性（轻型）

再障变成急性（重型）再障，称为重型再障Ⅱ型。

3. 实验室检查及其他检查

（1）血象：全血细胞减少，网织红细胞百分比及绝对值减低，中性粒细胞和血小板数目下降。

（2）骨髓检查：骨髓涂片肉眼观察可见骨髓小粒极少，脂肪滴明显增多。骨髓象表现为骨髓增生度明显或极度减低，有核细胞减少，幼红细胞、粒系细胞及巨核细胞均明显减少或缺如，淋巴细胞、浆细胞、组织细胞等非造血细胞比例增多。骨髓活检可见到骨髓脂肪化和有效造血面积减少，多小于30%。

4. 诊断与鉴别诊断

（1）诊断：①全血细胞减少，网织红细胞绝对值减低。②一般无脾肿大。③骨髓至少有一部位增生减低或重度减低（如增生活跃，须有巨核细胞明显减少），骨髓小粒中非造血细胞增多。④能除外引起全血细胞减少的疾病，如骨髓异常综合征（MDS）、阵发性睡眠性血红蛋白尿症（PNH）、免疫性全血细胞减少症等。⑤一般的抗贫血药物治疗无效。

（2）鉴别诊断：本病应与阵发性睡眠性血红蛋白尿症（PNH）、骨髓增生异常综合征（MDS）、低增生性白血病、急性造血功能停滞、骨髓纤维化、骨髓转移癌、恶性组织细胞病、自身免疫病、急性红斑狼疮、脾功能亢进等相鉴别。

（3）再障的分型诊断标准：根据严重度可分为重型再障和非重型再障。重型再障发病急、病情重、进展快，血象符合以下3条中的2条：①网织红细胞≤0.01，绝对值≤15×10⁹/L。②中性粒细胞绝对值≤0.5×10⁹/L。③血小板≤20×10⁹/L。重型再障如果中性粒细胞绝对值小于0.2×10⁹/L，称为极重型再障。非重型再障是指未达到上述标准者。

5. 治疗

（1）免疫抑制剂：抗胸腺细胞球蛋白（ATG）、抗淋巴细胞球蛋白（ALG）、环孢素。

（2）骨髓移植。

（3）刺激骨髓造血：雄激素为治疗非重型再障的首选药物。

（4）支持疗法及其他治疗。

四、白血病概述

1. 定义　白血病是一类造血干细胞的恶性克隆性疾病，因白血病细胞自我更新增强、增殖失控、分化障碍、凋亡受阻而停滞在细胞发育的不同阶段。在骨髓和其他造血组织中，白血病细胞大量增生累积，使正常造血受抑制并浸润其他器官和组织。

2. 白血病的分类

（1）根据白血病细胞的成熟程度和自然病程分类：急性白血病、慢性白血病。

（2）根据主要受累的细胞系列分类

1）急性白血病分型：①急性淋巴细胞白血病（简称急淋白血病或急淋，ALL）。②急性髓细胞白血病（简称急粒白血病或急粒，AML）。

2）慢性白血病分型：①慢性髓细胞性白血病（简称慢粒白血病或慢粒，CML）。②慢性淋巴细胞白血病（简称慢淋白血病或慢淋，CLL）。③少见类型的白血病如毛细胞白血病、幼淋巴细胞白血病等。

3. 病因与发生机制

（1）生物因素：主要是病毒和免疫功能异常。

（2）物理因素：包括X射线、γ射线等电离辐射。

（3）化学因素。

（4）遗传因素：家族性白血病约占白血病的0.7%。

（5）其他血液病。

五、急性白血病

1. 病因　①病毒和免疫功能异常。②电离辐射。③长期接触有害化学物质。④遗传和先天因素。

2. 临床表现

（1）骨髓中白血病细胞大量增殖，正常造血受抑制。表现为：①贫血。②发热。③出血：以皮肤瘀点瘀斑、鼻衄、牙龈出血、月经增多多见，严重者可致颅内出血。

（2）白血病细胞增殖浸润器官和组织引起的表现：①肝、脾和淋巴结肿大：以急性淋巴细胞白血病多见，常为轻至中度肿大。②胸骨压痛和骨关节疼痛。③牙龈增生和皮肤损害。④三大屏障破坏：即血眼屏障、血脑屏障和血生殖（睾丸/卵巢）屏障被破坏，引起眼球突出、脑膜白血病、睾丸肿大或卵巢浸润。

3. 实验室检查及其他检查

（1）血象：白细胞数多数增高，部分患者白细胞计数正常或减少。可有不同程度的贫血，多为正细胞正色素性贫血。半数患者初诊时有血小板减少。

（2）骨髓象：为确诊白血病的主要依据。

（3）细胞化学染色：有助于急性白血病的分类鉴别。

（4）免疫学检查：确定其系列来源，了解被测白血病细胞所属细胞系列及其分化程度。

（5）细胞遗传学检查和分子生物学检查：有助于白血病的诊断分型及治疗监测。

4. 诊断与鉴别诊断

（1）诊断：临床表现有发热、出血、贫血等症状，体检见肝、脾、淋巴结肿大及胸骨压痛等体征，血象示贫血、血小板减少，骨髓细胞形态学及细胞化学染色显示某一系列原始或幼稚细胞超过标准（FAB

诊断标准为≥20%）即可诊断。诊断后应进一步分型。

（2）鉴别诊断：本病应与再生障碍性贫血、免疫性血小板减少症、类白血病反应、巨幼细胞贫血、传染性单核细胞增多症、骨髓增生异常综合征（MDS）相鉴别。

5. 治疗 急性白血病的治疗措施包括化学治疗、支持治疗、造血干细胞移植。

（1）化学治疗：急性白血病的化疗可以分为诱导缓解化疗和缓解后治疗。诱导缓解化疗的目的是尽量迅速杀灭白血病细胞，使骨髓恢复正常造血功能，达到完全缓解的标准。

①急性早幼粒细胞白血病（APL，M3）：诱导缓解治疗首选维A酸。

②急性髓细胞白血病（AML）：诱导缓解治疗常用DA（3＋7）、IA、HA方案，总完全缓解率为65%～80%。

③急性淋巴细胞白血病：基本诱导缓解方案是VDLP方案，维持治疗以6-巯基嘌呤、甲氨蝶呤为基本药物。

④高白细胞白血病：白细胞＞100×10^9/L时造成白细胞淤滞，化疗时可引发高尿酸血症，诱发急性肾衰竭；并发DIC机会增多，病情凶险，死亡率高。故化疗前可先给予羟基脲口服，或应用血细胞分离机去白细胞，白细胞降至50×10^9/L以下再行诱导化疗，同时服用别嘌醇、碳酸氢钠以促尿酸排泄。

⑤髓外白血病：以中枢神经系统白血病（CNL）的防治最重要。由于绝大多数化疗药物不能透过血脑屏障，可采用颅脑照射，定期多次应用甲氨蝶呤加地塞米松或阿糖胞苷鞘内注射。

（2）支持治疗：①防治感染。②防治出血。③纠正严重贫血。

（3）造血干细胞移植。

六、慢性髓细胞白血病

1. 概述 慢性髓细胞白血病（CML），是一种起源于造血干细胞的恶性骨髓增殖性疾病。Ph染色体是其细胞遗传学特征。临床表现为外周血中性粒细胞增多，伴有幼稚细胞出现，嗜碱性粒细胞和血小板升高，贫血，脾脏肿大等特点。

2. 临床表现 早期可无任何症状，有一些患者常因其他原因就医或体检时意外发现。临床可有低热、出汗及消瘦等代谢亢进表现。脾肿大是本病的主要体征，晚期几乎都有脾肿大，甚至为巨脾，可并发脾栓塞、脾出血和脾周围炎。约半数患者有肝肿大。部分患者有胸骨中下段压痛。发热、贫血及出血均不多见。CML慢性期一般可持续1～4年，进入加速期及急变期后病情明显加重，可出现发热、贫血、出血表现。

3. 实验室检查

（1）血象：白细胞计数明显增多，可达100×10^9/L以上，部分患者高达500×10^9/L。白细胞分类可见到各发育阶段的粒系细胞，以中、幼粒细胞及杆状细胞为主。嗜酸性及嗜碱性粒细胞增多，嗜碱性粒细胞增高有助于CML的诊断和分期。在CML慢性期，血小板常增多；进入加速期及急变期后，血小板可急剧升高或减少，并可出现贫血。

（2）骨髓象：骨髓增生极度活跃，以粒系为主。其中主要为中、晚幼粒细胞及杆状核细胞，原粒细胞不超过10%。嗜酸性粒细胞及嗜碱性粒细胞也增多。半数患者出现骨髓纤维化。中性粒细胞碱性磷酸酶（NAP）降低或缺如，完全缓解时可恢复正常。

（3）细胞遗传学检查：95%患者可以检测到Ph染色体。

西内

4. 诊断与鉴别诊断

（1）诊断：一般病例根据脾肿大及典型血象与骨髓象、Ph染色体和BCR－ABL融合基因检测不难做出诊断。

（2）鉴别诊断：本病应与其他原因引起的脾肿大、类白血病反应、骨髓纤维化相鉴别。

5. 治疗

（1）慢性期：①酪氨酸激酶抑制剂：CML慢性期治疗首选药物，如尼洛替尼。②造血干细胞移植。③干扰素（IFN－α）。④羟基脲。

（2）急变期：可以用急性白血病的化疗药物及方案，但疗效差，缓解率低；造血干细胞移植的成功率也较低。

七、白细胞减少症

1. 概述　由多种原因引起的外周血白细胞数持续低于 $4 \times 10^9/L$ 的一组综合征，称白细胞减少症。白细胞成分中50%～70%为中性粒细胞，外周血中性粒细胞低于 $2 \times 10^9/L$，称为粒细胞减少症；低于 $0.5 \times 10^9/L$，称为粒细胞缺乏症。

2. 病因与发病机制　先天性中性粒细胞减少罕见，获得性中性粒细胞减少多为中性粒细胞生成减少、破坏过多或分布异常而造成。

3. 临床表现

（1）症状：多为慢性过程，少数患者可无症状而在检查时被发现。多数患者有头晕、乏力、食欲减退、低热、失眠多梦、腰痛等非特异性表现。患者可有支气管炎、肺炎、肾盂肾炎等继发感染。对感染的易感性差异很大，可伴有单核细胞增多，可无明显感染。

（2）血象：白细胞数一般为（2.0～4.0）$\times 10^9/L$，中性粒细胞百分比正常或轻度减低，淋巴细胞相对增多，粒细胞可有核左移或右移，胞浆有毒性颗粒、空泡等改变。

红细胞及血小板大致正常。

（3）骨髓象：可呈代偿性增生，或增生低下，或粒细胞成熟障碍等。

4. 诊断与鉴别诊断

（1）诊断

1）白细胞减少症：外周血白细胞数持续低于 $4 \times 10^9/L$。

2）粒细胞减少症：外周血中性粒细胞低于 $1.5 \times 10^9/L$。

①轻度粒细胞减少：外周血中性粒细胞在 $1.0 \times 10^9/L$ 以上。

②中度粒细胞减少：外周血中性粒细胞在（0.5～1.0）$\times 10^9/L$。

③粒细胞缺乏（或称重度粒细胞减少）：外周血中性粒细胞低于 $0.5 \times 10^9/L$。

（2）鉴别诊断：本病应与重型再生障碍性贫血、急性非淋巴细胞白血病、传染性单核细胞增多症相鉴别。

5. 治疗　①去除病因。②一般治疗。③控制感染。④糖皮质激素。⑤促进粒细胞生成药物。

八、原发免疫性血小板减少症

1. 病因　①感染。②免疫因素。③其他因素。获得性原发免疫性血小板减少症（ITP）多见于育龄期妇女。现已发现雌激素具有抑制血小板生成、促进血小板破坏的作用。

2. 临床表现

（1）急性型

1）起病：常见于冬春季，发病前1～2周有上呼吸道感染史，如寒战和发热。

2）出血：常较严重，有皮肤黏膜和内脏出血；皮肤出血常见于四肢，以下肢为主；黏膜出血多见于鼻腔和口腔；严重者可见内脏出血，如消化道、泌尿道、生殖道、视网膜和颅内出血。

（2）慢性型

1）起病：多见于成年女性，起

病缓慢隐袭。病程多达半年以上，常反复发作。

②出血：相对较轻，有长期反复的皮肤黏膜出血和女性月经增多。皮肤出血常见以下肢为主；黏膜出血多见于鼻腔和齿龈；内脏出血少见。

③其他：可有贫血，少数患者脾脏轻度肿大。

如果ITP合并出现自身免疫性溶血，称为Evans综合征。

3. 实验室检查

（1）血象：发作期血小板计数减少，血小板形态可见异常，如血小板体积增大、颗粒减少、染色过深。

（2）出凝血检查：出血时间延长，毛细血管脆性试验常为阳性，血块退缩不良，凝血时间正常，血小板寿命明显缩短，纤维蛋白原、D-二聚体检查正常。

（3）骨髓象：骨髓巨核细胞数增多或正常，急性型ITP幼稚型巨核细胞比例增加，慢性型ITP颗粒型巨核细胞比例增加，但两型均呈现血小板形成型巨核细胞减少。

（4）免疫学检测：80%以上ITP患者可检出血小板相关抗体（PAIgG、PAIgM、GPⅡb/Ⅲa抗体）及相关补体（PAC3）。

（5）促血小板生成素（TPO）：ITP患者TPO水平一般正常，升高多见于血小板生成减少的再障、MDS。

4. 诊断与鉴别诊断

（1）诊断：ITP的诊断应符合以下条件：①至少2次检查显示血小板计数减少，血细胞形态无异常。②脾脏一般不增大。③骨髓检查：巨核细胞数增多或正常，有成熟障碍。④须排除其他继发性血小板减少症。

（2）鉴别诊断：本病应与过敏性紫癜、继发性血小板减少性紫癜、

骨髓增生异常综合征—难治性血小板减少（MDS-RT）相鉴别。

5. 治疗

（1）治疗原则：①血小板数≥$30 \times 10^9/L$，无明显出血且不从事高出血风险工作及活动（如手术）者，可临床观察，不予治疗。②如果患者有活动性出血，无论血小板水平高低，均应积极治疗，首选一线治疗措施。③若血小板数≤$10 \times 10^9/L$，患者有严重出血或有严重出血风险，或患者需要急诊手术、有创操作时，应予紧急治疗措施，迅速提高血小板至$50 \times 10^9/L$以上或所需水平。④经一线治疗4～6周，血小板数仍≤$30 \times 10^9/L$，有出血症状，可选择二线治疗措施，并重复骨髓穿刺等检查，再评估诊断。如确诊ITP，也可选脾脏切除治疗。

（2）新诊断ITP的一线治疗：①首选糖皮质激素。②大剂量丙种球蛋白。

（3）成人ITP的二线治疗：①促血小板生成药物。②利妥昔单抗。③脾脏切除。

（4）紧急治疗：重症ITP，并发严重出血或紧急手术要求迅速提高血小板水平者，可选择静脉注射大剂量丙种球蛋白或/和甲泼尼龙（1000mg/d，连用3天），可加用促血小板生成药物。

九、骨髓增生异常综合征

1. 概述 骨髓增生异常综合征（MDS）是一组起源于造血干细胞，以病态造血及高风险向急性髓系白血病（AML）转化为特征的异质性髓系肿瘤性疾病。

2. 病因 原发性MDS的确切病因尚不明确，继发性MDS见于烷化剂、放射线、有机毒物等的密切接触者。

3. 临床表现 几乎所有的MDS患者都有贫血症状，如乏力、疲倦。

西内

半数以上患者有中性粒细胞减少，由于同时存在中性粒细胞功能低下，使得 MDS 患者容易发生感染，约有 20% 的 MDS 患者死于感染。40% ~ 60% 的 MDS 患者有血小板减少，随着疾病进展可出现进行性血小板减少。

4. 实验室检查

（1）血象和骨髓象：持续性全血血细胞减少：血红蛋白 < 100g/L，中性粒细胞 < 1.8×10^9/L，血小板 < 100×10^9/L。骨髓增生度多在活跃以上，少数增生减低。

（2）细胞遗传学检查：40% ~ 70% 的 MDS 患者有克隆性染色体核型异常，多为缺失性改变。

（3）病理检查：可了解骨髓内细胞增生程度、巨核细胞数量、骨髓纤维化程度等重要信息。

（4）免疫学检查：有助于鉴别低危的 MDS 与非克隆性血细胞减少症。

（5）分子生物学检查：有助于 MDS 的诊断及对预后的评估。

5. 诊断与鉴别诊断 根据患者血细胞减少和相应的症状及病态造血、细胞遗传学异常、病理学改变，MDS 的诊断不难确立。虽然病态造血是 MDS 的特征，但有病态造血不等于就是 MDS。MDS 的诊断尚无"金标准"，是一个除外性诊断，常应与以下疾病鉴别：

（1）再生障碍性贫血：MDS 的网织红细胞可正常或升高，外周血可见到有核红细胞，骨髓病态造血明显，早期细胞比例不低或增加，染色体异常，而再生障碍性贫血一般无上述异常。

（2）阵发性睡眠性血红蛋白尿症（PNH）：PNH 也可出现全血细胞减少和病态造血，但 PNH 检测可发现 CD55$^+$、CD59$^+$ 细胞减少，Ham's 试验阳性及血管内溶血的改变。

（3）巨幼细胞贫血：MDS 患者细胞病态造血可见巨幼样变，易与巨幼细胞贫血混淆，但后者是由于叶酸、维生素 B$_{12}$ 缺乏所致，补充后可纠正贫血。而 MDS 患者的叶酸、维生素 B$_{12}$ 水平不低，用叶酸、维生素 B$_{12}$ 治疗无效。

（4）慢性髓系白血病（CML）：CML 的 Ph 染色体、BCR - ABL 融合基因检测为阳性，而 MDS 分类中慢性粒 - 单核细胞性白血病则为阴性。

6. 治疗 对于低危 MDS 的治疗主要是改善造血功能、提高生活质量，采用支持治疗、促造血、去甲基化药物和生物反应调节剂等治疗。而中高危 MDS 的治疗主要是改善自然病程，采用去甲基化药物、化疗和造血干细胞移植。

第六单元　内分泌与代谢疾病

一、甲状腺功能亢进症

1. 概述 甲状腺功能亢进症，是指由于甲状腺腺体本身合成或分泌甲状腺激素（TH）过多，引起甲状腺毒症的一组临床综合征。弥漫性毒性甲状腺肿（Graves 病，GD）为最常见病因，其次为多结节性毒性甲状腺肿和甲状腺自主高功能腺瘤。

甲状腺毒症是指血循环中甲状腺激素过多，引起神经、循环、消化等系统兴奋性增高和代谢亢进为主要表现的一组临床综合征。

2. 病因与发病机制 Graves 病为器官特异性自身免疫病。其发病与遗传因素、自身免疫及环境因素有关。

3. 临床表现 女性多见，20 ~ 40 岁最多见，缓慢起病，少数急性起病。典型表现为甲状腺毒症、甲状腺肿及眼征三组，可单独或先后出现，程度不一。

(1) 甲状腺毒症表现

1) 高代谢综合征：患者表现有怕热多汗、皮肤潮湿、低热、多食善饥、体重锐减和疲乏无力。

2) 精神神经系统：表现为神经过敏、多言好动、烦躁易怒、失眠不安、思想不集中、记忆力减退，甚至有幻想、躁狂症或精神分裂症，舌、手指和眼睑震颤，腱反射亢进。偶尔表现为寡言抑郁、淡漠。

3) 心血管系统：心悸、气短、胸闷等。体征为：①窦性心动过速，休息和睡眠时心率仍快。②第一心音亢进，心尖区常有 2/6 级以下收缩期杂音。③收缩压升高，舒张压降低，脉压增大，可见周围血管征。④心脏肥大和心力衰竭。⑤心律失常，以心房颤动、房性早搏等房性心律失常多见，偶见房室传导阻滞。

4) 消化系统：食欲亢进，腹泻。重症可有肝肿大、肝功能异常，偶有黄疸。少数患者食欲减退。

5) 肌肉骨骼系统：表现为肌无力和肌肉萎缩。主要是甲状腺毒症性周期性瘫痪，多见于青年男性，发病诱因有剧烈运动、高碳水化合物饮食、注射胰岛素等，病变主要累及下肢，发作时血钾降低，病程呈自限性。部分患者发生甲状腺功能亢进症性肌病，呈进行性肌无力和肌肉萎缩，多见于近心端的肩胛和骨盆带肌群。

6) 生殖系统：女性月经减少或闭经；男性阳痿，偶有乳腺增生。

7) 造血系统：外周血白细胞计数和粒细胞数可降低，淋巴细胞增多，可有低色素性贫血，可伴血小板减少性紫癜。

8) 皮肤及指端：小部分患者有典型的对称性黏液性水肿，局部皮肤增厚变粗，可伴继发感染和色素沉着。

(2) 甲状腺肿大：大多数患者有甲状腺肿大。甲状腺呈弥漫性、对称性肿大，质软，久病较硬或呈橡皮感，无压痛，随吞咽而上下移动，可触及震颤，闻及血管杂音。少数不对称或无甲状腺肿大。

(3) 眼征：有 25%～50% 的患者件有眼征，部分可为单侧。按照病变程度可分为单纯性（良性、非浸润性）和浸润性（恶性）突眼两类。

1) 单纯性突眼：①轻度突眼。②Stellwag 征：瞬目减少，睑裂增宽，炯炯发亮。③von Graefe 征：双眼向下看时，上眼睑不能随眼球下落，显现白色巩膜。④Joffroy 征：向上看时前额皮肤不能敏起。⑤Mobius 征：两眼看近物时，眼球聚合不良。

2) 浸润性突眼：自身免疫炎症引起眶内软组织肿胀、增生和眼肌明显病变所致。多见于成年男性，常有明显症状，如眼内异物感、眼部胀痛、畏光、流泪、复视及视力减退等。眼征较单纯性更明显，突眼度超过正常值上限 3mm（女性 16mm，男性 18.6mm），左右眼可不等（相差超过 3mm）。严重者眼睑肿胀肥厚、闭合不全，结膜充血水肿，角膜溃疡或全眼球炎，甚至失明。

(4) 特殊表现

1) 甲亢危象：是甲状腺毒症急性加重的一个综合征，多见于较重甲状腺功能亢进症治疗不充分的患者，死亡率在 20% 以上。临床表现有高热（≥39℃）、心率快（≥140 次/分）、烦躁不安、大汗淋漓、厌食、恶心、呕吐、腹泻，严重者有心衰、休克或昏迷。白细胞总数及中性粒细胞常升高。血 T_3、T_4 升高，TSH 显著降低，病情轻重与 TH 值可不平行。

2) 甲状腺毒症性心脏病：心动过速，心脏排出量增加，心房颤动，心力衰竭。

3）淡漠性甲亢：神志淡漠，嗜睡，反应迟钝，心动过缓，明显消瘦，或仅有腹泻、厌食或房颤，或以慢性肌病、甲状腺功能亢进性心脏病表现为主。老年人不明原因的突然消瘦、新发生心房颤动时应考虑本病。易发生甲状腺毒症危象。

4）亚临床型甲亢：其特点是血 T_3、T_4 正常，TSH 降低，伴或不伴有轻微的甲状腺功能亢进症症状。

5）妊娠期甲亢。

6）胫前黏液性水肿。

4. 实验室检查及其他检查

（1）血清甲状腺激素测定：血清游离三碘腺原氨酸（FT_3）和血清游离甲状腺素（FT_4）是不与蛋白结合具生理活性的甲状腺素，且不受血中 TBG 浓度和结合力的影响。甲状腺功能亢进症时升高，是诊断临床甲状腺功能亢进症的首选指标。

（2）TSH 测定：TSH 是反映甲状腺功能最敏感的指标。在原发性甲状腺功能亢进症时 TSH 降低，继发性甲状腺功能亢进症时 TSH 升高。

（3）甲状腺自身抗体测定。

（4）甲状腺 ^{131}I 摄取率：甲状腺功能亢进症时 ^{131}I 摄取率表现为总摄取量增加，高峰前移。其主要用于甲状腺毒症病因的鉴别。

5. 诊断与鉴别诊断

（1）诊断

1）甲亢的诊断：①高代谢状态和体征。②甲状腺肿大或甲状腺结节。③血清 TT_3、FT_3、TT_4、FT_4 增高，TSH 减低。具备以上 3 项，诊断即可成立。

2）GD 的诊断：①甲亢诊断确立。②甲状腺弥漫性肿大。③血清 TSH 浓度减低，甲状腺激素浓度增高。④眼球突出和其他浸润性眼征。⑤胫前黏液性水肿。⑥甲状腺球蛋白抗体（TgAb）或甲状腺刺激抗体（TSAb）阳性。

①~③项为诊断必备条件，少数病例可以无甲状腺肿大。④~⑥项为诊断的辅助条件，也是 GD 甲状腺功能亢进症诊断的重要依据。

（2）鉴别诊断

亚急性甲状腺炎：有甲状腺肿大及发热等表现，早期血中 T_3、T_4 增高，需要与甲状腺功能亢进症鉴别。但发病与病毒感染有关，短期内甲状腺肿大，触之坚硬而疼痛。白细胞正常或升高，血沉增高，TgAb、甲状腺过氧化物酶抗体（TPOAb）正常或轻度升高。

6. 治疗 主要针对甲状腺功能亢进症包括抗甲状腺药物、^{131}I 放射治疗、手术治疗 3 种疗法。

（1）一般治疗：适当休息，减少碘摄入量。

（2）甲状腺功能亢进症的治疗

1）抗甲状腺药物（ATD）治疗：有硫脲类和咪唑类两类药物。硫脲类有丙硫氧嘧啶（PTU）；咪唑类有甲巯咪唑（MMI）和卡比马唑（CMZ）。临床首选 MMI，严重病例、甲状腺危象、妊娠早期伴有甲状腺功能亢进症时优先选用 PTU。

适应证：①病情轻、中度患者。②甲状腺轻、中度肿大。③年龄＜20 岁。④孕妇、高龄或由于其他严重疾病不适宜手术者。⑤手术前和 ^{131}I 治疗前的准备。⑥手术后复发且不适宜 ^{131}I 治疗者。为提高远期缓解率，应连续用药 1 年半以上。

2）放射性 ^{131}I 治疗

适应证：①成人 GD 伴甲状腺肿大 II 度以上。②ATD 治疗失败或过敏。③甲状腺手术后复发。④甲状腺毒症心脏病或甲状腺功能亢进伴其他病因的心脏病。⑤甲状腺功能亢进症合并白细胞和/或血小板减少或全血细胞减少。⑥老年甲状腺功能亢进症。⑦甲状腺功能亢进症合并糖尿病。⑧多结节

402

性毒性甲状腺肿。⑨自主功能性甲状腺结节合并甲状腺功能亢进症。

禁忌证：妊娠和哺乳期妇女、甲状腺功能减退症为主要并发症。

3）手术治疗

适应证：①中、重度甲状腺功能亢进症，长期服药无效或效果不佳。②停药后复发，或甲状腺较大。③对周围脏器有压迫，或胸骨后甲状腺肿。④结节性甲状腺肿伴甲状腺功能亢进症者。⑤疑似与甲状腺癌并存者。⑥儿童甲状腺功能亢进症用甲状腺药物治疗效果差者。⑦妊娠期甲状腺功能亢进症药物控制不佳者可在妊娠中期（第13～24周）进行手术治疗。

禁忌证：①伴严重 Graves 眼病。②合并较重心、肝、肾疾病，不能耐受手术。③妊娠初3个月和6个月以后。

4）其他药物治疗：复方碘溶液、β受体阻滞剂。

（3）甲状腺危象的治疗：①抑制甲状腺激素的合成。②抑制甲状腺激素的释放。③应用肾上腺糖皮质激素，抑制组织 T_4 向 T_3 转化。④应用β受体阻滞剂。⑤对症处理。

二、甲状腺功能减退症

1. 概述　甲状腺功能减退症简称甲减，是由于结构和功能异常导致甲状腺激素分泌及合成减少或组织利用不足所引起的全身代谢低下的临床综合征。

2. 病因　①自身免疫损伤：为最常见的原因。②甲状腺破坏。③摄碘过量。④应用抗甲状腺药物。

3. 临床表现　本病缺乏特异性症状和体征，主要的表现有代谢率减低和交感神经兴奋性下降。

4. 实验室检查及其他检查

（1）甲状腺功能检查：血清 TSH 增高，TT_4、FT_4 均降低。

（2）自身抗体检查：TPOAb 和

TgAb 增高，是确定原发性甲减病因的重要指标和诊断自身免疫甲状腺炎的主要指标。

（3）其他检查：患者可有轻、中度贫血，血清总胆固醇升高，心肌酶谱也可升高。

5. 诊断

（1）有甲减的症状和体征。

（2）甲状腺功能检查示血清 TSH 增高，TT_4、FT_4 均降低，诊断即可成立。亚临床甲减仅 TSH 增高。

6. 病情评估　①定位检查。②病因检查。

7. 治疗与预防

（1）治疗目标：左甲状腺素（$L-T_4$）替代治疗。TSH 目标值为 $0.5～2mU/L$。

（2）补碘。

（3）临床甲减的甲状腺素补充或替代治疗：常用左甲状腺素（$L-T_4$）。

（4）亚临床甲减的治疗：应根据患者不同年龄、婚育状况等进行分层治疗。

（5）黏液性水肿昏迷的治疗：①去除和治疗诱因。②补充 $L-T_4$。③保温供氧，保持呼吸道通畅。④应用糖皮质激素。⑤保持水钠平衡。⑥对症治疗。

三、糖尿病

1. 概述

（1）概念：糖尿病是一类与遗传、自身免疫及环境因素有关的以慢性高血糖为特征的糖、蛋白质和脂代谢紊乱综合征。

（2）分类：根据病因和发病机制的不同，糖尿病可分为1型糖尿病、2型糖尿病、混合型糖尿病、其他特殊类型糖尿病和妊娠期糖尿病五种类型，其中2型糖尿病占糖尿病的绝大多数。

2. 病因与发病机制　尚未完全阐明。

（1）1 型糖尿病：①多基因遗传因素。②环境因素：病毒感染、化学毒性物质、饮食因素。③自身免疫机制。

（2）2 型糖尿病：两个基本环节，即胰岛素抵抗和 β 细胞胰岛素分泌缺陷。

3. 临床表现 糖尿病的临床表现通常被描述为"三多一少"，即多尿、多饮、多食和体重明显减轻。

1 型糖尿病患者起病年龄多 < 30 岁，出现症状较快，体形消瘦，明显体重减轻，临床症状为中度或重度，有自身免疫反应标志性抗体，常无家族糖尿病史，常有其他自身免疫病。治疗必须用胰岛素。

2 型糖尿病患者起病年龄常 > 40 岁，出现症状时间缓慢，常为数月至数年，多肥胖，临床症状轻或缺如，少见酮症酸中毒，空腹 C 肽水平正常或高或低，没有自身免疫反应标志性抗体，有家族糖尿病史，没有其他自身免疫病。治疗原则为基础治疗、口服降糖药，必要时用胰岛素。

4. 并发症

（1）急性并发症：①糖尿病酮症酸中毒。②糖尿病高渗性综合征。③乳酸性酸中毒。

（2）慢性并发症：①糖尿病视网膜病变。②糖尿病肾病。③糖尿病性心脏病变。④糖尿病性脑血管病变。⑤糖尿病性神经病变。⑥糖尿病足。⑦其他：白内障、青光眼、视网膜黄斑病变、虹膜睫状体病变、皮肤病变。牙周病为糖尿病最常见的口腔并发症。

（3）感染：①化脓性细菌感染。②肺结核。③真菌感染。

5. 实验室检查及其他检查

（1）血糖测定。

（2）口服葡萄糖耐量试验（OGTT）：在血糖高于正常范围而又达不到糖尿病诊断标准时，需进行 OGTT。试验前应禁食 10 ～ 16 小时，将 75g 葡萄糖溶于 250 ～ 300mL 水中，5 分钟内饮完。抽静脉血测定空腹及服糖后 0.5 小时、1 小时、2 小时、3 小时的血糖，其中服糖后 2 小时的血糖测定是必需的。儿童口服葡萄糖按 1.75g/kg 体重计算，总量不超过 75g。对于已确诊的糖尿病患者，若需观察其胰岛素释放试验，应将葡萄糖用相当于 75g 葡萄糖的 100g 馒头代替，分别测定其空腹及餐后 1 小时、2 小时、3 小时的血糖和胰岛素水平。糖代谢状态分类：①正常血糖（静脉血浆血糖）：空腹血糖（FPG）<6.1mmol/L，糖负荷后 2 小时血糖 <7.8mmol/L。②空腹血糖受损（IFG）：空腹血糖 6.1 ～ <7mmol/L，糖负荷后 2 小时血糖 <7.8mmol/L。③糖耐量减低（IGT）：空腹血糖 < 7mmol/L，糖负荷后 2 小时血糖 7.8 ～ 11.1mmol/L。④糖尿病静脉血浆血糖：空腹血糖 ≥7mmol/L，糖负荷后 2 小时血糖 ≥11.1mmol/L。

（3）糖化血红蛋白 A1（GHbA1c）测定：可反映 8 ～ 12 周（2 ～ 3 个月）的血糖控制情况。

（4）糖化血浆白蛋白测定：可反映近 2 ～ 3 周内血糖总的水平。

（5）血浆 C 肽及胰岛素测定：C 肽不受外源性胰岛素的影响，能较准确反映胰岛 β 细胞的功能。

（6）自身免疫反应的标志性抗体。

（7）尿糖测定：正常人 24 小时尿糖定量少于 0.5g，尿糖定性试验为阴性。

（8）其他检查：糖尿病患者应进行血脂及心、肝、肾等有关检查。

6. 诊断与鉴别诊断

（1）诊断标准：有糖尿病症状，随机血糖 ≥ 11.1mmol/L，或 FPG≥7.0mmol/L，或 OGTT 中 2hPG

≥11.1mmol/L 可诊断为糖尿病。

（2）鉴别诊断：肾脏病变肾糖阈降低导致的肾性糖尿，肝脏疾病所致的糖耐量异常及糖尿，服用药物如肾上腺皮质激素、生长激素、儿茶酚胺类、噻嗪类利尿剂等导致的血糖升高及糖尿，服用大量维生素C所致的假性糖尿，应激或其他急性感染、心脑血管意外、手术、剧烈运动等导致的高血糖，均可找到明确的病因，进行空腹血糖检查和OGTT可以确诊。

7. 病情评估（危险因素） 糖尿病的高危人群是指年龄超过18岁，存在一个及以上高危因素的个体。高危因素包括：①年龄≥40岁。②有糖尿病前期病史。③BMI≥24kg/m² 或中心性肥胖（腰围男性≥90cm，女性≥85cm）。④缺乏体力活动。⑤一级亲属中有 T2DM 患者。⑥有巨大胎儿生产史或妊娠期糖尿病史。⑦有高血压或正在降压治疗。⑧有血脂异常或正在进行调脂治疗。⑨有动脉粥样硬化性心脑血管病史。⑩有一过性类固醇糖尿病史。⑪多囊卵巢综合征病史。⑫长期使用抗精神病或抗抑郁药治疗。

8. 治疗

（1）糖尿病教育。

（2）医学营养治疗：①计算总热量。②糖尿病食谱制订及合理分配。

（3）运动治疗。

（4）病情监测：定期监测血糖，每3~6个月定期复查糖化血红蛋白，了解血糖总体控制情况，及时调整治疗方案。每年1~2次全面复查，了解血脂以及心、神经和眼底情况，尽早发现有关并发症，给予相应治疗。

（5）口服降糖药物治疗：①促胰岛素分泌剂（磺脲类、格列奈类）。②双胍类：2型糖尿病患者的

一线治疗用药。③噻唑烷二酮类（TZDs，格列酮类）：为胰岛素增敏剂，能明显减轻胰岛素抵抗。④α-葡萄糖苷酶抑制剂（AGI）：抑制α-葡萄糖苷酶，延迟碳水化合物吸收，降低餐后高血糖。为 T2DM 第一线药物，尤其适用于空腹血糖正常而餐后血糖明显升高者。可单独用药或与其他降糖药物合用。⑤二肽基肽酶-4（DPP-4）抑制剂：抑制 DPP-4 而减少胰高血糖素样肽-1（GLP-1）在体内的失活，提高内源性 GLP-1 的水平。可单独与其他降糖药合并治疗2型糖尿病。常用维格列汀、沙格列汀等，主要引起胃肠道症状。⑥钠-葡萄糖共转运蛋白2抑制剂（SGLT-2I）：通过抑制肾小管钠-葡萄糖共转运蛋白2，抑制糖重吸收，促进尿糖排泄而降糖。尤适合 T2DM 伴动脉粥样硬化性心血管疾病（ASCVD）、心力衰竭（HF）、慢性肾脏病（CKD）的患者使用。常用达格列净、卡格列净、恩格列净，主要不良反应是泌尿生殖系统感染。

（6）胰高血糖素样肽-1受体激动剂（GLP-1RA）：以葡萄糖浓度依赖的方式刺激胰岛素分泌，抑制胰高血糖素分泌，延缓胃排空；改善 IR，抑制食欲。尤其适合 T2DM 伴 ASCVD、HF、CKD 及肥胖患者。常用艾塞那肽（短效）、利拉鲁肽、度拉糖肽（长效）皮下注射液。主要不良反应是消化道症状。

（7）胰岛素治疗

1）适应证：①1型糖尿病。②2型糖尿病经饮食、运动和口服降糖药治疗未获得良好控制者。③糖尿病酮症酸中毒、高渗性昏迷和乳酸性酸中毒伴高血糖时。④各种严重的糖尿病急性或慢性并发症。⑤手术、妊娠和分娩。⑥2型糖尿病β细胞功能明显减退者。⑦某些特殊类型糖尿病。目前主张2型糖

尿病患者早期使用胰岛素,以保护β细胞功能。

2)使用原则:应在综合治疗基础上进行。根据血糖水平、β细胞功能缺陷程度、胰岛素抵抗程度、饮食和运动状况等,决定胰岛素剂量。一般从小剂量开始,用量、用法必须个体化,及时稳步调整剂量。

3)不良反应:低血糖反应最常见,其他有过敏反应、局部反应(注射局部红肿、皮下脂肪萎缩或增生)、胰岛素水肿、视力模糊等。

四、糖尿病酮症酸中毒

1. 概念 糖尿病酮症酸中毒(DKA)是由于糖尿病患者发生胰岛素重度缺乏及升糖激素异常升高,引起糖、脂肪、蛋白质代谢紊乱,出现以高血糖、酮症、代谢性酸中毒和脱水为主要表现的严重急性并发症,为最常见的糖尿病急症。

2. 病因 本症多发生在1型糖尿病,1型糖尿病患者有发生倾向,2型糖尿病在一定诱因作用下也可发生。常见诱因有各种感染、胰岛素治疗中断或不适当减量、饮食不当及各种应激如多发性创伤、外科手术、妊娠和分娩等,也有无明显诱因。20% ~ 30%的患者无明确的糖尿病史。

3. 临床表现 DKA的早期主要表现为糖尿病症状加重、多饮、烦渴、多尿和乏力,继而食欲减退、恶心、呕吐、头昏、头痛、烦躁、呼吸加深加快,呼气中有烂苹果味(丙酮)。随着DKA进展,逐渐出现严重失水症状,尿量减少,眼球凹陷,皮肤弹性减退,反应迟钝,嗜睡,脉搏细弱,心音低钝,血压下降。至晚期时各种反射迟钝或消失,肌张力下降,出现低血容量性休克,最后出现肾功能衰竭。部分患者可出现腹痛,易被误诊为急腹症,应予注意。

4. 实验室检查及其他检查

(1)尿常规:尿糖、尿酮体呈强阳性。

(2)血常规:白细胞计数升高,中性粒细胞比例升高。临床上不能以白细胞计数及体温来判断感染的存在。

(3)血糖:明显升高,多数在16.7 ~ 33.3mmol/L,有时可达55.5mmol/L,伴高渗性昏迷。

(4)血酮体:定性为强阳性,定量多在5mmol/L以上。

(5)酸中毒:失代偿时,pH < 7.35;CO_2 结合力降低,轻者为13.5 ~ 18.0mmol/L,重者在9.0mmol/L以下;HCO_3^- 降至15 ~ 10mmol/L以下;阴离子间隙(AG)增大;缓冲碱(BB)、标准碳酸氢盐(SB)及实际碳酸氢盐(AB)均降低;CO_2 分压降低。

(6)血电解质:血钠、血氯降低;血钾正常或偏低,治疗后可出现低钾血症。

(7)血脂:甘油三酯和胆固醇升高。

(8)其他:部分患者可有血淀粉酶升高;偶有血乳酸浓度升高(> 1.4mmol/L)。

5. 诊断 "三多一少"症状加重,有恶心、厌食、酸中毒、脱水、休克、昏迷,尤其是呼吸有酮味(烂苹果味)、血压低而尿量多者,不论有无糖尿病病史,均应考虑DKA的可能。如血糖升高、尿糖强阳性、尿酮体阳性即可确诊糖尿病酮症。如兼有血pH、二氧化碳结合力下降及BE负值增大,即可诊断为DKA。

6. 治疗

(1)补液:补液是抢救DKA的首要措施。

(2)胰岛素治疗:采用小剂量(短效)胰岛素治疗方案,即0.1U/(kg·h)持续静脉滴注(应另建输

406

液途径）。每1~2小时查血糖1次，当血糖下降至13.9mmol/L（250mg/dL）时改用5%葡萄糖液，每2~4g葡萄糖加入1单位短效胰岛素静脉滴注，使血糖水平稳定在较安全范围后过渡到常规皮下注射。如血糖过高（＞33.3mmol/L），可考虑给予首次冲击量，静脉推注速效胰岛素12单位，然后静脉滴注。

（3）补钾。

（4）纠正酸中毒。

（5）去除诱因和处理并发症：如感染、休克、心功能不全、肾功能不全、脑水肿等应积极处理。

五、血脂异常

1. 概述 血脂异常是指血浆中脂质代谢与转运异常，表现为高胆固醇血症和/或高甘油三酯血症以及低高密度脂蛋白血症等一系列血脂紊乱。

2. 分类 ①高胆固醇（TC）症。②高甘油三酯（TG）血症。③混合性高脂血症（TC与TG升高）。④低高密度脂蛋白血症（血清HDL-C水平偏低）。

3. 诊断

（1）病史与体格检查：详细询问饮食习惯，有无引起继发性高脂血症的因素（疾病与药物）和家族史，尤其是早发冠心病史等。体检有无黄色瘤、幼年角膜环等体征。

（2）血脂检查对象：①已有冠心病、脑血管病或周围动脉粥样硬化者。②有高血压、糖尿病、肥胖、吸烟者。③有冠心病或动脉粥样硬化病家族史者，尤其是直系亲属中有早发病或早病死者。④有黄色瘤或黄疸者。⑤有家族性高脂血症者。⑥40岁以上男性或绝经后女性。

（3）实验室检查：主要测定血清中血脂（TC和TG）及脂蛋白（HDL-C和LDL-C）水平。

4. 病情评估 血脂异常的危害

除了与血脂水平有关外，更重要的是取决于患者共存的ASCVD危险因素。如患者男性，年龄超过40岁，有吸烟史，有早发冠心病家族史或2型糖尿病病史等，则血脂异常对心脑血管的危险显著增加。因此，《中国成人血脂异常防治指南》中将LDL-C的控制目标与ASCVD的危险分层密切结合在一起，指导临床有效控制血脂异常。

不同ASCVD危险人群LDL-C/非HDL-C治疗达标标准［mmol/L（mg/dL）］

患者危险等级	LDL-C	非HDL-C
低危	＜3.4（130）	＜4.1（160）
中危	＜3.4（130）	＜4.1（160）
高危	＜2.6（100）	＜3.4（130）
极高危	＜1.8（70）	＜2.6（100）

5. 治疗与预防

（1）治疗性生活方式改变是控制血脂异常的基本和首要措施。

（2）药物治疗：以TC、LDL-C增高为主者首选他汀类，LDL-C已达标，TG增高者首选贝特类、烟酸、ω-3脂肪酸；伴糖尿病或代谢综合征的高甘油三酯血症患者，可单用贝特类或联合他汀类治疗，此时贝特类首选非诺贝特。

六、高尿酸血症与痛风

1. 概述 痛风（gout）是与嘌呤代谢障碍和/或尿酸排泄减少所致的高血尿酸增高直接相关的一组异质性疾病，属于代谢性风湿病范畴。

2. 病因与分类 由于先天性嘌呤代谢障碍和/或尿酸排泄减少所致的痛风或高尿酸血症，称为原发性痛风或高尿酸血症。继发于其他代谢性疾病、肾脏病、血液病、高嘌呤食物、药物或肿瘤放射治疗、化学治疗等引起的痛风或高尿酸血症，称为继发性痛风或高尿酸血症。

3. 临床表现

（1）急性发作期：表现为急性

关节炎,多是痛风的首发症状。

(2) 间歇发作期:急性关节炎缓解后一般无明显后遗症,有时仅有患部皮肤色素沉着、脱屑、刺痒等,很长时间可能处于无症状阶段。

(3) 慢性痛风石病变期:痛风石常与慢性痛风性关节炎并存。痛风石为无痛性的特征性表现。

(4) 痛风性肾病:是指尿酸盐结晶沉积于肾组织而引起的间质性肾炎,表现为轻度腰酸痛、蛋白尿、血尿,进而发生高血压、肾功能不全等。

(5) 尿酸性尿路结石。

4. 实验室检查及其他检查

(1) 血尿酸测定(酶法):男性 ≥420μmol/L,女性 ≥360μmol/L,为高尿酸血症。但血尿酸波动性大,受进水、利尿及药物的影响,故须反复监测。

(2) 尿尿酸测定:本病患者半数以上尿尿酸正常,故诊断意义不大。

(3) X线检查:急性关节炎时可见受累关节周围非特异性软组织肿胀。

5. 诊断与鉴别诊断

(1) 诊断

①高尿酸血症:血尿酸男性 ≥420μmol/L或女性 ≥360μmol/L,而无痛风症状及体征者。

②痛风:中年以上男性或绝经后女性,突发踝部、踢、跖、趾等关节红肿疼痛,查血尿酸增高,即考虑痛风可能。如有慢性关节炎及痛风石、尿酸性尿路结石及肾功能不全,诊断较易,并可通过有关辅助检查确诊。如在滑囊液及痛风石的穿刺和活检中找到尿酸盐结晶即可确诊。

(2) 鉴别诊断:本病应与继发性痛风或高尿酸血症、类风湿关节炎、风湿性关节炎、创伤性关节炎及化脓性关节炎、非尿酸性尿路结

石相鉴别。

6. 治疗与预防 ①饮食治疗。②急性发作期治疗应卧床休息并以药物控制,如秋水仙碱、非甾体抗炎药(NSAID)、促肾上腺皮质激素(ACTH)或糖皮质激素。③间歇发作期和慢性期的治疗包括:尿酸排泄促进剂、尿酸合成抑制剂、碱化药物。④无症状高尿酸血症的治疗。⑤继发性痛风的治疗。⑥急性肾衰竭的治疗。

第七单元 结缔组织病

一、类风湿关节炎

1. 病因与发病机制 类风湿关节炎(RA)为一种抗原驱动、T淋巴细胞介导及遗传相关的自身免疫病。感染和自身免疫反应是类风湿关节炎的中心环节,而遗传、神经内分泌和环境因素增加了患者的易感性。免疫紊乱被认为是RA的主要发病机制。

2. 病理 基本病理改变为滑膜炎。

3. 临床表现

(1) 关节表现:①晨僵。②疼痛:小关节对称性、持续性疼痛。③关节肿胀。④关节畸形。⑤关节功能障碍。

(2) 关节外表现:①类风湿结节:是本病较特异的皮肤表现,可见于30%~40%的患者,多在关节的隆突部位及皮肤的受压部位。②类风湿血管炎。③肺部受累。④心脏受累。⑤神经系统表现。⑥其他:可伴有贫血,以及口干、眼干等干燥综合征的表现。

4. 实验室检查及其他检查

(1) 血象:有轻度至中度贫血。活动期血小板可增高,白细胞计数及分类大多正常。

(2) 血沉(ESR)和C反应蛋

白（CRP）：活动期 ESR 增快，CRP 升高，经治疗缓解后下降。

（3）类风湿因子（RF）：其滴度一般与本病的活动性和严重性呈比例，但非 RA 的特异性抗体。

（4）抗瓜氨酸蛋白抗体（AC-PA）：抗角蛋白抗体（AKA）、抗核周因子（APF）、抗环瓜氨酸肽抗体（CCP）等自身抗体，对 RF 的诊断有较高的诊断特异性。

（5）关节影像学检查：①X 线摄片：首选双手指及腕关节摄片检查。②CT 和 MRI。

（6）关节滑液检查。

（7）关节镜及针刺活检。

5. 诊断与鉴别诊断

（1）诊断：典型病例按照美国风湿病学会 1987 年修订的分类标准，共 7 项：①晨僵持续至少 1 小时（≥6 周）。②3 个或 3 个以上关节肿（≥6 周）。③腕关节或掌指关节或近端指间关节肿（≥6 周）。④对称性关节肿（≥6 周）。⑤类风湿皮下结节。⑥手和腕关节的 X 线片有关节端骨质疏松和关节间隙狭窄。⑦类风湿因子阳性（该滴度在正常阳性率<5%）。

上述 7 项中，符合 4 项即可诊断为 RA。

2010 年美国风湿病学会（ACR）及欧洲抗风湿病联盟（EULAR）联合提出 RA 分类标准及评分系统。

2010 年 ACR/EULAR 的 RA 分类标准

项目	评分（分）
关节受累情况（0~5 分）	
1 个大关节	0
2~10 个大关节	1
1~3 个小关节	2
4~10 个小关节	3
>10 个关节，至少 1 个为小关节	5
急性时相反应物（0~1 分）	

项目	评分（分）
CPR 和 ESR 均正常	0
CPR 或 ESR 异常	1
滑膜炎持续时间（0~1 分）	
<6 周	0
≥6 周	1
血清学指标（0~3 分）	
RF 和 CCP 抗体均阴性	0
RF 和/或抗 CCP 抗体低滴度阳性	2
RF 和/或抗 CCP 抗体高滴度阳性（正常上限 3 倍）	3

注：关节受累指关节肿胀疼痛，小关节包括掌指关节、近端指间关节、第 2~5 跖趾关节、腕关节，不包括第 1 跖趾关节和远端指间关节。大关节指肩、肘、髋、膝和踝关节。

（2）鉴别诊断

①骨关节炎：发病年龄多在 50 岁以上。主要累及膝、髋等负重关节和手指远端指间关节。关节活动后疼痛明显，经休息后明显缓解。血沉轻度增快，RF 阴性。X 线显示关节边缘呈唇样骨质增生或骨疣形成。

②痛风性关节炎：患者多为中年男性。关节炎的好发部位为第一跖趾关节。伴高尿酸血症。关节附近或皮下可见痛风结节。血清自身抗体阴性。

6. 治疗

（1）一般治疗：休息、活动期关节制动。缓解期进行适当的关节功能锻炼、物理疗法等。急性期、发热以及内脏受累的患者应卧床休息。

（2）药物治疗：①非甾体抗炎药（NSAID）。②改善病情的抗风湿药（DMARD）及免疫抑制剂：这类药物一般起效缓慢，对疼痛的缓解作用较差，但能延缓或阻止关节的侵蚀及破坏，如甲氨蝶呤（MTX）、柳氮磺吡啶（SSZ）、来氟米特

西内

（LEF）等。③糖皮质激素。④植物药制剂。⑤生物抗风湿药。

（3）外科手术治疗。

二、系统性红斑狼疮

1. 病因　系统性红斑狼疮（SLE）的病因和发病机制尚未明确，有研究认为与遗传、内分泌及环境因素有关。

2. 病理　本病基本病理改变是坏死性血管炎，是造成多系统损害的病理学基础。

3. 临床表现

（1）全身症状：活动期患者常伴有发热，以长期低、中度热多见；合并感染时可见持续高热；同时多伴有疲乏、不适等症状。

（2）皮肤和黏膜：鼻梁和双颧部呈蝶形分布的红斑是SLE特征性的改变。SLE的皮肤损害包括光敏感、脱发、手足掌面和甲周红斑、盘状红斑、结节性红斑、网状青斑、雷诺现象等。口或鼻黏膜溃疡常见，可为无痛性。

（3）关节和肌肉：对称性多关节疼痛、肿胀，通常不引起骨质破坏。肌痛和肌无力，可有肌酶谱的增高。

（4）狼疮性肾炎（LN）：50%～70%的SLE患者在病程中会出现临床肾脏受累，肾活检显示几乎所有SLE均有肾脏病理学改变。

（5）神经系统：轻者仅有偏头痛、性格改变、记忆力减退或轻度认知障碍；重者可表现为脑血管意外、昏迷、癫痫持续状态等。

（6）呼吸系统：患者常有干性胸膜炎或胸腔积液，性质为渗出液。

（7）心血管：SLE常出现心包炎，表现为心包积液，但心包填塞少见。

（8）消化系统：可出现肠系膜血管炎、急性胰腺炎、蛋白丢失性肠炎、肝脏损害等，如食欲减退、

恶心、呕吐、腹痛腹泻、便血等症状。

（9）血液系统：活动期约半数患者有贫血，以及白细胞减少和/或血小板减少，短期内出现重度贫血常是自身免疫性溶血所致。

（10）其他：眼部受累包括结膜炎、葡萄膜炎、眼底改变、视神经病变等。

4. 实验室检查及其他检查

（1）一般检查：血常规检查可有贫血、白细胞减少和/或血小板减少。尿常规检查可有蛋白尿和各种管型。血沉在活动期常增快。

（2）自身抗体：抗dsDNA抗体、抗Sm抗体。

（3）补体：补体低下，尤其是C_3低下常提示有SLE活动，C_4低下表示SLE活动，并是SLE易感性（C_4缺乏）的表现。

（4）病情活动度指标：除抗dsDNA抗体、补体与SLE病情活动有关外，蛋白尿增多、炎症指标（红细胞沉降率、C反应蛋白）升高也提示病情活动。

（5）肾活检：对狼疮肾炎的分型诊断、治疗、估计预后均有一定价值。

5. 诊断与鉴别诊断

（1）诊断：普遍采用美国风湿病学会（ACR）1997年推荐的SLE分类标准：①颊部红斑。②盘状红斑。③光过敏。④口腔溃疡。⑤关节炎。⑥浆膜炎。⑦肾脏病变。⑧神经病变。⑨血液学疾病。⑩免疫学异常。⑪抗核抗体。

上述11项，符合4项或4项以上者，在除外感染、肿瘤和其他结缔组织病后，即可诊断为SLE。上述标准中，免疫学异常和高滴度抗核抗体更具有诊断意义。

（2）鉴别诊断：SLE应与类风湿关节炎、皮炎、癫痫、原发免疫性血小板减少症及原发性肾小球肾

炎等鉴别。

6. 治疗

（1）一般治疗。

（2）药物治疗：①轻型 SLE：可应用非甾体抗炎药（NSAID）、抗疟药，或小剂量激素控制病情，可短期局部应用激素治疗皮疹。②重型 SLE：主要分为两个阶段，即诱导缓解和巩固治疗。药物有糖皮质激素、环磷酰胺、吗替麦考酚酯、环孢素、硫唑嘌呤（AZA）、甲氨蝶呤（MTX）。

第八单元　神经系统疾病

一、癫痫

1. 概述　癫痫是多种原因所致脑部神经元高度同步化异常放电而引起以中枢神经功能失常为特征的临床综合征，具有突发性、短暂性、反复发作性和刻板性的特点，表现为运动、感觉、意识、精神、行为和自主神经等不同障碍。

2. 病因

（1）病因分类：①特发性（原发性）癫痫。②症状性（继发性）癫痫。③隐源性癫痫。

（2）影响发作的因素：遗传因素、年龄、睡眠、其他诱发因素。

（3）发病机制：神经元高度同步化异常放电是癫痫发病的电生理基础。

3. 分类与临床表现

（1）癫痫发作的共性表现：发作性、短暂性、重复性、刻板性。

（2）癫痫发作分类

1）局灶性发作：单纯部分性发作、复杂部分性发作、部分性发作继发为全面性发作。

2）全面性发作：最初的发作临床表现与脑电图均提示双侧脑部异常放电，发作早期即出现意识障碍，包括全面性强直－阵挛发作、强直

性发作、阵挛性发作、失神发作（典型与非典型）、肌阵挛发作、失张力发作、肌阵挛失张力发作、眼睑肌阵挛发作、伴特殊形式的失神发作等。

3）发作类型不明的癫痫发作。

（3）临床表现

1）局灶性发作

①单纯部分性发作：一般不超过 1 分钟，起始与结束突然，表现为简单的运动、感觉、自主神经或精神症状，发作时意识始终存在，发作后能复述发作的细节。

②复杂部分性发作：有意识障碍，发作时患者对外界刺激无反应，发作后不能或部分不能复述发作的细节。

③部分性发作继发为全面性发作：可由单纯部分性或复杂部分性发作进展而来，患者可出现局灶性脑损害的表现，如头转向一侧或双眼向一侧凝视，或一侧肢体抽搐更剧烈。

2）全面性发作

①全面性强直－阵挛发作（GTCS）：即大发作。以意识丧失和全身对称性抽搐为特征。

强直期：突然意识丧失，摔倒在地，全身骨骼肌持续性收缩；上睑抬起，眼球上翻，喉部痉挛，发出叫声；口先张后闭，常咬破舌；颈部和躯干先屈曲后反张。

阵挛期：震颤幅度增大并延及全身，呈对称性、节律性四肢抽动，先快后慢。最后一次强烈阵挛后抽搐停止，所有肌肉松弛。

痉挛后期：阵挛期后尚有短暂的强直痉挛，造成牙关紧闭和大小便失禁。自发作至意识恢复约 5～10 分钟。醒后感头昏、头痛、全身酸痛乏力，对抽搐全无记忆。

②强直性发作：肌肉强烈收缩，使身体固定于特殊体位，头眼偏斜，躯干呈角弓反张，呼吸暂停，瞳孔

散大。

③阵挛性发作：婴儿肢体呈节律性反复抽动。

④失神发作（小发作）：突然发生和突然终止的意识丧失是失神发作的特征。持续 5～30 秒，手中持物可坠落，一般不会跌倒。事后对发作不能回忆，每天可发作数次至数百次。

⑤肌阵挛发作：全身或某一肌群短暂闪电样肌肉收缩。

⑥失张力性发作：肌张力突然丧失，表现为头部和肢体下垂，或跌倒。

4. 诊断与鉴别诊断

（1）诊断：①病史：详细而准确的痫性发作表现是诊断的主要依据。注意向患者、家属及目睹者了解整个发作起始和终止形式。②脑电图：是诊断癫痫最重要的辅助诊断依据。对癫痫的发作类型及局限性癫痫的定位有重要意义，也为临床诊疗提供了参考。但 1%～3% 正常成人可有痫性放电，癫痫发作间歇期相当数量的患者脑电图正常，因此不能仅依据脑电图确诊癫痫。③影像学及实验室检查：通常脑部 CT、MRI、单光子发射计算机断层显像（SPECT）及各种化验等检查，有助于明确症状性癫痫的病因。有条件者还可进行基因分析和染色体检查。

（2）鉴别诊断：癫痫应与晕厥、假性癫痫发作（癔症性发作）、短暂性脑缺血发作、低血糖症等鉴别。

5. 治疗（控制发作）

（1）药物治疗：目的在于控制发作，最大限度地减少发作次数，保持患者的原有机能状态。

（2）发作时的治疗

①一般处理：对全面强直-阵挛性发作患者，防止跌伤和碰伤，解松衣领及裤带，保持呼吸道通畅。

将毛巾、手帕或外裹纱布的压舌板塞入齿间，以防舌咬伤。抽搐时不可过分按压患者肢体，以免发生骨折或脱臼。阵挛后期，将头部转向一侧，让分泌物及呕吐物流出口腔，以防窒息。如抽搐时间偏长，或当日已有过发作，可给予苯巴比妥 0.2g 肌内注射。对精神症状发作者，应防止其自伤或伤人。

②癫痫持续状态的急救：迅速控制发作（成年患者地西泮为首选药，起效快，作用时间短）；对症治疗；维持治疗。

（3）发作间歇期的治疗

1）药物治疗原则：①确定是否开始药物治疗。②选药与用药个体化。③观察药物的疗效及不良反应。④增减药物及停药。⑤病因治疗。

2）抗癫痫药物（一线药物）：①全面强直-阵挛发作：卡马西平、拉莫三嗪、奥卡西平、丙戊酸钠。②肌阵挛发作：左乙拉西坦、丙戊酸钠、托吡酯。③强直发作：丙戊酸钠。④失张力发作：丙戊酸钠、拉莫三嗪。⑤失神发作：乙琥胺、拉莫三嗪、丙戊酸钠。⑥局灶性发作：卡马西平、拉莫三嗪、左乙拉西坦、奥卡西平、丙戊酸钠。

3）手术治疗。

二、短暂性脑缺血发作

1. 概述　短暂性脑缺血发作（TIA）是指局部脑或视网膜局灶性供血不足引起的局部脑组织或视网膜缺血，出现短暂的神经功能缺失的一组疾病。

2. 病因与发病机制　①血流动力学改变。②微栓塞。

3. 临床表现　常突然起病，出现局灶性神经功能缺损的症状和体征。持续时间短暂，一般 10～15 分钟，多在 1 小时内缓解，最长不超过 24 小时。患者恢复完全，一般不遗留神经功能缺损。患者多有反复发作史，每次发作症状基本相似。总体来说，临床表现取决于受累血管。

（1）颈内动脉系统 TIA：最常见症状为病变对侧发作性轻偏瘫、单肢瘫或面瘫，优势半球病变可出现失语。颈内动脉主干病变的特征性症状表现为同侧单眼一过性黑矇，对侧偏瘫（眼动脉交叉瘫）；同侧 Horner 征，对侧偏瘫（Horner 征交叉瘫）。还可能出现的症状有病变对侧偏身或单肢感觉障碍、同向性偏盲等。

（2）椎-基底动脉系统 TIA：①跌倒发作。②短暂性全面性遗忘。③双眼视力障碍发作。还可能出现的症状有复视、吞咽困难和构音不良、交叉性运动障碍或感觉障碍等。

4. 实验室检查及其他检查

（1）头部 CT 及 MRI 检查：正常或无责任病灶。数字减影血管造影（DSA）、CTA（CT 血管造影）、MRA（磁共振血管造影）、TCD 检查可见血管狭窄、动脉粥样硬化斑块。频繁发作的 TIA 患者 TCD 监测可发现微栓子信号。颈动脉超声可显示颈动脉和椎-基底动脉颅外段动脉硬化斑块或狭窄。

（2）监测血压、血糖、血脂、凝血功能和同型半胱氨酸等项目。心电图、心脏彩色超声检查，对查找危险因素、判断预后及预防卒中也有十分重要的意义。

5. 诊断与鉴别诊断

（1）诊断：TIA 患者就诊时临床症状大多已经消失，故诊断主要依靠病史。中老年人突然出现局限性神经功能缺失症状，如偏盲、局限性瘫痪、局限性感觉障碍、失语、共济失调、构音困难等，且符合颈内动脉系统与椎-基底动脉系统及其分支缺血的表现，并在短时间内症状完全缓解（多不超过 1 小时），应高度怀疑为 TIA。头颅 CT 和 MRI

正常或未显示责任病灶，在排除其他疾病后，可诊断为 TIA。一旦诊断为 TIA，还要注意根据其临床表现区分是颈内动脉系统 TIA 还是椎基底动脉系统 TIA，并明确是血流动力学异常引起的低灌注还是微栓塞所致，对指导治疗和判断预后有非常重要的意义。

（2）鉴别诊断：本病应与癫痫单纯部分性发作、梅尼埃病、Adams-Stokes 综合征、偏头痛相鉴别。

6. 病情评估

（1）风险分层：TIA 早期卒中风险分层目前应用 $ABCD^2$ 评分量表。年龄（A）>60 岁（1 分）；血压（B）SBP > 140mmHg 或 DBP > 90mmHg（1 分）；临床表现（C）单侧肢体无力（2 分），不伴肢体无力的言语障碍（1 分）；症状持续时间（D）>60 分钟（2 分），10～59 分钟（1 分）；糖尿病（D）有（1 分）。

$ABCD^2$ 评分判定 0～3 分为低危人群，4～5 分为中危人群，6～7 分为高危人群。7 天内进展为脑卒中的风险分别为 4.6%、18.8% 及更高。

（2）预后：TIA 早期发生卒中的风险很高。TIA 患者 7 天内的卒中风险为 4%～10%，90 天内卒中风险为 10%～20%。其中 $ABCD^2$ 评分大于 3 分的高危患者 90 天复发风险高达 14% 以上。未经治疗或治疗无效的病例，部分发展为脑梗死，部分继续发作，部分可自行缓解。

7. 治疗

（1）药物治疗：①抗血小板聚集治疗：为急性非心源性 TIA 的首选治疗，常用药物阿司匹林、氯吡格雷。②抗凝治疗：心源性 TIA 可选用抗凝治疗，如华法林、肝素、达比加群、利伐沙班。

（2）控制危险因素。

西内

（3）手术和介入治疗。

三、脑梗死

1. 概述 脑梗死（CI）又称缺血性卒中，是指由于脑局部血液供应障碍，导致该血管供血区脑组织缺血、缺氧性坏死或脑软化。

脑梗死的分型目前广泛采用TOAST病因分型，主要包括：①大动脉粥样硬化型。②心源性栓塞型。③小动脉闭塞型。④其他病因型。动脉粥样硬化性脑梗死是脑梗死中最常见的类型。

2. 病因与发病机制

（1）动脉粥样硬化性脑梗死：最常见的病因是动脉硬化。

（2）心源性脑栓塞：心源性栓子的来源，包括心房颤动、风湿性心脏病、心肌梗死、心内膜炎、心脏手术等。上述疾病导致心房与心室内血栓、赘生物脱落，或静脉系统栓子从右心分流到左心，随动脉血流进入颅内，导致脑动脉栓塞而发病。

3. 临床表现

（1）动脉粥样硬化性脑梗死

1）一般表现：常在安静或睡眠中发病，起病较缓慢，症状多在数小时或1～2天内进展达高峰。多数患者多无头痛、呕吐、昏迷等全脑症状，少数起病即有昏迷、抽搐，类似脑出血，多为脑干梗死。

2）颈内动脉闭塞综合征：可有视力减退或失明、一过性黑矇、Horner综合征，病变对侧偏瘫、皮质感觉障碍；优势半球受累可出现失语、失读、失写和失认。

3）大脑中动脉闭塞：出现典型的"三偏征"，即病变对侧偏瘫、偏身感觉障碍和同向偏盲，伴有眼向病灶侧凝视，优势半球病变伴失语。

4）大脑前动脉闭塞。

5）大脑后动脉闭塞。

6）椎基底动脉闭塞：突发眩晕、呕吐、共济失调，并迅速出现昏迷、面瘫、四肢瘫痪、去脑强直、眼球固定、瞳孔缩小、高热，可因呼吸、循环衰竭而死亡。小脑梗死常有眩晕、恶心、呕吐、眼球震颤和共济失调。

7）小脑后下动脉或椎动脉闭塞：延髓背外侧综合征、中脑腹侧综合征、脑桥腹外侧综合征及闭锁综合征。

8）特殊类型脑梗死：大面积脑梗死、分水岭脑梗死、出血性脑梗死及多发性脑梗死。

（2）脑栓塞

1）一般表现：可发生于任何年龄，以青壮年多见。多在活动中发病，无明显前驱症状，病情可在数秒钟达高峰，且局灶性神经功能缺失症状与栓塞动脉的供血区的功能对应，具有明显的定位症状和体征，呈完全性卒中。多数患者能获得栓子来源的基本原发病。

2）神经功能缺失表现。

（3）临床分型：完全性卒中、进展性卒中、可逆性缺血性神经功能缺失。

4. 实验室检查及其他检查

（1）常规检查：血常规、血沉、血糖、血脂、凝血系列、肾功能、电解质及心电图等列为常规检查项目。

（2）CT检查：通常在起病24小时后逐渐可见与闭塞血管一致的低密度灶，并能显示周围水肿的程度，有无合并出血等。急诊CT平扫早期有时不能显示病灶，但可准确识别绝大多数的颅内出血、鉴别非血管性病变（如脑肿瘤），是疑似脑卒中患者首选的影像学检查方法。

（3）头颅MRI：可清晰显示早期梗死、小脑及脑干梗死等，梗死数小时即可出现 T_1 低信号、T_2 高信号病灶；弥散加权成像（DWI）

在发病2小时（甚至数分钟）内即可显示缺血病变，并可早期确定大小、部位，对早期发现小梗死灶较标准MRI更敏感，为早期治疗提供重要信息。

（4）腰穿检查：仅在无条件行CT检查时进行，脑脊液一般无色透明，压力、细胞数和蛋白多正常。

（5）血管彩超检查：常用检查包括颈部血管超声、经颅多普勒（TCD）、磁共振血管造影（MRA）、CT血管造影（CTA）和数字减影血管造影（DSA）等。

5. 诊断与鉴别诊断 中老年人既往有高血压、糖尿病、心脏病等病史；急性起病，出现局灶性神经功能缺损（一侧面部或肢体无力或麻木、语言障碍等），少数为全面神经功能缺损；症状或体征持续时间不限（当影像学显示有责任缺血性病灶时），或持续24小时以上（当缺乏影像学责任病灶时）；脑CT或MRI检查有助于确诊。应注意与脑出血、颅内占位性病变相鉴别。

6. 治疗

（1）一般治疗：①保持呼吸道通畅。②调控血压。③控制血糖。④控制脑水肿。⑤防治感染。⑥防治消化道出血。⑦维持水、电解质平衡。⑧预防深静脉血栓。

（2）特殊治疗：①溶栓治疗是目前最重要的恢复血流措施。②抗血小板聚集治疗。③抗凝治疗。④降纤治疗。⑤脑保护治疗。⑥其他药物治疗。⑦介入治疗。⑧康复治疗。

四、脑出血

1. 概述 脑出血（ICH）是指非外伤性脑血管自发性破裂所致的脑实质内出血，占全部脑卒中的10%～30%。高血压是脑出血最常见的病因。

2. 病因与发病机制

（1）病因：高血压合并小动脉硬化是脑出血的主要因素。

（2）发病机制：长期高血压可导致脑内小动脉或深动脉穿支动脉壁纤维素样坏死或脂质透明变性，小动脉瘤或微夹层动脉瘤形成，当血压骤然升高时，血液自血管壁渗出或动脉瘤壁直接破裂，血液进入脑组织形成血肿。

3. 临床表现 与出血的部位、出血量有关。

（1）基底节区出血：①壳核出血：最常见，系豆纹动脉死是其外侧支破裂引起。典型表现可见"三偏征"，即病灶对侧偏瘫、偏身感觉障碍和同向偏盲。②丘脑出血。③尾状核头出血。

（2）脑桥出血：一侧小量出血，可表现为交叉瘫痪（如病侧周围性面瘫，对侧肢体中枢性瘫痪）、双眼向出血侧凝视等；大多累及两侧脑桥，迅速出现昏迷、针尖样瞳孔、去大脑强直、高热、呼吸障碍，死亡率高。

（3）小脑出血：由小脑齿状核动脉破裂引起。常表现为突发眩晕、头痛、频繁呕吐、走路不稳、后枕部疼痛。体征可见共济失调、眼球震颤、颈项强直而无瘫痪；重症因血肿压迫脑干，迅速出现昏迷，常因枕骨大孔疝死亡。

（4）脑叶出血：也称为皮质下白质出血，系因出血少，脑膜刺激征和出血脑叶定位症状。抽搐较其他部位出血常见，昏迷较少见。出血以顶叶最常见，其次为颞叶、枕叶、额叶，也可有多发脑叶出血。

（5）脑室出血：一般分为原发性和继发性，原发性脑室出血为脑室内脉络丛破裂出血，较为少见。继发性脑室出血是指脑内出血量大，穿破脑实质流入脑室。临床表现为呕吐、多汗、皮肤发绀或苍白。发病后1~2小时便陷入深昏迷、高热、四肢瘫或呈强直性抽搐、血压不稳、呼吸不规律等。

4. 实验室检查及其他检查

（1）CT检查：为确诊的首选检查。急性期血肿呈边界清楚的肾形、类圆形或不规则形均匀高密度影，并可显示出血部位、血肿大小和形状、脑室有无移位受压和积血，以及出血周围脑组织水肿等。

（2）MRI检查：慢性期（≥3周）T_1WI呈低信号，T_2WI呈高信号，周边可见含铁血黄素沉积所致低信号环，此期MRI探测较CT敏感。

5. 诊断与鉴别诊断

（1）诊断：50岁以上中老年患者，有长期高血压病史，在情绪激动或体力活动时突然发病，出现头痛、呕吐、意识障碍等症状，发病后血压明显增高，有偏瘫、失语等局灶性神经功能缺损的症状和体征，应高度怀疑脑出血，头颅CT扫描可见脑内高密度影即可确诊。

（2）鉴别诊断：与其他类型脑血管病鉴别如动脉粥样硬化性脑梗死、心源性脑梗死、蛛网膜下腔出血。

6. 治疗

（1）一般治疗。

（2）降低颅内压。

（3）控制血压。

（4）止血治疗：对于凝血功能正常的患者，一般不建议常规使用止血药。合并严重凝血功能障碍，如口服抗凝药物（华法林）相关脑出血，可静脉应用维生素K对抗；普通肝素相关脑出血可用鱼精蛋白治疗；溶栓药物相关脑出血，可选择输注凝血因子和血小板治疗。

（5）防治并发症：①防治感染。②应激性溃疡：H_2受体阻滞剂或质子泵抑制剂，并可用氢氧化铝凝胶。③抗利尿激素分泌异常综合征（稀释性低钠血症）：缓慢纠正低钠。④痫性发作：安定或苯妥英钠。⑤中枢性高热：物理降温，然后给予多巴胺能受体激动剂（溴隐亭）。⑥下肢深静脉血栓形成：勤翻身，抬高瘫痪肢体，给予肝素。

五、蛛网膜下腔出血

1. 病因与发病机制

①颅内动脉瘤：最常见的病因。②脑血管畸形：占第二位，多见于青年人。③脑底异常血管网：是儿童蛛网膜下腔出血（SAH）的主要原因之一。

2. 临床表现

多在情绪激动或用力情况下突然起病，常在数秒或数分钟内突然发生头痛，患者常能清楚地描述发病时间和情景。部分患者起病前数天或数周可有反复发作头痛史。剧烈头痛呈爆裂样，且持续性全头痛，可放射至枕后或颈部，伴喷射性呕吐。

常见并发症主要包括：①再出血。②脑血管痉挛（CVS）。③急性脑积水。④正常颅压脑积水。

3. 实验室检查及其他检查

（1）CT检查：为诊断SAH的首选方法。

（2）MRI检查：CT检查呈阴性时，可行MRI进一步明确诊断。

（3）脑脊液检查：起病12小时后呈特征性改变，为均匀血性，压力增高，离心后呈淡黄色，不作为临床常规检查。

（4）脑血管影像学检查：脑数字减影血管造影（DSA）是诊断颅内动脉瘤、脑血管畸形最有价值的方法。造影时机一般选择在出血3天内或3~4周后，以避开脑血管痉挛和再出血的高峰期。

4. 诊断与鉴别诊断

（1）诊断：突发剧烈头痛伴呕吐、颈项强直等脑膜刺激征，伴或不伴意识模糊、反应迟钝，检查无局灶性神经体征，可高度提示蛛网膜下腔出血。如CT证实脑池和蛛网膜下腔高密度出血征象，腰穿压力明显增高和血性脑脊液，眼底检查玻璃体下片块状出血等，可临床确诊。DSA、MRA、CTA等脑血管影像学检查有助于明确病因。

（2）鉴别诊断：本病应与脑出血、颅内感染、脑肿瘤相鉴别。

5. 治疗　防止再出血，降低颅内压，防治迟发性脑血管痉挛，减少并发症，寻找出血原因，治疗原发病和预防复发。

（1）一般处理：住院治疗，须绝对卧床4～6周，头部稍抬高。发病后数小时内应进行心电监护和神经系统体征检查，保持气道通畅，注意水、电解质平衡，注意心律失常等。

（2）降颅压治疗。

（3）预防再出血。

（4）防治迟发性脑血管痉挛：尽早使用尼莫地平。

（5）手术治疗：动脉瘤的消除是防止动脉瘤性SAH再出血的最好方法。

第九单元　常见急危重症

一、休克

1. 概述　休克是机体有效循环血容量减少，组织灌注不足，细胞代谢紊乱和功能受损的病理生理过程，由多种病因引起。

2. 病因与分类　通常将休克分为低血容量性（包括失血性及创伤性）、感染性、心源性、神经源性和过敏性休克五类。血容量性和感染性休克在外科最常见。

3. 病理生理　有效循环血容量锐减及组织灌注不足，以及产生炎症介质是各类休克共同的病理生理基础。一方面创伤、失血、感染等

可以直接引起组织灌注不足；另一方面其产生细胞炎症反应，引起一系列炎症应答，又加重组织灌注不足，从而促进休克的进展。

4. 临床表现

（1）休克代偿期：患者发生休克后尚处于代偿阶段，表现为神志清楚、精神紧张、面色苍白、四肢湿冷、出冷汗、口渴、心跳加快、脉搏细速、脉压缩小、皮下静脉塌陷，血压稍升高或正常，随后轻度或急剧下降。

（2）休克失代偿期：神情淡漠，反应迟钝，甚至可出现意识模糊或昏迷，出冷汗，口唇肢端发绀，脉搏细速，血压进行性下降。严重时全身皮肤、黏膜明显发绀，四肢厥冷，脉搏摸不清，血压测不出，尿少至无尿。若皮肤、黏膜出现瘀斑或消化道出血，提示病情已发展至弥散性血管内凝血（DIC）阶段。

5. 诊断　关键是早期发现并准确分期：①凡遇到严重损伤、大量出血、重度感染，以及心肌病病史者，应想到并发休克的可能。②临床观察中，对于有出汗、兴奋、心率加快、脉压小及尿少等症状者，应疑有休克。③若患者出现神情淡漠、反应迟钝、面色苍白、呼吸浅快、收缩压降至90mmHg以下及尿少或无尿者则标志患者已进入休克失代偿期。

6. 治疗

（1）紧急治疗：包括积极处理引起休克的原发伤病，如创伤制动、大出血止血、保证呼吸道通畅等。采取头和躯干抬高20°～30°、下肢抬高15°～20°以增加回心血量及早建立静脉通路，并用药维持血压。早期予以鼻管或面罩吸氧。注意保温。在对重症或创伤患者的处理中，应掌握以下原则：①保证呼吸道通畅。②及时控制活动性出

西内

417

血。③手术控制出血的同时予血制品及一定量的晶体液扩容。

（2）补充血容量：是纠正休克引起的组织灌注和缺氧的关键。

（3）积极处理原发病。

（4）纠正酸碱平衡失调：在休克早期，又可能因过度换气引起呼碳酸血症、呼吸性碱中毒。目前对酸碱平衡的处理多主张宁酸毋碱。根本措施是改善组织灌注，并适时给予碱性药物。

（5）血管活性药物的应用：①血管收缩剂：有多巴胺、去甲肾上腺素和间羟胺等。②血管扩张剂：分α受体阻滞剂和抗胆碱能药两类。前者包括酚妥拉明、酚苄明等，后者包括阿托品、山莨菪碱。③强心药：包括兴奋α和β肾上腺素能受体兼有强心功能的药物，如多巴胺和多巴酚丁胺等。

（6）治疗 DIC 改善微循环：对诊断明确的 DIC，可用肝素抗凝。

（7）皮质类固醇和其他药物的应用。

二、急性中毒

1. 概述 具有毒性作用的物质在短时间内超量进入人体，造成组织器官功能紊乱和器质性损害，甚至危及生命的全身性或局限性疾病，称为急性中毒。

2. 急性一氧化碳中毒

（1）病因与中毒机制

①病因：含碳物质的不完全燃烧。

②发病机制：一氧化碳（CO）与血红蛋白的亲和力比氧与血红蛋白的亲和力大240倍。

（2）临床表现：按照中毒程度分为3级：①轻度中毒：血液 COHb 浓度为 10%～30%。患者有轻度乏氧症状，如不同程度的头晕、头痛、恶心、呕吐、心悸和四肢无力等。原有冠心病的患者可诱发心绞痛。

②中度中毒：血液 COHb 浓度为 30%～40%。患者出现胸闷、气短、呼吸困难、幻觉、视物不清、判断力降低、运动失调、意识模糊甚至浅昏迷，口唇黏膜、甲床偶可呈樱桃红色，瞳孔对光反射和角膜反射迟钝，氧疗后患者可恢复正常且无明显并发症。③重度中毒：血液 COHb 浓度达 40%～60%。迅速出现重度昏迷、呼吸抑制、肺水肿、心律失常或心力衰竭、脑局灶损害如锥体系或锥体外系损害体征。患者可呈去皮质综合征状态。

（3）诊断：根据 CO 接触史、急性发生的中枢神经损害症状和体征，结合血液 COHb 测定的结果，可做出急性一氧化碳中毒的诊断。

（4）治疗：①终止 CO 吸入。②氧疗：吸氧、高压氧舱治疗。③机械通气：④防治脑水肿。⑤促进脑细胞代谢。⑥抗血小板聚集剂。⑦对症治疗。

3. 急性有机磷杀虫药中毒

（1）病因与中毒机制

①病因：生产中毒、使用中毒、生活中毒。

②发病机制：有机磷杀虫药能抑制多种酶的活性，对人畜的毒性主要是抑制胆碱酯酶。

（2）临床表现

1）胆碱能危象：①毒蕈碱样症状：平滑肌痉挛和腺体分泌。②烟碱样症状：肌张力增强，肌纤维震颤，肌束颤动。③中枢神经系统症状：头晕、头痛、疲乏、嗜睡、烦躁不安、共济失调、谵妄、抽搐和昏迷，可因中枢性呼吸衰竭而死亡。

2）迟发性脑病。

3）中间综合征。

（3）诊断：根据确切的有机磷杀虫药接触史，典型的中毒症状、体征，以及患者皮肤、衣物、呕吐物有特殊的大蒜样臭味等，不难诊断，如血胆碱酯酶活力降低及毒物鉴定阳性更可明确诊断。

（4）治疗

1）迅速清除毒物：①迅速使患者脱离现场，除去被污染的衣物，用清水或肥皂水清洗被污染的皮肤、毛发和指甲。②口服中毒者应用清水、1:5000的高锰酸钾液（对硫磷中毒者禁用）或2%碳酸氢钠（敌百虫中毒者禁用）反复彻底洗胃，直到洗出液无有机磷农药的特殊臭味为止，然后用甘露醇或硫酸钠导泻。③眼部污染者，可用生理盐水或2%碳酸氢钠彻底冲洗。④血液净化治疗在治疗重症有机磷杀虫药中毒时具有显著的疗效。

2）应用解毒剂：①抗胆碱能药物：阿托品和莨菪碱类。②胆碱酯酶复能剂：碘解磷定（解磷定）、氯磷定、双复磷。

4. 急性酒精中毒

（1）病因与中毒机制

1）病因：一次性大量饮用含酒精的酒类饮品是中毒的主要原因。

2）中毒机制：①中枢神经系统抑制作用。②代谢异常。③耐受性、依赖性和戒断综合征。

（2）临床表现：①急性中毒：兴奋期、共济失调期、昏迷期。②戒断综合征：单纯性戒断反应、酒精性幻觉反应、戒断性惊厥反应、震颤谵妄反应。

（3）诊断：饮酒史结合临床表现，如急性酒精中毒的中枢神经系统抑制症状，呼气酒味，戒断综合征的精神症状和癫痫发作，慢性酒精中毒的营养不良和中毒性脑病等表现，血清或呼出气中乙醇浓度测定可以做出诊断。本病需与引起意识障碍的其他疾病相鉴别，如镇静催眠药中毒、一氧化碳中毒、脑血管意外、糖尿病酮症酸中毒、颅脑外伤等。

（4）治疗

①急性中毒：昏迷患者应注意是否同时服用其他药物。重点维护

重要器官的功能。强迫利尿对急性酒精中毒无效。严重急性中毒时可用血液透析促使体内乙醇排出。低血糖是急性酒精中毒最严重的并发症之一，应密切监测血糖水平。

②戒断综合征：患者应安静休息，保证睡眠，加强营养，给予维生素 B_1、维生素 B_6。有低血糖时静脉注射葡萄糖。重症患者宜选用短效镇静药控制症状，而不致嗜睡和共济失调。

三、中暑

1. 病因 ①气候和环境的原因。②机体产热增加；③机体散热障碍。④汗腺功能障碍。

2. 发病机制

（1）热（日）射病：是由于人体受外界环境中热原的作用和体内热量不能通过正常的生理性散热以达到热平衡，致使体内热蓄积，引起体温升高。

（2）热痉挛：高温环境中，人的散热方式主要依赖出汗，大量出汗使水和盐过多丢失，肌肉痉挛，并引起疼痛。

（3）热衰竭：由于人体对热环境不适应而引起周围血管扩张，循环血量不足，发生虚脱，亦可伴有过多出汗、失水和失盐。

3. 临床表现

（1）热（日）射病：典型临床表现为高热，体温常大于41℃，无汗和意识障碍。

（2）热痉挛：常发生在高温环境中强体力劳动后，患者常先有大量出汗，随后四肢肌肉、腹壁肌肉甚至胃肠道平滑肌发生阵发性痉挛疼痛，血氯降低，尿肌酸增高。实验室检查多有血钠和血氯降低，尿肌酸增高。

（3）热衰竭：先有头痛、头晕、恶心、继之口渴、胸闷、面色苍白、冷汗淋漓、脉搏细弱或缓慢、血压偏低，可有晕厥、手足抽搐，

危重者有周围循环衰竭的表现。实验室检查多有低钠和低钾血症。

4. 诊断与鉴别诊断

（1）诊断：诊断中暑可根据在高温环境中劳动和生活时出现体温升高、肌肉痉挛和/或晕厥，并排除其他症状相似的疾病后，即可诊断。重症中暑包括热射病、热痉挛和热衰竭三型。

（2）鉴别诊断：热（日）射病应与脑炎、有机磷杀虫药中毒、中毒性肺炎、菌痢、疟疾等疾病相鉴别。热衰竭应与消化道出血、异位妊娠、低血糖等相鉴别。热痉挛伴腹痛应与各种急腹症相鉴别。

5. 治疗

（1）降温治疗：快速降温是治疗的首要措施。包括：①物理降温。②药物降温（如氯丙嗪是协助物理降温的常用药物，用药过程中要密切观察血压，血压下降时应减慢滴速或停药，低血压时应用间羟胺等）。③血液净化：对于体温持续高于40℃或伴有内环境紊乱、器官功能衰竭患者，可用床旁血液净化治疗。

（2）对症处理：①保持呼吸道畅通。②纠正水、电解质紊乱，维持酸碱平衡。③补液。④纠正休克。⑤疑有脑水肿患者应给甘露醇脱水。⑥急性肾衰竭患者可进行血液透析。⑦发生弥散性血管内凝血时酌情使用肝素，必要时加用抗纤维蛋白溶解药物。

（3）监测：①体温监测：降温期间应连续监测体温变化。②监测尿量：保持尿量 >30mL/h。③凝血功能监测：严密监测凝血酶原时间、部分凝血活酶时间、血小板计数和纤维蛋白原。

诊断学基础

第一单元　症状学

一、发热

1. 病因

（1）感染性发热。

（2）非感染性发热：①无菌性坏死物质的吸收；②抗原－抗体反应；③体温调节中枢功能障碍；④内分泌与代谢障碍；⑤皮肤散热减少；⑥自主神经功能紊乱。

2. 临床表现

（1）发热的临床分度：以口测法为准，可将发热分为：①低热：37.3～38.0℃；②中等度热：38.1～39.0℃；③高热：39.1～41.0℃；④超高热：41.0℃以上。

（2）热型：①稽留热（持续大于39℃），24小时波动小于1℃，见于肺炎链球菌肺炎、伤寒和斑疹伤寒高热期等；②弛张热（＞39℃），24小时波动范围＞2℃，常见于败血症、风湿热、重症肺结核、化脓性炎症等；③间歇热，骤升骤降，见于疟疾、急性肾盂肾炎等；④回归热，骤升骤降，各持续几天，见于回归热、霍奇金淋巴瘤等；⑤波状热，渐升渐降，见于布鲁菌病；⑥不规则热，见于结核病、风湿热、支气管肺炎、渗出性胸膜炎、感染性心内膜炎等。

3. 伴随症状及体征

（1）寒战：见于肺炎链球菌肺炎、败血症、急性胆囊炎等。

（2）结膜充血：见于麻疹、肾综合征出血热、斑疹伤寒、钩端螺旋体病等。

（3）淋巴结肿大：见于传染性单核细胞增多症、风疹等。

（4）皮疹：见于麻疹、猩红热等。

（5）昏迷：先发热后昏迷者见于流行性乙型脑炎、斑疹伤寒、流行性脑脊髓膜炎、中毒性菌痢、中暑等；先昏迷后发热者见于脑出血、巴比妥类药物中毒等。

二、头痛

1. 病因

（1）颅内疾病。

（2）颅外疾病：①颈椎病及其他颈部疾病等；②神经痛，如三叉神经痛等；③眼、耳、鼻及牙齿疾病所致的头痛等。

（3）全身性疾病：①急性感染；②心血管疾病；③中毒；④其他，如中暑、低血糖、贫血、肺性脑病、系统性红斑狼疮、月经期及绝经期头痛等。

（4）神经症：神经衰弱及癔症性头痛等。

2. 伴随症状

（1）伴剧烈呕吐：多见于颅内压增高；头痛在呕吐后减轻者见于偏头痛。

（2）伴眩晕：见于小脑肿瘤、椎－基底动脉供血不足等。

（3）伴发热：常见于感染性疾病，包括颅内或全身性感染。

（4）慢性进行性头痛出现精神症状者：应注意颅内肿瘤。

（5）慢性头痛突然加剧并有意识障碍者：提示可能发生脑疝。

（6）伴视力障碍：可见于青光眼或脑肿瘤。

(7) 伴脑膜刺激征者：提示有脑膜炎或蛛网膜下腔出血。

(8) 伴癫痫发作者：可见于脑血管畸形、脑内寄生虫病或脑肿瘤等。

三、胸痛

1. 病因　①胸壁疾病。②心血管疾病。③呼吸系统疾病。④其他：食管疾病、纵隔疾病、腹部疾病、过度通气综合征。

2. 问诊要点及临床意义

(1) 发病年龄。

(2) 胸痛部位：心绞痛与急性心肌梗死的疼痛常位于胸骨后或心前区，疼痛常牵涉至左肩背、左臂内侧。带状疱疹所致胸痛，表现为成簇的水疱沿一侧肋间神经分布伴剧痛。

(3) 胸痛性质：心绞痛呈压榨样痛，可伴有窒息感。心肌梗死，疼痛更为剧烈并有恐惧、濒死感。带状疱疹呈阵发性的灼痛或刺痛。

胸痛持续时间：心绞痛发作时间短暂。心肌梗死疼痛持续时间长且不易缓解。

(5) 胸痛诱因与缓解因素：心绞痛常因劳累、体力活动或精神紧张而诱发，含服硝酸甘油可迅速缓解。心肌梗死的胸痛含服硝酸甘油不能缓解。心脏神经症的胸痛在体力活动后反而减轻。心肌炎、自发性气胸的胸痛则可因深呼吸与咳嗽而加剧。

3. 伴随症状及体征

(1) 伴呼吸困难：提示肺部较大面积病变，如肺炎链球菌肺炎、自发性气胸、渗出性胸膜炎、过度通气综合征或其他重症心、肺疾病。

(2) 伴面色苍白、大汗、血压下降或休克：多考虑急性心肌梗死、主动脉夹层动脉瘤破裂、主动脉窦瘤破裂或大块肺栓塞等严重病变。

四、腹痛

1. 病因

(1) 腹部疾病：①急性腹膜炎。②腹腔脏器炎症。③空腔脏器痉挛或梗阻。④脏器扭转或破裂。⑤腹膜粘连或脏器包膜牵张。⑥化学性刺激。⑦肿瘤压迫与浸润。⑧腹腔内血管疾病。

(2) 胸腔疾病的牵涉痛：如肺炎、心绞痛、急性心肌梗死等，疼痛可牵涉胸部。

(3) 全身性疾病：如尿毒症、糖尿病酮症酸中毒、铅中毒等。

(4) 其他原因：如荨麻疹时胃肠黏膜水肿。

2. 伴随症状及体征

(1) 伴寒战、高热：提示急性炎症。

(2) 伴休克：常见于急性腹腔内出血、急性胃肠穿孔、急性心肌梗死等。

(3) 伴腹泻：提示为肠道炎症、吸收不良，亦见于慢性胰腺及肝脏疾病。

(4) 伴反酸、嗳气：提示为慢性胃炎或消化性溃疡。

3. 腹痛的性质与程度　①消化性溃疡：慢性、周期性、节律性上腹隐痛或灼痛。②胆囊炎：右上腹绞痛。③肝癌：右上腹持续性的钝痛，伴肝大及黄疸。④阑尾炎：转移性的右下腹（麦氏点）疼痛。

五、咳嗽与咳痰

1. 病因　①呼吸道疾病。②胸膜疾病。③心血管疾病，如肺水肿。④中枢性因素。

2. 问诊要点及临床意义

(1) 咳嗽出现的时间与节律：长期慢性咳嗽见于慢性支气管炎、支气管扩张症、慢性肺脓肿。夜间咳嗽明显见于肺结核、左心衰竭。

(2) 咳嗽的音色：犬吠样咳嗽

多见于急性喉炎或气道异物。带有鸡鸣样吼声常见于百日咳。

(3)痰的性质与量：量多者常为支气管扩张症、肺脓肿、空洞型肺结核。支气管扩张症和肺脓肿患者痰量多时，静置后可出现分层。

3. 伴随症状及体征

(1)伴呼吸困难：见于喉水肿、喉肿瘤、支气管哮喘、慢性阻塞性肺疾病等。

(2)伴咯血：常见于支气管扩张症、肺结核等。

(3)伴哮鸣音：多见于支气管哮喘、慢性阻塞性肺疾病等。

六、咯血

1. 病因 ①支气管疾病。②肺部疾病：肺结核（最常见）。③心血管疾病。④其他，如血小板减少性紫癜、白血病。

2. 咯血与呕血的鉴别

	咯血	呕血
病史	肺结核、支气管扩张症、肺脓肿、心脏病等	消化性溃疡、肝硬化等
出血前症状	喉部痒感、胸闷、咳嗽等	上腹部不适、恶心、呕吐等
出血方式	咯出	呕出，可为喷射状
出血颜色	鲜红	棕黑色或暗红色，时有鲜红色
血内混有物	泡沫和/或痰	食物残渣、胃液
黑便	无（若咽下血液时可有）	有，可在呕血停止后仍持续数日
酸碱反应	碱性	酸性

3. 咯血的问诊要点及临床意义

(1)咯血的量及性状：①大量咯血（>500mL/d或一次性咯血量超过100mL）常见于空洞型肺结核、支气管扩张症和肺脓肿。②中等量咯血（100～500mL/d）可见于二尖瓣狭窄。③其他原因所致的咯血多为小量咯血（100mL/d），或仅为痰中带血。④咳粉红色泡沫痰多见于急性左心衰竭。⑤多次反复少量咯血，要警惕支气管肺癌。

(2)伴随症状及体征：①伴脓痰：可见于肺脓肿、空洞型肺结核并发感染、化脓性肺炎等。②伴进行性消瘦：多见于活动性肺结核与支气管肺癌。

七、呼吸困难

1. 病因

(1)呼吸系统疾病：①肺部疾病；②呼吸道疾病；③胸膜、胸壁疾病。

(2)循环系统疾病：各种原因所致的急慢性左心衰竭、心包填塞等。

(3)全身中毒：如一氧化碳中毒、尿毒症等。

(4)血液系统疾病：如重度贫血、高铁血红蛋白血症。

(5)神经、精神及肌肉病变：①中枢神经系统疾病；②周围神经疾病；③精神疾病；④肌肉病变。

(6)腹部病变：如弥漫性腹膜炎、麻痹性肠梗阻。

2. 临床表现

(1)肺源性呼吸困难：①吸气性呼吸困难：吸气时间长，多在大气管，见于喉或气管的狭窄与梗阻，可见"三凹征"。②呼气性呼吸困难：呼气时间长，多在小气管，见于支气管哮喘、慢性阻塞性肺疾病（COPD）。③混合性呼吸困难：吸气与呼气均感费力，呼吸浅而快，多见于重症肺炎、重症肺结核，大面积肺不张等。

(2)心源性呼吸困难：①劳力性呼吸困难。②夜间阵发性呼吸困难，即"心源性哮喘"。③端坐呼吸。

(3)中毒性呼吸困难：①代谢性酸中毒：称库斯莫尔呼吸，亦称酸中毒大呼吸。②药物中毒：呼吸减慢，也可呈潮式呼吸。③急性感染：呼吸加快。④某些毒物：呼吸加快。

（4）中枢性呼吸困难：呼吸变慢而深，并常伴有呼吸节律的异常，如呼吸遏止（呼吸突然停止）、双吸气（抽泣样呼吸）等。

（5）精神或心理性呼吸困难：呼吸非常频速（可达60～100次/分）和表浅，并常因换气过度而发生呼吸性碱中毒。

3. 问诊要点及临床意义

（1）伴咳粉红色泡沫样痰：见于急性肺水肿。

（2）伴窒息感：可见于支气管哮喘、心源性哮喘、气管内异物及癔症等。

（3）伴昏迷：见于脑出血、脑膜炎、休克型肺炎、尿毒症、糖尿病酮症酸中毒、肺性脑病、急性中毒等。

八、水肿

1. 临床表现

（1）全身性水肿

①心源性水肿：主要是右心衰竭。水肿特点是首先出现于身体低垂部位（低垂部位流体静水压较高）。水肿为对称性、凹陷性。此外，通常有颈静脉怒张、肝大、静脉压升高，严重时还出现胸水、腹水等右心衰竭的表现。心源性水肿还可见于某些缩窄性心脏疾病。

②肾源性水肿：可见于各型肾炎和肾病。水肿特点是疾病早期晨间起床时有眼睑与颜面部水肿，以后很快发展为全身水肿。常有尿常规改变、高血压及肾功能损害的表现。水肿发展较迅速。

③肝源性水肿：肝硬化是肝源性水肿最常见的原因，主要表现为腹水，也可首先出现踝部水肿，逐渐向上蔓延，而头、面部及上肢常

无水肿。

④内分泌代谢疾病所致水肿

甲状腺功能减退症：黏液性水肿。该水肿特点为非凹陷性，水肿不受体位影响。水肿部位皮肤增厚、粗糙、苍白、温度降低。

B. 甲状腺功能亢进症：部分患者可出现凹陷性水肿及局限性黏液性水肿。

C. 原发性醛固酮增多症：可出现下肢及面部轻度水肿。

D. 库欣综合征：出现面部及下肢轻度水肿。

E. 腺垂体功能减退症：多出现面部黏液性水肿，伴上肢水肿。

F. 糖尿病：部分患者在发生心肾并发症前即可出现水肿。

⑤营养不良性水肿：其特点是水肿发生前常有体重减轻表现。皮下脂肪减少所致组织松弛，组织压降低，加重了水肿液的潴留。水肿常从足部开始逐渐蔓延至全身。

⑥其他因素性水肿：药物所致水肿、妊娠性水肿、结缔组织疾病、变态反应性水肿、经前期紧张综合征、特发性水肿、功能性水肿。

（2）局部性水肿：①炎症性水肿。②淋巴回流障碍性水肿。③静脉回流障碍性水肿。④血管神经性水肿。

2. 问诊要点及临床意义

（1）伴蛋白尿、高血压、血尿：常提示肾脏疾病，轻度蛋白尿也可见于心源性水肿。

（2）伴肝脏肿大：可见于肝源性、心源性、营养不良性水肿，同时伴颈静脉怒张者见于心源性水肿。

（3）伴肝掌、蜘蛛痣、脾大、腹壁静脉曲张：见于慢性肝病、肝硬化。

九、恶心与呕吐

1. 病因

（1）反射性呕吐：①消化系统

疾病。②呼吸系统疾病。③心血管系统疾病。④泌尿生殖系统疾病。⑤其他：青光眼、急性鼻窦炎、急性中毒等。

（2）中枢性呕吐：①中枢神经系统疾病。②全身性疾病：各种感染、内分泌与代谢障碍性疾病等。③药物反应与中毒：药物反应常见于洋地黄、吗啡、雌激素、雄激素及某些抗生素及抗癌药物；中毒常见于有机磷杀虫剂中毒、毒蕈碱中毒、一氧化碳中毒、乙醇及重金属中毒等。

（3）前庭障碍性呕吐：梅尼埃病、晕动病、迷路炎等。

（4）神经性呕吐：胃神经官能症、癔症等。

2. 问诊要点及临床意义

（1）呕吐时的情况：如诱因、既往史、药物反应、有无晕动病等。

（2）呕吐与进食的关系：①进食过程中或进食后呕吐为胃源性呕吐——胃炎、幽门管溃疡、幽门痉挛或精神性因素。②进餐6小时以后呕吐，且呕吐物中有隔夜宿食者——幽门梗阻。③餐后短时间内呕吐，且集体发病的——急性食物中毒。

（3）呕吐的特点：①有恶心先兆，呕吐后感觉轻松者——胃源性呕吐。②无恶心或很轻，呕吐后可进食，且全身状态较好者——神经性呕吐。③喷射性呕吐——颅内高压。

（4）呕吐物的性质：①呕吐物呈咖啡色——上消化道出血。②呕吐隔日食物，并带腐败气味者——幽门梗阻。③呕吐物带粪臭味——低位小肠梗阻。④呕吐物中含大量胆汁——十二指肠或空肠梗阻。⑤呕吐物含大量酸性液体——胃泌素瘤或十二指肠溃疡等。

（5）伴随症状及体征：①伴剧烈头痛：见于颅内高压、青光眼、偏头痛。②伴眩晕、眼球震颤：见于前庭器官疾病。③伴腹痛、腹泻：多见于急性胃肠炎、各种中毒、霍乱等。

十、呕血与黑便

1. 病因

（1）消化系统疾病：①食管疾病。②胃及十二指肠疾病：消化性溃疡（最常见）。③肝、胆、胰的疾病。

（2）血液系统疾病。

（3）感染性疾病。

（4）结缔组织病。

（5）其他：尿毒症、慢性肺源性心脏病、呼吸衰竭等。

上消化道出血前四位的病因依次是消化性溃疡、食管－胃底静脉曲张破裂、急性胃黏膜病变及胃癌。

2. 问诊要点及临床意义

（1）确定是否是上消化道出血。

（2）估计出血量：①大便隐血试验阳性，出血量在5mL以上。②柏油样便，出血量在50mL以上。③呕血：250～300mL。④出血量一次达500～800mL可出现头昏、眼花、口干乏力、皮肤苍白、心悸不安、出冷汗，甚至昏倒。⑤短时间出血量在800mL以上可出现周围循环衰竭的表现，应紧急处理。

（3）既往病史。

（4）伴随症状及体征：①伴慢性、周期性、节律性、季节性上腹痛，见于消化性溃疡。②伴蜘蛛痣、肝掌、黄疸、腹水、脾肿大，见于肝硬化门静脉高压。③伴皮肤黏膜出血，见于血液病及急性传染病。④伴右上腹痛、黄疸、寒战高热，见于急性梗阻性化脓性胆管炎。

十一、黄疸

1. 概念　黄疸是高胆红素血症的表现，即血清总胆红素浓度升高致皮肤、黏膜、巩膜及其他组织和体液发生黄染的现象。显性黄疸，巩膜、皮肤、黏膜黄染，总胆红素 > 34.2μmol/L。隐性黄疸，总胆红素为 17.1～34.2μmol/L。

2. 胆红素的正常代谢途径

（1）来源：血中胆红素主要来源于血红蛋白。正常情况下，衰老的红细胞被单核－巨噬细胞系统破坏，释放出胆红素并分解为胆红素、铁、珠蛋白。此时的胆红素为不溶于水的、非结合状态的胆红素，称为非结合胆红素或游离胆红素（UCB），非结合胆红素随血流到达肝脏。

（2）肝内转变：游离胆红素在肝细胞内与葡萄糖醛酸结合形成葡萄糖醛酸胆红素，称为结合胆红素（CB）。结合胆红素为水溶性，增多时可通过肾小球滤过，从尿中排出。

（3）排泄：①UCB 是血液中主要的胆红素，脂溶性，尿中无。②CB 主要在肝胆道内，血中浓度低，水溶性；如果在血中，就会在尿中出现。③CB→胆素原，大部分经过胆道排出，成为粪胆原，小部分经过肠肝循环。其中一部分被吸收到血液当中，经过肾脏排出体外，成为胆素原；大部分又回到肠道成为胆素原。④尿胆原取决于 CB 的正常排泄。⑤尿胆红素取决于血中 CB 的浓度。⑥大便颜色取决于胆素原变成粪胆原。

3. 各型黄疸的病因、临床表现及实验室检查特点

（1）溶血性黄疸：①一般黄疸较轻，呈浅柠檬色。②血清总胆红素增多，以非结合胆红素为主，尿胆红素阴性；大便颜色变深。③具有溶血性贫血的改变。

（2）肝细胞性黄疸：①黄疸呈浅黄至深黄，甚至橙黄色，有乏力、食欲下降、恶心呕吐，甚至出血等肝功能受损的症状及肝脾肿大等体

征。②血清结合及非结合胆红素均增多。尿胆红素阳性。大便颜色通常改变不明显。③有转氨酶升高等肝功能受损的表现。

（3）胆汁淤积性黄疸：①黄疸深而色泽暗，甚至呈黄绿色或褐绿色。②胆酸盐反流入血，刺激皮肤可引起瘙痒，刺激迷走神经可引起心动过缓。③胆石症、胆管炎等引起的肝外梗阻，常有发热、腹痛、呕吐等症状；黄疸来去迅速。④胰头癌及壶腹周围癌，常缺乏特征性临床表现，但可有乏力、纳差、消瘦等；黄疸常进行性加重。⑤血清结合胆红素明显增多。尿胆原减少或消失，尿胆红素阳性。大便颜色变浅或呈白陶土色。

4. 问诊要点及临床意义

（1）伴右上腹绞痛：见于胆石症。

（2）伴乏力、恶心呕吐、食欲下降：多见于肝细胞性黄疸。

（3）伴皮肤瘙痒、心动过缓：多见于胆汁淤积性黄疸。

十二、抽搐

1. 病因

（1）颅脑疾病

①感染性疾病：如各种脑炎、脑膜炎、脑脓肿、脑寄生虫病等。

②非感染性疾病：如外伤、肿瘤、血管性疾病、癫痫。

（2）全身性疾病

①感染性疾病：全身的严重感染性疾病都可引起抽搐。

②非感染性疾病：如缺氧、中毒、代谢性疾病、心血管疾病、物理损伤、癔症性抽搐等。

2. 问诊要点及临床意义

（1）发病年龄，有无家族史及反复发作史。

（2）发作情况，有无诱因及先兆、意识丧失及大小便失禁，发作时肢体抽动次序及分布。

(3) 既往史。

(4) 伴随症状：①伴脑膜刺激征者，见于脑膜炎、脑膜脑炎、假性脑膜炎、蛛网膜下腔出血等。②伴瞳孔扩大与舌咬伤者，见于癫痫大发作。

十三、意识障碍

1. 病因

(1) 全身性疾病：①急性感染性疾病。②内分泌疾病。③水、电解质平衡紊乱。④代谢性脑病。⑤中毒。⑥物理性及缺氧性损害。⑦心脏病。

(2) 颅内疾病：①颅内感染性疾病。②脑血管病。③颅脑占位性疾病。④闭合性颅脑损伤。⑤癫痫发作。

2. 临床表现

(1) 嗜睡：持续睡眠，轻刺激唤醒，反应迟钝，刺激停止后徐徐入睡。

(2) 昏睡：处于熟睡状态，不易唤醒，强刺激唤醒后又很快入睡。

(3) 昏迷：意识丧失，任何刺激都不能唤醒。①浅昏迷：对疼痛刺激有反应，深、浅反射可存在，生命体征平稳。②中等昏迷：意识全部丧失，对强刺激的反应减弱，角膜反射、瞳孔对光放射迟钝，眼球活动消失。③深昏迷：对任何刺激无反应，深、浅反射消失，生命体征可改变。

(4) 意识模糊：有简单的精神活动，但定向力有障碍。

(5) 谵妄：意识模糊，定向力障碍，伴错觉、幻觉、躁动不安、谵语。

3. 伴随症状及体征

(1) 伴发热：先发热后有意识障碍，见于重症感染性疾病；先有意识障碍后发热，见于脑出血、蛛网膜下腔出血、巴比妥类药物中毒等。

(2) 伴瞳孔放大：见于脑外伤、颠茄类、酒精等中毒，以及癫痫、低血糖昏迷等。

(3) 伴瞳孔缩小：见于吗啡类、巴比妥类、有机磷杀虫药等中毒。

(4) 伴脑膜刺激征：见于脑膜炎、蛛网膜下腔出血等。

(5) 伴高血压：见于高血压脑病、脑梗死、脑出血、尿毒症等。

(6) 伴心动过缓：见于颅内高压症、房室传导阻滞、甲状腺功能减退症、吗啡类中毒等。

第二单元 检体诊断

一、基本检查法

1. 常用触诊方法及其适用范围和注意事项

(1) 浅部触诊：主要用于检查体表浅在病变。

(2) 深部触诊：①深部滑行触诊：适用于腹腔深部包块和胃肠病变的检查。②双手触诊：适用于肝、脾、肾、子宫及腹腔肿物的检查。③深压触诊：适用于探测腹部深在病变部位或确定腹腔压痛点。④冲击触诊（浮沉触诊法）：适用于大量腹水而肝、脾难以触及时。

2. 常见叩诊音

(1) 清音：正常肺部的叩诊音。

(2) 鼓音：常见于左下胸的胃泡区及腹部。病理情况下，见于肺空洞、气胸或气腹等。

(3) 过清音：常见于阻塞性肺疾病。

(4) 浊音：常见于叩击被肺覆盖的肝脏、心脏，或肺组织含气量减少所表现的叩诊音。

(5) 实音：常见于叩击心脏、肝脏，或大量胸腔积液或肺实变。

诊 基

3. 听诊的方法和注意事项

（1）听诊方法：①直接听诊法，将耳直接贴贴在被检查部位的体表进行听诊。②间接听诊法，借助听诊器进行听诊。除用于心、肺、腹的听诊外，还可听取身体其他部位发出的声音，如血管杂音、皮下气肿音、肌束颤动音、关节活动音、骨摩擦音等。

（2）听诊注意事项：①听诊环境安静；温度适宜，避免因寒冷出现肌束颤动而出现附加音；注意保护患者隐私。②使用听诊器前应暖听诊器体件。钟型体件适于听取低调声音，如二尖瓣狭窄的隆隆样舒张期杂音，使用时应轻触体表被检查部位；膜型体件适用于听取高调声音，如主动脉瓣关闭不全的杂音及呼吸音、肠鸣音等，使用时应紧触体表被检查部位。④根据需要嘱患者配合采取适当体位、深呼吸、运动等。⑤听诊时应细心、耐心，注意力高度集中。

嗅诊常见异常气味及其临床意义

（1）呕吐物：①粪臭味：肠梗阻。②酒味：饮酒和醉酒等。③浓烈的酸味：幽门梗阻或狭窄等。

（2）呼气味：①蒜味：有机磷中毒。②氨味：尿毒症。③烂苹果味：糖尿病酮症酸中毒。④肝腥（臭）味：肝性脑病。

（3）痰液：①血腥味：大咯血的患者。②痰液恶臭：支气管扩张症或肺脓肿。

（4）脓液：恶臭味应考虑气性坏疽的可能。

二、全身状态检查及临床意义

1. 生命体征检查内容及临床意义

（1）体温测量：①腋下温度：36～37℃。②口腔温度：36.3～37.2℃。③肛门温度：36.5～37.7℃，适用于小儿及神志不清的患者。

（2）脉搏检查

①脉率：生理状态下，正常成人在安静状态下脉率为60～100次/分，婴幼儿130次/分。儿童较快，老年人较慢，女性较男性快。病理状态下，脉率增快，见于发热、疼痛、贫血、甲状腺功能亢进症、心力衰竭、休克、心肌炎等；脉率减慢，见于颅内高压、病态窦房结综合征、二度以上窦房或房室传导阻滞，或服用强心苷、钙拮抗剂、β受体阻滞剂等药时。脉率少于心率，见于心律失常时，如心房颤动、频发早搏，称为脉搏短绌。

②节律：呼吸性窦性心律不齐，属生理现象；脉搏绝对不齐；脱落脉。

③紧张度：脉搏的紧张度与动脉收缩压高低有关。

④强弱：脉搏的强弱取决于心搏量、脉压和周围血管阻力的大小。洪脉见于高热、贫血、甲状腺功能亢进症、主动脉瓣关闭不全等。细脉或丝脉见于心力衰竭、休克、主动脉瓣狭窄等。

⑤动脉壁的弹性：若动脉硬化，则无论如何用力压迫动脉近心端，其远心端动脉仍能触及。动脉硬化严重时，动脉管壁不仅硬，且迂曲或呈结节状。

血压测量

类别	收缩压（mmHg）		舒张压（mmHg）
正常血压	<120	和	<80
正常高值	120～139	和/或	80～89
高血压	≥140	和/或	≥90
1级高血压（轻度）	140～159	和/或	90～99
2级高血压（中度）	160～179	和/或	100～109

续表

类别	收缩压（mmHg）		舒张压（mmHg）
3级高血压（重度）	≥180	和/或	≥110
单纯收缩期高血压	≥140	和	<90

2. 意识状态 检查意识状态，主要通过与患者交谈。对较为严重者，应同时做痛觉试验（如重压患者眶上缘），瞳孔对光反射、角膜反射、腱反射等，以判断有无意识障碍及其程度。对昏迷患者，重点注意生命体征，尤其是呼吸的频率和节律，瞳孔大小、眼底有无视乳头水肿、出血，有无偏瘫、锥体束征、脑膜刺激征等。

3. 面容与表情

（1）甲状腺功能亢进容：眼裂增大，眼球突出，目光闪烁，呈惊恐貌，兴奋不安，烦躁易怒。

（2）黏液性水肿面容：面色苍白，颜面浮肿，睑厚面宽，毛发稀疏——甲状腺功能减退症。

（3）二尖瓣面容：双颊绯红，口唇发绀——二尖瓣狭窄、风心病。

（4）伤寒面容：无欲状态，表情淡漠，反应迟钝——伤寒、脑炎。

4. 体位及步态

（1）体位检查

①自动体位：见于正常人、轻病或疾病早期。

②被动体位：见于极度衰弱或意识丧失患者。

③强迫体位：强迫仰卧位——急性腹膜炎；强迫俯卧位——脊柱疾病；强迫侧卧位——一侧胸膜炎、大量胸腔积液；强迫坐位——心、肺功能不全；强迫蹲位——发绀型先天性心脏病；辗转体位——胆绞痛、肾绞痛、肠绞痛；角弓反张位——破伤风、小儿脑膜炎。

（2）步态检查

①蹒跚步态：见于佝偻病、大

骨节病。

②醉酒步态：见于小脑病变、酒精中毒。

③共济失调步态：见于小脑或脊髓后索疾病，如脊髓痨。

④慌张步态：见于帕金森病。

⑤剪刀步态：见于脑瘫或截瘫患者。

⑥痉挛性偏瘫步态：见于急性脑血管疾病后遗症。

⑦间歇性跛行：见于闭塞性动脉硬化、高血压动脉硬化。

⑧跨阈步态：见于腓总神经麻痹出现的足下垂患者。

三、皮肤检查及临床意义

1. 弹性、颜色、湿度检查

（1）皮肤弹性：①弹性减弱：长期患消耗性疾病、严重脱水。②弹性增加：发热。

（2）皮肤颜色：①发红：发热性疾病、一氧化碳中毒（樱桃红色）、库欣综合征及真性红细胞增多症（皮肤持久发红）。②苍白：贫血、寒冷、惊恐、休克、虚脱，以及主动脉瓣关闭不全、雷诺病（肢端苍白）、血栓闭塞性脉管炎（肢端苍白）。③黄染：黄疸、长期服用带有黄颜色的药物、过多食用胡萝卜、南瓜等。④发绀：心肺疾病、亚硝酸盐中毒。⑤色素沉着：慢性肾上腺皮质功能减退、肝硬化、肝癌晚期、肢端肥大症、黑热病、疟疾，使用某些药物如砷剂、抗癌药、放射治疗。⑥色素脱失：白癜风、黏膜白斑、白化症。

（3）皮肤湿度：①盗汗（夜间睡后出汗）：肺结核活动期。②冷汗（手脚皮肤发凉、大汗淋漓）：休克与虚脱。③阵发性出汗：自主神经功能紊乱。④发热期出汗：风湿病、结核病、布氏菌病。⑤皮肤异常干燥：维生素A缺乏症、黏液性水肿、硬皮病和脱水。

诊基

429

2. 皮疹、皮下出血、蜘蛛痣、水肿检查

（1）皮疹：①斑疹：发红，形态不一，不隆起皮面——斑疹伤寒、丹毒、风湿性多形性红斑。②玫瑰疹：圆形，鲜红，压之褪色，松开复现——伤寒、副伤寒。③丘疹：隆起皮面——药疹、麻疹、湿疹、猩红热。④斑丘疹：丘疹周围合并皮肤发红的底盘——风疹、药疹、猩红热。⑤荨麻疹：隆起于皮肤的鲜红或苍白风团——各种异型蛋白性食物或药物过敏。

（2）皮下出血：①瘀点，皮下出血直径≤2mm。②紫癜，直径在3~5mm，见于造血系统疾病、重症感染。③瘀斑，直径>5mm。

（3）蜘蛛痣：压迫痣中心，血管网褪色，松开复现——慢性肝炎、肝硬化。

（4）水肿：①手指按压后凹陷不能很快恢复者，称为凹陷性水肿。黏液性水肿及象皮肿指压后无组织凹陷，称非凹陷性水肿。②黏液性水肿——甲状腺功能减退症。象皮肿——丝虫病。全身性水肿——肾炎、肾病综合征、心力衰竭（尤其是右心衰竭）、失代偿期肝硬化和营养不足等。局部性水肿——局部炎症、外伤、过敏、血栓形成所致的毛细血管通透性增加，静脉或淋巴回流受阻。

四、淋巴结检查

1. 浅表淋巴结分布
耳前、耳后、乳突区、枕骨下区、颌下、颏下、颈后三角、颈前三角、锁骨上窝、腋窝、滑车上、腹股沟、腘窝。

2. 浅表淋巴结检查方法
检查淋巴结的方法是视诊和触诊。视诊时不仅要注意局部征象（包括皮肤是否隆起，颜色有无变化，有无皮疹、瘢痕、瘘管等）也要注意全身状态。触诊是检查淋巴结的主要方法。检查者将食、中、环三指并拢，指腹平放于被检查者的皮肤上进行滑动触诊。这里所说的滑动是指腹按压的皮肤与皮下组织之间的滑动。滑动的方式应取相互垂直的多个方向或转动式滑动，有助于区别淋巴结与肌肉和血管结节。

检查颈部淋巴结时可站在被检查者前面或背后，手指紧贴检查部位，由浅及深进行滑动触诊。嘱被检查者头稍低，或偏向检查侧，以使皮肤或肌肉松弛，有利于触诊。检查锁骨上淋巴结时，让被检查者取坐位或卧位，头部稍向前屈，用双手进行触诊，左手触诊右侧，右手触诊左侧，由浅部逐渐触摸至锁骨后深部。检查腋窝淋巴结时，被检查者前臂稍外展，检查者以右手检查左侧，以左手检查右侧，触诊时由浅及深至腋窝各部。检查滑车上淋巴结时，以左（右）手扶托被检查者左（右）前臂，以右（左）手向滑车上由浅及深处进行触摸。

3. 浅表淋巴结肿大的临床意义

（1）局部淋巴结大：①非特异性淋巴结炎：表面光滑，触痛，无粘连，质软。②淋巴结结核：多于颈后三角，多发性，质地较硬，与周围组织有粘连，不痛；晚期破溃易形成瘘管。③恶性肿瘤淋巴结转移：质地坚硬，无压痛，生长速度快。腹腔脏器癌肿转移——左锁骨下淋巴结肿大；胸腔脏器癌肿转移——右锁骨下淋巴结肿大。

（2）全身淋巴结大：①淋巴细胞性白血病。②淋巴瘤。③传染性单核细胞增多症。④系统性红斑狼疮。

五、头部检查

1. 头颅形状、大小检查

（1）小颅：见于婴幼儿囟门过早闭合。

（2）方颅：见于小儿佝偻病、先天性梅毒。

（3）巨颅：见于脑积水。

2. 眼部检查

（1）眼睑：①双上眼睑下垂：重症肌无力、先天性上眼睑下垂。②单侧上眼睑下垂：动眼神经麻痹。

（2）巩膜：见于显性黄疸。

（3）角膜：角膜边缘出现黄色、棕褐色环（凯－费环），见于肝豆状核变性（Wilson病）。

（4）眼球：①眼球突出：双眼球突出见于甲状腺功能亢进症；单眼球突出，见于局部炎症、眶内占位性病变。②眼球凹陷：双侧眼球凹陷见于重度脱水；单侧眼球凹陷见于Horner综合征和眶尖骨折。

（5）瞳孔：正常瞳孔直径2～5mm，双侧等大等圆。①缩小与扩大：双侧瞳孔缩小，见于虹膜炎、有机磷中毒、药物影响；双侧瞳孔扩大，见于濒死状态、药物影响。②大小不等：见于脑疝。③对光反射：瞳孔对光反射迟钝或消失，见于昏迷患者。④调节反射与集合反射：当动眼神经受损害时，调节和集合（辐辏）反射消失。

3. 耳部检查

耳由外耳（耳郭、外耳道）、中耳和内耳三个部分组成，是听觉和平衡器官。

4. 鼻部检查

鼻窦共四对，分别是额窦、筛窦、上颌窦和蝶窦，其炎症常可蔓延。

5. 口腔、腮腺检查

（1）口腔黏膜：①黏膜下出血或瘀斑：出血性疾病、维生素C缺乏。②第二磨牙颊黏膜见针头大小白色斑点：对称性麻疹黏膜斑，伴小出血点：猩红热、风疹。④慢性复发性口疮，无痛性溃疡：系统性红斑狼疮。⑤鹅口疮：白色念珠菌感染。

（2）舌：①草莓舌：长期发热、猩红热。②镜面舌：恶性贫血。

③牛肉舌：糙皮病。

（3）咽部：①充血红肿：急性咽炎。②充血，表面粗糙，并有淋巴滤泡呈簇状增生：慢性咽炎。

（4）扁桃体：①扁桃体红肿增大，可伴有黄白色分泌物或苔片状易剥离假膜，见于扁桃体炎。②扁桃体肿大，I度不超过咽腭弓，II度超过咽腭弓，III度超过咽后壁中线。③扁桃体充血红肿，伴不易剥离的假膜，见于白喉。

六、颈部检查

1. 颈部血管检查

（1）颈静脉怒张：超过锁骨上缘至下颌角的下2/3以内，见于上腔静脉阻塞综合征、右心功能不全、缩窄性心包炎。

（2）颈动脉搏动明显：见于主动脉瓣关闭不全、甲状腺功能亢进症、高血压、严重贫血。

2. 甲状腺检查

（1）甲状腺肿大分度：①I度：能触及，但不能看出。②II度：能看到，胸锁乳突肌以内。③III度：超过胸锁乳突肌外缘。

（2）临床意义：见于甲状腺功能亢进症、慢性淋巴细胞性甲状腺炎、单纯性甲状腺肿、甲状腺腺瘤、甲状腺癌。

3. 气管检查

气管向健侧移位，见于大量胸腔积液、气胸、纵隔肿瘤。气管向患侧移位，见于肺不张、胸膜粘连。

七、胸壁及胸廓检查

1. 胸部体表标志及分区

（1）骨骼标志

①胸骨角：两侧胸骨角分别与左、右第2肋软骨相连接，通常以此作为标记来计数前胸壁上的肋骨和肋间隙。②第7颈椎棘突：为背部颈胸交界处的骨性标志，其下即为第

1 胸椎棘突。

③肩胛下角：肩胛下角平第7肋骨或第7肋间隙，或相当于第8胸椎水平。以此标志来计数背部肋骨和肋间隙。

（2）胸部分区：①腋窝。②胸骨上窝。③锁骨上窝。④锁骨下窝。⑤肩胛上区。⑥肩胛区。⑦肩胛间区。⑧肩胛下区。

2. 常见的胸廓外形改变

（1）桶状胸：见于阻塞性肺气肿。

（2）鸡胸：见于佝偻病。

（3）漏斗胸：见于佝偻病、胸骨下部长期受压者。

（4）扁平胸：见于慢性消耗性疾病，如肺结核。

（5）胸廓一侧或局限性变形：①胸廓一侧膨隆：见于大量胸腔积液、气胸、液气胸、胸内巨大肿物、心脏肥大、骨折等。②胸廓凹陷：见于肺不张、肺纤维化、广泛性胸膜增厚粘连、肺叶切除术后等。

（6）脊柱畸形所引起的胸廓改变：见于胸椎疾患、长期姿势不正或发育畸形。

3. 乳房检查

（1）视诊：注意两侧乳房大小、对称性、外表、乳头状态及有无溢液。

（2）触诊：先健侧，再患侧。检查按外上、外下、内上、内下、中央的顺序进行，然后检查淋巴结引流部位（腋窝，锁骨上、下窝处淋巴结）。

乳癌可见肿块形状不规则，表面凹凸不平，边界不清，压痛不明显，可有"橘皮样"、乳头内陷及血性分泌物。

八、肺和胸膜检查

1. 视诊

（1）呼吸类型：①胸式呼吸：成年女性以胸式呼吸为主。②腹式

呼吸：儿童及成年男性以腹式呼吸为主。

（2）呼吸频率：①12～20次/分（正常）。②超过20次/分（呼吸过速）：见于剧烈体力活动、发热、贫血、甲状腺功能亢进症等。③低于12次/分（呼吸过缓）：见于深睡、颅内高压、黏液性水肿、吗啡及巴比妥中毒等。

（3）呼吸深度：①呼吸幅度加深见于严重代谢性酸中毒时，患者可以出现节律匀齐，呼吸深而大（吸气慢而深，呼气短促），此种深长的称为库斯莫尔呼吸（酸中毒大呼吸），见于尿毒症酸中毒、糖尿病酮症酸中毒等。②呼吸浅快，可见于严重阻塞性肺气肿、胸膜炎等。

（4）呼吸节律：①潮式呼吸：呼吸由浅慢逐渐变为深快，由深快逐渐变为浅慢，直至呼吸停止片刻（5～30秒），再开始上述周期性呼吸，形成如潮水涨落的节律，常见于脑炎、脑膜炎、颅内压增高、脑干损伤等。②间停呼吸：表现为有规律的深度相等的几次呼吸之后，突然停止呼吸，间隔一个短时间后又开始深度相同的呼吸，如此周而复始，常为临终前的危急征象。

2. 触诊

（1）触觉语颤：①语颤增强：见于肺实变、压迫性肺不张、较浅而大的肺空洞。②语颤减弱或消失：见于肺泡内含气量增多、支气管阻塞、胸壁距肺组织距离加大、体质衰弱。

（2）胸膜摩擦感：胸膜有炎症时出现，以腋中线第5～7肋间隙最易感觉到。

3. 叩诊

（1）正常胸部叩诊音：背部从肩胛上区到第9～11肋下缘，除脊柱部位外，叩诊者呈清音。

（2）肺部定界叩诊

①肺下界：平静呼吸时，肺下

432

界在锁骨中线第6肋间，腋中线第8肋间，肩胛线第10肋间。

②肺下界移动度：正常人肺下界移动度为6～8cm。移动度减小，见于阻塞性肺气肿、肺不张；当胸腔大量积液、积气或广泛胸膜增厚粘连时，肺下界移动度难以叩出。

（3）胸部病理性叩诊音

①浊音或实音：见于肺组织含气量减少或消失，如肺炎、肺结核；肺内不含气的病变，如肺肿瘤；胸膜腔病变，如胸腔积液；胸壁疾病。

②鼓音：产生鼓音的原因是肺部有大的含气腔，见于气胸及直径大于3～4cm的浅表肺大疱、肺空洞，如空洞型肺结核。

③过清音：见于肺内含气量增加与肺泡弹性减退者，如阻塞性肺气肿。

4. 听诊

（1）正常呼吸音

①支气管呼吸音：在喉部、胸骨上窝、背部第6颈椎至第2胸椎附近可听到。

②肺泡呼吸音：正常人在肺部任何区域都可听到。

③支气管肺泡呼吸音：在胸骨角附近、肩胛间区第3、4胸椎水平及右肺尖可听到。

（2）病理性呼吸音

①病理性肺泡呼吸音：肺泡呼吸音减弱或消失，常见于呼吸运动障碍、呼吸道阻塞、肺顺应性降低、胸廓呼吸运动受限。

②病理性支气管呼吸音：见于肺组织实变、肺内大空洞、压迫性肺不张。

（3）啰音听诊

①干啰音：由于气流通过狭窄的支气管或有黏稠分泌物的管腔时产生。

a. 听诊特点：吸气和呼气均可听到，但常在呼气时更加清楚。性质易变且部位变换不定。音调较高，

每个音响持续时间较长。几种不同性质的干啰音可同时存在。发生于主支气管以上的干啰音，有时不用听诊器就可听到，称鼾鸣。

b. 临床意义：干啰音是支气管病变的表现。发生于双侧，常见于支气管哮喘、心源性哮喘等。局限性干啰音，常见于肿瘤、异物。局部而持久的干啰音，可见于肺癌早期或支气管内膜结核。

②湿啰音：因为气道、肺泡或空洞内有较稀薄的液体。

a. 听诊特点：吸气和呼气都可听到，以吸气终末时更为清楚。常有数个水泡音成串或断续发生。部位较恒定，性质不易改变。大、中、小湿啰音可同时存在。咳嗽后湿啰音可增多、减少或消失。

b. 临床意义：湿啰音是肺或支气管有病变的表现。分布在两肺底的湿啰音，多见于肺淤血；一侧或局限性的湿啰音，常见于肺癌。

（4）胸膜摩擦音听诊

①听诊特点：屏住呼吸时胸膜摩擦音消失，可借此与心包摩擦音区别。一般以吸气末或呼气开始时较为明显，最常听到的部位是胸廓下侧沿腋中线处。

②临床意义：胸膜摩擦音是干性胸膜炎的重要体征。

（5）听觉语音检查。

5. 呼吸系统常见疾病的体征

（1）肺实变：①视诊：两侧胸廓对称，患侧呼吸动度可呈限性减弱或消失。②触诊：气管居中，患侧语音震颤增强。③叩诊：患侧呈实音。④听诊：患侧肺泡呼吸音消失，可听到病理性支气管呼吸音，支气管语音增强。

（2）阻塞性肺气肿：①视诊：胸廓呈桶状，两侧呼吸动度减弱。②触诊：气管居中，语音震颤减弱。③叩诊：两肺过清音，严重者心界叩不出，肺下界下降，肺下界移动

度减低。④听诊：两肺肺泡呼吸音减弱，呼气延长，听觉语音减弱，心音较遥远。

（3）胸腔积液：①视诊：患侧胸廓饱满，呼吸动度减弱或消失。②触诊：气管移向对侧，患侧语音震颤减弱或消失。③叩诊：患侧叩诊浊音或实音。④听诊：患侧呼吸音减弱或消失，液面以上可听到病理性支气管呼吸音。

（4）阻塞性肺不张：①视诊：患侧胸廓下陷，肋间隙变窄，呼吸动度减弱或消失。②触诊：气管移向患侧，语音震颤减弱或消失。③叩诊：患侧呈浊音或实音。④听诊：呼吸音消失，听觉语音减弱或消失。

（5）气胸：①视诊：患侧胸廓饱满，肋间隙增宽，呼吸动度减弱或消失。②触诊：气管移向对侧，患侧语音震颤减弱或消失。③叩诊：患侧呈鼓音。左侧气胸时，心界叩不出；右侧气胸时，肝浊音界下移。④听诊：患侧呼吸音减弱或消失。

九、心脏、血管检查

1. 视诊

（1）心前区隆起：①某些先天性心脏病，如法洛四联症、肺动脉瓣狭窄等。②儿童时期患慢性风湿性心脏病伴右心室增大者。

（2）心尖搏动：①正常成人心尖搏动：位于左侧第5肋间隙、锁骨中线内侧0.5～1cm处，搏动范围的直径2～2.5cm。②位置改变：左心室增大时，心尖搏动向左下移位；右心室增大时，心尖搏动向左移动。③强度及范围改变：甲状腺功能亢进症、重症贫血、发热等疾病时心尖搏动增强；心包积液、左侧气胸或胸腔积液、阻塞性肺气肿等，心尖搏动减弱甚或消失；负性心尖搏动见于粘连性心包炎、显著右心室肥大。

2. 触诊

（1）心尖搏动异常：左心室肥大时，心尖搏动呈抬举性。

（2）心脏震颤（猫喘）：器质性心血管疾病的体征。震颤出现的时期、部位和临床意义：①收缩期：胸骨右缘第2肋间——主动脉瓣狭窄；胸骨左缘第2肋间——肺动脉瓣狭窄；胸骨左缘第3、4肋间——室间隔缺损。②舒张期：心尖部——二尖瓣狭窄。③连续性：胸骨左缘第2肋间及其附近——动脉导管未闭。

（3）心包摩擦感：是干性心包炎的体征。通常在胸骨左缘第4肋间最易触及，以收缩期明显，坐位稍前倾或深呼气末更易触及。

3. 叩诊

（1）正常心脏相对浊音界

右心界（cm）	肋间	左心界（cm）
2～3	Ⅱ	2～3
2～3	Ⅲ	3.5～4.5
3～4	Ⅳ	5～6
	Ⅴ	7～9

注：正常人左锁骨中线至前正中线的距离为8～10cm。

（2）临床意义：①左室增大：呈靴形。②二尖瓣狭窄：呈梨形。③左、右心室增大：普大心。④心包积液：呈烧瓶形。

4. 听诊

（1）心脏瓣膜听诊区：①二尖瓣区：位于左侧第5肋间隙，锁骨中线内侧。②主动脉瓣区：位于胸骨右缘第2肋间隙，主动脉瓣狭窄时收缩期杂音在此区最响。③主动脉瓣第二听诊区：位于胸骨左缘第3、4肋间隙，主动脉瓣关闭不全时舒张期杂音在此区最响。④肺动脉瓣区：在胸骨左缘第2肋间隙。⑤三尖瓣区：在胸骨体下端近剑突偏右或偏左处。

（2）心律和心音听诊

1）心律

①期前收缩（过早搏动）：常见于情绪激动、酗酒、饮浓茶，以及各种心脏病、心脏手术、心导管检查、低血钾等。如每一个正常心脏搏动后出现过早搏动，称为二联律；如每隔两个正常心脏搏动出现一个过早搏动，或每个正常心脏搏动后连续出现两个过早搏动，则称为三联律，较常见于洋地黄中毒及心肌病患者。

②房颤：心律绝对不规则，第一心音（S_1）强弱不等，脉搏短绌（心率快于脉率）。常见于器质性二尖瓣狭窄、冠心病、高血压心脏病、甲状腺功能亢进症、洋地黄中毒等。

2）心音

①正常心音：S_1 主要是二尖瓣、三尖瓣关闭振动产生的，提示心室收缩的开始。第二心音（S_2）主要是主动脉瓣、肺动脉瓣关闭振动产生的，提示心脏舒张期的开始。

②S_1 与 S_2 的区别：S_1 音强、调低、时限较长，最强部位在心尖部，与心尖搏动和动脉搏动同时出现，S_1 和 S_2 之间的间隔（收缩期）较短。S_2 音弱、调高、时限较短，最强部位在心底部，心尖搏动之后出现，S_2 到下一心动周期 S_1 的间隔（舒张期）较长。

③心音强度改变

a. S_1 影响因素：心肌收缩力。增强——发热、甲状腺功能亢进症、二尖瓣狭窄；减弱——心肌炎、心肌病、心肌梗死、二尖瓣关闭不全等。

b. S_2 影响因素：瓣膜压力。A_2 增强——高血压病、主动脉粥样硬化等；A_2 减弱——低血压、主动脉瓣狭窄和关闭不全。P_2 增强——肺动脉高压、二尖瓣狭窄、肺心病等。P_2 减弱——肺动脉瓣狭窄或关闭不全。

④心音性质改变：钟摆律或胎心律，见于心肌有严重病变时，如大面积急性心肌梗死、重症心肌炎等。

⑤心音分裂：S_2 分裂临床上较常见，以肺动脉瓣区较为明显，见于右心室排血时间延长，肺动脉瓣关闭明显延迟（完全性右束支传导阻滞、肺动脉瓣狭窄、二尖瓣狭窄）；或左心室射血时间缩短，主动脉关闭时间提前（二尖瓣关闭不全、室间隔缺损）时。

⑥额外心音

a. 舒张早期奔马律：在心尖部容易听到，提示心脏有严重的器质性病变，见于各种原因的心力衰竭。

b. 喀喇音：ⅰ. 收缩早期喀喇音：心底部听诊最清楚。肺动脉瓣区的收缩早期喀喇音见于肺动脉高压、轻中度肺动脉瓣狭窄等；主动脉瓣收缩早期喀喇音见于高血压、主动脉瓣狭窄等。ⅱ. 收缩中、晚期喀喇音：在心尖部及其稍内侧最清楚，多见于二尖瓣脱垂。

⑦开瓣音：见于二尖瓣狭窄而瓣膜弹性尚好时，是二尖瓣分离术适应证的重要参考条件。

（3）心脏杂音

①杂音的产生机制：血流加速；瓣膜口、大血管通道狭窄；瓣膜关闭不全；异常血流通道；心腔内漂浮物；大血管瘤样扩张。

②收缩期的杂音强度

1级：杂音很弱，所占时间很短，须仔细听诊才能听到。

2级：较易听到，杂音柔和。

3级：中等响度的杂音。

4级：响亮的杂音，常伴有震颤。

5级：很响亮的杂音，震耳，但听诊器如离开胸壁则听不到，伴有震颤。

6级：极响亮，听诊器稍离胸壁时亦可听到，有强烈的震颤。

注：杂音强度的表示法，如4级杂音记为"4/6级收缩期杂音"。一般而言，3/6级及以上的收缩期杂音多为器质性的。

③心脏杂音的特性与听诊要点

病变	出现时期	最响部位	传导方向	性质
二尖瓣狭窄	舒张期	二尖瓣区	心尖部传导	隆隆样杂音
二尖瓣关闭不全	收缩期	二尖瓣区	向左心房（左腋下及左背部左肩胛下角处）传导	吹风样、粗糙杂音
主动脉瓣狭窄	收缩期	主动脉瓣区	向颈部传导	喷射性、粗糙杂音
主动脉瓣关闭不全	舒张期	主动脉瓣第二听诊区	心尖部传导	叹气样、递减型

（4）心包摩擦音：心包摩擦音可发生于风湿热、结核性及化脓性心包炎，亦可见于心肌梗死、严重尿毒症等。

5. 血管检查 周围血管征包括头部随脉搏呈节律性点头运动、颈动脉搏动明显、毛细血管搏动征、水冲脉、枪击音与杜氏双重杂音。它们均由脉压增大所致，常见于主动脉瓣关闭不全、发热、贫血及甲状腺功能亢进症。

6. 循环系统常见疾病的体征

病变	视诊	触诊	叩诊	听诊
二尖瓣狭窄	二尖瓣面容，心尖搏动略向左移	心尖搏动向左移，心尖部触及舒张期震颤	心浊音界早期稍向左，以后向右扩大，心呈梨形	心尖部 S_1 亢进，较局限的递增型舒张中晚期隆隆样杂音，可伴开瓣音，P_2 亢进、分裂，肺动脉瓣 Graham Steell 杂音
二尖瓣关闭不全	心尖搏动向左下移位	心尖搏动向左下移位，常呈抬举性	心浊音界向左下扩大	心尖部 S_1 减弱，心尖部有 3/6 级或以上较粗糙的吹风样收缩期杂音，范围广泛，向左腋下及左肩胛下角传导，可掩盖 S_1
主动脉瓣狭窄	心尖搏动向左下移位	心尖搏动向左下移位，呈抬举性，主动脉瓣区收缩期震颤	心浊音界向左下扩大	主动脉瓣区高调、粗糙的递增-递减型收缩期杂音，向颈部传导，心尖部 S_1 减弱，A_2 减弱
主动脉瓣关闭不全	颜面敮苍白，颈动脉搏动明显，心尖搏动向左下移位且范围较广，可见点头运动	心尖搏动向左下移位并呈抬举性，主动脉瓣区有收缩期震颤，周围血管征阳性	心浊音界向左下，心脏呈靴形	主动脉瓣第二听诊区叹气样递减型舒张期杂音，可向心尖部传导，心尖部 S_1 减弱，A_2 减弱或消失，可闻及 Austin-Flint 杂音
右心衰竭	颈静脉怒张，口唇发绀，浮肿	肝脏肿大、压痛，肝-颈静脉回流征阳性，下肢或腰骶部凹陷性水肿	心界扩大，可有胸水或腹水体征	心率增快，剑突下或胸骨左缘第4、5肋间可闻及右室舒张期奔马律
大量心包积液	心尖搏动明显减弱或消失，颈静脉怒张	心尖搏动减弱或消失，肝大、压痛，肝-颈静脉回流征阳性，可有奇脉	心界向两侧扩大，呈"烧瓶状"，卧位时心底部增宽	心音遥远，心率加快

十、腹部检查

1. 视诊

（1）外形：①全腹膨隆见于腹腔积液、积气，腹腔巨大包块。②局部膨隆见于脏器肿大、腹内肿瘤、腹部炎性包块、腹壁肿瘤、疝等。③全腹凹陷见于消瘦、脱水、恶病质。

（2）腹壁静脉：①门脉高压时，腹壁曲张静脉血流自以脐为中心向四周伸展，称为"海蛇头"或"水母头"。②上腔静脉阻塞时，上腹壁和胸壁静脉血流方向向下。③下腔静脉阻塞时，腹壁静脉血流方向向上。

（3）胃肠型和蠕动波：见于胃肠道梗阻。

2. 触诊

（1）腹壁紧张度：①全腹紧张度增加，见于急性弥漫性腹膜炎（板状腹）、结核性腹膜炎（面团感或揉面感）。②腹壁紧张度减低，见于慢性消耗性疾病或刚放出大量腹水者、身体瘦弱的老年人和经产妇；全腹紧张度消失见于脊椎损伤所致的腹肌瘫痪和重症肌无力等。

（2）压痛及反跳痛

1）腹壁紧张、压痛、反跳痛——腹膜刺激征，是急性腹膜炎的重要体征。

2）固定的压痛点：①阑尾点：又称麦氏点，位于右髂前上棘与脐连线中外 1/3 交界处。②胆囊点：位于右侧腹直肌外缘与肋弓交界处。

（3）液波震颤：见于腹腔内有大量游离液体（3000mL 以上）。

3. 肝、胆、脾、肾触诊

（1）肝脏触诊：正常成人的肝脏一般触不到，但腹壁松弛的消瘦者于深吸气时可触及肝下缘。在肋弓下1cm 以内，剑突下如能触及肝左叶，多在 3cm 以内。2 岁以下小儿的肝脏相对较大，易触及。正常肝脏质地柔软，边缘规薄，表面光滑，无压痛和叩击痛。

（2）胆囊触诊：正常胆囊不能触及。胆囊肿大时，在右肋弓下腹直肌外缘处可触及。①急性胆囊炎时胆囊肿大，呈囊性感，压痛明显，常有墨菲征阳性。检查墨菲征时，医师将左手掌平放于患者右胸下部，

先以左手拇指指腹用适度压力钩压右肋下部胆囊点处（患者感到疼痛，为胆囊触痛征阳性），同时嘱患者缓慢深吸气，于移动至深吸门按压的拇指引起疼痛而使患者突然屏气，即墨菲征阳性。此检查法对于未明显肿大到肋缘以下的胆囊触诊更有意义。②胰头癌压迫胆总管导致胆囊显著肿大时无压痛，但有逐渐加深的黄疸，称库瓦西耶征阳性。

（3）脾脏触诊

1）脾肿大的分度：①轻度：脾脏在肋下不超过 2cm。②中度：超过 2cm 但在脐水平线以下。③高度：超过脐水平线或前正中线。

2）临床意义：轻度脾肿大见于慢性肝炎、伤寒、粟粒型肺结核、感染性心内膜炎、败血症等，一般质地较软；中度脾肿大见于肝硬化、慢性淋巴细胞白血病、淋巴瘤，一般质地较硬；高度脾肿大（巨脾）见于慢性粒细胞白血病。

（4）肾脏触诊：肾脏和尿路疾病，尤其是炎性疾病时，可在一些部位出现压痛点：①季肋点：第10 肋骨前端，相当于肾盂位置，提示肾脏病变。②上输尿管点：在脐水平线上，腹直肌外缘。③中输尿管点：在两侧髂前上棘水平，腹直肌外缘，相当于输尿管第二狭窄处（入骨盆腔处）。④肋脊点：在背部脊柱与第 12 肋所成的夹角顶点，又称肋脊角。⑤肋腰点：在第 12 肋与腰肌外缘的夹角顶点，又称肋腰角。

（5）正常腹部可触及的结构：除瘦弱者和多产妇可触到右肾下极、儿童可触及肝脏下缘外，正常腹部可触及腹主动脉、腰椎椎体与骶骨岬、横结肠、乙状结肠、盲肠等结构。

（6）腹部肿块触诊：需注意肿块的部位、大小、形态、质地、压痛、搏动、移动度、与邻近器官的关系等。

4. 叩诊 可了解腹腔某些脏器的大小、叩痛、充气情况、积液、包块等。叩诊方法有直接叩诊法与间接叩诊法，但多用间接叩诊法。

（1）叩诊音：正常情况下，除肝脾区、增大的膀胱或子宫、两侧腹部近腰肌处为浊音外，其余均为鼓音。

（2）腹部脏器叩诊：①肝叩诊：通常在右锁骨中线上，肝上界在第5肋间，下界位于右季肋下缘。二者之间的距离（即肝上下径）为9～11cm。在右腋中线上，肝上界在第7肋间，下界相当于第10肋间水平；在右肩胛线上，肝上界为第10肋间，下界不易叩出。②脾叩诊：正常在左腋中线9～11肋间为脾浊音区，前缘不超过腋前线，宽度为4～7cm。③膀胱叩诊：膀胱空虚时，因小肠位于耻骨上方遮盖膀胱，故叩诊呈鼓音，叩不出膀胱的轮廓。膀胱充盈时，耻骨上方叩出圆形浊音区。妊娠的子宫、卵巢囊肿或子宫肌瘤等，该区叩诊也呈浊音，应予鉴别。

（3）移动性浊音叩诊：根据游离腹水随体位转换而发生浊音区的改变，用来检查有无腹水的存在。一般当腹水在1000mL以上才能叩出。

5. 听诊

（1）肠鸣音：①正常情况下，肠鸣音4～5次/分。②当肠鸣音达每分钟10次以上，且音调不特别高亢，称肠鸣音活跃，见于急性胃肠炎、服泻药后或胃肠道大出血时。③如肠鸣音次数多且响亮、高亢，甚至呈叮当声或金属音，称肠鸣音亢进，见于机械性肠梗阻。④肠鸣音减弱，见于老年性便秘、腹膜炎、电解质紊乱（低血钾）及胃肠动力低下等。⑤肠鸣音消失，见于急性腹膜炎或麻痹性肠梗阻。

（2）振水音：在清晨空腹或餐

后6小时以上仍有此音，提示胃内有液、气潴留，见于胃扩张、幽门梗阻及胃液分泌过多等。

（3）血管杂音。

6. 腹部常见疾病的体征

（1）急性腹膜炎：出现典型的腹膜刺激征，即腹壁紧张、压痛及反跳痛。胃肠穿孔时，叩诊肝浊音区缩小或消失；听诊肠鸣音减弱或消失。

（2）肝硬化门脉静脉高压：肝病面容、蜘蛛痣及肝掌，晚期患者黄疸，腹部膨隆，�蛙腹状，腹壁静脉曲张；早期肝肿大质地偏硬，晚期肝脏缩小，脾大；早期肝浊音区轻度扩大，晚期肝浊音区缩小，移动性浊音阳性；肠鸣音正常。

肠梗阻特点：急性病容，腹部呼吸运动减弱，可见肠型及蠕动波；压痛，绞窄性肠梗阻有腹肌紧张及反跳痛；腹腔有多量渗出液时，叩出移动性浊音；机械性肠梗阻早期肠鸣音亢进呈金属调，麻痹性肠梗阻时肠鸣音减弱或消失。

十一、肛门、直肠检查及临床意义

肛门、直肠指诊有剧烈触痛，见于肛裂与感染；触痛并有波动感，见于肛门、直肠周围脓肿；触及柔软光滑而有弹性的包块，可见于直肠息肉；触及质地坚硬、表面凹凸不平的包块，应考虑直肠瘤；指诊后指套带有黏液、脓液或血液，说明存在炎症并有组织破坏。

十二、脊柱与四肢检查及临床意义

1. 脊柱检查

（1）弯曲度：①脊柱前凸：多发生于腰椎，常常是姿势代偿的结果。②脊柱后凸：多发生在胸段，见于佝偻病、脊柱结核（下段胸椎及腰段）、强直性脊柱炎（多见于成人，脊柱胸段呈弧形后凸，常伴有脊柱强直性固定，仰卧位时也不能伸直）、脊柱退行性变（多见于老年人）。

（2）活动度：脊柱活动受限的常见原因：①肌肉、软组织炎症、损伤。②脊柱骨折或关节脱位。③骨质退行性变。④骨质破坏。⑤椎间盘突出。

（3）脊柱压痛及叩击痛：正常人脊柱无压痛及叩击痛，若某一部位有压痛及叩击痛，提示该部位的脊柱或肌肉可能有病变。

2. 四肢、关节检查

（1）匙状甲（反甲）：常于缺铁性贫血，偶见于风湿热。

（2）杵状指（趾）：常见于支气管扩张、支气管肺癌、慢性肺脓肿、脓胸以及发绀型先天性心脏病、亚急性感染性心内膜炎等。

（3）指关节变形：以类风湿关节炎引起的梭形关节最常见。

（4）膝内翻、膝外翻：膝内翻为"O"形腿，膝外翻为"X"形腿。常见于佝偻病及大骨节病。

（5）膝关节变形：常见于风湿性关节炎活动期、结核性关节炎、关节积液等。

（6）足内翻、足外翻：多见于先天畸形、脊髓灰质炎后遗症等。

（7）肢端肥大：见于腺垂体功能亢进、生长激素分泌过多引起的肢端肥大症。

（8）下肢静脉曲张：多见于小腿，是下肢浅静脉血液回流受阻及静脉瓣功能不全所致。表现为下肢静脉如蚯蚓状怒张、弯曲，久立位更明显，严重时有小腿肿胀感，局部皮肤颜色暗紫红色或有色素沉着，甚至形成溃疡。常见于从事站立性工作者或栓塞性静脉炎患者。

十三、神经系统检查及临床意义

1. 脑神经检查

（1）视神经是第 2 对脑神经。

视神经检查包括视力、视野和眼底检查。视野反映黄斑中央凹以外的视网膜及视觉通路的功能，视觉通路的任何部位受到损害，都可引起视野缺损。眼底检查需要用检眼镜，观察视乳头、视网膜、视网膜血管、黄斑有无异常。视乳头水肿常见于颅内肿瘤、视神经受压迫等，如颅内出血、脑膜炎、脑炎等引起的颅内压增高。视网膜出血常见于高血压、出血性疾病等。视网膜有渗出物可见于高血压、慢性肾炎、妊娠高血压综合征等。原发性视神经萎缩见于球后视神经炎或肿瘤。

（2）动眼神经、滑车神经、展神经分别为第 3、4、6 对脑神经，共同支配眼球运动，合称眼球运动神经，可同时检查。如发现眼球活动向内、向上及向下活动受限，以及上睑下垂、调节反射消失均提示有动眼神经麻痹；如眼球向下及向外运动减弱，提示滑车神经有损害；眼球向外转动障碍提示展神经受损。瞳孔反射异常可由动眼神经或视神经受损所致。另外，眼球运动神经的麻痹可出现相应眼外肌的功能障碍导致麻痹性斜视；单侧眼球运动神经的麻痹可导致复视。

（3）三叉神经系第 5 对脑神经，是混合性神经。感觉神经纤维分布于面部皮肤、眼、鼻、口腔黏膜；运动神经纤维支配咀嚼肌、颞肌和翼状内外肌。

①面部感觉障碍应区分周围性与核性感觉障碍，前者为患侧感觉支（眼支、上颌支、下颌支）分布区各种感觉缺失，后者呈葱皮样感觉障碍。②直接与间接角膜反射均消失于三叉神经病变（传入障碍）；直接反射消失，间接反射存在，见于患侧面神经瘫痪（传出障碍）。③面神经系第 7 对脑神经，主要支配面部表情肌并具有舌前 2/3 味觉功能。

①运动功能：面神经受损可分为周围性和中枢性损害两种：一侧面神经周围性（核性或核下性）损害时，患侧额纹减少、眼裂增大、鼻唇沟变浅，不能皱额、闭眼，微笑或露齿时口角歪向健侧，鼓腮及吹口哨时病变侧漏气。中枢性（核上的皮质脑干束或皮质延髓束）损害时，由于上半部面肌受双侧皮质运动区的支配，皱额、闭眼无明显影响，只出现病灶对侧下半部面部表情肌的瘫痪。②味觉检查：面神经损害者则舌面2/3味觉丧失。

2. 感觉功能

（1）感觉功能检查

①浅感觉：指皮肤黏膜的触觉、痛觉和温度觉。

②深感觉：指肌腱、关节等运动器官的运动觉、位置觉和振动觉。

③复合感觉：指皮肤定位觉、实体辨别觉、两点辨别觉、体表图形觉。

（2）感觉障碍的形式：疼痛、感觉减退或感觉缺失、感觉异常、感觉过敏、感觉分离、感觉倒错。

（3）感觉障碍的类型：末梢型、神经根型、脊髓型、内囊型（三偏）、脑干型、皮质型。

3. 运动功能检查

（1）随意运动

1）肌力分级

0级：完全瘫痪，肌力完全丧失。

1级：仅见肌肉收缩，但无肢体运动。

2级：肢体可做水平移动，但不能抬离床面。

3级：肢体能抬离床面，但不能克服阻力。

4级：能做克服阻力的运动，但较正常偏弱。

5级：正常肌力。

2）临床意义

①中枢性瘫痪：范围较广，分为单瘫、偏瘫、截瘫，肌张力增强，无肌肉萎缩，腱反射增强或亢进，病理反射阳性，无肌束颤动。

定位：对侧单瘫——皮质型；偏瘫——内囊型；交叉性偏瘫——脑干型；截瘫——双下肢瘫痪，是脊髓横贯性损伤，见于脊髓外伤、炎症等。

②周围性瘫痪：范围较局限，以肌群为主，肌张力降低，明显肌萎缩，腱反射减弱或消失，病理反射阴性，可有肌束颤动。

（2）被动运动：是检查肌张力强弱的方法。

①肌张力降低或缺失：见于周围神经疾病、脊髓灰质炎和小脑疾病等。

②折刀样肌张力增强：见于锥体束损害。

③铅管样肌张力增强：见于锥体外系损害。

（3）不自主运动

①震颤：静止性震颤见于帕金森病。动作性震颤见于小脑疾病。扑翼样震颤常见于全身性代谢障碍，如肝性脑病、尿毒症和肺性脑病等。

②舞蹈症：常见于儿童脑风湿病变。

③手足搐搦：见于低钙血症和碱中毒。

④手足徐动症：见于脑性瘫痪、肝豆状核变性和脑基底节变性。

（4）共济运动

①检查方法：指鼻试验、对指试验、轮替动作、跟－膝－胫试验、闭目站立试验。

②临床意义：感觉性共济失调，与视觉有关，常见于感觉系统病变。小脑性共济失调，与视觉无关，常见于小脑疾病。前庭性共济失调，以平衡障碍为主，常见于梅尼埃病、脑桥小脑角综合征等。

4. 生理及病理反射

（1）浅反射

①角膜反射：直接角膜反射存在，间接角膜反射消失——对侧面神经瘫痪；直接角膜反射消失，间接角膜反射存在——同侧面神经瘫痪；直接、间接角膜反射均消失——同侧三叉神经病变。

②腹壁反射：上、中、下腹壁反射减弱或消失分别对应同侧胸髓 $7 \sim 8$、$9 \sim 10$、$11 \sim 12$ 节病损，一侧上、中、下腹壁反射同时消失——同侧锥体束损害。双侧腹壁反射消失——昏迷和急性腹膜炎患者。

③提睾反射：双侧提睾反射消失——腰髓 $1 \sim 2$ 节病损，一侧提睾反射消失——锥体束损害。

此外，还有跖反射、肛门反射。

（2）深反射：桡骨骨膜反射、肱二头肌反射、肱三头肌反射、膝反射、踝反射。

①深反射减弱或消失：见于相应脊髓节段或所属神经丛的病变。

②深反射亢进：锥体束病变，如急性脑血管病、急性脊髓炎休克期过后。

（3）病理反射：是指当锥体束损害时失去了对脑干和脊髓的抑制功能，又称锥体束征。检查内容包括：巴宾斯基征、奥本海姆征、戈登征、查多克征、霍夫曼征。也有人认为霍夫曼征为深反射亢进的表现。

巴宾斯基征检查方法：被检查者仰卧位，下肢伸直。检查者一手持其踝部，右手用钝尖物由后向前划足底外侧至小趾根部，再转向趾侧。正常表现为足趾向跖面屈曲，称为正常跖反射，即巴宾斯基征阴性。如表现为趾背伸，其余四趾呈扇形展开，则称巴宾斯基征阳性。

5. 脑膜刺激征及拉塞格征

（1）脑膜刺激征：①颈强直：表现为被动屈颈时抵抗力增强，下颏不能贴近前胸，患者感颈后疼痛。

②凯尔尼格征（克氏征）：伸膝受限，达不到 $135°$，并伴有疼痛及屈肌痉挛，为阳性。③布鲁津斯基征（布氏征）：右手置于其胸前，左手托其枕部被动向前屈颈，如有双侧髋关节、膝关节反射性屈曲，为阳性。

（2）拉塞格征：直腿抬高试验检查法：患者仰卧，下肢平伸，检查者一手握患者踝部，一手置于大腿伸肌，分别做双侧直腿抬高动作，腰与大腿正常可达 $80° \sim 90°$。若抬高不超过 $70°$，且伴有下肢后侧的放射样疼痛，则为阳性。见于腰椎间盘突出症，也可见于单纯性坐骨神经痛。

第三单元　实验室诊断

一、血液的一般检查及临床意义

（一）血红蛋白测定和红细胞计数，红细胞形态变化

1. 参考值

（1）血红蛋白（Hb）：男性 $130 \sim 175$ g/L；女性 $115 \sim 150$ g/L。

（2）红细胞（RBC）：男性 $(4.3 \sim 5.8) \times 10^{12}$/L；女性 $(3.8 \sim 5.1) \times 10^{12}$/L。

2. 临床意义

（1）红细胞和血红蛋白减少：红细胞生成减少、红细胞破坏过多、红细胞丢失过多。

贫血分级：①轻度贫血：Hb < 参考值低限，但 > 90 g/L。②中度贫血：Hb $60 \sim 90$ g/L；③重度贫血：Hb $30 \sim 60$ g/L；④极重度贫血：Hb < 30 g/L。

（2）红细胞和血红蛋白增多：①相对性红细胞增多；②绝对性红细胞增多：原发性、继发性。

（3）红细胞形态异常

1）红细胞大小改变：①小红细胞：见于小细胞低色素性贫血。

②大红细胞：见于溶血性贫血、急性失血性贫血、巨幼细胞贫血。③巨幼红细胞：巨幼细胞贫血。④红细胞大小不均：增生性贫血。

2）红细胞形态改变：①球形红细胞：见于遗传性球性红细胞增多症，也可见于自身免疫性溶血性贫血。②椭圆形红细胞：主要见于遗传性椭圆形红细胞增多症，巨幼细胞贫血时可见巨椭圆形红细胞。③靶形红细胞：常见于珠蛋白生成障碍性贫血、异常血红蛋白病，也可见于缺铁性贫血、脾切除后。④口形红细胞：主要见于遗传性口形红细胞增多症，少量可见于 DIC 及乙醇中毒。⑤镰形红细胞：见于镰形细胞性贫血（血红蛋白 S 病）。⑥泪滴形红细胞：主要见于骨髓纤维化，为本病的特点之一，也可见于珠蛋白生成障碍性贫血、溶血性贫血等。

（二）白细胞计数和白细胞分类，中性粒细胞核象变化

包括中性粒细胞、嗜酸性粒细胞、嗜碱性粒细胞、淋巴细胞和单核细胞5种。

1. 参考值

（1）白细胞计数：成人$(3.5 \sim 9.5) \times 10^9/L$；儿童$(5 \sim 12) \times 10^9/L$；新生儿$(15 \sim 20) \times 10^9/L$。

（2）分类计数：中性杆状核 $0.01 \sim 0.05$；中性分叶核 $0.50 \sim 0.70$；嗜酸性粒细胞 $0.005 \sim 0.05$；嗜碱性粒细胞 $0.00 \sim 0.01$；淋巴细胞 $0.20 \sim 0.40$；单核细胞 $0.03 \sim 0.08$。

2. 临床意义

（1）中性粒细胞增多：①反应性增多：感染（化脓性感染最常见）、严重组织损伤、急性大出血、溶血、中毒、恶性肿瘤。②异常增生性增多：急、慢性粒细胞白血病、骨髓增殖性疾病。

（2）中性粒细胞减少：某些病毒感染、伤寒、疟疾、某些血液病、药物及理化作用、自身免疫性疾病、

单核－吞噬细胞系统功能亢进。

（3）中性粒细胞的核象变化：反映粒细胞的成熟程度。①核左移：常见于各种病原体所致的感染、大出血、大面积烧伤、大手术、恶性肿瘤晚期等，特别是急性化脓性感染。此外，还有再生性核左移、类白血病反应、退行性核左移。②核右移：5叶或更多分叶百分率超过3%者，称为核右移，常见于巨幼细胞贫血、恶性贫血。

（4）嗜酸性粒细胞增多：变态反应性疾病、皮肤病、寄生虫病。

（5）淋巴细胞增多：感染性疾病（病毒感染、某些杆菌感染）、某些血液病、急性传染病恢复期。

（三）网织红细胞计数

1. 参考值 成人 $0.005 \sim 0.015$（$0.5\% \sim 1.5\%$）。

2. 临床意义 反映骨髓造血的功能状态，对贫血的鉴别诊断及指导治疗有重要意义。

（四）血小板计数

1. 参考值 $(125 \sim 350) \times 10^9/L$。

2. 临床意义

（1）血小板计数增多：反应性增多、原发性增多。

（2）血小板计数减少：生成障碍、破坏或消耗增多、分布异常。

（五）红细胞沉降率测定

1. 参考值 成年男性 $0 \sim 15mm/h$；成年女性 $0 \sim 20mm/h$。

2. 临床意义

（1）生理性增快：①妇女月经期。②妊娠期妇女。③60岁以上老年人。

（2）病理性增快：①各种炎症：细菌性急性炎症、风湿热和结核病活动期。②组织损伤及坏死。③恶性肿瘤。④各种原因导致的高球蛋白血症或低白蛋白血症。⑤贫血和高胆固醇血症。⑥其他：动脉粥样硬化、糖尿病、黏液水肿等

患者。

(六)C反应蛋白(CRP)检测

1. 参考值 免疫扩散法:血清<10mg/L。

2. 临床意义 ①鉴别细菌与病毒感染。②风湿热活动期和稳定期的鉴别。③鉴别功能性与器质性疾患。

二、血栓与止血检查

(一)出血时间测定

出血时间延长见于:①血小板显著减少。②血小板功能异常。③毛细血管壁异常。④凝血因子严重缺乏。

(二)凝血因子检测

1. 活化部分凝血活酶时间(APTT)测定 内源性凝血状况筛选试验。

2. 血浆凝血酶原时间(PT)测定 外源性凝血状况筛选试验。

3. 血浆纤维蛋白原(Fg)测定

(三)纤溶活性检测

1. D-二聚体定性试验

(1) 参考值:0~0.256mg/L。

(2) 临床意义:①继发性纤溶症:为阳性或增高,见于 DIC、恶性肿瘤,各种栓塞、心、肝、肾疾病等。D-二聚体增高对诊断肺栓塞、肺梗死有重要意义。②原发性纤溶症:为阴性或不升高。

2. 血浆硫酸鱼精蛋白副凝固试验(3P 试验)

(1) 参考值:阴性。

(2) 临床意义:阳性见于 DIC 的早、中期。

(四)口服抗凝药治疗监测

WHO 推荐应用 INR 作为首选,口服抗凝剂的监测试验,建议 INR维持在 2.0~2.5 为宜,一般不超过3.0,小于 1.5 提示抗凝无效。

三、骨髓检查

(一)骨髓细胞学检查的临床意义

1. 诊断或协助诊断造血系统疾病。

2. 协助诊断其他非造血系统疾病。

3. 鉴别诊断的应用。

(二)骨髓增生程度分级

骨髓内有核细胞的多少反映骨髓的增生情况,一般以成熟红细胞和有核细胞的比例判断骨髓增生的程度,分为 5 级:极度活跃、明显活跃、活跃、减低、极度减低。极度活跃和明显活跃见于白血病,减低和极度减低见于再生障碍性贫血。

四、肝脏病实验室检查

(一)蛋白质代谢检查

1. 血清蛋白测定

(1) 参考值:A/G:(1.5:1)~(2.5:1)。

(2) 临床意义:

1) 肝脏疾病:①急性或局限性肝损害:无明显异常。②慢性肝病:白蛋白减少,球蛋白增加,A/G 比值减低。③A/G 比值倒置:肝功能严重损害,如重度慢性肝炎、肝硬化。

2) 肝外因素:①低蛋白血症:蛋白质摄入不足或消化吸收不良、蛋白质丢失过多、消耗增加(慢性消耗性疾病,如重症结核、甲状腺功能亢进症、恶性肿瘤)。②高球蛋白血症:主要是因球蛋白增高引起,见于慢性肝病、M 蛋白血症(多发性骨髓瘤、淋巴瘤)、原发性巨球蛋白血症)、自身免疫性疾病(系统性红斑狼疮、类风湿关节炎)、慢性炎症与慢性感染(结核病、疟疾)。

2. 血清蛋白电泳

临床意义:①肝脏疾病:肝脏

受损时，α_1、α_2、β 球蛋白均下降，γ 球蛋白增高。②M 球蛋白血症：如多发性骨髓瘤、原发性巨球蛋白血症等，白蛋白轻度减低，γ球蛋白明显增高。③肾病综合征、糖尿病肾病：由于血脂增高，可致 α_2 及 β 球蛋白增高，白蛋白、γ 球蛋白减低。④其他：浆细胞病（多发性骨髓瘤、原发性巨球蛋白血症等）及结缔组织病等 γ 球蛋白常明显增高。

3. 血氨测定

（1）参考值：18～72μmol/L。

（2）临床意义：①生理性增高，见于高蛋白饮食和剧烈运动后。②病理性增高，见于严重肝脏损害，如重型肝炎、失代偿期肝硬化、晚期肝癌，血氨升高是诊断肝性脑病的依据之一。肝外因素如上消化道大出血、休克等也可引起血氨升高。③降低，可见于低蛋白饮食及贫血。

（二）胆红素代谢检查

1. 参考值　血清总胆红素（STB）3.4～17.1μmol/L；结合胆红素（CB）0～6.8μmol/L；非结合胆红素（UCB）1.7～10.2μmol/L。

2. 临床意义

①诊断黄疸及反映黄疸的程度：总胆红素 17.1～34.2μmol/L 为隐性黄疸；>34.2μmol/L 为显性黄疸。②反映黄疸程度。③鉴别黄疸的类型：溶血性黄疸、肝细胞性黄疸、阻塞性黄疸。

（三）血清酶及同工酶检查

1. 血清氨基转移酶测定　丙氨酸氨基转移酶（ALT）主要分布在肝脏，其次是骨骼肌、肾脏、心肌等组织中；天门冬氨酸氨基转移酶（AST）主要分布在心肌。在肝细胞中，ALT 主要存在于非线粒体内，AST 主要（约80%）存在于线粒体内。

（1）参考值：连续监测法（37℃）：ALT 5～40U/L，AST 8～40U/L。ALT/AST≤1。

（2）临床意义

1）肝脏疾病：①急性病毒性肝炎：ALT 与 AST 升高显著，AST/ALT＜1。②慢性病毒性肝炎：ALT 和 AST 正常或轻度升高（不超过正常上限的 3 倍），AST/ALT＜1。③重型肝炎：ALT 与 AST 均升高，但 AST 升高更为显著。若病情进展，黄疸进行性加深，而酶活性升高不明显，称为"酶-胆分离"，提示肝组织坏死严重，预后不佳。④淤胆型肝炎：以胆红素升高为主，转氨酶活性常轻度升高。⑤肝炎肝硬化：静止性肝硬化血清转氨酶活性多正常；活动性肝硬化血清转氨酶活性升高，且 AST/ALT＞1。⑥非病毒性肝病：转氨酶活性正常或轻度升高，且 AST/ALT＜1。

2）急性心肌梗死：发病后 6～8 小时 AST 开始升高，18～24 小时达高峰，4～5 天可恢复正常。

2. 碱性磷酸酶（ALP）　增高见于胆道阻塞、胆脏疾病、骨骼疾病。此外还可用于黄疸的鉴别诊断：①阻塞性黄疸：ALP 和胆红素水平明显增高。②肝细胞性黄疸：ALP 轻度增高。③肝内局限性阻塞：如原发性肝癌、转移性肝癌、肝脓肿等，ALP 明显增高，血清胆红素大多正常。

3. γ-谷氨酰转移酶（γ-GT）　增高见于：①肝癌和肝内阻塞：诱发肝细胞产生 γ-GT 增多，同时肝癌细胞也合成 γ-GT，可达参考值上限的 10 倍以上。②肝脏疾病：急性肝炎 γ-GT 呈中度升高；γ-GT 持续升高，提示病变活动或病情恶化。

4. 乳酸脱氢酶（LDH）　增高见于急性心肌梗死、肝脏疾病、其他疾病（恶性肿瘤、恶性贫血）。

(四)甲、乙、丙型病毒性肝炎标志物检查

1. 甲型肝炎病毒标志物检测

甲型肝炎病毒（HAV）属嗜肝 RNA 病毒，存在于被感染者的肝细胞、血浆、胆汁和粪便中，通过粪－口途径传播。机体感染 HAV 后可产生抗－HAV IgM、抗－HAV IgA、抗－HAV IgG 3 种抗体。抗－HAV IgM 是 HAV 常规检查项目。

（1）参考值：①甲型肝炎病毒抗原检测：ELISA 法、RIA 法和 RT－PCR 法：HAVAg、HAV－RNA 阴性。②甲型肝炎病毒抗体检测：ELISA 法：抗－HAV IgM、抗－HAV IgA、抗－HAV IgG 均阴性。

（2）临床意义：①HAVAg 阳性：证实 HAV 在体内的存在，出现于感染后 10～20 天的粪便中，见于甲型肝炎。②HAV－RNA 阳性：对甲型肝炎的诊断具有特异性，对早期诊断的意义更大。③抗－HAV IgM 阳性：说明机体正在感染 HAV，感染 1 周后产生，是早期诊断甲肝的特异性指标。④抗－HAV IgA 阳性：抗－HAV IgA 为局部抗体，是机体感染 HAV 后由肠道黏膜细胞所分泌，出现在甲肝早期、急性期患者的粪便中。⑤抗－HAV IgG 阳性：

一般在感染 HAV 3 周后出现在血清中，且持久存在，是获得免疫力的标志，提示既往感染，可作为流行病学调查的指标。

2. 乙型肝炎病毒标志物检测

乙型肝炎病毒（HBV）属嗜肝 DNA 病毒。HBV 主要通过血液途径传播，也可由性接触传播和母婴垂直传播。机体感染 HBV 后产生相应的免疫反应，形成三种不同的抗原抗体系统。

（1）参考值：ELISA 法、RIA 法：健康人检测结果均为阴性。

（2）临床意义：①HBsAg 阳性：是感染 HBV 的标志。②抗－HBs 阳性：感染后 3～6 个月出现，是一种保护性抗体。③HBeAg 阳性：是病毒复制的标志，传染性强。急性乙肝病毒感染者，如果 HBeAg 持续阳性，则有转为慢性感染的趋势。④抗－HBe 阳性：表示乙肝病毒复制减少，传染性降低，但并非保护性抗体。⑤HBcAg 阳性：提示血清和血浆中有 HBV 存在，表示病毒复制活跃，传染性强。⑥抗－HBc 阳性：是反映肝细胞受到 HBV 感染的可靠指标。

（3）HBV 血清标志物检测常见结果的临床意义。

HBsAg	抗－HBs	HBeAg	抗－HBe	抗－HBc	临床意义
－	－	－	－	－	未感染过 HBV
＋	－	－	－	－	HBV 携带者
－	＋	－	－	－	注射过乙肝疫苗，或既往感染过，仍有免疫力
－	－	－	－	＋	HBsAg/抗－HBs 窗口期；既往感染未能检测出抗－HBs
＋	－	－	－	＋	急性 HBV 感染，慢性 HBsAg 携带者
＋	－	＋	－	＋	"大三阳"，急性或慢性乙肝，HBV 复制活跃，传染性强
＋	－	－	＋	＋	"小三阳"，乙型肝炎后期或者慢性携带者

HBsAg	抗－HBs	HBeAg	抗－HBe	抗－HBc	临床意义
－	－	－	＋	＋	既往感染过HBV，急性HBV感染恢复期，传染性低
－	＋	－	＋	＋	急性HBV感染恢复期，有免疫力
＋	－	＋	－	＋	急性乙型肝炎早期，HBV复制活跃
＋	－	－	＋	＋	表面抗原、e抗原变异

3. 丙型肝炎病毒标志物检测

丙型肝炎病毒（HCV）为RNA病毒，HCV主要通过体液传播。HCV的血清标志物为抗－HCV IgM、抗－HCV IgG、HCV－RNA。

（1）参考值：①ELISA法、RIA法：抗－HCV IgM、抗－HCV IgG均为阴性。②斑点杂交试验及RT－PCR法：HCV－RNA为阴性。

（2）临床意义：①HCV－RNA阳性：见于HCV感染，提示HCV复制活跃，传染性强。HCV－RNA阴性而抗－HCV IgG阳性，提示既往有HCV感染。②抗－HCV阳性：抗－HCV是非保护性抗体，阳性是诊断HCV感染的重要依据。

五、肾功能检查

（一）肾小球功能检测

1. 肾小球滤过率（GFR）测定

（1）参考值：男性（125±15）mL/min，女性约低10%。

（2）临床意义：GFR降低见于各种原发性、继发性肾脏疾病；升高见于糖尿病早期、肢端肥大症和巨人症。GFR是反映肾功能最灵敏、最准确的指标。

2. 内生肌酐清除率（Ccr）测定

（1）参考值：成人（体表面积以1.73m²计算）80～120mL/min。

（2）临床意义：①判断肾小球损害的敏感指标。②评估肾功能损害的程度：根据Ccr一般可将肾功能分为4期。肾衰竭代偿期，Ccr51～80mL/min；肾衰竭失代偿期（氮质血症期）Ccr20～50mL/min；肾衰竭期，Ccr10～19mL/min；终末期肾衰竭（尿毒症期），Ccr<10mL/min。③指导临床用药。

3. 血清肌酐（Cr）测定

（1）参考值：全血Cr88～177μmol/L。血清或血浆Cr男性53～106μmol/L，女性44～97μmol/L。

（2）临床意义：①评估肾功能的损害程度：血Cr增高的程度与慢性肾衰竭呈正相关。②鉴别肾前性和肾实质性少尿：肾前性少尿，血Cr增高一般≤200μmol/L；肾实质性少尿，血Cr增高>200μmol/L。

4. 血清尿素氮（BUN）测定

（1）参考值：成人3.2～7.1mmol/L。

（2）临床意义：①肾前性因素：肾血流量减少、蛋白质分解增加。②肾性因素：见于严重肾脏疾病引起的慢性肾衰竭。③肾后性因素：见于尿路结石、前列腺增生、泌尿系肿瘤等引起的尿路梗阻。④BUN/Cr的意义：同时测定血Cr和BUN的临床意义更大，正常时BUN/Cr为20:1。肾前性少尿BUN/Cr常>10:1；器质性肾衰竭BUN/Cr≤10:1。

5. 血β₂－微球蛋白（β₂－MG）测定

（1）参考值：正常人血中β₂－MG为1～2mg/L。

（2）临床意义：血β₂－MG是判断肾小球滤过功能较灵敏的指标。

（二）肾小管功能检测

1. 尿 β_2 - 微球蛋白测定

（1）参考值：正常成人尿 β_2 - MG < 0.3mg/L。

（2）临床意义：尿 β_2 - MG 是判断近端肾小管重吸收功能受损的敏感指标。

2. 昼夜尿比密试验（莫氏试验）

（1）参考值：成人尿量 1000 ~ 2000mL/24h，夜尿量少于 750mL，昼夜尿中至少 1 次尿比密超过 1.018。

（2）临床意义：①多尿、尿比密低、尿比密差，提示肾小管浓缩功能障碍。②尿比重固定在 1.010 ~ 1.012（等张尿），表明肾小管重吸收功能很差。③尿量少而尿比密增加，见于急性肾小球肾炎。

（三）血尿酸（UA）测定

（1）参考值：男性 150 ~ 416μmol/L，女性 89 ~ 357μmol/L。

（2）临床意义：增高见于：①UA 排泄障碍，如急慢性肾炎、肾结石、尿道阻塞、中毒性肾病等。②生成增加，慢性白血病、多发性骨髓瘤、真性红细胞增多症等多种血液病及恶性肿瘤等。③进食高嘌呤食物过多。④药物影响，长期使用抗结核药物吡嗪酰胺。

六、常用生化检查

（一）糖代谢检查

1. 空腹血糖（FPG）测定

（1）参考值：成人空腹血浆葡萄糖（酶法）：3.9 ~ 6.1mmol/L。

（2）临床意义：①生理性变化：增高见于餐后 1 ~ 2 小时、高糖饮食、剧烈运动及情绪激动等，常为一过性；降低见于饥饿、妊娠、哺乳期及长期剧烈运动等。②病理性变化：增高见于各型糖尿病、内分泌疾病、应激性因素、肝脏和胰腺疾病；降低见于胰岛素分泌过多、对抗胰岛素的激素缺乏、肝糖

原储存缺乏。

2. 口服葡萄糖耐量试验（OGTT）

（1）参考值：①FPG 3.9 ~ 6.1mmol/L。②服糖后 0.5 ~ 1 小时血糖达高峰，一般在 7.8 ~ 9.0mmol/L，峰值 < 11.1mmol/L。③服糖后 2 小时血糖（2h PG）< 7.8mmol/L。④服糖后 3 小时血糖恢复至空腹水平。⑤每次尿糖均为阴性。

（2）临床意义：①诊断糖尿病（DM）：FPG ≥ 7.0mmol/L；OGTT 2h PG ≥ 11.1mmol/L；随机血糖≥ 11.1mmol/L。②判断糖耐量异常（IGT）：FPG < 7.0mmol/L，2h PG 7.8 ~ 11.1mmol/L，且血糖到达高峰时间延长至 1 小时后，血糖恢复正常时间延长至 2 ~ 3 小时后，同时伴尿糖阳性者为糖耐量异常，其中 1/3 最终转为糖尿病。糖耐量异常常见于 2 型糖尿病、胰腺肥大症、甲状腺功能亢进症等。③确定空腹血糖受损（IFG）：FPG 6.1 ~ 6.9mmol/L，2h PG < 7.8mmol/L。

3. 血清糖化血红蛋白（GHb）检测

（1）参考值：HbA1 5% ~ 8%，HbA1c 4% ~ 6%。

（2）临床意义：GHb 水平取决于血糖水平、高血糖持续时间，其生成量与血糖浓度成正比，且反映的是近 2 ~ 3 个月的平均血糖水平。

（二）血脂测定

1. 血清总胆固醇（TC）测定

（1）参考值：合适水平 < 5.18mmol/L；边缘水平 5.18 ~ 6.19mmol/L；升高≥6.22mmol/L。

（2）临床意义：①TC 增高是动脉粥样硬化的危险因素之一，常见于动脉粥样硬化所致的心、脑血管疾病、各种高脂蛋白血症、甲状腺功能减退症、糖尿病、肾病综合征、阻塞性黄疸，以及长期高脂饮食、

精神紧张、吸烟、饮酒等。②TC减低，见于严重肝脏疾病、甲状腺功能亢进症、严重贫血、营养不良和恶性肿瘤等。

2. 血清三酰甘油（TG）测定

（1）参考值：合适范围 < 1.70mmol/L（150mg/dL）；边缘升高 1.70 ~ 2.25mmol/L（150 ~ 199mg/dL）；升高 ≥ 2.26mmol/L（200mg/dL）。

（2）临床意义：①TG增高是动脉粥样硬化的危险因素之一，常见于动脉粥样硬化症、冠心病、原发性高脂血症、肥胖症、糖尿病、肾病综合征、甲状腺功能减退症、痛风、阻塞性黄疸和高脂饮食等。②TG减低见于甲状腺功能亢进症、严重肝脏疾病等。

3. 血清脂蛋白测定

（1）高密度脂蛋白（HDL）

1）参考值：合适范围 ≥ 1.04mmol/L；降低 < 1.0mmol/L。

2）临床意义：①HDL－C增高：HDL－C水平增高有利于外周组织清除胆固醇，防止动脉粥样硬化的发生。②HDL－C减低：常见于动脉粥样硬化症、心脑血管疾病、糖尿病、肾病综合征等。

（2）低密度脂蛋白（LDL）

1）参考值：合适范围 < 3.37mmol/L；边缘升高 3.37 ~ 4.12mmol/L；升高≥4.14mmol/L。

2）临床意义：①LDL－C增高：判断发生冠心病的危险性，LDL－C是动脉粥样硬化的危险因素之一，LDL－C水平增高与冠心病发病呈正相关；还可见于肥胖症、肾病综合征、甲状腺功能减退症、阻塞性黄疸等。②LDL－C减低：见于无β脂蛋白血症、甲状腺功能亢进症、肝硬化和低脂饮食等。

（三）电解质检查

1. 血清钾测定

（1）参考值：3.5 ~ 5.3mmol/L。

（2）临床意义：①高钾血症：血钾 > 5.3mmol/L，见于排钾减少、血钾摄入增多、细胞内外移动增加。②低钾血症：血钾 < 3.5mmol/L，由于钾盐摄入不足、钾丢失过多、钾在体内分布异常。

2. 血清钠测定

（1）参考值：137 ~ 147mmol/L。

（2）临床意义：①高钠血症：血钠 > 147mmol/L，见于补钠过多、尿钠排出减少、脑外伤或急性脑血管病等引起的应激性高钠血症、水丢失过多或摄入不足的相对高钠。②低钠血症：血钠 < 137mmol/L，由于胃肠道失钠、钠排出增多、细胞外液稀释、消耗性低钠。

3. 血清钙测定

（1）参考值：血清总钙 2.2 ~ 2.7mmol/L；离子钙 1.10 ~ 1.34mmol/L。

（2）临床意义：①低钙血症：血钙 < 2.2mmol/L，见于钙吸收减少、钙磷比例失调、成骨作用增强。②高钙血症：血钙 > 2.7mmol/L，见于吸收及摄入增加、溶骨增强、排出减少。

（四）血清铁及其代谢物测定

1. 血清铁测定

（1）血清铁增高：①铁利用障碍：如再生障碍性贫血、铁粒幼细胞贫血、铅中毒等。②铁释放增多：如溶血性贫血、急性肝炎、慢性活动性肝炎等。③铁蛋白增多：如反复输血、白血病、含铁血黄素沉着等。④摄入过多：如铁剂治疗过量。

（2）血清铁减低：①铁缺乏：如缺铁性贫血。②慢性失血：如月经过多、消化道溃疡、慢性炎症、恶性肿瘤等。③需铁增加：如生长发育期的婴幼儿、青少年，生育期、妊娠期及哺乳期的妇女等，机体铁量增多而摄入不足。

2. 血清铁蛋白（SF）测定

（1）SF增高：①体内贮存铁释放增加，如急性肝细胞损害、坏死性肝炎等。②铁蛋白合成增加，如炎症、肿瘤、甲状腺功能亢进症。③贫血，如溶血性贫血、再生障碍性贫血、铁的吸收率增加，如血色沉着症、含铁血黄素沉着症、反复输血或肌内注射铁剂引起急性中毒症等。

②SF减低：①体内贮存铁减少，如缺铁性贫血、大量失血、长期腹泻、营养不良。②铁蛋白合成减少，如维生素C缺乏等。

3. 血清转铁蛋白饱和度（TS）测定

（1）TS增高：①铁利用障碍：如再生障碍性贫血、铁粒幼细胞贫血。②血色病：TS > 70%为诊断血色病的可靠指标。

（2）TS减低：①缺铁或缺铁性贫血：TS < 15%并结合病史即可诊断缺铁或缺铁性贫血，其准确性仅次于铁蛋白，但较血清铁和TIBC灵敏。②慢性感染性贫血。

七、淀粉酶检查及心肌损伤标志物

（一）血、尿淀粉酶测定

1. 参考值　碘－淀粉比色法：血清800～1800U/L，尿液1000～12000U/L。

2. 临床意义　淀粉酶（AMS）活性增高见于以下几种情况：

（1）急性胰腺炎：发病后2～3小时血清AMS开始增高，12～24小时达高峰，2～5天后恢复正常。如达3500U/L应怀疑此病，超过5000U/L即有诊断价值。尿AMS于发病后12～24小时开始增高，尿中AMS活性可高于血清的1倍以上，多数患者3～10天后恢复到正常。

（2）其他胰腺疾病：如慢性胰腺炎急性发作、胰腺囊肿、胰腺癌早期、胰腺外伤等。

（3）非胰腺疾病：急性胆囊炎、流行性腮腺炎、胃肠穿孔、胆

管梗阻等。

（二）心肌损伤常用酶检测

血清肌酸激酶（CK）及其同工酶测定

CK活性增高见于以下几种情况：

（1）急性心肌梗死（AMI）：CK在发病后3～8小时开始增高，10～36小时达高峰，3～4天后恢复正常，是AMI早期诊断的敏感指标之一。在AMI病程中，如CK再次升高，提示心肌再次梗死。

（2）心肌炎和肌肉疾病：病毒性心肌炎时CK明显增高。各种肌肉疾病，如进行性肌营养不良、多发性肌炎、骨骼肌损伤、重症肌无力时CK明显增高。

（三）心肌蛋白检测

1. 心肌肌钙蛋白T（cTnT）测定

（1）参考值：0.02～0.13μg/L；0.2μg/L为诊断临界值；> 0.5μg/L可诊断AMI。

（2）临床意义

①诊断AMI：cTnT是诊断AMI的确定性标志物。AMI发病后3～6小时开始增高，10～24小时达高峰，10～15天恢复正常。对诊断AMI的特异性优于CK－MB和LDH；对亚急性及非Q波性心肌梗死或CK－MB无法诊断的心肌梗死患者更有诊断价值。

②判断微小心肌损伤：用于判断不稳定型心绞痛是否发生了微小心肌损伤。

③其他：对判断AMI后溶栓治疗是否出现再灌注，以及预测血液透析患者心血管事件的发生都有重要价值。

2. 心肌肌钙蛋白I（cTnI）测定

（1）参考值：< 0.2μg/L；1.5μg/L为诊断临界值。

（2）临床意义：①诊断AMI。449

②用于判断是否有微小心肌损伤，如不稳定型心绞痛、急性心肌炎。

（四）脑钠肽

1. 参考值 BNP1.5～9.0pmol/L，判断值＞22pmol/L（100ng/L）；NT－pro－BNP＜125pg/mL。

2. 临床意义

（1）心衰的诊断、监测和预后评估：BNP升高对心衰具有极高的诊断价值。临床上，NT－pro－BNP＞2000pg/mL，可以确定心衰。治疗有效时，BNP水平可明显下降。若BNP水平持续升高或不降，提示心衰未得到纠正或进一步加重。

（2）鉴别呼吸困难：通过测定BNP水平可以准确筛选出非心衰患者（如肺源性）引起的呼吸困难。BNP在心源性呼吸困难升高，肺源性呼吸困难不升高。

（3）指导心力衰竭的治疗：BNP对心室容量敏感，半衰期短，可以用于指导利尿剂及血管扩张剂的临床应用；还可以用于心脏手术患者的术前、术后心功能的评价，帮助临床选择最佳手术时机。

八、免疫学检查

（一）血清免疫球蛋白及补体测定

1. 血清免疫球蛋白测定 免疫球蛋白（Ig）是一组具有抗体活性的蛋白质，有抗病毒、抗菌、溶菌、抗毒素、抗寄生虫感染及其他免疫作用。血清中的Ig分为5类：IgG、IgA、IgM、IgD和IgE。

临床意义：①增高：单克隆增高（5种Ig中仅有某一种增高），见于原发性巨球蛋白血症、多发性骨髓瘤。多克隆增高（IgG、IgM均增高），见于各种慢性炎症、慢性肝病、肝癌等自身免疫性疾病。②减低：见于各类先天性和获得性体液免疫缺陷。

2. 血清补体测定

（1）总补体溶血活性（CH$_{50}$）

测定：①增高：见于各种急性炎症、组织损伤和某些恶性肿瘤。②减低：见于各种免疫复合物性疾病和补体大量丢失（如外伤、大失血等）。

（2）补体C$_3$测定：补体激活的各种途径均有C$_3$参与，因而可以反映出补体的活化情况。

（二）感染免疫检测

1. 抗链球菌溶血素"O"（ASO）测定 ASO升高常见于A群溶血性链球菌感染及感染后免疫反应所致的疾病，如感染性心内膜炎、扁桃腺炎、风湿热、链球菌感染后急性肾小球肾炎等。

2. 肥达反应 是检测血清中有无伤寒、副伤寒沙门菌抗体的一种凝集试验。

（三）肿瘤标志物检测

1. 血清甲胎蛋白（AFP）测定 AFP是目前诊断原发性肝细胞癌最特异的标志物。在排除妊娠、活动性肝病和生殖系胚胎源性肿瘤的基础上，血清AFP≥400μg/L可作为诊断肝癌的条件之一，或AFP≥200μg/L持续8周，应高度怀疑肝癌，需结合影像检查等明确诊断。

2. 癌胚抗原（CEA）测定

①用于消化道器官癌症的诊断；②鉴别原发性和转移性肝癌。

3. 血清前列腺特异抗原（PSA）测定 PSA是前列腺癌诊断最有价值的肿瘤标志物。血清t－PSA升高＞4.0μg/L的诊断阳性率在50%～80%。

4. 血清癌抗原125（CA125）测定 卵巢癌患者血清CA125水平明显升高。

5. 血清癌抗原19－9（CA19－9）测定 CA19－9测定有助于胃肠道恶性肿瘤的诊断，尤其对胰腺癌有较高的敏感度及特异性。

（四）自身抗体检查

1. 类风湿因子（RF）测定 RF主要见于类风湿关节炎患者（约

80%阳性），还可见于系统性红斑狼疮、硬皮病、干燥综合征等。

2. 抗核抗体（ANA） 未经治疗的系统性红斑狼疮95%以上 ANA 为阳性反应，但特异性差。

3. 抗双链 DNA（dsDNA）抗体测定 系统性红斑狼疮的特异性标志抗体。

4. 抗 Sm 抗体 为 SLE 所特有，特异性达99%，但敏感性低。

九、尿液检查

（一）一般性状检查

1. 尿量

（1）增多：24 小时尿量超过 2500mL。

（2）减少：尿量少于 400mL/24h 或 17mL/h 为少尿；尿量少于 100mL/24h 为无尿。

2. 尿液外观

（1）血尿：呈淡红色、洗肉水样，可混有血凝块，多见于泌尿系统炎症、结石、结核、肿瘤、外伤等。

（2）血红蛋白尿：浓茶色或酱油色，实验室检查尿液隐血试验为阳性而镜检无红细胞，多见于严重的血管内溶血（如蚕豆病、血型不合的输血反应、阵发性睡眠性血红蛋白尿等）。

（3）脓尿和菌尿：新鲜尿液呈白色混浊或云雾状，加热或加酸均不能使混浊消失，见于泌尿系统感染如膀胱炎、肾盂肾炎等。

（4）乳糜尿：尿液呈乳白色，乳糜尿及乳糜血尿可见于丝虫病及肾周围淋巴管梗阻。

（5）胆红素尿：尿液深黄，振荡后出现黄色泡沫且不易消失，尿内含有结合胆红素，常见于阻塞性黄疸和肝细胞性黄疸。

3. 气味 排出的新鲜尿液即有氨味，提示慢性膀胱炎及尿潴留。糖尿病酮症酸中毒时尿呈烂苹果味。有机磷中毒时尿带蒜臭味。

4. 尿比密 正常人尿比密 1.015～1.025；晨尿一般大于 1.020；婴幼儿尿比密偏低。

（1）增高：见于急性肾小球肾炎、肾病综合征、糖尿病、血容量不足等。

（2）降低：见于大量饮水、慢性肾小球肾炎、尿崩症、慢性肾衰竭等。

（二）化学检查

1. 尿蛋白 当尿液用常规定性方法检查蛋白呈阳性或定量检查持续超过 150mg/24h，或尿蛋白/肌酐比率 >200mg/g，称蛋白尿。

（1）肾小球性蛋白尿（最常见）：分为选择性蛋白尿和非选择性蛋白尿。

（2）肾小管性蛋白尿。

（3）混合性蛋白尿：其特点为蛋白量多，以大中分子为主。

（4）溢出性蛋白尿：血浆中出现异常增多的低分子量蛋白质，超过肾小管重吸收能力，出现的蛋白尿。

（5）组织性蛋白尿：多为低分子量蛋白尿，以 T－H 糖蛋白为主要成分，见于肾盂肾炎、尿路肿瘤等。

（6）假性蛋白尿。

2. 尿糖 血糖增高性糖尿是指血糖升高且超过肾糖阈（8.89mmol/L），亦可同时伴有肾小管损伤而重吸收阈值降低。常见于糖尿病，也可见于库欣综合征、甲状腺功能亢进症、胰腺炎及嗜铬细胞瘤等。

3. 尿酮体 糖尿病酮症酸中毒时尿酮体常呈强阳性；妊娠剧吐、高热、过度节食等因脂肪分解增强可出现酮体阳性；肝硬化、酒精性肝炎等因糖代谢障碍也可出现酮尿。

（三）显微镜检查

1. 细胞

（1）红细胞：①镜下血尿：若

离心尿沉渣红细胞≥3/HP，尿外观无血色者。②肉眼血尿：尿内含血量较多，外观呈洪红色、红色甚或带有血凝块。

（2）白细胞和脓细胞：尿沉渣镜检白细胞或脓细胞＞5/HP，称镜下脓尿。多为泌尿系统感染，见于肾盂肾炎、膀胱炎、尿道炎及肾结核等。

（3）上皮细胞：①扁平上皮细胞：尿中大量出现或片状脱落且伴有白细胞、脓细胞，见于尿道炎。②大圆上皮细胞：偶见于正常人尿内，大量出现见于膀胱炎。③尾形上皮细胞：见于肾盂肾炎、输尿管炎。④小圆上皮细胞（肾小管上皮细胞）：提示肾小管病变，常见于急性肾炎，成堆出现表示有肾小管坏死，也可见于肾移植术后急性排斥反应。

2. 管型

（1）透明管型：偶见于健康人；少量出现见于剧烈运动、高热等；明显增多提示肾实质病变，如肾病综合征、慢性肾炎等。

（2）细胞管型

①红细胞管型：见于急性肾炎、慢性肾炎急性发作、狼疮性肾炎、肾移植术后急性排斥反应等。

②白细胞管型：见于肾盂肾炎、间质性肾炎。

③肾小管上皮细胞管型：提示肾小管病变，见于急性肾小管坏死、慢性肾炎晚期、肾病综合征等。

（3）颗粒管型

①粗颗粒管型：见于慢性肾炎、肾盂肾炎、药物毒性所致的肾小管损害。

②细颗粒管型：见于慢性肾炎、急性肾炎后期。

（4）蜡样管型：提示肾小管病变严重，预后不良。见于慢性肾炎晚期、慢性肾衰竭、肾淀粉样变性。

（5）脂肪管型：见于肾病综合

征、慢性肾炎急性发作、中毒性肾病。

（6）肾衰竭管型：常出现于慢性肾衰竭少尿期，提示预后不良；急性肾衰竭多尿早期也可出现。

3. 菌落计数

（1）细菌定量培养：清洁中段尿定量细菌培养≥10^5/mL 为阳性，＜10^4/mL 为污染，$10^4 \sim 10^5$/mL 应结合临床判断。

（2）直接涂片镜检：无菌条件下每个油镜视野见到 1 个以上细菌为阳性。

尿沉渣计数 尿沉渣检查是对尿液离心沉淀物中有形成分的分析，主要检查细胞、管型和结晶等。白细胞数增多见于泌尿系感染，如肾盂肾炎及急性膀胱炎；红细胞数增多见于急慢性肾炎。

十、粪便检查

（一）粪便标本采集

1. 粪便标本应新鲜，盛器要洁净干燥，不可混入尿液、消毒液或其他杂物。

2. 一般检查留取指头大小的粪便即可，如孵化血吸虫毛蚴最好留取全份粪便。采集标本应选取黏液、脓血部位。

3. 检查痢疾中的阿米巴滋养体时，应于排便后立即取材送检，寒冷季节标本注意保温。

4. 对某些寄生虫及虫卵的初筛检测，应三送三检，以提高检出率。检查蛲虫卵需用透明胶纸拭子，于清晨排便前自肛门皱襞处拭取标本镜检。

5. 无粪便而又必须检查时，可经肛门指诊或采便管获取粪便。

（二）一般性状检查

1. 量　　正常成人每日排便 1 次，$100 \sim 300$g。胃肠、胰腺病变或其功能紊乱时，粪便次数及粪量可增多或减少。

2. 颜色及性状　正常成人的粪便为黄褐色圆柱状软便，婴儿粪便呈金黄色。

(1) 水样便或糊状便：见于各种感染性和非感染性腹泻，如急性胃肠炎、甲状腺功能亢进症等。

(2) 柏油样便：见于各种原因引起的上消化道出血。

(3) 黏液脓性及黏液脓血便：提示下消化道病变，如痢疾、溃疡性结肠炎、结肠或直肠癌等。

(4) 鲜血便：见于下消化道出血。

(5) 米泔水样便：见于霍乱。

(6) 白陶土样便：见于各种原因引起的阻塞性黄疸，也可见于服钡餐后、服硅酸铝后。

(7) 细条样或扁平带状便：多见于直肠癌。

(8) 冻状便：见于肠易激综合征，也可见于慢性痢疾。

(三) 显微镜检查

1. 细胞

(1) 红细胞：见于下消化道出血、痢疾、溃疡性结肠炎、结肠或直肠癌、痔疮、直肠息肉等。

(2) 白细胞：正常粪便中不见或偶见，大量出现见于细菌性痢疾、溃疡性结肠炎。

(3) 巨噬细胞：见于细菌性痢疾、溃疡性结肠炎。

2. 寄生虫　肠道有寄生虫时可在粪便中找到相应的病原体，如虫体或虫卵、原虫滋养体及其包囊。

(四) 化学检查

1. 隐血试验　正常为阴性。阳性见于消化性溃疡活动期、胃癌、钩虫病、消化道炎症、出血性疾病等。消化道肿瘤呈持续阳性，消化性溃疡呈间断阳性。

2. 胆色素检查

(1) 粪胆红素检查：正常粪便中无胆素。乳幼儿或成人于应用大量抗生素后，胆红素定性试验阳性。

(2) 粪胆原及粪胆素检查：正常粪便中可有粪胆原及粪胆素。阻塞性黄疸时含量明显减少或缺如，粪便呈淡黄色或灰白色；溶血性黄疸时含量增多，粪色加深。

(五) 细菌学检查

肠道致病菌的检测主要通过粪便直接涂片镜检和细菌培养，用于菌痢、霍乱等的诊断。

十一、痰液检查

(一) 痰液标本的收集方法

1. 留痰前应先漱口，用力咳出气管深处的痰液，以清晨第一口痰为宜，注意避免混入唾液和鼻咽分泌物。

2. 做细菌培养时，需用无菌容器留取并及时送检。

3. 做浓集结核分枝杆菌检查时，需留 24 小时痰液送检。

4. 做痰液脱落细胞学检查时，最好收集上午 9~10 点的痰液立即送检。

5. 做细菌培养或脱落细胞学检查时，一般连续检查 3 次，必要时可以重复进行。

(二) 一般性状检查

1. 颜色　正常为无色或灰白色。

(1) 红色或棕红色痰：提示痰液中含有血液或血红蛋白，见于肺癌、肺结核、支气管扩张症等。

(2) 粉红色泡沫样痰：见于急性肺水肿。

(3) 铁锈色痰：见于肺炎链球菌肺炎，是由于血红蛋白变性所致。

(4) 黄痰：见于呼吸道化脓性感染。

(5) 黄绿色痰：见于铜绿假单胞菌感染。

(6) 咖啡色痰：见于阿米巴肺脓肿。

2. 性状　①黏液性痰。②浆液

性痰。③脓性痰。④血性痰。

（三）显微镜检查

1. 直接涂片检查。

2. 染色涂片检查：①脱落细胞检查。②细菌学检查。

（四）病原体检查

呼吸道感染性疾病应进行细菌、真菌和支原体的培养。痰细菌、真菌培养应连续 3 天留取深咳晨痰，并尽量在应用抗生素之前进行。

十二、浆膜腔穿刺液检查

（一）浆膜腔积液分类及常见原因

浆膜腔积液分类	性质	常见原因
漏出液	非炎性积液	①血浆胶体渗透压降低；②毛细血管内压升高；③淋巴管阻塞
渗出液	炎性积液	①感染性：如胸膜炎、腹膜炎、心包炎等；②化学因素：如血液、胆汁、胰液等化学性刺激；③恶性肿瘤；④风湿性疾病及外伤等

（二）渗出液与漏出液的鉴别要点

1. 漏出液 ①非炎症所致。②淡黄、浆液性。③透明或微混。④比重 < 1.018。⑤不自凝。⑥黏蛋白定性：阴性。⑦蛋白质定量：25g/L 以下。⑧葡萄糖定量：与血糖相近。⑨细胞计数常 < 100 × 10⁶/L。⑩以淋巴细胞为主。⑪细菌检查阴性。⑫乳酸脱氢酶 < 200U/L。

2. 渗出液 ①炎症、肿瘤或物理、化学性刺激。②外观不定，可为黄色、脓性、血性、乳糜性。③多混浊。④比重 > 1.018。⑤能自凝。⑥黏蛋白定性：阳性。⑦蛋白质定量：30g/L 以上。⑧常高于血糖水平。⑨细胞计数常 > 500 × 10⁶/L。⑩和细胞增高，分别以中性粒细胞或淋巴细胞为主。⑪可找到致病菌。⑫乳酸脱氢酶 > 200U/L。

十三、脑脊液检查

（一）脑脊液检查的适应证、禁忌证

1. 适应证

（1）有脑膜刺激症状需明确诊断者。

（2）疑有颅内出血。

（3）疑有中枢神经系统恶性肿瘤。

（4）有剧烈头痛、昏迷、抽搐及瘫痪等表现而原因未明者。

（5）中枢神经系统手术前的常规检查。

2. 禁忌证

（1）颅内压明显增高或伴显著视乳头水肿者。

（2）有脑疝先兆者。

（3）处于休克、衰竭或濒危状态者。

（4）局部皮肤有炎症者。

（5）颅后窝有占位性病变者。

（二）常见中枢神经系统疾病的脑脊液特点

	压力 (mmH₂O)	外观	细胞数 (×10⁶/L) 及分类	蛋白质定性	蛋白质定量 (g/L)	葡萄糖 (mmol/L)	氯化物 (mmol/L)	细菌
正常	侧卧位 80～180	无色透明	0～8，多为淋巴细胞	（-）	0.15～0.45	2.5～4.5	120～130	无
化脓性脑膜炎	↑↑↑	混浊脓性，可有凝块	显著增加，以中性粒细胞为主	（+++）以上	↑↑↑	↓↓↓	↓↓	有致病菌

続表

	压力（mmH₂O）	外观	细胞数（×10⁶/L）及分类	蛋白质定性	蛋白质定量（g/L）	葡萄糖（mmol/L）	氯化物（mmol/L）	细菌
结核性脑膜炎	↑↑	微浊，毛玻璃样，静置后有薄膜形成	增加，以淋巴细胞为主	(++)	↑↑	↓↓	↓↓↓	抗酸染色可找到结核分枝杆菌
病毒性脑膜炎	↑	清晰或微浊	增加，以淋巴细胞为主	(+)	正常	正常	正常	无
蛛网膜下腔出血	↑	血性为主	增加，以红细胞为主	(+)~(++)	正常	正常	正常	无
脑脓肿（未破裂）	↑↑	无色或黄色微浊	稍增加，以淋巴细胞为主	(+)	正常	正常	正常	有或无
脑肿瘤	↑↑	黄色或无色	正常或稍增加，以淋巴细胞为主	(±)~(+)	正常	正常	正常	无

第四单元 心电图诊断

一、心电图基本知识

（一）常用心电图导联

1. 肢体导联

（1）标准导联：①Ⅰ导联：正极接左上肢，负极接右上肢。②Ⅱ导联：正极接左下肢，负极接右上肢。③Ⅲ导联：正极接左下肢，负极接左上肢。

（2）加压肢体导联

①加压右上肢导联（aVR）：探查电极置于右上肢并与正极相连，左上、下肢连接构成无关电极并与负极相连。

②加压左上肢导联（aVL）：探查电极置于左上肢并与正极相连，右上肢与左下肢连接构成无关电极并与负极相连。

③加压左下肢导联（aVF）：探查电极置于左下肢并与正极相连，左、右上肢连接构成无关电极并与负极相连。

标准肢体导联Ⅰ、Ⅱ、Ⅲ和加压肢体导联aVR、aVL、aVF，统称为肢体导联。

2. 胸导联 ①V₁导联：胸骨右缘第4肋间。②V₂导联：胸骨左缘第4肋间。③V₃导联：V₂与V₄连线的中点。④V₄导联：左锁骨中线与第5肋间相交处。⑤V₅导联：左腋前线V₄水平处。⑥V₆导联：左腋中线V₄水平处。

（二）心电图各波段的意义

一般每个心动周期均包括四个波（P波、QRS波群、T波、U波）、三个段（PR段、ST段、TP段）、两个间期（PR间期、QT间期）和一个J点（QRS波群与ST段的交点）。

P波：反映左、右心房去极过程中的电位和时间变化。

PR段：是房室交界区产生的微弱电位变化。

PR间期：反映激动通过整个传导系统所需要的时间，也反映自心房去极化开始至心室去极开始的时间。

QRS 波群：左、右心室去极化过程。

ST 段：左、右心室早期缓慢复极化。

T 波：左、右心室晚期快速复极化。

QT 间期：反映左、右心室去极化与复极化全过程的时间。

U 波：心室肌的后继电位，或与心室中浦肯野纤维的复极化有关。

二、心电图测量，正常心电图及临床意义

（一）心率计算及各波段测量

1. 心率计算　测量 PP 或 RR 间距，以秒（s）为单位，被 60 除即可求出心率。若有心律不齐者，则需连续测量 5～10 个 RR 或 PP 间距，取其平均值，然后算出心率。即：心率（次/分）= 60/RR（或 PP）间距平均值（秒）。

2. 心电图各波段测量

（1）各波振幅（电压）的测量：测量向上的波应自等电位线（基线）的上缘垂直测至波的顶点，测量向下的波应自等电位线的下缘垂直测到波的底端。若为双向 P 波，上下振幅的绝对值之和为其电压数值。

（2）各波时间的测量：选择波形比较清晰的导联，从波的起始部的内缘到终末部的内缘。若为双向 P 波，应测量该波两个方向总的时间。P 波及 QRS 波群时间，应选择十二导联中最宽的 P 波及 QRS 波进行测量。

（3）测量 R 峰时间：从 QRS 波群的起点量到 R 波顶点与等电位线的垂直线之间的距离。如 R 波有 R′波或切迹，则以最后的 R′波或第二峰的顶点为准。一般只测 V1 和 V5 导联。R 峰时间代表心室肌除极时激动自电极下局部心内膜面到达心外膜面所需的时间。

（4）测量间期：①PR 间期：选择有明显 P 波和 R 波的导联（一般多选Ⅱ导联），自 P 波起点量至 QRS 波群的起点。②QT 间期：选择 T 波较清晰、QT 间期最长的导联，通常在 V2、V3 导联测量；但如果 V2、V3 导联比其他导联长 0.04 秒以上，可能测量有误，应结合其他导联确定 QT 间期值。若心律不规则时，取 3～4 个 QT 间期的平均值。

（5）ST 段偏移的测量：测量 ST 段抬高的程度，应自等电位线上缘垂直测至 ST 段上缘；测量 ST 段压低的程度，应自等电位线的下缘垂直测至 ST 段的下缘。测量时应选择基线较平直的导联，一般应与 TP 段相比较；如因心动过速等原因 TP 段不明显时，可与 PR 段相比较。斜行向上的 ST 段，以 J 点作为判断 ST 段移位的依据；斜行向下的 ST 段，则应在 J 点后 0.06～0.08 秒处进行测量。

（6）12 导联同步心电图记录的测量：各波时间和间期的测量有如下规定：①测量 P 波和 QRS 波群时间，应从 12 导联同步心电图中最早的 P 波起点测量至最晚的 P 波终点，以及从最早的 QRS 波群起点测量至最晚的 QRS 波群终点。②测量 PR 间期，应从 12 导联同步心电图中最早的 P 波起点测量至最早的 QRS 波群起点。③测量 QT 间期，应从 12 导联同步心电图中最早的 QRS 波群起点测量至最晚的 T 波终点。其余同上。

（二）心电图各波段正常范围及其变化的临床意义

1. P 波

（1）形态：多数导联呈钝圆形，双峰间距 < 0.04 秒。

（2）方向：aVR 导联倒置，Ⅰ、Ⅱ、aVF 和 V4～V6 导联直立。

（3）时限：≤0.11 秒。

（4）振幅：肢体导联 < 0.25mV，胸导联 < 0.20mV。

2. PR 段与 PR 间期 PR 间期
为 0.12~0.20 秒。

3. QRS 波群 时限为 0.06~
0.10 秒，儿童为 0.04~0.08 秒。

4. J 点 大多在等电位线上，
但常随 ST 段偏移而发生移位。反映
心室肌早期快速复极化（1 期）的
电位变化。

5. ST 段 任何导联 ST 段压
应 < 0.05mV。抬高除 V_1~V_3 导联
< 0.3mV 外，其余导联均 < 0.1mV。

6. T 波 正常情况下，T 波的
方向大多与 QRS 波群主波方向一
致。aVR 导联 T 波倒置，Ⅰ、Ⅱ、
V_4~V_6 导联 T 波直立。在以 R 波为
主的导联中，T 波不应低于同导联
R 波的 1/10。

三、常见异常心电图及临床意义

（一）心房、心室肥大

1. 左房肥大 ①P 波时限延长，
≥ 0.12 秒。②P 波常呈双峰，两峰
距 ≥ 0.04 秒，以 Ⅰ、Ⅱ 导联上最为
显著。多见于二尖瓣狭窄，故又称
"二尖瓣型 P 波"。

2. 右房肥大 ①P 波尖而高耸。
②在心电图中的 Ⅱ、Ⅲ、aVF 导联
表现最为突出；胸导联上，P
波振幅 ≥ 0.15mV，如 P 波呈双向
时，其振幅的算术和 ≥ 0.20mV 或
IPI > 0.03mm · s。多见于肺源性心
脏病，故又称"肺型 P 波"。

3. 左室肥大 ①QRS 波群电压
增高：R_{V5} > 2.5mV，R_{V5} + S_{V1} >
4.0mV（男）/3.5mV（女）。②心
电轴左偏。③QRS 波群时间 0.10~
0.11 秒。④ST-T 改变：以主波向
上的导联中，T 波低平、双向或倒置。

4. 右室肥大 ①QRS 波群形态
改变：V_1 R/S > 1，V_5 R/S < 1，V_1
或 V_3R 的 QRS 波群呈 R、rsR′、R
或 qR 型。② R_{V1} + S_{V5} > 1.05mV
（重症 > 1.2mV），aVR 导联的 R/Q
或 R/S > 1，R_{aVR} > 0.5mV。③心电

轴右偏，重症可 > +110°。④V_1 或
V_3R 等右胸导联 ST-T 下移 >
0.05mV，T 波低平、双向或倒置。

（二）心肌梗死及心肌缺血

1. 心肌缺血

（1）稳定型心绞痛：面对缺血
区的导联上出现 ST 段水平型或下斜
型下移 ≥ 0.1mV，T 波低平、双向或
倒置，时间一般小于 15 分钟。

（2）变异型心绞痛：常于休息
或安静时发病，心电图可见 ST 段抬
高，常伴有 T 波高耸，对应导联 ST
段下移。

（3）慢性冠状动脉供血不足：
在 R 波占优势的导联上，ST 段呈水
平型或下斜型压低 ≥ 0.05mV，T 波
低平、双向或倒置。

2. 心肌梗死

（1）缺血型 T 波改变：缺血发
生于心内膜面，T 波高而直立；若
发生于心外膜面，出现对称性 T 波
倒置。

（2）损伤型 ST 段改变：面向
损伤心肌的导联出现 ST 段明显抬
高，可形成单相曲线。

（3）坏死型 Q 波出现：面向坏
死区的导联异常 Q 波（宽度 ≥ 0.03
秒，深度 ≥ 1/4R）或者呈 QS 波。

（4）心肌梗死的定位诊断：
V_1~V_3 出现梗死图形——前间壁心
梗；V_3~V_5 出现梗死图形——前壁
心梗；V_1~V_6 出现梗死图形——广
泛前壁心梗；Ⅱ、Ⅲ、aVF 出现梗
死图形——下壁心梗；Ⅰ、aVL 出
现梗死图形——高侧壁心梗。

（三）心律失常

1. 过早搏动

（1）室性期前收缩：①提前出
现的、宽大畸形的 QRS 波群，时限
通常 ≥ 0.12 秒，其前无相关 P 或 P′
波。②T 波方向与 QRS 波群的主波
方向相反。③有完全性代偿间歇。

（2）房性期前收缩：①提前出
现的异位 P′波，其形态与窦性 P 波

不同。②房性期前收缩可呈现三种房室传导方式：正常下传、房性期前收缩未下传、伴心室内差异传导。③代偿间歇多不完全。

2. 异位性心动过速

（1）阵发性室上性心动过速：①心动过速发作时 QRS 波频率大多数为 150～250 次/分。②节律一般绝对规则。③QRS 波群形态基本正常。④ST-T 可无变化，或呈继性 ST 段下移和 T 波倒置。

（2）室性心动过速：①相当于一系列连续的室性期前收缩（连续 3 次或 3 次以上），频率多在 100～250 次/分，RR 大致相等，节律可略有不齐。②QRS 波群畸形、增宽，时间≥0.12 秒，T 波方向与 QRS 主波方向相反。③房室分离，室率可见房室分离。④偶可发生心室夺获或室性融合波。

3. 颤动

（1）心房颤动：①P 波消失，代之以一系列大小不等、间距不均、形态各异的心房颤动波（f 波），其频率为 350～600 次/分，通常在 V$_1$ 导联最清楚。②心室律完全不规则。③QRS 波群形态一般正常。

（2）心室颤动：QRS-T 波群完全消失，代之以形状不一、大小不等、极不规则的低小波，频率为 250～500 次/分。

4. 房室传导阻滞

（1）一度房室传导阻滞：①窦性 P 波规则出现，每个窦性 P 波后都有 QRS 波群。②PR 间期延长。

（2）二度房室传导阻滞：①二度 I 型房室传导阻滞，又称莫氏 I 型或文氏型传导阻滞：PR 间期逐渐延长，直到 QRS 波群脱落，如此周而复始。②二度 II 型房室传导阻滞：PR 间期固定，QRS 波群规律脱漏，房室传导比例常为 3:2、4:3 等。

（3）三度房室传导阻滞：①房室分离：P 波与 QRS 波群各自独立、互不相关，呈完全性房室分离。

②逸搏心律。

第五单元　影像诊断

一、超声诊断

（一）二尖瓣、主动脉瓣病变声像图及心功能评价

1. 二尖瓣狭窄的异常声像图

（1）二维超声心动图：①二尖瓣增厚，回声增强，瓣膜交界处粘连、融合。②二尖瓣活动僵硬，运动幅度减小。③腱索增粗缩短，乳头肌肥大。④左心房明显增大，肺动脉高压时则右心室增大，肺动脉增宽。

（2）M 型超声心电图：①二尖瓣曲线增粗，回声增强。②二尖瓣前叶曲线双峰消失，呈城墙样改变，EF 斜率减低。③二尖瓣前、后叶呈同向运动，后叶曲线套入前叶。④左心房增大。

2. 主动脉瓣关闭不全的异常声像图

（1）二维超声心动图：表现在左室长轴及主动脉根部短轴切面上，可见主动脉瓣增厚、回声增强、舒张期瓣膜闭合不良、左室容量负荷过重的表现。

（2）M 型超声心动图：①主动脉根部前后径增宽，运动幅度增大，舒张期闭合线呈双线。若闭合线出现扑动现象，是血液反流征据。②左心室内径扩大，流出道增宽，室间隔和左室后壁呈反向运动。

（二）胆囊结石、泌尿系结石的异常声像图

1. 胆囊结石的异常声像图

①胆囊内见一个或数个强光团、光斑，其后方伴声影或彗星尾。②强光团或光斑可随体位改变而依重力方向移动。

2. 泌尿系结石的异常声像图

结石部位有强回声光团或光斑，后

伴声影或彗星尾征。

（三）脂肪肝、肝硬化的异常声像图

1. 脂肪肝的异常声像图

（1）弥漫性脂肪肝的声像图：①肝脏可正常大小，也可均匀性轻、中度增大，表面圆钝，边缘角增大。②肝内回声增多增强，前半细而密，呈一片云雾状改变。

（2）局限性脂肪肝的声像图：表现为脂肪浸润区部位的高回声区与正常肝组织的相对低回声区，两者分界较清，呈花斑状或不规则的片状。

2. 肝硬化的异常声像图　①肝体积缩小，逐步向右上移行。②肝包膜回声增强，呈锯齿样改变；肝内光点增粗增强，分布紊乱。③脾肿大。④胆囊壁增厚毛糙，可呈"双环征"改变。⑤可见腹水的无回声暗区。⑥门静脉内径增宽＞1.3cm，门静脉血流信号减弱，血流速度常在15～25cm/s以下；可见脐静脉重新开放。⑦癌变时在肝硬化基础上出现肝癌声像图特征，以弥漫型为多见。

二、放射诊断

（一）X线的特性及成像原理

1. X线的特性　①穿透性：是X线成像的基础。②荧光效应：是进行透视检查的基础。③感光效应：是X线摄影的基础。④电离效应：是放射防护学和放射治疗学的基础。

2. X线的成像原理　一是基于X线的穿透性、荧光和感光效应；二是基于人体组织之间的密度和厚度的差别。

（二）X线检查方法

1. 普通检查　包括透视和X线摄影。

2. 造影检查　常用的造影剂有：①高密度造影剂：常用的为钡剂和碘剂。②低密度造影剂：如空气、一氧化碳、氧等。

（三）CT、磁共振成像（MRI）的临床应用

1. CT 的临床应用　CT对头颅病变、脊椎与脊髓、纵隔、肺脏、肝、胆、胰、肾与肾上腺及盆部器官的疾病诊断都有良好的运用价值。双源CT下的冠脉造影，可以帮助判断冠状动脉有无狭窄及狭窄程度，指导临床治疗。CT对中枢神经系统疾病的诊断价值更高，对颅内肿瘤、脓肿与肉芽肿、寄生虫病、外伤性血肿与脑损伤、脑梗死与脑出血、椎管内肿瘤等疾病诊断效果很好，结果可靠；对脊椎病变及椎间盘脱出也有良好的诊断价值。

2. MRI 诊断的临床应用　与CT相比，MRI检查具有无X线辐射、无痛苦、无侵袭性伤易的特点，非常适用于多次随访检查。MRI有高度软组织分辨能力，是颅脑、体内脏器、脊髓、骨与关节软骨、肌肉、滑膜、韧带等部位病变的首选检查方法。

（四）呼吸系统常见病的影像学表现

1. 慢性支气管炎　典型慢支表现为两肺纹理增多、增粗、紊乱，纹理伸展至肺野外带。

2. 慢性阻塞性肺疾病　早期X线可无明显变化，随后出现肺纹理增多、紊乱等非特异性改变。主要X线征象为肺过度充气，肺野透亮度增выс ，双肺外周纹理纤细增加，胸廓前后径增大，助骨走行平直，横膈位置低平，心脏狭长，严重者可有肺大泡的影像学改变。

3. 支气管扩张症　确诊主要靠胸部CT检查，尤其是高分辨力CT（HRCT）。柱状扩张时可见"轨道征"或"印戒征"；囊状扩张时可见葡萄串样改变；扩张的支气管腔内充满黏液栓时，可见"指状征"。

4. 大叶性肺炎　CT在充血期即可见病变区磨玻璃样阴影，边缘模

糊。实变期可见肺段性或大叶性分布的密实阴影。支气管充气征较X线检查更为清楚。

5. 支气管肺炎（小叶性肺炎）

常见于两中下肺野的中、内带，X线表现为沿肺纹理分布的、散在密度不均的小斑片状阴影，边界模糊。

6. 间质性肺炎

病变常同时累及两肺，以中、下肺最为显著。X线表现为两肺门及两中、下肺纹理增粗模糊，可呈网状，并伴有小点状影，肺门影轻度增大，轮廓模糊，密度增加。

7. 肺脓肿

急性肺脓肿在致密的实变中可见含有液面的空洞，内壁不规整。慢性肺脓肿可见空洞壁变薄，周围有较多紊乱的纤维条索状阴影。多房性空洞则显示为多个大小不等的透亮区。CT较平片能更早、更清楚地显示肺脓肿，因此有利于早期诊断和指导治疗。

8. 肺结核

（1）原发性肺结核：①原发复合征：是由肺内原发灶、淋巴管炎及淋巴结炎三者组成的哑铃状双极现象。②胸内淋巴结结核：表现为肺门和/或纵隔淋巴结肿大而突向肺野。

（2）血行播散性肺结核：①急性粟粒型肺结核：X线可见两肺大小、密度、分布都均匀一致的粟粒状影。②亚急性与慢性血型播散型肺结核：X线可见以两上、中肺为主的大小不一、密度不同、分布不均的多种性质（渗出、增殖、钙化、纤维化、空洞等）病灶。

（3）继发性肺结核：病变多从肺尖和锁骨下区开始，X线可见渗出、增殖、播散、纤维和空洞等多种性质的病灶同时存在。

（4）结核性胸膜炎：多见于儿童与青少年，可单独存在，或与肺结核同时出现。少量积液时X线可见患侧肋膈角变钝；大量积液时X线可见患侧均匀的密度增高阴影，阴影上方呈外高内低状，积液随体位变化而改变。后期可引起胸膜肥厚、粘连、钙化。

9. 肺肿瘤

肺肿瘤分原发性与转移性两类。

（1）原发性支气管癌：①中心型：引起管腔狭窄时可出现阻塞性肺气肿、阻塞性肺炎、阻塞性肺不张三种肺癌的间接征象。肿瘤同时向腔外生长或/和伴肺门淋巴结转移时形成肺门肿块影。肺门肿块影是肺癌的直接征象。发生于右上叶的肺癌，肺门肿块及右肺上叶不张连在一起可形成横行"S"状下缘。②周围型：X线表现为密度增高、轮廓模糊的结节状或球形病灶，逐渐发展可形成分叶状肿块。发生于肺尖的癌称为肺沟癌。同时发现肺门或纵隔淋巴结肿大更有助于肺癌的诊断。增强CT及发现肺门、纵隔淋巴结转移。③细支气管肺泡癌（弥漫性肺癌）：CT可见两肺不规则分布的1cm以下结节，边界模糊，常伴有肺门、纵隔淋巴结转移；融合后的大片实变影中靠近肺门处可见支气管充气征，实变区密度较低呈毛玻璃样，其中可见到高密度的隐约血管影是其重要特征。

（2）转移性肿瘤：X线可见在两肺中、下肺野外带，大小不一、轮廓清楚的棉絮样低密度影。血供丰富的肿瘤发生粟粒状转移时，可见两中、下肺野轮廓光滑、密度均匀的粟粒影。淋巴转移至肺的肿瘤，则主要表现为肺门和/或纵隔淋巴结肿大。CT发现肺部转移较平片敏感；HRCT对淋巴转移的诊断具有优势，可见肺门及纵隔淋巴结肿大、支气管血管增粗、小叶间隔增厚及沿两者分布的细小节影。

460

10. 胸膜病变

（1）胸腔积液：①游离性胸腔积液：当积液达250mL左右时，站立位X线检查可见外侧肋膈角变钝；中等量积液时，患侧胸中、下部呈均匀性致密影，其上缘形成自外上斜向内下的凹面弧形，同侧膈和心缘下部被积液遮蔽；大量积液时，除肺尖外，患侧全胸呈均匀的致密增高影，与纵隔连成一片，患侧肋间隙增宽，膈肌下降，气管纵隔移向健侧。②包裹性胸腔积液：X线表现为圆形或半圆形密度均匀影，边缘清晰。包裹性积液局限在叶间裂时称为叶间积液。

（2）气胸及液气胸：气胸时X线显示胸膜顶部和外侧高度透亮，其中无肺纹理，透亮带内侧可见被压缩的肺边缘。液气胸时，立位检查可见上方为透亮的气体影，下方为密度增高的液体影，且随体位改变而流动。

（3）胸膜肥厚、粘连、钙化：胸膜轻度增厚时，X线表现为肋膈角变钝或消失，沿胸壁可见密度增高或条状阴影，还可见膈上幕状粘连，膈运动受限。广泛胸膜增厚则呈大片不均匀性增高密影，患侧肋间隙变窄或胸廓塌陷，纵隔向患侧移位，膈肌升高，活动减弱，严重时可见膈部脊柱向健侧凸起。胸膜钙化的X线表现为斑块、条状或片状高密度钙化影，切线位观察时，可见其位在肺的外围。

（五）循环系统常见病的影像学表现

1. 风湿性心脏病

（1）单纯二尖瓣狭窄：X线表现为左心房及左心室增大，左心耳部凸出，肺动脉段突出，主动脉结及左心室变小，心脏呈梨形。

（2）二尖瓣关闭不全：X线表现是左心房和左心室明显增大。

（3）主动脉瓣狭窄：X线可见左心室增大，或伴左心房增大，升主动脉中段局限性扩张，主动脉瓣区可见钙化。

（4）主动脉瓣关闭不全：左心室明显增大，升主动脉、主动脉弓普遍扩张，心脏呈靴形。

2. 高血压性心脏病　X线表现为左心室扩大，主动脉增宽、延长、迂曲，心脏呈靴形。

3. 慢性肺源性心脏病　X线表现为右下肺动脉增宽≥15mm，右心室增大等。

4. 心包积液　300mL以下者，X线难以发现；中等量积液时，后前位可见心脏形态呈烧瓶形，上腔静脉增宽，心缘搏动减弱或消失等。

（六）消化系统疾病影像学检查及常见疾病的影像学表现

1. 消化系统疾病影像学检查

（1）普通X线检查：包括透视和腹部平片，常用于急腹症的诊断。

（2）造影：①食道吞钡，观察食道黏膜、轮廓、蠕动和食道对张度及通畅性。②上消化道钡餐（气钡双重造影）检查，包括食道、胃、十二指肠和上段空肠。③小肠系钡剂造影。④结肠钡剂灌肠造影。

（3）肝、胆、胰的影像检查方法

1）肝脏检查：①CT平扫。②CT增强扫描：增加正常肝组织与病灶之间的密度差，显示平扫不能发现的或可疑的病处，帮助鉴别病灶性质。③MRI检查。

2）胆道系统检查：①X线平片检查：可观察有无不透X线的结石、胆囊壁钙化或异常的气体影。②造影检查：如口服胆囊造影、静脉胆道造影及内镜逆行性胆胰管造影（ERCP）。③CT检查。④MRI检查。

3）胰腺检查：①X线平片可了解胰腺有无钙化、结石。ERCP对诊断慢性胰腺炎、胰头癌和壶腹癌有一定的帮助。②CT检查可显示胰腺的大小、形态、密度和结构，区分病变囊性或实性，是胰腺疾病最重要的影像学检查方法。③MRI检查。

2. 消化系统常见病的影像学表现

（1）食管静脉曲张：X线钡剂造影可见：食管中、下段的黏膜皱襞明显增宽、迂曲，呈蚯蚓状或串珠状充盈缺损，管壁边缘呈锯齿状。

（2）食管癌：X线钡剂造影可见：①黏膜皱襞改变：由于肿瘤破坏黏膜层，使正常黏膜皱襞消失、中断、破坏，形成表面杂乱的不规则影像。②管腔狭窄。③腔内充盈缺损。④不规则的龛影，早期较浅小，较大者表现为长径与食管长轴一致的长形龛影。⑤受累食管呈局限性僵硬。

（3）消化性溃疡

1）胃溃疡：上消化道钡剂造影检查的直接征象是龛影，多见于小弯；龛影口周围有一圈黏膜水肿造成的透明带，这种黏膜水肿带是良性溃疡的特征性表现。

2）十二指肠溃疡：绝大部分发生在球部，溃疡易造成球部变形；球部龛影或球部变形是十二指肠溃疡的直接征象。间接征象为：①激惹征。②幽门痉挛，开放延迟。③胃分泌增多和胃张力与蠕动方面的改变。④球部固定压痛。

（4）胃癌：上消化道钡剂造影检查可见：①胃内形态不规则的充盈缺损，多见于蕈伞型癌。②胃腔狭窄，胃壁僵硬，多见于浸润型癌。③形状不规则，位于胃轮廓之内的龛影，多见于溃疡型癌。④黏膜皱襞破坏、消失或中断。⑤肿瘤区蠕动消失。CT或MRI检查可直接观察肿瘤侵犯胃壁、周围浸润及远处转移情况，其影像表现直接反映了胃癌的大体形态，但检查时需用清水或对比剂将胃充分扩张。

（5）溃疡性结肠炎：肠气钡双重对比造影检查可见病变肠管结肠袋变浅、消失，黏膜皱襞多紊乱，粗细不一，其中可见溃疡龛影。

（6）结肠癌：结肠气钡双重对比造影可见：①肠腔内充盈缺损，形态不规则，黏膜皱襞消失。病变处肠壁强硬，结肠袋消失。②较大者，形状不规则，边缘不整齐，周围有不同程度的充盈缺损和狭窄，肠壁僵硬，结肠袋消失。③肠管狭窄，肠壁僵硬。

（7）胃肠道穿孔：最多见于胃或十二指肠穿孔，立位X线透视或腹部平片可见两侧膈下有弧形或半月形透亮气体影。

（8）肠梗阻：X线表现为：梗阻上段肠管扩张、积气、积液，立位或侧位水平位摄片可见肠管扩张，呈阶梯状气液平，梗阻以下的肠管闭合，无气体或仅有少量气体。CT（尤其是螺旋CT）适用于一些危重患者、不能配合检查的患者，有助于发现腹腔包裹性或游离性气体、液体及肠坏死，帮助判断梗阻部位及病因。

（七）泌尿系统常见病的影像学表现

1. 泌尿系结石

（1）肾结石：阳性结石X线平片可见圆形、卵圆形或桑葚状致密影，密度高而均匀或浓淡不等，或呈分层状。阴性结石平片上不能显影，造影可见肾盂内圆形或卵圆形密度减低影或充盈缺损，还可引起肾盂、肾盏积水扩张等。CT检查表现基本同平片。

（2）输尿管结石：阳性结石平片或CT可见输尿管走行区域内米粒大小的高密度影，CT可见结石上方输尿管、肾盂积水扩张；静脉肾盂造影可见造影剂中止在结石处，其上方尿路扩张。

（3）膀胱结石：多为阳性，X

线平片可见耻骨联合上方圆形或卵圆形致密影，边缘光滑或毛糙，密度均匀或不均匀，可呈层状，大小不一。结石可随体位而改变位置，但总是在膀胱最低处。阴性结石排泄性尿路造影可见充盈缺损影。CT可见膀胱内致密影。MRI检查呈非常低的信号。

肾癌　较大肾癌X线平片可见肾轮廓局限性外突；尿路造影可见肾盂伸长、狭窄、受压变形，或肾盏封闭、扩张。CT可见肾实质内肿块，密度不定，可略高于周围肾实质，也可低于或接近于周围肾实质，肿块较大时可突向肾外，少数肿块内可有钙化影；增强扫描早期肿块有明显、不均一的强化，之后表现为相对低密度。

(八)骨与关节常见病的影像学表现

1. 长骨骨折　X线检查是诊断骨折最常用、最基本的方法。根据骨折程度对骨折分为完全性骨折和不完全性骨折。根据骨折线的形状和走行，将骨折分为横行、斜行和螺旋形。CT适用于解剖结构比较复杂部位骨折的诊断、诊断骨折碎片的数目等较普通X线有优势。MRI可清晰显示骨折周围软组织的损伤情况及骨折断端出血、水肿等。

2. 脊柱骨折　主要发生在胸椎下段和腰椎上段，以单个椎体损伤多见。多因受到纵轴性暴力冲击而发生椎体压缩性骨折。X线可见骨折椎体压缩呈楔形，前缘骨皮质嵌压。CT对脊椎骨折的定位、骨折类型、骨折片移位程度以及椎管有无变形、狭窄等的诊断优于普通X线。MRI对脊椎骨折及有无椎间盘突出、韧带撕裂等有较高的诊断价值。

3. 椎间盘突出　青壮年多发，下段腰椎最容易发生。

(1) X线平片：①椎间隙变窄或前窄后宽。②椎体后缘唇样肥大增生、骨桥形成或游离骨块。③脊柱生理曲度变直或侧弯。

(2) CT检查：直接征象是：椎间盘后缘变形，有局限性突出，其内可有钙化。间接征象是：①硬膜外脂肪层受压、变形甚至消失，两侧硬膜外间隙不对称。②硬膜囊受压变形和移位。③一侧神经根鞘受压。

(3) MRI检查：在矢状面可见突出的椎间盘向后方或侧后方伸出；横断面上突出的椎间盘局限突出于椎体后缘；可见硬膜外脂肪层受压、变形甚至消失和神经根偏移图像。

4. 急性化脓性骨髓炎

(1) X线检查：①发病2~3天后，可见肌间隙模糊或消失，皮下组织与肌间分界模糊等。②发病10天后可见骨改变。

(2) CT表现：能较清楚地显示软组织感染、骨膜下肿胀及骨破坏和死骨，尤其有助于发现平片不能显示的小的破坏区和死骨。

(3) MRI检查：对显示骨髓腔内改变和软组织感染优于平片和CT。

5. 慢性化脓性骨髓炎

(1) X线表现可见明显的修复，即在骨破坏周围有骨质增生硬化现象；骨膜的新生骨增厚，并同骨皮质融合，呈分层状，外缘呈花边状；骨干增粗，轮廓不整，骨密度增高，甚至骨髓腔发生闭塞；可见骨质破坏和死骨。

(2) CT表现：与X线表现相似，并容易发现X线不能显示的死骨。

(九)常见中枢神经系统疾病的影像学表现

1. 脑血管病

(1) 脑出血

CT表现：①急性期血肿呈圆形、椭圆形或不规则形均匀密度增高影，边界清楚；周围有环形密度减低影（水肿带）；局部脑室受压移位；血液进入脑室或蛛网膜下腔时，可见脑室或蛛网膜下腔内有积血影。②吸收期（发病后3～7天）可见血肿缩小、密度降低，小的血肿可以完全吸收，血肿周围变模糊，水肿带增宽。③发病2个月后进入囊变期，较大的血肿吸收后常留下大小不等的囊腔，同时伴有不同程度的脑萎缩。

（2）蛛网膜下腔出血：CT表现为脑沟、脑池、脑裂内密度增高影，脑沟、脑裂、脑池增大，少数严重病例周围脑组织受压移位。出血一般7天左右吸收，此时CT检查无异常发现，但MRI仍可见高信号出血灶痕迹。

2）脑梗死

1）CT表现：①缺血性梗死：发病12～24小时之内，CT无异常所见；少数病例在血管闭塞6小时即可显示大范围低密度区，其部位、范围与闭塞血管供血区一致，皮质与髓质同时受累，多呈三角形或扇形，边界不清，密度不均，在等密度区内散在较高密度的斑点影代表梗死区内脑质的相对无损害变；2～3周时，可出现"模糊效应"，病变处变为等密度而不可见；1～2个月后可见边界清楚的低密度囊腔。②出血性脑梗死：在密度减低的脑梗死灶内，见到不规则斑点状或片状高密度灶，中线轻度受压，中线轻度移位；2～3周后，病变处密度逐渐变低。③腔隙性脑梗死：发病12～24小时之内，CT无异常所见；典型者可见小片状密度减低影，边缘模糊；无占位效应。

2）MRI检查：MRI对脑梗死灶发现早、敏感性高，发病后1小时即可见局部脑回肿胀，脑沟变浅。

2. 脑肿瘤　CT、MRI是主要的诊断手段。

3. 颅脑外伤

（1）脑挫裂伤：CT可见低密度脑水肿区内散在斑点状高密度灶，伴有占位效应。有的表现为广泛性脑水肿或脑内血肿。

（2）颅内出血：包括硬膜外、硬膜下、脑内、脑室和蛛网膜下腔出血等。CT可见相应部位的高密度影。

三、放射性核素诊断

1. 甲状腺激素测定　TT_3、TT_4联合测定对甲状腺功能的判定有重要意义。FT_3、FT_4对诊断甲状腺功能亢进症或甲状腺功能减退症更加准确和敏感。其诊断价值依次是 $FT_3 > FT_4 > TT_3 > TT_4$。

2. 血清促甲状腺激素（TSH）的测定　TSH增高见于甲状腺功能减退症；TSH降低主要见于甲状腺功能亢进症。

3. C肽测定　①帮助糖尿病分型，了解糖尿病患者胰岛 β 细胞的功能。②鉴别糖尿病患者发生低血糖的原因。③了解移植后胰岛 β 细胞的分泌功能。④了解肝肾功能。⑤胰岛素瘤的诊断及手术效果评定。

4. 胰岛素的测定　①血清胰岛素水平降低：见于1型糖尿病患者，空腹胰岛素水平低于参考值，口服葡萄糖后无高峰出现。②血清胰岛素水平正常或稍高：见于2型糖尿病患者，口服葡萄糖后高峰延迟2～3小时出现。

第六单元　病历与诊断方法

病历书写的格式与内容

1. 门诊（电子）病历　常规记录内容主要包括患者的基本个人信息，就诊ID号，就诊时间与科别，初诊与复诊等。根据是初诊还是复诊，记录的临床信息的侧重点有所不同。

（1）初诊门诊病历

①重点记录内容为本次就诊的主诉、现病史，既往史、家族史等仅扼要记录与本次发病有关的内容。

②系统体格检查（包括一般情况、心、肺、腹、四肢及神经反射等）结果按顺序逐项简要记载；阳性体征及具有鉴别诊断价值的阴性体征应重点记载；专科检查结果应详细记载。

③辅助检查应根据病情诊治需要进行选择，并记录在病历中。

④结合病史、体格检查、已有的辅助检查结果，做出初步诊断。西医用诊断疾病病名应规范，符合国际疾病分类（ICD－11）。

⑤记录医嘱药品（含药物品名、剂量、用法及所给总量），特殊治疗，健康教育与人文关怀内容，预约诊疗日期及随访要求等。

（2）复诊门诊病历：重点记录上次就诊治疗后病情变化、治疗效果与对治疗（药物）的反应，有无新发症状，辅助检查结果等。复查上次发现的阳性体征，观察其变化。根据治疗反应及辅助检查结果修正诊断，诊断无改变者不再填写。复诊的治疗内容，包括药物品名、剂量、用法及所给总量，特殊治疗措施，健康教育与人文关怀内容，预约诊疗日期及随访要求等。

2. 住院电子病历

（1）入院记录

①患者一般情况：包括姓名、性别、年龄、婚姻、民族、职业、住址（工作单位）、出生地、入院日期、记录日期、发病节气、病史陈述者、可靠程度等。

②病史部分：包括主诉、现病史、既往史、个人史、婚姻史、月经生育史、家族史。

③体格检查部分：包括生命体征及系统的全身体格检查结果、专科检查结果。

④辅助检查：主要记录本次发病后在门诊或急诊科就诊时进行的辅助检查结果。

⑤病历摘要：应重点记录主诉及现病史内容、体格检查发现的阳性体征及具有诊断意义的辅助检查结果。

⑥初步诊断：病名书写应规范。

⑦记录者签名。

（2）首次病程记录：记录内容包括病例特点（患者姓名、性别、年龄，入院记录中间诊、体格检查、专科检查的重点内容，辅助检查结果等）、入院诊断、诊断依据与鉴别诊断、诊疗计划、医师签名等。

（3）病程记录：记录内容包括记录时间，患者一般情况，病情变化（症状与体征的变化、新出现的症状与体征、新收到的辅助检查结果等），对病情变化及辅助检查结果的分析、判断与结论，对临床诊断的修正及补充，对治疗的改动等。

（4）上级医师查房记录：分别记录三级医师（主任、主治、住院医师）查房记录。

（5）特殊病程记录：不同住院患者具体记录项目不同，主要包括诊疗操作记录、会诊记录、抢救记录、疑难病例讨论记录、转科记录、阶段小结等。

（6）其他记录：如出院记录、死亡记录等。

传染病学

第一单元 传染病学总论

一、感染

1. 感染的概念 感染是病原体对人体的一种寄生过程，是某些微生物和寄生虫感染人体后与人体形成了相互适应、互不损害的共生状态。

2. 感染过程的表现 ①病原体被清除。②病原携带状态。③隐性感染。④潜伏性感染。⑤显性感染。

3. 感染过程中病原体的作用

（1）侵袭力：病原体侵入机体并在体内生长、繁殖的能力称为侵袭力。

（2）毒力：病原体释放毒素和毒力因子的能力称为毒力。

（3）数量：对同一种病原体来说，致病力与病原体的数量成正比。

（4）变异性：环境、药物和遗传等因素可导致病原体发生变异。

4. 感染过程中免疫应答的作用

（1）非特异性免疫：①天然屏障：外部屏障，如皮肤和黏膜；内部屏障，如血脑屏障和胎盘屏障。②吞噬作用。③体液因子。

（2）特异性免疫：①细胞免疫。②体液免疫。

5. 感染病的发病机制

（1）传染病的发生与发展：①入侵部位。②机体内定植。③排出途径。

（2）组织损伤的发生机制：①直接侵犯。②毒素作用。③免疫机制。

二、传染病的流行过程

1. 流行过程的基本条件

（1）传染源：患者、隐性感染者、病原携带者、受感染动物。

（2）传播途径：呼吸道传播、消化道传播、接触传播、虫媒传播、血液和体液传播、母婴传播、医源性感染。

（3）易感人群。

2. 影响流行过程的因素

（1）自然因素：地理、气象、生态环境等对传染病的发生与发展有重要的影响。

（2）社会因素：社会制度、经济与生活条件、文化水平等，对传染病的流行过程有决定性作用。

三、传染病的特征

1. 基本特征 ①病原体。②传染性。③流行病学特征：流行性、季节性、地方性。④感染后免疫。

2. 临床特征

（1）病程发展的阶段性

①潜伏期：是指从病原体侵入人体至开始出现临床表现为止的时期。

②前驱期：是从起病至症状明显期开始为止的时期。

③症状明显期：在此期间，传染病所特有的症状和体征通常都获得充分表达。

④恢复期：机体免疫力增长到一定程度，体内病理生理过程基本终止，患者的症状及体征基本消失。

⑤复发与再燃：有些传染病患者进入恢复期后，已稳定退热一段时间，由于潜伏于组织内的病原体

再度繁殖至一定程度，使发热等初发症状再度出现，称为复发。有些患者在恢复期间，体温未稳定下降至正常，又再度升高，此为再燃。

⑥后遗症：在恢复期结束后机体功能仍长期不能恢复正常。

（2）常见的症状与体征：①发热。②发疹。③毒血症状。④单核－吞噬细胞系统反应。

四、传染病的诊断

1. 流行病学资料 ①传染病的地区分布：有些传染病局限在一定的地区范围，如黑热病、血吸虫病；有些传染病可由一些特定的动物为传染源或传播媒介，在一定条件下才能传染给人或家畜。②传染病的时间分布：不少传染病的发生有较强的季节性和周期性，如流行性乙型脑炎好发于夏、秋季。③传染病的人群分布：许多传染病的发生与年龄、性别、职业有密切关系，如百日咳和猩红热多发于1～5岁儿童，林业工人易患虫媒传染病（如森林脑炎、莱姆病等）。

2. 临床资料 ①病史及症状。②体格检查。

3. 实验室检查与其他检查

（1）常规检查：包括血、尿、粪三大常规检查和生化检查。

（2）病原学检查：病原体的直接检出或分离培养出来病原体常是传染病病原学诊断的"金指标"。

（3）分子生物学检测：是传染病病原学诊断发展的方向。

（4）血清学检查：免疫学检查大大增加了传染病患者病原体的检出率，起"补漏"作用。

（5）其他检查：如内镜检查、影像学检查、组织病理学检查等。

五、传染病的治疗

1. 治疗原则 强调早期治疗、防治结合、综合治疗的原则。

（1）治疗、护理与隔离、消毒并重。

（2）一般治疗、对症治疗与特效治疗结合。

（3）中医中药积极参与，辨证论治。

2. 治疗方法

（1）一般治疗：包括隔离、护理及心理治疗，支持治疗。

（2）病原治疗：包括抗菌治疗、抗寄生虫治疗、抗病毒治疗、血清免疫制剂治疗。

（3）对症治疗：包括降温、镇静、强心、改善微循环。

（4）康复疗法：包括理疗、高压氧疗、针灸治疗、康复锻炼等。

六、传染病的预防

1. 管理传染源 传染病报告制度：甲类传染病——强制管理——发现后2小时内上报；乙类传染病——严格管理——发现后24小时内上报；丙类传染病——监测管理——发现后24小时内报告。对患者早发现、早诊断、早报告、早隔离、早治疗（做到"五早"）。

2. 切断传播途径 重点是做好消毒与隔离工作。切断传播途径通常是起主导作用的预防措施。

3. 保护易感人群 关键还是要通过预防接种提高人群的特异性免疫力。儿童计划免疫对传染病的预防起关键作用。潜伏期药物预防是一种有效的挽救措施。

第二单元 病毒感染

一、病毒性肝炎

1. 病原学和流行病学

（1）甲型、戊型肝炎（RNA病毒）

传染源：急性期患者和亚临床感染者。

传播途径：粪－口途径。

（2）乙型肝炎（DNA 病毒）和丙型、丁型肝炎（RNA 病毒）

传染源：急、慢性患者和病毒携带者。

传播途径：①输血及血制品。②母婴传播。③性传播。

2. 发病机制与病理

（1）发病机制

①甲型肝炎：免疫应答损伤。

②乙型肝炎：免疫应答损伤。

③戊型肝炎：免疫应答损伤。

④丙型肝炎：免疫应答损伤＋直接损害。

⑤丁型肝炎：免疫应答损伤＋直接损害。

（2）基本病理改变：①肝细胞变性和坏死。②炎症渗出反应。③肝细胞再生。④纤维组织增生。

3. 临床表现

（1）急性肝炎

①急性黄疸型肝炎（甲、戊型肝炎多见）：黄疸前期（消化道症状明显，传染性强）、黄疸期（发热好转，出现黄疸；尿黄、眼黄、皮肤黄染，巩膜首先出现黄染）、恢复期。

②急性无黄疸型肝炎（丙型肝炎多见）：临床表现为乏力，食欲减退，恶心呕吐，肝区胀痛，腹胀。

（2）慢性肝炎（病史超过半年）

①轻度：症状、体征轻微或缺如，肝生化指标仅 1 或 2 项轻度异常。

②中度：症状和体征介于轻度和重度之间。

③重度：明显或持续的肝炎症状（乏力、食欲不振、尿黄、便溏），肝病面容，蜘蛛痣、脾大，无门静脉高压。

（3）重型肝炎、淤胆型肝炎、肝炎肝硬化

1）重型肝炎：①极度乏力，明显消化道症状。②明显出血倾向。③神经精神症状（烦躁谵妄）。④黄疸迅速加深，⑤肝缩小。⑥以急性黄疸型肝炎起病。

2）急性重型肝炎：重型肝炎症状＋病程 2 周内＋肝臭。

3）亚急性重型肝炎：重型肝炎症状＋病程 15 日～26 周＋因肝性脑病、肝肾综合征而死亡。

4）慢性重型肝炎：重型肝炎症状＋在慢性肝病基础上出现。

5）淤胆型肝炎（起病类似急性黄疸型肝炎）：梗阻性黄疸为主要表现，如乏力、皮肤瘙痒、肝大、大便灰白；消化道症状较轻。

6）肝炎肝硬化：肝门静脉高压（腹腔积液、脾大和侧支循环的建立）。

4. 实验室检查与其他检查

（1）肝生化指标检测：①血清转氨酶（ALT/AST）↑。②碱性磷酸酶（ALP）↑。③转肽酶（γ－GT）↑。④胆碱酯酶↑。⑤血清蛋白：白蛋白↓，球蛋白↑，A/G↓。⑥血清胆红素↑。⑦凝血酶原时间（PT）↑。⑧凝血酶原活动度（PTA）↓。⑨甲胎蛋白（AFP）↑。⑩血胆固醇（Ch）：肝病病情严重，淤胆型肝炎↑。⑪重型肝炎、肝性脑病患者血氨↑。⑫肝炎活动时胆汁酸↑。

（2）影像学检查：B 超有助于鉴别梗阻性黄疸、脂肪肝及肝内占位性病变。CT、MRI 及超声造影对肝内占位性病变的诊断价值优于 B 超。

（3）肝穿刺活检组织学检查：肝活检对病毒性肝炎的诊断和分型十分重要，可依据一般的病理形态进行诊断及鉴别诊断，了解炎症活动度及纤维化分期，估计预后，随访其演变及评估疗效。

（4）乙肝的病原学检查

HBV 血清标志物检测常见结果的临床意义

HBsAg	抗－HBs	HBeAg	抗－HBe	抗－HBc	临床意义
－	－	－	－	－	未感染过 HBV
＋	－	－	－	－	HBV 携带者
－	＋	－	－	－	注射过乙肝疫苗，或既往感染过，仍有免疫力
－	－	－	－	＋	HBsAg/抗－HBs 窗口期；既往感染未能测出抗－HBs
＋	－	－	－	＋	急性 HBV 感染，慢性 HBsAg 携带者
＋	－	＋	－	＋	"大三阳"，急性或慢性乙肝，HBV 复制活跃，传染性强
＋	－	－	＋	＋	"小三阳"，乙型肝炎后期或者慢性携带者
－	－	－	＋	＋	既往感染过 HBV，急性 HBV 感染恢复期，传染性低
－	＋	－	＋	＋	急性 HBV 感染恢复，有免疫力
＋	－	＋	＋	＋	急性乙型肝炎早期，HBV 复制活跃
＋	＋	－	－	＋	表面抗原、e 抗原变异

5. 诊断 病毒性肝炎的临床表现复杂，应根据流行病学、临床表现、实验室检查及影像学检查结果，结合患者具体情况及动态变化进行综合分析，并根据特异性检查结果做出病原学诊断；对诊断不明确者应争取行肝穿刺活组织检查。

6. 治疗

（1）甲肝（多为急性）：自限性疾病，支持治疗为主。

（2）乙肝（多为慢性）：①一般治疗：适当休息、合理饮食、心理平衡。②抗病毒治疗：干扰素和核苷（酸）类似物。免疫调节治疗。

（3）丙肝（急性或慢性）：①一般治疗。②抗病毒治疗：目前在临床上使用的抗丙肝病毒药物主要有三种：IFN－α、利巴韦林和直接抗病毒药物（DAA）。

（4）慢性肝炎：①一般药物治疗：非特异性护肝药、降酶药、退黄药。②抗肝纤维化治疗。

（5）重型肝炎（肝衰竭）：因病情发展快、病死率高（50%～70%），应积极抢救。重型肝炎（肝衰竭）治疗原则：病情发展的不同时期（早、中、晚期）予以支持、对症、抗病毒等内科综合治疗，早期免疫控制，中晚期预防并发症及免疫调节为主，辅以人工支持系统疗法，争取适当时期进行肝移植治疗。具体措施：①支持和对症治疗。②病因治疗。③其他治疗：糖皮质激素、促肝细胞生长治疗、微生态调节治疗。④并发症（脑水肿、肝性脑病、上消化道出血、继发感染、肝肾综合征等）的防治。⑤人工肝支持系统。⑥肝移植。

（6）淤胆型肝炎：早期治疗同急性黄疸型肝炎；黄疸持续不退时，可用泼尼松 40～60mg/d 口服，或静脉滴注地塞米松 10～20mg/d，2 周后如血清胆红素显著下降，可逐步减量。

（7）肝炎肝硬化：参照慢性肝炎和重型肝炎的治疗，有脾功能亢进或门脉高压明显时可选用手术或介入治疗。

（8）慢性乙型和丙型肝炎病毒携带者：可照常工作，但应定期检查，随访观察，有条件者可行肝穿刺检查，以便进一步诊断和指导治疗。丙型肝炎病毒携带者应给予抗病毒治疗。

7. 预防

（1）管理传染源。

（2）切断传播途径。

（3）保护易感人群：①甲型肝炎：抗 HAV-IgG 阴性者可以接种甲肝疫苗。对近期有与甲型肝炎患者密切接触的易感者，可用人丙种球蛋白进行被动免疫预防注射。②乙型肝炎：接种乙型肝炎疫苗是我国预防和控制乙型肝炎流行的最关键措施。③戊型肝炎：我国已研制成功"重组戊型肝炎疫苗（大肠埃希菌）"。④其他：丁型肝炎可通过注射乙肝疫苗来预防。目前对丙型肝炎尚缺乏特异性免疫预防措施。

二、流行性感冒

1. 病原学　流感病毒属正黏病毒科；100℃1 分钟或者 56℃30 分钟可灭活。

2. 流行病学

（1）传染源：流感患者、隐性感染者。

（2）传播途径：呼吸道传播（飞沫传播和气溶胶传播）。

（3）易感人群：普遍易感。

（4）流行特征：突然暴发，迅速蔓延，波及面广，季节性流行 3～4 周自然停止。甲流——大流行，乙流——局部流行/散发。

3. 发病机制与病理　病毒在呼吸道上皮细胞内复制，使其变性、坏死、脱落，产生炎症反应。

4. 临床表现

（1）单纯型：骤起畏寒、发热、头痛、咽干、乏力等全身症状明显，呼吸道症状轻。

（2）肺炎型：发病后 24 小时内出现高热、烦躁、呼吸困难、咳血痰和明显发绀。

（3）并发症：①呼吸道并发症：细菌性气管炎、细菌性支气管炎、细菌性肺炎。②肺外并发症：

Reye 综合征、中毒性休克、骨骼肌溶解、心肌炎。

5. 实验室检查与其他检查　白细胞计数正常或降低（中性粒细胞显著减少，淋巴细胞相对增加）；病毒分离；血清学检查；病毒核酸检测；病毒抗原检测；胸部影像学检查。

6. 诊断　流感期间出现发热伴呼吸道症状者多可做出临床诊断；散发或轻型病例，或在流行初期的病例的诊断较困难；依据病原学或血清学检测结果可确诊。

7. 治疗　①原则：隔离，早期治疗，支持治疗，防治并发症，儿童忌用阿司匹林。②抗病毒药物治疗——奥司他韦。

8. 预防

（1）控制传染源。

（2）切断传播途径。

（3）保护易感人群：①疫苗接种：是预防流感的基本措施。②药物预防：奥司他韦可用于甲型和乙型流感的预防。

三、人禽流感

1. 病原学　禽甲型流感病毒属正黏病毒科，病毒颗粒呈多形性，其中球形直径 80～120nm，有囊膜。根据病毒表面的血凝素（H）和神经氨酸酶（N）蛋白抗原性不同，可将甲型流感病毒分为 18 个 H 亚型（H1～H18）和 11 个 N 亚型（N1～N11）。禽流感病毒属甲型流感病毒，除感染禽类外，还可感染人、猪、马、水貂和海洋哺乳动物等。可感染人的禽流感病毒亚型主要有 H5、H7、H9 和 H10 等亚型，目前已发现 H5N1、H7N9、H9N2、H7N7、H7N2、H7N3、H7N4、H5N6、H10N8 等亚型毒株可导致人类疾病，大多病情轻微，但有的如 H5N1、H7N9 和 H10N8 等亚型毒株感染人后可引发重症肺炎等，病死率高。

禽流感病毒普遍对热敏感，加热至65℃30分钟或100℃2分钟以上可灭活。对低温抵抗力较强，在4℃水中或有甘油存在的情况下可保持活力1年以上。

2. 流行病学

（1）传染源：主要为被甲型禽流感病毒感染的禽类动物，包括鸡、鸭、鹅及野禽与候鸟等。

（2）传播途径：主要经呼吸道传播。

（3）易感人群：人类对禽流感病毒普遍不易感，偶可感染人。

（4）流行特征：一年四季均可发生，无明显季节性。

3. 发病机制与病理

（1）发病机制：病毒表面的HA与呼吸道表面的纤毛柱状上皮细胞的特异性受体结合后进入细胞，并在细胞内复制。同时，NA协助病毒颗粒不断释放并播散，继续感染其他细胞，受感染的宿主细胞变性、坏死、溶解、脱落，产生炎性反应。

（2）病理：人禽流感患者肺部的主要病理特征为肺泡和支气管黏膜损伤严重，肺急性渗出性炎症改变、肺出血、弥漫性肺泡损伤和透明膜形成等。同时伴有不同程度的心脏、肝脏和肾脏等多器官组织的损伤。

4. 临床表现 潜伏期通常3天左右（1～7天）。患者急性起病，早期表现类似流感，出现发热、咳嗽等，伴有头痛、肌肉酸痛和周身不适。重症患者病情进展迅速，多在发病3～7天出现重症肺炎，表现为高热、咳嗽、咯血性痰、呼吸困难，甚至快速进展为ARDS、肺出血、中毒性休克，继发细菌和真菌感染，甚至多器官功能衰竭。部分患者病程中有恶心、腹痛、腹泻、鼻出血或牙龈出血、脑炎、胸痛、胸腔积液等表现。病死率明显高于季节性流感。

5. 实验室检查与其他检查 多数患者外周血白细胞、淋巴细胞和血小板不同程度减少。重症患者胸部X线检查可显示单侧或双侧肺炎，严重者呈"白肺"，少数可伴有胸腔积液等。

6. 诊断 根据流行病学史（发病前10天内接触禽类及其分泌物、排泄物，或到过活禽市场，或与人禽流感病例有流行病学关联，或为从事禽流感病毒相关实验室工作人员等），临床表现有发热、周身不适、咽痛、咳嗽甚至呼吸困难等，如病原学或血清学检测阳性则可确定诊断。

7. 治疗

（1）隔离治疗。

（2）对症治疗：重症病例积极给予呼吸功能支持治疗，依据病情采取氧疗或机械通气治疗。

（3）抗病毒治疗：尽早应用抗流感病毒药物以达到最佳疗效。

（4）重症病例的治疗：采取抗病毒、抗休克、纠正低氧血症、防治MODS和继发感染、维持水电解质平衡等综合措施。

四、艾滋病

1. 病原学 人免疫缺陷病毒（HIV）属于反转录病毒，为单链RNA病毒。

2. 流行病学

（1）传染源：艾滋病患者和无症状HIV感染者是本病的传染源。

（2）传播途径：①性接触传播：最主要的传播途径。②血源传播。③母婴传播。

（3）易感人群：人群普遍易感。男男性行为者、静脉注射毒品者、与HIV/AIDS患者有性接触者、多伴侣人群、性传播感染（STI）者是HIV感染的高危人群。

3. 发病机制与病理

（1）发病机制：HIV 主要侵犯人体的免疫系统，包括 CD_4^+T 淋巴细胞、单核巨噬细胞和树突状细胞等，主要表现为 CD_4^+T 淋巴细胞数量不断减少，最终导致细胞免疫功能缺陷，引起各种机会性感染和恶性肿瘤的发生。此外，HIV 感染也会导致心血管疾病（CVD）、骨病、肾病和肝功能不全等发病风险增加。

（2）病理：艾滋病累及全身多系统器官，病理变化复杂。淋巴结可出现反应性病变，如滤泡增生性淋巴结炎、滤泡退缩、退行性或炎性病变。胸腺可有萎缩、退行性或炎性病变。中枢神经系统有神经胶质细胞灶性坏死、血管周围炎及脱髓鞘等。

4. 临床表现

（1）急性期

①时期：初次感染 HIV 的 6 个月内。

②临床表现：部分感染者出现 HIV 病毒血症和免疫系统急性损伤的症状；大部分患者症状轻微，通常持续 1～3 周后缓解。发热为最常见的临床表现，可伴有全身不适、咽痛、盗汗、恶心、呕吐、腹泻、肌痛、关节痛、皮疹、淋巴结肿大和神经系统症状等。患者血液中可检测出 P24 抗原和 HIV RNA，CD_4^+T 淋巴细胞可出现一过性减少，CD_4^+T/CD_8^+T 比值倒置。部分患者可有轻度白细胞、血小板减少或肝功能异常，而 HIV 抗体需要感染数周才能出现。

（2）无症状期

①时期：一般持续 4～8 年。

②临床表现：临床无明显症状，特征和由于病毒在感染者体内不断复制，CD_4^+T 淋巴细胞计数逐渐下降。此期具有传染性。

（3）艾滋病期

①时期：感染 HIV 的最终阶段。

②临床表现：HIV 相关症状、体征和各种机会性感染及肿瘤。患者 CD_4^+T 淋巴细胞计数多 < 200/μL，HIV 血浆病毒载量明显升高。

5. 实验室检查与其他检查

（1）免疫学检查：T 淋巴细胞绝对计数降低，功能下降，CD_4^+T 淋巴细胞减少，$CD_4^+T/CD_8^+T < 1.0$。CD_4^+T 淋巴细胞计数是判断疾病进展、临床用药、疗效和预后的重要指标。

（2）病原学检查：①抗原检测：有利于早期诊断。②抗体检测：HIV-1/2 抗体检测是诊断 HIV 感染最常用的指标和"金标准"。③核酸检测：HIV 核酸定量检测可预测疾病进程、评估 ART 疗效、指导 ART 方案调整，也可作为 HIV 感染诊断的补充试验。④HIV 基因型耐药检测：耐药检测可为 ART 方案的制订和调整提供参考。

（3）核酸检测：核酸检测结果高于检测值下限，可诊断为 HIV 现症感染。

6. 诊断

（1）成人、青少年及 18 月龄以上儿童，符合下列一项者即可诊断：①HIV 抗体筛查试验阳性和 HIV 补充试验阳性。②分离出 HIV。

（2）18 月龄及以下儿童，符合下列一项者即可诊断：①HIV 感染母亲所生和 HIV 分离试验结果阳性。②HIV 感染母亲所生和两次 HIV 核酸检测均为阳性（第二次检测需在出生 4 周后进行）。

（3）各期诊断标准

1）急性期：成人及 15 岁（含 15 岁）以上青少年 HIV 感染者，符合下列一项即可诊断：①3～6 个月内有流行病学史或急性感染综合征或有持续性全身淋巴腺炎（PGL）。②抗体筛查试验无反应，两次核酸检测均为阳性。③一年内出现 HIV 血清抗体阳转。15 岁以下儿童 HIV 感染者急性期的诊断需根

据 CD_4^+ T 淋巴细胞数和相关临床表现来进行。

2）无症状期：成人及 15 岁（含 15 岁）以上青少年 HIV 感染者，符合下列一项即可诊断：①CD_4^+ 淋巴细胞计数为 200～500 个/μL。②无症状或符合无症状期相关临床表现。15 岁以下儿童无症状期的诊断需根据 CD_4^+ T 淋巴细胞数和相关临床表现来进行。

3）艾滋病期：也称为 AIDS 期。成人及 15 岁（含 15 岁）以上青少年，HIV 感染加下述各项中的任何一项，即可确诊为艾滋病期；或者确诊 HIV 感染，且 CD_4^+ T 淋巴细胞数 <200 个/μL，可诊断为艾滋病期。

①不明原因的持续不规则发热38℃ 以上，>1 个月。

②腹泻（大便次数多于 3 次/日），>1 个月。

③6 个月之内体重下降 10% 以上。

④反复发作的口腔真菌感染。

⑤反复发作的单纯疱疹病毒感染或带状疱疹病毒感染。

⑥肺孢子菌肺炎（PCP）。

⑦反复发生的细菌性肺炎。

⑧活动性结核病或非结核分枝杆菌病。

⑨深部真菌感染。

⑩中枢神经系统占位性病变。

⑪中青年人出现痴呆。

⑫活动性巨细胞病毒（CMV）感染。

⑬弓形虫脑病。

⑭马尔尼菲篮状菌病。

⑮反复发生的败血症。

⑯卡波西肉瘤、淋巴瘤。

15 岁以下儿童符合下列一项者即可诊断为艾滋病期：HIV 感染和 CD_4^+ 淋巴细胞百分比 <25%（<12 月龄），或 <20%（12～36 月龄），或 <15%（3～5 岁），或

CD_4^+ T 淋巴细胞计数 <200 个/μL（5～14 岁）；HIV 感染和伴有至少一种儿童 AIDS 指征性疾病。

7. 预防 ①管理传染源。②切断传播途径。③保护易感人群。④预防职业暴露。

五、肾综合征出血热

1. 病原学 汉坦病毒，为负性单链 RNA 病毒，呈圆形或卵圆形。汉坦病毒的抵抗力较弱，不耐酸、不耐热，对脂溶剂及一般消毒方法都较敏感。

2. 流行病学

（1）传染源：鼠类为主要传染源，人不是主要传染源。

（2）传播途径：①呼吸道传播。②消化道传播。③接触传播。④胎盘传播。⑤虫媒传播。

（3）人群易感性：人群普遍易感，隐性感染率低。

（4）流行特征：有明显的地区性和季节性。主要流行于亚欧大陆，我国为疫情最严重的国家。本病发病有一定的周期性。

3. 发病机制与病理

（1）发病机制：迄今仍未完全阐明。①病毒直接作用。②免疫损伤作用：Ⅰ、Ⅱ、Ⅲ、Ⅳ型变态反应及细胞免疫反应。③细胞因子和介质的作用：原发性休克、全身广泛性出血。

（2）病理：以小血管、肾脏最为明显，其次为心、肺、肝和脑。

①小血管：内皮细胞肿胀、变性，管腔不规则收缩、扩张，甚至坏死、崩解，或有微血栓形成。

②肾脏：肾脂肪囊出血、水肿，肾皮质苍白，肾髓质暗红色，肾小球充血，肾小管肿胀。

③心脏：病变以右心房为多见，心壁细胞变性、浸润及出血。

④肺：充血、出血、水肿和炎症变化，血管内亦可见微血栓。

4. 临床表现

（1）发热期：急性起病，畏寒，发热，体温多为 39～40℃，以稽留热和弛张热多见。

①全身中毒症状：全身酸痛，"三痛"（头痛、腰痛和眼眶痛），烦躁、谵妄等神经中毒症状，食欲不振、腹泻、呃逆等胃肠道症状。

②毛细血管损害征：为充血、出血和渗出水肿征。表现为颜面、颈部、胸部皮肤潮红的"三红"征。

③肾损害：蛋白尿，镜检可发现管型等。

（2）低血压休克期：第4～6病日。随着低血压进行性加剧，出现面色苍白、四肢厥冷、口唇及肢端发绀、脉搏细弱、尿量减少等休克表现。

（3）少尿期：第5～8病日，持续时间2～5日。少尿或无尿，可引起尿毒症、酸中毒、水和电解质紊乱、高血容量综合征和肺水肿等。

（4）多尿期：第9～14病日，持续时间7～14日。根据尿量和氮质血症的情况可分为以下三期：①移行期。②多尿早期。③多尿后期。

（5）恢复期：每日尿量恢复至2000mL以下，症状基本消失。

5. 实验室检查与其他检查

（1）血常规：早期白细胞计数多正常，第3病日后逐渐升高；初期内性粒细胞增多，继之呈某类白血病反应，可见幼稚细胞、淋巴细胞增多，有异型淋巴细胞；后期至低血压期，血红蛋白和红细胞升高，血小板减少；少尿期后开始逐渐恢复，可见异形血小板。

（2）尿常规：第2病日可出现蛋白尿。镜检可见红细胞和管型。尿沉渣中可发现巨大融合细胞，可检出汉坦病毒抗原。

（3）生化检查：①尿素氮和肌

酐在低血压休克期开始升高，少尿期和移行期末达高峰。②血气分析在发热期以呼吸性碱中毒为主，休克期和少尿期以代谢性酸中毒为主。③血钠、氯、钙在各期多数降低，少尿期可见高钾血症。

（4）凝血功能检查：血小板减少。

（5）免疫学检查：在第1～3病日能检出特异性抗体IgM；双份血清检测其抗体由阴性转为阳性或滴度升高4倍及以上有确诊价值。

（6）病毒核酸检测：用逆转录聚合酶链反应（RT－PCR）检测汉坦病毒RNA，可早期诊断。

6. 诊断

（1）流行病学资料：在发病季节，病前2个月内曾进入疫区，有与鼠类或其他宿主动物接触史。

（2）临床表现：包括发热、出血和肾损害三大主症，"三红""三痛"，热退后症状加重。典型患者有发热期、低血压休克期、少尿期、多尿期和恢复期五期经过，可越期或叠期。

（3）实验室检查：血清特异性IgM抗体阳性，血或尿标本病毒抗原或病毒RNA阳性可确定诊断。

7. 治疗

"三早一近"，即早发现、早休息、早治疗和就近治疗。要把好"休克、出血及肾衰竭"三关。

（1）发热期：抗病毒，减轻外渗，改善中毒症状，预防DIC。

（2）低血压休克期：补充血容量，纠正酸中毒，改善微循环。

（3）少尿期：稳定内环境，利尿，导泻，透析。

（4）多尿期：移行期和多尿早期的治疗同少尿期，多尿后期要维持水和电解质平衡、防治继发感染。

（5）恢复期：补充营养，注意休息，逐渐恢复运动量，定期体检复查。

(6) 并发症：①腔道出血：针对病因治疗。②ARDS：可用大剂量糖皮质激素。③心衰、肺水肿：控制或停止输液，应用强心剂，必要时可进行导泻或透析治疗。④脑水肿及颅内出血：出现抽搐时应用地西泮或戊巴比妥钠静脉注射；颅内高压时应用甘露醇静脉注射。⑤自发性肾破裂：外科手术治疗。

8. 预防 ①疫情监测。②防鼠灭鼠。③做好食品卫生和个人卫生。④注射疫苗。

六、狂犬病

1. 病原学 狂犬病毒形似子弹，中心为单股负链 RNA，具有两种主要抗原：①病毒外膜上的糖蛋白抗原。②内层的核蛋白抗原。狂犬病毒易被紫外线、甲醛、碘酒、高锰酸钾、70% 乙醇、汞和季胺类化合物（如苯扎溴铵）等灭活；不耐热，加热 100℃2 分钟可灭活；在冰冻、干燥条件下可保存数年。

2. 流行病学

(1) 传染源：我国主要是病犬；发达国家野生动物如狐狸为重要传染源。

(2) 传播途径：病兽咬伤、抓伤传播，器官移植，宰杀病兽。病毒不能侵入没有损伤的皮肤。

(3) 易感人群：人群普遍易感。

①咬伤部位：咬伤头面、颈部者发病率较高，咬伤手臂者次之。

②创伤程度：伤口深而大者发病率高，头面深部伤者可达 80% 左右。

③局部处理情况：咬伤后迅速彻底清洗者发病率低。

④注射疫苗情况：及时、全程、足量注射狂犬疫苗者发病率低。

⑤其他：被咬伤者免疫功能低下或免疫缺陷者发病率高。

3. 发病机制与病理

(1) 发病机制：①局部组织内繁殖期：病毒在伤口处聚集繁殖。②侵入中枢神经期：③向器官扩散期：尤以唾液腺、舌部味蕾等处病毒含量较多。

(2) 病理：主要为急性弥漫性脑脊髓炎，脑实质可见充血、水肿和微小出血点，其特异性病变是在镜下发现内基小体。

4. 临床表现 潜伏期一般为 1～3 个月，极少数短至 2 周以内或长至 1 年以上。

(1) 前驱期：①发热、头痛、疲劳、厌食、周身不适，对声、光、风、痛等敏感，并有咽喉紧缩感。②伤口及其附近有麻、痒、痛或蚁走感较有诊断意义。本期持续 2～4 日。

(2) 急性神经症状期：出现典型的狂犬病临床表现，分为狂躁型与麻痹型两种。

①狂躁型：发热，伴明显神经系统体征，如极度恐慌、恐水、怕风。恐水、怕风是本病的特征性症状，但并非每例都出现。本期持续 1～3 日。

麻痹型：无典型的兴奋期和恐水表现，而以高热、头痛、呕吐、咬伤处疼痛开始，继而出现肢体软弱、腹胀、共济失调、肌肉瘫痪、大小便失禁等横断性脊髓炎或上升性脊髓麻痹表现。

(3) 麻痹期：痉挛减少或停止，患者由安静进入昏迷状态，并出现弛缓性瘫痪，尤以肢体软瘫多见。最终因呼吸麻痹和循环衰竭而死亡。本期一般持续 6～18 小时。

本病进展迅速，整个自然病程一般不超过 5 日。死因常为咽肌痉挛而窒息或呼吸循环衰竭。

5. 实验室检查

(1) 血、尿常规：外周血白细胞计数轻至中度升高，中性粒细胞占 80% 以上。

(2) 脑脊液：压力正常或轻度升高，细胞以淋巴细胞为主，蛋白轻度升高，糖正常。

(3) 抗原检测：免疫荧光法检测抗原，阳性率可达 98%。还可采用快速狂犬病酶联免疫吸附法检测抗原。

(4) 病毒分离：取患者的唾液、脑脊液或死者脑组织混悬液接种动物，分离病毒，经中和试验鉴定可以确诊，但阳性率较低。

(5) 内基小体检查：用死者脑组织印压涂片或做病理切片，镜检查找内基小体，阳性率为 70% ~ 80%。

(6) 核酸测定：采用 PCR 法测定狂犬病毒 RNA，以唾液标本检测阳性率较高。

(7) 抗体检测：ELISA 法检测血清中特异性抗体，病后 2 周该抗体几乎全部阳性。

6. 诊断与鉴别诊断

(1) 诊断：①依据有被病兽咬伤、抓伤史及典型的脑床表现，即可做出临床诊断。②在疾病早期、儿童及咬伤不明者易误诊。③确诊有赖于病原学检查或尸检发现脑组织中的内基小体。

(2) 鉴别诊断：①与破伤风、病毒性脑炎、脊髓灰质炎等疾病相鉴别。流行病学资料和特殊症状是鉴别要点。②本病瘫痪型还需与接种狂犬病疫苗后反应相鉴别，后者也可出现发热、肢麻、瘫痪的表现，但停止接种疫苗并应用肾上腺皮质激素后大多恢复。

7. 治疗

(1) 隔离患者。

(2) 对症治疗：监护患者生命体征，营养支持，维持水及电解质的平衡，做好对症处理。必要时采用气管切开、呼吸机等措施维持呼吸。

(3) 抗病毒治疗。

8. 预防

(1) 伤口处理：被咬伤后尽快用 20% 肥皂水或 0.1% 苯扎溴铵（新洁尔灭）彻底冲洗伤口至少半小时，力求去除狗涎，挤出污血。彻底冲洗后用 5% 碘酊或 75% 酒精反复涂擦伤口。伤口不宜缝合包扎，以便排血引流，伤及大血管需紧急止血者除外。

(2) 预防接种

①疫苗接种：可用于暴露前预防或暴露后预防。

②免疫球蛋白注射：以人狂犬病免疫球蛋白最佳。抗狂犬病马血清使用前应做皮肤过敏试验。

七、流行性乙型脑炎

1. 病原学

乙型脑炎病毒呈球形，易被乙醚、消毒等灭活，不耐热，耐低温和干燥，用冰冻干燥法在 4℃ 冰箱中可保存数年。

2. 流行病学

(1) 传染源：猪是主要的传染源。蚊虫是乙脑病毒的储存宿主，被感染的候鸟、蝙蝠可携带病毒是乙脑病毒的越动宿主。

(2) 传播途径：主要是蚊虫叮咬，三带喙库蚊是主要的传播媒介。形成蚊→动物（猪）→蚊循环。

(3) 易感人群：人群普遍易感，感染后多不发病，婴儿可由母体获得保护性抗体。

(4) 流行特征：东南亚和西太平洋地区是乙脑主要流行区。发病人群以 10 岁以下儿童为主，2 ~ 6 岁儿童发病率最高。

3. 发病机制与病理

(1) 发病机制：①乙脑病毒的直接侵袭作用，导致神经细胞坏死、胶质细胞增生和炎细胞浸润。②体液免疫产生的特异性 IgM 抗体与病毒抗原结合形成抗原 – 抗体复合物沉积于脑实质和血管壁，激活补体和细胞免疫，导致血管壁破坏，附壁血栓形成，引起脑组织供血障碍和坏死。

②病理：神经细胞形成镂空筛网状软化灶；淋巴细胞、单核细胞和浆细胞围绕变性坏死的神经元形成炎症灶，或围绕血管周围间隙形成血管套；小胶质细胞弥漫性增生形成小胶质细胞结节；脑组织水肿。

4. 临床表现

（1）临床分期

①初期：病程第 1～3 日。体温 39～40℃，伴头痛、食欲不振、恶心、呕吐等，可有倦怠和嗜睡等非特异性症状。

②极期：病程第 4～10 日。在初期症状基础上，出现脑实质受损表现，如高热、意识障碍、惊厥或抽搐、呼吸衰竭。高热、抽搐和呼吸衰竭是乙脑极期的严重表现，三者相互影响，其中呼吸衰竭常为死亡的主要原因。

③恢复期：病程第 8～12 日。体温逐渐下降，神经系统症状和体征逐渐好转，一般于 2 周左右完全恢复。

④后遗症期：发病半年后，5%～20%重症患者留有后遗症，主要表现为意识障碍、痴呆、失语、肢体瘫痪、扭转痉挛和精神失常等，经积极治疗可有不同程度的恢复。癫痫后遗症可持续终生。

（2）临床分型：流行期以轻型和普通型多见。

①轻型：体温 38～39℃，神志清楚，无抽搐，脑膜刺激征不明显，病程 5～7 日。

②普通型：体温 39～40℃，嗜睡或浅昏迷，偶有抽搐及病理反射阳性，脑膜刺激征较明显，病程 7～14 日，多无后遗症。

③重型：体温 40℃ 以上，昏迷，反复或持续抽搐，浅反射消失，深反射先亢进后消失，病理征阳性，

可有肢体瘫痪和呼吸衰竭，病程多在 2 周以上。

④极重型（暴发型）：起病急骤，体温于 1～2 日内升至 40℃ 以上，常抽搐不止，伴深度昏迷，迅速出现中枢性呼吸衰竭和脑疝等。多数患者在极期死亡，幸存者常留有严重后遗症。

5. 实验室检查与其他检查

（1）血象：白细胞计数增高，常为（10～20）×10⁹/L，中性粒细胞比例 80% 以上。部分患者血象始终正常。

（2）脑脊液检测：脑脊液压力增高，外观无色透明或微混浊，白细胞计数升高。

（3）血清学检测

①特异性 IgM 抗体测定：脑脊液中最早在病程第 2 日出现，2 周达高峰，可作为早期诊断指标。

②血凝抑制试验：血凝抑制抗体出现早，抗体水平维持数年，可用于临床诊断及流行病学调查。

③补体结合试验：补体结合抗体较高，多在发病后 2 周出现阳性，急性期与恢复期双份血清抗体效价呈 4 倍或以上增长即可诊断，主要用于回顾性诊断或流行病学调查。

（4）病原学检测

①病毒分离：病程第 1 周内死亡患者的脑组织中可分离出病毒，但脑脊液和血中不易分离出病毒。

②病毒抗原或核酸检测：采用直接免疫荧光或聚合酶链反应（PCR）检测组织、血液或其他体液中的乙脑病毒抗原或 RNA，可早期诊断。

6. 诊断

（1）流行病学资料：严格的季节性（夏秋季），10 岁以下儿童多见。

（2）典型临床表现：起病急、高热、头痛、呕吐、意识障碍、抽搐、病理征阳性等。

（3）实验室检查：外周血白细胞及中性粒细胞均增高，脑脊液检查符合无菌性脑膜炎改变，结合血清特异性IgM抗体或血凝抑制试验阳性即可做出诊断，检测到乙脑病毒抗原或RNA亦可确诊。

7. 治疗

（1）隔离及一般治疗。

（2）对症治疗：①降温：物理降温为主，药物降温为辅，同时降低室温至30℃以下，使肛温控制在38℃左右。②镇静止痉。③防治呼吸衰竭。

（3）恢复期及后遗症期的治疗：①加强护理，防止出现压疮和继发感染。②进行功能训练。

第三单元　细菌感染

一、流行性脑脊髓膜炎

1. 病原学　脑膜炎奈瑟菌（又称脑膜炎球菌）属奈瑟菌属，革兰染色阴性，呈肾形双球菌，无芽孢，不活动。该菌对干燥、湿热、寒冷、阳光、紫外线及一般消毒剂均极敏感，在体外易自溶而死亡。

2. 流行病学

（1）传染源：带菌者和流脑患者是本病的传染源。

（2）传播途径：呼吸道传播。

（3）人群易感性：本病隐性感染率高，人群普遍易感，以5岁以下儿童尤其是6个月～2岁的婴幼儿发生率最高。

（4）流行特征：本病遍布全球，在温带地区可出现地方性流行，全年散发，但以冬、春季高发。

3. 发病机制与病理

（1）发病机制：细菌释放的内毒素是本病致病的重要因素。病原菌自鼻咽部侵入人体，内毒素引起全身的施瓦茨曼反应，激活补体，

血清炎症介质明显增加，导致循环障碍和休克。脑膜炎球菌突破血脑屏障，进入脑脊液，释放内毒素等引起脑膜和脊髓膜化脓性炎症及颅内压升高，出现惊厥、昏迷等症状。严重脑水肿时脑疝形成，可迅速致死。

（2）病理：败血症期主要病变是血管内皮损害，血管壁炎症、坏死和血栓形成及血管周围出血。脑膜炎期主要病变部位在软脑膜和蛛网膜，表现为血管充血、出血、炎症和水肿。暴发型脑膜脑炎病变主要在脑实质，可见脑组织坏死、充血、出血和水肿。

4. 临床表现

（1）普通型

①前驱期（上呼吸道感染期）：低热、鼻塞、咽痛。持续1～2天。

②败血症期：突发寒战、高热，全身毒血症状，头痛及全身痛，精神萎靡，可见皮肤黏膜瘀点。持续1～2天。

③脑膜炎期：高热，毒血症，脑膜刺激征，重者表现出谵妄、抽搐及意识障碍。持续2～5天。

④恢复期：体温逐渐下降至正常，意识及精神状态改善，皮肤瘀点、瘀斑吸收或结痂愈合，神经系统检查均恢复正常。持续1～3周。

（2）暴发型

①休克型：起病急骤，寒战、高热，头痛，呕吐，短时间内出现全身的瘀点、瘀斑，瘀点迅速增多融合成片，随后出现面色苍白、唇指发绀、皮肤花斑、四肢厥冷、脉搏细速、呼吸急促。

②脑膜脑炎型：主要表现为脑膜及脑实质损伤，患者除高热、剧烈头痛、喷射样呕吐外，意识障碍加深，迅速陷入昏迷，频繁惊厥，锥体束征阳性，血压可持续升高，视盘可见水肿，严重者可发生脑疝而致呼吸衰竭。

③混合型：可先后或同时出现休克型和脑膜脑炎型的症状，是本病最严重的，病死率很高。

(3) 轻型：多见于流脑流行后期，病变轻微。临床表现为低热、轻微头痛和咽痛等上呼吸道症状，皮肤黏膜可见少量出血点。脑脊液多无明显变化，咽拭子培养病原菌常可呈阳性。

(4) 慢性型：极少见。

5. 实验室检查

(1) 血常规：白细胞计数明显增加，中性粒细胞升高，并发 DIC 者血小板减少。

(2) 脑脊液检查：是诊断的重要方法。典型的脑膜炎期，脑脊液压力增高，外观呈混浊米汤样甚或脓样。

(3) 细菌学检查

①涂片检查：是早期诊断的重要方法。皮肤瘀点处的组织液或离心沉淀后的脑脊液做涂片染色，阳性率为 60% ~ 80%。

②细菌培养：取瘀斑组织液、血或脑脊液进行细菌培养，阳性可确诊。应在使用抗菌药物前采集标本。

(4) 血清免疫学检查：常用对流免疫电泳法、乳胶凝集试验、反向间接血凝试验、ELISA 法等进行脑膜炎奈瑟菌抗原检测，主要用于早期诊断，阳性率在 90% 以上。

6. 诊断

(1) 疑似病例：有流脑流行病学史。冬、春季节发病（2～4 月份为流行高峰），1 周内有流脑患者密切接触史，或当地有本病发生或流行；既往未接种过流脑菌苗；临床表现及脑脊液检查符合化脓性脑膜炎的表现。

(2) 临床诊断病例：有流脑流行病学史；临床表现及脑脊液检查符合化脓性脑膜炎表现，伴有皮肤黏膜瘀点、瘀斑；或虽无化脓性脑膜炎表现，但在感染、中毒性休克表现的同时伴有迅速增多的皮肤黏膜瘀点、瘀斑。

(3) 确诊病例：在临床诊断病例的基础上，细菌学或流脑特异性血清免疫学检查阳性。

7. 治疗

(1) 普通型流脑的治疗

①一般及对症治疗：强调早期诊断，就地住院隔离治疗，密切监护。做好护理，预防并发症。保证液体量、热量及电解质供应。

②病原治疗：在 30 分钟内给予抗菌治疗，常选用青霉素、头孢菌素、氯霉素等抗菌药物。

(2) 暴发型流脑的治疗

①休克型：病原治疗（尽早），抗休克治疗，DIC 的治疗（肝素），糖皮质激素的使用（毒血症），保护重要脏器功能。

②脑膜脑炎型：病原治疗，脑水肿治疗，防治呼吸衰竭。

③混合型：在积极抗感染治疗的同时，兼顾休克和脑水肿的治疗，针对具体病情，有所侧重。

(3) 中医治疗：初期卫气同病证多用银翘散合白虎汤加减；中期气营两燔证用清瘟败毒饮；热入营血证选用犀角地黄汤；神昏窍闭可用"三宝"清心开窍；后期气阴两虚证予青蒿鳖甲汤加减。

8. 预防

(1) 控制传染源。

(2) 切断传播途径。

(3) 保护易感人群：①疫苗预防。②药物预防：可用磺胺甲噁唑进行药物预防。利福平、头孢曲松、氧氟沙星等也能起到良好的预防作用。

二、伤寒

1. 病原学

伤寒沙门菌属于沙门菌属D群，也称伤寒杆菌，革兰染色阴性，呈短杆状，有鞭毛，能活动，无芽孢和荚膜，耐低温，对光、热、干燥和消毒剂敏感。

2. 流行病学

（1）传染源：患者或带菌者。

（2）传播途径：消化道传播（水源污染）。

（3）易感人群：人群普遍易感。

（4）流行特征：世界各地均有本病发生，以热带及亚热带地区和发展中国家多见。全年均可发病，夏、秋季高发。发病人群以儿童和青壮年为主。

3. 发病机制与病理

（1）发病机制：未被胃酸杀灭的伤寒杆菌进入小肠后，入侵肠黏膜，部分进入小肠集合淋巴结和肠系膜淋巴结，经胸导管进入血流，引起短暂的菌血症，即第一次菌血症。此阶段患者无症状，相当于临床潜伏期。若免疫力低下，则细菌随血流进入肝、胆、脾、肾、骨髓及回肠末端的孤立淋巴结，继续在单核巨噬细胞系统内大量繁殖，再次进入血流，形成第二次菌血症，并释放内毒素，患者即出现发热、全身不适、玫瑰疹和肝脾肿大等。在胆道系统内大量繁殖的细菌随胆汁排至肠道，部分排出体外，部分再次侵入原已致敏的肠壁淋巴组织，引起更严重的炎症反应，导致溃疡形成，甚至引起肠出血或肠穿孔等并发症。伤寒杆菌也可随血流扩散至全身各脏器和组织，引起肾脓肿、胆囊炎、骨髓炎、脑膜炎、心包炎等。

（2）病理：主要是全身单核巨噬细胞系统的增生反应，以回肠末端的集合淋巴结和孤立淋巴滤泡最显著。

4. 临床表现

（1）典型伤寒

1）初期：起病缓慢，体温呈阶梯形上升，3～7日内达到39～40℃，伴全身不适、食欲减退、头痛、乏力、腹部不适等症状。

2）极期：呈典型伤寒表现。①高热（稽留热型）。②神经系统症状：表情淡漠、呆滞，耳鸣或听力减退。③相对缓脉。④肝脾肿大。⑤消化道症状：常见便秘，少数可有腹泻。⑥玫瑰疹。

3）缓解期：体温开始下降，症状好转。

4）恢复期：体温正常，症状消失，食欲好转，常需1个月左右完全恢复健康，少数患者可转为带菌者。

（2）其他临床类型

①轻型：全身毒血症状轻，病程短，2周左右痊愈。易被误诊和漏诊。

②迁延型：发热呈弛张型或间歇热型，肝脾肿大较显著。多见于合并乙肝、胆道结石和慢性血吸虫者。

③逍遥型：全身毒血症状轻，无明显异常体征，患者可照常生活、工作。

④暴发型（重型）：起病急，发展快，毒血症状严重，病情凶险。

（3）特殊伤寒

①小儿伤寒：年龄越小，症状越不典型。起病急，病情重。常有呕吐、腹痛、腹泻、不规则高热伴惊厥，肝脾大明显，相对缓脉和玫瑰疹较少见，白细胞和中性粒细胞计数常无明显减少。

②老年伤寒：症状多不典型，低热，虚弱明显。病程迁延，恢复慢，病死率高。

③复发：少数患者热退后1～3周再次出现发热、食欲减退等症状，血培养又可转为阳性。症状比初发轻，病程较短。由潜伏在巨噬细胞内的伤寒杆菌重新繁殖入血所致。

④再燃：部分患者在缓解期，体温已下降而未降至正常时又突然升高，持续5～7日热退，症状加

剧，血培养常可再次阳性。再燃的机制与复发相似。

5. 实验室检查

(1) 常规检查

①血常规：白细胞计数常为$(3\sim5)\times10^9/L$，中性粒细胞减少，嗜酸性粒细胞减少甚至消失，血小板计数可降低。

②尿常规：可见少量尿蛋白，偶见管型。

③粪常规：合并肠出血时隐血试验阳性或见肉眼血便。

(2) 细菌学检查：是确诊的依据，应尽量争取阳性。包括：①血培养。②骨髓培养：尤适用于已用抗菌药物治疗而血培养阴性者。③粪便培养：对慢性带菌者价值高。④尿培养。

(3) 血清学检查：①肥达反应。②其他：酶联免疫吸附试验、被动血凝试验、协同凝集反应等。

6. 诊断

(1) 流行病学特点：夏、秋季发病，当地有无伤寒疫情，有无与伤寒患者接触史，既往是否患过伤寒等。

(2) 特征性临床表现。

(3) 实验室检查：临床疑似伤寒的病例如有下列任何一项：①血、骨髓、尿、粪便或玫瑰疹刮取物中任何一种标本分离到伤寒杆菌。②血清特异性抗体阳性，肥达反应"O"抗体效价≥1∶80，"H"抗体效价≥1∶160；如恢复期效价增高4倍以上者则更具诊断意义。

7. 治疗 以抗菌治疗为主，注意对患者及带菌者隔离，防治并发症。

(1) 一般治疗：①隔离与休息。②营养和饮食（高热量、高营养、易消化）。

(2) 对症治疗

①高热：物理降温；慎用解热镇痛类药，以防低血压。

②便秘：用开塞露或生理盐水低压灌肠。禁用高压灌肠和泻剂。

③腹胀：应减少牛奶及糖类的食用。可用松节油腹部热敷和肛管排气；或黄连素0.3g口服，每日3次。禁用新斯的明类药物。

④严重毒血症：在足量有效抗菌药物治疗下可使用糖皮质激素；对兼有毒血症状和明显鼓肠和腹胀的患者，慎用糖皮质激素。

(3) 病原治疗：许多抗菌药物对伤寒杆菌有效。目前推荐药物主要是第三代喹诺酮类或第三代头孢菌素类。

(4) 带菌者的治疗：根据药敏结果选择抗菌药物，一般选择氧氟沙星或环丙沙星。

(5) 并发症的治疗：①肠出血。②肠穿孔。③中毒性心肌炎。

三、细菌性痢疾

1. 病原学 志贺菌属于肠杆菌科志贺菌属，革兰阴性杆菌，无芽孢，无鞭毛，无荚膜，有菌毛，为兼性厌氧菌。痢疾志贺菌的毒力最强，病情最重。抵抗力以宋内志贺菌最强，痢疾志贺菌最弱。内毒素是引起全身反应（如发热、毒血症及休克）的重要因素。痢疾志贺菌可产生外毒素，又称为志贺毒素，有肠毒性、细胞毒性和神经毒性，可导致相应的临床表现。

2. 流行病学

(1) 传染源：患者和带菌者。

(2) 传播途径：主要是粪-口途径传播。

(3) 易感人群：人群普遍易感，以学龄前儿童和青壮年多发。儿童、老年人和营养不良者较易出现重症和死亡。

(4) 流行特征：本病全年均有发生，呈明显的夏、秋季发病高峰。

3. 发病机制与病理

(1) 发病机制：志贺菌经口进

入肠道，在结肠黏膜上皮细胞内生长，经基底膜进入固有层，并在其中繁殖、释放毒素，引起炎性反应和小血管循环障碍，导致肠黏膜充血、坏死及溃疡。由黏膜、细胞碎屑、中性粒细胞、渗出液和血液形成黏液脓血便。志贺菌裂解释放的内毒素入血后，引起发热和毒血症，并可释放各种血管活性物质，引起急性微循环衰竭，进而引起感染性休克、DIC及重要脏器功能衰竭，临床表现为中毒性菌痢（休克型）。

（2）病理：主要发生于结肠，以乙状结肠和直肠为主，严重者可以波及整个结肠甚至回肠末端。慢性菌痢的病理变化为肠黏膜水肿和肠壁增厚，肠黏膜溃疡不断形成和修复，导致瘢痕和息肉形成，少数病例出现肠腔狭窄。

4. 临床表现

（1）急性菌痢

①典型菌痢：起病急，有发热（体温可达39℃或更高），腹痛、腹泻、里急后重、黏液或脓血便，并有头痛、乏力、食欲减退等全身中毒症状。腹泻多先为稀水样便，1～2日转为黏液或脓血便，每日十余次至数十次，粪便量少，伴有里急后重。体征有肠鸣音亢进，左下腹压痛。自然病程为10～14日，少数转为慢性。

②轻型菌痢：全身中毒症状轻微，可无发热或有低热。腹泻水样或稀糊，每日10次以内，可有黏液，但无脓血，腹痛较轻，可有左下腹压痛，里急后重较轻或缺如，易被误诊为肠炎。病程3～7日，少数可转为慢性。

③重型菌痢：多见于年老、体弱和营养不良者。急起发热，腹泻每天30次以上，为稀水脓血便，偶尔排出片状假膜，甚至大便失禁，腹痛、里急后重明显。后期可出现严重腹胀及中毒性肠麻痹，常伴有呕吐，严重失水可引起外周循环衰竭。部分病例以中毒性休克为突出表现，体温不升，常有酸中毒和水、电解质平衡紊乱。少数患者可出现心、肾功能不全。

④中毒性菌痢：多见于2～7岁儿童，成人偶有发生。起病急骤、发展快、病势凶险。突起畏寒、高热，发生中毒症状重，可有烦躁、嗜睡、昏迷或抽搐等，数小时内可迅速发生循环衰竭和呼吸衰竭。肠道症状不明显或缺如。按临床表现不同可分为休克型（周围循环衰竭型）、脑型（呼吸衰竭型）、混合型3型。

（2）慢性菌痢：①慢性迁延型。②急性发作型。③慢性隐匿型：此型在流行病学上具有重要意义。

5. 实验室检查与其他检查

（1）血常规：白细胞计数可轻至中度增多。

（2）粪便常规：脓血便或黏液便。

（3）细菌培养：粪便培养出志贺菌为确诊的主要依据。

6. 诊断 ①不洁饮食史。②临床表现为腹泻、黏液脓血便或稀水样便，伴里急后重。③粪便镜检白细胞或脓细胞≥15/HP。④除外其他原因引起的腹泻。⑤粪便培养志贺菌阳性。

7. 治疗

①一般治疗：消化道隔离，卧床休息，注意饮食。

②抗菌治疗：抗生素如氟喹诺酮类（首选环丙沙星）、头孢曲松、阿奇霉素。

③对症治疗：口服补液，物理降温，使用糖皮质激素、颠茄片或阿托品等。

四、霍乱

1. 病原学

（1）生物学特性：霍乱弧菌为

兼性厌氧菌，革兰染色阴性。肠毒素是导致剧烈腹泻的关键物质。

（2）分类：①O₁群霍乱弧菌：是霍乱的主要致病菌。②非O₁群霍乱弧菌。③不典型O₁群霍乱弧菌：无致病性。

2. 流行病学

（1）传染源：患者及带菌者。

（2）传播途径：患者和带菌者的粪便或呕吐物污染的食物或水源。

（3）易感人群：人群普遍易感，病后能获得一定免疫力。

3. 发病机制与病理　霍乱肠毒素是引起霍乱患者腹泻的主要物质。霍乱的主要病理变化为严重脱水。

4. 临床表现

（1）临床分期

①泻吐期：腹泻为本病的第一个症状。继之为喷射状呕吐。

②脱水期：脱水，肌肉痉挛，低血钾，尿毒症，酸中毒，循环衰竭。

③恢复（反应）期。

（2）临床分型

①轻型：无明显脱水表现，腹痛，腹泻。

②中型：粪便为水样或"米泔水"样。

③重型：腹泻剧烈，伴有休克表现。

5. 实验室检查与其他检查

（1）一般检查：①血常规：外周红、白细胞计数均升高。②尿常规：可有蛋白尿。③血生化检测：血尿素氮、肌酐升高，碳酸氢根离子下降。

（2）病原学检查：①粪便涂片染色-镜下可见革兰阴性弧菌，呈"鱼群"样排列。②悬滴检查的动力试验、制动试验阳性。③增菌培养。④分离培养：确定菌型。⑤霍乱弧菌快速辅助检测：提高检出率。⑥PCR检测。

（3）血清学检测：抗体抗体中

的抗凝集素抗体在病后第5日出现，1～3周达高峰。若双份血清抗凝集素抗体滴度增长4倍以上，有诊断意义。

6. 诊断与鉴别诊断

（1）诊断：根据流行病学史、临床表现、实验室检查等综合分析，做出诊断。

①疑似病例：具有上述霍乱临床表现，符合以下任一项者。发病5天内有霍乱流行地区旅居史、不洁饮水或饮食史、与疑似霍乱患者或带菌者有共同暴露史或密切接触史；粪便、呕吐物或肛拭子标本霍乱弧菌抗原检测或动力-制动试验阳性；粪便、呕吐物或肛拭子标本培养到O₁群或O₁₃₉群霍乱弧菌但未进行CT毒素基因检测。

②临床诊断病例：疑似病例日常生活用品或家居环境中培养到O₁群或O₁₃₉群霍乱弧菌产毒株。

③确诊病例：疑似或临床诊断病例符合以下任一项者。粪便、呕吐物或肛拭子培养到O₁群或O₁₃₉群霍乱弧菌产毒株；粪便、呕吐物或肛拭子霍乱弧菌CT基因、种特异性基因、O₁群或O₁₃₉群菌多糖特异性基因核酸检测阳性。④带菌者：无霍乱临床表现，但细菌培养到O₁群或O₁₃₉群霍乱弧菌产毒株。

（2）鉴别诊断：本病应与细菌性食物中毒、急性细菌性痢疾、大肠埃希菌性肠炎、病毒性胃肠炎等相鉴别。

7. 治疗　严格隔离，及时补液（补充液体和电解质是治疗本病的关键），辅以抗菌及对症治疗。

五、鼠疫

1. 概述　鼠疫是由鼠疫耶尔森菌引起的自然疫源性烈性传染病。主要表现为发热、严重毒血症、淋巴结肿痛、出血倾向、肺部特殊炎症等。传染性强，病死率高，属国际检疫传染病，是我国法定的甲类传染病。

2. 病原学　　鼠疫耶尔森菌为革兰染色阴性、两端深染短小杆菌，菌体长 1.0 ~ 1.5μm，宽 0.5 ~ 0.7μm，有荚膜，无鞭毛，不形成芽孢。主要抗原成分：①荚膜 F1 抗原，有抗吞噬作用，与其毒力相关，有高度特异性和免疫原性，相应抗体有免疫保护作用。②毒力 V/W 抗原，与侵袭力有关，具有较强的抗吞噬作用。鼠疫耶尔森菌还可产生外毒素和内毒素（脂多糖），内毒素可引起发热、DIC 和休克等。

鼠疫耶尔森菌是兼性厌氧菌，可在普通培养基上生长，但对外界抵抗力较弱，对光、热、干燥及一般消毒剂均易敏感。在低温环境及有机体内生存时间较长，在脓液、痰液、血液中可存活较长时间（10 ~ 20 天），在干燥蚤粪中能存活数月甚至 1 年以上。

3. 流行病学

（1）传染源：自然感染鼠疫的动物均可成为传染源，主要是鼠类和其他啮齿类动物。黄鼠属和旱獭属是主要的宿主，其次是褐家鼠。褐家鼠、黄胸鼠是人群间鼠疫的主要传染源，各型鼠疫患者均是传染源，以肺鼠疫患者最为多见。

（2）传播途径：①媒介传播：蚤叮咬是鼠疫最主要的传播途径。②直接接触传播：通过捕猎、宰杀、剥皮及加工等方式直接接触染疫动物造成感染。③呼吸道传播：经呼吸道飞沫和气溶胶感染，引起原发性肺鼠疫。④消化道传播：通过进食被鼠疫污染的食品或生食染疫动物经消化道感染，引发肠鼠疫。

（3）易感人群：人群对鼠疫普遍易感，有一定数量的隐性感染。病后可获得持久免疫力。预防接种可获得一定免疫力。

（4）流行特征：鼠疫自然疫源地分布在亚洲、非洲、美洲的 58 个国家所在的沙漠、半沙漠、干旱平原、草原以及高山草甸的干旱地区。本病多由疫区通过交通工具向外传播，形成外源性鼠疫，可引起流行。人群间鼠疫流行均发生于动物间鼠疫流行之后，人群间鼠疫多在 6 ~ 9 月流行，肺鼠疫多在 10 月以后流行。

4. 发病机制与病理

（1）发病机制：鼠疫杆菌经皮肤、黏膜进入人体，迅速经淋巴管进入局部淋巴结繁殖，引起局部淋巴结炎，即"腺鼠疫"。淋巴结中的细菌及毒素进入血液循环，引起全身感染、败血症和严重中毒症状。各型鼠疫均可发生鼠疫败血症。鼠疫杆菌可通过血液循环进入肺组织，引起继发性肺鼠疫。大量吸入细菌可引起原发性肺鼠疫。鼠疫杆菌还可突破血脑屏障，引起脑膜炎型鼠疫。

（2）病理：鼠疫的基本病理改变为淋巴管、血管内皮细胞受损和急性出血性坏死性炎症。腺鼠疫的病理变化主要是肿大的淋巴结充血、水肿、出血和鼠疫杆菌的聚集，淋巴组织出现变性和坏死，淋巴细胞、中性粒细胞和巨噬细胞浸润。原发性肺鼠疫的特征是肺泡中存在大量细菌和蛋白质样渗出，肺组织充血肿胀、出血性小叶性肺炎和炎性细胞浸润，可伴有肺脓肿。显微镜下可见大部分肺泡结构消失、出血、坏死、白细胞浸润和一定数量的短小杆菌。败血症型鼠疫表现为血管和淋巴管内皮细胞损害及急性出血坏死性炎症；皮肤黏膜出血点及瘀斑，浆膜腔出血及心肝肾出血症。

5. 临床表现　　潜伏期一般为 1 ~ 6 天，多为 2 ~ 3 天，个别可达 8 ~ 9 天。

（1）腺鼠疫：最为常见，患者突发寒战、高热、头痛等全身中毒症状，受侵部位淋巴结炎为主要特点。好发于腹股沟淋巴结，其次为腋下、颈部和颌下。表现为淋巴结肿大，伴显著的红、肿、热、痛，病情发展迅速，淋巴结坚硬且有明显触痛，并与皮下组织粘连在一起，周围组织有明显水肿、充血和出血，感染部位疼痛剧烈，患者常呈被动体位。

（2）肺鼠疫：急起高热、寒战，全身中毒症状明显，发病数小时后即可出现剧烈胸痛、咳嗽、咳大量粉红色泡沫样痰或鲜红色血痰、呼吸困难、发绀等严重呼吸道症状，肺部可闻及少量散在湿啰音或轻微的胸膜摩擦音。肺部体征与全身症状严重程度不一致是其特点。可于2～3日内死于休克或呼吸衰竭。

（3）败血症型鼠疫：最凶险，患者高热、寒战，迅速出现谵妄或昏迷，面色苍白、血压下降，皮肤黏膜广泛出血等休克和DIC表现。患者常于1～3天内死亡，死后尸体呈黑紫色，故俗称"黑死病"。

（4）轻型鼠疫：又称小鼠疫，发热轻，局部淋巴结肿大、轻度压痛，偶见化脓。血培养可阳性，多见于流行初期、末期和有预防接种史者。

（5）其他类型鼠疫：如皮肤鼠疫、肠鼠疫、眼鼠疫、脑膜炎型鼠疫、扁桃体鼠疫等，临床均少见。

6. 实验室检查及其他检查

（1）常规检查：外周血白细胞计数大多升高，可达 $(20～30) \times 10^9/L$ 以上，以中性粒细胞升高为主，红细胞、血红蛋白与血小板减少；尿液检查可见蛋白尿、血尿及红细胞、白细胞和上皮细胞管型；粪便潜血可阳性，肠鼠疫可有血便或黏液血便。

（2）病原学检查：采集患者的淋巴结穿刺液、血液、痰液、咽部或眼分泌物，或尸体脏器、管状骨骨髓等样本进行细菌培养、涂片镜检、动物接种等可检出病原菌；聚合酶链反应（PCR）或实时荧光PCR可检测出鼠疫杆菌核酸；使用胶体金、反向间接血凝试验（RIHA）或酶联免疫吸附试验（ELISA）可检测出鼠疫杆菌F1抗原。

（3）血清学检查：间接血凝试验（IHA）或ELISA检测血清鼠疫杆菌F1抗体阳性或恢复期较急性期滴度呈4倍及以上升高。

（4）胸部影像学检查：肺鼠疫患者早期可见肺内单一或多发的浸润性阴影，可分布在多个叶段；随着病情进展，可迅速发展为双肺大片实变。

7. 诊断与鉴别诊断

（1）诊断：根据流行病学史、临床表现、实验室检查等综合分析，做出诊断。

①疑似病例：具有鼠疫的临床表现，且存在可能的鼠疫流行病学史。流行病学史包括患者在发病前10天内到过动物鼠疫流行区；在发病前10天内接触过来自鼠疫疫区的疫源动物、动物制品，进入过鼠疫实验室或接触过鼠疫实验用品；在发病前10天内接触过具有鼠疫临床表现或明确诊断为鼠疫的患者。

②临床诊断病例：疑似病例具有以下任一项者：临床样本镜下可见革兰染色阴性、两极浓染的短小杆菌；鼠疫杆菌F1抗原阳性（胶体金、RIHA或ELISA法）；单份血清鼠疫杆菌F1抗体阳性，且排除既往罹患鼠疫或接种过鼠疫疫苗。

③确诊病例：疑似病例或临床诊断病例，具有以下任何一项者：培养见鼠疫菌；鼠疫菌特异性基因caf1与pla PCR扩增均为阳性；血清

鼠疫菌 F1 抗体阳转或恢复期较急性期滴度呈 4 倍及以上升高。

（2）鉴别诊断：腺鼠疫应与急性淋巴结炎、丝虫病淋巴结肿大、土拉菌病等鉴别；肺鼠疫应与大叶性肺炎、吸入性炭疽鉴别；败血症型鼠疫需与其他原因所致败血症、钩端螺旋体病、肾综合征出血热、流行性脑脊髓膜炎等相鉴别；皮肤鼠疫应与皮肤炭疽鉴别。

8. 治疗 本病属烈性传染病，要做到早发现、早诊断、早隔离、早治疗以及就地治疗，不宜转送。

（1）一般及对症治疗：①隔离消毒：按甲类传染病管理，做到强制严格隔离。患者排泄物要进行彻底消毒。②支持治疗：急性期应卧床休息，给予流质饮食，或适当补液以维持水、电解质平衡，加强临床营养支持。③对症治疗：高热可给予冰敷、酒精擦浴等物理降温措施或解热镇痛药。儿童禁用水杨酸类解热镇痛药。烦躁不安或疼痛者用镇静止痛药。有心衰或休克者，给予强心和抗休克治疗。有弥散性血管内凝血者给予血小板、新鲜冰冻血浆和纤维蛋白原替代治疗及肝素抗凝治疗。中毒症状严重者发现休克时可给用糖皮质激素。肺鼠疫患者发现 SpO_2 下降是呼吸衰竭的早期表现，应及时给予呼吸支持治疗。切忌挤压腺鼠疫肿大的淋巴结，病灶化脓软化后可切开引流。眼鼠疫可用四环素、氯霉素眼药水治疗。

（2）病原治疗：治疗原则是早期、联合、足量应用敏感的抗菌药物。以链霉素为首选，在应用链霉素治疗时，为了达到更好的预后，常联合使用抗生素，如喹诺酮、多西环素、β - 内酰胺类或磺胺等。若无法获得链霉素或过敏等原因不能使用链霉素者，可考虑选用庆大霉素、氯霉素、四环素、多西环素、环丙沙星等。

六、结核病

1. 病原学 结核分枝杆菌（简称结核杆菌）对人致病的主要为人型，牛型少见。结核杆菌细长而稍弯，两端微钝，无芽孢，无鞭毛，不能活动，严格需氧。结核杆菌菌体含类脂质、蛋白质和多糖类。耐药性为结核杆菌重要的生物学特性，按其产生机制可分为选择性突变耐药、适应性耐药、质粒介导耐药及交叉耐药等类型；从细菌流行病学角度可分为原发性和继发性耐药。

2. 流行病学

（1）传染源：排菌的患者和动物（主要是牛）。排菌的开放性肺结核患者是主要传染源。

（2）传播途径：以空气传播为主。

（3）易感人群：人群普遍易感。婴幼儿、青春后期及老年人发病率较高。

3. 发病机制与病理

（1）发病机制：吸入肺泡的结核杆菌可被吞噬细胞吞噬和杀灭。当结核菌数量多或毒力强时，因其大量繁殖导致肺泡吞噬细胞溶解、破裂，释放出的结核杆菌可再感染其他吞噬细胞和局部组织。经吞噬细胞处理的结核杆菌特异性抗原传递给 T 淋巴细胞使之致敏，机体可产生两种形式的免疫反应，即细胞介导的免疫反应和迟发型超敏反应，对结核病的发病、演变及转归起着决定性的作用。

（2）病理：有渗出、增生和变质三种基本病变。结核结节和干酪性坏死是特征性病变。

4. 临床表现

（1）临床类型：结核病可分为五型：原发性肺结核（Ⅰ型）、血行播散性肺结核（Ⅱ型）、继发性肺结核（Ⅲ型）、结核性胸膜炎（Ⅳ型）、肺外结核（Ⅴ型）。

（2）症状与本征

①全身症状：发热为结核最常见的全身症状，常提示结核病的活动和进展。

②呼吸系统症状：咳嗽、咳痰、咯血和胸痛等。

③其他系统表现：淋巴结核常出现无痛性淋巴结肿大，可坏死液化、破溃、形成瘘管等。结核性心包炎有心前区疼痛、呼吸困难、心界扩大、颈静脉怒张等表现。结核性脑膜炎多有头痛、呕吐、意识障碍等表现。结核性腹膜炎常有腹腔积液或腹膜粘连，表现为发热、腹痛、腹胀、腹壁揉面感等。肠结核以回盲部多见，表现为消瘦、腹泻与便秘交替、腹部肿块等。肾、输尿管及膀胱结核有膀胱刺激征、血尿及脓尿等。肝、脾结核表现为发热、消瘦、贫血、肝脾肿大等。

5. 实验室检查与其他检查

（1）一般检查：外周血细胞计数一般正常，可有血红蛋白降低。在急性进展期白细胞可增多，重症感染时可发生类白血病反应。血沉可增快，但无特异性。

（2）病原体检查：①涂片镜检。②病原菌分离：分离培养法检出率高于涂片镜检法，同时可鉴别非结核分枝杆菌，是诊断标准。③特异性核酸检测：核酸探针、PCR及DNA印迹杂交等可检测结核杆菌DNA。

（3）影像学检查：是诊断肺结核的重要手段。X线胸片可见斑点状、密度较高、边缘清楚的结节影，或云雾状、密度较淡、边界模糊的渗出灶，或环形透光的空洞。CT显示纵隔肺门淋巴结、肺隐蔽区病灶与结节、空洞、钙化、支气管扩张等。

（4）内镜检查。

（5）活体组织检查。

6. 诊断与鉴别诊断

（1）肺结核的诊断：肺结核的诊断须结合流行病学资料、临床表现与实验室、影像学辅助检查综合分析，主要的诊断依据为胸部X线、CT检查及痰液细菌涂片检查。

（2）肺外结核的诊断：肺外结核由于发病的部位不同，会出现不同的症状和体征，且结核分枝杆菌的检出率低，因此肺外结核的诊断应综合分析临床表现、治疗效果和辅助检查，必要时可通过各种途径的活检，经病理学证实确诊。

七、布鲁菌病

1. 病原学

布鲁菌为一组革兰染色阴性微小的球状、球杆状、短杆状细菌，没有鞭毛，不形成芽孢和荚膜。共有12个种，包括羊种、牛种、猪种、犬种、沙林鼠种、绵羊附睾种、鲸种、鳍种、田鼠种、人源种和赤狐种。其中羊种、牛种、猪种和犬种布鲁菌可造成人感染。布鲁菌形态易受外界环境因素的影响而发生改变，细胞壁可增厚，也可变薄或者脱落。该菌为细胞内寄生，含20余种蛋白抗原和脂多糖（内毒素），不产生外毒素，其致病性主要与活菌及内毒素有关。

布鲁菌对湿热、紫外线、常用的消毒剂等比较敏感，对干燥、低温有较强的抵抗力。55℃湿热1小时或者60℃湿热10~20分钟、75%酒精、0.1%新洁尔灭和含氯消毒剂均可杀死其灭活。

2. 流行病学

（1）传染源：目前已知有60多种家畜、家禽、野生动物是布鲁菌的宿主。与人类有关的传染源主要是羊、牛及猪，其次是犬、鹿、马、骆驼等。

（2）传播途径：皮肤及黏膜接触传染、消化道传染、呼吸道传染、苍蝇携带、蜱虫叮咬等。

（3）人群易感性：人群普遍

易感。

（4）流行特征：本病牧区高于农区，农区高于城市。我国多见于内蒙古、东北、西北等牧区。年龄以青壮年为主，男性多于女性。一年四季均可发病，羊种布鲁菌主要集中在春末夏初。农牧民、兽医、皮毛加工及屠宰工的感染率较高。

3. 发病机制与病理

（1）发病机制：布鲁菌侵入人体后，被巨噬细胞吞噬，在局部淋巴结生长繁殖并形成感染灶，2～3周后突破淋巴结屏障而侵入血液循环产生菌血症，表现为发热、乏力等感染中毒症状。进入血液循环的布鲁菌在肝、脾、骨髓、淋巴结等单核巨噬细胞系统中形成新的感染灶，细菌繁殖再次入血，发热等症状再现，可在全身各脏器引起迁徙性病灶，累及的脏器出现相应病变。布鲁菌内毒素及菌体还可导致变态反应性病变。布鲁菌在巨噬细胞内有特定的生存机制，通过阻断巨噬细胞凋亡、抑制 Th1 特异性免疫反应和抑制肿瘤坏死因子－α（TNF－α）的产生等免疫逃逸机制而受到保护，使病原体不易被清除。

（2）病理：本病病理变化广泛，几乎所有组织器官均可受累，急性期主要病理改变为单核巨噬细胞系统弥漫性增生，器官受累时出现细胞变性及坏死；慢性期主要表现为肉芽肿组织增生。

4. 临床表现

以寒战、发热、多汗、乏力、肌肉关节疼痛等为主要表现。发热多发生在午后或夜间，体温下降时可出现大汗。肌肉疼痛多见于两侧大腿和臀部，可呈痉挛性。关节疼痛多见于脊柱、骶髂、膝、肩等大关节，可为游走性刺痛。可有肝、脾及淋巴结肿大。持续时间为 2～3 周。部分病例可仅有低热。在此期

间若未能得到规范有效治疗，在数天至 2 周无热期后可再次出现发热表现，呈现出"波状热"。随着病情进展，可出现骨关节、神经系统、泌尿生殖系统损害等并发症。病程在 3 个月以内为急性期，3～6 个月为亚急性期，超过 6 个月为慢性期。

早期未得到规范有效治疗的患者可出现各种并发症或后遗症。①骨关节：脊柱炎（多为胸椎和腰椎）最为常见，还可表现为外周关节炎（通常累及膝关节、髋关节和踝关节）和骶髂关节炎。②泌尿生殖系统：表现为睾丸炎、附睾炎、卵巢炎、肾小球肾炎、肾脓肿等。③呼吸系统：可见肺炎、胸腔积液。④神经系统：表现为脑脊髓膜炎、脑神经病变、周围神经病、舞蹈症等，也可引起脑脓肿。⑤心血管系统：表现为心内膜炎、心肌炎、心肌炎等。⑥皮肤：包括斑疹、丘疹、结节性红斑、皮肤溃疡、紫癜、肉芽肿性血管炎及局部脓肿形成。

羊种常为慢性，羊种和猪种病情常较重且不易治愈。脑脊髓膜炎和心内膜炎是造成死亡的主要原因。

5. 实验室检查与其他检查

（1）一般检查：白细胞计数正常或偏低；淋巴细胞相对或绝对增加，可出现少数异型淋巴细胞；血沉在急性期加快，慢性期则正常或偏高，持续增速提示有活动性。C反应蛋白急性期可升高。

（2）病原学检查：取血液、骨髓、组织、脑脊液、乳汁、脓性分泌物、关节液、尿液等做细菌培养或核酸检测，急性期培养阳性率高。

（3）免疫学检查：①虎红平板凝集试验（RBT）或平板凝集试验（PAT）阳性。②胶体金免疫层析试验（GICA）阳性。③酶联免疫吸附试验（ELISA）阳性。④试管凝集试验（SAT）滴度为 1:100 及以上，或病程持续一年以上仍有症状者且

滴度为1:50及以上为阳性。⑤补体结合试验（CFT）滴度为1:10及以上为阳性。⑥抗人免疫球蛋白试验（Coomb's）滴度为1:400及以上为阳性。前3种试验可用于初筛试验，后3种试验可用于确证试验。

（4）特殊检查：并发骨关节损害者可行X线检查。有心脏损害可做心电图。肝损伤做肝功能检查。对于肿大的淋巴结必要时可做淋巴结活检。有脑膜或脑实质病变者可做脑脊液及脑电图检查。

6. 诊断 急性感染可通过流行病学史、临床表现和实验室检查做出诊断：①疑似病例：具备该病临床表现，且有相关流行病学史。②临床诊断病例：疑似病例，血清学初筛试验任一项阳性者。③确诊病例：疑似或临床诊断病例，病原学或血清学确证试验中任一项阳性者。④隐性感染：有流行病学史，符合确诊病例病原学和血清学检查标准，但无临床表现。

7. 治疗

（1）急性感染：对症治疗，一般治疗，病原治疗。

（2）慢性感染：治疗较为复杂，包括病原治疗、脱敏治疗及对症治疗。

第四单元　消毒与隔离

一、消毒

1. 消毒的概念 消毒是用物理、化学或生物的方法，清除或杀灭体外环境中病原微生物的一系列方法，借以切断病原微生物的传播途径，阻止和控制传染病的发生和播散。

2. 消毒的目的 ①防止病原体播散到社会中引起传染病的流行；②避免患者发生交叉感染，出现并发症；③保护医护人员免受感染。

3. 消毒的种类

（1）疫源地消毒：①随时消毒（预防交叉感染的重要措施之一）。②终末消毒。

（2）预防性消毒。

4. 消毒方法

（1）灭菌法：可杀灭一切微生物。

（2）高效消毒法：能杀灭一切细菌繁殖体，包括分枝杆菌、病毒、真菌、细菌芽孢在内。

（3）中效消毒法：能杀灭细菌芽孢以外的微生物。

（4）低效消毒法：只能消灭细菌繁殖体、亲脂性病毒和部分真菌。

5. 消毒方法的监测 消毒效果是评价消毒方法合理性和可靠性最重要的指标。

（1）消毒效果检查方法：①物理监测法。②化学监测法。③生物监测法。④自然菌采样法：肠道传染病以大肠杆菌为指标，呼吸道传染病以溶血性链球菌为指标。⑤无菌检测法。

（2）消毒效果的监测：①医疗用品消毒效果的监测。②压力蒸汽灭菌效果的监测。③消毒液的监测。④紫外线消毒效果的监测。⑤餐具消毒效果的监测。⑥卫生洁具消毒效果监测。⑦洗衣房衣物、医用污染物消毒效果的监测。

二、隔离

1. 隔离的概念 隔离是指把传染期内的患者或病原携带者置于不能传染给他人的条件之下，防止病原体向外扩散，便于管理、消毒和治疗。

2. 隔离的种类 根据传染病的传播方式，制定不同的隔离措施。①接触传播的隔离与预防。②空气传播的隔离与预防。③飞沫传播的隔离与预防。④其他传播途径疾病的隔离与预防。

3. 隔离的期限 ①甲肝：发病起隔离 21 日。②乙肝：急性期应隔离到 HBsAg 转阴。③流行性感冒：退热后 48 小时解除隔离。④流行性脑脊髓膜炎：至症状消失后 3 日，但不少于发病后 7 日。⑤伤寒：体温正常后 15 日或症状消失后 5 日、10 日便培养 2 次阴性。⑥细菌性痢疾：症状消失后隔日 1 次便培养，连续 2 次阴性。⑦霍乱：症状消失后隔日 1 次便培养，连续 3 次阴性。

三、医院感染

1. 医院感染的概念 医院感染是指住院患者在医院内获得的感染，包括在住院期间发生的感染和在医院内获得但在出院后发生的感染，但不包括入院前已经开始或入院时已经存在的感染。

2. 医院感染的防护原则

(1) 建立、健全医院感染管理体系，是加强医院感染管理的关键。

(2) 建立医院的监测制度。

(3) 预防控制措施：①建立和健全有关规章制度。②培训医生、护士和其他有关人员医院感染方面的知识。③合理应用抗菌药物。④制定针对常见的医院感染或有局部暴发可能的感染的控制措施。

医学伦理学

第一单元 医学伦理学与医学目的、医学模式

一、医学伦理学

1. 伦理学 也称道德哲学，是研究社会道德现象、本质及其规律的学说。

（1）伦理学是以道德和规则为研究对象。

（2）伦理学可分为规范伦理学、描述伦理学和元伦理学。

2. 医学伦理学 医学伦理学是运用一般伦理学原理去研究医学领域中的道德现象和道德关系的科学，是医学与伦理学交叉的学科。

3. 医学道德 狭义的医学道德是指医学职业道德。广义的医学道德包括医学职业道德、医学科学道德、卫生管理道德及患者道德。

（1）特点：①全人类性与阶级性的统一。②继承性与时代性的统一。③稳定性与变动性的统一。④理论性与实践性的统一。

（2）作用：①对医学人际关系的协调作用。②对医疗质量的保障作用。③对医学科学的促进作用。④对社会文明的推动作用。

4. 医学伦理学的研究对象 ①医学道德现象。②医学道德关系。

5. 医学伦理学的研究内容 ①医学道德的基本理论。②医学道德的规范体系。③医学道德的基本实践。

二、医学模式、医学目的

1. 医学目的的演变

（1）预防疾病，减少发病率，促进和维护健康。

（2）治疗疾病，解除由疾病引起的疼痛和疾苦。

（3）照料患者，维护患者尊严，延长寿命，追求安详死亡。

（4）提高生命质量，优化生存环境，增进身心健康。

2. 医学模式的演变

（1）神灵主义医学模式。

（2）自然哲学医学模式。

（3）机械论医学模式。

（4）生物医学模式。

（5）生物-心理-社会医学模式。

三、医师的职业品质

1. 救死扶伤，敬业爱岗。
2. 尊重患者，关爱生命。
3. 尊重同事，平等相处。
4. 仪表端庄，举止文明。
5. 医术求精，慎言守密。
6. 遵纪守法，廉洁行医。
7. 仁慈、诚挚、严谨、公正。

第二单元 中国医学的道德传统

1. 中国医学道德的优良传统

（1）以德为先，无德不可为医。

（2）仁者爱人，博施济众。

（3）重义轻利，义医为上。

（4）博учат多识，自强不息。

（5）尽职尽责，竭诚敬业。

2. 中国古代医学家的道德境界

（1）张仲景：汉代著名医学家。他以"救人活命"为己任，用高超的医术为百姓解除痛苦。他反对"孜孜汲汲，唯名利是务"的不

良风气，强调救治患者不分贵贱贫富，"上以疗君亲之疾，下以救贫贱之厄"。

（2）孙思邈：唐代著名医学家，视患者如亲人，无欲无求，普同一等，先发大慈恻隐之心，不管昼夜寒暑，饥渴疲劳，一心救助。

3. 中国现代医学家的道德境界
（1）张孝骞：被尊为"协和泰斗""湘雅轩辕"，对患者极为负责，以诊治疑难病症闻名内科学界。

（2）林巧稚：著名妇产科专家。她身患的最大特点是不管是高级干部还是贫苦农民，都同样认真，同样负责，一丝不苟。被尊称为"万婴之母"。

4. 中国当代医学家的道德境界
（1）屠呦呦：解决了青蒿素药物治疗疟疾中出现的耐药难题，并探索出了青蒿素药物新的适应证。

（2）钟南山：我国"公共卫生事件应急体系建设的重要推动者"。

第三单元 医学道德规范体系

一、医学道德原则

1. 尊重
（1）含义：尊重原则是有关尊重自主决策能力的规范，也称尊重自主原则。尊重患者的自主权要求医务人员及包括患者家属在内的其他人员尊重和遵从患者本人做出的医疗决定。

（2）内容：尊重患者的人格；尊重患者的自主决定权；尊重患者的隐私权。

（3）意义：①医患双方相互尊重，有利于相互理解，维护双方权益。②医务人员尊重患者的人格尊严，提供人性化服务。③医务人员尊重患者的自主决定，有利于医患合作，建立和谐的医患关系，提高

治疗效果。④医务人员尊重患者的隐私保护权，可以减少医务人员可能要承担的民事责任和刑事责任。

2. 有利
在诊疗活动中，医务人员要一切从患者利益出发，把有利于患者的生命健康放在第一位，要以保护患者的利益、促进患者的健康、增进患者的幸福为目的。

3. 公正
（1）含义：公正原则是公平分配福利、风险和成本的规范。公正，即公平或正义的意思。在医学界，公正原则是指医务人员公平、公正地对待每一位患者，患者享有公平医疗资源的伦理原则。

（2）内容：①公正分配卫生资源。②公正对待患者：医务人员应树立平等观，即平等、公平地对待患者，这是患者享有的不容侵犯的正当权益。医务人员对每一位患者的人格、权利、正当健康需求应给予同样的尊重和关心，特别是对老年患者、精神病患者、残疾人、婴幼儿等弱势群体，应给予更多的真诚的医学关怀。③公正解决医患纠纷。④正确把握公正的相对性与绝对性的关系。

（3）意义：①有利于调节日趋复杂的医患关系。②有利于解决人们日益增长的健康需求与有限的可供分配的医疗卫生资源之间的矛盾。

二、医学道德规范

1. 医学道德规范的特点
（1）医务人员在各种医学活动中应遵守的行为准则。

（2）医学道德基本原则的具体体现。

（3）其特点表现在：理想性与实践性的统一；稳定性与动态变动性的统一；一般性与特殊性的统一。

2. 医学道德规范的内容
（1）救死扶伤，忠于医业。

（2）钻研医术，精益求精。

(3) 一视同仁，平等待患。

(4) 慎言守密，礼貌待人。

(5) 廉洁奉公，遵纪守法。

(6) 爱岗敬业，团结协作。

三、医学道德范畴

1. 医学道德权利

(1) 含义：医学道德权利是指在医学道德活动中，医学道德主体所享有的道义上允许使用的权利和应享受的利益。既包括医务人员的权利，又包括患者的权利。

(2) 作用：①医务人员正当的职业道德权利受到尊重和维护，可保证医学职业的声誉和社会地位，也可以调动和提高广大医务人员履行职业道德义务的积极性和主动性，有利于医务人员在维护和促进人类健康中发挥更大的作用。②患者的道德权利受到尊重和维护，有利于患者道德义务的履行，可以促进患者配合诊疗的积极性，提高治疗效果，有利于医患关系的和谐。

2. 医学道德义务

(1) 含义：医学道德义务是指在医学道德活动中，医学道德主体对他人和社会所应承担的责任。医务人员的医学道德义务是指医务人员依据医学道德的原则和规范的要求，对患者、集体和社会所负的道德责任，以应有的行为履行自己的职责。

(2) 作用：①可以增强医务人员的责任感，使之自觉、愉快地履行自己的职业义务，并逐渐变成自己的内心信念。②有利于在维护和提高人类健康水平方面做出贡献，不断使医务人员的医学道德境界得到升华。③有利于医患关系的和谐。

3. 医学道德情感

(1) 含义：医学道德情感是指医务人员对医学事业和服务对象所持的态度和内心体验，主要包括同情感、责任感和事业感。

(2) 作用：医学道德情感对医务人员的医学道德行为起着调节作用。

①医学道德情感中的同情感，可以促使医务人员关怀、体贴患者，并对处于病痛危难之际的患者竭尽全力地进行抢救；也可以使患者产生良好的心理效应，有利于其早日康复。

②医学道德情感中的责任感可弥补同情感随时间推移逐渐淡化的不足，使医务人员的行为具有稳定性，真正履行对患者的道德责任。

③医学道德情感中的事业感能激励医务人员为医学事业的发展发愤图强，不计较个人得失，为患者的利益承担风险，为医学事业做出更大的贡献。

4. 医学道德良心

(1) 含义：医学道德良心是指医务人员在履行义务的过程中，对自己行为应负道德责任的自觉认识和自我评价能力。

(2) 作用：①良心在行为前对动机的检查作用。②良心在行为中的监督作用。③良心在行为后的反思作用。

5. 医学道德审慎

(1) 含义：医学道德审慎是指医务人员在行为之前的周密思考及行为之中的小心谨慎。

(2) 作用：①有利于医务人员养成良好的医护作风，提高责任感，从而避免因疏忽大意、敷衍塞责而酿成医疗差错事故。②促使医务人员钻研业务知识和医疗技术。③促进医务人员以高度负责的精神对待患者，规范严格要求自己和加强自身道德修养，从而不断地提高自身的医学道德水平。

6. 医学道德保密

(1) 含义：医学道德保密是指医务人员在医护活动中应当具有对

医疗和护理保守秘密的职业道德品质。

（2）作用：①体现了患者对医务人员的无比信任。②体现了医务人员对患者人格和权利的尊重。③有利于建立良好的医患关系。④有利于医护工作的开展和医护质量的提高。⑤可以避免因泄密而给患者带来危害和发生医患纠纷。

7. 医学道德荣誉

（1）含义：医学道德荣誉是指医务人员履行了自己的职业义务后，获得他人、集体或社会的赞许、表扬和奖励。

（2）作用：①促使医务人员关心自己行为的社会后果，并严格要求自己。②作为一种精神力量，激励广大医务人员关心荣誉、争取荣誉，从而形成一种积极向上的正气并推动广大医务人员不断进步。

8. 医学道德幸福

（1）含义：医务人员的幸福，是物质生活和精神生活的统一，既包含物质生活的改善和提高，又包含精神生活的充实。

（2）作用：①促使医务人员自觉地履行医学道德义务。②促使医务人员树立正确的苦乐观。

第四单元　处理与患者关系的道德要求

一、医患关系的特点

1. 医患关系　医患关系是指以医务人员为主体的群体与以患者为中心的群体之间所建立起来的医疗卫生保健供求关系。它有狭义和广义之分。

（1）狭义：特指医生与患者之间的相互关系。

（2）广义：指以医生为中心的群体（医方）与以患者为中心的群体（患方）之间的医疗人际关系。

2. 医患关系的模式

（1）维奇模式：①纯技术模式（工程模式）。②权威模式（教士模式）。③合作模式。④契约模式。

（2）布朗斯坦模式：①传统模式。②人道模式（人本模式）。

（3）萨斯、荷伦德模式：①主动－被动型。②指导－合作型。③共同参与型。

3. 影响医患关系的主要因素

（1）医务人员方面：医生的医疗观、道德修养、服务态度和责任感等。

（2）患者方面：患者期望值过高，不当维权等。

（3）管理、社会方面：医院管理制度上的缺陷，国家对卫生事业的资金投入不足，社会上的不正之风仍然存在，卫生法规不够健全等。

二、与患者沟通的道德要求

1. 与患者沟通的原则

（1）尊重原则。

（2）自律原则。

（3）科学原则。

2. 与患者沟通的方法

（1）认真、仔细地倾听。

（2）有针对性地说明。

（3）在沟通中深入分析、及时判断。

3. 医患冲突的防范

（1）理解患者、患者家属的紧张焦虑心情，避免误解。

（2）发现矛盾，及时沟通化解。

（3）出现纠纷，尽快向上级和有关部门报告，有效处置。

第五单元　处理医务人员之间关系的道德要求

一、正确处理医务人员之间关系的意义

1. 有利于提高医疗服务水平。

2. 有利于医务人员成长成才。

二、正确处理医务人员之间关系的道德原则

1. 互相尊重。
2. 互相支持。
3. 互相监督。
4. 互相学习。

第六单元 临床诊疗的道德要求

一、临床诊疗的道德原则

1. 临床诊疗的道德内涵 临床诊疗道德是医务人员在诊疗过程中应该遵循的道德准则，是医学伦理学原则、规范在临床医疗实践中的具体应用，是衡量医务人员医学道德水平的重要尺度。

2. 临床诊疗的道德原则 包括最优化原则、知情同意原则、保密原则、生命价值原则。

二、临床诊断的道德要求

1. 中医四诊的道德要求
（1）安神定志。
（2）实事求是。

2. 体格检查的道德要求
（1）全面系统，认真细致。
（2）关心体贴，减少痛苦。
（3）尊重患者，心正无私。

3. 辅助检查的道德要求
（1）目的明确，诊治需要。
（2）知情同意，尽职尽责。
（3）综合分析，切忌片面。
（4）密切联系，加强协作。

三、临床治疗的道德要求

1. 诊治急症患者的道德要求
（1）争分夺秒，果敢坚定。
（2）团结协作，全力抢救。

2. 中医治疗的道德要求
（1）帮助患者认知。
（2）尊重患者隐私。
（3）尽量减轻患者痛苦。
（4）确保患者安全。

3. 药物治疗的道德要求
（1）对症下药，剂量安全。
（2）合理配伍，细致观察。
（3）节约费用，公正分配。

4. 手术治疗的道德要求
（1）手术前，高度重视，充分准备；严格掌握手术指征，征得患者知情同意。
（2）手术中，关心患者，体贴入微；态度严肃，精益求精；精诚团结，密切协作。
（3）手术后，严密观察，精心护理，减轻患者痛苦，促进患者康复。

5. 心理治疗的道德要求
（1）真诚相待，取信患者。
（2）专业过硬，灵活施治。
（3）注重修养，隐私保密。

6. 康复治疗的道德要求
（1）理解患者，热爱康复工作。
（2）躯体康复与心理康复并重。
（3）密切合作，多方协作。

7. 临终关怀的道德要求
（1）尊重患者的人格、权利。
（2）照护为主，缓解患者的疼痛。
（3）给患者以心理支持。
（4）给患者家属以安慰。

四、新技术临床应用的道德要求

1. 实施人类辅助生殖技术的伦理原则
（1）有利于患者的原则。
（2）夫妻双方自愿和知情同意的原则。
（3）确保后代健康的原则。
（4）维护社会公益的原则。
（5）互盲和保密的原则。
（6）严防精子、卵子商品化的原则。
（7）伦理监督原则。

2. 人体器官移植的伦理原则
（1）知情同意原则。
（2）尊重原则。
（3）效用原则。

（4）禁止商业化原则。
（5）保密原则。
（6）公正原则。
3. 人类胚胎干细胞研究和应用的伦理原则
（1）尊重原则。
（2）知情同意原则。
（3）安全和有效原则。
（4）防止商品化原则。
4. 基因诊断和基因治疗的伦理原则
（1）尊重与平等原则。
（2）知情同意原则。
（3）保护隐私原则。
（4）以治疗为目的原则。

第七单元　医学研究的道德要求

一、医学研究工作的基本道德要求

1. 道德准则　实事求是，真诚协作。

2. 工作作风　严肃的治学态度，严格的工作作风，严密的科学手段。

二、人体试验的道德要求

1. 人体试验
（1）按应用价值分为临床人体试验和非临床人体试验。
（2）按控制情况分为实验室人体试验和自然人体试验。
（3）按意愿表达分为自愿人体试验和强迫人体试验。
（4）按性质分为正当人体试验和不正当人体试验。

2. 人体试验的道德原则
（1）维护受试者利益原则。
（2）医学目的原则。
（3）知情同意原则。
（4）特殊保护原则。
（5）伦理审查与科学审查统一原则。

第八单元　医学道德的评价与良好医德的养成

一、医学道德评价

1. 医学道德评价的标准
（1）疗效标准。
（2）社会标准。
（3）科学标准。

2. 医学道德评价的依据
（1）动机与效果统一。
（2）目的和手段统一。

3. 医学道德评价的方式
（1）内心信念。
（2）社会舆论。
（3）传统习俗。

二、医学道德教育

1. 医学道德教育的意义
（1）有助于医务人员形成内在品质，把医道德原则和规范转化为内心信念。
（2）有助于医务人员对患者的尊重、理解、关爱，形成良好的医德医风。
（3）有助于医疗服务水平的提高，促进卫生健康事业发展。

2. 医学道德教育的方法
（1）提高医德认识。
（2）培养医德情感。
（3）养成医德行为和习惯。

三、医学道德修养

1. 医学道德修养的意义　医学道德修养是指医务人员在医德方面勤奋学习和涵养锻炼的过程，以及经过长期的医学实践和自我锻炼，所达到的一种能力和思想品质。

2. 医学道德修养的途径
（1）以历史上的现实医疗活动优秀医师为榜样，确立医德修养。
（2）在医疗活动中不断反思自己的言行，巩固医德修养。

原则。

（3）伴随着医学的发展，在提高医疗水平的过程中提高医德修养。

第九单元　医学伦理学文献

一、国外文献

1.《赫尔辛基宣言》（涉及人类受试者医学研究的伦理准则）（2000年修订） ①必须保护受试者准则。②必须符合医学目的的准则。③必须经受试者知情同意准则。④必须接受伦理审查准则。

2. 生命伦理学《吉汉宣言》（2000年） 坚决主张科技必须考虑公共利益。意识到生物学与医学的巨大进展，保证人权的迫切需要，滥用这个进展可能给人权带来的危险。

3.《国际性研究中的伦理与政策问题：发展中国家的临床试验》（2001年） ①对临床试验伦理行动的基本要求。②提供已确定的有效治疗作为对照。③公平对待和尊重参加者。④获得试验后利益。⑤在国际性临床试验中确保保护研究参加者。

4. 国际人类基因组组织（HUGO）伦理委员会关于人类基因组数据库的声明（2002年） 建议：①人类基因组数据库是全球的公共财产。②个人、家庭、社群、商业实体、机构和政府应促进这项公共财产。③应该鼓励数据的自由流动以及从使用数据库研究中所获得的公平和公正的分配。④应尊重个人、家庭与社群的选择和隐私。⑤应保护个人、家庭与社群，防止歧视和侮辱。⑥个人、家庭、机构与商业实体有权为数据库做出智力和财政贡献而获得公平回报。

5. 国际医学科学组织委员会《人体生物医学研究国际道德指南》（2002年8月修订） 本指南由21条指导原则组成，旨在规范各国的人体生物医学研究政策，根据各地情况应用伦理标准，以及确立和完善伦理审查机制。

二、国内文献

1.《突发公共卫生事件应急条例》（2003年5月9日国务院375号令） 包括：①总则。②预防与应急准备。③报告与信息发布。④应急处理。⑤法律责任。⑥附则。

2. 中华人民共和国卫生部《人类辅助生殖技术和人类精子库伦理原则》（2003年） 包括：①有利于患者的原则。②知情同意原则。③保护后代的原则。④社会公益原则。⑤保密原则。⑥严防商业化的原则。⑦伦理监督的原则。

3. 中华人民共和国科技部、卫生部《人胚胎干细胞研究伦理指导原则》（2003年） 该文件阐明了人胚胎干细胞的来源定义、获得方式、研究行为规范等，并再次申明中国禁止进行生殖性克隆人的任何研究，禁止买卖人类配子、受精卵、胚胎或胎儿组织。

4. 中华人民共和国国家中医药管理局《中医药临床研究伦理审查管理规范》（2010年） 该文件对开展中医药临床研究的医疗机构、科研院所、高等院校的伦理委员会建设做出了规定，对在中药临床研究中受试者安全做出了具体规定。

5. 中华人民共和国卫生与计划生育委员会《涉及人的生物医学研究伦理审查办法》（2016年） 该文件进一步明确了医疗卫生伦理委员会的职责和任务，补充了伦理审查的原则、规程、标准和跟踪审查的相关内容，进一步阐述了知情同意的基本内容和操作规程。

卫生法规

第一单元　卫生法概述

一、卫生法的概念和渊源

1. 卫生法的概念　卫生法是国家制定或认可的,并以国家强制力保障实施的,旨在保护人体健康的法律规范的总称。

2. 卫生法的渊源　主要有宪法、卫生法律、卫生行政法规、卫生部门规章、地方性卫生法规、卫生自治条例和单行条例、特别行政区有关卫生事务的法律规定、国际卫生条约等几种形式。

二、卫生法的基本原则和作用

1. 卫生法的基本原则　①保护公民生命健康。②预防为主。③中西医协调发展。④动员全社会参与。⑤国家卫生监督。

2. 卫生法的作用　①确保国家卫生政策的有效实施和卫生事业的发展。②实现卫生行政管理的有序化、科学化。

第二单元　卫生法律责任

一、卫生民事责任

1. 卫生民事责任的概念及其特征

(1) 概念：卫生法中民事责任是指医疗机构和卫生工作人员,或从事与卫生事业有关的机构违反卫生法律规定,侵害公民的健康权利时,应向受害者承担损害赔偿责任。

(2) 特征：①主要是财产责

任。②是一方当事人对另一方的责任。③是补偿当事人的损失。④在法律允许的条件下,民事责任可以由当事人协商解决。

2. 卫生民事责任的构成　①损害的事实存在。②行为的违法性。③行为人有过错。④损害事实与行为人的过错有直接的因果关系。

3. 卫生民事责任的承担方式　《民法典》规定承担民事责任的方式有：停止损害；排除妨碍；消除危险；返还财产；恢复原状；修理、重做、更换；继续履行；赔偿损失；支付违约金；消除影响、恢复名誉；赔礼道歉。

卫生法所涉及的民事责任以"赔偿损失"为主要形式。

二、卫生行政责任

1. 卫生行政责任的概念及其种类　卫生行政责任是指卫生行政法律关系主体违反卫生法律规范,尚未构成犯罪所应承担的法律后果。其种类包括行政处罚和行政处分两种。

2. 卫生行政处罚的概念及其种类　卫生行政处罚是指卫生行政机关或者法律法规授权组织在职权范围内对违反卫生行政管理秩序而尚未构成犯罪的公民、法人和其他组织实施的一种卫生行政制裁。其种类主要有警告、罚款、没收非法财物、没收违法所得、责令停产停业、暂扣或吊销有关许可证等。

3. 卫生行政处分的概念及其种类　卫生行政处分是指有管辖权的国家机关或企事业单位对所属一般违法失职人员给予的一种行政制裁。

其种类主要有警告、记过、记大过、降级、撤职、开除等形式。

三、卫生刑事责任

1. 卫生刑事责任的概念　卫生刑事责任是指违反卫生法的行为侵害了《刑法》所保护的社会关系，构成犯罪所应承担的法律后果。

2. 实现刑事责任的方式　实现刑事责任的方式是刑罚。

3. 违反卫生法的刑事责任

（1）生产、销售假药、劣药罪。

（2）妨害药品管理罪。

（3）生产、销售不符合安全标准的食品罪。

（4）生产、销售不符合保障人体健康标准的医疗器械、医用卫生材料罪。

（5）妨害传染病防治罪。

（6）传染病菌种、毒种扩散罪。

（7）妨害国境卫生检疫罪。

（8）非法采集、供应血液、制作、供应血液制品罪。

（9）非法采集人类遗传资源、走私人类遗传资源材料罪。

（10）医疗事故罪。

（11）非法行医罪。

（12）非法植入基因编辑、克隆胚胎罪。

另外，法律还规定了玩忽职守的犯罪、危害环境的犯罪等。

第三单元　《中华人民共和国医师法》

一、医师的概念及职责

1. 医师的概念　医师是指依法取得医师资格，经法定行为医机构中执业的专业医务人员，包括执业医师和执业助理医师。

2. 医师的职责　医师应当坚持人民至上、生命至上，发扬人道主义精神，恪守职业道德，遵守执业

规范，提高执业水平，履行防病治病、保护人民健康的神圣职责。

二、医师资格考试制度

1. 执业医师资格考试的条件

（1）具有高等学校相关医学专业本科以上学历，在执业医师指导下，在医疗卫生机构中参加医学专业工作实践满1年的。

（2）具有高等学校相关医学专业专科学历，取得执业助理医师执业证书后，满2年的。

（3）以师承方式学习中医满3年或者经多年实践取得确有专长，经县级以上人民政府卫生健康主管部门委托的中医药专业组织或卫生机构考核合格并推荐。

2. 执业助理医师资格考试的条件　具有高等学校相关医学专业专科以上学历，在执业医师指导下，在医疗卫生机构中参加医学专业工作实践满1年的。

三、医师执业注册制度

1. 医师注册的条件及办理

（1）条件：取得医师资格的，可以向所在地县级以上地方人民政府卫生健康主管部门申请注册。

（2）办理：①受理申请的卫生健康主管部门应当自受理申请之日起20个工作日内准予注册，并发给医师执业证书。②医疗卫生机构可以为本机构中的申请人集体办理注册手续。

2. 不予注册的情形

（1）无民事行为能力或限制民事行为能力。

（2）受刑事处罚，刑罚执行完毕不满2年或者依法禁止从事医师职业的期限未满。

（3）被吊销医师执业证书不满2年。

（4）因医师定期考核不合格被注销注册不满1年。

499

（5）法律、行政法规规定不得从事医疗卫生服务的其他情形。

四、医师的权利、义务和执业规则

1. 医师的权利

（1）在注册的执业范围内，按照有关规范进行医学诊查、疾病调查、医学处置、出具相应的医学证明文件，选择合理的医疗、预防、保健方案。

（2）获取劳动报酬，享受国家规定的福利待遇，按照规定参加社会保险并享受相应待遇。

（3）获得符合国家规定标准的执业基本条件和职业防护装备。

（4）从事医学教育、研究、学术交流。

（5）参加专业培训，接受继续医学教育。

（6）对所在医疗卫生机构和卫生健康主管部门的工作提出意见和建议，依法参与所在机构的民主管理。

（7）法律法规规定的其他权利。

2. 医师的义务

（1）树立敬业精神，恪守职业道德，履行医师职责，尽职尽责救治患者，执行疫情防控等公共卫生措施。

（2）遵循临床诊疗指南，遵守临床技术操作规范和医学伦理规范等。

（3）尊重、关心、爱护患者，依法保护患者隐私和个人信息。

（4）努力钻研业务，更新知识，提高医学专业技术能力和水平，提升医疗服务质量。

（5）宣传推广与岗位相适应的健康科普知识，对患者及公众进行健康教育和健康指导。

（6）法律法规规定的其他义务。

3. 医师执业规则

（1）医师实施医疗、预防、保健措施，签署有关医学证明文件，必须亲自诊查、诊断，并按照规定及时填写医学文书，不得隐匿、伪造、篡改或擅自销毁医学文书及有关资料。医师不得出具虚假医学证明文件以及与自己执业范围无关或者与执业类别不相符的医学证明文件。

（2）对需要紧急救治的患者，医师应当采取紧急措施进行诊治，不得拒绝急救处置。

（3）医师应当使用经依法批准或备案的药品、消毒药剂和医疗器械。除按照规范用于诊断治疗外，不得使用麻醉药品、医疗用毒性药品、精神药品和放射性药品。

（4）医师在诊疗活动中应当向患者说明病情、医疗措施和其他需要告知的事项。

（5）医师应当坚持安全有效、经济合理的用药原则，遵循药品临床应用指导原则、临床诊疗指南和药品说明书等合理用药。在尚无有效或者更好的治疗手段等特殊情况下，可以采用药品说明书中未明确但具有循证医学证据的其他疗法实施治疗。医疗机构应当建立管理制度，对医师处方、用药医嘱的适宜性进行审核，严格规范医师用药行为。

（6）执业医师按照国家有关规定，经所在医疗卫生机构同意，可以通过互联网等信息技术提供部分常见病、慢性病复诊等适宜的医疗卫生服务。国家支持医疗卫生机构之间利用互联网等信息技术开展远程医疗合作。

（7）医师不得利用职务之便，索取、非法收受患者财物或者牟取其他不正当利益。

（8）遇有自然灾害、传染病流行、突发重大伤亡事故及其他严重

义务。

威胁人民生命健康的紧急情况时，医师应当服从县级以上人民政府卫生行政部门的调遣。

（9）医师发生医疗事故或者发现传染病疫情时，应当依照有关规定及时向所在地机构或者卫生行政部门报告。医师发现患者涉嫌伤害事件或者非正常死亡时，应当按照有关规定向有关部门报告。

（10）执业助理医师应当在执业医师的指导下，在医疗卫生机构中按照注册的执业类别、执业范围执业。在乡、民族乡、镇和村的医疗卫生机构中工作的执业助理医师，可以根据医疗卫生服务情况和本人实践经验，独立从事一般的执业活动。

五、《医师法》规定的法律责任

1. 民事责任 医师在医疗、预防、保健工作中造成事故的，依照法律或国家有关规定处理。未经批准擅自开办医疗机构行医或者非医师行医，给患者造成损害的，依法承担赔偿责任。

2. 行政责任

（1）在医师资格考试中有违反考试纪律等行为，情节严重的，一年至三年内禁止参加医师资格考试。以不正当手段取得医师资格证书或者医师执业证书的，由发给证书的卫生健康主管部门予以撤销，三年内不受理其相应申请。伪造、变造、买卖、出租、出借医师执业证书的，由县级以上人民政府卫生健康主管部门责令改正，没收违法所得，并处违法所得二倍以上五倍以下的罚款，违法所得不足一万元的，按照一万元计算；情节严重的，吊销医师执业证书。

（2）医师在执业活动中有下列行为之一的，由县级以上人民政府卫生健康主管部门责令改正，给予

警告；情节严重的，责令暂停六个月以上一年以下执业活动直至吊销医师执业证书：

①在提供医疗卫生服务或者开展医学临床研究中，未按照规定履行告知义务或者取得知情同意。

②对需要紧急救治的患者，拒绝急救处置，或者由于不负责任延误诊治。

③遇有自然灾害、事故灾难、公共卫生事件和社会安全事件等严重威胁人民生命健康的突发事件时，不服从卫生健康主管部门调遣。

④未按照规定报告有关情形。

⑤违反法律法规、规章或者执业规范，造成医疗事故或其他严重后果。

（3）医师在执业活动中有下列行为之一的，由县级以上人民政府卫生健康主管部门责令改正，给予警告，没收违法所得，并处一万元以上三万元以下的罚款；情节严重的，责令暂停六个月以上一年以下执业活动直至吊销医师执业证书：

①泄露患者隐私或者个人信息。

②出具虚假医学证明文件，或者未经亲自诊查、调查，签署诊断、治疗、流行病学等证明文件或者有关出生、死亡证明文件。

③隐匿、伪造、篡改或者擅自销毁病历等医学文书及有关资料。

④未按照规定使用麻醉药品、医疗用毒性药品、精神药品、放射性药品。

⑤利用职务之便，索要、非法收受财物或者谋取其他不正当利益，或者违反诊疗规范，对患者实施不必要的检查、治疗造成不良后果。

⑥开展禁止类医疗技术临床应用。

（4）医师未按照注册的执业地点、执业类别、执业范围执业的，由县级以上人民政府卫生健康主管部门或者中医药主管部门责令改正，

给予警告，没收违法所得，并处一万元以上三万元以下的罚款；情节严重的，责令暂停六个月以上一年以下执业活动直至吊销医师执业证书。

（5）严重违反医师职业道德、医学伦理规范，造成恶劣社会影响的，由省级以上人民政府卫生健康主管部门吊销医师执业证书，责令停止非法执业活动，五年直至终身禁止从事医疗卫生服务或者医学临床研究。

（6）非医师行医的，由县级以上人民政府卫生健康主管部门责令停止非法执业活动，没收违法所得和药品、医疗器械，并处违法所得二倍以上十倍以下的罚款，违法所得不足一万元的，按一万元计算。

（7）医疗卫生机构未履行报告职责，造成严重后果的，由县级以上人民政府卫生健康主管部门给予警告，对直接负责的主管人员和其他直接责任人员依法给予处分。卫生健康主管部门和其他有关部门工作人员或者医疗卫生机构工作人员弄虚作假、滥用职权、玩忽职守、徇私舞弊的，依法给予处分。

3. 刑事责任 构成犯罪的，依法追究刑事责任。

第四单元　《中华人民共和国药品管理法》

一、概述

1.《药品管理法》的立法目的
加强药品监督管理，保证药品质量，保障公众用药安全，维护人民身体健康和用药的合法权益。

2. 药品的法定含义 药品是指用于预防、治疗、诊断人的疾病，有目的地调节人的生理机能并规定有适应证或者功能主治、用法和用量的物质。

3. 药品必须符合法定要求
①药品生产、经营企业是合法的生产、经营企业。②生产药品须经国务院药品监督管理部门批准并发给药品批准文号。③药品必须符合国家药品标准。

二、禁止生产（包括配制）、销售假药与劣药

1. 禁止生产（包括配制）、销售假药 有下列情形之一的，为假药：

（1）药品所含成分与国家药品标准规定的成分不符。

（2）以非药品冒充药品或者以他种药品冒充此种药品。

（3）变质的药品。

（4）药品所标明的适应证或者功能主治超出规定范围。

2. 禁止生产（包括配制）、销售劣药 有下列情形之一的，为劣药：

（1）药品成分的含量不符合国家药品标准。

（2）被污染的药品。

（3）未标明或者更改有效期的药品。

（4）未注明或者更改产品批号的药品。

（5）超过有效期的药品。

（6）擅自添加防腐剂、辅料的药品。

（7）其他不符合药品标准的药品。

三、特殊药品的管理

1. 特殊药品的分类 麻醉药品、精神药品、医疗用毒性药品、放射性药品。

2. 麻醉药品和精神药品管理的相关规定

（1）《麻醉药品和精神药品管理条例》的相关规定：①国家对麻醉药品药用原植物以及麻醉药品和

精神药品实行管理。②麻醉药品和第一类精神药品不得零售；禁止使用现金进行麻醉药品和精神药品交易，但是个人合法购买麻醉药品和精神药品的除外。③第二类精神药品零售企业应当凭执业医师出具的处方，按规定剂量销售，并将处方保存2年备查；禁止超剂量或者无处方销售第二类精神药品；不得向未成年人销售第二类精神药品。

（2）《处方管理办法》的相关规定：①麻醉药品、第一类精神药品：注射剂，每张处方为1次常用量；控缓释制剂，每张处方不得超过7日常用量；其他剂型，每张处方不得超过3日常用量。②第二类精神药品：一般每张处方不得超过7日常用量。③对于门（急）诊癌症疼痛患者和中、重度慢性疼痛患者开具的麻醉药品、第一类精神药品：注射剂，每张处方不得超过3日常用量；控缓释制剂，每张处方不得超过15日常用量；其他剂型，每张处方不得超过7日常用量。④对于需要特别加强管制的麻醉药品：盐酸二氢埃托啡处方为1次常用量，仅限于二级以上医院内使用；盐酸哌替啶处方为1次常用量，仅限于医疗机构内使用。⑤普通处方、急诊处方、儿科处方保存期限为1年；医疗用毒性药品、第二类精神药品处方保存期限为2年；麻醉药品和第一类精神药品处方保存期限为3年。

3. 医疗用毒性药品管理的相关规定 医疗单位供应和调配毒性药品，凭医师签名的正式处方。每次处方剂量不得超过2日极量。

四、《药品管理法》及相关法规、规章对医疗机构及其人员的有关规定

1. 医疗机构药品使用的管理规定

（1）医疗机构配制的制剂，批准后方可配制、进行质量检验，不得在市场上销售。

（2）医疗机构购进药品，必须建立并执行进货检查验收制度；必须有药品购进记录。

（3）医疗机构向患者提供的药品应当与诊疗范围相适应，个人设置的医疗机构不得配备常用药品和急救药品以外的其他药品。

2. 处方的管理规定 ①处方是指由注册的执业医师和执业助理医师（以下简称医师）在诊疗活动中为患者开具的、由取得药学专业技术职务任职资格的药学专业技术人员（以下简称药师）审核、调配、核对，并作为患者用药凭证的医疗文书。处方包括医疗机构病区用药医嘱单。②医师开具处方和药师调剂处方应当遵循安全、有效、经济的原则。处方应当由医师亲自书写、调剂和使用。③医师开具处方应当使用经药品监督管理部门批准并公布的药品通用名称、新活性化合物的专利药品和复方制剂药品名称。医师开具院内制剂处方时应当使用经省级卫生行政部门审核、药品监督管理部门批准的名称。医师可以使用由国家卫生健康委员会公布的药品习惯名称开具处方。处方一般不得超过7日用量；急诊处方一般不得超过3日用量；对于某些慢性病、老年病或特殊情况，处方用量可适当延长，但医师应当注明理由。⑤药师调剂处方时必须做到"四查十对"：查处方，对科别、姓名、年龄；查药品，对药名、剂型、规格、数量；查配伍禁忌，对药品性状、用法用量；查用药合理性，对临床诊断。

3. 关于禁止药品购销中账外暗中给予、收受回扣或者其他利益的规定 禁止药品的生产企业、经营企业和医疗机构在药品购销中账外暗中给予、收受回扣或者其他利益。

五、《药品管理法》规定的法律责任

1. 民事责任 药品的生产企业、经营企业、医疗机构违反本法规定，给药品使用者造成损害的，依法承担赔偿责任。

2. 行政责任

（1）生产、销售假药的，没收违法生产、销售的药品和违法所得，责令停产停业整顿，吊销药品批准证明文件，并处违法生产、销售的药品货值金额十五倍以上三十倍以下的罚款；货值金额不足十万元的，按十万元计算。

（2）生产、销售劣药的，没收违法生产、销售的药品和违法所得，并处违法生产、销售的药品货值金额十倍以上二十倍以下的罚款。违法生产、批发的药品货值金额不足十万元的，按十万元计算。违法零售的药品货值金额不足一万元的，按一万元计算。

（3）药品使用单位使用假药、劣药的，按照销售假药、零售劣药的规定处罚。

（4）医疗机构违反本法规定，将其配制的制剂在市场上销售的，责令改正，没收违法销售的制剂和违法所得，并处违法销售制剂货值金额二倍以上五倍以下的罚款。

3. 刑事责任 构成犯罪的，依法追究刑事责任。

4. 有关单位或者个人在药品购销中违法给予、收受回扣应承担的法律责任 医疗机构的负责人、药品采购人员、医师、药师等有关人员收受药品上市许可持有人、药品生产企业、药品经营企业或者代理人给予的财物或者其他不正当利益的，由卫生健康主管部门或者本单位给予处分，没收违法所得；情节严重的，还应当吊销其执业证书。

第五单元　《中华人民共和国传染病防治法》

一、概述

1.《传染病防治法》的立法目的 预防、控制和消除传染病的发生与流行，保障人体健康，保障公共卫生。

2. 我国对传染病防治实行的方针 国家对传染病防治实行预防为主的方针，防治结合，分类管理，依靠科学，依靠群众。

3. 法定传染病的分类 《传染病防治法》根据传染病的传播方式、速度及对人类危害的程度不同，将其分为甲、乙、丙三类。

甲类传染病的病种包括鼠疫、霍乱，共2种，为强制管理传染病。

乙类传染病的病种有传染性非典型肺炎、艾滋病、病毒性肝炎、脊髓灰质炎、人感染高致病性禽流感、麻疹、肾综合征出血热、狂犬病、流行性乙型脑炎、登革热、炭疽、细菌性和阿米巴性痢疾、肺结核、伤寒和副伤寒、流行性脑脊髓膜炎、百日咳、白喉、新生儿破伤风、猩红热、布鲁菌病、淋病、梅毒、钩端螺旋体病、血吸虫病、疟疾、H7N9禽流感、新型冠状病毒感染、猴痘，为严格管理传染病。

丙类传染病的病种有流行性感冒（含甲型H1N1流感）、流行性腮腺炎、风疹、急性出血性结膜炎、麻风病、流行性和地方性斑疹伤寒、黑热病、包虫病、丝虫病，除霍乱、细菌性和阿米巴性痢疾、伤寒和副伤寒外的感染性腹泻病、手足口病，为监测管理传染病。

对乙类传染病中传染性非典型肺炎、炭疽中的肺炭疽，采取本法所称甲类传染病的预防、控制措施。

二、传染病预防与疫情报告

1. 国家建立传染病预防的相关制度 ①国家实行有计划的预防接种制度。②国家建立传染病监测制度。③国家建立传染病预警制度。④国家建立传染病菌种、毒种库。

2. 各级医疗机构和疾病预防控制机构在传染病预防控制中的职责

（1）各级医疗机构必须严格执行国务院卫生行政部门规定的管理制度、操作规范，防止传染病的医源性感染和医院感染。

（2）各级疾病预防控制机构在传染病预防控制中履行下列职责：①实施传染病预防控制规划、计划和方案。②收集、分析和报告传染病监测信息，预测趋势。③开展调查、现场处理及其效果评价。④开展传染病实验室检测、诊断、病原学鉴定。⑤实施免疫规划。⑥普及传染病防治知识。⑦指导、培训开展传染病监测工作。⑧提供技术咨询。

3. 传染病疫情报告 遵循疫情报告属地管理原则，按照国务院卫生行政部门规定的内容、程序、方式和时限报告。个人发现传染病患者应当及时向附近的疾病预防控制机构或者医疗机构报告。

4. 传染病疫情的通报和公布

（1）向本行政区域内的疾病预防控制机构和医疗机构通报传染病疫情以及监测、预警的相关信息。

（2）国家建立传染病疫情信息公布制度。国务院卫生行政部门定期公布全国传染病疫情信息。

三、传染病疫情控制措施及医疗救治

1. 医疗机构发现传染病时应采取的措施 隔离治疗，隔离期限根据医学检查结果确定。

2. 疾病预防控制机构发现或接到传染病疫情时应采取的措施 进行流行病学调查，提出划定疫点、疫区的建议，卫生处理被污染的场所，向卫生行政部门提出疫情控制方案。

3. 各级政府部门在传染病发生时应采取的紧急措施 按照预防、控制预案进行防治，切断传染病病的传播途径。甲类、乙类传染病暴发、流行时，宣布本行政区域部分或者全部为疫区。

4. 医疗救治 设置传染病医院；对使用的医疗器械进行消毒；一次性医疗器具在使用后予以销毁；提供医疗救护、现场救援和接诊治疗，书写病历记录，并妥善保管；医疗机构应当实行传染病预检、分诊制度。

四、相关机构及其人员违反《传染病防治法》有关规定应承担的法律责任

1. 民事责任 单位和个人违反本法，导致传染病传播、流行，给他人人身、财产造成损害，应承担民事责任。

2. 行政责任 医疗机构违反本法规定的下列情形之一的，由县级以上人民政府卫生行政部门责令改正，通报批评，给予警告；造成传染病传播、流行或者其他严重后果的，对负有责任的主管人员和其他直接责任人员，依法给予降级、撤职、开除的处分，并可以依法吊销有关责任人员的执业证书；构成犯罪的，依法追究刑事责任。

①未按照规定承担本单位的传染病预防、控制工作，医院感染控制任务和责任区域内的传染病预防工作的。②未按照规定报告传染病疫情，或者隐瞒、谎报、缓报传染病疫情的。③发现传染病疫情时，未按照规定对传染病患者、疑似传

染病患者提供医疗救护、现场救援、接诊、转诊的，或者拒绝接受转诊的。④未按照规定对本单位内被传染病病原体污染的场所、物品以及医疗废物实施消毒或者无害化处置的。⑤未按照规定对医疗器械进行消毒，或者对按照规定一次使用的医疗器具未予销毁，再次使用的。⑥在医疗救治过程中未按照规定保管医学记录资料的。⑦故意泄露传染病患者、病原携带者、疑似传染病患者、密切接触者涉及个人隐私的有关信息、资料的。

3. 刑事责任　单位和个人违反本法，构成犯罪的，依法追究刑事责任。

第六单元　《突发公共卫生事件应急条例》

一、概述

1. 突发公共卫生事件的概念

突发公共卫生事件（以下简称"突发事件"）是指突然发生，造成或者可能造成社会公众健康严重损害的重大传染病疫情、群体性不明原因疾病、重大食物和职业中毒以及其他严重影响公众健康的事件。

2. 突发公共卫生事件应急工作的方针及原则

（1）方针：预防为主，常备不懈。

（2）原则：统一领导，分级负责，反应及时，措施果断，依靠科学，加强合作。

二、突发公共卫生事件的预防与应急准备

1. 突发公共卫生事件应急预案的制定与预案的主要内容　突发事件应急预案的内容主要包括突发事件应急处理指挥部的组成，相关部门的职责，突发事件的监测与预警，

2. 突发公共卫生事件预防控制体系　国家建立统一的突发事件预防控制体系；县级以上人民政府建立和完善突发事件监测与预警系统；县级以上卫生行政部门指定机构负责开展突发事件的日常监测。

三、突发公共卫生事件的报告与信息发布

1. 突发公共卫生事件应急报告制度与报告情形

（1）国家建立突发事件应急报告制度：国务院卫生行政主管部门制定突发事件应急报告规范，建立重大、紧急疫情信息报告系统。

（2）突发事件的报告情形和报告时限要求：突发事件监测机构、医疗卫生机构和有关单位发现有下列情形之一的，应当在 2 小时内向所在地县级人民政府卫生行政部门报告：①发生或者可能发生传染病暴发、流行的。②发生或者发现不明原因的群体性疾病的。③发生传染病菌种、毒种丢失的。④发生或者可能发生重大食物和职业中毒事件的。

2. 突发公共卫生事件的信息发布　国务院卫生行政主管部门负责向社会发布突发事件的信息。

四、突发公共卫生事件的应急处理

1. 应急预案的启动　突发事件发生后，卫生行政主管部门应对突发事件进行综合评估，由国务院卫生行政主管部门报国务院批准后实施。

2. 应急预案的实施　医疗卫生机构、监测机构和科学研究机构开展相关的科学研究工作。突发事件应急处理指挥部有权紧急调集人员、储备的物资、交通工具以及相关设施、设备，必要时实行封锁。工作

人员应按照规定，采取卫生防护措施。医疗卫生机构应当提供医疗救护和现场救援，防止交叉感染和污染，采取医学观察措施，依法报告。有关部门、医疗卫生机构应当对传染病做到早发现、早报告、早隔离、早治疗，切断传播途径，防止扩散。

五、《突发公共卫生事件应急条例》规定的法律责任

1. 医疗机构违反《突发公共卫生事件应急条例》规定应追究的法律责任 医疗卫生机构未依照规定履行报告职责，隐瞒、缓报或者谎报的；未依照规定及时采取控制措施的；未依照规定履行突发事件监测职责的、拒绝接诊患者的、拒不服从突发事件应急处理指挥部调度的，由卫生行政主管部门给予警告。情节严重的吊销"医疗机构执业许可证"，对主要负责人给予降级或者撤职处分；造成严重危害后果的，构成犯罪的，依法追究刑事责任。

2. 在突发事件处理工作中有关单位和个人未履行职责应承担的法律责任 有关单位和个人未依照规定履行报告职责，隐瞒、谎报，阻碍公务，不配合调查者，对有关责任人员依法给予行政处分或者纪律处分。构成犯罪的，依法追究刑事责任。

3. 在突发事件发生期间扰乱公共秩序应追究的法律责任 在突发事件发生期间，散布谣言、扰乱社会秩序的，依法给予行政处罚。构成犯罪的，依法追究刑事责任。

第七单元 《医疗纠纷预防和处理条例》

一、概述

1. 医疗纠纷的概念 本条例所称医疗纠纷，是指医患双方因诊疗活动引发的争议。

2. 医疗纠纷的处理原则 处理医疗纠纷，应当遵循公平、公正、及时的原则，实事求是，依法处理。

3. 医疗纠纷的合作共治中的部门责任 县级以上人民政府应当加强对医疗纠纷预防和处理工作的领导、协调，将其纳入社会治安综合治理体系，建立部门分工协作机制，督促部门依法履行职责。

卫生主管部门负责指导、监督医疗机构做好医疗纠纷的预防和处理工作，引导医患双方依法解决医疗纠纷。司法行政部门负责指导医疗纠纷人民调解工作。公安机关依法维护医疗机构治安秩序，查处、打击侵害患者和医务人员合法权益以及扰乱医疗秩序等违法犯罪行为。财政、民政、保险监督管理等部门和机构按照各自职责做好医疗纠纷预防和处理的有关工作。

二、医疗纠纷的预防

1. 预防医疗纠纷的原则 医疗机构及其医务人员在诊疗活动中应当以患者为中心，加强人文关怀，严格遵守医疗卫生法律、法规、规章和诊疗相关规范、常规，恪守职业道德。

2. 医疗机构的职责 医疗机构应当制定并实施医疗质量安全管理制度，设置医疗服务质量监控部门或者配备专（兼）职人员，加强对诊断、治疗、护理、药事、检查等工作的规范化管理，优化服务流程，提高服务水平。

医疗机构应当对其医务人员进行医疗卫生法律、法规、规章和诊疗相关规范、常规的培训，并加强职业道德教育。

医疗机构应当加强医疗风险管理，完善医疗风险的识别、评估和防控措施，定期检查措施落实情况，及时消除隐患。

医疗机构应当按照国务院卫生主管部门制定的医疗技术临床应用管理规定，开展与其技术能力相适应的医疗技术服务，保障临床应用安全，降低医疗风险；采用医疗新技术的，应当开展技术评估和伦理审查，确保安全有效、符合伦理。

医疗机构应当依照有关法律、法规的规定，严格执行药品、医疗器械、消毒药剂、血液等的进货查验、保管等制度。禁止使用无合格证明文件、过期等不合格的药品、医疗器械、消毒药剂、血液等。

3. 医务人员的责任　医务人员在诊疗活动中应当向患者说明病情和医疗措施。需要实施手术，或者开展临床试验等存在一定危险性、可能产生不良后果的特殊检查、特殊治疗的，医务人员应当及时向患者说明医疗风险、替代医疗方案等情况，并取得其书面同意；在患者处于昏迷等无法自主做出决定的状态或者病情不宜向患者说明等情形下，应当向患者的近亲属说明，并取得其书面同意。

紧急情况下不能取得患者或者其近亲属意见的，经医疗机构负责人或者授权的负责人批准，可以立即实施相应的医疗措施。

4. 患者的权利与义务　患者有权查阅、复制其门诊病历、住院志、体温单、医嘱单、化验单（检验报告）、医学影像检查资料、特殊检查同意书、手术同意书、手术及麻醉记录、病理资料、护理记录、医疗费用及国务院卫生主管部门规定的其他属于病历的全部资料。

患者要求复制病历资料的，医疗机构应当提供复制服务并在复制的病历资料上加盖证明印记。复制病历资料时，应当有患者或者其近亲属在场。医疗机构应患者的要求为其复制病历资料，可以收取工本费，收费标准应当公开。

患者死亡的，其近亲属可以依照本条例的规定，查阅、复制病历资料。

患者应当遵守医疗秩序和医疗机构有关就诊、治疗、检查的规定，如实提供与病情有关的信息，配合医务人员开展诊疗活动。

三、医疗纠纷的处理

1. 医疗纠纷的处理途径　发生医疗纠纷，医患双方可以通过下列途径解决：①双方自愿协商。②申请人民调解。③申请行政调解。④向人民法院提起诉讼。⑤法律、法规规定的其他途径。

2. 医疗纠纷中患者的权利　发生医疗纠纷，医疗机构应当告知患者或者其近亲属下列事项：①解决医疗纠纷的合法途径。②有关病历资料、现场实物封存和启封的规定。③有关病历资料查阅、复制的规定。

患者死亡的，还应当告知其近亲属有关尸检的规定。

3. 病历资料、现场实物等的封存与处理　发生医疗纠纷需要封存、启封病历资料的，应当在医患双方在场的情况下进行。封存的病历资料可以是原件，也可以是复制件，由医疗机构保管。病历尚未完成需要封存的，对已完成病历先行封存；病历按照规定完成后，再对后续完成部分进行封存。医疗机构应当对封存的病历开列封存清单，由医患双方签字或者盖章，各执一份。

病历资料封存后医疗纠纷已经解决，或者患者在病历资料封存满3年未再提出解决医疗纠纷要求的，医疗机构可以自行启封。

疑似输液、输血、注射、用药等引起不良后果的，医患双方应当共同对现场实物进行封存、启封，封存的现场实物由医疗机构保管。需要检验的，应当由双方共同委托依法具有检验资格的检验机构进行检验；双方无法共同委托的，由医疗机构所在地县级人民政府卫生主管部门指定。

疑似输血引起不良后果，需要对血液进行封存保留的，医疗机构应当通知提供该血液的血站派员到场。

现场实物封存后医疗纠纷已经解决，或者患者在现场实物保存满3年未再提出解决医疗纠纷要求的，医疗机构可以自行启封。

4. 医疗纠纷的人民调解　申请医疗纠纷人民调解的，由医患双方共同向医疗纠纷人民调解委员会提出申请；一方申请调解的，医疗纠纷人民调解委员会在征得另一方同意后进行调解。

申请人可以书面或者口头的形式申请调解。书面申请的，申请书应当载明申请人的基本情况、申请调解的争议事项和理由等；口头申请的，医疗纠纷人民调解员应当当场记录申请人的基本情况、申请调解的争议事项和理由等，并经申请人签字确认。

医疗纠纷人民调解委员会获悉医疗机构内发生重大医疗纠纷，可以主动开展工作，引导医患双方申请调解。

当事人已经向人民法院提起诉讼并且已被受理，或者已经申请卫生主管部门调解并且已被受理的，医疗纠纷人民调解委员会不予受理；已经受理的，终止调解。

设立医疗纠纷人民调解委员会，应当遵守《中华人民共和国人民调解法》的规定，并符合本地区实际需要。医疗纠纷人民调解委员会应当自设立之日起30个工作日内在地县级以上地方人民政府司法行政部门备案。

医疗纠纷人民调解委员会调解医疗纠纷时，可以根据需要咨询专家，并可以从本条例第三十五条规定的专家库中选取专家。

5. 医疗损害鉴定　医疗纠纷人民调解委员会调解医疗纠纷，需要进行医疗损害鉴定的，由医患双方共同委托医学会或者司法鉴定机构进行鉴定，也可以经医患双方同意，由医疗纠纷人民调解委员会委托鉴定。

医学会或者司法鉴定机构接受委托从事医疗损害鉴定，应当由鉴定事项所涉专业的临床医学、法医学等专业人员进行鉴定；医学会或者司法鉴定机构没有相关专业人员的，应从本条例规定的专家库中抽取相关专业专家进行鉴定。

医学会或者司法鉴定机构开展医疗损害鉴定，应当执行规定的标准和程序，尊重科学，恪守职业道德，对出具的医疗损害鉴定意见负责，不得出具虚假鉴定意见。医疗损害鉴定的具体管理办法由国务院卫生、司法行政部门共同制定。

鉴定费预先向医患双方收取，最终按照责任比例承担。

医疗损害鉴定专家库由设区的市级以上人民政府卫生、司法行政部门共同设立。专家库应当包含医学、法学、法医学等领域的专家。聘请专家进入专家库，不受行政区域的限制。

医学会、司法鉴定机构做出的医疗损害鉴定意见应当载明并详细论述下列内容：①是否存在医疗损害以及损害程度。②医疗行为是否有过错。③医疗过错与医疗损害是否存在因果关系。④医疗过错在医疗损害中的责任程度。

6. 医疗纠纷的行政调解　医患双方申请医疗纠纷行政调解的，应当参照本条例的规定向医疗纠纷发生地县级人民政府卫生主管部门提出申请。卫生主管部门应当自收到申请之日起5个工作日内做出是否受理的决定。当事人已经向人民法院提起诉讼并且已被受理，或者已经申请医疗纠纷人民调解委员会调解并且已被受理的，卫生主管部门不予受理，已经受理的，终止调解。

卫生主管部门应当自受理之日起30个工作日内完成调解。需要鉴定的，鉴定时间不计入调解期限。超过调解期限未达成调解协议的，视为调解不成。

四、法律责任

1. 医疗机构的法律责任 医疗机构篡改、伪造、隐匿、毁灭病历资料的，对直接负责的主管人员和其他直接责任人员，由县级以上人民政府卫生主管部门给予或者责令给予降低岗位等级或者撤职的处分，对有关医务人员责令暂停6个月以上1年以下执业活动；造成严重后果的，对直接负责的主管人员和其他直接责任人员给予或者责令给予开除的处分，对有关医务人员由原发证部门吊销执业证书；构成犯罪的，依法追究刑事责任。

医疗机构将未通过技术评估和伦理审查的医疗新技术应用于临床的，由县级以上人民政府卫生主管部门没收违法所得，并处5万元以上10万元以下罚款，对直接负责的主管人员和其他直接责任人员给予或者责令给予降低岗位等级或者撤职的处分，对有关医务人员责令暂停6个月以上1年以下执业活动；情节严重的，对直接负责的主管人员和其他直接责任人员给予或者责令给予开除的处分，对有关医务人员由原发证部门吊销执业证书；构成犯罪的，依法追究刑事责任。

2. 医务人员的法律责任 医疗机构及其医务人员有下列情形之一的，由县级以上人民政府卫生主管部门责令改正，给予警告，并处1万元以上5万元以下罚款；情节严重的，对直接负责的主管人员和其他直接责任人员给予或者责令给予降低岗位等级或者撤职的处分，对有关医务人员可以责令暂停1个月以上6个月以下执业活动；构成犯罪的，依法追究刑事责任：①未按规定制定和实施医疗质量安全管理制度。②未按规定告知患者病情、医疗措施、医疗风险、替代医疗方案等。③开展具有较高医疗风险的诊疗活动，未提前预备应对方案防范突发风险。④未按规定填写、保管病历资料，或者未按规定补记抢救病历。⑤拒绝为患者提供查阅、复制病历资料服务。⑥未建立投诉接待制度、设置统一投诉管理部门或者配备专（兼）职人员。⑦未按规定封存、保管、启封病历资料和现场实物。⑧未按规定向卫生主管部门报告重大医疗纠纷。⑨其他未履行本条例规定义务的情形。

3. 鉴定机构、尸检机构的法律责任 医学会、司法鉴定机构出具虚假医疗损害鉴定意见的，由县级以上人民政府卫生、司法行政部门依照职责没收违法所得，并处5万元以上10万元以下罚款，对该医学会、司法鉴定机构和有关鉴定人员责令暂停3个月以上1年以下医疗损害鉴定业务，对直接负责的主管人员和其他直接责任人员给予或者责令给予降低岗位等级或者撤职的处分；情节严重的，该医学会、司法鉴定机构和有关鉴定人员5年内不得从事医疗损害鉴定业务或者撤销登记，对直接负责的主管人员和其他直接责任人员给予或者责令给予开除的处分；构成犯罪的，依法追究刑事责任。

尸检机构出具虚假尸检报告的，由县级以上人民政府卫生、司法行政部门依照职责没收违法所得，并处5万元以上10万元以下罚款，对该尸检机构和有关尸检专业技术人员责令暂停3个月以上1年以下尸检业务，对直接负责的主管人员和其他直接责任人员给予或者责令给予降低岗位等级或者撤职的处分；情节严重的，撤销尸检机构和有关尸检专业技术人员的尸检资格，对直接负责的主管人员和其他直接责任人员给予或者责令给予开除的处分；构成犯罪的，依法追究刑事责任。

4. 医疗纠纷人民调解员的法律责任 医疗纠纷人民调解员有下列行为之一的，由医疗纠纷人民调解委员会给予批评教育、责令改正；情节严重的，依法予以解聘：①偏袒一方当事人。②侮辱当事人。③索取、收受财物或者牟取其他不正当利益。④泄露医患双方个人隐私等事项。

5. 卫生行政机关及人员的法律责任 县级以上人民政府卫生主管部门和其他有关部门及其工作人员在医疗纠纷预防和处理工作中，不履行职责或者滥用职权、玩忽职守、徇私舞弊的，由上级人民政府卫生等有关部门或者监察机关责令改正；依法对直接负责的主管人员和其他直接责任人员给予处分；构成犯罪的，依法追究刑事责任。

第八单元　医疗损害责任

一、概述

1. 概念 医疗损害责任指医疗机构或其医务人员在诊疗活动中因过错或规定的情况导致患者受到损害，应当承担的侵权责任。

2. 医疗损害责任的赔偿主体 患者在诊疗活动中受到损害，医疗机构或其医务人员有过错的，由医疗机构承担赔偿责任。医疗机构邀请本单位以外的医务人员对患者进行诊疗，因受邀医务人员的过错造成患者损害的，由邀请医疗机构承担赔偿责任。

3. 推定医疗机构有过错的情形 患者在诊疗活动中受到损害，有下列情形之一的，推定医疗机构有过错：①违反法律、行政法规、规章以及其他有关诊疗规范的规定。②隐匿或者拒绝提供与纠纷有关的病历资料。③遗失、伪造、篡改或违法销毁病历资料。

二、医疗机构承担赔偿责任的情形

1. 未尽到说明义务。
2. 泄露患者隐私或个人信息。
3. 未尽到与当时医疗水平相应的诊疗义务。

三、医疗机构不承担赔偿责任的情形

1. 患方不配合实施符合诊疗规范的诊疗。
2. 紧急情况下已尽到合理诊疗义务。
3. 当时的医疗水平难以诊疗。

四、紧急情况下的医疗措施

因抢救生命垂危的患者等紧急情况，不能取得患者或者其近亲属意见的，经医疗机构负责人或者授权的负责人批准，可以立即实施相应的医疗措施。

下列情形可以认定为法律规定的不能取得患者近亲属意见：①近亲属不明的。②不能及时联系到近亲属的。③近亲属拒绝发表意见的。④近亲属达不成一致意见的。⑤法律法规规定的其他情形。

五、病历资料

1. 填写与保管 医疗机构及其医务人员应当按照规定填写并妥善保管住院志、医嘱单、检验报告、手术及麻醉记录、病理资料、护理记录等病历资料。

2. 查阅与复制 患者要求查

阅、复制规定的病历资料的，医疗机构应当及时提供。

六、对诊疗行为的规范

医疗机构及其医务人员不得违反诊疗规范实施不必要的检查。比如：不需要检查而要求患者检查；可以用简单诊疗技术进行检查却要求患者采用复杂诊疗技术进行检查等。

七、医疗机构及其医务人员权益保护

医疗机构及其医务人员的合法权益受法律保护。干扰医疗秩序，妨碍医务人员工作、生活，侵害医务人员合法权益的，应当依法承担法律责任。具体法律责任包括民事责任、行政责任和刑事责任等。

第九单元 《中华人民共和国中医药法》

一、概述

1.《中医药法》制定目的、适用范围

（1）制定目的：为了继承和弘扬中医药，保障和促进中医药事业发展，保护人民健康，制定本法。

（2）适用范围：本法所称中医药，是包括汉族和少数民族医药在内的我国各民族医药的统称，是反映中华民族对生命、健康和疾病的认识，具有悠久历史传统和独特理论及技术方法的医药学体系。

2. 发展中医药事业的原则、方针

中医药事业是我国医药卫生事业的重要组成部分。国家大力发展中医药事业，实行中西医并重的方针，建立符合中医药特点的管理制度，充分发挥中医药在我国医药卫生事业中的作用。

发展中医药事业应当遵循中医

药发展规律，坚持继承和创新相结合，保持和发挥中医药特色和优势，运用现代科学技术，促进中医药理论和实践的发展。

国家鼓励中医、西医相互学习，相互补充，协调发展，发挥各自优势，促进中西医结合。

二、中医药服务

1. 中医药服务体系和能力建设

县级以上人民政府应当将中医医疗机构建设纳入医疗机构设置规划，举办规模适宜的中医医疗机构，扶持有中医药特色和优势的医疗机构发展。合并、撤销政府举办的中医医疗机构或者改变其中医医疗性质，应当征求上一级人民政府中医药主管部门的意见。

政府举办的综合医院、妇幼保健机构和有条件的专科医院、社区卫生服务中心、乡镇卫生院，应当设置中医药科室。

县级以上人民政府应当采取措施，增强社区卫生服务站和村卫生室提供中医药服务的能力。

国家支持社会力量举办中医医疗机构。社会力量举办的中医医疗机构在准入、执业、基本医疗保险、科研教学、医务人员职称评定等方面享有与政府举办的中医医疗机构同等的权利。

2. 中医诊所、中医医师的准入管理制度

举办中医医疗机构应当按照国家有关医疗机构管理的规定办理审批手续，并遵守医疗机构管理的有关规定。

举办中医诊所的，将诊所的名称、地址、诊疗范围、人员配备情况等报所在地县级人民政府中医药主管部门备案即可开展执业活动。中医诊所应当将本诊所的诊疗范围、中医医师的姓名及其执业范围在诊所的明显位置公示，不得超出备案范围开展医疗活动。

从事中医医疗活动的人员应当依照规定，通过中医医师资格考试取得中医医师资格，并进行执业注册。中医医师资格考试的内容应当体现中医药特点。

以师承方式学习中医或者经多年实践，医术确有专长的人员，由至少两名中医医师推荐，经省、自治区、直辖市人民政府中医药主管部门组织实践技能和效果考核合格后，即可取得中医医师资格；按照考核内容进行执业注册后，即可在注册的执业范围内，以个人开业的方式或者在医疗机构中从事中医医疗活动。

3. 保持中医药服务的特色 开展中医药服务，应当以中医药理论为指导，运用中医药技术方法，并符合国务院中医药主管部门制定的中医药服务基本要求。

4. 中医药服务的政策支持、保障 县级以上人民政府应当发展中医药预防、保健服务，并按照国家有关规定将其纳入基本公共卫生服务项目统筹实施。县级以上人民政府应当发挥中医药在突发公共卫生事件应急工作中的作用，加强中医药应急物资、设备、设施、技术与人才资源储备。医疗卫生机构应当在疾病预防与控制中积极运用中医药理论和技术方法。

5. 中医医疗广告管理 医疗机构发布中医医疗广告应当经所在地省、自治区、直辖市人民政府中医药主管部门审查批准；未经审查批准，不得发布。发布的中医医疗广告内容应当与经审查批准的内容相符合，并符合《中华人民共和国广告法》的有关规定。

6. 中医药服务的监督 县级以上人民政府中医药主管部门应当加强对中医药服务的监督检查，并将下列事项作为监督检查的重点：

（1）中医医疗机构、中医医师是否超出规定的范围开展医疗活动。

（2）开展中医药服务是否符合国务院中医药主管部门制定的中医药服务基本要求。

（3）中医医疗广告发布行为是否符合本法的规定。

中医药主管部门依法开展监督检查，有关单位和个人应当予以配合，不得拒绝或者阻挠。

三、中药保护与发展

1. 中药材质量管理制度

国家制定中药材种植养殖、采集、贮存和初加工的技术规范、标准，加强对中药材生产流通全过程的质量监督管理，保障中药材质量安全。

国家鼓励发展中药材规范化种植养殖，严格管理农药、肥料等农业投入品的使用，禁止在中药材种植过程中使用剧毒、高毒农药，支持中药材良种繁育，提高中药材质量。

国家建立道地中药材评价体系，支持道地中药材品种选育，扶持道地中药材生产基地建设，加强道地中药材生产基地生态环境保护，鼓励采取地理标志产品保护等措施保护道地中药材。

国务院药品监督管理部门应当组织并加强对中药材质量的监测，定期向社会公布监测结果。国务院有关部门应当协助做好中药材质量监测有关工作。

采集、贮存中药材，以及对中药材进行初加工，应当符合国家有关技术规范、标准和管理规定。

国家鼓励发展中药材现代流通体系，提高中药材包装、仓储等技术水平，建立中药材流通追溯体系。药品生产企业购进中药材应当建立进货查验记录制度。中药材经营者应当建立进货查验和购销记录制度，并标明中药材产地。

2. 中药饮片管理制度

国家保护中药饮片传统炮制技术和工艺，支持应用传统工艺炮制中药饮片，鼓励运用现代科学技术开展中药饮片炮制技术研究。

对市场上没有供应的中药饮片，医疗机构可以根据本医疗机构医师处方的需要，在本医疗机构内炮制、使用。医疗机构应当遵守中药饮片炮制的有关规定，对其炮制的中药饮片的质量负责，保证药品安全。医疗机构炮制中药饮片，应当向所在地设区的市级人民政府药品监督管理部门备案。

根据临床用药需要，医疗机构可以凭本医疗机构医师的处方对中药饮片进行再加工。

3. 促进中药制剂发展管理制度

生产符合国家规定条件的来源于古代经典名方的中药复方制剂，在申请药品批准文号时，可以仅提供非临床安全性研究资料。具体管理办法由国务院药品监督管理部门会同中医药主管部门制定。

国家鼓励医疗机构根据本医疗机构临床用药需要配制和使用中药制剂，支持应用传统工艺配制中药制剂，支持以中药制剂为基础研制中药新药。

医疗机构配制中药制剂，应当依照《中华人民共和国药品管理法》的规定取得医疗机构制剂许可证，或者委托取得药品生产许可证的药品生产企业、取得医疗机构制剂许可证的其他医疗机构配制中药制剂。委托配制中药制剂，应当向委托方所在地省、自治区、直辖市人民政府药品监督管理部门备案。

医疗机构对其配制的中药制剂的质量负责；委托配制中药制剂的，委托方和受托方对所配制的中药制剂的质量分别承担相应责任。

医疗机构配制的中药制剂品种，应当依法取得制剂批准文号。但是，

仅应用传统工艺配制的中药制剂品种，向医疗机构所在地省、自治区、直辖市人民政府药品监督管理部门备案后即可配制，不需要取得制剂批准文号。

四、中医药人才培养与科学研究、中医药传承与文化传播

1. 完善学历教育

国家完善中医药学校教育体系，支持专门实施中医药教育的高等学校、中等职业学校和其他教育机构的发展。中医药学校教育的培养目标、修业年限、教学形式、教学内容、教学评价与学术水平评价标准等，应当体现中医药学科特色，符合中医药学科发展规律。

2. 增强人才培养的针对性

国家加强对中医医师和城乡基层中医药专业技术人员的培养和培训。国家发展中西医结合教育，培养高层次的中西医结合人才。

3. 鼓励中医药师承教育

国家发展中医药师承教育，支持有丰富临床经验和技术专长的中医医师、中药专业技术人员在执业、业务活动中带徒授业，传授中医药理论和技术方法，培养中医药专业技术人员。

4. 鼓励中医药科学研究

国家鼓励科研机构、高等学校、医疗机构和药品生产企业等，运用现代科学技术和传统中医药研究方法，开展中医药科学研究，加强中西医结合研究，促进中医药理论和技术方法的继承和创新。

5. 中医药传承

对具有重要学术价值的中医药理论和技术方法，省级以上人民政府中医药主管部门应当组织遴选本行政区域内的中医药学术传承项目和传承人，并为传承活动提供必要的条件。传承人应当开展传承活动，培养后继人才，收集整理并妥善保存相关的学术资

料。属于非物质文化遗产代表项目
的,依照《中华人民共和国非物质
文化遗产法》的有关规定开展传承
活动。

国家建立中医药传统知识保护
数据库、保护名录和保护制度。

6. 中医药文化传播 县级以上
人民政府应当加强中医药文化宣传,
普及中医药知识,鼓励组织和个人
创作中医药文化和科普作品。

开展中医药文化宣传和知识普
及活动,应当遵守国家有关规定。
任何组织或者个人不得对中医药作
虚假、夸大宣传,不得冒用中医药
名义牟取不正当利益。

广播、电视、报刊、互联网等
媒体开展中医药知识宣传,应当聘
请中医药专业技术人员进行。

五、保障措施与法律责任

**1. 中医药事业发展的政策支持
与条件保障** 县级以上人民政府应
当为中医药事业发展提供政策支持
和条件保障,将中医药事业发展经
费纳入本级财政预算。

县级以上人民政府及其有关部
门应当按照法定价格管理权限,合
理确定中医药服务的收费项目和
标准,体现中医医疗服务成本和专
业技术价值。

县级以上地方人民政府有关部
门应当按照国家规定,将符合条件
的中医医疗机构纳入本医疗保险
定点医疗机构范围,将符合条件的
中医诊疗项目、中药饮片、中成药
和医疗机构中药制剂纳入基本医疗
保险基金支付范围。

2. 中医药标准体系规定 国家
加强中医药标准体系建设,根据中
医药特点对需要统一的技术要求制
定标准并及时修订。中医药国家标
准、行业标准由国务院有关部门依
据职责制定或者修订,并在其网站
上公布,供公众免费查阅。

国家推动建立中医药国际标准
体系。

3. 中医药行政部门的法律责任
县级以上人民政府中医药主管部
门及其他有关部门未履行本法规定
的职责的,由本级人民政府或者上
级人民政府有关部门责令改正;情
节严重的,对直接负责的主管人员
和其他直接责任人员,依法给予
处分。

4. 中医医疗机构的法律责任
违反本法规定,中医诊所超出备案
范围开展医疗活动的,由所在地县
级人民政府中医药主管部门责令改
正,没收违法所得,并处 1 万元以
上 3 万元以下罚款;情节严重的,
责令停止执业活动。

中医诊所被责令停止执业活动
的,其直接负责的主管人员自处罚
决定做出之日起 5 年内不得在医疗
机构内从事管理工作。医疗机构聘
用上述不得从事管理工作的人员从
事管理工作的,由原发证部门吊销
执业许可证或者由原备案部门责令
停止执业活动。

**5. 中医医师(考核取得)的法
律责任** 违反本法规定,经考核取
得医师资格的中医医师超出注册的
执业范围从事医疗活动的,由县级
以上人民政府中医药主管部门责令
暂停 6 个月以上 1 年以下执业活动,
并处 1 万元以上 3 万元以下罚款;
情节严重的,吊销执业证书。

第十单元 《医疗机构从业
人员行为规范》

1. 总则 为规范医疗机构从业
人员行为,根据医疗卫生有关法律
法规、规章制度,结合医疗机构实
际,制定本规范。

(1)管理人员:指在医疗机构
及其内设备部门、科室从事计划、
组织、协调、控制、决策等管理工

作的人员。

（2）医师：指依法取得执业医师资格或执业助理医师资格，经注册在医疗机构从事医疗、预防、保健及临床、科研、教学等工作的人员。

（3）护士：指经执业注册取得护士执业证书，依法在医疗机构从事护理工作的人员。

2. 医疗机构从业人员基本行为规范 以人为本，践行宗旨；遵纪守法，依法执业；尊重患者，关爱生命；优质服务，医患和谐；廉洁自律，恪守医德；严谨求实，精益求精；爱岗敬业，团结协作；乐于奉献，热心公益。

3. 管理人员行为规范 牢固树立科学的发展观和正确的业绩观，提高服务水平；努力提高管理能力；依法、科学、民主决策，严格接受监督；遵循公平、公正、公开原则；严格落实医疗机构各项内控制度；建立健全医疗风险管理机制；尊重人才，恪尽职守，严格自律，发挥表率作用。

4. 医师行为规范 遵循医学科学规律，规范行医，对患者实行人文关怀，认真执行医疗文书书写与管理制度，依法履行法定报告职责，积极防范和控制医疗责任差错事件，不违规临床应用新的医疗技术，充分保障患者本人或其家属的知情同意权。

5. 护士行为规范 不断更新知识，提高专业技术能力和综合素质，尊重关心爱护患者，体现人文关怀，严格落实各项规章制度，为患者提供安全优质的护理服务，工作严谨、慎独，熟练协助医生诊治，严格执行医嘱，按照要求及时准确、完整规范书写病历。

6. 医技人员行为规范 爱护仪器设备，正确运用医学术语，指导

和帮助患者配合检查，对接触传染性物质或放射性物质的相关人员进行告知并给予必要的防护，合理采集、使用、送检标本的处理。

7. 药学技术人员行为规范 严格执行药品管理法律法规，科学指导用药，保障用药安全、有效。

8. 其他人员行为规范 热爱本职工作，认真履行岗位职责，增强为临床服务的意识，保障医疗机构正常运营。刻苦学习，钻研技术，熟练掌握本职业务技能，认真执行各项具体工作制度和技术操作常规。严格执行财务、物资、采购等管理制度，认真做好设备、药品、材料、采购、保管、报废等工作，廉洁奉公，不谋私利。严格执行医疗废物处理规定，不随意丢弃、倾倒、堆放、使用、买卖医疗废物。严格执行信息安全和医疗数据保密制度，不得随意泄露、买卖医学信息。勤俭节约，爱护公物，落实安全生产管理措施，保持医疗机构环境卫生，为患者提供安全整洁、舒适便捷、秩序良好的就医环境。

9. 实施与监督 医疗机构行政领导班子负责本规范的贯彻实施。主要责任人要以身作则，模范遵守本规范，同时抓好本单位的贯彻实施。医疗机构相关职能部门协助行政领导班子抓好本规范的落实，纪检监察纠风部门负责对实施情况进行监督检查。各级卫生行政部门要加强对辖区内各级各类医疗机构及其从业人员贯彻执行本规范的监督检查。医疗机构及其从业人员实施和执行本规范的情况，应列入医疗机构校验管理和医务人员年度考核、医德考评和医师定期考核的重要内容，作为医疗机构等级评审、医务人员职称晋升、评先评优的重要依据。医疗机构从业人员违反本规范的，由所在单位视情节轻重，给予

批评教育、通报批评、取消当年评优评职资格或低聘、缓聘、解聘待聘、解聘。其中需要追究党纪、政纪责任的，由有关纪检监察部门按照党纪政纪案件的调查处理程序办理；需要给予行政处罚的，由有关卫生行政部门依法给予警告、暂停执业或吊销执业证书；涉嫌犯罪的，移送司法机关依法处理。

第十一单元　《中华人民共和国基本医疗卫生与健康促进法》

1. 立法目的　为了发展医疗卫生与健康事业，保障公民享有基本医疗卫生服务，提高公民健康水平，推进健康中国建设。

2. 适用范围　从事医疗卫生、健康促进及其监督管理活动，适用本法。本法自2020年6月1日起施行。

3. 基本医疗卫生服务的组成　包括基本公共卫生服务和基本医疗服务。基本公共卫生服务由国家免费提供。

4. 健康促进　各级人民政府应当加强健康教育工作及其专业人才培养，建立健康知识和技能核心信息发布制度，普及健康科学知识，向公众提供科学、准确的健康信息。

5. 医疗卫生机构的法律责任

（1）违反本法规定，未取得医疗机构执业许可证擅自执业的，由县级以上人民政府卫生健康主管部门责令停止执业活动，没收违法所得和药品、医疗器械，并处违法所得五倍以上二十倍以下的罚款，违法所得不足一万元的，按一万元计算。

（2）违反本法规定，伪造、变造、买卖、出租、出借医疗机构执业许可证的，由县级以上人民政府卫生健康主管部门责令改正，没收违法所得，并处违法所得五倍以上十五倍以下的罚款，违法所得不足一万元的，按一万元计算；情节严重的，吊销医疗机构执业许可证。

（3）违反本法规定，有下列行为之一的，由县级以上人民政府卫生健康主管部门责令改正，没收违法所得，并处违法所得二倍以上十倍以下的罚款，违法所得不足一万元的，按一万元计算；对直接负责的主管人员和其他直接责任人员依法给予处分：①政府举办的医疗卫生机构与其他组织投资设立非独立法人资格的医疗卫生机构。②医疗卫生机构对外出租、承包医疗科室。③非营利性医疗卫生机构向出资人、举办者分配或者变相分配收益。

（4）违反本法规定，医疗卫生机构等的医疗信息安全制度、保障措施不健全，导致医疗信息泄露，或者医疗质量管理和医疗技术管理制度、安全措施不健全的，由县级以上人民政府卫生健康主管部门责令改正，给予警告，并处一万元以上五万元以下的罚款；情节严重的，可以责令停止相应执业活动，对直接负责的主管人员和其他直接责任人员依法追究法律责任。